国家卫生健康委员会"十四五"规划教材

全国高等学校教材

供本科护理学类专业用

新编护理学基础

第 4 版

主　审　姜安丽

主　编　曹梅娟　王克芳

副主编　崔　静　李春卉　庄淑梅

编　者（以姓氏笔画为序）

王汕珊（天津中医药大学护理学院）　　　赵　莉（川北医学院附属医院）

王克芳（山东大学护理与康复学院）　　　赵　琦（复旦大学附属华山医院）

乔昌秀（滨州医学院护理学院）　　　　　逄　冬（哈尔滨医科大学附属第二医院）

庄淑梅（天津医科大学护理学院）　　　　洪芳芳（桂林医学院护理学院）

许金仙（赣南医学院护理学院）　　　　　袁　群（湖南中医药大学护理学院）

李　凡（中国医学科学院北京协和医院）　钱　英（杭州师范大学护理学院）（兼秘书）

李春卉（吉林医药学院护理学院）　　　　皋文君（海军军医大学护理学院）

张迎霞（大连大学护理学院）　　　　　　郭玉芳（山东大学护理与康复学院）

陈明霞（南京医科大学护理学院）　　　　曹梅娟（杭州师范大学护理学院）

周凯娜（西安交通大学医学部护理系）　　崔　静（海军军医大学护理学院）

人民卫生出版社

·北京·

图书在版编目（CIP）数据

新编护理学基础 / 曹梅娟，王克芳主编 . —4 版
. —北京：人民卫生出版社，2022.4（2024.8重印）
ISBN 978-7-117-32897-5

Ⅰ.①新…　Ⅱ.①曹…②王…　Ⅲ.①护理学 – 教材
Ⅳ.①R47

中国版本图书馆 CIP 数据核字（2022）第 030204 号

| 人卫智网 | www.ipmph.com | 医学教育、学术、考试、健康，购书智慧智能综合服务平台 |
| 人卫官网 | www.pmph.com | 人卫官方资讯发布平台 |

新编护理学基础
Xinbian Hulixue Jichu
第 4 版

主　　编：曹梅娟　王克芳
出版发行：人民卫生出版社（中继线 010-59780011）
地　　址：北京市朝阳区潘家园南里 19 号
邮　　编：100021
E - mail：pmph @ pmph.com
购书热线：010-59787592　010-59787584　010-65264830
印　　刷：保定市中画美凯印刷有限公司
经　　销：新华书店
开　　本：850×1168　1/16　印张：36　插页：2
字　　数：1065 千字
版　　次：2006 年 5 月第 1 版　　2022 年 4 月第 4 版
印　　次：2024 年 8 月第 3 次印刷
标准书号：ISBN 978-7-117-32897-5
定　　价：108.00 元
打击盗版举报电话：010-59787491　E-mail：WQ @ pmph.com
质量问题联系电话：010-59787234　E-mail：zhiliang @ pmph.com

第七轮修订说明

2020年9月国务院办公厅印发《关于加快医学教育创新发展的指导意见》（国办发〔2020〕34号），提出以新理念谋划医学发展、以新定位推进医学教育发展、以新内涵强化医学生培养、以新医科统领医学教育创新，并明确提出"加强护理专业人才培养，构建理论、实践教学与临床护理实际有效衔接的课程体系，加快建设高水平'双师型'护理教师队伍，提升学生的评判性思维和临床实践能力。"为更好地适应新时期医学教育改革发展要求，培养能够满足人民健康需求的高素质护理人才，在"十四五"期间做好护理学类专业教材的顶层设计和规划出版工作，人民卫生出版社成立了第五届全国高等学校护理学类专业教材评审委员会。人民卫生出版社在国家卫生健康委员会、教育部等的领导下，在教育部高等学校护理学类专业教学指导委员会的指导和参与下，在第六轮规划教材建设的基础上，经过深入调研和充分论证，全面启动第七轮规划教材的修订工作，并明确了在对原有教材品种优化的基础上，新增《护理临床综合思维训练》《护理信息学》《护理学专业创新创业与就业指导》等教材，在新医科背景下，更好地服务于护理教育事业和护理专业人才培养。

根据教育部《关于加快建设高水平本科教育 全面提高人才培养能力的意见》等文件要求以及人民卫生出版社对本轮教材的规划，第五届全国高等学校护理学类专业教材评审委员会确定本轮教材修订的指导思想为：立足立德树人，渗透课程思政理念；紧扣培养目标，建设护理"干细胞"教材；突出新时代护理教育理念，服务护理人才培养；深化融合理念，打造新时代融合教材。

本轮教材的编写原则如下：

1. 坚持"三基五性" 教材编写坚持"三基五性"的原则。"三基"：基本知识、基本理论、基本技能；"五性"：思想性、科学性、先进性、启发性、适用性。

2. 体现专业特色 护理学类专业特色体现在专业思想、专业知识、专业工作方法和技能上。教材编写体现对"人"的整体护理观，体现"以病人为中心"的优质护理指导思想，并在教材中加强对学生人文素质的培养，引领学生将预防疾病、解除病痛和维护群众健康作为自己的职业责任。

3. 把握传承与创新 修订教材在对原有教材的体系、编写体裁及优点进行继承的同时，结合上一轮教材调研的反馈意见，进一步修订和完善，并紧随学科发展，及时更新已有定论的新知识及实践发展成果，使教材更加贴近实际教学需求。同时，对于新增教材，能体现教育教学改革的先进理念，满足新时代护理人才培养在知识结构更新和综合能力提升等方面的需求。

4. 强调整体优化 教材的编写在保证单本教材的系统和全面的同时，更强调全套教材的体系性和整体性。各教材之间有序衔接、有机联系，注重多学科内容的融合，避免遗漏和不必要的重复。

5. 结合理论与实践　针对护理学科实践性强的特点,教材在强调理论知识的同时注重对实践应用的思考,通过引入案例与问题的编写形式,强化理论知识与护理实践的联系,利于培养学生应用知识、分析问题、解决问题的综合能力。

6. 推进融合创新　全套教材均为融合教材,通过扫描二维码形式,获取丰富的数字内容,增强教材的纸数融合性,增强线上与线下学习的联动性,增强教材育人育才的效果,打造具有新时代特色的本科护理学类专业融合教材。

全套教材共59种,均为国家卫生健康委员会"十四五"规划教材。

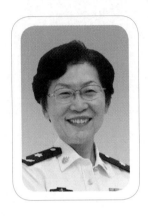

　　姜安丽,海军军医大学护理学院教授,博士生导师,国务院政府特殊津贴专家、国家教学团队带头人、上海市重点学科带头人、上海市高等学校教学名师、中国人民解放军总后勤部优秀教师、学校特级教师。教育部护理学专业认证工作委员会副主任委员、教育部高等学校护理学专业教学指导委员会特聘专家、全国护理专业执业考试用书专家委员会主任委员、全国高等学校护理学教材建设委员会顾问、全军护理专业委员会顾问。

　　荣获军队院校育才金奖、银奖、上海市育才奖、中华护理学会杰出护理工作者等荣誉,荣立二等功一次。获得国家、省部级教学科研成果奖 26 项,其中,国家级教学成果奖二等奖 3 项、上海市和军队教学成果奖一等奖 6 项。获评国家精品和示范系列课程 4 门、国家和省部级优秀教材奖 7 项,主编各类教材近 40 部。

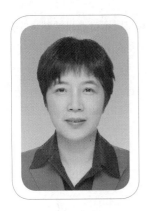

曹梅娟,博士,教授,杭州师范大学护理学院副院长(主持工作)、护理学科负责人。主持护理学国家一流专业、浙江省重点学科、浙江省一流学科、浙江省实验教学示范中心等平台建设,担任全国高等学校护理学类专业教材评审委员会委员、全国高等学校护理学类专业"十四五"规划教材主编、浙江省护理学会常务理事、华东地区高等护理教育学会副理事长、浙江省护理学类专业教学指导委员会委员,《中华护理教育杂志》《护理学杂志》《解放军护理杂志》《中华现代护理杂志》编委。担任教育部学位与研究生教育发展中心评审专家及浙江省科技厅、浙江省卫生健康委员会科研项目评审专家、浙江省专科护士培训专家委员会委员等。

主要研究方向为护理教育、老年护理。先后主持国家社会科学基金 2 项,主持省部级教学科研项目 20 余项,撰写并发表学术论文 120 余篇,主持浙江省高等教育教学成果奖 1 项;出版学术专著 2 部,获专利 6 项,编写国家级及省级教材10 余部。

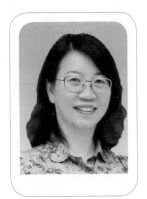

王克芳,博士,教授,博士生导师,山东大学护理与康复学院院长。

教授护理学基础、健康教育、循证护理等课程,主持国家精品课程、国家精品资源共享课、国家在线开放课程及虚拟仿真实验教学项目,多次获得山东省优秀教学成果奖。

主要研究领域为老年护理与慢性病护理。主持科技部重点专项课题、国家自然科学基金等课题 10 余项,发表学术论文 200 余篇,其中 SCI 收录论文 40 余篇;兼任教育部高等学校护理学类专业教学指导委员会副主任委员、教育部护理学专业认证工作委员会委员、山东省护理学类专业教学指导委员会主任委员、山东省护理教育专业委员会主任委员以及《解放军护理杂志》编委。

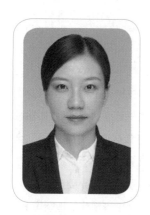

崔静,博士,副教授,硕士生导师,海军军医大学护理学院临床护理学教研室主任。国家首批精品资源共享课护理学基础主讲教师,《解放军护理杂志》《中华现代护理杂志》审稿专家。

主要研究方向为慢性病管理与老年护理,主持或参与国家自然科学基金、国家社会科学基金及省市各级各类科研课题 30 余项,发表论文 50 余篇,其中 SCI 收录 5 篇(第一作者),副主编教材 3 部,参编教材 10 部。获上海市科技进步奖二等奖、三等奖,中华护理学会科技奖二等奖、上海市护理科技奖三等奖各 1 项,获国家实用新型专利 6 项。

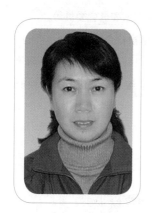

李春卉,教授,吉林医药学院护理学院院长,吉林省高等教育学会专家库专家,省护理教育分会副主任委员,吉林省、河北省、江西省科技奖评审专家。

研究方向为护理教育与管理。主持获得吉林省护理学本科品牌专业建设点、一流专业建设项目,获批省转型发展示范专业。指导并参与的课程基础护理学获得国家精品在线开放课和线上一流本科课程,是省级高校线上线下混合式一流课程。主持吉林省高等教育教学成果奖二等奖 1 项。参与国家自然科学基金课题 2 项,主持省科研和教改课题 9 项。发表论文 60 余篇。获国家发明专利 3 项。主编教材 4 部,副主编教材 6 部。

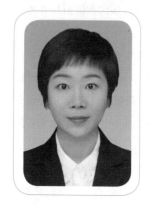

庄淑梅,博士,副教授,硕士生导师,天津医科大学护理学院基础护理学教研室副主任,兼任天津市护理学会护理教育专业委员会主任委员、《中国实用护理杂志》编委。

主要研究方向为心理护理、护理教育。主讲国家级资源共享课临床应用护理学和天津市精品课基础护理学;主持天津市课程思政改革精品课、天津市一流课程和精品课程各 1 项;主持省市级及以上教学改革和科研课题 20 余项,发表论文 34 篇,其中 1 篇获中华护理学会中华护理百篇优秀论文。主编教材 1 部,副主编教材 5 部,参编教材 10 余部。曾获天津市高校青年教师教学基本功竞赛一等奖,天津市教育系统教工先锋岗先进个人;2017—2019 年三次获人民卫生出版社全国护理专业讲师团优秀讲师。

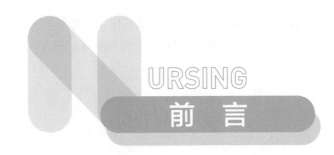

前　言

教材是教学内容的主要载体,是教学活动的主要依据,是人才培养质量的重要保障。高质量教材建设也是落实党在新时代教育方针的重要环节。教材除了要注重提供给学生知识外,还要重视激发学生的情感,诱导学生去思考,启迪学生的智慧,发展学生的能力。基于此,本教材编写团队坚持以学生为中心、质量至上的编写原则,不断完善教材内容,改进教材结构,提升教材品质。本教材自 1999 年出版以来,被全国医学院校广泛使用,并以其较高的学术质量和创新的教材体系得到护理学专业师生的广泛好评,连续被评为教育部"面向 21 世纪课程教材"、国家"十五"至"十二五"规划教材、卫生部"十二五"规划教材、国家卫生和计划生育委员会"十三五"规划教材、全国普通高等学校优秀教材一等奖、上海市普通高等学校优秀教材一等奖。此次在全国护理学专业教材建设委员会的指导下,我们组织了全国 17 所院校 20 位教师对本教材做了进一步的修订和完善。

本次修订的《新编护理学基础》(第 4 版)基本结构未变,分为 23 章。第 1~8 章为理论篇,系统介绍了护理学的基本理论,引导学生把握护理学的核心概念、理论基础,明确护理工作的目的、任务和范畴,掌握护理工作的思维方式和基本方法。第 9~23 章为技术篇,阐述了护士必须掌握的基础护理技术,包括满足患者安全、舒适、休息和活动、营养、排泄等方面需要的护理技术,以及医院环境调节和感染控制、出入院护理、生命体征的测量、给药、静脉输液和输血、病情观察和危重患者的抢救、临终关怀、医疗和护理文件记录等护理诊疗的技术。

遵循第七轮本科护理学类专业规划教材的编写指导思想和原则,此次教材的修订主要是将近几年国内外护理理论与实践中的新进展、新理论、新技术充实到教材内容中,使学生在掌握基础理论和技术的同时,了解本学科的前沿发展;同时,根据国际权威学术组织和国家卫生健康委员会等发布的专业标准更新了相关的概念定义、评判标准、操作方法等,使护理教学紧跟国内外学科发展新进展。在修订过程中,注重突出新时代本科护理教育理念,进一步加强了创新与整合,融入"新医科""大健康""全生命周期"等理念,为后疫情时期培养优质、合格的护理人才服务。依据《高等学校课程思政建设指导纲要》中国家对医学专业课程思政建设提出的新要求,渗透专业精神培养,突出新时期本科学生临床护理思维、护理人文、跨学科专业交融等的多方位综合培养。此外,本版教材还有与章节内容相关的数字内容,包括课件、视频、案例和自测习题等,以满足信息技术飞速发展背景下学生自主学习的需要。

感谢海军军医大学护理学院姜安丽教授,主编了前 3 版教材,并作为第 4 版教材的主审,对此次教材内容审定提出了宝贵的意见和建议！感谢本次及历届编者为教材倾注的心血和热情！希望本教材能满足广大护理专业教师、学生和临床护理人员学习及使用的需求。

　　鉴于编者能力有限,难免存有疏漏和不足,恳请广大读者批评指正！

曹梅娟　王克芳

2022 年 1 月

目 录

NURSING

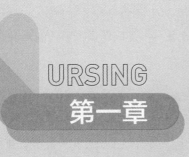

第一章

绪　论

01章　数字内容

—— 教　学　目　标 ——

- **识记：**
  1. 能准确复述本章所介绍的主要护理概念。
  2. 能正确概述护理学的发展史和不同阶段的护理特点。
  3. 能简述国际和我国护理事业发展的重要事件。
  4. 能正确概括南丁格尔对护理专业的主要贡献。
  5. 能准确说出护理学的基本概念、任务、目标和护理实践的主要范畴。
- **理解：**
  1. 能比较传统护理学与现代护理学，用实例说明现代护理学发展的特点。
  2. 能比较几个对护理概念的不同描述，说明它们之间的异同点。
- **运用：**

  能查阅资料，概括当代国际护理发展新趋势，讨论21世纪我国护理发展的主要方向。

护理学(nursing)是一门以多学科理论为基础,研究维护、促进、恢复人类身心健康的护理理论、知识、技术及其发展规律的应用科学。护理学的研究范围、内容与任务涉及影响人类的生物、心理、社会等各个方面,是运用科学的思维方法对各种护理现象和护理问题进行整体的认识,以揭示其本质和发展规律的科学。

第一节 护理学的发展史

护理产生于人类生存的需要,护理学的发展与人类文明进步息息相关。尽管在漫长的历史演变过程中护理的总体目标基本未变,但是科学的不断进步和社会需求的不断变化深刻地影响着护理实践。护理学产生和发展的历史进程充分展现了护理学在争取学科自主性和专业化方面所做出的不懈努力。了解护理学的历史演变进程有助于提高对护理本质的认识和理解,更好地为满足社会需求,提高人类健康水平服务。

一、护理学的各个历史阶段

(一) 人类早期护理

在古代,人类在狩猎、械斗及与自然灾害抗争的活动中发生疾病、创伤,随之就产生了相关的医疗护理实践和理论。人们把疾病看成是神鬼等超自然的力量所致,因此,医、药、护理活动长时期与宗教和迷信活动联系在一起,多通过巫医、符咒、祈祷等方式治疗疾病。在这个时期,医疗和护理并无区分,护士的角色通常是由家庭中的母亲扮演,这种养育和照护的角色功能一直延续到现在。

随着人类文明的发展,人们开始尝试应用草药、砭石、调整饮食、运动清洁卫生等方法治疗伤痛和疾病。在古埃及,公元前 16 世纪,人们就开始对卫生和食品制作进行计划以减少疾病的传播,同时也有了伤口包扎、止血、止吐、灌肠等护理技术。在古印度,婆罗门教的经典《吠陀》(The Vedas)中记载了类似现在的内科、外科、妇产科、小儿科等疾病的治疗与护理,提出产妇的护理应重视个人清洁卫生和室内空气新鲜。在古希腊,被誉为"医学之父"的希波克拉底(Hippocrates,公元前 460 年—公元前 370 年)创立了体液病理学说,提出疾病不是鬼神作怪,而是自然法则的破坏,将科学精神引入了医学,并提出仔细观察患者,注重发热患者、肾病患者的饮食护理等,强调了护理对疾病康复的重要性。

公元初期,随着基督教的兴起,妇女的地位提高,有了受教育的机会,不少贵族妇女参加教会,作为女执事从事传道和护理患者的工作。她们虽未受过专业护理训练,但她们工作认真,关爱患者,受到人们的欢迎,推动了护理事业的发展。其中著名的女执事菲比(Phoebe)还组织了女执事社团,到教区巡视卫生状况并进行家庭护理。

综上所述,早期文明时期,为患者提供的护理主要是身体的护理和安抚,护理的形式主要是自我保护式、互助式、经验式和家庭式。

(二) 中世纪的护理

中世纪(476—1453 年)是宗教神学统治一切的时期,罗马帝国势力瓦解,连年战乱,疫病流行。此期护理的发展受到来自宗教和战争两个方面的影响。

1. 宗教 随着基督教堂和修道院的发展,欧洲各国建立了数以百计的大小医院,这些医院条件很差,管理混乱,担任护理工作的人员主要是修女,护理的主要工作是改善医院的治疗环境,作为最古老的护理职能之一的护士助产,在中世纪兴盛起来。1060 年,意大利沙弗诺城一所医学校开始招收妇女学习产科,包括医院管理、护理和助产,考试合格后发给证书。

2. 战争 公元 1096—1291 年,欧洲基督教和穆斯林教为争夺耶路撒冷,发动了一场历时近 200 年的宗教战争。长期征战,导致许多士兵伤病,刺激了欧洲救护运动的开展,许多基督教徒组织了救护团,约有 20 万妇女从事伤兵的护理。

在这个时期,形成了一些为患者提供初步护理的宗教、军队和非宗教的救护团体。其中比较有影响的是圣约翰骑士团、埃莱克森互助会以及被称为第一个完全的护理组织奥古斯汀姐妹会。

此期护理开始从自助式、互助式、家庭式走向社会化、组织化的服务。

(三) 文艺复兴与宗教改革时期的护理

文艺复兴时期(14—17世纪),西方国家又称之为科学新发现时代。文艺复兴运动也推动了医学的迅猛发展。在此期间,建立了许多图书馆、大学、医学院校。1543年,比利时医生维萨里(Vesalius A)撰写了《人体结构》一书,被认为是解剖学的初创。1628年英国医生哈维(Harvey W)发表了《心血运动论》,标志医学对血液循环功能的认识。与医学的迅猛发展相比,护理却仍停留在中世纪的状态。造成这种情况的主要原因是缺乏护理教育和1517年的宗教改革运动,使社会结构发生变化,妇女地位下降,大量修道院关闭,修女不再从事医院护理工作,一些社会最底层、素质很差的妇女进入护理队伍,导致护理质量下降,护理的地位也随之降低,进入长达200年的黑暗时期。1633年,天主教徒圣文森·保罗在巴黎创建慈善修女会,为病弱者提供护理。此后,类似组织相继成立,但教会的护理组织形式已不可能将护理带出低谷,护理的发展需要寻求其他出路。

(四) 近代护理学与南丁格尔

18世纪中叶到19世纪,社会改良运动从整体上改变了护士和妇女的角色。经济的增长、科学的发展,医学的进步,医院数量的增多、天花流行和英国殖民地的革命战争导致了社会对护士的需求增加,护理工作地位的提高和护理职责的增加,欧洲出现了许多训练护士的学校。1836年,德国牧师西奥多·弗里德尔(Fliedner PT)在德国的凯塞威尔斯城建立了附属于教会的护士训练班,招收年满18岁、身体健康、品德优良的妇女给予护理训练。弗罗伦斯·南丁格尔(Nightingale F)(图1-1)曾在此接受了3个月的护士训练。

19世纪中叶,南丁格尔首创了科学的护理专业,护理学理论才逐步形成和发展。许多人称这个时期为"南丁格尔时代",这也是护理专业化的开始。

1820年5月12日,南丁格尔出生于父母旅行之地——意大利佛罗伦萨。在这个富有的、有教养的英国家庭里,南丁格尔接受了高等教育,熟悉英、法、德、意等国语言。少女时期,她就非常有爱心,对护理工作有很大的兴趣。在参加社会

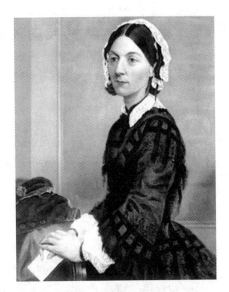

图1-1 南丁格尔

慈善工作中,她认识到护理工作的重要性,于是不顾家人的强烈反对和当时社会上鄙视护士的不良风气,毅然地献身护理事业。她深入调查了英、法、德等国护理工作中存在的问题。1853年,她担任了英国伦敦妇女医院的院长。她强调病房必须空气新鲜、条件舒适、环境清洁、安静等。在她的领导下,该院的护理工作大为改进。

1854—1856年克里米亚战争爆发,战争初期,英军的医疗条件非常恶劣。当时报纸报道在前线作战的英国士兵伤病后,由于得不到合理照护,死亡率竟高达42%。这个消息引起社会极大震惊。南丁格尔当即申请志愿带护士前往战地,救护伤员。获准后,她率领了38名护士,奔赴战地医院。她们努力改善医院环境,设法调整膳食,加强伤员营养;为伤员清洗伤口,消毒物品,建立护士巡视制度,夜以继日地辛勤工作。每天夜晚她总是手提风灯巡视病房。除了精心护理患者外,她还亲自为伤病或垂危士兵书写家信,使他们获得精神慰藉。她的忘我照护精神赢得了医护人员和伤员的爱戴。士兵们称颂她为"提灯女神""克里米亚天使"。在短短6个月内,南丁格尔和她的护理团队创造性的护理工作使得前线伤员死亡率下降到2.2%。这种奇迹般的护理效果震动了英国朝野,改变了人们对护理的看法。南丁格尔回国后,受到全国人民的欢迎。英国政府授予她功绩勋章和44 000英镑奖金作

Note:

为鼓励。

经过克里米亚战场的护理实践,南丁格尔更坚信护理是科学事业,护士必须接受严格的科学训练,而且应是品德优良,有献身精神的高尚的人。1860年,她用这笔奖金在英国圣托马斯医院(St.Thoms Hospital)创办了世界上第一所正式的护士学校——南丁格尔护士训练学校(Nightingale Training School for Nurses),建立了崭新的教育体制,成为近代科学护理教育的开端。

南丁格尔一生写了大量日记、书信、札记、论著等,其中最著名的是《护理札记》和《医院札记》,阐述了护理的性质和任务、提出了家庭护理、心理护理、公共卫生护理和医院管理与改革的思想,并创立了第一个护理理论——环境理论。

南丁格尔对护理所做出的贡献是巨大而具有深远意义的,为了纪念这位护理学专业的奠基人,在英国的伦敦和意大利的佛罗伦萨铸造了她的铜像。英国还建立了南丁格尔基金社,专供各国护士留英学习之用。1912年国际护士会确定将南丁格尔的诞辰日作为国际护士节。世界各国许多护士学校都会在这天举行神圣、隆重的新护士授帽仪式。同年,国际红十字会在华盛顿召开的第9届大会上,正式确定设立南丁格尔奖章(Nightingale Medal),作为各国护士的最高荣誉奖,每两年颁发一次。至2021年,已颁发了48次,全世界有1 537名优秀护士获奖,其中有83位是我国的优秀护理工作者。

此期护理主要特征表现为:

1. 医院兴办独立护士学校,建立护理教育体制,开展正规护理学教育。

2. 建立护理管理体制,南丁格尔的护理管理思想和创建的护理管理制度得到推广。

3. 护理走向专业化发展,出现了最初的护理理论、护理专业团体,如1887年,英国成立了世界上第一个护士团体——英国皇家护士协会;1899年国际护士会(International Council of Nurses,ICN)成立。

4. 形成临床分科护理,出现了妇产科护士、小儿科护士、外科护士、传染科护士和消毒科护士等。这主要是受到医学的分科化发展和医院护理管理体制的变革的影响。

信 息 平 台

国际护士会

国际护士会(International Council of Nurses,ICN)是各国护士学会的联盟,是独立的非政府性的组织。1899年建立,总部设在日内瓦。 国际护士会创始人是英国护士芬威克(Fenwick,EB),有会员团体132个,代表世界数百万护士。是世界上历史最久的医药卫生界的专业性国际组织,其宗旨是促进各国护士学会的发展和壮大,提高护士地位及护理水平,并为各会员团体提供一个媒介以表达其利益、需要及关心的问题。ICN每4年举行一次国际大会。出版双月刊《国际护理综述》和专业性书籍,颁布并定期修订《护士准则》。

(五)现代护理学的发展

自圣托马斯医院护士学校建立后,欧美各国南丁格尔式护士学校如雨后春笋般地纷纷建立,受过训练的护士大批增加,护理专业化进程加快。20世纪护理学进入了迅速发展时期,可概括为3个发展阶段:

1. **以疾病为中心的阶段** 20世纪前半叶,随着科学技术的进步,医学研究从宏观步入微观,解剖学、生理学、微生物学等生物科学体系建立,生物医学模式形成,认为疾病都是生物学方面的影响所致,把疾病和健康划分为对立的两极,发展了以疾病为中心的医学指导思想。在这种模式指导下,护理工作的性质是从属于医疗,围绕疾病展开。护士是医生的助手,协助医生完成患者的诊断和治疗工作。护理工作的主要内容是观察病情、执行医嘱和护理技术操作。在长期的护理实践中形成了各科疾病护理常规和护理技术操作规范。护士在从事护理工作前必须经过规范的护理教育,护士执业注册制度建立。护理教育的办学机构开始由医院转向院校,1909 年美国明尼苏达大学开设了第一个大学护理教育项目,成为现代高等护理教育的开端。

2. **以患者为中心的阶段** 20 世纪中叶,社会科学和系统科学的发展,促使人们重新认识人类健康与生理、心理、环境的关系。1948 年世界卫生组织(World Health Organization,WHO)提出新的健康定义,大大扩展了护理实践的领域。高等护理教育的发展推动了护理理论研究的兴起,1955 年,美国学者提出"责任制护理"概念,为护理实践提供了新的工作方式。1977 年美国医学家恩格尔(Engle GL)提出**生物 - 心理 - 社会医学模式**(bio-psycho-social medical model),形成了人是一个生物、心理、社会的统一整体的现代医学观。在这些新观念的指导下,护理工作发生了根本性的变革。此期,护理被认为是一个独立的专业,在整体护理观的指导下,采用护理程序的方法,对患者实施身心以及社会等各方面的全面照护;护理工作者是科学的工作者,医护双方是合作的伙伴。护理学开始通过护理科学研究建立自己的学科理论体系。对护士独立工作能力和科研能力的需求也促进护理研究生教育的快速发展。

3. **以人的健康为中心的阶段** 进入 20 世纪 70 年代后,随着社会的发展,科学技术的进步,人们物质生活水平的提高,人类疾病谱发生了显著变化,与人的行为方式和生活方式密切相关的心脑血管疾病、恶性肿瘤、意外伤害等取代了传染性疾病,成为威胁人类健康的主要问题。另外,随着人们对健康和疾病关系的认识的加深,对健康保健的需求日益增加。1977 年 WHO 提出的:"2000 年人人享有卫生保健"的目标,对护理工作的发展产生了巨大的推动作用,护理的定义也发生了重大的变化,护理理论体系逐步形成并应用于指导实践。这一切都推动了护士走出医院,走向家庭、社区、社会,面对所有有健康保健需求的个体和群体。护理工作的范围超越了疾病的护理,而扩展到预防疾病、促进健康、免除痛苦的人生全过程。护士成为向社会所有人提供健康保健的主要力量。护理学成为一门独立的学科,护理学科理论与技术体系向纵深和广延两个维度迅速发展。

二、我国护理学发展

(一) 古代护理

我国传统医学虽然一直保持着医、药、护不分的状态,但强调"三分治,七分养","养"即护理,有关护理理论和技术的记载也甚为丰富。如《黄帝内经》中已提到疾病与饮食调节,心理因素与疾病康复的关系,并提出要"扶正祛邪""圣人不治已病治未病"等预防疾病的观点。作为基础护理操作之一的导尿术在晋朝葛洪的《肘后方》中就有记载:"小便不通,土瓜捣汁,入少水служ之,筒吹入下部",其中"筒"是导尿工具。此外,还有很多有关消毒隔离的护理技术的记载,如唐代名医孙思邈所著的《备急千金要方》中提到"凡衣服、巾、栉、枕、镜不宜与人同之"的隔离观点。明清瘟疫流行之际,胡正心提出了用蒸汽消毒法处理传染病患者的衣物。

古代中医护理虽然没有成为一门学科,但却有自己的观点、原则和技术,并在民间广为运用。

1. **中医护理的基本观点**
(1) 整体观:视人为经络互联、脏腑相关的整体,提出人与自然界密切联系的天人合一的观点。
(2) 辨证施护:根据阴阳、五行、四诊、八纲、脏腑辨证的理论和方法对患者的主诉、症状、体征进行综合分析,辨别表里、寒热、虚实的证候,采取不同的护理原则和方法进行有针对性护理。

2. **中医护理原则**
(1) 扶正祛邪:"正"为人体的防御能力,"邪"为人体的致病因素。治疗和护理的目的是增强人体防御能力,去除致病因素。
(2) 标本缓急:以病因和症状来说,病因为本,症状为标。一般急则护标,缓则护本。
(3) 同病异护,异病同护:指依据辨证施护的原则,因病、因人而护。同一种病,因患者身心特点、环境影响因素不同,而用不同方法护理;不同的病,如果阴阳、虚实、表里、寒热辨证相同,又可采取同样的护理方法。

（4）未病先防，既病防变：强调密切观察病情，以预防为主，防止并发症的发生。

3. 中医护理技术　包括针灸、推拿、拔火罐、刮痧、气功、太极拳、食疗、煎药和服药等。

（二）近代护理

1. 西方护理的传入　鸦片战争后，西方护理随着各国的军队、宗教和西方医学进入中国。1887年，美国教会第一位来华的护士麦克奇尼（Makechnie EM）在上海西门妇孺医院倡行"南丁格尔护理制度"。1888年美籍约翰逊女士（Johnson E）在福州开办了第一所护士学校。1900年以后中国各大城市建立了许多教会医院并开办护士学校培训护士。当时医院的环境、护士的服装、护理管理和护理操作的规程等都带有浓厚的西方色彩。

2. 近代早期护理　1909年在江西牯岭成立了"中华护士会"（1937年改称为"中华护士学会"）。学会成立初期，理事长均由在华工作的外籍护士担任，自第9届中华护士会始由中国护士担任护士会理事长。钟茂芳曾任副会长，并将 nurse 首译为"护士"，"士"则指受过相当教育的人。学会的主要任务是制定和统一护士学校的课程，编译教材，办理学校注册，组织毕业生考取护士执照，颁发执照。1915年第一次实行全国护士会考。1920年第一本护理期刊《护士季报》创刊。同年北京协和医学院开办高等护士学校，招收高中毕业生，学制4~5年，五年制学生毕业时授予理学学士学位。该校前三届校长均为外国人，聂毓禅是第一任中国籍校长。1922年国际护士会正式接纳中国护士会为第11个会员国。1932年政府开办的"中央护士学校"在南京成立，成为我国第一所公立护士学校。1934年成立中央护士教育委员会，成为中国近代早期护士教育的最高行政领导机构，办理学校登记及会考事项，制定课程设置标准、教材、教学大纲及立案须知等法规。

3. 战争时期的护理　1927—1949年，在中国共产党领导下，革命根据地护理工作经历了土地革命、抗日战争、解放战争的淬炼，在为战地军民提供护理服务过程中不断发展壮大。1931年底在江西汀州开办了**中央红色护士学校**。1941年在延安成立了"中华护士学会延安分会"，沈元晖任首届理事长。成千上万的优秀护理工作者奔赴前线，出生入死救治伤病员，业绩惊人。1941年和1942年，毛泽东同志两次亲笔题词："护士工作有很大的政治重要性"和"尊重护士，爱护护士"。

至1949年全国共建立护士学校183所，有护士32 800人。

（三）现代护理

新中国成立后，随着卫生事业的发展，我国护理工作进入了一个新的发展时期，特别是1978年党的十一届三中全会以后，改革开放政策进一步推动了护理事业的迅速发展。

1. 护理教育不断完善

（1）护理教育体制不断完善：1950年国家卫生部召开"全国第一次卫生工作会议"。大会对护理专业的发展作了统一规划，将护理专业列为中专教育，学制3年，并由卫生部制定全国统一的教学计划，编写统一的教材。1966—1976年"文化大革命"期间，大部分护校停止招生，校址被占用，教师被解散。1976年我国护理进入恢复、整顿、加强和发展的阶段。1979年7月，卫生部发出"关于加强护理工作的意见"和"关于加强护理教育工作的意见"的通知，对护理和护理教育工作的复兴产生了巨大的推动和指导作用。

1983年天津医学院率先在国内恢复了5年制本科护理专业，毕业生获学士学位。1984年1月原国家教育委员会和卫生部联合在天津召开了高等护理专业教育座谈会，这次会议不仅是对高等护理教育的促进，也是我国护理学科发展的转折点。1984年教育部批准首批10所高校招收护理本科生，学制5年，授医学学士学位。

1992年北京医科大学被批准为护理学硕士学位授予点。

1997年5月，中华护理学会在无锡召开了继续护理学教育座谈会，制定了继续护理学教育的法规，使继续护理学教育开始走向制度化、规范化。

2003 年第二军医大学护理学系以独立二级学科被批准为**护理学博士学位授权点**,2004 年开始,第二军医大学、中南大学、中山大学等院校相继开始招收护理学博士生,结束了我国内地无护理学博士教育的历史,至此护理教育层次基本完善。我国护士基本学历逐步形成以大专、本科为主,硕士、博士人数逐步增多的发展趋势,护理队伍的整体素质明显提高。

(2) 护理教育质量不断提升:随着高等护理教育规模的迅速扩展和国际医学教育标准化趋势,教育质量问题日益受到重视,教育部各相应主管部门先后组建了各层次护理教育的学术性工作组织,对建立高等护理教育质量保障体系发挥了重要作用。2007 年教育部成立高等院校护理专业本科教学指导委员会,构建了本科护理学教育标准,并于 2010 年启动了护理学本科专业认证工作。2011 年国务院学位委员会正式批准**护理学为医学门类下属的一级学科**,同年全国护理学专业学位教学指导委员会成立,制定了护理学硕士专业学位研究生指导性培养方案,并于 2015 年开展了护理学硕士专业学位点评估工作。2015 年国务院学位委员会护理学科评议组成立,2016 年启动护理学博士硕士学位授权点申请基本条件制定工作。这一系列举措对推动我国高等院校护理学学科和学位点的科学化、规范化建设,推动高等护理教育走向以服务需求、提高质量为核心的内涵式发展轨道发挥了重要作用。

2. 护理实践不断拓展

(1) 护理实践向广延扩展:随着医学模式的转变,人们物质生活水平的提高,健康观念的更新,人口老龄化的加剧,慢性疾病及不良生活方式相关疾病的增多,人们对健康保健的需求增加且多元化,20 世纪 80 年代初我国的临床护理模式开始由传统的功能制护理逐步转变为以患者为中心的责任制护理、系统化整体护理和责任制整体护理。护理工作内容和范围开始从身体护理扩展到身心整体护理,从疾病护理扩展到全人生的健康保健。护士开始走出医院、走向社会,深入社区、家庭,广泛开展预防保健工作,开拓了老年护理、康复护理、社区护理、家庭护理、临终关怀等新领域,为提高全社会人口的健康水平作出重要贡献。

(2) 护理实践向纵深发展:20 世纪下半叶以来,随着国际护理专业化发展的加速和高级实践护理活动的兴起,我国自 2000 年开始了**高级护理实践**(advanced nursing practice)的尝试,浙江邵逸夫医院和广州中山大学附属肿瘤医院率先设立高级临床专科护士(clinical nurse specialist),迈出了我国高级护理实践的第一步。随后广州、北京等多个省市相继与境外护理教育机构合作,建立 ICU、CCU、造口专科护士培训基地,培训了一批专科护理人才。伴随着医学高新技术在临床的广泛应用,护理专科化发展价值日益被社会认同,并得到政府支持。原国家卫生部连续发布《中国护理事业发展规划(2011—2015 年)》《中国护理事业发展规划(2016—2020 年)》,明确要求建立专科护士培训基地,建立专科护理岗位培训制度,有计划培养临床专业护士。目前,一大批专科护士正在危重症护理、手术室护理、器官移植护理、糖尿病护理、血液透析护理、伤口护理、PICC 护理等专科病房和护理门诊发挥着不可替代的专家作用。

(3) 护理实践向精优发展:20 世纪 90 年代,循证护理在国际上兴起,1999 年华西医科大学附属第一医院率先引进循证的理念,对全院护士进行了循证护理培训,并在国内开展了相关研究工作。2004 年复旦大学与澳大利亚 Joanna Briggs 循证卫生保健研究中心合作,建立了我国首家循证护理合作中心,对推动我国护理以证据为中心的精准化实践发挥了积极作用。2011 年 6 月原国家卫生部和原解放军总后勤部卫生部联合颁布了《临床护理实践指南(2011 版)》,对我国临床护理工作的规范性和保证护理质量水平发挥了重要的指导作用。

3. 护理管理体制逐步健全

(1) 建立健全了护理指挥系统:为加强对护理工作的领导,完善护理管理体制,1982 年国家卫生部医政司设立了护理处,2013 年改为国家卫生计划生育委员会医政医管局医疗与护理处,负责全国的护士管理,制定有关政策、法规等。各省、市、自治区、直辖市卫生局在医政处下设有专职护理干部,负责所管辖范围内的护理管理。

Note:

（2）建立了晋升考核制度：1979年国务院批准原卫生部颁发了《卫生技术人员职称及晋升条例（试行）》，该条例明确规定了护理专业人员的技术职称分主任护师、副主任护师、主管护师、护师、护士5级。各省市自治区据此制定了护士晋升考核的具体内容和办法。此举极大调动了全国护士的积极性，对发展护理学科具有重要意义。

（3）制定了全国护士执业考试与执业注册制度：1993年原国家卫生部颁发了新中国成立以来第一个关于护士的执业和注册的部长令与《中华人民共和国护士管理办法》。1995年6月护士执业考试在全国举行，凡在我国从事护士工作的人员，都必须通过国家护士执业考试，取得护士执业证书，申请注册。

（4）颁布了《护士条例》：2008年国务院颁布实施《护士条例》（Nurses Regulation），这是我国护理法制化建设所取得的重要成就，它从立法层面维护了护士的合法权益，明确了护士的义务、权利和法律地位，规范护士执业行为，建立执业准入制度，对促进护理事业的发展具有重大意义。

4. 护理科学研究日益增强　随着护理教育的发展，越来越多接受了高等护理教育的护士进入临床、教育和管理岗位，推动了护理科学研究的发展。护理科学研究在研究范围和内容方面都表现了广域、前瞻、综合的特点，在研究方法上也呈现多样化和跨学科的特点。1992年中华护理学会第21届理事会设立了**护理科技进步奖**，每两年评选一次，2009年该奖项被国家科技部批准的"**中华护理学会科技奖**"所替代，成为中国护理学科最高奖项。随着护理科学研究水平的提高，护士撰写论文的数量和质量也显著提升，发表在有影响力的国际护理期刊上的论文日益增多，并间接地推动了护理学期刊杂志逐年增多，从改革开放后到2020年，全国护理期刊由仅有《中华护理杂志》1种增加到41种。护理科研工作已在院校教育、临床实践中广泛开展，对护理学科理论体系的完善、临床护理质量的提高起到了很大的推动作用。

5. 护理学术交流日益繁荣　新中国成立后，中华护士会（1964年更名为中华护理学会）积极致力于学术交流和学术组织的发展工作，1952年逐步开展了国际护理的交流活动，与苏联、南斯拉夫等国家开展学术互访。1977年后中华护理学会和各地护理分会成立了专科学术委员会，以促进学术交流和学科发展。1980年以来，随着我国改革开放政策的实施，中华护理学会及各省市护理分会、医学院校与国际学术交流更加活跃，与美国、英国、加拿大、澳大利亚、德国、日本及东南亚一些国家都建立了学术联系，采取互访交流、联合办学、互派讲学、培训师资、交换学生等方式与国际护理界进行沟通，开阔了眼界，学到了先进的国外护理经验，利用外资、外智，为发展我国护理学科服务。1985年全国护理中心正式成立（2000年并入卫生部医院管理研究所），进一步取得了WHO对我国护理学科发展的支持。2013年1月我国正式加入国际护士会（ICN），标志着中国护理将在国际护理舞台上展现更好的形象，发挥更多的作用，作出更大的贡献。

第二节　护理学的基本概念、任务和实践标准

一、护理学的基本概念

现代护理学的理论框架主要由4个基本概念组成：人、环境、健康、护理。对这4个概念的理解和认识水平直接影响护理的工作内容、实践范畴、研究领域、护士的角色功能及专业行为。

（一）人

人是护理服务的对象，也是护理学研究的对象。现代护理学认为，人是生理、心理、社会相统一的整体人，是在环境中活动的人，包括个体的人和群体的人。对人的本质的认识和对人类健康保健活动的认识，是护理理论和护理实践发展的核心和基础（详见第八章第一节）。

（二）环境

人生活在环境中。人的一切活动，特别是生命活动都在环境中进行，受到环境因素的影响和制约。

环境包括内部环境和外部环境,外部环境又包括自然环境和社会环境等。护理活动本身就是维护和促进这种生命活动良好质量的外部环境因素,而对环境的调控、改善也是护理活动的重要内容和护理研究的主要范畴(详见第九章)。

(三) 健康

健康是机体的一种安适状态。个体的健康受环境中一切与其相互作用的因素的影响。护理活动的终极目标是提高全人口的健康水平。因此对健康概念的认识和理解直接影响护士的行为方式、服务方式和服务范畴(详见第二章)。

(四) 护理

护理的概念随着护理学科的不断进步而发展。"nurse"一词来源于拉丁文"nutricius",原为养育、保护、照料等意。1859 年护理学的创始人南丁格尔提出"护理是让护理对象处于一种免于疾病或能迅速从疾病中康复的环境"。

1964 年美国护理学家罗伊(Roy)提出适应模式,并在后续研究中明确指出,护理的目标是帮助人们提高对内外环境的适应能力。1966 年韩德森(Henderson V)提出"护士的独特功能是帮助个体、病人或健康人进行保持或恢复健康(或安宁地死去)的活动,如果个体有必要的能力、意愿和知识,则帮助他尽可能快地独立照顾自己"。1973 年,国际护士会在此基础上,将护理定义为:"护理是帮助健康的人或患病的人保持或恢复健康(或平静地死去)"。1970 年美国护理学家罗杰斯(Rogers ME)提出"护理是帮助人们达到最佳的健康潜能状态,护理所关心的是人——无论健康或生病、贫穷或富有、年轻或年老,只要是有人的地方,就有护理服务"。

1980 年美国护士学会(American Nurses Association,ANA)公布了护理的定义是:护理是诊断和处理人类对现存的或潜在的健康问题的反应。

2003 年 ANA 更新了护理(nursing)的定义为"护理是通过诊断和处理人类的反应来保护、促进、优化健康和能力,预防疾病和损伤,减轻痛苦,并为受照护的个体、家庭、社区及特定人群代言。"这一新定义进一步明确了护理的丰富内涵,并强调了护理对全球卫生保健的重要作用。

20 世纪后叶,许多护理理论家发展了她们自己对护理的界定,这些定义中包含了以下共同观点,即:

护理是照护;

护理是一种艺术;

护理是一门科学;

护理以患者为中心;

护理是整体的;

护理关心的是促进健康、维持健康和恢复健康;

护理是一种帮助性专业。

这些定义从不同的角度诠释了**护理的基本特征**:科学性、人文性、专业性、服务性、艺术性和整体性。

二、护理的任务和目标

随着社会的发展、人类生活水平的提高,以及人们对健康保健需求的增加,护理的任务和目标已发生了深刻的变化。

(一) 护理的任务

1965 年 6 月修订的《护士伦理国际法》中规定:护士的权利与义务是保护生命,减轻痛苦,促进健康;护士的唯一任务是帮助患者恢复健康,帮助健康人提高健康水平。1978 年 WHO 也指出"护士作为护理的专业工作者,其唯一的任务就是帮助患者恢复健康,帮助健康人促进健康"。目前,护理的任务可概括为以下四个方面:

Note:

1. 促进健康 健康意味着个体处于身心安适状态,具有提高生命质量的态度、行为,并能发挥自身潜能。促进健康就是帮助个体、家庭、社区发展维持和增强自身健康的资源。这类护理实践活动包括教育人们对自己的健康负责、形成健康的生活方式、解释改善营养和加强锻炼的意义、鼓励戒烟、预防物质成瘾、预防意外伤害和提供信息以帮助人们利用健康资源等。

2. 预防疾病 预防疾病的目标是通过预防疾病达到最佳的健康状态。预防疾病的护理实践活动包括:开展妇幼保健、老年保健、健康教育、增强免疫力、预防各种传染病、提供疾病自我监测的技术、评估机构、临床和社区的保健设施等。

3. 恢复健康 恢复健康的护理实践活动是护士的传统职责,帮助的是患病的人,并从疾病的早期一直延伸到康复期。这类护理实践活动包括:为患者提供直接的整体性护理,如执行药物治疗、心理护理、生活护理等;进行护理评估,如测血压、留取标本做各类化验检查等;和其他卫生保健专业人员共同研讨患者的问题;帮助和指导患者进行康复活动,提高自护能力,达到最佳功能水平。

4. 减轻痛苦 减轻痛苦的护理实践活动涉及对各种疾病患者、各年龄段临终者的身心全面照护。包括帮助患者尽可能舒适地带病生活,提供支持以帮助人们应对功能减退、丧失,直至安宁的死亡。护士可以在医院、患者家中和社区各种卫生保健机构,如临终关怀中心开展这些护理实践活动。

(二) 护理的目标

护理是为人类健康服务的实践活动,是在尊重人的需要和权利的基础上,将专业知识、技能与人文关怀精神结合起来,运用科学的循证方法为护理对象提供综合的、多层面的护理服务。**护理学的最终目标是通过护理工作,保护和促进人类的健康,提高全球健康水平。**

三、护理实践标准与指南

(一) 护理实践标准

依据护理实践标准,遵循伦理原则,为所有护理对象提供规范的专业护理服务是护理专业化追求的目标。国外的护理学术组织一直致力于制定专业实践标准的工作。1960 年,ANA 就开始编写护理实践标准的文件。2015 年,ANA 再次更新了**护理实践标准**(Nursing:Scope and Standards of Practice)。该标准由 6 条实践标准和 11 条专业行为标准组成(见附 1-1)。制定实践标准的目的是:①反映护理专业的价值;②明确护士执行专业角色的范围、权利和职责;③为专业护理实践提供指导;④规定和评价护理实践的质量。

护理实践标准是在大量的科学研究和临床护理实践经验的基础上建立和发展的。它反映了护理专业的价值和专业对社会和公众的责任,要求护士必须依据标准实践,确保给予护理对象的护理是以科学知识为指导的、安全的、全面的护理。因此,建立具有中国特色的护理专业的实践标准将是推动我国护理专业发展、进步,与国际接轨的重要任务。

(二) 护理实践指南

《临床护理实践指南(2011 版)》是我国首次由政府卫生保健主管部门颁布的临床护理规范性文件,是我国临床护理走向规范化、标准化的起步。指南包含了临床护理常用的基础护理技术和专科护理技术,从操作前评估观察要点、操作要点、指导患者及其照顾者要点、操作过程中的注意事项 4 个方面,对这些技术进行了规定。

该指南不仅明确了临床护理的技术要点,而且突出了对患者的专业评估、病情观察、人文关怀和健康指导,将有效地指导临床护士科学、规范地从事专业实践活动,为患者提供安全、优质的整体护理。

第三节 护理学的范畴

护理学的范畴是随着护理实践的不断深入而不断发展的,可包括理论和实践两部分。

一、护理学的理论范畴

1. **护理学的研究对象、任务和目标** 护理学的研究对象、任务和目标是护理学科建设的基础,是每个护士必须首先明确的。同其他事物一样,它们也是随着护理学科的发展而不断发展变化。同时,由于它们是在一定历史条件下的护理实践基础上形成的,所以又具有相对的稳定性。

2. **护理学理论体系** 护理学的理论体系是护理人员在长期的护理实践中建立和发展起来的,当在实践中发现旧理论无法解释的新问题、新现象时,就会建立新理论或发展原有的理论。从南丁格尔创立第一个护理哲学到现代为适应生物 - 心理 - 社会医学模式而发展的诸多新的护理理论和模式,都证明,随着护理实践新领域的开辟,将会建立和发展更多的护理理论,使护理理论体系日益丰富和完善。

3. **护理学与社会发展的关系** 研究护理学在社会中的作用、地位和价值,研究社会对护理学的影响及社会发展对护理学的要求等,如疾病谱的变化,使得健康教育在护理工作中广泛开展;信息化社会改变了护理工作的实践形式,也影响了护士培养的目标;社会老龄化和全球经济一体化趋势,影响了护理学的课程设置,开辟了新的护理研究领域,也使得老年护理、多元文化护理得到发展和重视,老年护理院成为社区健康保健的重要机构等。

4. **护理学分支学科及交叉学科** 随着现代科学的高度分化和广泛综合的发展趋势,护理学与哲学、伦理学、心理学、美学、教育学、管理学等多学科相互渗透,在理论上相互促进,在方法上相互启迪,在技术上相互借鉴,同时护理学自身也在不断丰富、细化、深化,从而形成了护理伦理学、护理心理学、护理美学、护理教育学、护理管理学等一批交叉学科,以及急救护理学、骨科护理学、肿瘤护理学、康复护理学、老年护理学等一批分支学科,大大推动了护理学科体系的构建和完善。

二、护理学的实践范畴

随着护理专业化进程,护理学的实践范畴不断扩展,根据护理实践的性质和环境不同,将其分为临床护理、社区护理、护理教育、护理管理和护理研究。

(一)临床护理

临床护理的对象是患者,工作场所主要在医院。临床护理以护理学及相关学科理论、知识、技能为基础,指导临床护理实践,其内容包括基础护理和专科护理。

1. **基础护理** 基础护理是各专科护理的基础,是运用护理学的基本理论、基础知识和基本技术,去满足患者的基本需要。其内容包括保持患者整洁、安全和舒适、心理护理、膳食护理、排泄护理、观察病情、实施基本护理技术操作、健康教育、预防医院感染、临终关怀及医疗文件的记录书写等。

2. **专科护理** 专科护理是以护理学和各医学专科理论、知识和技能为基础,结合各专科患者的特点及诊疗要求,对患者进行身心整体护理,主要包括内科、外科、妇产科、各专科常规护理、实施专科护理技术,如手术及特殊检查的围手术期护理,各种引流管、静脉导管、石膏和夹板的护理,各类疾病的护理与抢救,心、肾、肺、脑功能的监护及脏器移植的护理等。

(二)社区护理

社区护理的对象是一定区域的居民和社会团体。以公共卫生学、护理学知识和技能为基础,以整体护理观为指导,结合社区的特点,深入到社区、家庭、学校、工厂、机关,开展疾病预防、妇幼保健、家庭护理、康复护理、健康教育、健康咨询、预防接种及防疫隔离等工作。进入 21 世纪以来,卫生保健系统服务模式的变革导致社区护理迅速发展,已成为护理人员作出重要、独特贡献的重要领域。

（三）护理教育

以护理学和教育学理论为基础,贯彻党的教育方针、卫生工作方针,培养德、智、体、美全面发展的护理人才。护理教育一般划分为基础护理学教育、毕业后护理学教育和继续护理学教育三类。**基础护理学**教育分为中专教育、大专或高职教育、本科教育,**毕业后护理学教育**包含岗位培训教育及研究生教育(硕士、博士学位教育)。**继续护理学教育**是向已完成基础护理学教育或毕业后护理教育、并正在从事实际工作的护士提供的以学习新理论、新知识、新技术和新方法为目标的终身性的在职教育。

（四）护理管理

护理管理是运用现代管理学的理论和方法,对护理工作诸要素,如人员、技术、设备、时间、信息、财务等要素进行科学的计划、组织、指挥、协调和控制,以保障护理机构提供成本效益合理的护理服务。

（五）护理研究

护理研究是探讨解决护理领域中的问题,促进护理理论、知识、技能更新和发展的护理实践活动。护理研究的内容包括促进正常人健康、减轻患者痛苦、保护危重患者生命、提高临终患者生命质量的护理理论、方法、技术与设备研究。护理研究常用方法有观察法、实验法、调查法和理论分析法等。

（曹梅娟）

思考与练习

1. 讨论护理发展史中的一些重要事件对护理学科发展所产生的重要意义。

2. 讨论护理学的四个基本概念,谈谈你自己的理解和认识。

3. 护理工作任务和目标是什么,护理工作包括哪些范畴?

4. 收集当代国内外护理发展的资料,了解当代国际护理发展的新趋势,讨论我国理工作如何适应社会的发展和与国际护理接轨。

附 1-1　ANA 专业护理实践标准框架（2015 年）

序号	护理实践标准	
	标准	说明
1	评估	注册护士收集与照护对象的健康或现状相关的数据和信息。
2	诊断	注册护士分析评估资料,以确定护理诊断或问题。
3	预期结局	注册护士确立预期结局以便于制订适合照护对象的个体化的护理计划。
4	计划	注册护士制订护理计划,规定能达到预期的、可测量结局的策略。
5	实施	注册护士实施既定的护理计划。
5A	协调照护	注册护士协调医疗照护服务。
5B	健康教育与健康促进	注册护士采用策略促进健康和安全的环境。
6	评价	注册护士评价实现护理目标和预期结局的护理过程。

续表

序号	专业行为标准	
	标准	说明
7	伦理	注册护士的护理实践符合伦理守则。
8	文化—致性的实践	注册护士的护理实践符合文化多样性和包容性原则。
9	沟通	注册护士在所有护理实践领域有效沟通。
10	合作	注册护士与照护对象和其他关键利益相关者合作进行护理实践。
11	领导力	注册护士在专业工作场所和专业实践中展现领导能力。
12	教育	注册护士寻求反映当前护理实践和促进未来思维的知识和能力。
13	循证实践和研究	注册护士将证据和研究结果整合运用到护理实践中。
14	实践质量	注册护士有助于优质护理实践。
15	专业实践评价	注册护士评价自己和他人的护理实践。
16	资源利用	注册护士利用恰当的资源计划、提供和维持安全、有效、成本合理的循证护理服务。
17	环境健康	注册护士以保护环境安全和健康的方式进行护理实践。

Note：

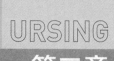

第二章

健康和疾病

02章 数字内容

―――――――― 教 学 目 标 ――――――――

识记：

1. 能正确陈述现代健康观的内涵。

2. 能简述疾病谱的变化和疾病预防的策略。

3. 能正确陈述健康促进的原则和策略。

4. 能正确陈述初级卫生保健的任务和内容。

理解：

1. 能用自己的语言正确解释下列概念：

健康　　　　健康促进　　　健康保护　　　体像　　　自我概念　　　疾病

疾病预防　　健康教育　　　卫生保健

2. 比较人们对疾病的不同认识，能正确说明疾病和患病之间的关系以及现代疾病观的特点。

3. 能举例说明护理实践中三级预防的具体内容。

4. 能举例说明健康教育在健康保健中的作用。

5. 能举例说明疾病对患者、家庭和社会带来的影响。

运用：

1. 能运用现代健康观和疾病观评述护理人员在健康保健事业中的作用。

2. 分析健康与疾病的关系，说明其对护理实践的指导意义。

3. 分析全球卫生战略和健康中国战略，讨论护理在其中的作用和价值。

健康与疾病是人生命过程的自然表现,是人类生命活动本质、状态和质量的一种反映,是护理科学中最基本的概念,也是护理理论研究领域的核心问题。护士承担着维护人类健康和提供保健服务的责任。因此,正确认识健康、疾病和保健的概念及其相互关系,深入探讨和研究影响健康、疾病的因素,对发展护理理论、丰富护理实践内容、扩展护理学研究领域具有重要的现实意义。

第一节　健康与健康促进

健康是人类追求的永恒目标,是护理学 4 个基本概念之一。健康是一个多维的概念,从微观的角度分析,健康包括身体和心理层面的影响因素。从宏观的角度分析,健康还包括个体和社会相关联的各种关系及其影响因素。

一、健康的概念

健康观,即人们对健康的认识。从远古到现代,随着社会的发展、科学技术的进步和医学模式的转变,人们对健康的认识不断深化,健康的概念也随之发生相应的变化,在此过程中,健康的内涵得到不断丰富,表现为从微观到宏观、从局部到整体的发展变化。

（一）古代健康观

在古代,由于医学本身对人的生命活动认识较肤浅,加上宗教的束缚,人们认为人的生命与健康是神或上帝所赐,而疾病是鬼神所致。随着社会生产力的逐渐发展,人们对健康的认识不断深化。古希腊、埃及、印度和中国这四大文明古国对健康与疾病均有初步概括,如古希腊的大医学家希波克拉底,根据恩培多克勒(Empedocles)提出的水、火、气、土"四元素学说"的哲学观点,创立了"四液体学说",认为人体的健康是由血液、黏液、黄胆汁和黑胆汁构成,健康是这四种液体协调的结果。我国古代哲学家用阴和阳概括了万事万物,认为健康是人体阴阳的协调。当七情(喜、怒、哀、乐、悲、恐、惊)或六淫(风、寒、暑、湿、燥、火)等因素作用于人体时,人体的阴阳可能失调,从而引发疾病。古代朴素的哲学思想对人们的健康观、疾病观产生了较大的影响,通常人们把健康与疾病的发生同人体的物质变化联系起来,以一种自发的、朦胧的"整体观"来解释健康,但这种解释是凭人们的直观感觉,带有一定程度的主观猜测。

（二）近代健康观

1. **生物个体健康观**　近代医学的发展促进了人们对健康的认识。健康被认为是人体各组织器官和系统发育良好、体质健壮、功能正常、精力充沛,并有良好劳动效能的状态。因此,用人体测量、体格检查和生化检查等生理病理指标判断个体是否健康。这种健康观是生物医学模式的产物,忽视了人们的社会特征和心理特征。

2. **生态平衡健康观**　关注人体的体液、代谢等各种平衡,注重生物病原体、宿主、环境三者之间的动态平衡,认为健康是机体的各种平衡处于协调状态,平衡失调或被打破就发生疾病。这种健康观忽视了平衡始终是相对的。

（三）现代健康观

人不仅仅是一个生物体,而且是具有复杂心理活动、处于一定社会环境中的整体的人。人的健康并非局限于人的躯体,而是人身心状态和社会适应有机整合的综合表现。1948 年,WHO 在其宪章中明确指出:"健康(health)不仅是没有疾病和身体虚弱,而且还要有完整的生理、心理和社会适应的安适状态",并强调健康是人的基本需要和基本人权,达到尽可能高的健康水平是世界范围内的一项重要的社会性目标。由于这一概念揭示了健康的本质,得到全世界的广泛接受。1989 年,WHO 又指出"健康不仅是没有疾病,而且包括躯体健康、心理健康、社会适应良好和道德健康",首次将道德健康列入健康概念之中。

1. **现代健康观的特点**

（1）体现了将个体视为行使其生理、心理和社会功能的完整人的思想,重视了人的精神心理活动过程对生理功能和社会环境适应状态的影响,是生物 - 心理 - 社会医学模式在健康概念中的体现,拓宽了护理实践的领域。

(2) 将健康置于人类自然与社会的大环境中,充分认识到个体的健康状态受环境中一切与其相互作用事物的影响。

(3) 把健康看成是一个动态的、不断变化的过程,故健康水平可以有不同层次。

(4) 将健康与人类生产性和创造性的生活联系起来,揭示健康不仅是医务工作者的目标,而且是国家和社会的责任,是人类共同追求的目标。

2. 现代健康观的内涵 从 WHO 提出健康新定义以来,生理、心理、社会、道德的健康内涵得到进一步的明确和深化。

(1) **生理健康**(physical health):又称为躯体健康,指机体结构完整和躯体功能良好的状态,没有疾病和残疾,具有良好的健康行为和习惯。躯体健康是人们通常所讲的"健康",是健康人的基础和最重要的特征之一。

(2) **心理健康**(mental health):分为情绪、理智和心灵健康。情绪健康(emotional health)表现为情绪稳定和心情愉快;理智健康(intellectual health)表现为能沉着、冷静、有效地认识、理解、思考和做出决策;心灵健康又称为精神健康(spiritual health),表现为心胸坦荡、自然、有爱心、乐观向上等。

(3) **社会健康**(social health):指能有效适应不同环境,愉快、有效地扮演自己承担的各种社会角色。

(4) **道德健康**(morals health):指能用社会规范的准则和要求约束和支配自己的行为,能为人们的幸福作出贡献,表现为思想高尚、善良正直、有理想、有道德、守纪律。其强调通过提升社会公共道德来维护人类的健康,要求每个社会成员不仅要为自己的健康承担责任,更要对社会群体的健康承担社会责任。

信 息 平 台

全民健康覆盖

2005 年的世界卫生大会首次提出了"全民健康覆盖"(Universal Health Coverage,UHC)的概念,向全体成员国提出了一个共同的目标,即确保所有人都获得其所需要的卫生服务,而在付费时不必经历财务困难。实现这个目标必不可少的基本要素是:①一个有力、高效、运转良好的卫生系统;②一个为卫生服务供资的制度;③获得基本药物和技术;④受到良好培训并积极工作的卫生工作者。

2012 年 12 月 12 日,联合国大会一致通过一项决议,敦促各国政府努力向所有人提供负担得起的高质量卫生保健服务。2015 年中共十八大五中全会上提出了"健康中国"的发展战略,其本质是"全民健康覆盖"的中国版。2016 年 8 月,中共中央、国务院印发《"健康中国2030"规划纲要》,提出"普及健康生活、优化健康服务、完善健康保障、建设健康环境、发展健康产业"五方面的战略任务。2018 年 10 月 25 日召开的全球初级卫生保健会议通过了《阿斯塔纳宣言》,该宣言重申了《阿拉木图宣言》,并为实现全民健康覆盖提出了行动方向。其核心思想为公正、公平、团结,明确指出人人健康是最重要的社会目标,初级卫生保健是实现人人健康的重要途径。

二、影响健康的因素

人生活在环境中,其健康状态受到多种因素的影响。这些因素有些是可控制的,而有些因素则是难以控制的。同时,这些因素也对护理活动产生相应的影响。因此,要为护理对象提供整体护理,就必须认识和理解这些因素是怎样影响护理对象的行为和健康的。

（一）生物因素

人的生物学属性决定了生物因素是影响人健康的主要因素,包括遗传、年龄、种族、发展状态和性别等。

1. 遗传　遗传不仅影响人的生物学特征、先天气质、活动水平和智力潜能,也是人类健康的重要决定因素。目前发现的遗传性疾病多达 3 000 种以上。常见的遗传病有色盲、血友病、先天愚型、白化病等,而糖尿病、高血压、冠心病、精神分裂症等常见疾病也与遗传有关。

2. 年龄　个体成长和发育水平是其健康状态的主要影响因素,是影响人们健康的重要因素。不同疾病在不同年龄段人群中的分布不同,如婴儿由于尚未完全发育成熟,对疾病的抵抗力低,容易患病;初学走路的孩子跌倒和受伤的危险性增加;30 岁以下的人易患过敏症,这与青年时期免疫系统活动不断增强、反应强烈有关;高血压、冠心病和胆石症等疾病通常发生在 40 岁以上的成年人;而50~60 岁的人则容易发生癌症,其原因主要与人体老化、免疫功能减退、极易被病毒感染和受环境因素影响有关。

3. 种族　有些疾病在某些种族中更容易发生,如亚洲人骨质疏松症发生率比欧洲人高。

4. 性别　性别影响疾病的分布。如骨质疏松症和系统性红斑狼疮女性比男性更常见,而胃溃疡、血栓闭塞性脉管炎则多见于男性。

5. 生物性致病因素　主要指导致疾病的病原微生物。20 世纪中期之前,这类因素是引起人类疾病和死亡的主要因素之一。目前,现代医学虽然找到了一些控制这类致病因素的方法,如消毒灭菌、预防接种、合理应用抗生素等,但生物性致病因素仍然存在,且不断出现新型、变异和耐药性的病原微生物,故此类因素仍然是危害我国人民健康的主要因素。

（二）心理因素

古人曰:"喜伤心、怒伤肝、思伤脾、忧伤肺、恐伤肾",较好地总结了心理情绪反应对人体健康的影响,也说明了心理因素主要是通过情绪和情感作用而影响健康的。影响人体健康的心理因素包括人的身心交互作用和自我概念。

1. 身心交互作用　人的心理活动是在生理活动的基础上产生,而情感和情绪的改变反过来又会导致人体器官生理和生化的改变。个体身心的交互作用和情绪反应可对健康产生积极或消极的影响。长期或短期的应激反应会引起人的情绪反应,从而影响机体的功能。例如,长时间的忧伤情绪可增加疾病的易感性,并可能影响免疫系统的功能,导致疾病发生,如感染、癌症、自体免疫性疾病。

2. 自我概念　自我概念(self-concept)指个体对自己的看法或认识,包括个体对自己躯体、需要、角色和能力的感知。个体对自我的感觉称为自尊,对自己躯体的感知称体像。自我概念会影响个体认识和处理各种情况的态度和方法。如缺乏自尊可导致物质成瘾;有些体重并未超标的女性,因自认为肥胖而限制食量,导致机体的营养需求得不到满足而影响健康。

人的心理情绪反应可以致病,也可以治病。良好的心理情绪状态不仅有利于疾病的治疗和身体的康复,而且还可能发挥药物难以达到的治疗效果。为此,关注护理对象的心理状况,实施适宜的心理护理是重要的护理措施之一。

（三）环境因素

自然环境是人类赖以生存和发展的重要物质基础。近年来,环境对人类健康的影响程度及科学界对环境影响人类健康的重视程度不断增加。住宅、卫生条件、气候、食物、空气、水、土壤等因素均对健康和疾病产生影响。空气、水和土壤的污染,可改变生命物质的正常组成部分,影响人体的健康,甚至直接导致人类患某种疾病或受伤。典型的环境因素性疾病,如夏天气温过高所致的中暑,或冬天气温过低所致的冻伤,环境中的石棉、香烟烟雾等是确定的致癌物质,长期暴露于太阳紫外线下可致皮肤损伤,城市空气污染可导致哮喘等呼吸道疾病,此外,还有食物中毒、溺水等。

（四）生活方式

生活方式(life style)是指人们在特定环境中形成的惯有的行为和意识,涉及两方面内容:人的行

Note:

为及人所能控制的周围环境。生活方式受到社会经济、文化因素、民族、社会风俗和规范、个人特征及家庭的影响。

个体的生活方式可对健康产生积极或消极影响。产生积极影响的生活方式称健康生活方式,包括有规律适当的锻炼、节制饮食、控制体重、远离烟酒、遵守交通规则、按时进行免疫接种、定期体检、心胸豁达乐观、生活规律、家庭和睦、自尊自重等。产生消极影响的生活方式称健康危险因素,如吸烟、缺乏锻炼、经常熬夜或睡懒觉、饮食过量,摄入过多脂肪、食盐和糖等。研究发现,过量吸烟的人更容易患肺癌和心血管系统疾病,摄食过多和缺乏锻炼所导致的肥胖常与心脏病、糖尿病和高血压等疾病有关。

(五) 社会因素

影响人类健康的社会因素较多,有些社会因素是致病的危险因素,有些则是促进健康的因素,如稳定的婚姻和亲密的家庭关系有利于家庭成员的健康,而离婚或家庭暴力则会对家庭成员带来身心伤害;又如战争能带来伤残甚至死亡。

1. 社会政治经济因素 指社会立法、社会支持系统、社会资源分配、就业等因素,其中经济因素对健康起着重要的作用,它通过一些社会因素,如工作条件、生活条件、营养条件和卫生保健服务等直接作用于人们的健康。通常,低收入人群较少寻求医疗保健服务,而高收入人群更倾向于采纳促进健康和预防疾病的行为。

2. 医疗卫生服务系统 包括卫生保健网络、资源、服务质量、服务范围及医疗保障体系等。医疗卫生服务系统决定了人们获得卫生保健、治疗和护理的方式和时间、医疗保健的效果和费用等,从而对人类健康产生重大影响。

3. 职业情况 职业环境中存在的职业有害因素,如劳动制度不合理、劳动强度过大以及劳动环境中的物理、化学或生物有害因素等,可导致职业人群长期处于紧张应激状态或导致机体中某些物质失衡或蓄积了损害人体健康的物质,从而使从业人员产生心理健康问题或罹患职业病。这些因素对健康的影响通常不会立即显现出来,其中有些因素的影响具有较长的潜伏期。

4. 社会治安秩序 包括交通秩序、食品安全、消防监督、危险品管理等,直接关系社会的稳定和民众的生命、健康和财产安全。社会治安秩序混乱,会造成社会的不安定,各类事故的频繁发生,不仅增加人们伤残或死亡的危险,还会增加人们的心理紧张因素,从而影响健康。

5. 文化教育背景 包括教育制度、人们的文化素质、受教育程度、风俗习惯、宗教信仰及社会文化和娱乐环境等因素。人们的文化教育背景决定了人们的生活习惯、信念、价值观和习俗、健康意识,也影响人们与卫生保健系统接触的方式、个人的健康实践活动和与卫生保健人员的关系。如不同文化背景的人对疼痛、患病、死亡的处理方式不同。因此,护士应该了解护理对象的文化背景,以便理解护理对象的行为和信念,促进护患之间的互动。

三、健康的标准与评价指标

根据现代健康观和 WHO 对健康的定义,确定健康的标准与评价指标。

(一) 健康的标准

健康标准可分为躯体健康标准和社会心理健康标准。

1. 躯体健康标准

(1) 精力充沛、睡眠良好,能从容担负日常工作。

(2) 身体适应外界环境变化能力强。

(3) 能抵抗感冒和普通传染病。

(4) 体重适当,身体匀称,头、肩、四肢功能协调。

(5) 眼睛明亮,反应敏锐,眼睑不发炎。

(6) 无龋齿,无压痛,牙龈颜色正常,无出血。

(7) 头发有光泽,无头屑。

(8) 肌肉丰满,皮肤富有弹性,脏器结构功能正常。

2. 社会心理健康标准

(1) 生活目标明确,态度积极,理想切合实际。

(2) 人格完整,情绪稳定,客观感受真实。

(3) 正确评价自己的优点和能力。

(4) 对所处环境有充分的安全感和良好的人际关系。

(5) 有较强的自我控制能力。

(6) 在不违背集体意志的前提下,最大限度地发挥个性。

(7) 恰当满足个人符合社会道德规范的欲望要求。

(8) 对弱者充满同情心,对不良现象表示愤慨。

(二) 健康状况的评价指标

单一的评价指标不能反映个体或群体的健康状况,需要采用多个指标综合反映。

1. 个体健康的评价指标

(1) 生理学指标:反映个体的躯体健康,包括体格指标、生理功能指标和躯体素质指标。体格指标包括身高、体重、腰围、腹围、躯体及其组织器官结构和形态等;生理功能指标包括生命体征指标(血压、脉搏、心率、呼吸、意识等)、血液检测指标(红细胞、白细胞、血红蛋白、血小板等)、脏器功能指标(肺功能、心功能、肾功能、生殖功能等)等;素质指标包括力量、耐力和柔韧性等。

(2) 心理学指标:反映个体的心理健康状态,包括个体的心理症状指标、情绪情感指标和认知功能指标,如意识、感知觉、注意力、记忆力和智力等。

(3) 社会学指标:反映个体的社会健康状态,包括个体的角色功能、社会经历、人际关系、社会经济地位、环境、生活满意度等指标。

2. 群体健康的评价指标

(1) 人口统计指标:包括人口数量、性别和年龄构成指标,人口动态指标(如出生率、生育率、计划生育率、死亡率、平均期望寿命等)。

(2) 疾病统计指标:包括发病率、患病率、婴儿死亡率、新生儿死亡率、产妇死亡率、感染率、病死率、死因构成、疾病别死亡率比、生存率、病(伤)缺勤率等。

(3) 身体发育统计指标:包括低体重儿出生率、畸形儿出生率、6岁以下低体重儿比例;儿童青少年生长发育形态指标,如身高、坐高、体重、头围、皮下脂肪厚度和胸围等;生理功能指标,如肺活量、第二性征发育;体能指标,如力量、耐力和柔韧度等。

(4) 群体健康的指标:包括减寿人年数、无残疾期望寿命、健康期望寿命、调整病残生存年、生命质量指数等。

四、健康促进

(一) 健康促进的定义

1979年,美国卫生总署关于健康促进和疾病预防报告《健康的人们》的发布,标志着健康促进的开始。1986年11月,WHO 在加拿大渥太华召开第一届国际健康促进大会并发表了《渥太华宪章》,指出"健康促进(health promotion)是促使人们维护和提高其自身健康的过程"(Health promotion is the process of enabling people to increase control over and to improve their health)。2000年,WHO 前总干事布伦特兰在第五届全球健康促进大会上更清晰地解释了"健康促进是要尽一切可能使人们的精神和身体保持在最优状态,宗旨是使人们知道如何保持健康,在健康的生活方式下生活,并有能力作出健康的选择"。

由概念可知,健康促进就是帮助人们加强对自身健康的掌控。它涵盖一系列范围广泛的社会和

Note:

环境干预方法,意在解决和预防不良健康的根源,而不仅侧重在治疗和治愈方面,从而使每个人的健康和生活质量获益并受到保护。健康促进需具备3个要素:①良好治理:即要求政府所有部门的决策者把健康当作政府政策的中心线条;②健康素养:即人们需要获得用来作出健康选择的知识、技能和信息并有机会做出选择;③健康城市:城市可在促进良好健康方面发挥重要作用。从健康城市逐步发展到健康国家,最终发展到健康世界。

（二）健康促进的原则

维持和促进健康必须要个体、家庭、卫生保健部门、社会团体、社区和整个社会共同参与。WHO提出开展健康促进工作应遵循以下原则:

1. 关注全社会的人,涉及人们每日生活的全部内容,而不只是针对某种疾病的高危人群。这一原则也是许多公共健康项目的基点,如母婴健康项目。

2. 针对影响健康的决定性因素,包括社会行为、生态环境、生物因素和卫生服务等。

3. 运用多学科、多部门、多手段和途径,包括传播、教育、立法、财政措施、组织改革、社区建设以及有利于维护健康的各种民间活动。

4. 强调公众有效的参与,培养公众对自身健康负有更大的责任,并强调社区在促进健康方面的责任和在控制影响健康因素方面的作用。

5. 卫生保健专业人员在健康促进中扮演重要角色。这意味着卫生保健人员将超越常规的"患者 - 提供者"的关系,而在一个更多变化的活动范围内,形成"参与 - 合作"的关系。

（三）健康促进的策略

根据《渥太华宪章》,实施健康促进应采取5项策略:

1. **制定健康的公共政策**　根据健康促进定义,健康促进已经超越了卫生保健的范畴,由于影响健康的因素较多且涉及面广,因此需要把健康问题提到各级政府和组织、各个部门决策者的议事日程上,使他们了解他们的决策对健康的影响并承担健康的责任。同时要确定非卫生部门采纳健康促进政策的障碍和克服方法,以使决策者能较易作出更健康的抉择。

2. **创造支持性的环境**　人类的健康与其生存的环境密不可分。任何健康促进策略都应强调保护自然、创造良好环境及保护自然环境。健康促进要创造安全、舒适、满意和愉悦的生活和工作条件。系统地评估快速变化的环境对健康的影响,采取有效的干预措施保证社会和自然环境有利于健康发展。社会组织应帮助创造健康社会。

3. **加强社区行动**　健康促进工作是通过具体和有效的社区行动,包括确立优先项目,作出决策,设计策略及执行,以达到促进健康的目标。因此必须赋权于社区,让其能积极有效地参与卫生保健计划的制订和执行;充分开发社区人力和物力资源,增进自我帮助和社会支持;形成灵活的体制,促进群众参与和关心卫生保健事务,并使他们获得充分、连续的卫生信息和学习机会以及资金的支持。

4. **发展个人技能**　主要通过提供信息、健康教育并帮助人们提高作出健康抉择的技能来支持个人和社会的发展。这样才能使人们更有效地维护自己的健康和生存环境。要促进群众不断地从生活中学习卫生知识,有准备并恰当地应付人生各个阶段可能出现的健康问题,特别是慢性病和外伤。学校、家庭、工作场所和社区都有责任这样做,通过教育的、专业的、商业的机构和志愿者团体来完成。

5. **调整卫生服务方向**　在慢性病成为威胁民众健康和生命的首要因素的情况下,单一的医疗服务对提高民众健康水平的作用是有限的。因此,必须调整卫生服务部门的工作职能,促使其向提供健康促进服务方面发展,满足个人和社区更健康生活的需求。卫生部门应转变态度和组织,立足于把一个完整人的总需求作为服务对象,加强与社会各部门的沟通与合作,加强卫生研究、专业教育和培训。

（四）健康促进的内容

1. **健康教育**　通过实施健康教育,消除或减轻影响健康的危险因素,促进个人和群体改变不良行为与生活方式,从而达到预防疾病、促进健康和提高生活质量的目的。如戒烟、限酒、健康饮食、合理用药等教育,通过集中授课、资料宣传、影视宣讲等灵活多样的形式传播健康生活行为的信息,以促进健康。

2. 自我保健　自我保健指个人以预防为主,在发病前进行干预以促进健康,增强机体生理及心理素质和社会适应能力。自我保健包括不吸烟、不饮酒、远离毒品、注意合理营养摄入、注重日常卫生处理、加强体育锻炼、减少精神紧张等。

3. 环境保护和监测　当前全球环境恶化问题日渐突出。工业污染、大气污染、水污染、食品污染及家具污染等严重威胁着人类的生命及繁衍质量。沙尘暴、荒漠化、森林覆盖减少、生物多样性消失等对人类生活和经济发展造成重大影响。做好环境的物理、化学和生物监测工作,治理危害人类的有害因素,使人人成为保护环境、保护健康的使者,确保生态环境向良性循环方向发展。

信息平台

全球健康促进会议

全球健康促进大会是由世界卫生组织发起的、健康促进领域最高级别的官方会议,旨在通过发展健康促进理论和实践,改善各国人民的健康和健康公平。从 1986 年以来,WHO 共举办了 9 届全球健康促进会议。第一届全球健康促进会议(渥太华,1986 年)及所产生的《渥太华健康促进宪章》被公认为现代健康促进概念与原则的基础。之后相继在澳大利亚阿德雷德(1988 年)、瑞典松兹瓦尔(1991 年)、印度尼西亚雅加达(1997 年)、墨西哥墨西哥城(2000 年)、泰国曼谷(2005 年)、肯尼亚内罗毕(2009 年)、芬兰赫尔辛基(2013 年)和中国上海(2016 年)举行了一系列 WHO 全球健康促进会议,会议所产生的《阿德莱德宣言》《松兹瓦尔宣言》《雅加达宣言》《健康促进曼谷宪章》和《上海宣言》等重要文件都为世界范围内应采取的健康促进行动提供了指导和方向。

第二节　疾病与疾病预防

在人的生命过程中,疾病和健康都是自然的、动态的过程,是不可避免的现象。人们只能通过提高健康水平和采取特殊措施来预防或延缓疾病的发生。因此,卫生保健服务的目的就是促进人们的健康,预防疾病的发生,恢复人们最佳的健康状态或使人安宁地离开人世。为此,除了正确诠释健康外,护士还必须正确地理解疾病。

一、疾病的概念

(一) 疾病

疾病(disease)是机体在外界和体内某些致病因素作用下,因自稳态调节紊乱而发生的生命活动异常。此时机体组织、细胞产生相应病理变化,出现各种症状、体征及社会行为的异常,特别是对环境适应能力和体力减弱甚至丧失。但不同学科对疾病的认识有不同的侧重点。

1.《辞海》对疾病的定义　疾病是指人体在一定条件下,由致病因素所引起的一种复杂的、有特定表现的病理过程。此刻,人体正常的生理过程遭到不同程度的破坏,表现出特定的症状和体征,机体对外界环境变化的适应能力降低,劳动能力也可能受限或丧失,甚至正常的生命过程缩短。

2. 生物学的疾病定义　生物学观点认为:①疾病是细胞、组织或器官损伤的结果。此观点忽略了仅有功能改变而无病理变化的不适状态。②疾病是生物学的变量,是机体的功能、结构和形态偏离了正常状态。此观点看到了疾病的本质,但存在孤立和片面的缺陷,难以对神经心理性疾病做出解释。③疾病是机体内环境动态平衡的紊乱。这是以整体观点去看待疾病,显示人们在疾病认识上的进步,但有些状态,如四肢麻痹、侏儒等,又很难用内环境稳定状态被打破来解释。

3. 社会学的疾病定义　社会学观点认为:疾病是指社会行为,特别是劳动能力的改变。该定义注重的是疾病的社会后果,目的在于唤醒人们努力消除疾病,战胜疾病。

4. **哲学的疾病定义**　哲学的观点认为:疾病是机体损伤与抗损伤的斗争过程,或是机体应付有害因子作用的过程,如免疫性疾病、器官功能不全、休克、肿瘤、水肿等。该观点揭示了疾病过程的实质,在疾病治疗的方法论上具有一定的实践意义。但此观点也不能解释所有的疾病现象,而且并不是所有的损伤和抗损伤过程都是疾病。

上述认识疾病的观点相互补充,使人们对疾病的认识更全面、深入。

（二）患病

患病(illness)是个体不健康的主观体验,是个体生理、心理、社会、发展或精神功能的良好体验减退或受损的状态。一个人因为疾病而感觉患病了或仅感到不适,而另一个人即使患有某种疾病也可以没有患病的感觉。例如,有的人在不知道自己已患肝癌时,感觉自己很健康,此时他能一如既往地继续完成工作;一旦知道自己疾病的情况,就可能认为自己病入膏肓,出现精神萎靡、体力不支,再不能像以前那样工作了。由此可见,患病与疾病并不等同,既有关联又有区别,它涉及个人生命存在状态和社会功能的改变。因此,患病具有明显的主观性,只有个体自己才能判断自己是否患病。

护士不仅要熟悉不同种类的疾病及其治疗,更要关注护理对象机体功能和健康各维度受各种因素影响,包括疾病而出现的患病感。

二、现代疾病观的特点

现代疾病观认为,疾病不仅是机体组织器官功能、结构和形态的改变,还包括各组织、器官、系统之间的相互联系,人的心理与躯体因素的相互联系,以及个体与所处的社会环境和自然环境之间的相互联系。可见,疾病是机体在多种因素影响下发生的复杂过程。依据现代疾病观,疾病有以下特征:

1. **疾病是生命活动的整体反应过程**　在生命活动中,疾病是与健康相对应的生命现象,是机体整体的反应过程。这一过程涉及机体的系统、器官、组织、细胞、分子各层次,而临床上疾病又常表现在一定部位。因此,疾病并不是脱离局部的整体反应,也不是不受整体支配的局部存在形式。认识疾病必须宏观与微观相结合,不能只关注疾病的局部表现而忽视机体的整体反应。如外伤导致休克时,护士不仅要观察创伤部位、出血的情况,还要观察生命体征、意识和尿量,从整体上评估休克程度、治疗的效果。

2. **疾病是机体动态平衡的失调**　人体的结构形态、功能和代谢之间有着密切的联系,它们相互制约,共同维持着相对稳定的状态。而疾病正是这种动态平衡的失调或破坏,使机体内部各系统之间和机体与外界环境之间的协调发生障碍,使生命活动偏离正常。这就是疾病过程的实质。如人体牙齿的缺如,不仅影响了咀嚼功能,还影响面部外观、消化系统、免疫系统等生命活动的动态平衡过程。

3. **疾病是机体对内外环境适应的失败**　疾病是人体在内外因素的作用下发生的结构形态、代谢和功能的改变。这些内外部因素就是机体发生疾病的原因,其变化实质是机体对内外环境适应的失败。这说明疾病是内外因素作用的客观过程,而个体的适应能力是个体维持健康的重要内部机制。如有流感病毒的入侵,机体才会发生流感,但流感流行期间只有部分个体发病,且症状有轻有重,说明内外环境均有作用,但内环境起到主导作用。

4. **疾病是身心因素相互作用和影响的过程**　心理疾病可以导致躯体的异常,而躯体疾病又可导致心理、精神的改变。如甲状腺功能亢进患者,易出现情绪不稳、激惹,发生在老年人易出现抑郁、幻觉和妄想。而抑郁患者常常会出现睡眠障碍、胃肠道功能紊乱等躯体生理功能的异常。所以,仅仅针对生理和生化指标异常的"合理治疗"不一定使患者完全恢复健康,必须配合心理和社会因素方面的护理措施才能促进身心的康复。

三、健康与疾病的关系

健康和疾病并不是一种"非此即彼"的关系。许多人都可能存在某些健康缺陷或轻微的生理间题,如恐高症、过敏症、近视等,但并没有明显的病态表现,仍然保持着精力充沛、思维敏捷、情绪愉悦的个体安适状态,并在所属的社会团体内发挥着正常的角色功能,且自我感觉健康。也有些人身体虽然处于良好状态,健康体检也未发现有疾病存在,尽管也能完成相应的社会角色功能并可应对所面临的各种变化,但却没有健康的感觉或感觉自己的健康较差。因此,人的健康和疾病是一种相对的状态,通常同时存在、相互伴随,并形成一个整体的健康与疾病的连续谱(illness/wellness continuum)(图 2-1)。

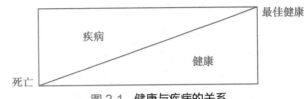

图 2-1　健康与疾病的关系

在健康与疾病的连续谱中,一侧以疾病状态为主,表现出症状、体征或伤残,其终极状态为死亡,即完全丧失健康;而另一侧以健康状态为主,其终极状态为最佳健康(optimal health),越靠近这一侧,健康状况越好。个体健康就是由健康和疾病不同比例状态构成的一个整体状态,可表现为不同的健康水平(health level),即死亡(绝对的丧失健康)、健康恶劣、健康不良、正常、健康良好、高度健康、最佳健康。通常,一个人几乎不可能在所有时期、所有方面都达到完美健康的状态,但却能够通过自我调节在健康存在瑕疵的情况下,拥有自己独特的最佳健康和功能水平。因此,有必要对个体的实际健康状态进行测量,了解个体不同时期的健康水平,而不是仅仅根据个体是否患病来衡量其健康状态。提高健康水平就是要促使人们在个体能够达到的情况下,尽可能向最佳健康方向靠近。

四、疾病谱的变化

疾病谱(spectrum of disease)指某一地区范围内危害人群健康的各种疾病中,按其发生的频率及危害程度顺序排列而成的疾病谱带。疾病谱在不同时期,不同人群中的发病率、死亡率有时会发生较大变化,称为疾病谱变化。已发现的威胁人类健康或生命的疾病多达数万种,特别是 20 世纪 50 年代以来,由于工业的快速进步、经济的高速发展、劳动方式和生活方式的变化、人类生活水平的不断提高,人类的疾病状况也发生了深刻改变,表现为人类疾病的构成和死因顺位以及致病因素的变化。

(一) 我国疾病构成和死因顺位的变化

20 世纪 50 年代以前,威胁我国人民健康和生命的疾病主要是传染病、寄生虫病和营养不良等躯体疾病。之后,特别是改革开放以来,随着生活水平的提高,国民的寿命不断延长,其疾病谱和死因顺位也随之发生了明显变化。根据原卫生部每 5 年在全国范围内开展的国家卫生服务调查结果,循环系统疾病的患病率增加最为突出,成为影响国民健康最主要的疾病,其次是内分泌、营养和代谢病、肌肉、骨骼结缔组织疾病和消化系统疾病;慢性病中尤以高血压、糖尿病发病率上升最为显著(表2-1)。与新中国成立初期相比,我国居民死因顺位也发生了明显变化,恶性肿瘤、心脏病、脑血管疾病、呼吸系统疾病和损伤、中毒外部原因导致的居民死亡排列前 5 位,构成居民死亡的 80% 以上,而恶性肿瘤、心脏病和脑血管疾病是导致居民死亡的主要疾病,占居民死亡的 65% 以上(表 2-2)。

表 2-1　我国居民慢性病患病率对比 /‰

指标名称	1993 年	1998 年	2003 年	2008 年	2013 年	2018 年
循环系统疾病	31.4	38.8	50.0	85.5	180.3	251.0
其中:心脏病	13.1	14.2	14.3	17.6	22.1	39.0
高血压	11.9	15.8	26.2	54.9	142.5	181.4
脑血管病	4.0	5.9	6.6	9.7	12.2	9.7
内分泌、营养和代谢疾病	3.1	4.8	7.5	12.9	39.1	62.5
其中:糖尿病	1.9	3.2	5.6	10.7	34.2	53.1

Note:

续表

指标名称	1993 年	1998 年	2003 年	2008 年	2013 年	2018 年
肌肉、骨骼结缔组织疾病	25.5	23.4	23.1	31.0	37.3	58.6
其中:类风湿性关节炎	—	—	—	10.2	9.7	11.6
消化系统疾病	36.5	32.5	25.5	24.5	24.9	43.8
呼吸系统疾病	22.7	19.8	15.5	14.7	15.6	26.1
泌尿生殖系统疾病	8.3	8.3	8.4	9.3	10.3	16.3

注:数据来源于中国卫生健康统计年鉴。

表 2-2　我国城市居民不同时期死因顺位统计

疾病名称	1990 年		1995 年		2000 年		2005 年		2010 年		2015 年		2019 年	
	构成比/%	位次	构成比/%	位次	构成比/%	位次	构成比/%	位次	构成比/%	位次	构成比/%	位次	构成比/%	位次
恶性肿瘤	21.88	1	21.85	2	24.38	1	22.74	1	26.33	1	26.44	1	25.73	1
心脏病	15.81	3	15.31	4	17.74	2	17.89	3	20.88	2	21.98	2	23.65	2
脑血管病	20.83	2	22.17	1	21.28	2	20.22	2	20.23	3	20.63	3	20.61	3
呼吸系统疾病	15.76	4	15.73	3	13.29	4	12.57	4	11.04	4	11.80	4	10.36	4
损伤、中毒（外部原因）	6.91	5	6.89	5	5.91	5	8.25	5	6.16	5	6.05	5	5.74	5
合计	81.19		81.95		82.6		81.67		84.64		86.9		86.09	

注:数据来源于中国卫生健康统计年鉴、中国统计年鉴。

（二）致病因素的变化

20 世纪以前,影响人类健康的因素多为生物因素如细菌、病毒、寄生虫等,这些因素导致传染病流行。20 世纪以后,随着工业化、城市化的发展,环境污染、生活节奏、人的行为和生活方式成为致病的主要原因。据统计,威胁人类健康的主要疾病有 10% 是由生物因素引起的,10% 与遗传因素有关,30% 起源于环境因素,而 50% 与不良生活方式有关。因此,WHO 将"生活方式疾病"列为 21 世纪威胁人类健康的"头号杀手",很多慢性疾病也是由于不良饮食、精神紧张、吸烟酗酒及缺乏运动等不健康的生活方式造成的。

五、疾病的影响

疾病是人们生活中的重要事件之一。一旦发生疾病,对患者、家庭和社会均会造成不同方面、不同程度的影响。而且每个患者对疾病的反应具有一定的独特性,因此,护士需要了解疾病带来的各种影响,评估其严重程度,给予个性化的护理干预。

（一）疾病对患者的影响

1. 行为和情绪的改变　患者行为和情绪的改变与疾病的严重程度、持续时间及患者对疾病的认知等因素有关。疾病持续时间短、对生命威胁不大,患者出现的行为和情绪改变就小,持续时间也短,多表现为易怒、乏力或期望像平常一样活动。如丈夫和父亲患感冒,就可能缺乏精力和耐心参与家庭活动,可能表现出易怒,不愿意与家人互动。严重(特别是威胁生命)的疾病,可能导致更广泛和 / 或激烈的情绪和行为改变,如焦虑、震惊、否认、愤怒、退缩、失望感和无能为力感甚至自杀等。由于疾病的事实通常不能被改变,护士应帮助患者应对和适应疾病。

2. 体像改变　体像(body image)是个体对躯体外观的自我感受。有些疾病会改变个体的身体形象,特别是在肢体或有特殊意义的器官缺失时。体像的改变程度取决于改变的类型和部位、个人的适应能力、改变发生的速度以及可获得的支持和帮助。一旦躯体外形发生改变,如截肢,个体可经历震惊、退缩、承认、接受和康复5个阶段:首先,个体对躯体的变化或即将发生的改变而震惊,失去理智,好像这种变化根本不是发生在自己身上一样地与他人交谈;当认识到变化已成现实时,又会变得焦虑、退缩,拒绝谈论;经历一个悲痛时期,个体开始承认、接受这种变化;在最后的康复阶段,个体学会如何通过改变生活方式、人生目标和生活环境来适应身体形象的改变。

3. 自我概念的改变　个体的自我概念不仅取决于其体像、角色、心理和精神状况,更是受到个体身体某部分或功能的缺失、疼痛、依赖他人、经济困难、参与社会活动能力缺乏等状况的影响。由于疾病,患者可能无法实现家庭的期望,不能完成社会角色功能,其经济状况和自我价值感也受到影响。因此,护士必须帮助护理对象表达感情和思想,观察护理对象自我概念的改变,并给予适当的干预以帮助他们有效地适应变化。

4. 自治能力的丧失　自治能力是指不受外界控制,个体独立和自我指导的状态。由于自我概念、自尊、行为和情绪的改变,使家庭互动发生改变,患者的自治能力容易受损或丧失。例如,患者可能不再参与家庭决策,即使是关于自己生活方面的决定。护士应该通过提供健康信息等,尽可能维护患者自我决定的权利和自治能力。

5. 生活方式的改变　由于疾病,特别是慢性病,患者常需改变生活方式,如改变饮食、活动、锻炼、休息和睡眠模式。为了帮助患者调整生活方式,护士应向患者解释行为和生活方式改变或调整的必要性和注意事项,促使他们适应新的生活方式,并强化恰当的改变等。

(二) 疾病对家庭的影响

疾病对家庭的影响取决于患者的家庭角色、疾病的严重性和患病时间的长短、家庭的文化和社会习俗等。

1. 家庭角色改变　疾病发生时,家庭成员都要试图适应病症带来的家庭改变,常见的改变是角色调整或重叠。如果父母中的一员因患病不能承担日常家务,通常父母中的另一方需承担起双重角色或年长的孩子就会扮演父母的角色。这种角色的改变可造成家庭成员出现负担加重、责任冲突或决策矛盾。家庭角色的改变可以是短暂的,也可以是长期的,短暂的家庭角色改变容易适应。而长期改变时,家庭及个体成员均需要专业性的咨询和指导才能适应改变。

2. 家庭成员压力增加　家庭成员的患病,尤其是患有慢性疾病、危重疾病、传染性疾病、不治之症等,家庭的其他成员需要投入精力、体力、物力给予照顾,使压力增加,包括心理压力、体能的压力和经济的压力等。这些压力导致家庭成员出现情绪低落、疲惫、厌倦、失望、无助等身心的整体反应。长期的家庭压力甚至导致家庭其他成员罹患身心疾病。

3. 家庭运作过程改变　家庭运作过程包括家庭日常活动的运行、事务的决策和分配、家庭成员相互的支持、应对变化和挑战的过程。如果父亲或母亲患病时,其他家庭成员无力或拒绝承担其角色责任,就可能导致家庭的某些活动或决策停止或推迟,此时家庭运作过程就会发生紊乱。

4. 家庭经济负担加重　家庭成员一旦患病就需要接受治疗,医疗费用会增加家庭的额外支出,尤其对于医疗保障不全或者经济困难的家庭而言,是一个巨大的经济负担。

因此,护士应将整个家庭视为一个服务对象,制订计划帮助家庭重新获得最大水平的功能状态和健康。

(三) 疾病对社会的影响

1. 对社会健康状况的影响　某些疾病如传染性疾病[肺结核、肝炎、严重急性呼吸综合征(SARS)、禽流感、艾滋病等],会对公众健康产生威胁,如不采取管理控制措施,一旦流行,将会对社会人群健康造成损害,引发社会恐慌和动乱。

2. 对社会生产力的影响　疾病可使个体或群体暂时或长期丧失劳动力,导致企业或机构劳动力周转加快,效率下降,导致社会生产力降低。

3. 对社会经济的影响　高额的疾病负担可加重政府财政负担,使卫生保健系统的运作变得紧张,并且需要消耗更多的卫生资源,从而造成社会经济发展的迟缓。

六、疾病预防

（一）疾病预防的概念

疾病预防(illness prevention)又称**健康保护**(health protection),是指采取特定行为避免健康受到现存或潜在威胁的过程。包括减少或阻止特定或可预料的健康问题的行为,如戒烟、免疫接种等,以及保护现有健康状态的行为,如定期健康检查、室内空气有害物质监测等。疾病预防是以健康问题为导向,强调发现健康问题、改善环境和行为及提高身体抵抗力的方法,从而避免健康和功能水平的降低。

从健康促进和疾病预防的定义可知,两者既有差异,又相互补充。在健康 - 疾病全过程中,健康保健服务通常将两者整合,针对人们不同的健康水平采取相应的预防保健措施,以避免或延迟疾病的发生,阻止疾病恶化,限制残疾和促进康复。这就涵盖了促进与预防、治疗和康复 3 个健康保健层面,概括为疾病预防的三级水平。

（二）疾病的三级预防

1. 一级预防(primary prevention)　又称**病因预防**或初级预防,是从病因控制出发防止健康问题的发生,即未病先防,是最积极有效的预防措施。目的是保持或提高个体、家庭和社区的总体健康水平,从而避免疾病或推迟疾病的发生。因此它涵盖了健康促进和健康保护两个方面。

（1）健康促进:疾病预防的全人群策略,旨在降低整个人群对疾病危险因素的暴露水平(内容参见本章第一节)。

（2）健康保护:疾病预防的高危策略,旨在消除存在某些疾病危险因素的人群的特殊暴露,涵盖两方面内容:①针对病因的特异性预防:包括传染病的疫情监测、有计划地进行预防接种,通过人为补充或减少某些元素的供给,以预防和治疗化学元素性地方病;针对癌症高发区已明确的危险因素进行消除和控制等。②特殊人群的重点预防:即加强易受到致病因素危害的特殊人群的重点预防。包括残疾人的伤害预防、高血脂人群的心脑血管疾病预防、癌症家族史人群的癌症预防。老年人、妇女、儿童等不同时期的针对性健康保健等。

2. 二级预防(secondary prevention)　又称**发病学预防**,指发病前期和发病早期实施的疾病预防措施,目的是在发病前期或发病的早期阶段就使疾病得到早期发现、早期诊断和早期治疗,从而控制疾病的发展,故又称"三早"预防。主要包括三方面内容:①慢性病预防:是二级预防的重点。通过普查、重点筛检或定期健康检查,早期发现慢性病临床前期患者,及时治疗;②传染病预防:对传染病做到早发现、早诊断、早隔离、早报告、早治疗,防止传染病的扩散传播;③公害病和职业病的预防:对自然环境和生产环境实施卫生监控,及早发现公害病和职业病,制订和落实改善环境卫生条件的治理措施。二级预防需要公共卫生机构、医院、基层卫生保健机构和家庭共同完成。

3. 三级预防(tertiary prevention)　又称**临床预防**,是对已病的患者进行适时、有效的处置,加速生理、心理和社会康复,减少并发症和后遗症的发生,避免因病致残,故又称**病残预防**。主要内容包括两方面:有效的对症治疗和持续的康复疗护。前者可改善症状,防止复发或转移,预防并发症和残障。后者可促进伤残者提高心理康复水平,尽可能地恢复身体最高功能水平,有成效地生活和参与可能的工作,争取做到病而不残或残而不废。

综上所述,三级预防是预防疾病发生、控制疾病发展的基本措施,其基本原则是未病先防、已病防变、病后防残。三级预防的落实,可根据干预对象是群体或个体,分为社区预防服务和临床预防服务。社区预防服务是以社区为范围,以群体为对象开展的预防工作;临床预防服务是在临床场所,以个体为对象实施个体的预防干预措施。

第三节　卫 生 保 健

卫生保健(health care)是指疾病出现之前所采取的有利于保持健康的措施和行为的总和。卫生保健是疾病预防的先导。疾病预防特别是一级预防的许多原则和方法,也为卫生保健所遵循和使用,但卫生保健比预防的作用更积极、更主动,如果预防主要是针对疾病,那么卫生保健的目的则在于增进健康。

一、卫生保健的形式

卫生保健的目的是增进健康。围绕此目的实施的卫生保健主要有五种形式。

1. 自我保健　指个体在日常生活中采取有利于自我身心健康的活动。自我保健是最充分、最经济、最简便、效果最显著的保健形式(参见本章第一节)。

2. 家庭保健　家庭是个人健康和疾病发生发展最重要的背景,是开展社会卫生保健最优规模单位。家庭结构、功能和关系处于完好状态的健康家庭有利于增进成员的健康,家庭成员生活上的相互照顾、心理上的相互支持、患病时的关心与护理等是家庭保健的重要内容。

3. 社区保健　社区是群体医疗保健活动的基本场所。社区保健是社区卫生服务的重要组成部分,是以人的健康为中心,家庭为单位,社区为范围,需求为导向,以特殊人群为重点,以解决社区主要卫生问题、满足人的基本卫生服务需求为目的,融预防、医疗、保健、康复、健康教育、计划生育技术服务等为一体,有效、经济、综合、连续的基层卫生服务。

4. 社会保健　又称国家保健,即国家和地方政府根据各地区社会经济发展情况,组织制定合理可行的卫生发展计划、政策和法律,综合协调社会各部门、各阶层力量,为解决个人、家庭和社区重点保健问题提供强大的社会支持。

5. 国际保健　"人人享有卫生保健"是卫生保健的全球战略目标,并且是世界各国均应遵循的长期可持续性卫生发展战略。

卫生保健的形式依据保健对象的不同,可分为围生期保健、新生儿保健、青春期保健、更年期保健、妇女保健、老年人保健等;依据保健的内容不同,又可分为心理保健、运动保健、康复保健、药物保健、膳食保健等。

二、初级卫生保健

1978 年 9 月,WHO 和联合国儿童基金会在哈萨克斯坦首府阿拉木图召开国际初级卫生保健会议,通过了著名的《阿拉木图宣言》,提出**初级卫生保健**(primary health care)是实现"2000 年人人享有卫生保健"的基本途径和基本策略。

(一) 初级卫生保健的概念和意义

初级卫生保健是人们能得到的最基本的保健照顾。它依靠经过实践和科学证明的、社会能够接受的一些方法和技术,通过社区中的个人、家庭的充分参与而得到普及,而其所需要的费用应使居民团体和国家经济投入在每一发展阶段有能力承担。初级卫生保健是国家卫生体系一个不可分割的组成部分,是国家卫生体系与个人、家庭和社区发生联系的第一阶段,是整个卫生保健过程的首要环节。

(二) 初级卫生保健的任务与内容

1. 四大基本任务　健康促进、预防保健、合理诊疗和康复防残。

2. 八项基本内容　①对当前主要卫生问题及其预防和控制方法的健康教育;②改善食品供应和合理营养,供应足够的安全用水和基本环境卫生设施;③妇幼卫生保健和计划生育;④主要传染病的预防接种;⑤预防和控制地方病;⑥常见病和外伤的合理治疗;⑦促进精神卫生;⑧提供基本药物。

Note:

三、卫生保健的全球战略

1977 年 5 月,第 30 届世界卫生大会提出"2000 年人人享有卫生保健"(health for all by year 2000, HFA/2000)的全球卫生战略目标,即"到 2000 年时使世界全体公民获得社会上、经济上和生活上富有成效的健康水平"。1998 年,第 51 届世界卫生大会上提出了"21 世纪人人享有卫生保健"(health for all in the twenty-first century)的总目标和具体目标,并再次确认实现这一目标需要通过初级卫生保健来实施。

（一）21 世纪人人享有卫生保健的总目标

使全体人民增加期望寿命,提高生活质量;在国家间和国家内部促进卫生公平;使全体人民获得可持续、经济便捷的卫生服务。

（二）21 世纪人人享有卫生保健的具体目标

1. **卫生公平**　2005 年在国家内和国家间使用卫生公平指数作为促进和检测卫生公平的基础,以测量儿童发育为基础来评价公平。

2. **生存指标**　到 2020 年孕产妇死亡率 100/10 万以下,5 岁以下儿童死亡率 45‰ 以下,期望寿命所有国家均在 70 岁以上。

3. **扭转五大流行病的上升趋势**　到 2020 年全世界疾病负担极大减轻,这将通过实施降低全球结核、HIV/ 艾滋病、疟疾、烟草相关疾病和暴力 / 损伤等引起的发病率和残疾率上升的疾病控制规划得以实现。

4. **根除和消灭一些疾病**　2010 年消灭麻风、阻断美洲锥虫病（又称恰加斯病）的传染;2020 年前消除维生素 A 和碘缺乏症;到 2020 年根除麻疹、消灭淋巴丝虫病和沙眼。

5. **改造生存环境**　到 2020 年所有国家将通过部门间行动,在提供安全饮用水、适当环境卫生、数量充足和质量良好的食物和住房方面取得进展。

6. **促进健康**　到 2020 年所有国家将通过行政管理、经济、教育、组织和以社区为基础的综合规划,采纳有利于健康的生活方式并积极管理和检测、减少有损健康的生活方式的战略。

7. **国家政策**　2005 年所有成员国将已经制定、实施和监测与人人享有卫生保健政策相一致的各项具体业务规范和运行机制。

8. **连续性**　2010 年全体人民能终身获得由基本公共卫生设施支持的综合、基本、优质卫生服务。

9. **信息监测**　2010 年建立适宜的全球和国家卫生信息、监测和警报系统。

10. **卫生政策与体制研究**　2010 年在世界、区域和国家等各级均要实施卫生政策和体制运作机制方面的研究。

（三）实现 21 世纪人人享有卫生保健总目标的行动策略

1. 与贫困作斗争,加速人类发展和经济增长,使贫穷的人口和社区摆脱贫困。

2. 在生活、工作、娱乐和学习等所需的所有环境中通过社会行动促进健康,通过媒体形象倡导健康。

3. 卫生部门要与各个部门进行协调互利,达到在促进人类健康目标上的一致性。

4. 将卫生列入可持续发展规划,使健康成为人类持续发展的中心和优先考虑的问题。

四、健康中国战略

2016 年 8 月,中共中央、国务院印发《"健康中国 2030"规划纲要》。作为今后 15 年推进健康中国建设的行动纲领,纲要是新中国成立以来首次在国家层面提出的健康领域中长期战略规划,不仅把人民健康放在优先发展战略地位,而且把实施中国全球卫生保健战略,全方位积极推进人口健康领域的国际合作作为实现健康中国规划的支撑与保障;也是我国积极参与全球健康治理,履行我国对联合国 "2030 可持续发展议程" 承诺的重要举措。

（一）战略主题

"共建共享全民健康"是建设健康中国的战略主题。

共建共享是建设健康中国的基本路径。从供给侧和需求侧两端发力，统筹社会、行业和个人三个层面，实现政府牵头负责、社会积极参与、个人体现健康责任，不断完善制度安排，形成维护和促进健康的强大合力，推动人人参与、人人尽力、人人享有，在"共建共享"中实现"全民健康"，提升人民获得感。

全民健康是建设健康中国的根本目的。立足全人群和全生命周期两个着力点，提供公平可及、系统连续的健康服务，做好重点人群的健康服务工作，强化对生命不同阶段主要健康问题及主要影响因素的有效干预，惠及全人群、覆盖全生命周期，实现更高水平的全民健康。

（二）战略任务

坚持以人民健康为中心，站在大健康、大卫生的高度，紧紧围绕健康影响因素，以人的健康为中心，按照从内部到外部、从主体到环境的顺序，依次针对个人生活与行为方式、医疗卫生服务与保障、生产与生活环境等健康影响因素，提出 5 个方面的战略任务：

1. **普及健康生活**　从健康促进的源头入手，强调个人健康责任，通过加强健康教育，提高全民健康素养，广泛开展全民健身运动，塑造自主自律的健康行为，引导群众形成合理膳食、适量运动、戒烟限酒、心理平衡的健康生活方式。

2. **优化健康服务**　以妇女儿童、老年人、低收入者、残疾者等人群为重点，从疾病的预防和治疗两个层面采取措施，强化覆盖全民的公共卫生服务，加大慢性病和重大传染病防控力度，实施健康扶贫工程，创新医疗卫生服务供给模式，发挥中医治未病的独特优势，为群众提供更优质的健康服务。

3. **完善健康保障**　通过健全全民医疗保障体系，深化公立医院、药品、医疗器械流通体制改革，降低虚高价格，切实减轻群众看病负担，改善就医感受。加强各类医保制度整合衔接，改进医保管理服务体系，实现保障能力长期可持续。

4. **建设健康环境**　针对影响健康的环境问题，开展大气、水、土壤等污染防治，加强食品药品安全监管，强化安全生产和职业病防治，促进道路交通安全，深入开展爱国卫生运动，建设健康城市和健康村镇，提高突发事件应急能力，最大限度减少外界因素对健康的影响。

5. **发展健康产业**　区分基本和非基本，优化多元办医格局，推动非公立医疗机构向高水平、规模化方向发展。加强供给侧结构性改革，支持发展健康医疗旅游等健康服务新业态，积极发展健身休闲运动产业，提升医药产业发展水平，不断满足群众日益增长的多层次多样化健康需求。

（三）具体目标

到 2030 年实现以下目标：

1. **人民健康水平持续提升**　人民身体素质明显增强，人均预期寿命达到 79.0 岁，人均健康预期寿命显著提高。

2. **主要健康危险因素得到有效控制**　全民健康素养大幅提高，健康生活方式得到全面普及，有利于健康的生产生活环境基本形成，食品药品安全得到有效保障，消除一批重大疾病危害。

3. **健康服务能力大幅提升**　优质高效的整合型医疗卫生服务体系和完善的全民健身公共服务体系全面建立，健康保障体系进一步完善，健康科技创新整体实力位居世界前列，健康服务质量和水平明显提高。

4. **健康产业规模显著扩大**　建立起体系完整、结构优化的健康产业体系，形成一批具有较强创新能力和国际竞争力的大型企业，成为国民经济支柱性产业。

5. **促进健康的制度体系更加完善**　有利于健康的政策法律法规体系进一步健全，健康领域治理体系和治理能力基本实现现代化。

五、护士在卫生保健中的作用

护士是初级卫生保健的主力军，护理工作渗透在卫生保健服务的所有层面和阶段，并发挥着越来

Note:

越重要的作用。在卫生保健活动中，护士需要与其他卫生保健人员密切合作，并与护理对象共同工作，才能完成其使命。

（一）护士在健康促进中的作用

护士在健康促进中的作用是帮助护理对象获得最佳的健康状态。护理程序是护士促进健康的基本工具，护士作为健康促进的倡导者、咨询者、教育者、健康促进活动的组织者和健康促进服务的协调者，与个体、家庭、组织团体等共同工作，其作用主要表现在：

1. 在健康生活方式、行为和态度方面，成为护理对象参照的角色榜样。
2. 促使护理对象参与护理活动，如护理评估、护理干预和目标评价等。
3. 教会护理对象有关增强适应性、改善营养、处理应激和密切人际关系的自护技能。
4. 帮助护理对象提高健康水平。
5. 教育护理对象成为有效率的卫生服务的利用者。
6. 帮助护理对象发展和选择健康促进活动项目或措施。
7. 指导护理对象有效处理健康问题和进行健康决策。
8. 强化护理对象的健康促进行为。
9. 倡导建立促进健康的社区环境。

（二）护士在健康保护中的作用

健康保护不仅是社区护士的核心工作，也是医院护士的重要工作内容。护士作为健康保健的提供者、检查者、评价者、教育者和合作者等，从事健康保护服务，其主要作用如下：

1. 控制传染病，包括预防传染病扩散，进行免疫接种，从而提高人们对传染病的抵抗力，如接种卡介苗等。
2. 健康普查以早期发现疾病，如为有乳腺癌家族史的妇女进行乳腺检查等。
3. 与其他人员合作执行环境安全措施，如指导家庭控制室内空气污染，帮助老年人布置安全的家庭环境、维护病房和病区环境安全、清洁等。
4. 维持患者正常的功能型态，如指导患者摄入营养膳食、维持良好的卫生和正常的排泄方式、充足的休息和睡眠，从而帮助患者保持正常的生活等。
5. 采取措施减轻或消除患者的不适，预防并发症，如感染、便秘、长期卧床所致肌力丧失等。
6. 运用良好的人文护理技能，帮助患者疏解心理痛苦与不良情绪，获得对疾病的控制感和生命意义的新认识。

第四节　健 康 教 育

健康教育（health education）是通过信息传播和行为干预，帮助个人和群体掌握卫生保健知识，树立健康观念，自愿采纳有利于健康的行为和生活方式的教育活动与过程。它既是健康保健的重要手段，也是最重要的护理实践活动之一。正确、适时的健康教育是护理对象做出健康决策和提高自身整体健康水平的必要条件。当前，患者住院时间缩短、慢性病患者数量的增加及需要尽可能快地为急性病患者提供适宜的健康信息的现状更显现了健康教育质量的重要性。因此，只有制订适合护理对象特殊学习要求的综合教育计划，才能最大限度地帮助护理对象做出适宜的照护决策，使他们变得更健康和更独立。

一、健康教育的目的

健康教育的目的是帮助个体、家庭和社区积极获得最佳的健康水平。全面的健康教育主要有3个目标：

1. **保持和促进健康、预防疾病**　只有在人们拥有健康意识时，才可能采取行动来预防疾病或获得最高的健康水平。护士的职责是提供健康知识和行为技术指导。常见的健康教育主题有：避免健康危险因素，如戒烟、限酒、应激处理、免疫接种、产前保健和正常分娩、营养、运动、安全、健康普查等。通过健康教育促使人们采取健康行为有利于提高其自尊，因为健康教育能帮助护理对象建立健康责任感，使其对自己的健康负责。

2. 恢复健康　为了重新获得健康和适应伤病的后果，患者常需要掌握相关信息和技能。但如果患者意识到适应伤病的困难时，就可能会变得被动及丧失学习兴趣。因此，护士应该认识护理对象的学习愿望，并激发他们学习的兴趣。

家庭是患者恢复健康的重要支柱。如果家庭对患者重获独立功能的必要性不了解，可能会出现过度照顾，从而使患者产生不必要的依赖，以致延缓其康复。在计划对家庭实施教育前，护士必须先评估患者与家庭的关系。

3. 适应受损的功能　并不是所有患者都能从病痛或伤害中完全康复，有些患者必须面对和学会处理永久性的健康或功能改变，学习维持日常生活活动的新知识和新技能。例如，严重心脏病患者必须学会消除可导致心脏功能进一步损伤的危险因素。

二、健康教育的原则

在实施健康教育过程中，应遵循以下五大原则：

1. 科学性　健康教育应立足于科学。教育内容应有科学依据，正确无误，引用数据可靠，举例实事求是，切忌片面绝对。

2. 思想性　健康教育应坚持辩证唯物主义观点，杜绝迷信思想的传播。教育的内容要符合物质文明和精神文明建设所需。树立高尚的道德情操和健康的社会行为。

3. 群众性　健康教育是以健康为中心，面对全社会人群的全民性教育。因此，要适应不同人群的需要，采用通俗易懂的教育方式，使受教育者能够接受，乐意接受，便于实施。

4. 针对性　由于个体的年龄、种族、职业、教育背景、心理状态、卫生保健的需求和存在的健康问题不同，因此，应进行有针对性的健康教育。例如：学校以合理营养、良好卫生习惯、意外伤害预防等为主；工厂以戒烟酒、药物滥用、职业安全、常见病与职业病预防等为重点；农村以卫生道德与卫生习惯、破除迷信、农药与意外伤害、传染病与地方病等为重点，以达到有的放矢开展健康教育。

5. 艺术性　为了保证健康教育取得较大社会效益，针对主要疾病的危害及有关危险因素，根据不同对象的心理特点、兴趣爱好和自我保健要求，组织直观形象教育和视听电话教育，提高群众接受的兴趣。

三、健康教育的标准

作为专业的护理实践活动，护士提供健康教育服务应遵循一定的标准。美国卫生保健组织联合委员会(The Joint Commission on Accreditation of Healthcare Organization of U.S.A，JCAHO)提出了医院健康教育应遵循的标准：

标准1：护理对象的学习需要、能力、喜好和学习准备的评估。

(1) 应考虑教育对象的文化水平、宗教习俗、学习期望和动机，是否有情感障碍，是否有身体和认知缺陷、语言障碍，以及选择保健服务的经济限制等因素。

(2) 应根据护理对象的年龄和在院停留时间的长短，评估护理对象学习的需要，并提供相应的教育。

(3) 应对护理对象进行安全和有效使用医疗设备的教育。

(4) 指导护理对象认识药物与食物潜在的交互作用，并提供有关营养和膳食变化的咨询。

(5) 教育护理对象掌握康复技术，以帮助他们适应环境或在环境中较独立地行使其功能。

(6) 告知护理对象如何得到可利用的社区资源。

（7）使护理对象获悉在什么时候和如何获得所需要的进一步治疗的信息。

（8）应使护理对象及其家属明白，在整个健康保健过程中他们应承担的责任，并给予他们履行这些职责所需的知识和技能。

（9）在尊重隐私的前提下，应指导和帮助护理对象保持良好的个人卫生和修饰。

标准2：健康教育是交互式的活动，需要施教者和受教育者共同参与。

标准3：在对患者及其家属进行出院指导时，应对承担持续护理患者任务的组织和个人进行相同的教育。

标准4：应计划、支持、协调健康教育活动，并配备相应的资源。

（1）须确定和提供达到健康教育目标所需要的教育资源。

（2）护理对象及其家属的健康教育过程是跨学科的合作过程，应纳入到护理对象的护理计划中。

四、健康教育的程序

健康教育是有计划的活动，必须通过周密的设计和计划才能达到应有的效果。因此，护士在进行健康教育时，应将护理程序和教学程序整合起来，遵循评估、诊断、计划、实施和评价5个步骤开展教育活动。

（一）健康教育评估

有效的教学评估是成功教学的基础。评估的重点内容包括护理对象的学习期望、学习需要、学习动机、学习能力、教学环境、学习资源。评估时应提出一些具体的问题，以了解护理对象个性化的学习需要。对收集的资料进行归类、整理、分析和记录。

（二）确定护理诊断

确定了护理对象的学习需求后，形成能反映护理对象特定学习需要的护理诊断。如果护理对象有多个学习需要，应根据学习需要对护理对象的重要程度将护理诊断排序。描述患者特定学习需要和学习原因的护理诊断涉及学习的3个领域，即认知学习领域、情感学习领域和动作技能学习领域。例如，"对即将进行的手术方面的知识缺乏"是认知学习领域的护理诊断；"拐杖使用方面的知识缺乏"是动作技能学习领域的护理诊断；"乳腺手术方面的知识缺乏，与不愿意倾听护士的解释有关"是情感学习领域的护理诊断。

（三）制订教学计划

根据护理诊断，制订教学计划。而计划的制订需要护士、其他卫生保健人员和护理对象的协作和共同参与，并注意以下问题：

1. **遵循教学原则**　将基本的教学原则运用到健康教育中，以促进教学效果。

2. **确定先后顺序**　根据护理对象需要的迫切性、学习目标、身体状况和可用于学习的时间，确定教学内容的先后顺序。

3. **确定教学时间**　应针对护理对象的实际情况，计划教学活动开始的时间、每次教学持续时间及教学活动的次数。

4. **组织教学材料**　如教学内容、学习提纲、安排教学内容讲述的先后顺序等。

5. **保持护理对象的学习注意力和学习参与程度**　选择合适的教学辅助手段或教学方法以吸引护理对象，提高其学习兴趣。

6. **基于已有的知识进行学习**　护理对象的学习最好建立在原有认知和知识的基础上，以获得良好的健康教育效果。

7. **选择教学方法**　根据护理对象的学习需要，选择适当的教学方法。如认知学习的教学方法有讲座、讨论等；情感学习的教学方法有游戏、角色扮演等；动作技能学习的教学方法有示教、练习等。

8. **准备可用的教学资源**　由于有些护理对象的需求复杂，护士应该为其确定合适的健康教育资源，如糖尿病健康教育计划、心脏病康复计划以及在不同卫生保健场所或社区的支持群体。

9. **书写教案** 包括教学的题目、内容、资源、对家人的建议和教学计划的目标等。

(四)实施教学计划

教学计划的成功实施取决于护士评判性地分析护理对象资料,作出适宜健康教育决策的能力。在执行教学计划时应认识到:

1. **将教学活动与护理活动结合起来** 护士与护理对象的每一次互动都是一次教育的机会,在护理活动的实施过程中进行健康教育能收到更好的效果。

2. **观察学习者的变化调整教学方法** 由于护理对象的需要和学习动机是随时间变化的,护士必须具有不断调整教学方法的意识和能力,根据其需求选用适宜的教学方法。临床工作中常用的教学方式有:一对一的讨论、小组指导、示教和回示教、类比、角色扮演、观察发现、讲座、问题解答、游戏等。

(五)评价教学效果

教学效果的评价是确认教与学过程的结果或确定护理对象是否掌握了学习内容。评价能强化护理对象正确的行为,帮助护理对象认识、改变不正确的行为,并帮助护士确定教学是否满足了护理对象的需要。健康教育的评价内容包括:

1. 发现阻碍成功学习的障碍。

2. 检测护理对象实现学习目标的程度。

3. 确定哪些学习目标需要进一步澄清和努力实现。

4. 明确无效的教学措施(包括教学方法),并加以改进。

5. 认识需要进一步指导的内容、需要纠正的误解或需要强化的内容。

可运用观察、口头或书面提问、口头或书面自我报告、自我监测记录等方式评价护理对象的学习变化,包括知识、态度和行为的改变,评价护理对象新的学习需要或影响护理对象学习能力的新因素。

(六)记录健康教育资料

护士不仅要实施有计划的健康教育,还必须记录教学活动和结果。需要记录的内容包括:学习需要等的评估、使其他护士继续执行和充实教学的具体内容和教学方法、未满足的学习需要和需进一步实施的教学活动、在初次评估中被遗漏的学习需要和相应的教学补充信息、护理对象学习进步的评价内容和仍需再学习的信息等。

(崔 静)

思考与练习

1. 如何理解健康和疾病?如何理解患病和疾病?分析患病和疾病的区别与联系。

2. 如何理解健康促进和健康保护或疾病预防?它们有何联系与区别?请分别列举健康促进和健康保护的具体措施。

3. 张女士,32岁,怀孕26周,活动自如,生活正常。如约每月例行到医院进行产前检查,同时社区护士也定期对其访视。

请问:

(1)张女士每月到医院例行的产前检查,属于哪一级预防措施?

(2)社区护士对张女士访视时,如何实施健康教育?

4. 李先生,56岁,外企高管。近半年来频繁出现头痛、头晕症状,测血压为158/92mmHg,认为是工作劳累所致并未重视。3d前,由于情绪激动导致脑出血急诊入院治疗。

请问:

(1)根据此案例,导致李先生患病的原因涉及哪些方面?

(2)根据此案例,护士应提供哪些健康促进的活动?

5. 王先生,45岁,私企业主。3个月前出现咳嗽但无痰,自行购买镇咳药服用,约2周后好转。1

个月前,王先生再次出现咳嗽,且伴有轻微左侧胸痛就诊,诊断为肺癌。但王先生和家人认为是医院误诊,主动到上级医院就诊,诊断与当地医院相同,于1周前收入院治疗。此时,王先生情绪低落,几乎放弃了他原来的所有责任和义务,并变得很依赖他人。

请问:

(1) 王先生"入院治疗"这一行为属于哪一级预防保健的措施?

(2) 请根据王先生的情况,为他制订一份健康教育计划。

第三章

我国的卫生保健服务体系

03章 数字内容

教学目标

识记:

1. 能正确阐述我国现阶段卫生保健服务体系的组成部分。

2. 能正确说出我国医院的类型和分级、医院的功能和主要的组织结构。

3. 能正确叙述门诊、急诊和病区护理工作的主要内容。

理解:

1. 能用自己的语言正确解释下列概念:

   卫生服务体系   医院   医院分级管理   急诊科

2. 能简述我国城市和农村医疗卫生服务体系的定位和服务特点。

3. 比较门诊、急诊和病区的设置和布局,正确说出各自的特点和意义。

运用:

结合现实情况,评述我国城乡卫生保健服务体系对促进国民健康的作用。

我国卫生保健服务体系是为我国公民提供卫生保健服务的各种卫生组织机构的总称,承担着保障国民获得健康保健和疾病防治服务的重任,是保障人民群众健康的社会基础设施和支撑体系,是国家职能部门的重要组成部分。它与卫生行政体系和群众性的卫生组织体系(又称卫生第三组织)共同构成我国的卫生系统。

第一节　我国卫生保健服务体系的组织结构

1949年新中国成立后,我国的卫生保健服务体系得以建立并逐步完善,现已形成组织结构合理、服务网络完善、保障功能健全的多系统、分工协作、高度集中的体系,包括卫生服务、卫生保障和卫生执法三大系统。

一、卫生服务体系

卫生服务体系(health service system)是指以医疗、预防、保健为主要功能的各级各类医疗卫生服务组织机构所组成的整体,是提供各种卫生服务的载体。2015年,根据我国关于全国医疗卫生服务体系规划纲要(2015—2020年)的通知,我国医疗卫生服务体系主要包括医院、基层医疗卫生机构和专业公共卫生机构等(图3-1)。

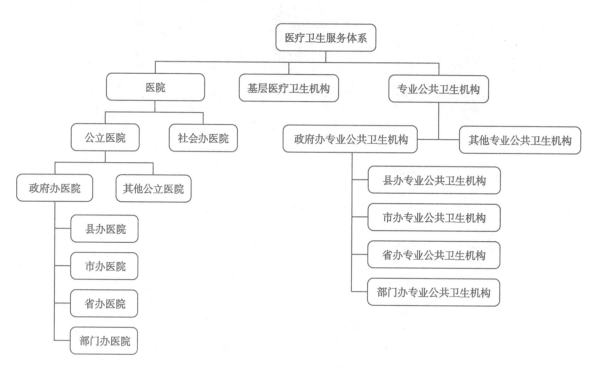

图 3-1　我国医疗卫生服务体系

1. **医院**　见本章第三节。
2. **基层医疗卫生机构**　基层医疗卫生机构的主要职责是提供预防、保健、健康教育、计划生育等基本公共卫生服务和常见病、多发病的诊疗服务以及部分疾病的康复、护理服务,向医院转诊超出自身服务能力的常见病、多发病、急危和疑难重症患者。基层医疗卫生机构主要包括乡镇卫生院、社区卫生服务中心(站)、村卫生室、医务室、门诊部(所)和军队基层卫生机构等。为民众提供基本医疗、预防、保健、康复、健康教育和计划生育指导的"六位一体"式服务。
3. **专业公共卫生机构**　专业公共卫生机构是向辖区内提供专业公共卫生服务,主要包括疾病预防控制、健康教育、妇幼保健、精神卫生、急救、采供血、综合监督执法、食品安全风险监测评估与标准管理、计划生育、出生缺陷防治等,并承担相应管理工作的机构。专业公共卫生机构主要包括疾病预防控制机构、综合监督执法机构、妇幼保健计划生育服务机构、急救中心(站)、血站等。

信 息 平 台

我国卫生服务体系的发展现况

在社会经济发展和卫生体制改革的大力推动下,我国卫生保健服务体系建设取得显著成绩,已建成了能满足民众健康需求的卫生服务网络。到 2019 年底,我国共有医院 3.44 万所,设置病床 880.70 万张,有卫生人员总数 1 292.83 万人。在医院从业的卫生技术人员达 648.75 万人,其中注册护士达 323.80 万人。有专业公共卫生机构 1.60 万个,其中疾病预防控制中心 0.34 万个、专科疾病防治院(所、站)0.11 万个、健康教育机构 0.02 万个、妇幼保健机构 0.31 万个、计划生育技术服务机构 0.43 万个、采供血机构 0.06 万个、急救中心(站)0.04 万个等。有基层卫生服务机构 95.44 万个,其中有社区卫生服务中心 0.69 万个、社区卫生服务站 2.58 万个、中心卫生院 1.04 万个、乡镇卫生院 2.75 万个、村卫生室 61.61 万个等。

全国注册护士中,具备研究生学历占 0.2%,大学本科学历占 23.6%,大专学历占 49.4%。在医院中,注册护士具备研究生学历占 0.3%,大学本科学历占 26.8%,大专学历占 50.5%。

每千人口拥有医疗卫生机构床位 6.30 张,其中城市 8.78 张,农村 4.81 张。

二、卫生保障体系

卫生保障体系(medical care system)属于社会保障的范畴,是反映一个国家和地区社会发展的重要标志。卫生保障体系直接影响卫生服务的质量、公平和效率以及民众对卫生保健服务的利用,最终影响民众的整体健康水平。因此,它体现政府管理卫生事业和保障民众健康的公共职责。

（一）卫生资源配置

卫生资源是保障各种卫生服务顺利开展的基础,包括卫生服务基础设施的规划和建设、卫生服务的人力资源规划与建设、卫生技术和信息资源的规划与建设、卫生经济的投入等。卫生资源配置是社会发展规划的重要内容,是保障各种卫生服务顺利开展的基础,应与社会经济发展相适应。配置卫生资源必须以提高民众健康水平为中心,以满足社会健康需求为导向,以实现卫生服务公平性为原则,合理配置卫生资源,特别要考虑到农村和偏远地区卫生资源的配置,从而提高卫生服务的利用率和公平性。

（二）卫生保障制度

卫生保障制度是保障民众获得必要的卫生保健服务费用的机制。卫生保障制度的核心是医疗保险。医疗保险可为疾病或意外事故发生时提供医疗费用,对分娩、残疾和死亡给予经济补偿,以及对疾病控制、健康促进等费用给予补偿。我国现行的医疗保险分为三个层次,即基本医疗保险体系、城乡医疗救助体系和补充医疗保障体系。

1. 基本医疗保险体系(basic medical insurance system) 包括城镇职工医疗保险和城乡居民医疗保险。

（1）城镇职工医疗保险:1998 年 12 月 14 日,国务院颁布《关于建立城镇职工基本医疗保险制度的决定》,城镇职工医疗保险由基本医疗保险、补充医疗保险和个人补充医疗保险三个层次构成。参保对象为城镇所有用人单位及其职工。

基本医疗保险是医疗保险体系的基础,实行个人账户与统筹基金相结合,保障参保职工的基本医疗需求,主要用于支付一般的门诊、急诊、住院费用。至 2019 年,全国参加城镇职工基本医疗保险人数 32 925 万人。补充医疗保险包括公务员医疗补助和企业补充医疗保险,主要用于参保人员在发生

Note:

大额医疗费用时的补助;个人补充医疗保险是由个人购买用于保障除基本医疗保险之外的较高层次的医疗需求,是对基本医疗保险的补充。

(2) 城乡居民医疗保险:2019 年起,城镇居民医疗保险和新型农村合作医疗整合为统一的城乡居民医疗保险。是对没有参加城镇职工医疗保险的城镇未成年人、没有工作的居民和农民为主要参保对象的医疗保险制度。该医疗保险具有强制性,以政府为主导,采用以个人(家庭)缴费为主、政府资助的方式筹集资金,按照缴费标准和待遇水平相一致的原则,为城乡居民提供医疗需求的医疗保险制度,主要用于支付城乡参保的居民和农民的住院和门诊大病、门诊抢救医疗费。至 2019 年,全国参加城乡居民基本医疗保险人数为 102 483 万人。

在以上保险中,另有细化的生育保险、意外保险等。

信 息 平 台

我国基本医保覆盖 135 408 万人

国家医保局《2019 年全国医疗保障事业发展统计公报》显示,2019 年参加全国基本医疗保险人数达到 135 408 万人,参保率稳定在 95.0% 以上。全国基本医保基金(含生育保险)总收入 244 210 000 万元,比上年增长 10.2%,占 GDP 比重约为 2.5%;总支出 208 540 000 万元,比上年增长 12.2%;享受待遇人次和医疗费用持续增加,住院费用政策范围内、实际报销水平均有所提高,居民医保住院费用实际报销比例全国平均 59.7%,职工医保住院费用实际报销比例全国平均 75.6%。

2. **城乡医疗救助体系**　主要是为无力承担进入基本医疗保障体系的个人 / 家庭缴费责任以及进入后无力承担共付费用的城乡贫困人口提供帮助。由政府为主导,资金来源于社会各界的捐赠和福利彩票的发行,政府也给予一定的政策支持和资金资助。至 2019 年,国家医保局《2019 年全国医疗保障事业发展统计公报》显示,医疗救助资助参加医疗保险人次数为 8 751 万人,门诊和住院医疗救助人次数为 7 050 万人次(图 3-2)。

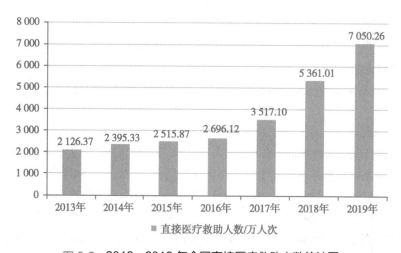

图 3-2　2013—2019 年全国直接医疗救助人数统计图

3. **补充医疗保障体系**　包括补充医疗保险,如企业补充医疗、社区补充医疗、商业健康保险等。主要解决参保人员基本医疗保障之外多层次的医疗需求。例如职工综合互助保障,是工会组织为职工提供的基本医疗保障之外的个人所承担的部分医疗费用的补偿制度,以缓解职工因病住院治疗、意外事故等导致医疗费用支出增加和收入减少带来的经济负担。又如商业医疗保险(commercial medical insurance)是由保险公司提供的赢利性的医疗保障。由单位或个人自愿参加,但国家鼓励用人单位或个人参加商业医疗保险。参保交纳的保险金额越大,获得的医疗赔偿金额就越大。随着保险业的发展,各大保险公司推出的商业医疗保险种类也在不断增加,如普通医疗保险、意外伤害医疗保险、住院医疗保险、手术医疗保险、特种疾病保险等。

三、卫生监督与执法体系

卫生监督与执法体系是由卫生相关法律法规、卫生监督与执法机构和监督执法机制构成的一个有机整体。

1. 卫生相关法律法规 卫生相关法律法规的作用是调整、确认、保护和发展良好医疗卫生保健秩序,保护公民健康权利,也是卫生部门管理卫生保健服务机构、进行卫生监督和卫生执法的依据。我国现行的医疗卫生法律法规包括法律、规章、条例、规定或规范、办法或细则、标准等,如《职业病防治法》《医疗机构管理条例》《突发公共卫生事件交通应急规定》《结核病防治管理办法》《医疗事故分级标准(试行)》等。

2. 卫生监督与执法机构 卫生监督与执法机构由国家、省、市、县级的卫生监督所(或局)构成,其主要职能是负责所管辖区的卫生监督工作,具体包括公共卫生、医疗保健机构、采供血机构、卫生许可、执业许可、健康相关产品和医疗广告以及对卫生污染、中毒事故等重大疫情和突发事件的综合性卫生监督与执法。例如辖区的食品安全监督、学校卫生监督、非法行医和非法采供血的查处等。

3. 卫生监督执法机制 是监督执法人员依照法律法规、廉洁自律、秉公执法的保证。

第二节 我国城乡卫生保健服务体系

我国卫生事业发展规划中,将城市界定为直辖市和地级市辖区的区域,将农村界定为县及县级市的区域。卫生保健服务体系的建设也就分为城市卫生保健服务体系和农村卫生保健服务体系。

一、农村医疗卫生保健体系

根据 2006 年国家颁布的《农村卫生服务体系建设与发展规划》,我国农村卫生保健体系由政府、集体、社会和个人举办的县、乡、村三级医疗卫生机构组成(图 3-3)。其中县级医疗卫生机构是农村卫生服务体系的龙头,乡(镇)卫生院是中心,村卫生室是基础。

(一)县级卫生服务网

县级卫生服务网是我国农村地区医疗服务的技术指导中心,也是农村地区卫生专业人员培训的基地。包括县医院、县中医(民族)医院、县疾病预防控制机构、县卫生执法监督机构、县妇幼保健机构。

1. 县医院 是全县的医疗和业务技术指导中心,负责基本医疗及危重急症患者的抢救,接受乡村两级卫生机构的转诊,承担乡村两级卫生技术人员的进修培训及业务技术指导任务,开展教学科研工作。

2. 县中医院 包括民族医院,承担中医药(民族医药)医疗卫生服务,其职能同县医院。

3. 县妇幼保健机构 承担妇幼保健、生殖保健、妇女儿童健康信息监测等任务,对乡村两

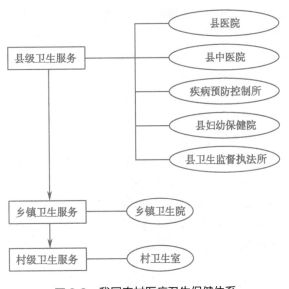

图 3-3 我国农村医疗卫生保健体系

级的业务技术指导,承担全县降低孕产妇死亡率、婴儿和 5 岁以下儿童死亡率、提高出生人口素质的综合协调与管理职责。

4. 县疾病预防控制机构　承担疾病预防和控制、计划免疫、卫生检验、公共卫生健康危害因素监测、卫生信息服务和相关业务技术指导与咨询等。负责传染病和各类中毒等突发公共卫生事件的调查、报告和应急处理以及对乡镇两级卫生人员的培训、监督指导等。

5. 县卫生执法监督机构　承担全县公共卫生、健康相关产品、医疗卫生机构和卫生服务人员的卫生监督执法任务,协助卫生行政部门对突发公共卫生事件进行应急处理。

(二) 乡(镇)卫生院

乡(镇)卫生院是农村三级卫生服务网的中心,按功能分为一般卫生院和中心卫生院。一般卫生院提供预防、康复、保健、健康教育、基本医疗、中医、计划生育技术指导等综合服务,承担辖区内公共卫生管理和突发公共卫生事件的报告任务,负责对村级卫生组织的技术指导和村医的培训等。中心卫生院除具有一般卫生院的功能外,还是一定区域范围内的医疗服务和技术指导中心。

(三) 村卫生室

村卫生室是农村三级卫生服务网的最基层单位,承担传染病疫情报告、计划免疫、妇幼保健、健康教育、常见病、多发病的一般诊治和转诊服务以及一般康复等工作。

二、城市医疗卫生保健体系

2006 年全国城市卫生工作会议明确了城市卫生体制改革是发展以社区卫生服务为基础的新型城市卫生服务体系,即将原来的三级医疗服务体系转为区域医疗中心和社区卫生服务机构组成的两级城市卫生服务体系,最终形成医疗服务体系纵向一体化、横向联合、医院与基层医疗机构科学分工协作的医疗服务新体系。

(一) 区域医疗中心

城市区域医疗中心主要为民众提供医疗服务,它以已有医院为主体,包括综合医院、专科医院及中医医院、中西医结合医院、民族医院等特色医院,通过整合和完善而成,并以城市功能组团为单位进行配置,使卫生资源分布均衡。区域医疗中心内各医院以联网运营模式进行合作,形成各级各类医疗机构的横向整合;其中综合性的大医院(三级医院)是该区域的龙头医院和技术指导单位,以管理、人才、信息、技术等为手段,推动区域内各级各类医疗机构集团化运行;联网医疗机构实现差别化服务,医生可多点执业,卫生资源共享;区域内实施分片转诊。根据原卫生部《公立医院支援社区卫生服务工作的意见》,区域内各医院与社区基层卫生保健服务机构进行纵向一体化建设,并建立稳定的"双向转诊"机制。区域医疗中心能充分实现医疗机构分工合理、卫生资源利用充分和医疗卫生服务更加高效。

(二) 社区卫生服务机构

城市社区卫生服务机构包括社区卫生服务中心(站)、社区医院或街道卫生院。它是构建城市新型卫生服务体系的重点和关键。社区卫生服务中心按街道办事处设置,或改制原来的街道医院、区医院或企事业单位的医院,调整组建社区卫生服务中心。

基本医疗服务主要指一般常见病的诊疗。遵循"双向转诊"的原则,对难以在社区诊治的疾病可以转诊到综合医院、专科医院;医院收治的住院患者在康复期也要适时转回社区卫生服务机构进行康复和护理。除与区域医疗中心内的医院进行纵向一体化建设外,社区卫生服务机构也与预防保健机构建立分工合作制度,承担适宜在社区开展的公共卫生服务,如慢性病患者的管理、儿童保健、孕产妇保健、健康教育、计划生育指导等。预防保健机构为社区卫生服务机构提供业务指导、技术支持、人员培训、业务评估等服务。

社区卫生服务机构的标识（图3-4）

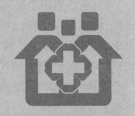

　　标识以人、房屋和医疗卫生机构标识形状为构成元素。三口之家代表健康家庭，家庭和房屋组成和谐社区，与医疗卫生机构的四心十字组合表示社区卫生服务机构，体现了社区卫生服务以人的健康为中心、家庭为单位、社区为范围的服务内涵及以人为本的服务理念。标识图形中还含有两个向上的箭头，一个代表社区居民健康水平不断提高，一个代表社区卫生服务质量不断改善，展示社区卫生服务永远追求健康的目标，标识的整体颜色为绿色，体现社区的健康与和谐。

图 3-4　社区卫生服务机构的标识

第三节　医　　院

　　医院（hospital）是对群众或特定人群进行防病治病的场所，具备一定数量的病床设施、相应的医务人员和必要的设备，通过医务人员的集体协作，达到对住院或门诊、急诊患者实施以科学和正确的诊疗护理工作为主要目的的卫生事业机构。

一、医院的工作特点和功能

（一）医院的工作特点

　　原卫生部颁布的《全国医院工作条例》指出，医院是社会主义的卫生事业单位，其使命是防病治病，保障人民健康；医院必须贯彻国家的卫生工作方针，遵守政府法令，为社会主义现代化建设服务。这是我国医院的基本性质。医院的服务对象是广大的人民群众，特别是患病的人群，医院应始终围绕人民的健康开展工作。因此，医院工作具有以下特点：

　　1. **以患者为中心，责任性强**　医院的所有工作必须围绕患者进行。医院和医务人员应保证患者的安全，满足其基本需要，强调医疗质量和职业道德，如预防院内感染、减少并发症、保持患者身心功能等。同时，医院还必须注重职业修养和医务人员的医疗技术，强调各部门的团结协作，共同完成患者的诊治和康复工作，体现出对人类生命的尊重和负责的精神。

　　2. **科学性、技术性强**　医院的所有医疗卫生工作都是以医学科学技术为基础。现代生理 - 心理 - 社会医学模式的观点认为，人是一个复杂的系统，应接受整体医疗护理。因此，要求医护工作者不仅要有丰富的医学基础知识、人文学科知识、社会学科知识和娴熟的医疗服务技术，还应具备团结协作精神和良好的职业态度和行为。医院重视人才培养和技术建设，注重医疗设备的更新和管理，以保证医疗工作的科学性和技术性。

　　3. **随机性大、规范性强**　由于疾病种类多、病情复杂变化快，加之意外事故、自然灾害的突发性和难预料性，需要医院管理工作迅速做出调整，及时派遣医护人员应对意外突发事件，使得医院工作的随机性较大。医疗服务关系到人的生命安全，医院必须有严格的医疗规章制度、岗位责任制度等，需要严格遵循相关的医疗、护理工作程序和诊疗技术操作规范，一丝不苟，达到各项质量标准的要求。

　　4. **紧迫性、连续性**　时间就是生命，医疗救治必须争分夺秒，以挽救患者的生命。医院是 24h 连续性服务的场所，医生和护士必须连续观察患者病情变化，特别是在急救或紧急救治过程中。

　　5. **社会性、群众性**　医院是开放的社会系统，是最复杂的社会单位之一。医院工作必须满足社会广泛的医疗需要，包括整个社会、家庭、公众和个体。一个人在其生命过程中不可避免地会接受医

Note:

院提供的服务。医务工作者必须发扬救死扶伤的人道主义精神。然而,医院工作又受到社会条件的限制,需要全社会的支持,如社会经济的发展、公众的参与、大众的理解等。总之,医院工作的核心是救治生命,服务社会。

6. 脑力和体力相结合的复杂性劳动　医院工作是复杂的创造性劳动,不仅需要医护人员进行脑力劳动,如观察、分析、判断、制订治疗方案等,还要求医护人员从事体力劳动,如做手术、移动卧床患者等。因此,医院要不断提高医护人员的综合能力,调动医护人员的积极性、主动性和创造性。

（二）医院的功能

医院的功能即医院的任务。原卫生部颁布的《全国医院工作条例》指出,医院的任务是:以医疗为中心,在提高医疗质量的基础上,保证教学和科研任务的完成,并不断提高教学质量和科研水平。同时,做好预防宣传工作,指导基层医院和计划生育的技术工作。医院的基本任务有:

1. 医疗工作　医院的基本功能是医疗工作。医疗工作以诊疗和护理两大业务为主体,与医疗技术部门密切配合,形成一个为患者提供服务的医疗整体。

2. 教学工作　医学教育包括学校的基础教育和临床实践两个阶段。医院要为各专业学生提供实践场所,包括护士、医生、营养师、实验工作者和其他医疗技术人员。医院也是卫生专业人员接受医学继续教育的场所。

3. 科学研究　医院是医学科学发展的重要基地。医院在科学研究中的重要作用是:在疾病诊治过程中,积累资料数据,为科学研究提供依据;为科学家提供科学研究和临床实践的场地;在临床研究方面,配合医学院校和政府研究部门的科研工作。

4. 预防保健和社区卫生服务　医院是民众卫生保健的中心,除医疗服务外,不同层次的医院还需进行预防保健、社区和家庭卫生保健服务,为基层医院提供技术支持,如计划生育指导、健康教育和咨询、疾病普查等。

二、医院的类型与分级

（一）医院的类型

根据不同的分类方法,可将医院划分为不同的类型(表3-1)。

表 3-1　**医院的类型**

分类方法	医院类型
按收治范围分类	综合医院、专科医院、康复医院、职业病医院、中医院
按特定任务分类	军队医院、企业医院、医学院校附属医院
按经济类型分类	公立医院、民营医院、合资医院
按原卫生部分级管理制度分类	一级医院、二级医院、三级医院、未定级医院

（二）医院的分级

我国从 1989 年开始实行医院分级管理制度。医院分级管理就是按照医院的功能和相应规模、技术建设、管理及服务质量综合水平,将其划分为一定级别和等次的标准化管理。在原卫生部提出的医院管理方案中,医院被分成三级,即一、二、三级;十等,即每级又分为甲、乙、丙等,三级医院增设特等。

1. 一级医院　是直接为一定社区提供医疗卫生服务的基层医院。主要指农村乡、镇卫生院和城市街道卫生院,是提供社区初级保健服务的主要机构。主要任务是直接对人群提供一级预防保健,并进行多发病、常见病的管理,对疑难重症做好正确转诊,协助高层次医院搞好住院前后的卫生服务。

随着我国卫生体制改革的深入及落实 2006 年《国务院关于发展城市社区卫生服务的指导意见》,部分一级医院完成转型,成为基层的社区卫生服务中心。

2. **二级医院** 是跨几个社区提供医疗卫生服务的医院,是地区性医疗预防的技术中心。主要指一般市、县医院及省辖市的区级医院和相当规模的厂矿、企事业单位的职工医院。主要功能是提供医疗护理、预防保健和康复服务,参与指导对高危人群的监测,接受一级医院转诊,对一级医院进行业务指导,进行一定程度的教学和科研工作。

3. **三级医院** 是跨地区、省、市以及向全国范围提供医疗卫生服务的医院,是具有全面医疗、护理、教学、科研能力的医疗预防技术中心。主要指国家、省、市直属的市级大医院及医学院校的附属医院。主要功能是提供全面连续的医疗护理、预防保健、康复服务和高水平的专科医疗服务,解决危重疑难病症,接受二级医院转诊,对下级医院进行指导和培训,并承担教学、科研任务。

三、医院的组织结构

(一)医院的机构组成

根据我国医院的组织结构模式,**医院大致由三大系统构成:医疗部门、医疗辅助部门和行政后勤部门**(图 3-5)。

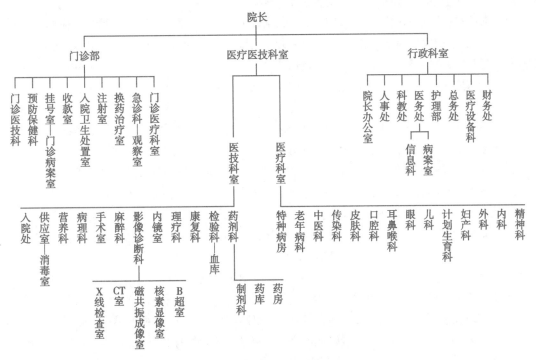

图 3-5 医院的组织结构

1. **医疗部门** 是医院的主体,也称为临床部门,包括内科、外科、妇产科、儿科、眼科、耳鼻咽喉科、口腔科、皮肤科、中医科、感染科、急诊科、门诊部等科室。

2. **医疗辅助部门** 也称为医疗技术部门,帮助临床部门诊断、治疗和照护患者,主要科室包括药剂科、临床检验科、内镜检查室、影像诊断科、麻醉科、病理科、营养科、供应室等。

3. **行政后勤部门** 为临床科室和医疗辅助科室服务,包括医院办公室、医务科、护理部、科研和教学科、保卫科、设备和物资供应科、信息科、财务科、综合服务办公室等。

(二)医院的人员构成

医院的人员构成可分为 4 类:卫生技术人员、工程技术人员、行政管理人员和后勤保障人员。卫生技术人员是医院医疗护理服务的承担者,是医院的主要工作者,包括医生、护士、药剂人员、医疗技术人员、康复技术人员。工程技术人员负责医院相关设备和医疗仪器的管理和维修,保证医疗护理的顺利进行。行政管理人员负责医院各部门的正常运转,处理各部门的相关问题,促进医院工作的开展,

Note：

如院长、护理部主任、人事管理人员等。后勤保障人员包括物资供应人员、医院环境的维护人员、财会人员、图书病案管理人员等,其主要职责是保证医疗护理工作的顺利进行。

四、医院业务科室的设置和护理工作

医院内为患者提供服务的业务科室分3种:门诊部、急诊科和病区,护理工作则贯穿于医院各业务科室工作中,成为医院工作的重要组成部分。

(一) 门诊部

门诊部(outpatient department)是医院面向社会的窗口,是医院医疗工作的第一线,是医院直接为公众提供诊断、治疗和预防保健服务的场所。因此,门诊的医疗护理工作会直接影响公众对医院的认识和评价。

1. 门诊部的设置和布局 医院门诊工作具有人员拥挤、病种繁多、交叉感染的可能性大、季节性强、随机性大、服务时间短等特点。医院应创造良好的门诊环境,做到美化、绿化、安静和整洁;应以方便患者为目的,合理设置和布局各部门,并设置醒目的部门标志和路标,方便患者就医,使患者感到亲切和舒适,对医院产生信任感,并愿意配合医院工作。

门诊部设有挂号室、收费室、化验室、药房、综合治疗室、诊断室、候诊室等。诊断室应配备诊断床、床前安置屏风、诊断桌和流水洗手池。在诊断桌上放置体检用具、化验检查申请单、处方等。综合治疗室内应配有急救物品和设备,如氧气、电动吸引器、急救药品等。

2. 门诊部的护理工作 门诊护士的工作包括预检分诊、安排候诊与就诊、健康教育、治疗工作和消毒隔离等。

(1) 预检分诊:预检工作由专业知识扎实、经验丰富的高年资护士承担。接待患者应热情主动,简要评估患者情况后,做出初步判断,给予合理分诊,并指导患者挂号。

(2) 安排候诊与就诊:负责安排挂号后的患者到相应候诊区等待就诊,其主要职责有:

1) 开诊前,准备诊断过程中使用的所有物品,并保证其处于良好状态以备用。

2) 维持良好的诊疗环境和候诊环境。

3) 分理初诊和复诊的病例,收集整理各种检查和化验报告。

4) 根据患者病情测量体温、脉搏、呼吸、血压,并记录在门诊病历上。

5) 根据挂号的先后顺序安排患者就诊,必要时帮助医生进行诊断和检查工作。

6) 指导患者正确留取各类标本。

7) 观察候诊患者的病情变化,遇到患者有发热、剧痛、呼吸困难、出血或休克等表现,应立即安排就诊或送入急诊科处理;对病情较重或年老体弱者,可适当调整顺序提前就医。

(3) 健康教育:利用患者候诊时间开展健康教育,可运用多种媒介为候诊患者提供有关疾病和健康的信息,包括口头宣传、图画、宣传栏、小册子、电视或视听媒介、耐心热情地回答患者的问题等。

(4) 治疗:根据医嘱执行治疗,如注射、换药、导尿、灌肠、穿刺等,为保证治疗的安全和有效,护士必须严格执行操作规程。

(5) 消毒隔离:门诊部人群流量大,患者集中,容易发生交叉感染。因此,要认真做好门诊的消毒工作,并安排传染病患者或疑似传染病患者到隔离门诊就诊,并做好疫情报告。就诊结束后,指导卫生清洁人员对诊室和候诊大厅实施终末消毒处理。

(二) 急诊科

急诊科(emergency department)是医院诊治急危重症患者的场所。由于急诊工作具有患者发病急、病情重、变化快、突发事件多、不可预料性等特点,急诊科的护士应具备较高的身心素质、丰富的急救知识和经验、娴熟的抢救技术。急诊科的管理工作应该达到标准化、制度化和程序化。

1. 急诊科的设置和布局 急诊科是医院相对独立的部分,能独立地完成各项救治工作。通常,急诊科设置预检处、诊断室、治疗室、抢救室、监护室、观察室、清创室、药房、化验室、X线照相室、心电图、挂号室和收费室等,以保证24h不间断性和急救工作的顺利完成。急诊科环境应宽敞、明亮、通风、安静和整洁,有专用路线和宽敞的通道通往医院各临床科室,并配备明显的标志,以保证患者尽快得到救治。目前,医院的急诊科均开设了无障碍性的绿色生命急救通道,标志醒目,保证迅速、有效的救治。

2. 急诊科的护理工作 急诊科的护理工作包括预诊分诊、抢救工作和病情观察三大类。

(1) 预诊和分诊:由专人负责接待到急诊科就诊的患者,通过扼要评估确定患者的就诊科室,并护送患者到相应的诊断室或抢救室。预诊护士必须掌握急诊就诊的标准,通过一问、二检查、三分诊、四登记的方法,迅速预检和分诊。遇有急危重症患者,立即通知医生和护士进行抢救;遇到意外灾害事故,立即通知相关部门并救治伤员;如遇有法律纠纷、刑事伤害、交通事故等事件,应尽快通知医院保卫部和相关部门,并要求家属或陪送人员留下。

(2) 抢救工作:急诊护士的抢救护理工作,包括抢救物品准备和配合抢救。

1) 物品准备:急诊科的抢救设备和物品要长年处于100%的完好状态。所有物资都要做到"**五定**",即定品种数量、定点安置、定人保管、定期消毒灭菌和定期检查维修。护士必须熟悉各种设备的性能和使用方法,并能排除一般性故障。

2) 配合抢救:抢救过程中,护士必须严格遵守操作规程,争分夺秒地救治患者。①立即通知医生;医生到达之前,应根据初步的评估和判断,实施紧急处理,如测量血压、给氧、吸痰、止血、配血、建立静脉通道、进行心肺复苏等;②医生到达后,立即汇报处理情况和效果,并配合医生进行抢救,包括正确执行医嘱、观察病情变化并及时报告医生;③抢救过程中,及时、准确、完整、清晰地做好抢救记录,并详细记录与抢救有关事件的发生时间,如患者送到急诊科的时间、各类抢救人员到达的时间、各项抢救措施执行和结束的时间;如遇**医生来不及下达书面医嘱时,可执行口头医嘱,但需要复诵一遍,双方确认无误后再执行,抢救结束后6h内据实补写口头医嘱**;④各种抢救药品的空药瓶、空安瓿、输血袋等应经2人核查后方可丢弃。

另外,急诊科护士还必须承担院前急救护理。在接到急救电话时,应了解患者的伤病情况、详细地址和联系方式,然后立即组织医护人员及救护车,尽可能快地到达现场,实施急救和转诊。

(3) 病情观察:急诊科的观察室设有一定的床位,以收治暂时未确诊的患者,或已确诊但因各种原因暂不能住院的患者,或只需短时观察即可返家的患者。**观察的时间一般为3~7d。**护士应对留在急诊观察室的患者进行登记,建立观察病历,并详细填写观察记录,书写观察室病情报告。值班护士应主动巡视和观察患者,及时执行医嘱,做好晨晚间护理和心理护理,并做好出入室患者及其家属的管理。

(三) 病区

病区(ward)是住院患者接受诊断、治疗和护理照顾的场所,也是医护人员开展医疗、预防、教学和科学研究的重要基地。

1. 病区的设置和布局 每个病区都设有病室、治疗室、抢救室、危重病室、医生护士办公室、配餐室、盥洗室、浴室、储藏室、厕所、医护值班室、会客室、示教室等。有条件的病房应设置学习室、娱乐室、健身室等。

病区实行科主任和科护士长领导下的主治医师、护士长分工负责制。每个病区最好**设置30~40张病床,每间病室2~4张病床。**条件允许,每间病室内设置独立卫生间。**病床之间的距离至少为1m,**并在病床间设置屏风或布帘,以遮挡患者,保护患者的隐私。

病区的环境布置应有利于患者的休养和医疗护理工作的开展。要求病房应安静,避免噪声。病区的护理单元和医疗护理操作环境应整洁,设施齐全、规格统一,并按一定原则摆放,用过的医疗护理物品及时撤去,按相关要求处理。保持患者的个人卫生,定期更换被服和衣裤。病区应保持一定的温湿度,定时通风换气,维持室内光线充足,夜间开启地灯,有条件可摆放合适的鲜花和绿色植物。病房应有安全感,地面要防滑,走廊、浴室、厕所的墙边安装扶手;病室、厕所和浴室应装置安全呼叫系统;

工作人员应严格遵守各项规章制度和操作要求,以避免各种原因所致的躯体损伤和医院感染等。

2. 病区的护理工作 临床护理的核心内容是以患者为中心,运用护理程序为患者实施整体护理,满足患者生理、心理和社会需要,促使其早日康复,病区护理工作主要包括:

(1) 准确评估患者的健康状况,正确进行护理诊断,及时制订和准确执行护理计划,并评价护理效果,适时补充和修改护理计划。

(2) 巡视病室,观察病情,了解患者的病情变化和治疗效果。

(3) 正确执行医嘱,协助医师完成各种诊疗技术操作,包括诊断技术、治疗技术和护理技术等,杜绝各种差错事故的发生。

(4) 根据患者及其家属的心理需求和病情变化,及时提供日常生活护理和针对性的心理护理,满足患者各层次需要。

(5) 做好病房环境管理,严格按规范做好病室消毒隔离工作,预防院内交叉感染,避免和消除影响患者康复的各种环境危险因素。

(6) 进行健康教育,指导患者自护和进行功能训练。

(7) 按要求书写和保管各种诊疗文件。

(8) 做好入院、出院、转院和死亡患者的护理。

(9) 开展临床教学、培训和护理科学研究工作,不断提高临床护理质量和水平。

(李春卉)

思考与练习

1. 护理人员认识和了解卫生保健服务体系有何积极意义?

2. 如何进行医院急救物品的管理,才能满足急救工作的需要?

3. 我国医院在分级管理中是如何分类的? 具体要实现哪些功能?

4. 门诊部、急诊科和病区的护理工作有哪些相同和不同之处?

5. 张某,72 岁,既往有心脏病史,因家中闹矛盾,在争吵中突发心前区疼痛,大汗淋漓,面色苍白,呼吸急促,继而发生晕厥。家人立即送往医院救治。

请问:

(1) 接诊患者的应该是医院的哪个部门? 接诊护士首先应如何处理?

(2) 护士应如何配合医生抢救?

6. 王某,48 岁,家中做饭时,不慎将煤气熄灭,忘记关闭开关,导致煤气中毒。患者表现为头痛、头晕、耳鸣、眼花、恶心、呕吐、四肢无力等,家人拨打了 120 急救电话,根据就近急救的原则,电话转接到医院急诊科。

请问:

(1) 急诊科护士接到电话后,应做哪些工作?

(2) 患者经过初步救治后需要留院观察,入住留观室后的护理工作有哪些?

URSING

第四章

护士与患者

04章 数字内容

教学目标

- **识记：**

1. 能正确阐述患者的角色及其权利和义务。

2. 能正确陈述现代护士的角色及功能。

3. 能正确描述护患关系的特征、基本内容及建立和发展过程。

4. 能正确描述护士职业发展的基本要素及基本步骤。

- **理解：**

1. 能用自己的语言正确解释下列概念：

角色丛　　　角色转变　　　角色适应　　　角色学习　　　角色行为冲突　　　角色行为强化

角色行为缺如　角色行为消退　护士素质　　护患关系　　职业生涯规划

2. 能举例说明患者常见的角色适应不良。

3. 能举例说明建立良好护患关系的基本要求。

4. 能比较三种护患关系模式，说明它们之间的区别。

- **运用：**

1. 能运用本章所学知识，联系实际论述现代护士应具备的素质。

2. 能运用职业生涯理论，联系实际尝试设计个人职业生涯规划。

护理工作是护士与患者为了达到医疗护理共同目标而发生的互动过程。在这个互动过程中,护士与患者是两个重要的角色。护患双方在文化背景、人格特征和社会地位等方面均存在差异,在很大程度上影响双方的有效沟通,从而影响护士与患者之间的关系,进而影响护理工作的顺利开展。因此,护理人员认识和了解护士与患者的角色特点与功能,有助于建立和发展良好的护患关系,促进护患共同目标的达成。

第一节　角　色　理　论

一、角色概念

角色一词源于戏剧舞台上的演出用语,指剧本中的人物。1936 年,美国人类学家林顿(Linton R)在《人类研究》一书中提出“社会角色”一词,后来被广泛运用于分析个体心理、行为与社会规范之间的相互关系中,成为社会学、社会心理学和护理学中常用的专业术语。**角色(role)** 是指处于一定社会地位的个体或群体,在实现与这种地位相联系的权利和义务过程中,所表现出来的符合社会期望的模式化行为与态度。也可以说,角色是人们在现实生活中的社会位置及相应的权利、义务和行为规范。每个社会角色的行为都代表一套相关的社会标准。

二、角色特征

1. 角色之间相互依存　任何角色在社会中都不是孤立存在的,而是在与之相关的角色伙伴发生互动关系过程中表现出来的。即一个人要完成某一角色,必须要有一个互补的角色存在。例如,要完成教师的角色,必须有学生角色存在。这说明要想形成某一角色,必须有与之互补的角色作为这个角色的补充。这些互补的角色统称为**角色丛**。所有的角色都是在角色丛中进行功能运作的。

2. 角色行为由个体完成　个体存在是执行和完成特定角色的前提条件。社会对每一个角色都赋予了一定的“**角色期望(role expectation)**”,如学生必须遵守学生的行为准则,教师应为人师表,医护人员应救死扶伤等。个体根据自身对角色期望的认识与理解,表现出相应的角色行为,因而角色认知带有一定的主观性。个体要完成社会所期待的角色行为,必须对自身所拥有的角色有良好的认知。如果个体对角色的行为规范以及自身的角色扮演是否适宜没有一个准确的衡量和判断,就很难充分发挥角色的功能,甚至会导致角色冲突。

3. 角色具有多重性　角色的多重性是指每个人在不同的时间和空间会扮演不同的角色。例如,一位中年女性在医院是护士,在家里是父母的女儿、丈夫的妻子、子女的母亲,在商店购物时是顾客,当患病时又成为患者等。在这种角色关系中,个体会因地点、场合和对象的不同而扮演不同的角色,承担不同的责任,表现不同的功能。

三、角色转变

角色转变(role transition) 是指个体承担并发展一种新角色的过程。每个人在一生中会获得多种角色,不同的角色有不同的权利和义务。这些不同的权利和义务往往对个体在生理、心理和社会行为方面产生不同的要求。当个体承担并发展一种新角色时,便会经历角色转变的过程。个体应了解社会对角色的期望并通过不断的学习和实践,使自己的行为符合社会对角色行为的期望,最终有效完成角色的转变。

第二节　患　　　者

患者(patient) 通常是指患有疾病、忍受病痛的人。当一个人患病时,不管是否从医生那里得到证实,他都已经获得了患者的角色,原有的社会角色便部分或全部被患者角色所代替。患者是各种各样社会角色中的一种,有其特定的行为模式、权利与义务。

一、患者角色

(一)患者角色概念及内涵

患者角色(patient role)是指社会对一个人患病时的权利、义务和行为所做的规范。1951年,美国社会学家帕森斯(Parsons T)在《社会制度》一书中提出**患者角色特征**应包括以下4个方面:

1. 可以免除其正常社会角色所承担的责任 即患者可以免除或部分免除日常工作以及生活中应尽的责任和义务,免除的程度取决于疾病的性质、严重程度、患者的责任心以及患者在其支持系统中所能得到的帮助等。例如,一位肺炎患者脱离或离开社会角色及其义务的时间一般少于一位骨折患者。

2. 对其陷入疾病状态没有责任 一个人是否患病不是自己的意志所能控制的,因此对患病所造成的问题没有责任;患病后也不能完全依靠自身的力量去恢复健康,患者需要帮助,也有权利获得帮助。

3. 应主动寻求专业技术帮助 个体患病后应积极寻求医生、护士的帮助。在恢复健康的医疗和护理活动中,患者应与医护人员合作,如按照医护人员的要求戒烟、戒酒、服药和休息等;传染病患者有义务接受隔离,以免疾病扩散。

4. 有恢复健康的责任 疾病不仅会给患者带来痛苦、不适、伤残甚至死亡,也会成为传染源,降低社会劳动力及消耗社会资源,给社会带来一定不良影响。因此,患者应当为恢复健康做出自身应有的努力并承担应尽的责任,如配合治疗、进行适当的锻炼等。

(二)患者角色转变

帕森斯提出的4个患者角色特征是医护人员期望患者所表现的行为。然而,患者角色不是与生俱来的,任何一位患者在患病前都是一个健康人,在社会中扮演着各种不同的角色。患者在患病后能否真正转变为患者角色,直接影响患者对角色的适应。一般来说,患者的角色转变可以出现下列两种情况:

1. 角色适应(role adaptation) 指患者现有的行为已经与患者角色的"指定行为"相符合。角色适应是一种最好的结果,有利于患者的康复。

2. 角色适应不良 当患者不能正常地履行患者的权利和义务时,就会产生角色适应不良。一般常见的角色适应不良按其行为改变可分为以下几类:

(1)**患者角色行为冲突**:指患者在适应患者角色过程中,与其患病前的各种角色发生心理冲突而引起行为矛盾。患者病前角色所形成的心理过程、状态、个性特征,以及患病后对某种需要的迫切要求等因素,强烈干扰着对患者角色的适应,表现为意识到自己患病,但不能接受患者的角色,且有焦虑、烦躁、愤怒、茫然或悲伤等情绪反应。这是一种视疾病为挫折的心理反应。一般情况下,男性、A型性格的人及在工作和生活中占主导地位的人更容易出现这种角色适应问题。

(2)**患者角色行为缺如**:指没有进入患者角色,不承认自己是患者,这是一种心理防御的表现。常发生于由健康角色转向患者角色及疾病突然加重或恶化时。许多人在初次诊断为癌症或其他预后不良的疾病时,均有这种防御性心理反应。此外,精神病患者也常否认自己患病。

(3)**患者角色行为消退**:指患者原本已经适应了患者角色,但由于某种原因,又重新承担起患病前的社会角色,并将其上升到主要位置,从而放弃患者角色,患者角色行为也因之消退。例如,一位心肌梗死的患者,经住院治疗好转,但由于他年迈的母亲突发脑卒中,他毅然离开医院,承担起照顾母亲的责任,此时"儿子"的角色在他心中占据了主导地位,使他放弃了患者角色。

(4)**患者角色行为强化**:指由患者角色向常态角色转变时,仍然安于患者角色,自主性受到影响和

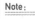
Note:

削弱,对自我能力表示怀疑,产生退缩和依赖心理。这是患者角色适应中的一种变态现象。表现为对承担原有社会角色缺乏信心,自觉病情严重程度超过实际情况,害怕出院,害怕离开医护人员,过分寻求帮助等。

这些在患者角色转变过程中所出现的不同情况,与患者的年龄、性别、个性及文化背景等因素有关。例如,女性患者、老年患者容易发生角色强化,而文化水平较低或个性较坚强的患者较易出现角色的相对淡漠。另外,家庭、社会环境、生活习惯、人际关系以及病室气氛等也会影响患者对角色的适应。

患者在角色转变过程中经常出现各种各样的问题,如果这些问题得不到解决或解决得不好,将会对患者的康复造成不良影响。因此,护士在护理患者的过程中,应注意评估患者的角色适应情况,帮助患者尽快完成角色转变,适应患者角色。

二、患者的权利和义务

任何角色都有其特定的权利和义务。明确患者的权利和义务,一方面有助于患者明确自己应享有的权利和承担的义务,进而维护自身合法权益及应有的尊严,发挥主观能动性,积极配合治疗,参与护理,促进疾病康复;另一方面要求护士尊重和维护患者的权益,同时指导并监督患者履行自己的义务。

（一）患者的权利

患者的权利（rights of patients）是指患者患病后应享有的合法、合理的权力和利益。患者的权利既包含法律所赋予的内容,也包含医护道德或伦理所赋予的内容。根据我国国情,患者的权利包括：

1. 免除一定社会责任和义务的权利　患者有权根据疾病的性质、病情发展的进程等,要求免除或部分免除其在患病前的社会角色所承担的社会责任。

2. 享受平等医疗待遇的权利　任何人患病后,无论其社会地位、受教育程度、经济状况、种族等有多大的差异,他们所享受的医疗、护理、保健和康复的权利是平等的,医护人员应为患者提供平等的医疗和护理服务。

3. 隐私保密的权利　对患者在治疗、护理过程中所涉及的个人隐私和生理缺陷等问题,患者有权要求医护人员为其保密。

4. 知情同意的权利　患者有权利了解有关自己疾病的所有信息,包括疾病的性质、严重程度、诊疗和护理措施及预后等。对于一些实验性治疗,患者有权知道其目的、作用、可能产生的结果、注意事项、危险性、可选择的方法等,并有权决定接受或拒绝。患者对自己的肢体、器官、组织拥有支配权,医疗机构及医务人员未经患者同意,不可随意进行处理。

5. 选择服务的权利　患者有权根据医疗条件或自己的经济条件选择医院、医护人员、医疗及护理方案。

6. 监督服务的权利　患者有权监督医疗机构对其所实施的医疗护理服务,如果患者的合理要求没有得到满足,或由于医护人员的过失造成患者身心损害,患者有权向医院提出诉求或依法提出上诉。

7. 要求赔偿权　患者有权要求医疗机构提供安全的医疗服务。因医疗护理工作发生差错、事故造成患者人身、财产受到损害时,患者有权要求获得赔偿。

（二）患者的义务

患者的义务（obligations of patients）是指患者应尽的责任。义务与权利是相对的,患者在享有权利的同时,也应履行下列义务：

1. 自我保健和恢复健康的义务　患者有责任改变自己不良的生活习惯,发挥自身在预防疾病、恢复和增进健康中的能动作用。

2. 及时寻求和接受医疗和护理帮助的义务　患者生病后有义务及时寻求医护帮助,疾病好转出院后,也应按照要求定期复诊,尽早恢复健康,减少疾病复发。

3. 准确提供病情相关资料和配合医护活动的义务　患者有义务如实、准确、完整地向医护人员提供现病史、既往史、住院史、用药史、病情发展变化及其他与疾病相关的信息,为疾病的诊断、治疗和护理提供依据。患者应积极配合医疗护理工作;如果患者不服从医护人员所提供的治疗护理计划,其后果将由患者本人承担。

4. 遵守医院规章制度的义务　遵守医院规章制度是保证良好治疗环境和秩序的前提。患者有义务遵守医院的规章制度,配合医院控制和减少噪声,保持环境整洁安静,如不吸烟、不大声喧哗、减少来访人员等。

5. 尊重医疗保健人员及其他患者的义务　医患之间、患者之间都应互相尊重。医护人员在工作中如果出现失误,患者及家属可以按正常途径提出或上诉,但决不允许出现打骂、侮辱医护人员及侵犯其人身安全的行为。

6. 按时、足额交纳医疗费用的义务　这是医院正常医疗秩序得以维持的必要保证。

7. 病愈后及时出院及协助医院进行随访工作的义务　医院的床位和医疗资源有限,患者病愈或好转允许出院时,应遵循医嘱按时出院,以保证医疗护理工作有序运转。患者出院后,有义务接受并配合医院进行有关疾病、康复以及对医院满意度、意见及建议的调查等各项随访工作。

第三节　护　　士

一、护士的角色

护士(nurse)是经执业注册取得护士执业证书,从事护理活动,履行保护生命、减轻痛苦、增进健康职责的卫生技术人员。**护士角色**的形成源于护士职业的要求,并随着社会的发展而不断变化。当代护士的角色是以往护士角色发展的结果,也将影响未来护士角色的发展。因此,有必要认识和了解传统的护士形象和现代社会护士的角色与功能。

在传统的护士形象中,护士扮演母亲的角色。英文"nurse"这个词的原意是哺育幼儿,这一意义被扩展为照顾、关怀年老及生病的人。在今天,这种民间形象仍被沿用,是从情感的角度将护士视为母亲,温柔而慈祥地陪伴在患者身边,以自然的方式关爱生命。这种形象侧重爱心但忽略学识。

随着护理学由简单的医学辅助学科发展为一门独立的学科,护士的角色也发生了根本性的变化,由传统形象逐渐发展到受过专门教育、有专业知识和技能、受人尊重的专业工作者。现代护士被赋予了多元化的角色,因而履行多重功能。

1. 照顾者(care-giver)　照顾是护士最基本、最重要的角色功能。当患者因某种原因不能自行满足其基本需要时,护士应为患者提供各种护理照护,以帮助其满足基本的健康需要,如维持呼吸、供给营养、减轻疼痛、安抚情绪等,直到患者能自行满足需要为止。

2. 计划者和决策者(planner and decision maker)　在护理实践活动中,为有效解决患者的健康问题,满足患者基本需要,护士要运用护理专业知识和技能,全面收集患者生理、心理、社会、精神、文化等多层面的健康资料,准确评估其健康问题及原因,作出护理诊断,根据患者的具体情况制订和执行护理计划,并对护理效果进行判断与评价。

3. 教育者(educator)　护理事业的延续和发展有赖于德才兼备的护理教育者。护理教育者的角色主要表现在两个方面:第一,由具有深厚护理理论基础、丰富护理实践经验的护士来担任教育者角色,以培养年轻一代新护士;第二,随着整体护理的开展,护士需承担对患者及其家属进行健康知识教育的责任。每个护士应根据护理对象的不同特点进行健康教育,指导他们掌握恢复健康、促进健康和自我护理的知识和技能。

4. 管理者(manager) 为了顺利开展护理工作,护士必须对日常工作进行有计划的组织、控制、管理和整体的协调,以合理利用各种资源,提高工作效率,满足患者的需求。护理领导者需要与医院其他管理人员共同完成医院的管理工作,包括人、财、物的管理等。

5. 协调者(coordinator) 患者所获得的医疗照护是整体的和连续的,它需要健康保健系统中的多学科成员密切配合才能完成。在这个合作性的跨学科团队中,护士充当协调者的角色,需要联系并协调与有关人员及机构的相互关系,以保证患者的诊疗、护理工作有序、高效地进行。

6. 咨询者(consultant) 护士既是信息提供者,又是重要的咨询者,需要运用治疗性沟通技巧解答患者提出的各类问题,并及时向患者提供相关信息,给予情感支持和健康指导,澄清患者对健康和疾病问题的疑惑,使患者清楚地认识自己的健康状况,并积极采取有效的措施应对问题。

7. 研究者(researcher) 科学研究是护理专业发展必不可少的活动。护士特别是受过高等护理教育的护士,应具有科研意识和循证思维,善于在护理实践中发现问题,运用科学方法研究问题、解决问题,总结、推广研究成果,以指导和改进护理工作,提高护理质量,推动护理事业不断发展。

8. 保护者和代言者(protector and advocator) 护士是患者利益的维护者,当患者(特别是老年、危重、心理障碍等患者)不能表达自己的意愿时,护士有责任解释并采取适当的行动,阻止来自医疗机构成员或医疗机构本身任何不利于患者利益的行为。

随着各种新技术在临床的应用,患者入院后需面临各种电子仪器和检查手段,以及与医疗有关的各种专业人员,在这种环境中,护士应为患者创造一个安全的保健环境,采取预防损伤的措施,保护患者免受诊断和治疗性措施副作用的影响。

同时,护士还可以通过评估有碍全民健康的问题和事件,为医院或卫生行政部门提供建设意见,成为全民健康的代言者。

学科前沿

公共卫生护士

公共卫生护士(public health nurse,PHN)是指从事公共卫生护理工作的专业人员。PHN 运用卫生保健相关知识,评估有关文化、环境、历史和社会因素等公共卫生问题。PHN 一般需要护理学士学位及 1 年以上临床实践经验。

根据卫生保健服务需求,PHN 可分为环境与职业健康护士、学校护士、家庭护士等。PHN 的执业范畴包括:①疾病预防:开展成人和儿童免疫、产前咨询、老年人安全、婴幼儿和儿童干预、学校健康、慢性病患者的家访等。②疾病调查、案例管理:疾病暴发时对案例的延续护理,与地区流行病学家、医生等合作,在 24h 内完成疾病调查和报告等。③健康促进:关注环境、生活方式和行为因素对人群健康的影响。

结合我国当前面临突发公共卫生事件防治、青少年健康教育、居家照护等多元化健康需求增多的现状,有必要探索有中国特色 PHN 的培养。

二、护士的角色准备

角色学习是个人学习和把握社会赋予的角色期望,明确角色规范,并通过角色实践完成角色功能的过程。为了更好地适应新角色,将要从事护理工作的人员必须做好充分准备,加强对新角色知识的学习,尽快、尽可能完全达到角色认知,养成正确的角色行为,完成角色转变,实现护士职业角色化。**职业角色化**(profession role)是个体社会化的一种具体表现形式,是指在特定的职业环境中,个体形成适应于该职业的角色人格,掌握足以胜任职业的角色行为。

护士职业角色化(nursing professionalism)特指从事护士职业的个体所应具有的角色人格和职业行为模式。它包含职业态度的形成、角色人格的发展、角色行为的适应等具体内容。护士的职业角色化,是通过护士在从事护理职业过程中与职业环境的相互作用而实现的,是一个逐渐内化的过程。护士职业角色化过程受到社会文化、个体价值观以及职业教育多种因素的影响,因此,护士的角色学习必须将系统的学习和不断的实践相结合,并贯穿于基础护理学教育、毕业后护理教育和继续护理教育之中。

三、护士的基本素质

护士肩负着救死扶伤、护佑健康的崇高使命。护士素质不仅与医疗护理质量密切相关,而且是护理专业发展的决定性要素。科学技术的发展以及医学与护理模式的转变,要求护士自身素质必须与社会发展相适应,以不断满足患者对高质量护理服务的需求。

(一) 素质的概念

素质(quality)是指个体在先天禀赋的基础上,受后天环境和教育的影响,通过个体自身的认识活动和参加社会实践活动而形成和发展起来的比较稳定和基本的身心要素、结构及其质量水平。

护士素质(professional qualities of nurse)是指在一般素质基础上,结合护理专业特点,对护理工作者提出的特殊素质要求。**护士的基本素质**包括:思想道德素质、科学文化素质、专业素质、身体心理素质等方面。

(二) 现代护士应具备的素质

1. **思想道德素质** 热爱祖国、热爱人民、热爱护理事业,具有正确的人生观、专业价值观和为人类健康服务的献身精神;有高度责任感和慎独修养;关爱生命,尊重护理对象,忠于职守,救死扶伤,实行人道主义,全心全意为护理对象服务。

2. **科学文化素质** 为适应现代医学模式和护理学科的发展,护士应树立终身学习的观念,具备良好的文化知识素养,具备自然科学、社会科学、人文科学等多学科知识,掌握一门外语及计算机应用知识与技术。

3. **专业素质** 具有较系统的护理学基础理论、基本知识和基本技能。具有评判性思维、敏锐的观察能力、良好的决策能力、解决问题能力、循证实践能力、较强的沟通能力、实践操作能力、创新能力、自主学习和自我发展能力。树立整体护理观念,能运用护理程序解决护理对象的各种健康问题。具有开展健康教育、护理教学和护理科学研究的基本能力。在突发公共卫生事件中,能按规定为患者提供现场救援和医疗救护。

4. **心理素质** 护理工作经常要应对各种危机、突发多变的状况和复杂多样的人际关系。这些工作特点要求护士必须具备开朗乐观、平和稳定的情绪和坦诚、宽容、豁达的胸怀,具有高度的同情心和感知力,较强的适应能力、良好的忍耐力、自控力和应变能力,善于调节自己的情绪,保持平和的心态。

5. **身体素质** 护士特定的工作环境与工作特点决定了护士应具有健康的体魄、充沛的精力,耐受力强,反应敏捷,以保证工作顺利完成。

(三) 护士素质的形成、发展和提高

素质虽有先天因素,但就专业素质而言,更多是需要在专业教育的影响下形成和发展。因此,对

Note:

护理院校的学生应有计划地进行素质教育。护士素质的教育应贯穿于护理学教育的各个阶段、各门课程中，在政治思想教育、专业教育和日常生活管理中均应充分体现护士素质的养成教育，培养他们成为德、智、体、美全面发展的合格人才。

护士素质的提高也是一个终身学习的过程，一个自我修养、自我完善的过程。每个护士都须明确护士必备素质的内容和要求，并自觉在实践中主动锻炼，努力使自己成为一个素质优良的合格护士。

信 息 平 台

护士的社会责任

护理工作是一项平凡而崇高的事业。护士不仅要在护理岗位上一丝不苟地为患者服务，还要走向社会，面向大众，向民众传播预防疾病、维护健康的知识与方法。

当发生严重威胁公众健康和生命的自然灾害、突发公共卫生事件时，护士应以履行保护生命、维护公众健康为己任，勇敢担当，积极参加救护。这是护理职业赋予护士的社会责任。

2003 年抗击 SARS 疫情中、2008 年援救汶川地震中，尤其是 2020 年抗击新型冠状病毒肺炎疫情的总体战、阻击战中，许许多多护士战斗在救治伤员的第一线，表现出护士的血性担当和大无畏的牺牲精神，被誉为"时代最美逆行者"，受到社会大众的高度赞扬。

四、护士职业生涯规划

每个人对自己所从事的工作都要经过职业选择的过程，最终相对稳定在一个自己相对满意的职业岗位上。人的职业生涯过程会受到各种因素的影响，做好职业生涯规划，对自我人生需求的满足和自我价值的实现起着至关重要的作用。

（一）相关概念

职业生涯（career）指一个人在其一生中所承担工作的相继历程，是个体获得职业能力、培养职业兴趣、职业选择、就职，到最后退出职业劳动的完整职业发展过程。

职业生涯规划（career planning）指个人和组织相结合，在对个人职业生涯的主客观条件进行分析、总结研究的基础上，对个人的兴趣、爱好、能力、特长、经历及不足等各方面进行综合分析与权衡，结合时代特点，根据个人的职业倾向，确定最佳的职业奋斗目标，并为实现这一目标作出行之有效的安排。

（二）职业生涯规划的基本要素

根据每个人不同的发展阶段和历程，职业生涯规划的重点也有所不同。不同的护士在进行职业生涯规划时，考虑的因素也有所不同。一般情况下，护士在进行职业生涯规划时应考虑以下因素：

1. **个人条件**　职业生涯规划是对自己未来的设计。一个科学、合理的职业生涯规划，必须对自己各个方面有正确、清晰的认识，包括气质、性格、能力、特长、兴趣爱好、价值观、需求、经验或经历、学历、生理情况等。

2. **环境因素**　合理的职业生涯规划可以帮助个人了解影响发展的各种因素，认识可利用的各种资源。家庭的期望、组织环境、组织发展战略、人力资源需求、晋升发展机会以及政治、经济、法律等因素都会对护士的职业生涯产生正面或负面的影响。

3. **目标定位**　护士在对个人目标进行定位时，应充分了解自我和分析外部环境，正确把握设定目标的依据，达到目标的途径，所需要的能力、培训及教育，可能得到的资源和遇到的阻力，分析达成预定目标的概率，适时对预设目标进行必要的修正。

（三）职业生涯规划的基本原则

1. **可行性**　规划要有事实依据，注重主客观因素的全面分析，要切合实际。

2. **适时**　规划是确定将来的目标，预测未来的行动，各项主要活动实施与完成，都应有时间和顺序上的妥善安排,以作为检查行动的依据。

3. **适应性** 指向未来的职业生涯规划常会面临各种主客观的可变因素,因此规划应有一定的弹性,以增加其与当时情况的适应性。

4. **持续性** 规划涉及个人几十年的职业发展目标,人生每个阶段都有其不同的发展特点,应注意相互间的连贯与衔接。

（四）护士职业生涯规划的基本步骤

1. **确定志向** 志向是事业成功的基本前提,影响着一个人的奋斗目标及成就。因此,护士在制订职业生涯规划时,首先要确立志向,立志为护理事业和人类健康作出自己的贡献是护士职业生涯规划的关键。

2. **自我评估** 自我评估是对自己做全面分析,通过自我分析认识和了解自己。只有正确认识自己,才能选定适合自己的发展领域,对自己的发展目标作出最佳选择。

3. **机会评估** 主要是分析内外环境因素对职业生涯的影响。在制订个人职业生涯规划时,要分析环境条件的特点、环境的变化情况、自己与环境的关系、自己在环境中的地位、环境对自己提出的要求以及个人有利条件与不利条件等,使职业生涯规划更具实际意义。

4. **确定领域** 明确从事护士职业后,可根据实际情况,在一定范围内依据自己的性格、兴趣、特长,结合岗位需求,选择自己的发展领域。可在临床护理、社区护理、护理教育、护理管理、职业健康及医学编辑等多个领域加以选择。

5. **设定目标** 职业生涯目标的设定是职业生涯规划的核心。一个人事业的成败,很大程度上取决于有无正确、适当的目标。发展目标的设定是继职业和发展领域选择后对人生目标的抉择。其抉择要以自己的最佳才能、性格、兴趣、环境等条件为依据。

6. **制订计划** 确定发展目标后,行动便成为关键环节。主要包括工作、培训、教育、轮岗等方面的具体措施。

7. **评估反馈** 要使职业生涯规划行之有效,必须不断对其进行评估与修订。修订的内容包括:职业的重新选择、发展领域的选择、目标的修正、实施措施与计划的变更等。

（五）护士职业生涯发展

护士在其职业生涯过程中,具有多样化的发展方向和发展水平。因此,取得护士执业证书的护理人员可根据自身情况、社会发展和就业岗位需求,合理选择和规划自己的职业发展。

1. **学历的发展** 目前我国已形成从中专到博士完整的护理学历教育体系。护理学专业的学生可根据自身情况,选择就业前继续学习提升学历,直到达到自己满意的学历层次;也可以选择就业后,在执业过程中逐步提升学历。前者可通过护理院校全脱产的正规教育实现学历的提升;后者则可通过半脱产或在职参加开放大学、网络教育、自学考试、函授教育、院校在职学历教育等多种形式实现学历层次的提升。

2. **专业工作领域的发展** 随着我国人口老龄化进程、疾病谱的改变以及人民群众对卫生服务需求的不断提高,护理服务范畴和工作领域也日益丰富和拓展,包括:①临床护理,主要在省、市、区、县等各级各类医院从事护理工作;②社区护理,主要在社区卫生服务中心、长期护理机构等从事护理工作;③护理教育,主要在中、高等医学院校从事护理教育工作;④其他各类需要护理专业背景的行业领域,例如医药公司、卫生行业杂志编辑部、出版社等相关企事业单位。

3. **专业技术职称的发展** 专业技术职称通常指专业技术人员的专业技术水平、能力以及成就的等级称号。护理人员在不同的工作领域其专业技术职称有所不同。例如,临床、社区护理领域的专业技术职称发展层次从低到高依次为:①初级:护师;②中级:主管护师;③高级:副主任护师、主任护师。护理教育领域中,中等专业学校的专业技术职称发展层次从低到高依次为:①初级:助理讲师;②中级:讲师;③高级:高级讲师。高等院校的专业技术职称发展层次从低到高依次为:①初级:助教;②中级:讲师;③高级:副教授、教授。

4. 专业职务的发展　职务指人们在某一职位上所应完成的工作任务和所应具备的任职资格。护理人员依据其工作性质和岗位的不同,有不同的专业职务发展方向。从护理管理岗位的路径发展,其职务发展层次从低到高依次为:护士长、科护士长、护理部副主任、护理部主任等;从护理技术岗位路径发展,其职务发展层次从低到高依次为:护士、专科护士、临床护理专家等。

第四节　护　患　关　系

在明确了护士与患者各自的角色后,如何有效地发挥角色的功能,就要涉及护士与患者之间的关系,即护患关系。护患关系是护理服务过程中最重要的人际关系,和谐的护患关系是保证最佳护理效果的前提。

一、护患关系的概念与特征

(一)护患关系的概念

护患关系(nurse-patient relationship)是指在医疗护理实践活动中,护士与患者为实现共同目标而产生和发展的一种工作性、专业性、帮助性、多向性、短暂性的人际关系。

(二)护患关系的特征

1. 护患关系是一种帮助性关系　护患关系是一种特殊的帮助关系,是护患关系的实质。在这一对关系中,护士是帮助者,患者是被帮助者。护士运用自己的专业知识、技能和人文关怀,通过护理程序这一工作方法,分析、确认和满足患者的健康需要,为患者提供安全、周到、有效的护理,使患者达到最佳的健康状态。

2. 护患关系是一种专业性关系　护患关系是护士在帮助患者满足其无法自行满足的基本需要过程中产生的。护士需要全面评估患者目前的健康状况,与患者共同制订积极有效的护理计划和措施来满足患者的基本需要。良好的护患关系可使各项护理活动都能在患者的积极参与和配合下顺利进行。而各项护理活动都是护士运用护理专业知识和技能帮助患者解决其健康问题为目的。因此,在护患关系中所有活动都以专业活动为中心。

3. 护患关系是一种工作关系　护士与患者之间的人际交往是一种职业行为。建立和发展良好的护患关系是护理工作的需要,无论面对何种疾病、身份、地位、性别、年龄、职业、素质、宗教信仰的患者,也无论护士和患者之间有无相互人际吸引的基础,出于护理工作的需要,护士都应与患者建立并保持良好的护患关系,这种工作关系要求护士必须平等地对待每一位患者,坚持关爱生命、以人为本的原则,竭尽全力为患者提供帮助。

4. 护患关系是一种多向的人际关系　护患关系不仅仅局限于护士与患者之间,患者的家属、朋友、同事及其所在单位,健康保健系统中的其他所有成员,如医生、营养师、理疗师等,也是护患关系中的重要组成部分。这些关系会从不同的角度、以不同的方式对护患关系产生影响。

5. 护患关系是一种短暂性的人际关系　护患关系是患者在接受护理服务过程中建立和发展起来的,因此,护理服务是护患关系存在的前提,一旦护理服务结束,护患关系就会随之结束。

二、护患关系的基本内容

护患双方由于受生理、心理、社会、文化、教育、经济等多种因素的影响,在实施各种护理活动的过程中,会形成不同内容的护患关系,可以概括为技术性关系内容和非技术性关系内容两种。

(一)技术性关系内容

技术性关系内容集中表现在护患双方在护理活动中彼此的地位及心理方位方面。在护患关系中,护士拥有专业知识和技能,处于主动地位,而患者缺乏护理专业知识和技能,处于被动地位。技术性关系内容是护患关系的基础,是维系护患关系的纽带。如果护士没有扎实的护理知识、娴熟的护理技能,无法满足患者在疾病治疗及护理方面的需要,则不可能建立良好的护患关系。因此,技术性关系内容在护患关系中占据重要的地位,影响着护患关系的走向。

(二)非技术性关系内容

非技术性关系内容是指在护理过程中护士的服务态度和服务作风等方面的内容,包括实施护理技术过程中所形成的道德、利益、法律、文化、价值等多种关系内容。主要包括以下几个方面:

1. **道德关系** 护患之间的道德关系是一种固有的基本关系,是非技术性护患关系中最主要的内容。这种道德关系虽然受社会道德影响及制约,但又相对独立。护患双方由于受生活环境、社会心理、文化教育、经济状况以及职业道德修养等多种因素的影响,在护理活动中,容易对一些问题或行为在理解及要求上产生矛盾和分歧。为了避免矛盾,护患双方必须按照一定的道德规范及原则来约束自己的行为,尊重对方的权利、人格及利益。

2. **利益关系** 指护患双方在相互作用的过程中发生的物质和精神方面的利益关系。患者的利益表现在支付了一定的费用后满足了其解除病痛、恢复健康等切身利益的需要。而护士的利益则表现在付出劳动后所得到的工资、报酬等经济利益,以及通过护理服务使患者获得康复而得到的精神满足与愉悦。但是,医护人员的天职是救死扶伤、治病救人,这种职业道德的特殊性,决定了护患之间的利益关系不能和一般的商品等价交换等同,而必须在维护患者健康及利益的前提下进行。在我国,护患双方的利益关系应是一种平等、互助的人际关系。

3. **法律关系** 在任何一个法治社会,护患双方的行为都将受到法律的保护及约束。即患者接受护理服务和护士从事护理活动都将受到法律的保护。在护理过程中,虽然护患双方并没有签署正规的法律文件,但护理实践的基本原则是建立在法律基础上的信任关系。如法律规定,护士从业有相应的资格、权利、责任及行为规范等要求。法律也规定了患者享有健康、就医等权利以及配合医疗护理等义务。因此,护患双方都必须承担各自的法定责任与义务,以法律作为自己的行为准则。任何侵犯患者和护士正当权利的行为都是法律所不能容许的。护患间的这种法律关系是国家保护每个公民正当权益的体现,也是社会文明进步的具体表现。

4. **文化关系** 护理活动是以护患双方的文化背景为基础,在一定的文化氛围中进行的。由于护患双方在文化水平、语言、素质修养、宗教信仰及风俗习惯等文化背景方面存在着差异,护理活动中易产生矛盾或误解。因此,护士要尊重患者的宗教信仰及风俗习惯,时刻注意自己的语言和非语言表达,对不同文化背景的患者应用不同的沟通方式,以建立良好的护患关系。

5. **价值关系** 护患双方在护理过程中的相互作用及相互影响体现了人的社会价值。在此过程中,护士通过自身的专业能力为患者提供优质护理服务,履行对他人的道德责任和社会义务,实现个人的社会价值。而患者恢复健康后又能重返工作岗位,实现其为社会作贡献的人生价值。

三、护患关系的基本模式

根据护患双方在共同建立和发展护患关系过程中发挥主导作用程度的不同,以及各自所具有的心理态势的不同,可将护患关系分为3种基本模式。

(一)主动-被动型模式

主动-被动型模式(activity-passivity model)是一种传统的护患关系模式。此种模式以生物医学模式及以疾病护理为中心的护理模式为指导思想。其特征是护士和患者之间单向发生作用,即"护士决定为患者做什么"。护士在护患关系中处于主动和主导的作用,而患者则处于完全被动和接受的从属地位。护患双方呈显著的心理差位关系。所有针对患者的护理活动,只要护士认为有必要,不需要征得患者的同意,患者需完全服从护士的决定。

这种护患关系模式适用于无法表达自己主观意志的患者,如昏迷、休克、全身麻醉、有严重创伤及精神障碍的患者等。一般这类患者部分或完全失去了正常的思维能力,无法参与表达意见,需要护士发挥积极能动作用,使患者在这种单向的护患关系中尽快恢复健康。

(二) 指导 - 合作型模式

指导 - 合作型模式(guidance-cooperation model)以生物 - 心理 - 社会医学模式及以患者护理为中心的护理模式为指导思想。其特征是护士与患者之间是微弱单向发生作用,即"护士教会患者做什么"。护士在护患关系中仍占主导作用,护患双方呈微弱的心理差位关系。但是,护患双方在护理活动中具有不同程度的主动性。护士决定护理方案、护理措施,患者尊重护士的决定并主动配合,主动向护士提供有关自己疾病的信息,并可以对自己的护理和治疗方案提出意见和建议。

这种护患关系模式适用于病情较急、较重,但神志清醒的患者。患者对治疗及护理了解少,需要依靠护士的指导以便更好地配合治疗及护理工作,从而发挥自己的主观能动性。

(三) 共同参与型模式

共同参与型模式(mutual-participation model)以生物 - 心理 - 社会医学模式及以健康为中心的护理模式为指导思想。其特征是护士与患者之间双向发生作用,即"护士帮助患者自我恢复"。护患双方的关系建立在平等的基础上,双方呈等位的心理关系。在医疗、护理过程中,护患双方具有大致等同的主动性和权利,共同参与护理计划的制订和实施。患者不是被动地接受护理,而是积极主动地配合并亲自参与护理活动,护士尊重患者的权利,与患者共同商定护理计划。

这种护患关系模式适用于慢性病的患者和受过良好教育的患者。此类患者不仅清醒,而且对疾病的治疗及护理有比较充分的了解,把自己看成是战胜疾病、恢复健康活动的主体,具有强烈的参与意识。

三种护患关系模式各有特点,在护理活动中应根据患者疾病的性质、患者的个性特征建立适宜的护患关系模式,并根据患者病情变化、意愿随时调整和转换护患关系模式,从而取得更好的护理效果。

四、护患关系的建立过程

护患关系的建立既遵循一般人际关系建立的规律,又与一般人际关系的建立及发展过程有一定的区别。良好护患关系的建立与发展一般分为以下 3 个时期:

(一) 初始期

又称观察熟悉期,指从护士与患者第一次见面开始到护患正式合作为止。此期的主要任务是护患之间建立初步的了解和信任关系。在初始期,护士需要向患者介绍病区的物理环境和人文社会环境,同时收集患者生理、心理、社会、精神和文化等方面的健康资料,以发现和确认患者的健康问题。患者通过观察护士的言行确定对护士的信赖程度。护士在与患者交往过程中所展示的仪表、态度和言行等都将对信任关系的建立产生决定性的作用。

(二) 工作期

又称合作信任期,是指从护患在彼此信任的基础上开始合作起至患者康复这段时间。此期的主要任务是护士运用护理程序的方法解决患者的各种健康问题,满足患者需要。护士需要与患者共同协商制订护理计划,与患者及有关人员合作完成护理计划,并根据患者的具体情况修订及完善护理计划。护士的专业知识、专业技能和良好的工作态度是保证和谐护患关系的基础。

(三) 结束期

结束期又称终止评价期,指从患者康复(护理问题解决、护理目标达到)起至患者出院这段时间。此期的主要任务是总结护理工作经验,保证护理工作的连续性,并圆满地结束护患关系。一方面护士要征求患者意见,对所做的护理工作进行全面评价,找出成功的经验以及失败的教训,为以后的护理工作提供指导和借鉴;另一方面,要根据患者的具体情况制订出院计划或康复计划,以保证护理的延续性,预防患者在出院后由于健康知识缺乏而出现某些并发症。

五、建立良好护患关系对护士的要求

在护患关系的建立和发展过程中,护士处于主导地位,对护患关系的转归起着决定性作用。因此,

为使护患关系和谐发展,护士必须努力做到以下几个方面:

1. 保持健康的生活方式　护士健康的生活方式、强健的体魄和良好的心理状态会对患者产生积极的影响和仿效作用。护士应建立和保持健康的生活方式,平衡膳食,维持适当的体重,适当运动和休息,保持机体内外环境平衡,并维持应激情况下正常的生理和心理反应。

2. 保持良好的情绪状态　情绪具有感染性,护士的情绪状态会对患者产生重要的影响。职业的特定角色要求护士在工作岗位上不能像普通人那样毫无顾忌地表达自己的情感,而是需要理性地控制和有效地调整自己的情感和情绪,避免不良情绪状态对患者产生负面影响。

3. 尊重并平等地对待患者　护士应尊重患者的人格和权利,对所有的患者一视同仁。当护士以平等的态度对待患者时,患者才会信任护士,主动参与护理活动过程。

4. 真诚地关爱患者　在护患互动过程中,护士应以真诚的态度对待患者,设身处地为患者着想,体验患者的感受,理解患者的情感和行为,并适时让患者知晓,使患者感受到被理解,感受到温暖、轻松、自由和支持,从而更加信任护士,愿意接受护士的帮助。

心 语 心 声

来自一位护士的感悟:一次难忘的葬礼

在我的护士生涯中,最难忘的一次经历是去参加一位病逝患者的葬礼,患者家属虽然非常伤心,但依然真诚地拥抱着曾护理过他们亲人的护士。他们知道,我们不仅用双手,而且用我们的爱心全心全意地照料患者。在我们面前,他们并没有隐藏自己的情感或假装坚强。虽然护士不能参加每一位病逝患者的葬礼,但这样的经历使我们深刻体会到,并不是所有的成功都以患者的最终结果来加以评价。有时,成功是在某种水平上将护士、患者及其家属联系起来的能力。

---

5. 具有丰富的科学文化知识　护士不仅要具备娴熟的护理技能和丰富的护理专业知识、学习相关的人文社科知识,还应保持对护理专业的兴趣和良好的执业能力,在护理工作生涯中不断加强自身能力建设,汲取新理论、新知识,新技能,并借助现代信息化技术进一步满足人民群众多样化、多层次的健康服务需求,成为健康中国建设的中坚力量。这是取得患者充分信任、建立良好护患关系的实力保证。

6. 掌握良好的护患沟通技巧　护患关系的建立与发展,是在护患双方沟通过程中实现的。良好的沟通技巧是建立和发展护患关系的基础。护士可以通过语言和非语言的沟通技巧(详见第六章第五节)与患者进行有效的沟通,更好地了解和满足患者生理、心理以及社会等多方面的健康需求,从而获得满意的护理效果。

（洪芳芳）

思考与练习

1. 讨论:

(1) 现代护士的角色与功能发展对提高人类健康水平的意义。

(2) 如何理解护士的家国情怀?

2. 患者高某,女,42 岁,因长期低热原因不明而入院治疗,经检查诊断为肺结核。两名护士得知后在病房走廊谈论该患者的病情,被其他患者听到。

请问:

(1) 此案例护士是否侵犯了患者的权利?

(2) 在患者治疗过程中应如何做到尊重患者的权利并指导其履行义务?

3. 患者张某,女,52 岁,高校教师,因胆囊结石定于次日行手术治疗。护士小蒋向患者详细介绍手术相关知识和注意事项。术后第 4d 患者恢复良好,得知其丈夫因骨折被收治于同一所医院,不顾医护人员劝阻坚决要出院以照顾其丈夫。

请问:

(1) 护士小蒋与患者应建立何种护患关系模式?

(2) 护士小蒋承担的主要角色是什么?

(3) 患者张某的角色转变。

4. 护生小陈是品学兼优的学生,毕业之际,有的同学励志考研,有的同学一心想进大城市的大医院。但小陈却选择到小城市的一家二甲医院工作。工作中小陈业务能力突出,深受患者欢迎,鉴于其优秀的表现,工作三年后便被提拔为护士长。在同学聚会上,同学们谈论起当时的就业选择,小陈说:"当时家庭经济条件有限,不能直接考研,而大医院高学历的优秀人才比比皆是,选择这家医院,只要自己肯付出和努力,很快就能受到医院的重视和培养。"

请问:

(1) 小陈在职业生涯规划中受到哪些因素的影响? 她是如何应对的?

(2) 小陈在护理工作中是如何与患者建立良好护患关系的?

URSING

第五章

护理实践中的伦理和法律法规

05章 数字内容

教学目标

识记：

1. 正确陈述护理伦理的5条基本原则。

2. 正确陈述护理职业道德规范。

3. 正确陈述医疗护理差错事故的分级、分类以及处理程序。

4. 说出护士执业注册规定。

理解：

1. 能用自己的语言正确解释下列概念：

职业道德　尊重　有利　不伤害　公正　诚实守信　知情同意　法律

医疗事故　护理差错　侵权　疏忽大意　渎职　受贿

2. 能区分护理活动中的故意侵权行为与无意侵权行为、疏忽大意与渎职罪。

运用：

1. 能用实例说明护士在护理实践中可能会遇到的伦理问题及应遵循的伦理原则。

2. 能用实例说明护士在护理实践中涉及法律责任的主要内容。

护理工作是以人为工作对象、以人的健康为中心的社会职业,具有一定的特殊性及复杂性。其特性决定护士在为患者提供护理服务的同时,还需要考虑所涉及的伦理与法律问题。掌握与护理和卫生保健相关的伦理、法律知识,可以帮助护士正确认识护理学专业实践中常见的伦理和法律问题,遵循伦理守则和法律规范,安全执业,保持较高的专业水平和良好的执业质量,从而维护患者及护士自身的权益。

第一节　护理伦理与实践

护理伦理主要研究护理道德的产生、发展和变化规律,以及护士在为个人、家庭、人群、社区提供服务的过程中应遵循的道德原则和规范。它是护理行为的准则,可以指导护理实践、协调护理领域中的人际关系、分析和解决护理实践中的伦理问题。

一、护理伦理的概念

(一) 伦理与道德

伦理(ethics)是指人们在处理人与人、人与社会关系时应遵循的道理和行为准则,是一种有关辨别对或错的行为素养,它涵盖道德层面,也是一种自律性道德。

道德(moral)是指以善恶评价的方式调整人与人之间以及个人与社会之间关系的行为原则和规范的总和,依靠人们的内心信念、传统习惯和社会舆论来维持。主要包括理想、信念、情操以及个人与社会、他人应该建立何种关系、具有何种义务、在处理与他人的关系时应该遵守何种原则等。它是由经济基础决定的一种社会意识形态,是人类特有的精神生活。

伦理与道德关系密切,但也有区别。道德侧重于道德实践,指人与人之间的实际道德关系,包括道德规范、行为等;而伦理侧重于道德理学,是道德现象的抽象概括,是研究道德的理论。

(二) 职业道德

职业道德(professional morality)是与人们的职业活动紧密相关,符合职业特点要求,具有自身职业特征的道德准则、道德规范、道德情操与道德品质的总和。从事某种特定职业的人,由于有共同的劳动方式,接受共同的职业训练,因此常具有共同的职业兴趣、爱好、习惯及心理传统,结合某些特殊的职业关系,从而产生特殊的行为模式和道德要求。与社会一般道德要求相比,职业道德是社会一般道德在职业生活中的具体体现,更直接地反映社会道德的要求和道德面貌。

职业道德明确地表达了职业义务、职业责任以及职业行为上的道德准则,通常以灵活多样的表现形式来约束从事本职业的人员,从而使从事一定职业的个人道德品质"成熟化"。不论从事哪种职业,每个从业人员在职业活动中都要遵守职业道德。

(三) 护理道德与护理伦理

护理道德(nursing morality)是在护理实践中逐渐形成的一种职业道德。它是护士执业过程中应遵循的,根据护理工作的特殊性,以善恶为标准,用以约束、规范护士行为,调节护士与社会及他人之间关系的行为规范和道德意识的总和。

护理伦理(nursing ethics)是在护士的执业活动中,研究护理行为对与错的准则。护理伦理阐述了护士对患者、对其他医务人员、对专业和社会的责任与义务,为护理专业行为提供了标准。

二、护理伦理原则

护理伦理原则是指导护理行为的准则,是护士进行护理行为选择的主要依据。主要包括尊重、不伤害、有利、公正、诚实守信5条原则。

(一) 尊重原则

尊重(respect)是指维护人的尊严,礼貌待人,不损害他人人格,以及维护和尊重每个人的权利。

在临床工作中,护士只有尊重患者的人格和权利,才能赢得他们的信赖和尊重,才能建立起密切的、相互配合的关系。

1. 尊重患者的人格权　人格权是指个体出生后即享有并应该得到保护的权利,是社会个体生存和发展的基础,主要包括身体权、生命权、健康权、人格尊严权、名誉权、荣誉权、人身自由权、姓名权、肖像权等。护士会接触到各种不同的患者,每个人都有自身的价值、人格尊严及权利,都应受到护士的尊重。为了更好地维持及促进患者的健康,护士应具有爱心、耐心及同情心,尊重患者的人格和尊严,这是建立护士与患者之间良好关系的基础。

2. 尊重患者的自主权　自主权即个体做自我决定的权利,尊重患者的自主权是实施护理的基础。在所有的治疗和护理过程中,应尊重患者对有关自己医护问题的自由决定和行动。自由决定指根据自己的价值观念,不受任何条件的制约、不受外界干扰、在掌握了充分的信息及资料后,有目的地做出决定。当护理对象是婴幼儿、精神障碍、意识丧失等没有自主能力做决定的患者时,在所有的相关医务人员都认同护士的决定对该患者有益时,护士可以行使自主权,做出有利于患者的护理决定。

在护理实践中,护士尊重患者自主权体现为患者的知情同意。知情同意(informed consent)是指患者或家属在获得足够的信息,包括病情、诊疗过程、预后等,并完全理解的情况下,自愿地同意或接受某些诊疗和护理措施。知情同意必须符合三个条件:①患者必须对所接受的诊疗、治疗或护理完全知情,并正确理解其原因、方法、优缺点,以及可能出现的反应或副作用等,并能够对各种方法可能的后果做出利弊评价;②必须建立在完全自愿的基础上,没有任何他人的干预、暗示、诱导、欺骗或强迫;③患者或家属是在完全清楚、情绪稳定、有能力做出判断及决定的情况下同意的。同意是以知情为前提,以自主为条件的。

3. 尊重患者的隐私权　患者的秘密和隐私指在医护人员采集病史、体格检查及诊疗护理过程中所获得的有关其家庭生活、生理特征、不良诊断和预后等与他人和社会公共利益无关的信息。护士有义务为其保守秘密,不经患者本人同意,不能随便透露给与该患者治疗和护理无关的其他人员。特殊情况下甚至包括患者的亲属和朋友。

(二) 不伤害原则

不伤害(nonmaleficence)指在采取医疗护理措施时,应尽可能避免对患者造成生理、心理、精神、社会等方面的伤害。它是医疗卫生服务中的底线标准。"伤害"指的是发生可以避免的损伤,不包括在一些诊疗护理过程中所发生的一些不可避免的损伤,如手术的创伤、药物的不良反应等。简单地说,不伤害就是不要做有害于患者身心健康的事,避免引起伤害的危险,并把不可避免的伤害减低到最低限度。例如根据不伤害原则,护士在任何情况下都不能使用污染的注射器给患者抽血。

(三) 有利原则

有利(beneficence)强调一切为患者的利益着想,努力使患者多受益。在临床实践中,护士应该从维护患者利益的角度出发,尽量使其受益。在医疗卫生服务中,利害常常共存,很少有完全没有危险的选择。因此,一切诊疗护理措施必须以医学科学为依据,恰如其分地选择医护手段。必须全面考虑并权衡给患者带来的利害得失,选择实施对患者受益最大、损伤最小、效果最佳的方案;对于得失不明的方案应谨慎使用。例如外科手术会给身体带来短时的创伤,但它会挽救患者生命、消除病痛等,给患者带来长期受益的结果,因此是一种对患者有利的服务措施,应该实施。

护理人员既要关心患者以生命和健康为核心的客观利益,如减轻病痛、节省医疗费用等,又要关心患者主观利益,如正当的心理需求。在为患者全面权衡利害得失的同时,还要坚持有利于患者、有利于他人、有利于社会的有机统一,达到对患者有利,同时不损害他人及社会利益。

(四) 公正原则

公正(justice)指在处理患者之间、患者与社会之间的利益关系时,要做到公平正直、合情合理。公正包括两方面内容,一是平等待人,二是公平合理分配卫生资源。公正的实质是平等,对患者一视同仁,不能厚此薄彼。公平有绝对和相对之分,绝对的公平指具有同样诊断和健康保健需求的患者应该得到同样的护理;相对的公平指因病情需要而有更多需求的患者应得到保证其生存的卫生资源。因此根据患者的需要公平合理分配护理资源,如护理人数的分配、不同级别护士的搭配、实施护理的先后等。特别是对老年患者、精神病患者、残疾患者、年幼患者等特殊人群。

(五) 诚实守信原则

诚实守信(fidelity)即实事求是,信守承诺,护士应对患者、工作单位、国家、社会及自身做到诚实守信。诚实守信首先表现在始终按计划实施护理,其次就是做到实事求是,如实准确地记录护理文件。即便是仅有护士一人独自护理患者,如护理婴幼儿、老年人、昏迷患者等,护士仍然需要遵守护理操作规范,为患者的健康负责,做到慎独。

三、护理职业道德规范

护理职业道德规范是在护理实践中道德行为与道德关系的普遍规律的反映,是在护理伦理基本原则指导下的具体行为准则,也是培养护士道德的具体标准。国际护士协会 2005 年修订的《国际护士伦理守则》、美国护士学会 2015 年修订的《美国护士伦理守则》,我国原卫生部、国家中医药管理局、国家食品药品监督管理局 2012 年发布的《医疗机构从业人员行为规范》(附 5-1),以及 2008 年中华护理学会组织专家制定的《护士守则》(附 5-2)都是护理实践的道德规范指南。结合我国护理工作的实践特点,护理职业道德规范的内容主要包括 7 个方面:

1. **爱岗敬业,忠于职守**　护理工作是整个医疗卫生工作的重要组成部分,最终目的都是为了恢复、维持、促进患者的健康。热爱护理工作,树立职业荣誉感,是护士做好护理工作的动力源泉,也是护士应有的首要的道德品质。它要求护士确立牢固的事业心,自尊自爱,自信自强,不断进取,担负起保护生命、减轻痛苦、增进健康的专业职责。

2. **尊重患者,关心患者**　尊重患者的人格和权利,对患者一视同仁,是护士基本的道德品质。护士在给患者提供护理服务时应尊重其生命、人格、尊严和权利,平等对待患者。应理解和同情患者的痛苦、不幸,设身处地地为他们着想。在患者需要护理帮助时,应尽量满足其生理、心理、安全、求和、爱美等需求,解除他们精神上的负担,使他们树立起恢复健康的信心。

3. **语言文明,举止端庄**　护士对患者的语言应该是亲切、文明的。应注意运用安慰性、鼓励性语言,以起到辅助性治疗的目的。避免刺激、生硬的言语,以免引起患者不良的心理反应。在与患者的沟通中,言语应谨慎,防止对患者造成不必要的伤害或引起患者及家属的误解。

护士的一举一动会影响医院内各类人员之间的关系,患者也常会根据护士的言谈举止判断护士对他们的态度和感情。因此,护士应注意仪表整洁、精神饱满、态度和蔼、举止端庄;在紧急情况的处理时沉着冷静、有条不紊,使患者感受到尊重、安全和信任,进而提升护士自身形象和医院形象。

4. **审慎负责,精益求精**　护理工作直接关系患者的健康与生命,因此护士在工作中要具有高度的责任感、审慎的工作态度和严谨的科学作风,技术上精益求精,严格执行各种规章制度和技术操作规范,严防差错事故的发生,力求科学、准确、快捷、安全、果断。

5. **遵纪守法,廉洁奉公**　护士应成为患者的代言人及保护人,维护患者的合法利益与安全。若发现损害患者利益和安全的不道德行为,应勇于制止。护士应依法执护,自觉执行各项规章制度和操作规程,不弄虚作假,不以"护"谋私。应如实记录患者住院期间使用的医疗资源,不错记、多记或乱记。谢绝患者赠送的礼物,不以有功自居,索取患者财物;更不能乘人之危,利用职务之便谋求个人的私利。

6. **勤奋学习,积极进取**　现代科学技术日新月异,护理工作的内容和范围不断扩大,护理知识和技术发展迅速。这些都要求护士不断学习新知识、新技术,优化和完善现有知识结构,不断提升专业能力,以适应护理科学的发展与进步。

Note:

7. **互尊互助,团结协作**　在医院工作中,医护技各部门既有分工又有协作,彼此紧密联系,缺一不可。护士应树立整体观念,妥善处理医护、护技、护政之间的关系,以一切有利于患者为准则,相互尊重,相互支持,通力合作。同时,护士和其他医务人员之间还应该互相监督,及时提醒,以防止差错事故的发生。

四、护理实践中的伦理问题与处理原则

在各项护理工作中,护士可能遇到不同的伦理问题,需要依据伦理原则及具体情况进行分析及处理。

(一) 特殊人群相关的问题

1. **儿童**　儿童正处于生长发育阶段,好奇心重,易受外界影响。在诊疗过程中,护士有责任监护患儿,防范意外伤害事件的发生。如有毒物质、尖锐物品置置于患儿接触不到的地方;不哄骗或恐吓患儿。遇到可疑受虐待和被忽视儿童,应及时报告相关人员(如患儿的父母、社会工作者等)。

2. **老年人**　老年人由于器官功能退行性变化,易发生意外伤害。护士在诊疗过程中应根据该人群特点,运用适合的交流方式,保证有效沟通;要加强巡视,主动询问,悉心照护,协助其满足清洁、舒适等各方面的需求。

3. **残疾人**　护士应明确残疾人具有与正常人一样的尊严以及权利,应像对待其他普通患者一样对待他们。由于身心方面的功能障碍,残疾人通常比正常人缺少自我保护能力,应给予他们更多的关心和帮助,指导他们使用医院和病区的公共设施。除了要考虑他们不能“做什么”之外,还应该考虑适合他们的健康教育方式,提高他们照护自己的能力。

4. **传染病患者**　许多耐药菌株的产生、急性传染病的传播等对护士的工作都是一个挑战。在面对传染患者时,护士应该具备对传染病的识别、预防及控制的知识及能力。在面对特殊传染患者,如艾滋病患者时,护士也应尊重其权利,在保密、不歧视和患者自愿的原则下,像对待其他普通患者一样为其提供所需的医疗和护理服务,同时做好自我防护。对检测发现人类免疫缺陷病毒抗体阳性结果的报告不得泄露给与患者无关的医护人员,但需向传染性疾病控制中心报告。

5. **精神障碍患者**　在治疗护理精神疾病患者时,应同样尊重和保护他们的人身权利,贯彻知情同意的准则,不得予以歧视。由于精神病患者可能发生私自出走、自杀等情况,因此,必须提供完善的监护和安全的设施,做好记录,尽量防止不良事件发生。在精神病患者发生冲动性暴力行为或有自我伤害行为时,护士可以采取强制性措施来约束患者,但要以保护患者和他人安全为目的,采取的措施要安全,不伤害患者。

6. **昏迷患者**　由于昏迷患者丧失意识及相应的功能,因此护士应做到慎独,在护理过程中更应严密观察,精心护理,绝不能因为患者昏迷就疏于护理。对于意识不清可能发生自我伤害或干扰治疗的患者,需要采取约束装置来预防意外的发生,同时必须经常评估患者并定时松解约束装置。

7. **临终患者**　对于终末期患者是否使用复苏等急救措施也是医护人员会面临的一个伦理问题。所有具备自主决定能力的成人都有权利决定自己在临终时是否使用心肺复苏等急救措施。国外通常采用生前预嘱(living will),又称预先指示(advance directives)的形式,即在人们健康或意识清醒的状态下,应用书面文件的方式写明当自己在不可治愈的伤病末期或临终时,要或不要哪种医疗护理,例如患者在终末昏迷时,除了促进患者舒适的护理措施之外不需要其他护理;或指定代理人代替其决定。我国尚无相关法规,但有社会公益组织在推行,并得到医学界和相关专家的认同。另外,对于有临终患者的家庭应做好相关教育,以便患者与家属及其他照顾者进行更好的沟通。

Note:

（二）生殖相关问题

在与生殖相关的领域内，生殖技术、生育控制等是护士可能遇到的问题。

1. 人类辅助生殖技术 是指运用医学技术和方法对配子、合子、胚胎进行人工操作，以代替自然的人类生殖过程，达到受孕的技术，主要包括人工授精、体外受精和无性生殖。

在人类辅助生殖技术中应该注意遵循相应的伦理规范和原则。主要包括：①有利于患者原则：在实施人类辅助生殖技术前应综合考虑患者的病理、生理、心理及社会因素，不育夫妇对获得的配子、胚胎有选择处理方式的权利。同时相关机构必须对此有详细记录。不得以营利为目的滥用该技术。②知情同意原则：必须在夫妇双方自愿同意并签署书面知情同意书后方可实施，接受生殖技术的夫妇可在任何时候提出终止该技术，并不会影响今后治疗。③保护后代原则：医务人员有义务告知接受生殖技术的夫妇，他们对该技术出生的孩子负有伦理、道德和法律上的权利和义务。④保密原则：若该技术中涉及捐赠的精子或卵子，医护人员需要对使用该技术的所有参与者实行匿名（针对供者）和保密（针对受者）。⑤伦理监督原则：应建立生殖医学伦理委员会对该技术进行指导和监督，并对实施过程中的问题进行审查、咨询和论证。

2. 生育控制 指用生物的、医学的、社会的和法律等手段，通过避免或终止怀孕等方法干预人类的生殖过程，以控制人口增长，提高人口质量。目前生殖控制的主要手段包括避孕、绝育和人工流产等。

在生育控制中应该注意遵循的主要伦理规范和原则包括：①执行生育控制与做好思想工作相结合的原则：实行生育控制是目前国家制定的基本国策，因此护士应坚决贯彻执行，同时还要耐心细致地做好思想教育工作，帮助人们破除陈旧的生育观念。②知情同意原则：实施避孕节育手术，应当征得受术者及其配偶的同意，并保证受术者的安全。③提高技术及服务质量原则：医护人员必须熟悉各种生育控制的方法及其安全可靠性，严格按照规程操作，尽量减少和避免意外发生。同时还应对接受生育控制的夫妇进行积极的心理疏导。④医护合作原则：护士在生育控制的过程中应与医生密切协作，共同负责，确保技术安全。

（三）器官移植相关问题

器官移植是用一个健康的器官置换另一个损坏而无法医治的脏器，以达到治疗或挽救患者生命的目的。器官移植的最大难题是供体来源问题，无论从死人或活人身上摘取器官，都存在伦理学问题。器官移植受体的选择也涉及医疗资源分配等伦理问题。

在器官移植中应该遵循的主要伦理规范和原则包括：①知情同意原则：对于供体，主要强调在知情的基础上自愿捐献器官用以移植。对于受体，患者有权了解器官来源、可供选择的医疗方案的利弊及风险等，并在此基础上对是否接受移植及治疗做出最终的选择。②公正原则：在可供移植器官供不应求时，应注重器官分配的公平。分配选择时应该从医学标准和社会学标准两个主要方面来考虑。医学标准即由医务人员根据医学发展水平和自身的技能达到的判断标准。社会学标准是根据年龄、社会价值和个人应付能力等诸多的社会因素加以判断。在年龄上应以青壮年优先，在社会价值上应以个人对社会的贡献大小为依据，同时，应客观地评价社会及个人应对能力。③效用原则：在实施过程中应努力防止对供体和受体可能造成的伤害，在摘除和移植过程中都要考虑风险/收益比，不做弊大于利的移植。④尊重生命原则：在移植过程中，不仅要尊重供者的奉献，还应尊重受体的生命，充分考虑受体术后的生存时限及生存质量。⑤保密原则：对器官捐赠者、接受者和申请人体器官移植的患者的个人信息和病情资料要保密，除非事先征得他（她）们的同意或法律需要。

（四）人体试验相关问题

人体试验是以人为试验对象，用人为的方法，有控制地对受试者进行观察研究的方法。人体试验是医学科学发展的客观需要，是医学科研的基本活动。在人体试验中应该遵循的主要伦理规范和原则，包括：①科学目的的原则：人体试验的目的是为了提高诊疗水平，以更好地维护、增进人民的健康。

任何背离这一目的的试验都是不道德的。②知情同意的原则：人体试验必须取得受试者及其家属的同意，受试者参加试验应是自愿的，须以签名和注明日期的知情同意书作为文件证明。而且在试验的任何阶段有权随时退出试验而不会遭到歧视或报复，其医疗权益不受影响。③维护受试者利益的原则：人体试验应在具有相当学术水平和经验的医护人员监督指导下实施，试验过程应采取充分的安全措施，最大程度维护受试者的利益，并将可能遇到的风险降到最低限度，不能为了科研而损害其利益。

第二节　护理法律法规与实践

随着护士角色和职能的扩展，护理工作范围的扩大，以及我国法制建设的进步，人们法制观念的增强，护士在工作中面对的法律问题越来越多。这就要求护士必须学习法律相关基本知识，自觉守法、用法，以确保护理工作在法律规范的范围内开展，护理行为符合法律规范的要求，避免医疗护理差错事故的发生，保护患者及护士自身的权益。

一、法律法规的相关概念

法律是由具有立法权的国家机关制定的人们行为规范的准则。它对调节及保障人们的社会生活、家庭生活、经济生活等都具有极其重要的意义。因此人们必须学法、懂法，以便更好地执法、守法，受到法律的保护。

（一）法律的概念

法律（law）指国家制定或认可并由国家强制力保证执行的具有普遍约束力的行为规范。法律有狭义及广义之分，狭义的法律专指由特定的国家立法机关制定的规范性文件。广义上的法律指各种法律、法规、规范的总和，除了国家立法机关制定的规范性文件之外，还包括国家行政机关制定的行政法规、地方国家权力机关制定的地方性法规等。

（二）法律的分类

在我国，法的分类方法有两种：一种是根据法的调节手段，分为民事法、行政法和刑事法。另一种是根据法所调节的社会关系，分为经济法、劳动法、教育法和卫生法等。其中民事法、刑事法及卫生法与护理实践密切相关。民事法是调整公民之间人身和财产关系的法律规范。护士在工作中的疏忽大意、医疗事故、侵犯隐私、攻击和殴打等属于民事法处理的范畴。刑事法是处理侵犯公共安全和利益行为的法律规范，如处理盗窃和杀人，非法使用毒麻药品等。卫生法是由国家制定或认可，并由国家强制力保证实施，旨在保护人体健康，调整人们在与卫生有关的活动中形成的各种社会关系的法律规范。

（三）法律的几个基本范畴

1. 权利和义务　权利（right）和义务（duty）是法律的核心范畴。权利是正当化的利益；义务是法律关系主体承担的责任，表现为必须依法做出某种行为或抑制某种行为。

2. 法律责任　法律责任（legal responsibility）在广义上是指任何组织和个人都有遵守法律、依法行使法律所赋予的权利、履行法律所规定的义务，自觉维护法律尊严的义务和责任。狭义上是指由特定的法律事实所引起的对损害予以赔偿、补偿或接受惩罚的特殊义务，即违法者对违法行为或违约行为所应承担的法律后果。

3. 法律制裁　法律制裁包括刑事制裁、民事制裁、行政制裁及违宪制裁。刑事制裁又称刑罚，指法院对于违反刑法的犯罪者所应承担的刑事责任而实施的处罚措施，包括监禁、死刑等。民事制裁指法院通过民事审判活动，依照民事法律规范，对违法的当事人依其应负的民事责任给予的强制性措施，包括停止侵害、消除危险、返还财产、修理更换、赔偿损失、支付违约金、恢复名誉、赔礼道歉等。行政制裁指国家行政机关对有关单位或个人因违反行政法规，依其所应承担的行政法律责任而实施的强制性措施,可分为行政处分、行政处罚和劳动教养。违宪制裁指依据宪法的规定,对违宪行为实施的一种强制性措施。

二、护理相关法律法规

护理法规是由国家制定或认可,并以国家强制力保证实施,旨在维护公民健康,涉及护理职业活动、护士管理的法规及规章制度等的总和。

(一)护理立法的历史与现状

护理立法源于 20 世纪初。1903 年美国北卡罗莱、新泽西、纽约和弗吉尼亚四个州率先颁布了《护士执业法》。1919 年英国颁布了护理法,1921 年荷兰颁布了护理法,随后芬兰、意大利、波兰等许多国家也相继颁布了护理法律、法规。在有关国际组织的推动下,护理立法工作得到了很快的发展。1947 年国际护士委员会发表了一系列有关护理立法的专著。1953 年 WHO 发表了第一份有关护理立法的研究报告。1968 年国际护士会成立了护理立法委员会,制定了第一个护理立法的纲领性文件《系统制定护理法规的参考性指导大纲》,为各国护理立法中涉及的许多问题提供了指导。近年来,许多国家反复修改完善了本国的护理法,对促进本国的护理工作法制化起到了重要的作用。各国的护理法主要内容包括总纲、护士注册、护士教育、护理服务四个方面内容。

中华人民共和国成立后,政府和有关部门十分关注护理教育和护理质量,先后发布了涉及护士管理方面的法规和规章。1982 年原国家卫生部在发布的《医院工作制度》和《医院工作人员职责》中,规定了护理工作制度和各级各类护士的职责。1988 年原国家卫生部制定了包括护士在内的《医务人员医德规范及其实施办法》。为了加强护士管理,提高护理质量,保障医疗和护理安全,保护护士的合法权益,1993 年 3 月 26 日原卫生部颁布了《中华人民共和国护士管理办法》,确立了护士执业资格考试制度和护士执业许可制度。2008 年 1 月 23 日国务院颁布了《护士条例》,并与原卫生部颁布的《护士执业注册管理办法》一起于 2008 年 5 月 12 日正式实施。2020 年 3 月 27 日中华人民共和国国务院令第 726 号《国务院关于修改和废止部分行政法规的决定》对《护士条例》进行第一次修订。这些护理法规对保证公民就医安全,保障护士执业权益具有重要意义。

除此之外,与护理相关的法律法规还包括:国务院颁布的《医疗事故处理条例》(2002-4-4),原卫生部发布的《医疗事故技术鉴定暂行办法》(2002-7-19)、《医疗事故分级标准(试行)》(2002-9-1)、《医疗卫生机构医疗废物管理办法》(2003-10-15)、《病历书写基本规范》(2010-2-4)、《电子病历应用管理规范(试行)》(2017-2-22)、《医疗机构病历管理规定(2013 版)》(2013-12-17)等,旨在规范医护人员的医疗和护理行为。

(二)护理法规的种类

1. **由国家主管部门通过立法机构制定的法规** 可以是国家卫生法的一部分,也可以是根据国家卫生基本法制定的护理专业法。目前我国最高的护理法规是由国务院颁布的《护士条例》。

2. **根据卫生法,由政府和地方主管部门制定的规章制度及规范性文件** 它包括各种与护理相关的法规条款,如由原卫生部颁布的《护士执业注册管理办法》。

3. **专业团体的规范标准** 由政府授权的护理专业团体如中华护理学会,根据法律所制定的各种护理标准及操作规范和护理实践的规定、章程、条例等。它清楚地表达了护士能做什么,不能做什么,各种操作应该如何去做,其规范要求是什么等。

4. **工作机构的有关要求、政策及制度** 各级医疗机构一般都有针对护理工作的详细而具体的规章制度,包括护理工作规范要求、护理标准手册、相关政策及制度。

以上各类护理法规中,专业团体的规范标准及工作机构的有关要求、政策及制度虽然不是正规的法律条文,但这些条款是保证护士及公众合法权益的依据之一。

（三）护理立法的基本原则

1. 国家宪法是护理立法的最高守则　宪法是国家的根本大法,在法律方面具有至高无上的权威,护理法的制定必须在宪法的总则下进行,不允许有任何与其相抵触之处。护理法规不能与国家已经颁布的其他任何法律条款有任何冲突。

2. 符合本国护理专业的实际情况　护理法的制定,一方面要借鉴和吸收发达国家的护理立法经验,确立一些先进目标;另一方面,也要从本国的文化背景、经济水准和政治制度出发,兼顾全国不同地区发展水平的护理教育和护理服务实际,确立更加切实可行的条款。

3. 反映科学的现代护理观　护理学作为一门独立的学科,从护理教育到护理服务,从护理道德到护理行为,从护理诊断到护理计划的实施、评价,均已形成完整的理论体系。只有经过正规培训且通过执业考试和注册的护士才有资格从事实际护理服务工作。护理法应能反映护理工作的专业性、技术性、安全性和公益性特点,以增强护士的责任感,提高护理服务的合法度。

4. 条款要显示法律特征　护理法与其他法律一样,应具有权威性、强制性的特征,故制定的条款措辞必须准确精辟、科学而又通俗易懂。

5. 要注意国际化趋势　当今世界,科学、文化、经济的飞速发展势必导致法制上的共性,一国法律已不可能在本国法律中孤立的长期存在。所以,制定护理法必须注意国际化趋势,使各条款尽量同国际上的要求相适应。

（四）护理法律法规的作用

在护理实践中,护理法律法规的作用表现为以下几方面:

1. 维护护士的权益,保障护理行为的合法性。

2. 维护护理对象的正当权益。

3. 区别护理专业人员与其他医药卫生人员的责任。

4. 保证工作安全性和护理质量的提高。

三、护士执业资格

取得执业证书,进行执业注册是护士从事护理工作的前提。《护士条例》中对护士的执业注册做出了具体规定。为了规范护士执业注册管理,原卫生部制定了《护士执业注册管理办法》,以加强护士管理,提高护理质量,保障医疗和护理安全,保护护士的合法权益。

（一）护士执业资格考试

护士应当通过国家统一的护士执业资格考试后才能注册。国家护士执业资格考试是评价申请护士执业资格者是否具备执业所必需的护理专业知识与工作能力的考试,由国家卫生健康委员会主管部门负责组织实施,每年举行1次。考试包括"专业实务"和"实践能力"两个科目,内容涉及医学基础知识、护理专业知识和技能和护理相关社会人文知识,涵盖了解剖学、生理学、病理与病理生理学、药理学、病原生物学、预防医学、基础护理学、健康评估、内科护理学、外科护理学、妇产科护理学、儿科护理学、护理法律与伦理、护理心理学、护理管理学等相关学科。试题均为客观题,每个科目题量为120~160题。测试方法,自2017年开始,除个别省市仍沿用书面考试外,全国其他地区均采用人机对话考试。一次考试通过两个科目为考试成绩合格。

（二）护士执业注册制度

护士执业考试合格即取得护士执业的基本资格,之后必须经过注册,取得《护士执业证书》后,才能成为法律意义上的护士。注册护士可按照注册的执业地点从事护理工作,履行护士的义务,并享有护士的权利。如果未经执业注册取得《护士执业证书》就对患者进行护理,造成患者严重损害者,应承担一定的法律责任,同时雇佣者也要承担相应的法律责任。

申请护士执业注册,应当向批准设立拟执业医疗机构或者为该医疗机构备案的卫生主管部门提出申请。护士注册的有效期为5年。注册期满前30d可按规定办理延续注册。许多省、自治区、直辖

Note：

市还规定了把参加继续教育作为再次注册的条件。这些条件的规定有力地促进了护士的知识更新和专业水平的提高。当护士在执业注册有效期内变更执业地点时,应当向批准设立拟执业医疗机构或者为该医疗机构备案的卫生主管部门报告。收到报告的卫生主管部门应当自收到报告之日起7个工作日内为其办理变更手续。护士跨省、自治区、直辖市变更执业地点的,收到报告的卫生主管部门还应当向其原注册部门通报。

注销护士执业注册是基于特定事实的出现,由卫生行政部门依法收回护士执业注册证,原执业注册自注销决定生效起失去效力,护士不能继续执业。

四、医疗护理差错事故

任何医疗护理差错事故都可能对患者的身心健康造成损害。医务人员在医疗护理工作中,应该注重提高自身道德素养和技术水平,避免发生医疗过失行为。为了保护患者和医疗机构及医务人员的合法权益,维护医疗秩序,需要正确处理医疗事故。护士也应熟悉和了解有关内容,以预防医疗护理差错事故的发生。

(一)医疗事故

我国现行的医疗事故法规是2002年由国务院颁布的《医疗事故处理条例》,它使我国对医疗事故的处理走上了规范化、法制化的轨道,对于保障患者和医疗人员的合法权益、维护医疗秩序、保障医疗安全具有重要的意义。

1. **医疗事故的概念及构成要素**　医疗事故(medical accidents)指医疗机构及其医务人员在医疗活动中,违反医疗卫生管理法律、行政法规、部门规章和诊疗护理规范、常规,过失造成患者人身损害的事故。

医疗事故的主体必须是取得合法资格的医疗机构或医务人员;医疗事故是在医疗过程中发生的,是由于医务人员的过失造成的;构成医疗事故的行为必须是违法的,且造成了法定的不良后果,行为与后果之间必须有直接联系。

临床工作中,以下一些情况不属于医疗事故。主要包括:①紧急情况下为抢救垂危患者生命而采取紧急医学措施造成不良后果;②在医疗活动中由于患者病情异常或患者体质特殊而发生不良后果;③在现有医学科学技术条件下,发生无法预料或不能防范的不良后果;④无过错输血感染造成不良后果;⑤因患病方原因延误医疗导致不良后果;⑥因不可抗力造成不良后果。

2. **医疗事故的分级**　为了科学划分医疗事故等级,正确处理医疗事故争议,我国原卫生部颁布了《医疗事故分级标准(试行)》,根据患者受损害的程度,医疗事故可分为四个等级。

(1)一级医疗事故:造成患者死亡、重度残疾,可分为甲、乙两等。例如,导致死亡为一级甲等;导致患者植物人状态为一级乙等。

(2)二级医疗事故:造成患者中度残疾、器官组织损伤导致严重功能障碍,可分为甲、乙、丙、丁四等。例如,导致患者双眼球摘除为二级甲等;导致患者重度智能障碍为二级乙等;导致患者面部重度毁容为二级丙等;导致患者食管狭窄只能进流食为二级丁等。

(3)三级医疗事故:造成患者轻度残疾、器官组织损伤导致一般功能障碍,可分为甲、乙、丙、丁、戊五等。例如,导致患者面部轻度毁容为三级甲等;导致患者小肠缺损1/2为三级乙等;导致永久性膀胱造瘘为三级丙等;导致患者甲状旁腺功能轻度损害为三级丁等;导致患者甲状旁腺功能低下为三级戊等。

(4)四级医疗事故:造成患者明显人身损害的其他后果。例如:拔除健康恒牙。

3. **医疗事故的处理**　当发生或发现医疗事故时,医疗机构应对其正确处理。

(1)医疗事故的报告:医务人员在医疗活动中发生或发现医疗事故、可能引起医疗事故的医疗过失行为或发生医疗事故争议的,应当立即向所在科室负责人报告,并逐级上报。医疗机构的专(兼)职管理人员接到报告后,应立即进行调查、核实,并将有关情况如实向机构负责人报告,同时向患者

Note:

通报、解释。发生重大医疗事故,如导致患者死亡或可能为二级以上的医疗事故等,医疗机构应当在12h 以内向所在地卫生行政部门报告。

(2) 相关证据收集及保存:有关事故的原始资料和现场实物是认定医疗事故的重要依据。因此当发生医疗事故争议时,有关的原始资料,如死亡病例讨论记录、疑难病例讨论记录、上级医师查房记录、会诊意见、病程记录等应在医患双方在场的情况下封存和启封。严禁涂改、伪造、隐匿、销毁或者抢夺病历资料的情况发生。因抢救急危患者,未能及时书写病历的,有关医务人员应当在抢救结束后 6h 内据实补记,并加以注明。如果疑似输液、输血、注射、药物等引起不良后果的,医患双方应当共同对现场实物进行封存和启封,封存的现场实物由医疗机构保管。患者死亡,医患双方当事人不能确定死因或者对死因有异议的,应当在患者死亡后 48h 内进行尸检,尸检应当经死者近亲属同意并签字。

(3) 医疗事故的技术鉴定:发生医疗事故的双方当事人协商解决医疗事故争议,需进行医疗事故技术鉴定时,应共同书面委托医疗机构所在地负责医疗事故技术鉴定工作的医学会进行医疗事故技术鉴定。鉴定由负责组织医疗事故鉴定工作的医学会组织专家鉴定组进行。鉴定组专家依照相应法律法规,认真审查双方当事人提交的材料,听取双方当事人的陈述及答辩并进行核实。在事实清楚、证据确凿的基础上,综合分析患者的病情和个体差异,运用医学科学原理和专业知识,独立做出鉴定结论。

(4) 医疗事故的解决:医疗事故的解决方式有三种,包括协商处理、卫生行政部门处理和法院诉讼。医疗事故的民事争议可以由医患双方平等、自愿、协商解决,这种方式较常用。若双方不愿协商或协商不成,可以向卫生行政部门提出调解申请。调解时,遵循双方自愿原则。若双方协商不成或调解不成,可以直接向人民法院提起民事诉讼。诉讼是解决医疗事故赔偿等民事责任争议的最终途径。

(5) 医疗事故的赔偿与处罚:医疗事故的赔偿,应当考虑医疗事故等级、医疗过失行为在医疗事故损害后果中的责任程度、医疗事故损害后果与患者原有疾病状况之间的关系。根据民法的规定,发生医疗事故的医疗机构和医护人员还须承担损害赔偿责任。卫生行政部门可根据医疗事故的等级和情节给予发生医疗事故的医疗机构警告;情节严重者,可限期停业整顿或吊销执业许可证;对于负有责任的医务人员依法给予处分或追究刑事责任。对构成犯罪行为的医务人员依照刑法关于医疗事故罪的规定,依法追究刑事责任。

4. 医疗事故中医疗过失行为责任程度　医疗过失行为责任依其程度可分为完全责任、主要责任、次要责任和轻微责任。完全责任指医疗事故损害后果完全由医疗过失行为造成;主要责任指医疗事故损害后果主要由医疗过失行为造成,其他因素起次要作用;次要责任指医疗事故损害后果主要由其他因素造成,医疗过失行为起次要作用;轻微责任指医疗事故损害后果绝大部分由其他因素造成,医疗过失行为起轻微作用。

(二) 护理差错

凡在护理工作中因责任心不强、粗心大意、不按规章制度办事或技术水平低而对患者产生直接或间接影响,但未造成严重不良后果发生的过失行为,称为**护理差错**(nursing error)。凡影响治疗效果并给患者带来痛苦,以及延长住院时间的过失行为,称严重差错。

1. 护理差错行为　在护理活动过程中发生的以下过失行为属于护理差错:

(1) 错服、多服、漏服药(包括未服药到口),按给药时间延迟或提前超过 2h。

(2) 漏做药物过敏试验或做过敏试验后,未及时观察结果,导致重做;错做或漏做滴眼药、滴鼻药、冷、热敷等临床处置。

(3) 发生Ⅱ度压疮、Ⅱ度烫伤,经短期治疗痊愈,未造成不良后果。

(4) 误发或漏发各种治疗饮食,对病情有一定影响;手术患者应禁食而未禁食,以致拖延手术时间。

（5）各种检查、手术因漏做皮肤准备或备皮划破多处，而影响手术及检查。

（6）抢救时执行医嘱不及时，以致影响治疗而未造成不良后果。

（7）损坏血液、脑脊液、胸腔积液、腹水等重要标本或未按要求留取、及时送验，以致影响检查结果。

（8）由于手术器械、敷料等准备不全，以致延误手术时间，但未造成不良后果者；手术标本丢失或未及时送验，增加患者痛苦，影响诊断。

（9）供应室发错器械包或包内遗漏主要器械，影响检查、治疗；发放灭菌已过期的器械或器械清洗、灭菌不彻底，培养有细菌生长，但未造成严重后果。

2. 护理差错的报告和处置　为预防护理差错的发生，各医疗机构应建立严格的护理差错登记报告制度。一旦发生护理差错事故，应及时补救并根据差错的性质给予当事人处罚。

（1）各科室应建立差错登记制度，由本人及时登记发生差错的经过、原因、后果。护士长及时组织讨论与总结，查找漏洞，以便改进。

（2）发生差错后，要积极采取补救措施，以减少或消除由于差错造成的不良后果。

（3）发生严重差错的各种有关记录、检验报告及造成差错的药品、器械等均应妥善保管，不得擅自涂改、销毁，并保留患者的标本，以备鉴定。

（4）差错发生后，按其性质与情节，给予当事人行政或经济处罚，并分别组织全科有关人员进行讨论，以提高认识、吸取教训、改进工作，并提出处理意见。

（5）发生差错的单位或个人，如不按规定报告，有意隐瞒，事后经领导或他人发现时，须按情节轻重给予处分。

（6）为了弄清事实真相，应注意倾听当事人的意见。讨论差错时可让当事人参加，并允许发表意见。做出处理决定后，应进行思想教育工作。

（7）护理部应定期组织护士长分析差错发生的原因，并提出防范措施。

五、护理实践中的法律问题

护士在执业中必须遵守职业道德和医疗护理工作的规章制度及技术规范，正确执行医嘱，对患者进行科学的护理。护士依法履行职责的权利受法律保护。

（一）护士的法律责任

1. 护理质量标准　护理质量是指护理工作为患者提供的知识、技术和生活服务的作用和效果的优劣程度，也就是完成预定质量标准的合格程度。各类护理工作的质量标准，操作程序和规范是供护士共同遵守的护理行为准则，是衡量护理服务质量和技术质量的尺度。任何标准、程序、规范都是经过实践统筹的最佳选择，不可任意更改。按标准、程序、规范运作是实现质量目标的根本途径。常用的护理质量控制标准包括：基础护理质量合格率、特护和一级护理质量合格率、急救药品器材准备合格率、护理文书书写合格率、病区管理合格率、一般护理差错发生率等。

2. 处理及执行医嘱　医嘱是护士对患者实施评估及治疗的法律依据。从法律角度讲，护士应严格执行医生的医嘱，随意篡改医嘱或无故不执行医嘱是违法行为，除非护士认为医生的医嘱不正确，可能对患者造成伤害。

在处理医嘱时，护士要对医嘱仔细核查，确定无误后，准确及时地执行。为了保护患者和自己，护士在执行医嘱时还应注意：①患者对医嘱提出疑问时，护士应核实医嘱的准确性。如一位一直接受肌内注射的患者说分管医生已经将肌内注射改为口服给药，护士在执行医嘱前应再次复核医嘱。②患者病情发生变化时，护士应及时通知医生，并根据自己的专业知识及临床经验判断是否应暂停医嘱。③慎重对待口头医嘱。一般不执行口头或电话医嘱。在急诊抢救患者等特殊情况下，若医生下达口头医嘱，护士应向医生复述医嘱，核实无误后方可执行。在执行医嘱后，应尽快记录医嘱的时间、内容、当时患者的情况等，并让医生及时补写书面医嘱。④慎重对待"必要时"等形式的医嘱。⑤对于不清楚、不完整的医嘱,护士有责任确认医嘱中的药物名称、应用途径等是否正确,是否安全适当。

若护士发现医嘱有明显的错误或会对患者造成伤害,应向医生阐明。若医生仍执意要求其执行,护士则有权拒绝执行,并按事件发生的顺序书写书面报告,向上级护士反映。反之,若明知该医嘱可能对患者造成损害,却听之任之,酿成严重后果,护士将与医生共同承担由此所引起的法律责任。

3. 实施护理操作 在护理工作中,护士可能独立完成操作,也可能委派他人实施。独立完成护理活动时,应明确自己的职责范围及工作规范。若超出自己职能范围或没有遵照规范要求进行护理,而对患者产生了伤害,护士负有不可推卸的法律责任。护士委派他人实施护理时,须明确被委托人有胜任此项工作的资格、知识及能力。否则,由此产生的后果,护士本人仍负有不可推卸的责任。

4. 护理文件记录 在医疗纠纷案件处理中医疗机构需要承担一定的举证责任。护理文书作为病历的组成部分,是可作为鉴定依据的严肃的法律文件。文书记录的准确性、一致性和真实性对于帮助执法部门做出正确、公正的判断具有重要意义。护士应严格按照医疗护理文件书写规范,记录自己为患者所做的每项护理工作,如在值班期间所做的常规护理,包括生命体征的测量、变换体位、确保患者安全的措施、患者的反应等。另外,还必须完整地记录病情的突然变化、通知医生的时间、医生处理的时间及护理的应对措施。当涉及法律纠纷时,完整、规范的护理记录可以为护士免于法律诉讼提供充分的依据。任何丢失、隐匿、篡改、添删、伪造或销毁原始记录的行为,都是非法的。

5. 药品及物品管理

(1) 药品管理:药品应根据种类与性质妥善放置,设专人负责。定期检查药品质量,如发现变质、过期,药瓶的标签与瓶内药品不符,标签污染模糊等,不得使用。血清制品、疫苗、某些抗生素和胰岛素应置于冰箱保存。对控制使用的药品,如麻醉、镇静和抗精神病药品按特殊药品管理规定保管和使用,护士只能凭专用医嘱领取及应用这些药物,且不能因工作之便挪用、盗卖或自己使用。

(2) 医疗器械管理:护士应保持所有的医疗器械处于功能状态。应掌握仪器的操作程序,按照操作程序安全正确使用各种医疗仪器。对不熟悉的仪器不要随意使用。在实践中对患者进行使用器械的指导时,所有的护士应使用操作指南并保证所指导的操作程序是正确的,在允许患者使用仪器前,要求患者回示使用仪器的方法,以确定患者已具备独立使用的能力。

(3) 其他物品管理:护士在工作中还可接触各种医疗用品、办公用品等,有时还会保管患者的一些物品。若护士利用职务之便,将这些物品据为己有,情节严重者,可被起诉犯有盗窃罪。

(二) 护生的法律责任

护生指正在学习护理专业的学生。只有在专业教师或执业护士的严密监督或指导下,在征得患者同意后,护生才能严格按照学校及医院的要求以及专业团体的规范对患者实施护理。护生的法律责任包括:①熟悉所在实习医院的医疗护理政策和操作规程;②不得单独进行任何护理操作,若擅自行事并造成患者的损害时,应承担法律责任;③对自己未曾学习或自认不熟悉的操作应告知带教护士;④由于患者病情变化很快,特别是急救情况下,应及时向带教护士或相关护士汇报患者的病情变化,即使并不能确定这些变化的临床意义。

带教护士对护生负有指导和监督的责任,若由于给护生指派的工作超出其能力范围,而发生护理差错或事故,带教护士应负主要的法律责任,护生自己负相关的法律责任,其所在的医院也应负相应的法律责任。

(三) 患者死亡的相关法律问题

1. 患者遗嘱的处理 当护士被作为患者死前遗嘱的见证人时,必须明确以下程序:应有 2~3 个见证人参与;见证人必须听到或看到,并记录患者的遗嘱的内容;见证人应当场签名,证实遗嘱是该患者的;遗嘱应该有公证机关的公证。另外,护士在作见证人时应注意到患者的遗嘱是在其完全清醒、有良好的判断及决策能力的情况下所立的;并应该对患者当时的心身情况等加以及时、详细准确地记录,以防以后发生争端时,对其法律价值做出合理公正的判断。

2. 患者尸体处理及有关文件记录　患者死亡后,护士应填写有关卡片,做好详细准确的记录,特别是患者的死亡时间,并依常规做好尸体料理。若患者生前同意尸检或捐献自己的遗体、组织器官时,应有患者或家属签字的书面文件。若患者在紧急情况下住院,且死亡时身旁无亲友,则其遗物应在至少有两人在场的情况下加以清点、记录,并交病房负责人妥善保管。

3. 安乐死(euthanasia)　是指患有不治之症的患者在濒死时,由于精神和躯体的极端痛苦,在患者或家属的强烈要求下,经过医生鉴定和有关部门认可,用药物或其他方式使患者在无痛苦的状态下终结生命的过程。由于安乐死涉及人类的价值观念、伦理道德标准、社会经济、哲学法律等方面问题,引起世界范围内的关注与争议。目前,世界上仅有少数国家的法律允许实施安乐死。我国尚无安乐死的立法文件。

(四) 护理工作中不良行为的法律界定

1. 侵权(tort)　指侵害了国家、集体或者他人的财产及人身权利,包括生命权、自由权、隐私权、知情同意权、名誉权等,而给他方造成损失的行为。侵权行为分为有意侵权行为和无意侵权行为。**有意侵权行为**表现为当事人具有相关的法律知识,但仍故意侵犯他人的权益。在护理实践中,有意侵权行为包括威胁、侵犯患者身体,侵犯患者隐私和诽谤。例如当患者拒绝签署知情同意书时,护士仍用接触他人身体的行为威胁他人,如用注射威胁他人,被认为是威胁他人身体,如果护士真的给这位患者注射就是属于侵犯他人身体。**无意侵权行为**包括疏忽大意、渎职。在护理工作中有一些情况不属于侵权,如为了检查治疗需要,对患者实施隔离或限制患者的饮食或活动范围。这种情况容易被误认为侵权,护士必须耐心细致地向患者解释工作。

2. 犯罪(guilt)　是危害社会,触犯国家刑律,应当受到法律制裁的行为。护理行为中的犯罪可根据行为人主观心理状态的不同而分为故意犯罪和过失犯罪。故意犯罪是明知自己的行为会发生危害社会的结果,并且希望或放任这种结果发生,因而构成犯罪。过失犯罪是应当预见自己的行为可能发生危害社会的结果,因疏忽大意而没有预见或已经预见而轻信能够避免,以致发生不良后果而构成犯罪。例如青霉素导致的过敏反应可导致患者死亡,护士必须在注射前给患者做青霉素过敏试验。如果护士过于自信而没有给患者做过敏试验,导致患者因过敏死亡,则属犯罪。

侵权行为可能不构成犯罪,但犯罪必然有对被害人合法权益的严重侵害。有时在同一护理活动中,侵权行为与犯罪可能同时存在,区分两者的关键是对护理行为的目的及结果的准确鉴定。

3. 疏忽大意(careless)　是指行为人应当预见自己的行为可能发生危害社会的后果,但因疏忽大意而没有预见,以致发生危害他人和社会的后果的过失行为。常见护理疏忽大意包括以下行为:①评估或监护失误,包括护理诊断失误。如没有按时进行评估或检测、对于评估及监护情况没有记录。②没有提醒相关护理人员注意可能发生的问题。③没有执行医嘱。④没有保证患者安全,尤其是既往有跌倒史、应用大量镇静剂、平衡失调、虚弱、精神障碍、夜间起床、不合作等情况的患者。⑤没有按照规章制度等进行操作。⑥没有尽到监管责任或委托行为。

4. 渎职(neglect of duty)　指行为人不履行或不正确履行职责,以致公共财产、国家和公众利益遭受重大损失的行为。护理渎职是指护士在执业过程中不负责任,违反各项规章制度和护理常规,造成患者死亡或严重伤害的违法行为。护理渎职的认定取决于以下四个指标:①护士没有按义务给患者提供恰当的护理;②护士未履行或未正确履行职责;③患者受到伤害;④护士失职行为与患者的伤害之间有因果关系。

护士在工作中若不专心细致就可能发生差错过失,若这种过失给患者带来的损失和痛苦并不严重,未构成法律上的损害,则属于失职,不构成犯罪;但若致使患者残疾或死亡,即犯有渎职罪及医疗事故罪。例如护士给一位病患者发错药物,若患者未发生意外,则护士行为属于失职;若患者死亡,则护士犯有渎职罪。

5. 受贿(taking bribes) 是指国家工作人员利用职务上的便利,为行贿人谋取私利,而非法索取、接受其财物或不正当利益的行为。构成受贿罪必须具有两个特征,一是行为人必须是国家工作人员,二是行为人利用职务上的便利,为行贿人谋取利益,而有非法索取、接受其财务或不正当利益的行为。救死扶伤是医护人员的神圣职责,护士不得借工作之便谋取额外报酬。若护士主动暗示并向患者索要钱款或物品则犯了受贿、索贿罪。但若患者康复或得到了护士的精心护理后,由于感激的心理主动向护士馈赠少量纪念性礼品,原则上不属于贿赂范畴。

六、护理实践中法律问题的防范

因为护理工作关系到公众的健康,不能等到出现法律问题以后再进行解决,而应该防患于未然。护理工作中法律问题的防范应该注意加强护士的法律意识,让护士依法执护,同时实行护理职业保险。

(一) 加强法制观念

在临床工作中,护士必须做到懂法、知法、守法,明确自己在工作中的法律责任,充分认识到护理行为时刻都受到法律的制约,任何对患者合法权益的损害,侵犯者都要承担相应的法律责任。因此护士需要不断学习相关法律知识,强化法制观念,保护护患双方的合法权益。

(二) 依法执护

在强化法制观念的基础上,护士应该将掌握的法律知识应用到护理实践中去,依法从事护理服务工作,准确履行护士职责。

1. 加强护理管理 医院护理主管部门应加强职业资格审核,尽可能合理编制人员,同时加强对护士法律意识的培训。管理者应按国务院卫生主管部门规定的护士配备标准合理配置人力,在杜绝无证上岗的同时减少护士超负荷工作状态,使护士全身心投入到工作中去,将安全隐患最大限度地消除。同时,可收集整理相关法律知识,汇编成册,采取多种形式,培训护士学习相关法律。培训过程中应把管理者列为重点学法对象,以点带面辐射到医院管理的各个层面。

2. 尊重患者的合法权益 在护理工作中应尊重患者的各种权利,包括隐私权、知情同意权、选择权等。护士在做任何操作时都必须履行告知义务,在患者同意的情况下进行,尤其在为患者进行一些侵入性、有创性操作时,还须患者签署知情同意书后方可进行,如行颈外静脉穿刺置管术、经外周中心静脉置管术等。若患者不接受则应尊重其意见,同时在病历中以文字的形式记录下来。

3. 规范护理行为 护士在工作中应不断学习并严格执行专业团体及工作单位的护理操作规程及质量标准要求,依法执业,持证上岗。遇到疑难问题及时请教汇报,不擅自处理,以防止法律纠纷的发生。另外,在工作中应控制关键环节,随时纠正工作中的不足,避免和杜绝护理缺陷及差错发生。

4. 促进信息沟通 护士应经常与患者、医生、其他护士及有关医务人员互相沟通。这样才能建立起良好的护患、医护关系,并及时准确地交流与治疗护理有关的情况及资料。在交流过程中可及时澄清一些模糊不清的问题,确保患者的安全,同时可获得患者的理解与支持,减少法律纠纷的产生。

5. 做好护理记录 全面、准确的护理记录在保护患者和医务人员切身利益的同时,也给解决医疗纠纷提供依据。护士应及时、全面、真实、客观、准确地作好各项护理记录。翔实的护理记录,使护士能够用确凿的证据为自己辩解。

(三) 参加职业保险

职业保险(employment security)指从业者定期向保险公司交纳保险费,一旦其在职业保险范围内突然发生责任事故,则由保险公司承担对受损害者的赔偿。如果护士参加职业保险,保险公司即在规定的范围内为护士提供法定代理人,在败诉后代护士向受害人支付赔偿金,就可减轻护

Note:

士的经济损失。职业保险是护士保护自己从业及切身利益的重要措施之一。它虽然不能完全消除护士在护理纠纷或事故中的责任,但在一定程度上可以帮助护士减轻事故对护士所造成的负担。目前世界上大多数国家的护士都参加这种职业责任保险,但我国医疗卫生界目前尚未开始相关的工作。

(庄淑梅)

思考与练习

1. 在护理实践中应遵循哪些伦理原则?

2. 在护理实践中应如何预防护理差错、事故发生?

3. 患者李先生,35 岁,因"高血压"住院治疗,医生开出医嘱"硝苯地平 5mg,口服,3 次 / 日"。

请问:

(1) 护士小王上班后核对医嘱,发现早班护士没有及时执行医嘱。早班护士的行为属于什么性质?

(2) 当护士小王准备好硝苯地平后来到患者床前,准备给患者喂药时,发现患者颜面潮红,患者说近期经常头痛。这时护士小王应该怎么做?

4. 患者孙女士,20 岁,未婚,因子宫出血过多住院。患者主诉子宫出血与月经有关。实习护生小李在与患者聊天中了解到患者此次子宫异常出血是因为服用了流产药物,但她并没有对医生讲。患者要求护生小李替她保密。

请问:

(1) 护生小李应该如何处理此事?

(2) 若护生将此事告诉了自己的同学,这种行为侵犯了患者的哪种权利?

附 5-1　医疗机构从业人员行为规范(节选)

(卫办发【2012】45 号)

第一章　总　　则

第一条　为规范医疗机构从业人员行为,根据医疗卫生有关法律法规、规章制度,结合医疗机构实际,制定本规范。

第二条　本规范适用于各级各类医疗机构内所有从业人员,包括:

(一) 管理人员。指在医疗机构及其内设备部门、科室从事计划、组织、协调、控制、决策等管理工作的人员。

(二) 医师。指依法取得执业医师、执业助理医师资格,经注册在医疗机构从事医疗、预防、保健等工作的人员。

(三) 护士。指经执业注册取得护士执业证书,依法在医疗机构从事护理工作的人员。

(四) 药学技术人员。指依法经过资格认定,在医疗机构从事药学工作的药师及技术人员。

(五) 医技人员。指医疗机构内除医师、护士、药学技术人员之外从事其他技术服务的卫生专业技术人员。

(六) 其他人员。指除以上五类人员外,在医疗机构从业的其他人员,主要包括物资、总务、设备、科研、教学、信息、统计、财务、基本建设、后勤等部门工作人员。

第三条　医疗机构从业人员,既要遵守本文件所列基本行为规范,又要遵守与职业相对应的分类行为规范。

Note:

第二章 医疗机构从业人员基本行为规范

第四条 以人为本,践行宗旨。坚持救死扶伤、防病治病的宗旨,发扬大医精诚理念和人道主义精神,以病人为中心,全心全意为人民健康服务。

第五条 遵纪守法,依法执业。自觉遵守国家法律法规,遵守医疗卫生行业规章和纪律,严格执行所在医疗机构各项制度规定。

第六条 尊重患者,关爱生命。遵守医学伦理道德,尊重患者的知情同意权和隐私权,为患者保守医疗秘密和健康隐私,维护患者合法权益;尊重患者被救治的权利,不因种族、宗教、地域、贫富、地位、残疾、疾病等歧视患者。

第七条 优质服务,医患和谐。言语文明,举止端庄,认真践行医疗服务承诺,加强与患者的交流与沟通,积极带头控烟,自觉维护行业形象。

第八条 廉洁自律,恪守医德。弘扬高尚医德,严格自律,不索取和非法收受患者财物,不利用执业之便谋取不正当利益;不收受医疗器械、药品、试剂等生产、经营企业或人员以各种名义、形式给予的回扣、提成,不参加其安排、组织或支付费用的营业性娱乐活动;不骗取、套取基本医疗保障资金或为他人骗取、套取提供便利;不违规参与医疗广告宣传和药品医疗器械促销,不倒卖号源。

第九条 严谨求实,精益求精。热爱学习,钻研业务,努力提高专业素养,诚实守信,抵制学术不端行为。

第十条 爱岗敬业,团结协作。忠诚职业,尽职尽责,正确处理同行同事间关系,互相尊重,互相配合,和谐共事。

第十一条 乐于奉献,热心公益。积极参加上级安排的指令性医疗任务和社会公益性的扶贫、义诊、助残、支农、援外等活动,主动开展公众健康教育。

第五章 护士行为规范

第二十八条 不断更新知识,提高专业技术能力和综合素质,尊重关心爱护患者,保护患者的隐私,注重沟通,体现人文关怀,维护患者的健康权益。

第二十九条 严格落实各项规章制度,正确执行临床护理实践和护理技术规范,全面履行医学照顾、病情观察、协助诊疗、心理支持、健康教育和康复指导等护理职责,为患者提供安全优质的护理服务。

第三十条 工作严谨、慎独,对执业行为负责。发现患者病情危急,应立即通知医师;在紧急情况下为抢救垂危患者生命,应及时实施必要的紧急救护。

第三十一条 严格执行医嘱,发现医嘱违反法律、法规、规章或者临床诊疗技术规范,应及时与医师沟通或按规定报告。

第三十二条 按照要求及时准确、完整规范书写病历,认真管理,不伪造、隐匿或违规涂改、销毁病历。

附 5-2 护 士 守 则

(中华护理学会 2008 年)

第一条 护士应当奉行救死扶伤的人道主义精神,履行保护生命,减轻痛苦,增进健康的专业职责。

第二条 护士应当对患者一视同仁,尊重患者,维护患者的健康权益。

第三条 护士应当为患者提供医学照顾,协助完成诊疗计划,开展健康教育,提供心理支持。

第四条 护士应当履行岗位职责,工作严谨、慎独,对个人的护理判断及职业行为负责。

Note:

第五条　护士应当关心、爱护患者,保护患者的隐私。

第六条　护士发现患者的生命安全受到威胁时,应当积极采取保护措施。

第七条　护士应当积极参与公共卫生和健康促进活动,参与突发事件时的医疗救护。

第八条　护士应当加强学习,提高执业能力,适应医学科学和护理专业的发展。

第九条　护士应当积极加入护理专业团体,参与促进护理专业发展的活动。

第十条　护士应当与其他医务工作者建立良好关系。密切配合,团结协作。

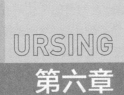

NURSING 第六章

护理学的理论基础

06章 数字内容

教学目标

识记：

1. 能正确陈述系统、需要的基本特征。

2. 能正确说出影响人身心发展的因素和基本生理规律。

3. 能正确陈述马斯洛的需要层次论，塞里、霍姆斯与拉赫、拉扎勒斯等的应激学说，弗洛伊德、艾里克森、皮亚杰、哈维格斯特的发展理论的基本内容和主要观点。

4. 能正确列出常见的应激源以及人类常见的应激反应。

5. 能正确描述适应的层次和特性。

6. 能正确列出沟通的构成要素和影响沟通的因素。

7. 能准确概述各护理理论的主要内容和基本框架。

理解：

1. 能用自己的语言正确解释下列概念：

系统　需要　应激　应激源　应对　适应　心理防卫机制　开放系统　动态系统
系统思维　系统方法　生长　发展　成熟　同一化　同化顺应　沟通　护患沟通　信息
反馈　语言沟通　非语言沟通　治疗性会谈　同理

2. 能用实例解释系统结构与功能的关系、系统方法的步骤。

3. 能举例说明影响个体需要满足的因素。

4. 能用实例说明人类的适应层次和各种防卫机制。

5. 能正确比较和区别沟通各层次的特点、语言沟通和非语言沟通的作用和特征。

6. 能举例说明影响护患有效沟通的因素和护患语言沟通时应注意的问题。

运用：

1. 能正确运用系统理论的基本原则对护理对象和护理工作进行分析。

2. 能运用需要理论分析具体患者的需要并提出满足的正确方法。

3. 能正确评价不同发展理论在护理领域中的作用。

4. 能运用应激适应理论正确评估患者的应激反应，找出应激源并提供适当的干预措施。

5. 能运用沟通技巧与患者进行交流、采集病史、写出记录，并与同学进行相互评价。

6. 能运用各护理理论构建临床护理实践方案，并评价其有效性和可行性。

理论是对事物本质所进行的有目的系统的抽象化概况。任何理论均有一定的目的。理论的目的主要是描述、解释、预测或控制某种现象。护理学理论是经过护理实践的检验和证明的理性认识体系，是对护理现象和活动的本质和规律性的正确反映。护理学理论的目的和作用在于阐明护理学的本质，解释护理现象及现象间的关系，揭示护理学发展规律，指导护理实践，预测护理活动的结果。

现代护理学的理论基础由两部分组成：一部分是引进其他相关学科理论，用于指导护理实践，称之为护理学的相关理论或支持理论，如贝塔朗菲（Bertalanffy LV）的一般系统论；另一部分是由护理理论家自己创建的理论或学说，这些理论是护理理论家对护理理论、其他相关学科理论和护理实践进行了全面的考察和深入思考后提出，这些理论也常常受到相关理论的思想和方法的影响，只是更具有对护理现象和护理规律的解释性，以及对护理实践的针对性和指导性，称之为护理学理论，如奥瑞姆的自护理论。

本章着重阐述护理学的相关理论和目前应用较普遍的护理学理论和概念模式。

第一节　系统理论

一、系统理论的产生

系统作为一种思想，古代就已有萌芽，但作为科学概念的使用，则源于美籍奥地利理论生物学家贝塔朗菲。1925—1926 年，他提出将有机体当作一个整体或系统来认识的观点。1937 年，贝塔朗菲首次提出"一般系统论"的概念。1968 年，贝塔朗菲发表了《一般系统论——基础、发展与应用》，全面总结了自己 40 年来研究一般系统论的成果，为系统科学提供了具有指导意义的理论纲领，被公认为是一般系统论的经典性著作。20 世纪 60 年代后，系统论得到广泛应用，其理论与方法渗透到有关自然和社会的一切科学领域以及生产、技术领域，日益发挥重大而深远的影响。

二、系统理论的基本概念

（一）系统的概念

系统（system）是由若干相互联系、相互作用的要素所组成的具有一定结构和功能的有机整体。系统广泛地存在于自然界、人类社会和人类思维中。各种系统，尽管它们的组成要素有多有少，具体构成千差万别，但都包含了要素与要素、要素与系统、系统与环境三方面的关系。

（二）系统的分类

为了便于认识与研究系统，人们从不同角度对系统进行了分类。常见的分类方法有以下几种：

1. 按组成系统的要素性质分类　系统可分为自然系统和人造系统。自然系统是由自然物所组成的、客观存在的系统，如生态系统、人体系统等。人造系统是指为达到某种目的而人为建立起来的系统，如计算机系统、机械系统等。在现实生活中，大多数系统是自然系统与人造系统的结合，称复合系统，如医疗系统、教育系统。

2. 按组成系统的内容属性分类　系统可分为实体系统和概念系统。实体系统是指由物质实体构成的系统，如建筑物、仪器等。概念系统是指由非物质实体构成的系统，如科学理论系统、计算机软件系统等。大多数情况下，实体系统与概念系统是相互结合，密不可分的。实体系统是概念系统的基础，概念系统为实体系统提供指导服务。

3. 按系统的运动属性分类　系统可分为动态系统与静态系统。**动态系统**是指系统的状态可随着时间的变化而变化的系统，如生物系统、生态系统。**静态系统**是指系统的状态不随时间变化，具有相对稳定性的系统，如一个建筑群、基因分析图谱等。静态系统只是动态系统的一种暂时的极限状态，绝对静止不变的系统是不存在的。

4. 按系统与环境的关系分类　系统可分为开放系统和封闭系统。**开放系统**是指与外界环境不断进行物质、能量和信息交换的系统,如人体系统、医院系统等。开放系统与环境之间的作用是通过输入、输出和反馈过程完成的。物质、能量和信息由环境向系统的流入称**输入**,例如,有机体摄入食物、获得新信息等。系统则对获得的物质、信息或能量进行加工处理,使之成为系统的组成部分。例如人体消化系统对食物进行消化和吸收、大脑对获得的信息进行处理等。**输出**是指将经系统改变后的物质、信息和能量散发到环境的过程。例如,人体排泄粪便、尿液和汗液以及发出的各种信息等都是系统输出的成分。系统的输出反过来又进入系统并影响系统的功能称系统的**反馈**。反馈就是对开放系统和环境之间的相互作用进行调控的过程。开放系统正是通过输入、输出和反馈与环境保持协调和平衡并维持自身的稳定。**封闭系统**是指不与环境进行物质、能量和信息交换的系统。绝对封闭的系统是不存在的,只是为研究问题的方便,可以忽略某些对研究问题影响不大的流动因素而把系统简化为封闭系统。

（三）系统的基本属性

尽管系统多种多样,但都具有共同的属性。

1. **整体性**（wholeness）　系统由要素组成,每一个要素都具有自己独特的结构与功能,但系统功能不是各要素功能的简单相加。当要素以一定方式有机组织起来构成一个整体时,就具有了孤立要素所不具备的新功能。这时,系统的功能大于系统中全部要素功能的总和,可用下式表示:

$$系统的功能 > \sum 要素的功能$$

但是上式的成立是有条件的。在不恰当的情况下,其不等式也可能反过来。

2. **相关性**（interrelation）　系统的各个要素之间都是相互联系、相互制约的,其中任何要素的性质或行为发生变化,都会影响其他要素,甚至影响系统整体的性质或行为的变化。例如,当一个人神经系统受到干扰,就可能影响他的消化系统、心血管系统的功能。

3. **层次性**（level）　对于一个系统来说,它既是由某些要素组成,同时它自身又是组成更大系统的一个要素。例如,人是一个系统,它本身是由神经、骨骼、肌肉等要素组成,而人本身又是构成社会大系统的一个要素。系统的层次间存在着支配与服从的关系。高层次支配低层次,决定系统的性质。

4. **动态性**（dynamic）　系统是随时间的变化而变化的。一方面,系统要进行活动,必须通过内部各要素的相互作用,能量、信息、物质的转换,内部结构的不断调整以达到最佳功能状态;另一方面,系统总是存在于一定环境中,与环境进行着物质、能量、信息的交换,以适应环境,维持自身的生存与发展。

5. **主体性**（subjectivity）　由于有机体构成的系统是由能动的极其复杂的诸多部分组成,因此它不是被动的、机械的东西,而是具有高度主动性的活动中心。

6. **预决性**（finality）　系统的预决性是指系统运动最终趋向于有序性和稳态。预决性程度是系统组织水平高低的标志。由于系统具有自组织、自调节能力,通过反馈适应环境,保持系统稳态,这样就呈现某种预决性。自然界、生物界、人类各有不同的组织等级,预决性也不在同一个水平上。

（四）系统的结构与功能

结构指系统内部各组成要素在空间或时间方面的有机联系和相互作用的方式与顺序,反映系统的内在构成。功能是指系统与外部环境相互联系和作用过程的秩序和能力,反映系统的外部行为。例如人作为一个系统,其结构是四肢、骨骼、心、肺、肝、胆等,其功能则是思想、活动等。

系统的结构与功能的关系是辩证统一的关系。一般而言,结构不同,功能就不同,如人体癌变细胞在结构上发生变异,其功能就与正常细胞不同,起着消极、破坏的作用。但结构相同,也可能表现不同的功能。这种情况与外部条件有关,例如个体在不同的环境下,其保持健康的能力有所不同。

结构与功能的界限是相对的、可变的。结构作为内在根据决定系统的功能,但功能又会反过来作用于结构,能动地改变结构。例如功能性疾患会导致有机体器官的损害以至衰竭。

如果将系统的功能加以抽象概括,那么任何系统的功能都可以归纳为"处理与转换"。即系统将外部环境输入的物质、能量、信息,经过处理或转换,转变为人们所需要的输出（图6-1）。

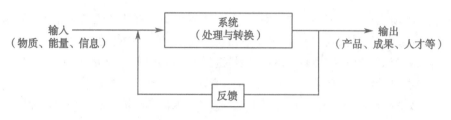

图 6-1　系统的一般功能示意图

三、系统思维与方法

(一) 系统思维

系统思维 (systematic thinking) 是把认识对象作为一个整体系统,从系统和要素、要素和要素、系统和环境的相互联系、相互作用中综合地考察认识对象的一种思维方法。

与传统思维相比,系统思维具有如下特征:

1. 整体地认识事物,而不是局部地看问题。

2. 结构化地认识事物,而不是孤立地看问题。

3. 立体地认识事物,而不是平面地看问题。

4. 动态地认识事物,而不是静止地看问题。

5. 综合地认识事物,而不是片面地看问题。

系统思维的产生是人类思维方式的深刻变革,它极大地丰富、深化了人类对世界、对自身的认识。运用系统思维方式考察和处理问题,也是现代科学技术发展的客观要求,表现在医学科学领域中,则是医学观、护理观的重大突破。在对患者的治疗护理上,就是把人看成是一个有机整体的系统,并将人放在更大的环境系统中,研究诱发疾病的生物、心理、社会等因素,从而找到帮助患者康复的最有效途径。

(二) 系统方法

系统方法 (systematic methods) 是以系统的形式表达研究对象,从系统的观点出发,从系统和要素、要素和要素、系统和环境之间的相互联系和相互作用的关系中综合地、精确地考察对象,以达到最佳处理问题的一种方法。系统方法的实质是运用系统思维决策的过程,一般包括 7 个步骤:

1. **提出问题**　人类社会的任何活动都是首先从发现问题、提出问题开始。正确地提出问题是决策正确的先决条件。

2. **确定目标**　是根据需要和可能,确定系统运行所期望达到的结果。建立目标要切合实际。

3. **获取信息**　是对实现目标决策所需要的各种资料进行收集和分析。

4. **设计方案**　根据掌握的信息、资料,围绕确定的目标,设计若干种可能解决问题的途径。设计方案要尽可能把各种可能性考虑在内,并建立在切实可行的基础上。

5. **决策**　是在可供选择的方案中,选出一个最佳方案或者从中综合出一个方案。决策是整个过程中最关键的一环。

6. **实施计划**　即将选定的方案付诸实施。

7. **反馈**　将实施过程中成功或不成功的信息反馈回系统,以便确定终止执行方案或修正、调整方案。

以上步骤顺序并非固定不变,而且往往会出现反复。在护理工作中成功地运用系统方法主要体现在护理程序的运行过程中。

四、系统理论在护理中的应用

在整体护理中,系统理论为我们提供了科学思维和决策的有效方法和原则,自觉地运用系统论的基本理论和原则来指导整体护理实践,是当代护士的基本理论素养。

（一）用系统理论的观点看人

护理的对象是人,人是一个由多要素组成的系统,具有以下基本特点:

1. **人是一个自然的、开放的动态系统**　人从出生到死亡的整个生命运动过程中,每时每刻都在与外界环境进行着能量、物质、信息的交换,人体内每时每刻都在进行着物质、能量、信息的转换活动,以维持生命和健康。人的生命活动与健康的基本条件是人体内外环境的协调与平衡。这种平衡协调有赖于人体自身对内外部环境变化的适应性调整。

2. **人是一个各部分相互作用的系统**　人是由多个要素和多个子系统有机组成的整体系统,各要素、各子系统既有自己独特的结构与功能,又相互影响、相互作用。因此人的生命活动和健康有赖于机体各部分结构功能的正常和相互关系的协调与平衡。

3. **人是具有主体能动性的系统**　人对自身的功能状态具有意识和监控能力,对自己的活动具有选择、调节的能力。这就决定了人具有保持健康的意识和在疾病状态下主动寻医和积极自护的潜能。

4. **人是具有无限多样性的系统**　人作为系统,由于构成要素的差异以及系统活动的差异,决定每个人都是一个独特的系统,存在着生理、心理、社会文化等多方面的差异,因此在健康与疾病活动过程中可表现为同种疾病,不同身心反应;同样治疗,不同疗效。

（二）用系统理论的观点看护理

护理是一种社会活动。护理系统是由若干要素组成的具有一定组织形式,实现一定护理功能的有机整体。护理系统具有以下基本特点:

1. **护理系统是一个具有复杂结构的系统**　护理系统包括临床护理、社区护理、护理教育、护理学术组织等子系统,各子系统内部又有若干层次的子系统。它们之间关系错综复杂,功能相互影响。要发挥护理系统的最大效益,必须具有大护理的观念,运用系统的方法,不断优化系统的结构,调整各部分的关系,促进各部分的整合,例如临床护理与院校护理教育的结合、社区护理与医院护理的结合,使整个护理系统协调发展,高效运行。

2. **护理系统是一个开放的系统**　护理系统是社会的组成部分,是国家医疗卫生系统的重要组成部分。护理系统从外部输入新的信息、人员、技术、设备,并与社会政治、经济、科技特别是医疗等系统相互影响、相互制约,例如医疗的发展可以极大地推动护理的发展,反之护理的进步又将进一步提高医疗的整体水平。要持续推进护理系统的发展就需要认真研究并善于获取系统外部的支持条件和可利用资源。

3. **护理系统是一个动态的系统**　科学技术的发展,社会对护理需求的不断变化,必然对护理的组织形式、工作方法、思维方式提出变革的要求。护理系统要适应变化,主动发展,就必须深入研究护理系统内部发展机制和运行规律,要善于学习,勤于思考,勇于创造。

4. **护理系统是一个具有决策与反馈功能的系统**　在护理系统中,护士和患者构成系统的最基本要素,而护士又在基本要素中起支配、调控作用。患者的康复依赖于护士在全面收集资料,正确分析基础上的科学决策和及时评价与反馈,因此护理系统要大力发展护理教育,开展整体护理实践,不断提高护士科学决策和独立解决问题的能力。

（三）系统理论的基本原则及应用

1. **整体性原则**　整体性原则是系统论最基本的原则,也是系统理论的核心。它为我们有效地研究各种对象提供了重要的方法论准则。

(1) 从整体出发,认识、研究和处理问题:整体性原则要求护士在处理患者健康问题时,以整体为出发点,在深入了解、把握整体的基础上,从整体对局部的制约中去认识局部的健康问题,找出解决问题的有效途径和方法。

(2) 注重整体与部分、部分与部分之间的相互关系:从整体出发,并非意味着无需对研究对象进行分解,而是要求我们在工作中从整体着眼,从部分入手,重视系统要素之间的相互关系。一方面要注意分析系统要素的组成情况,提高每个要素的素质。例如医院的护理系统从护理部到病区护士,任何一个要素薄弱,都会影响医院护理的整体效应。另一方面,要分析要素间的关系状态和作用方式,例如护理部与各病区护士长的关系状态、管理形式,不断优化要素组合方式,使诸要素都遵循系统总目标,协同努力,清除内耗,增强整体效应。

(3) 注重整体与环境的关系:整体性原则要求护士在护理患者时,要考虑个体对环境的适应性,通过调整个体系统,使其适应周围环境;或是改变周围环境,使其适应个体系统需要,使个体与环境保持一种相互适应关系。同理,在开展护理工作时,要考虑护理系统与医院系统、社会大系统的相互适应,通过不断调整与控制,保持护理系统与外部环境的协调,以求得自身的稳定与发展。

2. **优化原则**   系统的优化原则是通过系统的组织和调节活动,达到系统在一定环境下的最佳功能。优化是系统方法的基本目的,也是系统发展的趋势。优化原则要求我们在护理工作中,着眼于护理系统的最佳功能,研究实现系统优化的必要条件和形式,具体应注意以下几方面问题:

(1) 局部效应服从整体效应:从整体上达到最优是优化原则的主要目标。当系统的整体效应与局部效应不一致时,局部效应须服从整体效应。因此在护理工作中,要善于抓主要矛盾,追求整体效应,从整体上达到最优设计、最优控制、最优管理与决策,实现护理质量和效率的最优化。

(2) 坚持多极优化:优化应贯穿护理系统运行全过程。从确定健康问题,提出护理目标,制订护理措施,实施护理计划到建立评价标准等都要进行优化抉择,以追求可能条件下的最佳护理活动效果。

(3) 优化的绝对性与相对性相结合:护理实践中,常会遇到一些牵涉多方面的复杂病情的患者或复杂问题,出现相互矛盾的需求,这就需要选择一个各方面相对满意的优化方案。优化本身的"优"是绝对的,但优化的程度是相对的。选择优化方案时,应从实际出发,经过科学分析,择优而从。

3. **模型化原则**   对于复杂系统的研究,单凭经验是不行的,必须事先通过模型进行反复试验,以验证目标的可靠程度。这种预先设计一个与真实系统相似的模型,通过对模型的研究来描述和掌握真实系统的特征和规律的方法称模型化。在模型化过程中遵循的原则称**模型化原则**。目前,护理研究领域中应用的模型有多种,如动物疾病模型、护理诊断认知模型、需要层次模型等。在设计模型进行护理研究时必须遵循以下模型化原则:

(1) 相似性原则:模型应是现实系统的模仿与抽象,必须与原型存在相似关系,这样建立的模型才能真正反映原型的某些属性、特征和运动规律。否则,模型的可用度与可信度就较差。

(2) 简化原则:模型应是原型的简化,否则就失去存在的意义。因此,在建立模型时,要抓主要矛盾,舍去次要的、可忽略的因素,在保证必要精度的情况下,尽量使其简化,以突出主要研究目标,避免消耗过多的经费、人力与时间。

(3) 客观性原则:模型与原型之间的相似和简化关系,可能造成模型所提供的数据和成果与真实系统的情况不完全吻合。因为任何模型总是真实系统某一方面的属性、特征、规律性的模仿,它的作用是具体和有条件的。在建立模型时,所略去的许多次要因素在某些极端条件下所产生的行为是模型无法反映的。因此,建立模型时,要以原型为客观依据;在应用模型所得结果时,要注意条件性,并根据原型的实际情况对结果进行修正。

第二节 需 要 理 论

一、需要概述

(一) 需要的概念

需要(need)是人脑对生理需求和社会需求的反映,包括人的物质需要和精神需要两个方面。它既是一种主观状态,也是一种客观需求的反映。

人是生物实体,又是社会成员,为了自身与社会的生存与发展,必然产生一定的需求,例如食物、睡眠、情爱、交往等。这些需求反映在个体的头脑中，就形成了个体的需要。当个体的需要得到满足时，就处于一种平衡状态，这种平衡状态有助于个体保持健康。反之，个体则可能陷入紧张、焦虑、愤怒等负性情绪中，并直接或间接影响个体的生理功能，造成对环境适应性下降，严重时可导致疾病。

（二）需要的特征

1. **对象性**　人的任何需要都指向一定的对象。这种对象既可以是物质性的东西，如食物、住所；也可以是精神性的，如认知、审美等。无论是物质的需要还是精神的需要，都必须有一定的外部物质条件才能获得满足。

2. **发展性**　需要是个体生存发展的必要条件。个体在发展的不同阶段，有不同的优势需要。例如，婴儿期的主要需要是生理需要，而少年期则产生了被尊重的需要。

3. **无限性**　需要并不会因暂时的满足而终止。当一些需要满足后，又会产生新的需要。新的需要又推动人们去从事新的满足需要的活动。正是在不断产生需要与满足需要的活动过程中，个体获得了自身的成长与发展，并推动了社会的发展。

4. **独特性**　人与人之间的需要有相同的方面，也有不同的方面。这种需要的独特性是个体的遗传因素、环境因素所决定的。护士应细心观察患者独特的需要，及时合理地给予满足。

5. **社会历史制约性**　人有各种各样的需要，但个体需要的产生与满足受其所处的环境条件与社会发展水平的制约。因此，个体应根据主、客观条件，有意识地调节自己的需要，合理地提出和满足自己的需要。

（三）需要的分类

人类的需要是一个多层次的结构系统。根据不同标准，可将人类需要分为不同类别。较常见的分类有两种。

1. **按需要的起源分类**　可分为生理性需要和社会性需要。生理性需要指维持有机体生存和繁衍相关的需要，如饮食、排泄、生育等，其特点是有一定的周期性。社会性需要指由社会生活引起并受社会制约的需要，如工作、娱乐、社交等，是社会存在和发展的必要条件。

2. **按需要的对象分类**　可分为物质需要与精神需要。物质需要指个体对物质对象的需求，如衣、食、住、行等。物质需要中既包括生理性需要，也包括社会性需要。精神需要是指个体对精神文化生活方面的需求，如认识、审美、交往、信仰等。其中交往需要是个体心理正常发展的必要条件。长期缺乏交往可导致个体心理障碍。

（四）需要的作用

需要是个体从事活动的基本动力，是个体行为积极性的源泉。正是个体这种或那种需要，推动着人们在各个方面进行积极的活动。

根据需要的作用，护士在护理患者时，一方面应满足患者的基本需要；另一方面也是更具有积极意义的方面，是激发患者依靠自己的力量恢复健康的需要。只有当患者意识到自己有力量摆脱病痛，获得康复时，才会积极参与护理活动，与医护人员良好合作。在这种需要的满足过程中，个体的自护能力便得到了发展。

二、需要层次理论

许多心理学家、哲学家对需要进行了研究，提出了不同的需要理论。其中尤以美国人本主义心理学家马斯洛（Maslow AH）所提出的**需要层次论**（hierarchy of needs）最为著名，并在许多领域得到广泛应用。

（一）需要层次论的主要内容

马斯洛认为，人的基本需要应该得到满足，否则会引起疾病，而满足了基本需要则可治愈疾病。马斯洛把人的需要归纳为五个层次：生理需要、安全需要、归属和爱的需要、尊重需要、自我实现的需要。后来他又在尊重需要和自我实现的需要之间增加了认知需要和审美需要（图6-2）。目前对这两

Note：

个需要是否构成需要的层次有不同观点,鉴于现代护理实践范畴扩大和在护理中渗透人文关怀的现实需要,我们将按七个层次的需要予以阐述。

1. **生理需要** 是人类维持生命必不可少的最基本的需要,也是人类各种需要中最强烈、最迫切的需要,包括食物、空气、睡眠、排泄、性等。生理需要是优先产生并有限度的。当生理需要满足时,它对个体行为的驱动力就会减弱,个体就会产生更高层次的需要。

2. **安全需要** 指获得安全感的需要,包括人身安全、避免危险、生活稳定、有保障,以及免遭痛苦、威胁或疾病等。若得不到满足,会产生焦虑、恐惧感。安全需要普遍存在于各个年龄期,尤以婴儿期更易察觉。

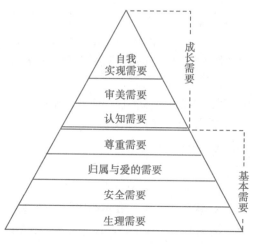

图 6-2 马斯洛的人类需要层次模式图

3. **归属与爱的需要** 是指个体对家庭、友伴的需要,对得到组织、团体认同的需要,希望得到他人的爱和给予他人爱的需要。归属与爱的需要表明人渴望与他人建立亲密感情和关系,若得不到满足,会产生孤独感、疏离感。

4. **尊重需要** 是个体对自己的尊严和价值的追求,包括自尊和被尊两方面。自尊是个人对自己的尊重,如自信、自强、自爱;被尊是指期望得到他人、群体和社会的认可。若得不到满足,就会产生自卑、失落、无助、无能等情绪体验。

5. **认知需要** 是指个体寻求知识,认识、理解未知事物的需要,它从个体的幼儿期就表现出来,成为人的终身需要。

6. **审美需要** 指个体对美的物质、现象的追求,对行为完美、和谐完善的需要。

7. **自我实现的需要** 是指人的各种才能和潜能得到充分发挥,实现个人的理想和抱负,并达到个性充分发展和人格完善的需要。

马斯洛晚年时,对其需要层次论做了重要的修正和发展,主要体现在将人的需要分为两级(图6-2):生理需要、安全需要、归属与爱的需要、尊重需要称为**基本需要或缺失性需要**(deficiency needs);认知需要、审美需要、自我实现需要称为**成长需要**(growth needs)。缺失性需要是人类共有的,它们的满足依赖于外部提供的条件,满足后可避免疾病。成长需要的激发与满足有很大个体差异性,满足后可获得身心健康并会激发更多的成长欲望。

拓 宽 视 野

"高峰体验"与心理健康

马斯洛经过研究得出结论:人在自我实现过程中会产生出一种"高峰体验",此刻人会感受到一种奇妙、着迷、忘我并与外部世界融为一体的美好和谐的感觉。而心理健康的成功者都具有这种高峰体验。而这些心理健康的人并不会为适应环境而做无原则的妥协,而是既注重人际关系的协调,又保持自身的自主性、独立性,是心灵高度自由的人。

人生是美好的,每个人都应该有一个积极、热情、健康向上的生活态度。具备了这样的态度,每当你做成一件成功有益的事情后,就会享受到一次奇妙无比的"高峰体验"。心情愉悦了,心灵的创伤便会愈合。在生活中,不妨对生活琐事"糊涂"一点,对国家大事关心一点,对个人得失释然一点。这样,烦恼郁闷就会少一点,"高峰体验"才会多一点,你的身心会因此更加健康,生活也会变得更加幸福。

（二）需要层次论的基本观点

1. 人的需要的产生与满足从低到高有一定层次性,较低层次需要满足后,就向高层次发展,逐级上升。低层次需要的满足是高层次需要产生的基础。但不是绝对固定的,在不同的人、不同的条件下,需要的产生与满足可以出现层次超越、层次倒错等现象。

2. 人的行为是由优势需要决定的。同一时期内,个体可存在多个层次的需要,但只有一种需要占支配地位,支配个体产生相应满足需要的行为,这种需要称优势需要。个体的优势需要是在不断变动的。

3. 各层次需要互相依赖,彼此重叠。低层次需要尚未满足时,可能已经出现了高层次的需要;而高层次需要发展后,低层次需要也并未消失,而只是对人行为的影响降低。

4. 不同层次需要的发展与个体年龄增长相适应,也与社会的经济与文化教育程度有关。

5. 各种需要满足的时间不同,有些需要必须立即满足,而有些需要可以暂时延缓或长久推迟满足。

6. 各个层次的需要不可能完全满足,需要层次越高,其变异性、可塑性就越大;其满足就越依赖良好的外部条件,也就越难以满足。

7. 人的需要满足程度与健康成正比。在其他因素不变的情况下,任何需要的真正满足都有助于健康维持与促进。不同的是缺失性需要的满足是消极地避免疾病,而成长需要的满足则导致积极的健康。

（三）需要层次论对护理的意义

需要层次论是对护理思想与活动有着深刻影响的理论。它使护理工作者认识到护理的任务就是帮助人们满足其基本需要,以恢复健康、维持健康、促进健康。它对护理实践的指导意义在于帮助护士:

1. 识别护理对象未满足的需要的性质以及对护理对象所造成的身心影响。通常,这些未满足的需要正是护士需帮助护理对象解决的健康问题。

2. 根据需要层次和优势需要确定应为护理对象优先解决的健康问题,科学合理地制订护理计划。

3. 观察、预测护理对象未感觉到或未意识到的需要,帮助其满足需要,以消除潜在的健康问题,达到预防疾病的目的。

4. 对护理对象的需要进行科学指导,合理调整需要之间的关系,消除焦虑与压力。

三、影响需要满足的因素

人的需要从产生、发展到满足,需要一定的条件。当某方面条件欠缺时,就会影响与之相依赖的需要的满足。

1. **环境因素**　空气污染、光线不足、通风不良、温度不适宜、噪声等都会影响个体某些需要的满足,如生理需要。

2. **社会因素**　社会的不安定、群体行为倾向、社会舆论等也会影响个体需要的产生与满足,如安全需要、自我实现需要。

3. **物质因素**　需要的满足需要一定的物质条件,如生理需要的满足需要食物、水;自我实现需要的满足需要书籍、实验设备等。当这些物质条件不具备时,以这些条件为支撑的需要就无法满足。

4. **文化因素**　教育的差别、地域习俗的影响、信仰和观念的不同都会影响某些需要的满足,如认知的需要、审美的需要等。

5. **个体因素**

（1）生理因素:疾病、疲劳或损伤等生理方面的变化,可导致若干需要不能满足。

（2）认知因素:缺乏知识和信息、语言不通,会造成某些需要的缺失或不满足。

（3）情绪因素:焦虑、恐惧、愤怒、抑郁等情绪均会影响需要满足。如人在焦虑情绪支配下,会不思饮食或难以入眠等。

（4）能力因素:一个人具备多方面能力,如交往能力、动手能力、创造能力等。当个体某方面能力较差,就会导致相应的需要难以满足。

Note：

(5) 性格因素:一个人的性格与他的需要产生与满足有密切关系。例如一个生性怯懦、依赖性强的个体,安全需要往往较强烈并常常得不到满足。

四、患者的基本需要

通常,个体在健康状态下能依靠自己满足需要。但在患病时,情况就发生了变化。一方面,疾病可导致个体某些需要增加;而另一方面,个体满足自身需要的能力却明显下降。这就需要护士作为一种外在的支持力量,帮助患者满足需要。护士首先应了解个体在疾病条件下产生了哪些特殊需要及这些需要对健康的影响,在此基础上设法满足患者的需要。

(一) 生理的需要

疾病常是导致患者许多基本的生理需要不能满足的主要因素,甚至导致患者死亡。了解患者的基本生理需要,采取有效措施予以满足,是护理工作的重点。常见的生理需要缺失有:①氧气:如缺氧、呼吸道阻塞、呼吸道感染等;②营养:消化道溃疡、梗阻、肿瘤等;③水、电解质:脱水、水肿、酸碱平衡紊乱、电解质失衡等;④体温:高热、冻伤等;⑤排泄:腹泻、便秘、便、尿失禁等;⑥睡眠:失眠、嗜睡等;⑦舒适:各种类型的疼痛、眩晕、活动障碍等。

(二) 安全的需要

个体在患病或住院期间,由于环境的变化、舒适感的改变,安全感会明显降低,会感到自己的生命受到威胁,前途黯淡而自己又无能为力。他们既寻求医护人员的保护、帮助,又担心会发生医疗失误。护士应加强对患者的入院介绍和健康教育,增强患者自信心和安全感;展示认真负责的工作态度,娴熟规范的执业行为;避免和消除各种不安全因素,实施高水平的诊疗、护理技术以取得患者信任。

(三) 归属与爱的需要

患者患病期间,特别是住院期间,由于与亲人的分离和生活方式的变化,归属与爱的需要会变得更加强烈,常常会产生许多疑虑和孤独感,希望亲人能对自己表现更多的爱和理解,也为自己不能像健康时那样施爱于亲人而痛苦。护士要通过细微、周密、全面的护理,与患者建立良好的护患关系,使患者感受护士的关爱。同时,要加强同家属、亲友沟通,满足患者归属与爱的需要。

(四) 尊重的需要

疾病可导致个体某些方面能力下降甚至丧失。这会严重地影响患者对自身价值的判断,担心自己成为别人的负担,担心被轻视等。护士在与患者交往中应始终保持尊重的态度、礼貌的举止。在进行护理操作时,应注意减少患者躯体暴露,维护患者的自尊。同时,应鼓励患者参与一些自身的护理活动以增强自尊感。

(五) 认知的需要

个体在患病时,会非常急迫需要了解自己所患疾病的性质与严重程度、治疗方案及预后。护士应充分理解,及时给予必要的知识和相关信息,促进患者与医护人员有效合作,加速康复过程。

(六) 审美的需要

医院的规范化的设施与服装常使患者审美需要得不到满足,某些疾病或疾病的治疗手段也会造成患者容貌与体像的改变,使患者难以接受。护士在护理过程中,应时时考虑到患者的审美需要,在可能的条件下予以满足,并通过心理护理为患者提供有力的精神支持。

(七) 自我实现的需要

个体在患病期间最受影响而且最难满足的需要是自我实现。疾病必然造成个体暂时甚至长期丧失某些能力,不得不离开自己的学习、工作岗位。这常使个体陷入失落、沮丧,甚至悲观、绝望的情绪状态中。这种不良情绪反过来又会使个体健康状况进一步恶化。

护理的功能是切实保证基本需要的满足,为自我实现需要的满足创造条件。在此基础上,护士应鼓励患者表达自己的个性、追求,帮助患者认识自己的能力和条件,重建人生目标,为达到自我实现而积极参与自身护理活动。

五、满足患者需要的方式

1. **直接满足患者的需要**　对一些暂时或永久性丧失自我满足某方面需要能力的患者,护士应直接采取有效的护理措施,满足患者的基本需要,以减轻痛苦,维持生存。

2. **协助患者满足需要**　对一些尚具有或恢复了一定自我满足需要能力的患者,护士可根据具体情况指导患者尽可能依靠自己的力量满足需要,同时有针对性地给予必要的帮助和支持,以提高患者自护能力,促进其早日康复。

3. **间接满足患者需要**　对一些具有自护潜能,但缺乏知识和技术的患者,护士可通过健康教育、康复咨询、科普讲座等多种形式为患者提供卫生保健知识,提高自护能力,避免健康问题发生或恶化。

第三节　应激与适应理论

应激最初是物理学中的概念,指作用于物体的外部压力(或应力)。20 世纪 20 年代以来,人们在生物、心理和社会学领域研究应激,探讨其对人类身心健康的影响。在现实生活中,每个人都经历各种各样的应激,有些应激促进个体成熟和发展,有些应激降低个体适应能力,导致身心健康问题。护士在护理工作中需明确患者、家属和自身所面临的各种应激,提高适应能力。

一、基本概念

(一) 应激

应激(stress)又称压力或紧张。1925 年,美国著名生理学家坎农(Cannon)将应激概念引入生理学。1936 年,加拿大著名生理学家塞里(Selye H)在坎农工作的基础上提出应激学说,将应激定义为有机体在遭受各种刺激侵袭时所产生的非特异性的适应性反应。20 世纪 80 年代,美国应激问题研究专家拉扎勒斯(Lazarus RS)提出,应激是以认知评价为核心的个体与环境交互作用的过程。目前,普遍认为应激是个体面临或觉察到作用于自身内外环境的刺激时做出一系列带有适应性和应对性反应的过程。

(二) 应激源

应激源(stressor)又称压力源或紧张源,是任何能使人产生应激反应的内外环境刺激。自然界及社会环境中存在着大量的应激源,可以按照一定的方式对应激源进行分类。

1. **按应激源的来源**

(1) 内源性应激源:来源于人体内部,如发热、妊娠、癌症等。

(2) 外源性应激源:来源于人体外部,如噪声、环境温度的明显变化、家庭或社会角色的改变等。

2. **按应激源的性质**

(1) 躯体性应激源:包括:①人的生理功能改变:如青春期、更年期、妊娠期等特殊生命阶段发生的生理功能变化,或基本需要如饮食、休息、活动等未得到满足引起的生理功能变化;②人的病理性改变:各种疾病引起的改变,如缺氧、内分泌紊乱、细胞变异等;③生物性的:作用于躯体的各种病原微生物,如细菌、病毒等;④物理性的:作用于躯体的各种物理因素,如温度、湿度、光照等;⑤化学性的:作用于躯体的各种化学因素,如酸、碱、化学药品等。

(2) 心理性应激源:指来自人们头脑中的紧张性信息,主要指冲突、挫折和各种原因导致的自尊感降低,例如人际关系紧张、担心比赛失败而焦虑、考试不及格后的苦恼等。

(3) 社会性应激源:指要求人们做出调整或适应的各种生活事件,包括不健康的生活方式、家庭或社会角色改变、社会动荡等。

(4) 文化性应激源:指因语言、风俗和习惯改变而引起的应激,如出国后遭遇的"文化休克"。

(三) 应激反应

应激反应(stress response)指机体对应激源的反应,可分为 2 类:

1. 生理反应　机体处于应激状态时,可通过神经内分泌系统、中枢神经介质系统、免疫系统等变化影响机体内环境的平衡。常见的生理反应有心率加快、血压升高、需氧量增加、免疫力降低、胃液分泌增加、括约肌失去控制等。

2. 心理反应　包括认知反应、情绪反应和行为反应。

(1) 认知反应:可分为积极和消极的认知反应。积极的认知反应唤起注意和认知过程,使个体保持适度的警觉水平和情绪张力,注意力集中,对事物的敏感性增加,判断能力及解决问题的能力也有不同程度的提高,以适应和应对外界环境变化。当应激较剧烈且持续时间较长时,个体出现消极的认知反应,表现为认知能力降低;记忆、思维、想象力减退;注意力受损;意识障碍等。典型的负面认知反应包括偏执、灾难化、反复沉思、闪回与闯入等。

(2) 情绪反应:包括焦虑、抑郁、恐惧、愤怒等。

(3) 行为反应:常见的应对行为包括攻击性行为、退缩性行为和折中性行为。①攻击性行为:即直接采取行动去除或者战胜应激源,如建筑工地夜间施工噪声扰民,居民要求施工方夜间停工,去除噪声这一应激源。②退缩性行为:指将自己的身体或情绪从应激源中抽离,使自己的身心远离应激的环境,如丧亲后搬离原住处,避免睹物思人。③折中性行为:是改变原有的行为方式、价值观、习惯或者忽略某一需求的满足,以此来避免应激,如某人因外伤截肢,为了生存,他学会使用假肢行走。

一般来说,在应激源的作用下,人的生理反应和心理反应经常是同时出现的。

(四) 应对

在生活中,人们常常采用一些特定的策略来有效地应对应激。在心理学中,**应对**(coping)是指个体在处理来自身体内外部、超过自身资源的应激事件时所做出认知和行为上的努力。**应对机制**(coping mechanism)是一种先天或后天获得的,对变化的环境、特定问题或情境做出反应的方法,包括:①以问题为中心的应对机制:指通过创造变化或采取行动来改善情境的方法,如锻炼身体增强体质、寻求社会支持与专业支持等。②以情绪为中心的应对机制:指解决自身情绪反应的应对活动,如否认、情感求助与宣泄等。

应对机制也可以分为长期和短期的。长期应对机制是建设性的和现实性的。例如,肥胖者制订并实施减肥计划将体重控制在正常范围内。短期应对机制可以暂时减小应激到可以容忍的限度内,例如借酒消愁、为避免冲突妥协让步等。从长远观点来看,短期应对机制不能有效地处理现实问题,甚至对人体有害。

应对机制因人而异,常常与个体对应激事件的认识有关。有效应对的结果是适应,无效应对则导致适应不良。

(五) 适应

适应(adaptation)指应激源作用于个体时,机体通过调整自己的情绪、认知、行为,以维持内环境平衡,最终适应社会生存的过程。适应是应对的最终目的,若适应失败,机体发生一系列功能失常、代谢紊乱、结构损伤、精神障碍等身心疾病。个体对应激的适应过程是持续进行、动态变化的,这一过程对其身体、心理和社会方面的安适状态非常重要。

二、应激学说

应激作为人类全面认识健康与疾病的一个重要概念,已成为心理学、临床医学、护理学等学科的研究重点,出现了许多与应激有关的学说及理论模式。护士可以借助这些学说理论,识别特定情境中的应激源并评估护理对象的应激反应,帮助护理对象采取积极有效的应对方式,最终达到适应状态。

(一) 塞里的应激与适应学说

1950 年,塞里的名著《应激》出版。他在论著中描述了应激的一般理论(general theory of stress),影响了全世界的应激研究。塞里通过对患者的观察和动物实验,从生理学角度将机体对应激的非特异性适应反应分为局部适应综合征和全身适应综合征。

1. 局部适应综合征（local adaptation syndrome，LAS）　是指身体组织、器官或局部对创伤、疾病或其他生理性改变的反应，例如血液凝集、创伤愈合、眼睛对光的适应性调节等。

局部适应反应具有如下特点：①反应是局部的，不涉及身体的全部系统；②反应是适应性的，即必须有应激源的刺激；③反应是短暂的，持续时间是确定的；④反应是恢复性的，即局部适应综合征有助于身体组织、器官或局部恢复平衡。

2. 全身适应综合征（general adaptation syndrome，GAS）　又称一般适应综合征，是人作为有机整体对应激做出的防御性的生理反应，个体的自主神经系统和内分泌系统参与这种反应。GAS分为3个发展阶段（图6-3）：

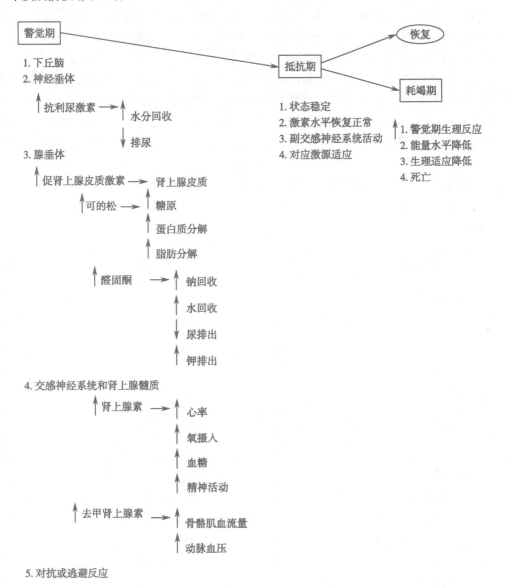

图 6-3　全身适应综合征示意图

（1）**警觉期（alarm stage）**：人体感知到特定的应激源，自主神经系统激发机体释放大量的肾上腺素，导致机体能量水平、氧摄取、心输出量、血压和警觉度升高，尿量下降，机体处于最佳动员状态，有利于机体增强抵抗或逃避损伤的能力。这种反应是短期的，持续1min~24h。如果应激源持续作用于机体，机体就会进入第二个阶段——抵抗期。

（2）**抵抗期（resistance stage）**：机体感知到威胁并且调动自身的资源，试图将应激反应局限在身体最小的区域内，机体状态趋于稳定，体内的激素水平、生命体征、能量的动员水平都恢复到正常水

Note：

平。如果应激可以被控制或者局限在一个小的区域里（局部适应综合征）机体恢复平衡状态。如果应激源持续存在，对机体的损害巨大，适应机制失效，进入下一期——耗竭期。

（3）**耗竭期**（exhaustion stage）：当机体不能再抵抗应激源的刺激且体内适应性能量资源储备耗尽，表明机体进入耗竭期。警觉期的各种生理反应会再次出现，但能量水平下降，人的适应性减弱，难以对抗应激源的作用。如果应激源持续存在，可能导致死亡。这一时期的结局主要取决于个体的适应性能量资源、应激源的严重程度、所提供的外部适应资源。

抵抗期和耗竭期的持续时间变化较大，主要取决于应激源的严重程度和持续时间、个人以往的健康状况、卫生保健干预的及时性和有效性等变量。

塞里的应激与适应学说对人类健康与疾病的研究具有重要的意义，但受生物医学模式的限制，此学说过分强调了应激状态下机体的生理反应，而忽视了心理及其他方面的反应。

（二）霍姆斯和拉赫的生活变化与疾病关系学说

20世纪60年代，美国精神病学家霍姆斯（Holmes T）与拉赫（Rahe R）重点研究了生活变化与疾病的关系，发现生活变化是一种需要生理和心理两方面都适应的应激，从而提出了生活变化与疾病关系学说（theory of life change and disease）。通过大样本调查，霍姆斯与拉赫将人类主要的生活变化归纳为43种生活事件，按照生活变化单位（life change unit，LCU）的大小表示每一生活事件对个体影响的严重程度，从而总结出一套社会再适应评分表（social readjustment rating scale，SRRS）（表6-1）。例如，丧偶的LCU为100，是最高值，属最强的应激性事件，对个体的影响最大；结婚的LCU为50，属中等强度的应激性事件；而度假的LCU仅为13，属较低强度的应激性事件，对个体的影响较小。

表6-1　社会再适应评分表

生活事件	LCU	生活事件	LCU
丧偶	100	与上司发生矛盾	23
离婚	73	工作条件的改变	20
分居	65	退休	45
入狱	63	家庭成员患病	44
家庭成员死亡	63	怀孕	40
外伤或患病	53	性生活问题	39
结婚	50	家庭增加新成员	39
被解雇	47	调换工作岗位	39
复婚	45	经济情况的改变	39
子女离家	29	好友死亡	37
姻亲间的不愉快	29	工作性质改变	36
个人有卓越成就	28	与配偶吵架	35
配偶开始上班或失业	26	借贷款1万元以上	31
开始上学或终止学业	26	丧失抵押品的赎取权	30
生活条件的变化	25	工作职务改变	29
个人习惯的改变	24	搬家	20
转学	20	家人团聚次数的改变	15
娱乐方式的改变	19	饮食习惯的改变	15
宗教活动的改变	19	度假	13
社交活动的改变	18	过大型节日	12
借贷款1万元以下	17	轻度违法事件	11
睡眠习惯的改变	16		

Note：

在该学说中,应激被定义为一种刺激、一个生活事件或一系列引起机体生理和/或心理反应的情景,这些刺激能够增加个体对疾病的易感性。SRRS 常用于记载一个人近一年的经历。调查发现,生活变化与患病率之间呈正相关,即一个人的生活变化积分越高,发生疾病的可能性越大。

然而,和应激与适应学说一样,生活变化与疾病关系学说没有考虑个体对应激源的感知和反应方面的差异。

（三）拉扎勒斯的应激与应对学说

拉扎勒斯是美国杰出的心理学家,他从 20 世纪 60 年代开始对应激进行了心理认知方面的研究,提出了应激与应对学说（stress and coping theory）。拉扎勒斯认为,应激源"是一种来源于个体心理和认知过程的知觉反应"。当个体认为内外环境刺激超过自身的应对能力及应对资源时,就会产生应激。应激是指"为满足各种来自内在的和/或外在的需求,而消耗或透支个人、组织和社会的适应资源时所发生的情况"。在此过程中,个体的认知评价非常重要（图 6-4）。

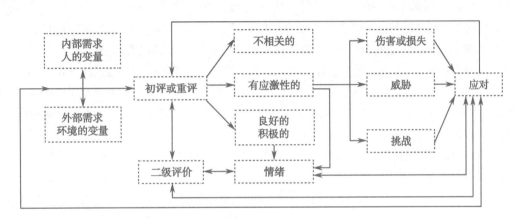

图 6-4 拉扎勒斯的应激与应对学说示意图

1. **需求** 是产生应激的导火索,分为内部需求,如妊娠期、更年期等个人的生理变化;外部需求,如过冷、过热的气候等个人所处环境的变化。

2. **初始评价（primary appraisal）** 是个体觉察到某种事件或情境时,判断其对自身有益或有害的过程。初始评价的结果有 3 种:无关、有益、有应激性。有应激性的事件包括三种情况:伤害或损失、威胁和挑战。

3. **二级评价（secondary appraisal）** 当初始评价的结果是应激性的,将会导致二次评价,即对个人应对方式、应对能力及可获得的应对资源的评价,主要目的是判断个人的应对技巧与情境事件之间的匹配程度。

二级评价后会产生相应的情绪反应。如果评价结果是有利的,会出现愉快、满足等正性情绪;如果评价结果是不利的,则会出现焦虑、恐惧、愤怒等负性情绪。二级评价也可因得到了更多的有关应激反应资料而改变其初始评价。

4. **重新评价（reappraisal）** 是个体在进行应对后得到反馈,并在反馈的基础上对需求所做的进一步评价。重新评价会发现以前感知的威胁变小了,或者发现最初所感受的威胁不正确,这样其恐惧和愤怒的情绪也就减轻或消失了。重新评价可能导致初始评价的改变,并影响对处理该情境的应对技巧的感知。

5. **应对** 是为对付机体内外部需求以及需求之间冲突所进行的认知和行为方面的努力。应对方式包括采取积极行动、回避、寻求信息和帮助、应用心理防卫机制等。

三、对应激的防卫

当个体遇到应激源时就会运用各种防卫措施进行应对,以维护身心平衡。人类作为一种社会生物体,除了有自然的防卫能力外,还可通过学习建立一些新的应对技能以主动处理应激情况。以下防卫模式有助于人们避免严重应激反应。

（一）第一道防卫——生理、心理防卫

1. **生理防卫（physiological defense）**　是生理上对应激做出适当反应的过程,包括机体的遗传素质、身体状况、营养状况和免疫功能等。如完整的皮肤和健全的免疫系统可保护个体免受病毒和细菌的侵袭,而营养不良者即使受轻伤也容易感染。

2. **心理防卫（psychological defense）**　是心理上对应激做出适当反应的过程,如焦虑、否认、压抑等。心理防卫能力取决于个体的经验、教育背景、智力水平、生活方式、经济状况、社会支持、性格特征、焦虑阈等因素。

（二）第二道防卫——自我帮助

当应激源较强,应激反应严重,个体的第一道防卫相对较弱时,就必须采用自我帮助来对抗应激源,控制应激反应,以减少疾病的发生。自我帮助的方法主要有:

1. **正确对待问题**　个体一般采用自我评估法来识别应激源,然后采取相应的应对办法。具体办法主要是改变应激源,改变自己对问题的感受和反应。例如,换一个角度看问题。

2. **正确对待情感**　个体通过自我评估的方法找出情感反应的原因和伴随的生理反应,并运用过去使用过的应对方法或心理防卫机制调节自己的情绪。例如,运用写日记的方法宣泄情感。

3. **利用可能得到的支持**　当个体面对应激时,一个强有力的支持系统可帮助其度过难关,减少对身心的不良影响。例如,癌症患者参加抗癌俱乐部。

4. **减轻应激的生理诱因**　良好的身体素质是抵抗应激源的基础。例如,戒烟、坚持锻炼、平衡膳食等均有助于加强第一道防线。

如果对应激源未予足够重视,没有启动自我帮助机制,或应激源超过了防卫机制,就会导致身心疾病。

（三）第三道防线——专业帮助

人一旦患有身心疾病,就必须及时寻求医护人员的帮助,由专业人员提供医疗、护理服务等,以提高自身的应对能力,促进疾病痊愈。如果专业帮助不及时或不恰当,会使疾病加重或演变成慢性疾病,形成新的应激源。

四、对应激的适应

人类对应激的适应不只是单纯的生物过程,而是在躯体、智力、情绪等方面对应激做出反应。

（一）适应的层次

1. **生理适应（physiological adaptation）**　指当内外环境的刺激作用于机体,影响机体的内稳态时,机体以代偿性的生理变化来应对刺激的过程。生理层次的适应是机体处于无意识状态下的自动反应,表现为:

（1）代偿性适应:当外界对机体的需求增加或改变时,机体做出的代偿性适应。如人跑步时,耗氧量增加,机体就会通过呼吸加快、心跳加速来满足需求。

（2）感觉性适应:机体可以通过感觉功能的敏感度减弱等方式来达到适应的目的。例如,当我们刚进入一个充满香味的房间时,会感到房间的气味很刺鼻,但如果持续与香味接触,就会很快适应,这是由于固定刺激或持续反应引起感觉敏感度降低。

2. **心理适应（psychological adaptation）**　是人们经受心理刺激时所采用的一种有目的的应对方式,旨在使人能更好地应对应激,减轻心理上的焦虑和紧张不安的感觉。一般可运用心理防卫机制或学习新的行为(如松弛术)来应对应激源。

心理防卫机制（psychological defense mechanism） 普遍存在于人的心理活动中,是一种针对应激事件提供心理保护的无意识行为,其功能类似生理上的免疫系统。人们常常在潜意识的状态下运

用一种或多种心理防卫机制以解除情绪冲突。常用的心理防卫机制包括:

(1) 潜抑(repression):将理智上不能接受的欲望、情感或动机,不知不觉地抑制到潜意识中去,借以忘却不愉快的情景。如人们倾向于忘记过去不愉快的事情而记住美好时光。

(2) 抑制(suppression):有意识地将不能接受的思想、冲动和事件从已知的威胁中转移,但这些情形是随时可能被记起的。例如,一个人在心里对自己说:"我必须战胜悲痛,我还有很多事情要做。"

(3) 退化(regression):即退行作用,指人潜意识地返回到早期的情绪调节水平或行为方式。例如,儿童在患病后往往会显示出低于其年龄特征的幼稚行为,比如尿床、要奶瓶等。

(4) 否认(denial):对自己无法接受的事实潜意识地加以拒绝,以减少心灵上的痛苦,但并非有意否认事实,欺骗自己。如一位患者被告知得了不治之症后否认这个诊断。

(5) 隔离(isolation):将不愿接受的事物从意识境界中移开,加以隔离。如不去观看悲惨的影片,远离不愿意见到的人。

(6) 转移(displacement):将情感或行为从一个对象转移到另一个较能替代的对象上。例如,丈夫在外受了气,回家向妻子或孩子发泄怒气。

(7) 投射(projection):将自己不喜欢的或不能接受的感觉或行为归咎于他人。例如,一位同学上课迟到了,他把责任归咎于母亲没有催促他起床。

(8) 仿同(identification):又称自居作用或认同作用。指由于特别的动机,不自觉地模仿主观崇拜者所具有的人格特征。例如,个体受挫时效仿成功者的经验和行为。

(9) 补偿(compensation)作用:指有意识或无意识地企图用种种方法克服或弥补事实的或想象的缺陷,以减轻内心的不适感。如下肢残疾的人用上肢的活动取代下肢的功能。

(10) 反向作用(reaction formation):指对一些不敢正视的动机或行为加以否认,而用相反的方法去表现。例如,患者害怕手术,但他装得很坦然的样子,以掩饰害怕,并会自我开导地说:"这没有什么"。

(11) 合理化(rationalization):指从个人心理需要出发,用有利于自己的理由为自己辩解,将面临的窘迫处境合理化。如一位妇女以更年期为理由为自己经常发脾气解脱。

(12) 升华(sublimation):将被压抑的原始冲动或欲望,用符合社会要求的建设性方式表达出来。例如,一位妇女因为某种原因无法成为母亲,她通过选择与孩子在一起的工作来升华其母性的驱动力。

(13) 幻想(fantasy):指个体面对困难和挫折时,因无法应付而运用想象或白日梦的方式,使自己从现实中脱离出来。

(14) 选择性疏忽(selective inattention):在一些事件中,对能引起焦虑的情景不予理会。例如,有的人将不愉快的事置于脑后,而专谈一些高兴有趣的事。

3. 社会文化适应(social and cultural adaptation) 是调整个体的行为使之与不同的群体及其特殊的文化环境的信念、习俗及规范相协调。例如,入乡随俗。又如,医护人员除了掌握专业知识和技能外,还必须熟悉不同民族的文化习俗和健康观念,以更好地为患者服务。

4. 技术适应(technologic adaptation) 是人们在使用文化遗产的基础上,不断创新工艺和技术以改变周围环境,控制自然环境中的许多应激源。例如,人类发明空调来控制自然环境中过冷或过热的气温对人的刺激。

(二) 适应的特性

所有的适应机制,无论是生理的、心理的、社会文化的或技术的,都有下列共同特性:

1. 所有的适应机制都是为了维持个体的最佳身心状态,即内环境平衡(homeostasis)。

2. 适应是一种主动的动态过程,是一种自我调节机制。如饥渴时,人们会主动寻找食物和饮用水。

3. 适应是一种涉及多个层面的全身性反应过程,可以同时包括生理、心理、社会文化和技术等各

Note:

个层次。

4. **适应能力存在个体差异**　适应能力与个人的遗传素质、性格及经历有关。灵活或有经验的人，会采用多种方式应对应激。

5. **适应是有限度的**　适应不能超过一个人的身体、心理、精神及社会的稳定范围。一般来说，生理适应的范围较窄，如体温、血糖浓度等的正常范围都较局限，而心理适应的范围较广。

6. **适应效果与时间有关**　时间充分时，机体可以适应得较好，否则难以适应。如急性失血时，容易发生休克，而慢性失血则不一定。

7. **适应性机制可以是不恰当的**　适应性反应是为了重建体内平衡，但适应性机制可以是不充分或过分的。例如，炎症，作为一种适应性机制，可以阻止病原微生物入侵；倘若炎症反应不充分，机体就抵抗不了病原微生物入侵；倘若炎症反应过分，反而会导致病理性变化。

8. **适应性反应可具有负性作用**　通常情况下适应性反应都是有帮助的，但适应反应本身有时也具有应激性，如炎症反应所产生的红、肿、热、痛等生理变化，会使个体产生不舒适感而有应激性，要求个体进一步适应。

9. **个体在适应过程中会保持自己的特征**　面对相同的应激源，不同个体的适应方式各不相同，个体不会因应激适应而丧失自己的个性及行为特征。

五、应激管理

护士可以运用各种干预措施帮助患者减轻应激反应，促进应对。在此过程中，护士应根据个体的身体和情绪特点、家庭和社会背景以及以往使用应对机制的情况等选择对个体来说最有效的应对措施。此外，护士也要学会一些应激的自我管理技巧。

（一）患者的应激管理

1. 评估患者在医院环境中常见的应激源

（1）对环境不熟悉：如对饮食不习惯，对作息时间不适应，对医护人员不了解等。

（2）感受到疾病的威胁：如想到可能患了难治或不治之症，或可能即将手术、可能致残等。

（3）与家庭分离或与他人隔离：如与亲人分离，不能与亲友交谈，与病友无共同语言，感到自己不受医务人员的重视等。

（4）缺乏疾病与治疗的相关信息：如对自己所患疾病的诊断、治疗及护理不清楚，对医护人员说的一些医学术语听不懂，自己提出的问题得不到及时答复等。

（5）丧失独立性和自尊感：如因疾病而丧失自理能力，日常生活需要他人协助，必须卧床休息等。

2. 帮助患者预防和应对应激的策略

（1）为患者创造轻松的住院环境：护士应尽可能为患者创造舒适、安全的物理和人文休养环境。

（2）为患者提供有关疾病的信息：护士应及时向患者提供有关疾病的诊断、治疗、护理及预后等方面的知识，以减少患者的焦虑和恐惧，增加其自我控制感及心理安全感。

（3）解决患者的实际问题，满足其各种需要：护士应及时评估患者各方面的需要，采取相应的措施予以满足，以降低患者的心理紧张和压力，消除不良情绪。

（4）培养患者的自理能力：护士应尽可能地给患者机会，让其参与到自身的治疗和护理中来，不断培养其自护能力。

（5）教会患者健康的生活方式：帮助患者形成适合自己的健康生活方式，逐渐养成良好的睡眠习惯、平衡膳食、有效地管理时间、控制性满足他人的要求等。

（6）鼓励使用支持系统：支持系统可以提供情感支持，帮助患者辨认和描述与应激有关的感觉，还可以为患者提供信息和服务，保持正性的自我概念，提供建立新的社会关系和形成新的社会角色的途径。

信 息 平 台

乳腺癌患者俱乐部——妍康沙龙

"妍康沙龙"是上海首家由医院主办的癌症康复俱乐部。自 2003 年创办以来,以"关爱支持、互助、促进康复"为宗旨,建立了一个医患、护患、患患之间互相交流的平台,为乳腺癌患者提供专业帮助。沙龙定期举办"妍康学苑"活动,讲授乳腺癌防治知识,提高患者自护能力;成立"病房探视组""合唱团""舞蹈队"等病友组织,丰富患者的业余生活,舒缓患者的心理压力。

在这个温暖的大家庭里,一群身体残缺、曾经痛苦彷徨的女性走出疾病的阴霾,重新找回了自我,学会用坚强自救,用感恩的心面对生活,用自己的双手去扶持经历着相同痛苦的人们。正像她们自己所说的那样——在这里,她们尽情地享受着爱,也尽情地奉献着爱,传递着爱……

3. 使用应激管理技巧 应激管理技巧能够帮助患者修正由应激带来的情绪上的不快和一些外在症状。护士可以把这些技巧教给患者,鼓励患者应用这些技巧。

(1) 放松:放松技术可用于多种情境中,如分娩中、术后应对疼痛、焦虑、失眠等。表 6-2 中列出了两种放松活动:深呼吸和渐进性肌肉放松。

表 6-2　放 松 活 动

种类	方法
深呼吸	(1) 取舒适坐姿,将手置于腹部,慢慢深吸气,尽可能地伸展腹部。 (2) 缩唇慢呼气,当感觉腹部不能继续向下凹陷的时候,再呼吸一次。 (3) 每一次训练做 3~5 次。
渐进性肌肉放松	(1) 将手握紧成拳,注意手上的感觉,保持紧张状态数秒钟。 (2) 放松对肌肉的控制,放松肌肉,消除紧张。 (3) 对每个肌肉群连续锻炼:手部、臂部、肩部、面部、颊部、背部、腹部、腿部、足部

(2) 指导想象:指导患者创造一个心理的情景,将精力集中在这个情景中,分散对不良刺激(包括疼痛)的注意力。例如,护士坐在患者旁边,描述一个患者认为是愉快的经历或美丽的风景,患者被"指导"着进入这个情景。随着患者越来越沉浸于所描述的情景中,护士只需在间隔的时间进行口头的"描绘"。

(3) 自信心训练:包括帮助患者有效地表达自己的需求和愿望,鼓励患者参与到自己的治疗和护理工作中来,不断培养和锻炼其自我护理能力。

(4) 写日记:护士可以建议那些处于困境中的护理对象用写日记的办法减少应激。在日记中,护理对象可以完整地、真实地表达感情,不必顾忌会伤害到其他人的感情,并且不必担心自己在别人面前的表现。

(5) 预先指导:是指让人对一个不熟悉或者痛苦的事件在心理上有所准备。护士使用这种技巧让患者在经历检查或手术前对所要经历的痛苦有心理准备,从而减轻他们的焦虑,应对机制会更加有效。

4. 提供危机的干预措施 当应激超过了一个人通常的应对机制并且耗竭了所有可以利用的资源,这时应激就变成危机(crisis)。危机中的人暂时不能使用以往解决问题的方法来应对或者适应应激源,对事件的感知往往会出现扭曲,没有足够的情境支持,没有恰当的应对机制,需要干预措施来重新获得平衡。危机干预的目标是帮助个体恢复到危机发生前的功能水平,并且增进今后应对危机的能力,促进个体的成长。危机的干预包括以下 5 个步骤:①确认问题;②列出备选方案;③选择可行方案;④实施计划;⑤评价结果。

Note:

（二）护士的应激管理

1. 护士群体常见的应激源　护士在为患者提供专业性照顾时,自身也会遇到一些应激源,不仅会影响护士的身心健康,同时也会影响护理工作质量。常见的应激源包括:①人员配备不足;②护理任务增加;③不同工作班次的轮转;④承担自己没有把握的工作;⑤从上级和同事那里得不到足够的支持;⑥访问令人沮丧的家庭;⑦护理病危患者等。

对工作应激源的反应取决于护士的人格、健康状态、以往应激的体验以及应对机制。尽管大多数护士能够有效地应对护理工作对身体和精神上的要求,但在某些情况下,也会发展到倦怠状态(burnout),可表现出情绪衰竭、去人格化和个人成就感缺失。

2. 护士的应激管理技巧　护士必须首先认识到自己的应激反应,并确认哪一种情况带来了最为明显的反应,以便采取措施减少应激。护士可运用的应激管理技巧包括:

(1) 制订有效的放松计划:规划和实施具体的放松方法来减轻紧张,如听音乐、热水浴、阅读小说等。

(2) 建立规律的锻炼计划:通过锻炼直接向外宣泄负性情绪,如打羽毛球、游泳、慢跑等。

(3) 发展自信技巧:如学会说"不",通过这一技巧来战胜在与他人交往中无能的感觉。

(4) 学会接受失败和寻求帮助:包括自己和他人的失败,并且使其成为建设性的学习经历。认识到大多数人都是尽自己的最大努力做事;向同事表达自己的感受,并寻求帮助,在同事需要时给予帮助。

(5) 接受不能改变的事物:应认识到每个人或每种事物、情境都有自己的局限性。如果是机构政策和工作流程引起的应激,应参与到建设性的改造活动中去。

(6) 发展同行支持小组:同行支持小组有助于缓解产生在工作单位的不良感受和焦虑。

第四节　生长与发展理论

护理工作贯穿于人的生命全过程,护士面对的是处于不同年龄阶段的护理对象。他们具有不同的生长发展水平,表现出不同的身心特征。因此,护士学习、了解有关生长与发展理论,有助于深刻认识机体发展变化的本质及其影响因素,把握各年龄阶段护理对象特有的身心特征及其与健康的关系,指导自己更自觉地、理性地、有效地实施高水平的整体护理。

一、概述

（一）生长与发展的基本概念

1. 生长(growth)　指生物体或细胞从小到大的增殖过程。可表现为数量增多、体积增大、重量增加。

2. 发育(development)　指个体在整个生命周期中身心有规律的变化过程。

3. 成熟(maturation)　指由遗传基因所决定的个体内部生长因素与环境相互作用,获得生理和心理、功能与能力的比较完备的状态。

（二）生长与发展的组成部分

护理对个体生长与发展的了解和评估主要考虑以下 5 个方面:

1. 生理　主要包括身体的生长和功能的发展、成熟。例如体重增加、肌力增强、动作协调、器官功能完善等。

2. 认知　主要指与大脑生长和获得知识、技能有关的发展方面。包括感知觉、思维、语言等个体认识能力的发展变化。

3. 情感　主要指个体的喜、怒、哀、乐、爱、恶、欲等各种情绪的体验和发展。

4. 道德　主要指个体的道德认识、道德情感、道德意志、道德行为等方面的发展。

5. 社会　主要指个体在与外界其他个体的相互作用过程中,有关社会态度和社会角色的形成、社会行为规范的确立等方面的变化。

（三）生长与发展的影响因素

1. **遗传因素**　是个体生长发展的基本因素，为个体的身心发展提供物质前提。

2. **个体后天因素**　指个体出生后在生长发展过程中逐步形成的身心特征。包括身体生长发育水平与健康状态；心理能力的发展水平；知识经验积累水平；对事、对人、对自己的倾向性态度等。它既是前阶段生长发展的结果，又对后阶段生长发展产生影响。

3. **环境因素**　包括自然环境和社会环境。它为个体的生长发展提供条件、对象和各种可能性。

4. **个体实践活动**　包括生理活动、心理活动、社会活动，是影响人生长发展的决定因素。个体通过各种实践活动，认识和改造客观世界并在这个过程中使自身获得成长发展。

5. **教育**　是一种包含着环境与个体活动因素的特殊综合因素，主要影响人的智力、道德、行为、个性、能力方面的发展及社会化过程。

（四）生长与发展的基本生理规律

1. **顺序性**　个体生长发展的顺序性表现出 3 个特征：

（1）**头尾生长**：指身体和动作技能的发展沿着从上（头）至下（脚）的方向进行的规律。如个体最先获得控制头部的能力，然后是上肢的动作，最后才学会控制下肢的运动。

（2）**远近生长**：指身体和动作技能发展沿着从身体中心部向身体远端方向进行的规律。如肩和臂的动作最先成熟，其次是肘、腕、手，手指的动作发展最晚。

（3）**分化生长**：指身体和动作技能发展沿着从一般到特殊、从简单到复杂的顺序进行的规律。如幼儿最初的动作常为全身性、不精确的，以后逐渐发展为局部、精细、准确的动作。

2. **阶段性**　每个个体都要经过相同的生长发展阶段。这种阶段性即表现为年龄特征，每个阶段都有每个阶段的发展任务，完成的好有助于下阶段的发展。

3. **不均衡性**　个体的生长发展具有非等速、非直线的特征。表现为同一方面发展在不同年龄阶段发展的速度不同，如身体的生长有高峰期；不同方面发展的速度是不均衡的，如神经系统发育先快后慢，生殖系统发育先慢后快。

4. **差异性**　虽然个体都经历相同的发展阶段，但受各种因素影响，个体发展的速度、水平会出现差异，表现出同一年龄阶段的个体可以有不同发展水平、不同个性特征。

二、弗洛伊德的发展理论及其在护理中的应用

奥地利精神病学家弗洛伊德（Freud S）被誉为现代心理学之父，他用精神分析的方法观察人类的心理、行为发展，形成了心理学的精神分析学流派，因此他的发展理论又称为古典精神分析理论。此理论由两个相互依赖的部分组成，即作为人格的功能组织方式的结构模型说和作为内驱动力的**性的发展阶段说**（psychosexual developmental theory）。

（一）人格的结构

弗洛伊德把人的心理分为意识（consciousness）、前意识（preconsciousness）和无意识（unconsciousness）三个层次。意识是指个体目前能够知晓的心理成分；前意识是个体当前不能意识到，但能够很容易进入意识的部分；无意识（或称潜意识）是个体没有意识到的深层心理成分，是人的原始冲动、本能、被压抑的欲望。在此基础上，弗洛伊德提出人格结构由自我、本我、超我三部分组成：

1. **本我（id）**　本我是人格中最原始的部分，出生时就已存在，处于潜意识层次，代表人的最基本生存的本能，受快乐原则支配，以本能愿望满足为目的。

2. **自我（ego）**　个体出生后，在与外界环境的相互作用中，自我逐渐发展起来。自我是人格中最具理性、策略的部分，是人格的执行者，受现实原则支配，对本我加以控制，调节内部功能之间产生的冲突，并处理外界环境的刺激，尝试用社会所能接受的方式满足本我的需要。

3. **超我（superego）**　个体大约到 5 岁的时候，超我开始形成。包括两部分：良心和自我理想。

超我代表社会的价值和标准,属于道德范畴,遵循至善原则。是在社会道德规范化基础上发展起来的,对本我和自我的行为加以限制,并激励个体追求人格的完美,为理想奋斗。

弗洛伊德认为,类似作用于三个角上的拉力形成三角形一样,本我、自我、超我相互补充、相互对立,形成特定的人格动力关系。在健康个体身上,是由强大的自我协调掌控人格,使三部分人格处于相对平衡状态。如果一旦自我脆弱,人格丧失平衡,就会导致压抑、焦虑、紧张甚至精神异常。

（二）性心理发展阶段

弗洛伊德认为人格的发展在生命的早期就已经完成。性本能冲动是人的心理发展的原动力,他称这种性本能冲动为力比多(libido)。个体人格的发展要经历 5 个阶段。每个阶段变化的标志是主要的性敏感区的变化,即力比多分布和集中投放的部位。个体每经历一个阶段,需要消耗一定量的力比多。如果某个阶段个体遭遇了某种特殊的创伤体验或过度满足,就会导致耗尽或滞留大量的力比多,随之而来的是,自我缺乏足够的能量维持正常的成人心理功能,会出现停滞在那个早期阶段的人格特征,称之为"固结"(fixation)现象。

1. 口唇期(oral stage)　出生 ~1 岁。婴儿最早的快感来源于口唇。此期婴儿专注于与口有关的活动,如吸吮、吃东西,并对能满足口的需要的东西如乳头、手指等产生依恋之情。若此时口欲过分满足,就会形成依赖人或易受骗的人格;如果未能满足则会形成紧张和不信任的人格。

2. 肛门期(anal stage)　1~3 岁。此期幼儿的快感集中于肛门区,对能控制肛门括约肌的活动感到愉快,大小便控制训练成为此期父母和孩子的主要任务。若控制过严可导致洁癖、吝啬、固执的人格特征。控制过松可导致自以为是、混乱、冷酷、攻击性的人格特征。

3. 性器期(phallic stage)　3~6 岁。此期儿童的兴趣转向生殖器,出现恋慕与自己性别相异的父母,排斥与自己性别相同的父母的无意识的愿望和情感。如果顺利解决此期的矛盾冲突,可促使儿童形成正确的性别行为和道德观念,否则可能导致各种性偏离行为和自我中心的自私,缺乏对他人真诚的人格特征。

4. 潜伏期(latent stage)　6~12 岁。随着恋母恋父情结的克服,超我的产生,儿童早期的性欲冲动被压抑到潜意识领域,把精力投放到学习、文体的等活动中。如果发展好,可获得许多人际交往经验,促进自我发展。发展不好,会造成压抑、强迫性人格。

5. 生殖期(genital stage)　12~20 岁。儿童期深埋于潜意识中的性欲冲动,随着青春期的到来又开始涌动。主要任务是摆脱父母的约束,寻找自己喜欢的异性对象,最终建立起正常的两性关系。如果发育不良,可导致一些病态人格。

（三）在护理上的应用

弗洛伊德主要贡献是创立了第一个综合性的人类行为和人格理论,发现了潜意识及它在影响人类情绪和支配人类行为中所起的重要作用,在此基础上,他建立了第一个心理治疗体系。

尽管弗洛伊德的性生理发展理论仅仅是用生物学的观点来解释人的发展,而且其许多假设的不可验证性以及理论的消极特征受到以后众多心理学者和理论家的批评,但他的理论仍然有助于护士了解性心理发展规律,观察护理对象潜在的心理需要,正确理解和评估不同年龄阶段的护理对象外在的焦虑、愤怒等异常情绪和反常行为是作为一种心理防卫,反映的是护理对象内心深处的心理需要和期盼,从而给予及时适当的解释与预见性的干预,并根据不同护理对象的不同年龄及目前的主要矛盾,帮助其调整混乱的自我体系,顺利化解矛盾,鼓励护理对象重建健康生活的自信。

三、艾里克森的发展理论及其在护理中的应用

美籍丹麦裔心理学家艾里克森(Erikson EH)的发展理论又称新精神分析理论或心理社会性发展理论(psychosocial developmental theory)。与弗洛伊德的理论不同,艾里克森的人格发展理论在考虑到生物学影响的同时,强调文化与社会因素对人发展的影响,并且认为人格在人的一生中都在不断的发展。他以心理的社会性为标准,将人的一生发展划分为八个阶段,每个阶段都有特定的发展问题

或称心理社会危机,每个阶段发展是否顺利,既与前一阶段发展有关,又影响后一阶段的发展。

(一) 艾里克森的心理社会性发展理论

1. **婴儿期(口感期,oral sensory stage)** 出生 ~1.5 岁。心理社会性发展问题:信任对不信任。婴儿主要通过自身需要的满足与否产生基本的信任感,包括对自身的信任。良好的照料和关怀是发展婴儿信任感的基本条件。若婴儿的没有得到所需要的关爱和照顾,则可形成不信任感,不相信自己,也不相信他人,缺乏安全感。

2. **幼儿期(肛肌期,anal-musculature stage)** 1.5~3 岁。心理社会性发展问题:自主对羞怯或疑虑。此期幼儿开始学习自己吃饭、控制大小便、独立玩耍,运用自己最初习得的运动和语言技能与周围世界互动,感受自己的能力,出现自主性要求。若得到适当的鼓励,可形成自主性,而过度保护或过分苛求,则会使幼儿怀疑自己的能力并产生羞愧感。

3. **学龄前期(生殖运动期,genital-locomotor stage)** 3~6 岁。心理社会性发展问题:主动对内疚。随着身体活动能力和语言的发展,儿童探究的范围扩大,充满好奇心。如果对他们的好奇与探究给予积极鼓励和正确引导,则有助于他们的主动性发展,若过多干涉批评,则会使他们产生内疚感,探究精神和好奇心受到压制。

4. **学龄期(潜伏期,latency stage)** 6~12 岁。心理社会性发展问题:勤奋对自卑。这是个体生长发展过程中的一个重要阶段。儿童学习文化知识和各种技能,学会遵守规则。如果在此阶段儿童出色地完成任务并受到鼓励,获得成功的体验,则可发展竞争意识和勤奋感。如果遭受挫折或指责,获得太多的失败体验,就会产生自卑心理和无能感。

5. **青春期(puberty stage)** 12~18 岁。心理社会性发展问题:同一性对角色混乱。同一性(identity)指个体对自己的本质、信仰及一生趋向的一种相当一致、比较完整的意识。此期个体关注自我、探究自我、经常思考我是怎样一个人或适合怎样的社会职业的问题。如果解决得好,可使个体获得自我认同感和自我发展方向。否则,就会导致角色混乱,缺乏生活与发展的目标。

6. **成年前期(early adulthood)** 18~35 岁。心理社会性发展问题:亲密对孤独。此期在确立稳定的同一性基础上才能发展与他人的友谊和亲密伴侣关系,承担应有的责任和义务,相互理解、支持和帮助。未形成自我同一性的人则会导致孤独的体验,不能与人建立真诚、亲密的关系。

7. **成年期(adulthood stage)** 35~65 岁。心理社会性发展问题:繁衍对停滞。此期个体获得繁衍感,兴趣扩展到生育和培养下一代,发展关爱他人的品质,在工作与生活上也有所创造和成就。如果没有解决危机,则可能出现发展的停滞,自我中心,人际关系不良的人。

8. **老年期(maturity stage)** 65 岁以上。心理社会性发展问题:完善对失望。顺利走过一生旅程的人会产生一种满足感和自我完善感,能以充实、安宁的态度接受死亡。如果在以往发展中遭受过挫折,又不能合理总结,正视失败或随遇而安,就会产生失望、失落、悲观等消极心理,畏惧死亡。

(二) 在护理上的应用

艾里克森的心理社会性发展理论纠正了弗洛伊德理论的局限,从而进一步发展了弗洛伊德的理论,特别是该理论对人格发展中社会因素的重视对后来发展的人本主义理论产生了重要影响。艾里克森的心理社会性发展理论对教育学、心理学、临床医学等领域均产生了深刻的影响。它有助于护士了解个体人格发展的规律和不同阶段个体发展面临的社会心理矛盾和危机,充分认识到**疾病常可导致个体所面临的发展阶段的矛盾激化**,影响和改变个体生活与心理人格的正常发展,并表现出某些异常的心理行为反应。在此基础上护士能更准确地发现护理问题,采取有效的心理护理措施。

心理社会性发展理论高度重视环境、社会因素对人的心理发展的影响,对护理工作内容和方法有重要的指导意义。护理作为一种外在的社会力量,不仅应帮助患者身体康复,而且能帮助患者获得心理康复。通过**充分调动社会环境因素**,如患者的亲属朋友、社会组织机构、同病室病友等,共同关心支持患者,使患者感到自己仍然生活在正常的环境之中,仍在进行正常的社交活动,从而发现自己的价值,增强自尊自信,顺利度过危机。

Note:

四、皮亚杰的发展理论及其在护理中的应用

(一)皮亚杰的认知发展理论

瑞士著名的心理学家皮亚杰(Piaget J)在对儿童长期的观察和大量实验研究的基础上形成了儿童的认知发展理论(cognitive developmental theory)。

皮亚杰认为儿童的认知发展是通过主体的动作获得对客体的适应而实现的。适应的本质在于主体能取得自身与环境间的平衡,而平衡有赖于同化和顺应两种活动形式的协调。同化(assimilation)是主体将外界信息直接纳入自己现有的认知结构中去的过程,通过同化认知结构获得容量的扩展,回到原来的认知平衡状态。顺应(accommodation)则是主体通过调整、改变自己的认知结构,以使其与外界信息相适应的过程,通过顺应,认知结构发生质的变化,进入新的、更稳定的平衡状态。

据此,皮亚杰提出儿童的认知发展是儿童主动与环境相互作用,主动地寻求刺激、主动发现的过程。他将儿童的认知发展划分为四个阶段,并概括认知发展阶段性的特征为:①发展是一个有顺序、连续的过程,前一阶段发展的结构形成后一阶段发展的基础,并为后者所取代;②发展阶段不是阶梯式,而是有一定程度的交叉和重叠;③各个阶段都有独特的结构,表现为年龄特征。阶段可提前或推迟,但先后顺序不变。

1. **感觉运动阶段(sensorimotor stage)** 出生至 2 岁。处于此期的婴幼儿主要依靠感觉和动作认识自己和周围事物,其间经历 6 个亚阶段,主要成就是获得语言,形成自主协调运动,开始出现心理表征,特别是形成客体永久性观念。

2. **前运算阶段(preoperational stage)** 2~7 岁。这个时期儿童凭借语言符号,象征性游戏等手段来表达外部事物。思维具有单线性、不可逆性和自我中心的特点,只注意事物的一个方面或只从自己的观点来看问题,不理解事物的转化或逆向运动。

3. **具体运算阶段(concrete operation stage)** 7~11 岁。此期儿童已能够摆脱自我中心,学会从别人的观点看问题,修正自己的观点,能够理解事物的转化,并能够凭借具体形象支持,进行逻辑推理活动,标志性进展是形成守恒观念,即能认识到客体外形变化,其特有的属性可以不变,能够进行可逆性思维。

4. **形式运算阶段(formal operational stage)** 11 岁以上。此期儿童可以不再依赖具体形象进行抽象思维,不仅能从逻辑考虑现实的情境,而且能对可能的情境进行假设-演绎思维。在认知活动中,不仅能注意其结果,而且还能主动地监控、调整和反省自己的思维过程。

(二)在护理中的应用

尽管皮亚杰的发展理论也存在着许多有待于进一步验证的内容,甚至是不足之处,但它较完整、系统地描述了人类个体从出生到成熟的认知发展过程,使我们获得了关于儿童认知发展的基本认识。因此,皮亚杰的认知发展理论在教育方面的应用很多。护士同样是教育者,认知发展理论可以帮助护士了解不同的发展阶段患病儿童的认知方式和行为方式,采取他们能够接受的语言、方法及沟通方式,使他们乐意配合各项护理操作的实施,并能对他们实施有针对性的、适合他们认知水平的健康教育。例如,可利用前运算期儿童思维缺乏守恒性的特点,用宽而浅的容器盛放食物,鼓励患病儿童进食;可根据具体运算阶段的儿童需依赖具体形象进行逻辑推理的特点,运用生动形象的事例帮助他们理解护理要求,自觉配合和参与护理活动,从而提高护理工作的质量和健康教育的效果,促使患病儿童身心的康复和认知的正常发展。

五、巴尔特斯的发展理论及其在护理中的应用

20 世纪 60 年代,随着社会物质和文化生活水平的提高,医疗卫生事业的发展,人类寿命普遍延长,世界人口呈现老龄化趋势并日益成为重大的社会问题。正是在这样的背景下,以德国心理学家巴尔特斯(Baltes P)为代表的心理学者提出了毕生发展观(lifespan development),并成为发展心理学的主流趋势。

（一）巴尔特斯的毕生发展观

1. **发展是终身的过程**　这是**毕生发展观的核心思想**。个体的发展并不仅限于儿童和青少年，中年、老年也在发展。每个年龄段的发展均具有同等的重要价值。

2. **发展是多维度、多方向的**　包括生理、心理、情感、行为等发展的各个维度，甚至同一维度的不同成分和特性，如认知维度的注意、记忆、抽象思维的速度和社会智力。每个维度发展的进程与速率是不相同的。如幼儿期语言学习呈现优势发展，而青少年生理能力发展较大，而语言学习优势不在。

3. **发展过程是得失组合的**　个体的发展并不是简单的朝着功能增长方向的运动，而总是由获得（成长）和丧失（衰退）的结合组成。例如个体到了老年期，记忆等认知功能可能会衰退，但语言知识和应对问题的能力仍然在发展。

4. **发展是可塑的**　人的一生发展都显示了可塑性。很多能力，如记忆、耐力、推理等，都可以通过训练得到提高，即使老年期也是如此。但不同方面的发展在不同年龄段可塑性的程度是不同的。

5. **发展是由多重影响系统共同决定的**　个体发展的任何一个过程都是年龄阶段、历史阶段、非常规事件三种影响系统相互作用的产物。年龄阶段影响主要指生物性的成熟和与年龄有关的社会文化事件，如接受教育的年龄、女性更年期、职业事件等；历史阶段的影响指与历史时期有关的生物环境和社会环境因素，如战争、经济状况等；非常规事件的影响指对某些特定个体发生作用的非常规生活事件，如疾病、离异、职业变化等。

6. **发展是带有补偿的选择性最优化的结果**　个体在其发展过程中虽然会经历各种资源的丧失（如疾病），但也会遇到各种机遇（如教育、学习）。因此，成功的发展就是获得积极的结果并将其最大化，同时避免消极的结果并使之最小化。这种介于获得和丧失之间的动态平衡可以通过选择、补偿、最优化三个过程的相互作用来实现。选择是指个体对发展的方向性、目标和结果的趋向或回避。最优化是指获取、改进和维持那些有助于达到期望结果，避免非期望结果的手段或资源；补偿则是由资源丧失引起的一种功能反应，主要有两种类型：创造新手段以达到原有的目标或调整目标。

（二）在护理中的应用

巴尔特斯的毕生发展观是一种积极的发展观，对现代护理实践具有重要的指导意义。

该理论纠正了老年期只有衰退、丧失的错误认识，有助于护士正确认识个体老年期发展的优势方面及选择、补偿、优化的发展特征，采取有效的干预措施，帮助老年护理对象，正确对待衰老和疾病，采取健康的生活方式和保持乐观情绪，积极适应老年期的生理变化、社会环境变化以及生活中不良事件，充分发挥老年期发展优势，以补偿部分衰退的功能，有效地延缓衰老和保持心理健康。

该理论还有助于护士认识疾病过程并不都是丧失，个体在患病、丧失健康的同时，也可以获得相应的经验和成长。护士可依据带有补偿的选择性最优化模型，设计科学的照护计划，指导护理对象通过自己的疾病经历去体验和发现生命的新意义和新价值，获得心灵的成长；依据自身现实条件，调整或重新设定人生发展的目标，寻求有助于最大化实现目标的各种资源，并学习和创造新的适应方式，使疾患造成的丧失最小化，实现发展的动态平衡，获得良好的生活质量。

心 语 心 声

来自一位癌症患者的体验
走过人生的沼泽地，我的生命依然美丽

这场大劫也许是我一生中最好的一件事情，它创造了一个绝佳的良机，让我集中精力关注自己的心灵，让我有更多的精神体验；它让我停下了奔波的脚步，安稳地享受生活；同时也让我学会了改变自己，学会了宽容别人，学会了感恩……我不再像以前那样终日奔波忙碌，过多地忧心无关重要的事情而忽略生活的真正意义。珍惜每一天，珍爱我的朋友和家人，平静地品味日出日落，让快乐、热情、感激和意义充满自己的思想和时间，让癌细胞没有生存的空间。

Note:

第五节　沟　通　理　论

沟通是人类最基本、最重要的活动之一。在护理工作中,护士通过沟通与护理对象建立互相信任的关系,有效促进其康复。因此,沟通是护理实践中的重要内容,也是护士需要掌握的最重要的技巧之一。

一、沟通的概念及构成要素

沟通是随着人类社会的形成而产生的。人们对沟通的理性认识经历了3个阶段。早期的沟通理论是一种"操作模式",注重信息如何从一个人传递给另一个人。随后出现了"相互作用模式",即信息接收者接收到信息后再反馈给信息发送者。直到20世纪70年代,出现了"往返模式",即一方给另一方发送信息时,双方同时给予反馈。从第三阶段起,人们才认识到"沟通"有着比"说话"更为丰富的含义,它的核心内涵是相互理解、信任。

（一）沟通的概念

关于沟通的定义有很多,根据往返模式,可以将**沟通**（communication）定义为:遵循一系列共同原则,将信息从一个人传递到另一个人的过程。**护患沟通**（nurse-patient communication）是护士与患者之间的信息交流和相互作用的过程,所交流的内容是与患者的健康直接或间接相关的信息,同时也包括双方思想、情感、愿望和要求等方面的沟通。

（二）沟通的构成要素

沟通是一个由多个要素组成的、动态的和多维的复杂过程。其基本的构成要素包括:

1. **沟通发生的背景**（referent of communication）　是指引发人际间沟通的事物、情境等。在临床环境中,视觉、声音、气味、时间、信息、情绪、感觉、感知、观点以及其他具有暗示性的事物都能引起沟通。

2. **信息发出者**（sender）　指发出信息的主体。也有人将其称为信息源（source of message）。信息发出者在发出信息前需要先确定信息的含义,然后通过对信息的编码过程以使发出的信息完整而准确。把想法和情感转换成符号以及把它们组成信息的认知思考过程称为编码（encoder）,即将要传达的信息变成适当的语言或非语言的信息符号。

3. **信息接收者**（receiver）　指接收信息以及将信息解码的人。信息接收者理解及感受信息发出者所发出的信息的过程称为译码（decoder）。译码是对编码的语言或非语言信息符号的翻译过程,即把别人的信息转换成自己的想法和感情。因为信息的传递带有信息发出者背景因素的色彩,所以信息接收者在译码过程中要了解信息的真正意义,才不会产生信息的歪曲。

4. **信息**（message）　指沟通过程中信息发出者希望传达的思想、观点、意见、情感、态度和指令等。信息可以包含语言的和非语言的。同样的信息内容,可能会因不同个体的沟通风格不同而产生不同的效果。护患沟通中,护士应运用清楚的、直接的以及患者熟悉的方式发送信息,并注意观察患者是否表现出混淆或误解信息的非语言暗示,以判断是否需要向患者澄清所发出的信息。

5. **信息传递途径**（channel）　指信息传递所通过的渠道,通常与感官通路相关,如视觉、听觉和触觉等。沟通的途径要适合于信息的类型,有助于更清晰地表达信息。通常,传递信息时所使用的沟通途径越多,人们越容易理解信息的内容。例如,在对糖尿病患者进行健康教育时,可采用口头讲解、放录像片、发放健康教育的宣传手册等途径来达到患者全面、准确地理解健康教育内容的目的。

6. **反馈**（feedback）　是由信息接收者返回到信息发出者的信息。反馈可以显示信息发出者的信息意义是否被理解了。在护患沟通过程中,护士应时刻关注患者的反馈,以确认自己发出的信息是否被患者准确接收。反馈可以是语言的、非语言的或者两者兼有。只有当反馈的信息与发出的信息一致时,沟通才是最有效的。

二、沟通的层次

根据沟通的深度,可以将沟通分为 5 个层次。

1. **一般性沟通**(cliche conversation)　沟通双方只使用一些表面肤浅的、社会应酬性话题,如谈论天气或问候类话语等,不涉及深层次问题。一般性沟通是双方信任程度及参与程度最低的沟通。护患第一次见面时,可以使用这一层次的沟通,以消除初次见面的拘谨,又保证一定的安全性。

2. **事务性沟通**(fact reporting)　沟通的内容是客观的事实,不掺杂个人的观点或私人情感,属于纯工作性质的沟通。例如,我是一名护士;我昨天做了阑尾切除手术;我的伤口仍然疼痛等。这一层次的沟通对于了解患者的情况非常重要。但是,由于患者没有向护士传递任何观点和需求,所以护士不可能对患者了解得很深入。只有当患者感觉护士是可以信赖时,他才可能将沟通移向较深的层次。

3. **分享性沟通**(shared personal ideas and judgments)　这是一种除了沟通信息,还交流个人观点和判断的沟通层次。这种层次的沟通是建立在彼此信任的基础上,以达到相互理解的目的。分享性沟通是治疗性相互作用的开始。

4. **情感性沟通**(shared feelings)　由于情感是非常细腻、脆弱的,并且很容易被不适当的做法破坏,因此通常是交往时间长、信任度高的人才会表达和分享彼此的感觉、情感或愿望。当患者向护士表达情感时,说明护患之间已经建立了信任的关系。

5. **共鸣性沟通**(peak communication)　沟通双方达到了一种短暂的、高度一致性的感觉。达到此层次,沟通双方不需要任何语言就能够完全理解对方的体验和感受,也能理解对方希望表达的含义。这一层次的沟通是双方信任程度及参与程度最高的。

三、沟通的形式

根据信息传递的载体不同,可将沟通分为语言沟通和非语言沟通两种形式。

(一) 语言沟通

1. **概念**　语言沟通(verbal communication)是使用语言、文字或符号进行沟通的形式。语言是把人的思想组织成有意义符号的工具和手段。

2. **类型**

(1) 书面语言:以文字及符号为传递信息的工具,即写出的字,如报告、信件、文件、书本、报纸等。书面沟通不受时空限制,具有标准性及权威性,并便于保存、查阅或核对。

(2) 口头语言:以语言为传递信息的工具,即说出的话,包括交谈、演讲、汇报、电话、讨论等。

3. **沟通时应注意的问题**

(1) 运用得体的称呼语:对患者合适的称呼是建立护患良好沟通的起点。合理称呼患者的原则是:要根据患者的身份、职业、年龄等情况选择合适称呼,尊重为先、因人而异、力求恰当。应避免直呼其名,更不可用床号取代称谓。

(2) 通俗表达医学语言:护患沟通要求语言表达清楚、准确、简洁、条理清楚。要充分考虑患者的接受能力和理解能力,用通俗易懂的语言表达,尽量减少使用专业术语。

(3) 选择合适的语速:使用语言沟通时,应以适当的速度表达信息内容。长时间的停顿以及迅速地转变话题可能会使患者形成一种印象:护士隐瞒了事实。但当护士要强调某个信息或需要给患者一定时间去消化和理解信息的内容时,可以使用停顿。在语言沟通时,直接询问聆听者自己的语速是否太快或太慢,或者观察聆听者是否有混淆或误解语言信息的非语言线索,可以帮助护士确定自己的语速是否恰当。

(4) 选择合适的语调和声调:说话者的语调和声调可以神奇般地影响信息的含义,从而影响沟通的效果。因此,护患沟通时,护士必须及时调整自己的情绪状态,避免因情绪不佳而影响说话的语调或声调,对患者造成不应有的心理伤害。

(5) 运用乐观语境:护士与患者沟通应当乐观向上,轻松诙谐,用善意、鼓励、得体的话语驱散患者心中的乌云,增强患者抵抗病魔的信心。

(6) 杜绝伤害性语言:伤害性语言可通过大脑皮质与内脏相关的机制扰乱内脏与躯体的生理平衡,引起病情加重。在整个医疗护理过程中,护理人员要注意有技巧地使用保护性语言,避免因语言不当引起不良的心理刺激。

(7) 选择合适的时间和话题:护患沟通的最佳时间通常取决于患者的情况,护士应当敏锐地察觉到与患者交流的适宜时间。此外,沟通话题与情境的相关性直接影响沟通的效果。例如,一位患者第二天要行开胸手术,这时与他谈论术前准备的话题就比谈论吸烟危害的话题更贴切。

（二）非语言沟通

在日常交流中,人们采用的沟通形式有60%~70%是非语言沟通。许多研究证实,在沟通过程中,非语言信息较语言信息占有更大的比重,恰当地运用非语言沟通对提高沟通效果具有重要的意义。

1. 概念 非语言沟通(non-verbal communication)指伴随着沟通而发生的一些非词语性的表达方式和行为的沟通形式。非语言沟通包括面部表情、声音的暗示、目光的接触、手势、身体的姿势、气味、身体的外观、着装、沉默以及空间、时间和物体的使用等。

2. 特点

(1) 多渠道:包括反应时间、身体、声音和环境进行传送和接收。

(2) 多功能

1) 补强作用:补充和强化语言信息的作用。例如,当说"是"的同时,点个头,可增强语言信息的效力。

2) 重复作用:例如,当说"请安静"之后,又将示指放在嘴巴上示意,这就等于把刚才所说的话又说了一遍。

3) 替代作用:有时候,可以一言不发,做个手势就把想要表达的信息传递出去。例如,"翘起大拇指"表示了不起。

4) 驳斥作用:当语言信息与非语言信息不一致时,人们会比较相信非语言信息,也就是说,非语言信息对语言信息有驳斥作用。例如,说话者一边说话一边眨眼睛,表示其说的不是真的。

5) 调整作用:在沟通过程中,常用非语言信息来掌握和控制语言信息。例如,两人交谈时,如果其中一人匆匆地看了一眼手表,实际上是给对方传递了一个信息:我们之间的交谈该停止了。

(3) 无意识:大多数情况下非语言行为是无意识的。一些并不具有意义的习惯性手势以及与潜在情绪相关的非语言沟通都能说明非语言沟通的无意识性。

(4) 真实性:很多沟通专家认为,非语言行为比语言行为更真实。在语言和非语言信息出现不一致的情形下,有可能非语言行为更准确地表达说话者的真实情感。例如,一位患者说"一切都很好",但是他的嘴唇却紧紧地收缩在一起,并且紧握双手,根据这些非语言信息,可以推测患者的语言信息不是完全准确的。

(5) 情绪表现:非语言沟通是人们表达情绪的一种手段。将体语、语调和语言配合起来使用常常可以强调或扩大所选词语的含义。

(6) 多种含义:包括两个方面:①对同一种非语言行为,不同的人可能有不同的解释。例如,"沉默"可能是一个人表示气愤的方式,而对另一个人可能是默许的表示。②同一个人的同一种非语言行为,在不同的情境下,其含义也不相同。例如,当一个人不高兴时,他可能皱眉;但当他注意力特别集中时,也可能有同样的面部表情。

(7) 文化的差异性:非语言行为因文化的不同而变化。在意大利,亲吻是一种普通的问候方式,甚至在同性朋友之间也是如此。而在中国,这种行为一般是不被接受的。因此,用自己的文化标准去解释不同文化背景的人所展示的非语言行为就可能导致错误。

3. 表现形式

(1) 仪表和身体的外观:包括身体的特征、着装、修饰的方式以及装饰等。患者的着装和修饰可以为护士提供一些线索,如社会地位、身体健康情况、婚姻状况、职业、文化、个性特征、宗教信仰等。护士的仪表和外观同样会影响患者对护士的感知,因此护士应注意自己的着装和修饰,力求给患者带来美感。

(2) 身体的姿势和步态:是一种表达自我的形式。人们坐、站和移动可以反映其态度、情绪、自我概念和健康状况。例如,直立的、快速的和有力的步态可以传达一种健康、良好以及有信心的感觉。

(3) 面部表情:是一种共同语言,全世界表达快乐和悲伤的面部表情基本上是一致的。通过面部表情,可以传递快乐、悲伤、惊奇、害怕、生气、厌恶等情感。面部表情具有多样性,它的意义有时难以准确判断。面部表情所传递的信息可以是真实情感的展现,也可能与真实情感相矛盾。当面部表情不能清楚地传递信息时,可以通过语言反馈来确定说话者的意图。护士的面部表情常常会影响到患者的心情,因此,护士应该尽可能地用真诚的微笑面对患者。

(4) 目光的接触:目光的接触通常是希望沟通的信号。在交谈期间保持目光的接触可以表示对对方的尊重以及希望听对方讲述,也使人们彼此密切地观察。缺乏目光的接触可能表示焦虑、防御、不适或缺乏信心。然而,在某些文化环境中,例如亚洲某些地区的文化认为,目光的接触是具有侵入性的,是一种威胁。在这种情况下,应减少或避免目光接触。

此外,目光接触的水平对沟通产生有意义的影响。护患沟通时,目光接触的理想水平是:坐在患者的对面,护士的眼睛和患者的眼睛在同一水平上,这样体现了护患间的平等关系,也表达了对患者的尊重。

(5) 手势:手势用来描述和加强语气,在表达思想和感情方面起到重要的作用。有时,手势和其他非语言行为结合起来使用可以替代语言信息。例如,当一位患者面部表情痛苦,并且用手按住自己的腹部,护士可以根据这两种非语言信息判断患者腹部疼痛。

(6) 触摸:是人际沟通时最亲密的动作。在护患沟通中,触摸是一种很有效的沟通方式,可以表达关心、体贴、理解、安慰、支持等情感,并给予患者安全感,增强患者的自信心,减轻焦虑。然而,触摸受性别、年龄、文化、性格及社会因素的影响,是一种非常个体化的行为,对不同的人具有不同的含义,也是一种易被误解的非语言表达方式。因此,护士在应用时,应注意患者的文化及社会背景、患者的反应,清楚自己触摸的护理意义,渐进性地对患者进行治疗性触摸,并严格限制触摸部位。总之,在专业范围内,审慎地、有选择地使用触摸对沟通是有促进作用的。

四、影响护患沟通的因素

(一) 个人因素

1. 生理、病理因素　包括年龄、性别、生长发育水平、疲劳程度、健康状态、疾病、是否疼痛、语言表达能力、听力等。生理、病理因素会影响患者信息的传递和接收。护士在与患者沟通前应准确评估患者有无影响沟通的生理、病理因素。

2. 情绪因素　如生气、焦虑、兴奋、紧张、敌对和悲伤等。情绪会导致个体错误地表达和理解信息。护士与患者沟通时应保持情绪平和,同时理解不良情绪对患者沟通的影响。

3. 感知、认知因素　受个人经历、教育背景和生活环境的影响,每个人对事物的感觉、解释和理解是不同的,从而影响沟通的效果。护患沟通前,护士应充分了解患者的社会背景,从而更好地理解患者。

4. 个性特征　一般而言,性格开朗、热情、善解人意的人容易沟通;而性格内向、敏感、固执、拘谨的人较难沟通。护士应根据患者的个性特征,采用相应的沟通技巧。

5. 语言技巧　语言技巧可以影响一个人对信息的编码和译码能力,即语言组织与表达能力以及对信息的解释能力。在护理工作中,护士应掌握一定的语言技巧,例如如何告知患者及家属坏消息、如何劝说发怒的患者等,以取得患者和家属的理解配合。

（二）环境因素

1. 物理环境　主要指环境的舒适度,包括空间、时间、光线、温湿度、噪声等。

2. 社会环境　主要指沟通环境的隐私性及安全性、沟通双方的人际关系、价值取向以及社会、文化和家庭背景等。

（三）沟通过程中的因素

1. 改变话题　这是沟通中常见的错误。在沟通中,护士可能通过直接改变主题的方式打断患者的话题或通过对患者谈话中不重要的方面做出反应以转移谈话的重点,这样做可能阻碍患者说出有意义的信息或使患者误解护士在回避某些话题。

2. 将自己的观点和意见强加于人　在某些情况下,陈述个人的观点对他人可能是有帮助的,但并不总是这样。对护士来说能有效解决问题的方法,对患者来说不一定是最恰当的。所以,护士不要把自己的观点或方法强加给患者。

3. 提供错误的或不恰当的保证　指在没有恰当事实的情况下向患者做出保证。在临床护理工作中,常常会遇到这样的情况:当患者担忧病情、害怕治疗或紧张焦虑时,护士为了让患者高兴,会说一些肤浅的宽心话,给患者以虚假的保证。这种保证可能会误导患者,因此它是有害的。

4. 快速下结论　一般情况下,患者很少在谈话之初就说出自己的重点,如果快速下结论很容易导致这样的危险:护士未了解患者的全部情况,仅对患者的一部分问题做出反应,因此这种判断很可能是不正确的。同时,也显得护士缺乏耐心,从而阻碍护患沟通。

5. 主观判断　如护士反应:"你不应该这么想",这种类型的反应通常有一种说教性,并且给患者传递一种信息:他或她的这种感觉是不恰当的或错误的。

五、沟通的常用技巧

（一）一般性沟通技巧

1. 倾听

（1）倾听的概念:**倾听**(listening)是信息接收者集中注意力将信息发出者所传递的所有信息(包括语言的和非语言的)进行分类、整理、评价和证实,以便能够较好地了解信息发出者所说的话的真正含义。倾听需要护士"忘掉"自己,"整个人"参与进去,并且试图去了解对方想要传递的"所有信息"。

（2）倾听的技巧

1）参与:是完全地注意对方,全神贯注地倾听。①准备花时间与患者交谈;②与患者保持适当的距离;③保持放松、舒适的姿势;④保持目光的接触;⑤避免分散注意力的动作;⑥给对方及时的反馈和适当的鼓励。

2）核实:是接收和给予反馈的方法,即核对个人的感觉。核实的方法有:①复述:把患者的话重复说一遍,但不加任何判断;②改述:将患者的话用自己的语言重新叙述,但要保持原意,且要突出重点;③澄清:将患者一些模糊的、不完整或不明确的叙述弄清楚;④总结:用简单、概括的方式将患者的话再叙述一遍。

核实的技巧有助于建立正确的同理心,包括:①仔细聆听;②观察患者的非语言行为;③试着去了解其含义;④直接询问患者以证实所理解的内容与患者想要表达的内容是否一致。在核实时,应注意留有一定的停顿时间,以便让患者纠正、修改或确认护士的理解。

3）反映:是将患者表达的语言和非语言信息展示给患者,以便患者能够重新评价他的沟通;或者在沟通出现停顿时,护士可以重述患者谈话中的最后一个词或句子以使患者确信护士正在倾听,从而鼓励患者继续展开他的叙述。同样,在对患者进行反映的时候,应注意留有一定的停顿时间,以便让患者纠正、修改或确认护士的理解。

2. 同理

（1）同理的概念:**同理**(empathy)是设身处地、以对方的立场去体会对方心境的心理历程。

Note:

(2) 同理他人的过程:可分为两个阶段。

1) 观察和确认阶段:指识别和确认患者的感受。这一层面强调的是感知觉技巧,要求护士根据患者的语言和非语言线索确认患者的情绪状态。因为在人际沟通中,65% 以上的社会性意义是通过非语言信息传递出来的。所以,敏锐地察觉伴随语言行为的非语言表达是护士了解患者所传递的真实感受的先决条件。

2) 适当的反应:适当的反应需要护士运用良好的沟通技巧让患者知道:①护士知道所发生事情的重要性;②护士理解其心理感受;③护士愿意听其继续讲下去;④护士愿意给予安慰和帮助。

3. 沉默

(1) 使用沉默技巧的意义:①给患者一定的时间考虑他的想法并回顾他所需要的信息;②使患者感到护士是真正用心在听;③给护士时间以进一步组织问题和记录资料;④给护士时间观察患者的非语言行为;⑤当患者遭到情绪打击时(例如哭泣),保持沉默可以给患者提供情感支持。

(2) 沉默所传递的信息:①患者可能表示很舒服,而且对护患关系感到满意,继续谈话已经没有必要;②患者可能想表明他有能力应对所有的事情而不需要护士的帮助;③患者可能在探究自己的情感,沉默代表"我需要时间想一想";④患者可能有些担心和害怕,用沉默的方式来逃避所受到的威胁。

(3) 使用沉默的要求:护士应学会使用沉默的技巧,能够适应沉默的气氛。护士可以通过说下面的话而允许患者保持沉默:"如果您不想说话就可以不说。不过,我非常愿意在这里陪着您。"

(4) 打破沉默的方法:沉默是一种重要的治疗工具。然而,不能一直保持沉默,在适当的时候,需要打破沉默。可以通过下列问话来适时打破沉默:①"您是不是还想说些什么? (停顿一下)如果没有的话,我想我们可以讨论一些别的问题。"②"您能告诉我您现在正在想些什么吗? "③"您看起来很安静,您是否可以告诉我这个问题对您造成的困扰? "④当患者在话说到一半的时候突然停下来,护士可以说:"还有呢? "或"后来呢? "或重复其前面所说的最后一句话来帮助患者继续说下去。

4. 解决问题　以解决问题为目的的沟通技巧包括收集资料、紧扣主题、总结及提供信息。

(1) 收集资料:主要通过向患者提出问题来收集资料。问题一般分为两种:①开放性问题:问题范围广,任由患者说出自己的意见、观点和感受。如"张先生,您今天感觉如何? "②封闭性问题:问题范围窄,只要求患者回答"是"或"不是",或做一些简单的选择。在提问中,可交替选择上述两种类型问题提问,但应避免诱导性的问题,如"您是不是觉得有点儿恶心? "。

(2) 紧扣主题:将交谈的中心集中在信息的关键要素或概念上。许多患者不清楚自己健康史中哪一点或哪几点是最有意义的,这时就需要进一步提问,以引导谈话的中心集中在主要问题上。

(3) 总结:是对相互作用的主要方面进行简明的回顾。总结可以带来满足感并有效地结束交谈,它在护患关系的终止期有特别的帮助意义。

(4) 提供信息:指向患者提供一些他们想知道而且也有权利知道的相关信息,这样患者可以做出决定,减轻焦虑,增强安全感。通常情况下,对患者隐瞒信息是没有益处的,特别是当患者寻求这些信息的时候。

(二) 组织治疗性会谈的技巧

1. 治疗性会谈的概念　治疗性会谈(therapeutic conversation)是护患双方围绕与患者健康有关的内容进行的有目的的、高度专业化的沟通过程。

2. 治疗性会谈的过程

(1) 准备会谈阶段:①通过阅读病历或向其他健康服务人员咨询,全面了解患者的情况;②明确会谈的目标;③根据设定的目标确定具体的会谈内容,列出纲要;④根据患者的病情以及入院的时间选择会谈时间;⑤准备会谈环境,保证环境安静及私密性;⑥提前通知患者会谈时间,并保证患者在良好的身心条件下会谈;⑦护士自身准备:仪表端庄,态度和蔼可亲,言谈得体,让患者产生信任感。

(2) 开始会谈阶段:在会谈开始时,第一印象非常重要。护士需要:①有礼貌地称呼患者,使患者

Note:

有相互平等、相互尊重的感觉;②主动介绍自己,如自己的姓名及职责范围,使患者产生信任感;③说明会谈的目的、所需要的时间;④创造一个无拘束的会谈气氛;⑤帮助患者采取适当的体位。

(3) 正式会谈阶段:在经过短暂的相互熟悉之后,护患将进入正式会谈阶段,即将话题转向既定的讨论重点上。护士应注意:①根据会谈的目标提问,所提问题应简明;根据患者的社会文化背景、年龄、职业等差异选择不同的问题表达方式和通俗易懂的语言。一般以开放、间接的问题提问,必要时以封闭式问题引导,同时运用进一步的提问来澄清一些模糊的答案。②注意自己非语言行为的表达,并注意观察患者的非语言行为,以获得准确的信息。③应用各种沟通技巧以加强会谈的效果。④及时做好会谈记录。记录要简明扼要,以集中精力于交谈、聆听上。次要的信息在交谈后及时补记。

(4) 结束会谈阶段:顺利地结束会谈可以为下一次会谈打下良好的基础,因此,在会谈结束时护士需要做的是:①提醒患者会谈的预定时间已到,让患者有心理准备;②简要总结会谈的内容;③尽量不要再提出新问题,若患者提问,可另约时间交谈;④询问患者有没有补充,这样可以弥补护士没有想到的内容;⑤对患者表示感谢,并安排患者休息;⑥必要时预约下次会谈。

(三) 与特殊患者沟通的技巧

在临床护理工作中,护士会遇到各种各样的患者,每位患者患病的种类、疾病的严重程度、个人经历、文化背景以及宗教信仰都存在差异,同时,患者患病后的表现也千差万别,因此,护士需要针对患者的具体情境选择恰当的沟通技巧。

1. 发怒患者　发怒通常是一种害怕、焦虑或无助的征象。患者发怒通常不是真的指向护士或其他医务人员,而是患者知道自己患了某种严重的疾病,以愤怒的形式来发泄自己的害怕、悲哀、焦虑等情感。护士应将患者的愤怒、生气看作是一种应激反应,并将沟通的重点放在对患者的愤怒做出正面的反应上,尽量为患者提供宣泄情感的机会,同时运用倾听技巧了解患者的感受及愤怒的原因,并表示接受和理解,尽可能及时满足患者的需要,使其恢复正常的情绪状态。

2. 哭泣患者　当患者遇到较大的心理打击时,往往会出现哀伤、哭泣等悲哀反应。哭泣有利于情绪的宣泄,因此是一种对健康有益的应激反应。一个因悲伤而哭泣的人,若过早被制止,他会感到内心强烈的情绪无法表达出来,可能会采取另外一些不健康的形式来发泄自己的情绪。所以,如果患者想哭的时候,让其自由宣泄是很重要的,应该鼓励患者及时说出哭泣的原因,表达自己的悲哀。根据患者的需要允许其独处或尽可能陪伴、安抚患者,帮助患者度过悲哀心理时期。

3. 抑郁患者　当患者觉得自己对家庭、社会没有价值,往往表现为抑郁,甚至有自杀倾向。抑郁的患者往往说话迟缓、注意力不集中、反应简单、很少或不主动说话。在与抑郁患者沟通时,应尽量用亲切和蔼的态度表示体贴及关怀,以简短的话语向患者提问,及时对患者的需要做出反应,使患者感受到护士的关心和重视。

4. 感知觉障碍患者　与有听力或视力等感知觉障碍的患者沟通时,首先不要加重这类患者的自卑感,运用亲切的语言或非语言形式创造良好的沟通氛围,然后采取有针对性的、有效的方法努力达到沟通的目的。如对听力障碍的患者,可以运用非语言沟通技巧(如面部表情、手势、图片)与患者沟通。对视力障碍的患者,可以运用恰当的触摸让患者感受到护士的关心。在接近或离开感知觉障碍的患者时要及时告知,不要使用患者不能感知的非语言沟通。

5. 危重患者　与危重患者沟通时,应以不加重患者负担为前提。交谈时间尽量缩短,提问以封闭性问题为好,或更多地使用非语言方式进行沟通。对意识障碍的患者,可以用同样的语调重复一句话,反复与患者交谈,以观察患者的反应。对昏迷患者,可根据具体情况适当增加刺激,如触摸患者、对患者讲话,观察患者是否有反应。

6. 不合作患者　此类患者表现为不遵守医院的各项规章制度、不愿与医务人员配合、不服从治疗护理等。由于患者不合作,护患之间可能会产生矛盾,护士有时会感到沮丧。此时,护士要有足够的耐心,主动与患者沟通,观察患者行为,了解其不合作的真正原因,使患者能面对现实,积极配合治疗与护理。

7. 要求过高患者　此类患者对他人要求很高,时常抱怨周围的一切。护士首先要理解患者的行为。一般要求过高的患者可能认为自己患病后没有得到他人足够的重视及同情,从而以提高要求的方法来唤起他人的重视,特别是长期住院的患者更是如此。此时,护士应多与患者沟通,仔细观察患者的表现,允许患者抱怨,对患者的合理要求及时做出回应。

第六节　护理理论

一、概述

护理学是一个独立的学科,除了引用其他学科的理论作为护理学的一般理论外,还必须建立自己独特的理论体系,以指导和促进护理实践发展。**护理理论**(nursing theory)可以界定为描述护理领域的现象,解释现象之间的关系,预测护理结果或说明护理照护事实的概念化体系。

(一) 护理理论的演进

随着护理学科的发展,护理理论的演进主要经历了以下几个阶段:南丁格尔时代(19世纪60年代)、哥伦比亚大学学派时代(20世纪50年代)、耶鲁大学学派时代(20世纪60年代)、理论加速发展时期(20世纪70年代)、理论稳定发展时期(20世纪80年代)和理论的多元化发展时期(20世纪90年代)。

弗洛伦斯·南丁格尔被认为是世界上第一位护理理论家,她建立了护理学的理论基础,发展了有关健康和护理的概念以及护理学的环境理论。到了20世纪50年代,护理学是一门科学的观点被普遍接受,护理理论的发展到了重要转折点。1952年,美国《护理研究》杂志的创刊成为护理理论发展的重要里程碑。这一期刊为开展以理论为基础的护理研究提供了园地。此期,美国哥伦比亚大学的护理学者开始借鉴其他学科的知识发展护理理论,尝试构建能解释护理现象,阐明护理本质、目标和功能的护理理论或概念模式。这一阶段的代表人物及其理论有:佩普劳(Peplau HE)的人际关系模式、韩德森(Henderson V)的护理本质学说、约翰逊(Johnson DE)的行为系统模式等。到了20世纪60年代,美国耶鲁大学的护理学者提出了护理理论的定义以及发展护理理论的目的,这一阶段的代表人物及其理论有:奥兰多(Orlando IJ)的护理程序理论、威登巴奇(Wiedenbach E)的规定性理论等。到20世纪70~80年代,护理理论迅速发展,许多理论在这个阶段形成。本节仅对在我国应用较多的几个护理模式和学说做概要性的阐述。

(二) 护理理论的功能

1. 提供专业知识基础　护理理论为护士开展护理实践提供理论依据和知识基础。此外,护理理论还能促进护士质疑护理实践的价值和假设,从而加深对护理的认识,确立自己的专业信念。因此,护理理论能推动护理实践,加强护理研究。

2. 增进交流　护理工作交流包括与护理对象、同行、其他卫生保健人员的交流。由于每个人使用的概念既抽象又具有高度的个性化,因此,护士拥有相同的理论基础和名词术语,可方便同行之间以及与其他专业人员之间的交流。

3. 增强护理专业的自主性　作为一门学科,护理学在健康保健活动中具有独特的功能和贡献,而护理理论的发展和应用,更加说明了这一点,表现为:①护理学科拥有了自己独特的知识体系后,赋予了护士开展护理照护的自主权利;②以坚实的专业理论为基础的护理照护行为受到人们的信任和尊敬;③护理理论使护理照护变得有据可依,加强了对护理照护质量的控制;④由于护理照护确实能产生与众不同的效果,说明护理专业的价值,这使得护理学科变得更加独立自主。

二、奥瑞姆的自护理论

奥瑞姆(Orem DE)是美国著名的护理理论家。1930年毕业于华盛顿普鲁维修斯医院的护士学校;1939年和1945年分别获得美国天主教大学护理学学士和护理教育学硕士学位;1976年获乔治城大学荣誉博士学位,并获得天主教大学护理理论阿洛明成就奖。奥瑞姆曾先后担任过临床护士、护士长、实习带教老师、护理部主任、护理教育咨询专家、护理研究者等多种角色,在护理临床、护理教育、护理管理等方面有着丰富的经验。

1971 年,奥瑞姆出版了《护理:实践的概念》(Nursing:Concepts of Practice)一书,系统阐述了她的自护理论(self-care theory)。自护理论将**护理的任务**确定为帮助患者进行自我护理,满足其自护需求,**护理的目标**是提高患者的自护能力。该理论认为个人应该对其健康负责,必要的护理介入只是为了帮助个体提高自我照护的能力,**护理的最终目标**是恢复和增强个体乃至整个社会的自护能力。

(一)理论的基本内容

奥瑞姆的自护理论主要由"自护理论""自护缺陷理论"和"护理系统理论"组成。

1. 自护理论 每个人都有自护需要,且因不同的健康状况和生长发育阶段而不同。自护理论包括以下核心概念:

(1)**自护**(self-care):又称自我护理,是指个体所独立完成的、贯穿于生命全过程的、旨在维持和促进个体完好状态的一系列活动。这些活动包括:①维持健康;②预防疾病;③自我诊断、自我用药、自我治疗;④参加康复活动。人具有自护的潜能,在个体的成长过程中、在日常生活中,通过学习或经他人指导和帮助获得发展。

(2)**自护力量**(self-care agency):是指个体进行自护的能力。奥瑞姆认为人的自护力量包括以下10 个主要方面:①重视和警惕危害因素的能力;②控制和利用体能的能力;③控制躯体运动的能力;④认识疾病和预防复发的能力;⑤目标指向自护的行为动机;⑥对健康问题的判断和做出自护决策的能力;⑦学习和运用与疾病治疗和康复相关的知识和技能的能力;⑧与医护人员有效沟通;⑨有效调整自我照顾行为的能力;⑩从个人、家庭、社区和社会各方面寻求支持和帮助的能力。

与自护力量相对应的是**依赖性照护力量**(dependent care agency),指对被依赖者提供护理或照顾他人的能力,包括照顾婴儿、老年人或患者、残疾人和那些部分不能或完全不能自护的人的能力。

(3)**治疗性自护需要**(therapeutic self-care demand):指个体在某一阶段自护需要的总和,奥瑞姆将人的自护需要分为 3 类:

1)一般的自护需要:指所有的人都具有的、维持人的生存与繁衍的需求,包括 6 个方面:①摄入足够的空气、水、食物;②提供与排泄和分泌有关的照护;③维持活动和休息的平衡;④维持独处和社会交往的平衡;⑤避免对生命和健康不利的因素;⑥满足个体符合社会期望的渴望。

2)发展的自护需要:指在人生长发展过程各阶段产生的特殊需要和在发展过程中出现不利情况时引发的需求。前者如青春期、怀孕期、更年期产生的需要,后者如丧亲、失业等产生的调整、应对的需要。

3)健康不佳时的自护需要:指个体在疾病、创伤或在诊断、治疗过程中产生的需求,包括寻求专业帮助、执行规定的治疗、改变自我概念、学会适应疾病和治疗状态下良好的生活等。

(4)**基本条件因素**(general conditions factors):是反映个体生活状况特征及其生活条件的一些因素。可以归纳为以下 10 个:①年龄;②性别;③生长发展阶段;④健康状态;⑤社会文化背景;⑥卫生健康因素(医疗诊断、治疗);⑦家庭系统;⑧生活方式;⑨环境因素;⑩可得到的资源及利用状况。这些因素会影响个体的自护需要和自护能力。

2. 自护缺陷理论 **自护缺陷**(self-care deficiency)是指自护力量不足以满足自护需求。自护缺陷理论是奥瑞姆自护理论的核心,存在与健康相关的自护缺陷是确定患者需要专业护理的标准。与之相对应的是**依赖性照护缺陷**(dependent self-care deficit),即照顾者的能力无法满足被照顾者的自护需要。当存在自护缺陷或依赖性照护缺陷时,就需要护士提供专业的护理帮助。

3. 护理系统理论 **护理系统**(nursing system)是护士为患者所提供的护理行为和患者自身的行为所构成的行为系统。其结构阐述了为满足患者的治疗性自护需要,护士与患者各自需要承担和实施的护理内容及护理措施的作用。奥瑞姆界定了 3 类护理系统(图 6-5):

（1）**完全补偿系统**（wholly compensatory system）：即由护士提供全部的护理来满足个体的所有需求。该类系统适用于没有能力进行自护活动、需要给予全面护理帮助的患者，例如，昏迷患者、瘫痪患者和智障患者等。

（2）**部分补偿系统**（partly compensatory system）：即由护士和患者共同实施护理措施。护士帮助患者完成自护活动，弥补患者自护方面的不足；患者应尽力完成本人所能独立完成的部分，满足自护需求。该类系统适用于只能执行部分自护活动的个体，例如刚经历过手术的患者需要护士协助其生活护理。

（3）**辅助 - 教育系统**（supportive-educative system）：此类系统适用于在护士的教育和帮助下能够进行自护活动的个体，即患者有能力自护，但需要护士提供心理上的支持、技术上的指导以及提供一个所需要的环境。在这个系统中，护士的职责从前两个系统的"替他做""帮他做"过渡为"教会 - 支持他做"。例如，教会糖尿病患者监控自己的血糖水平。

奥瑞姆认为护理系统是一个动态的行为系统，护士根据患者的自护能力和治疗性的自护需要来决定护理系统的类别。因此，对同一个患者在不同的时期提供的护理系统是不同的。如择期手术患者，入院时应用辅助 - 教育系统，术前准备应用部分补偿系统，术后麻醉清醒前应用完全补偿系统，清醒后应用部分补偿系统，出院前又应用辅助 - 教育系统。

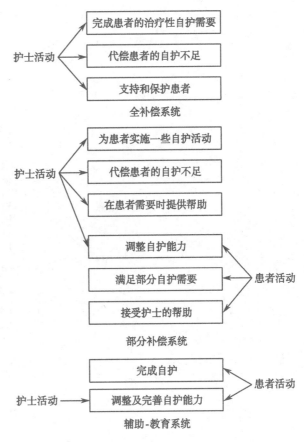

图 6-5　奥瑞姆的护理系统示意图

综上所述，自护理论、自护缺陷理论和护理系统理论共同构成了自护理论。自护理论解决"什么是自护？人有哪些自护需求？"的问题；自护缺陷理论解决"什么时候需要护理？"的问题；护理系统理论解决"如何通过护理系统帮助个体满足其治疗性自护需求？"的问题。护士首先应评估患者的自护需要、自护能力及其基本条件因素，当个体的自护力量能够满足自护需要时，个体完成自护。当个体的自护力量不能满足其自护需要，则产生自护缺陷，需要护士根据患者自护缺陷的主要原因和性质，启动相应的护理系统，给予必要的护理支持（图 6-6）。

（二）在护理中的应用

在临床和社区护理中，自护理论指导护士帮助患者树立自我照护的意识，教会其自我管理疾病、调整生活方式的方法，提高自护能力，以适应社会、家庭和个人发展的需要。在护理教育方面，据国际 Orem 协会统计，全球至少有 45 个护理学院将奥瑞姆的自护缺陷理论作为课程设置的理论框架。在护理科研方面，许多研究者根据自护模式发展研究工具，研究各类患者的自护行为及其影响因素，从而推动人类健康水平的提高。

三、罗伊的适应模式

卡里斯塔·罗伊（Roy C）是闻名世界的当代美国护理理论家，美国护理研究院院士（Fellow of the American Academy of Nursing，FAAN）。1963 年毕业于洛杉矶的蒙特·圣玛丽学院，获护理学士学位；1966 年获加州大学洛杉矶分校的护理学硕士学位；1973 年和 1977 年罗伊又分别获得加州大学的社会学硕士学位和社会学博士学位。1983—1985 年期间，罗伊获得加州大学旧金山分校约翰逊基金资

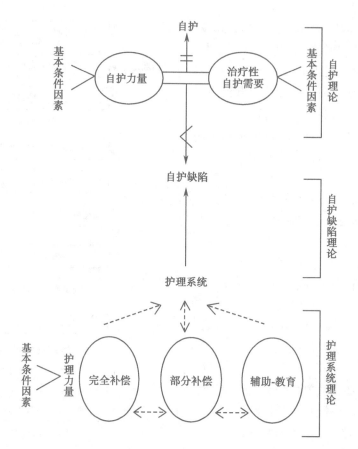

图 6-6　奥瑞姆的自护理论结构示意图

助,在该校从事神经护理学方面的博士后研究,成为该领域的临床护理专家。罗伊工作经历丰富,从事过临床护士、护理教师、护理部主任等工作。1964 年,罗伊在她的硕士毕业论文中提出了适应模式。1970 年,罗伊在《护理瞭望》(*Nursing Outlook*)杂志上发表了她的适应模式的概念框架(adaptation: a conceptual framework for nursing),受到护理界的广泛关注。1974 年,罗伊的理论专著《罗伊的适应模式》正式出版。适应模式探讨了人作为一个适应系统面对环境中各种刺激的适应层面与适应过程。当护理对象不能适应内外部环境的变化时,就会产生护理的需求。护理的目标是帮助人们通过生理功能、自我概念、角色功能和相互依赖等适应方式达到整体性适应。

(一) 理论的基本假说

罗伊适应模式的科学假设源于贝塔朗菲的一般系统理论和赫尔森的适应理论,包括:①人是具有生物、心理、社会属性的整体的人;②人具有创造力;③人的行为受思维和感知的调节;④人的行为不是随意的,而是具有较强的目的性;⑤人处于对环境变化不断反应的状态;人与环境互动与整合的结果就是适应;⑥为了达到生存、成长、繁衍、主宰和自我实现,人必须适应;⑦适应是人对内外界环境变化做出的积极反应;⑧适应行为是适应水平的反映,也是主要刺激、相关刺激和剩余刺激的总和效应;⑨个人所能承受或应对刺激源的范围与强度构成个体的适应水平;⑩适应水平具有个体差异性和动态变化性;⑪人们通过运用先天和后天获得的生理、心理、社会应对机制适应不断变化的世界;⑫人有4 种适应方式:生理功能、自我概念、角色功能和相互依赖;⑬人际关系对于适应非常重要。

(二) 理论的基本内容

1. 适应模式(adaptation model)　罗伊认为,**适应**(adaptation)是个体或群体通过思考和感觉,运用有意识的选择去建立人和环境之间整合的过程与结果。人是一个整体性的**适应系统**(adaptation system),即人(个体或群体)是为了达到与环境的适应所进行整体运作的系统,其结构包括 5 部分,即输入、控制、效应器、输出和反馈。输入由刺激和个体的适应水平两部分组成。适应系统的内在控制

Note:

过程,也就是通常所称的应对机制,包括两对调节机制,即生理调节机制和认知调节机制。这两对调节机制形成 4 种适应方式,即生理功能、自我概念、角色功能和相互依赖,表现为适应反应和/或无效反应(图 6-7)。

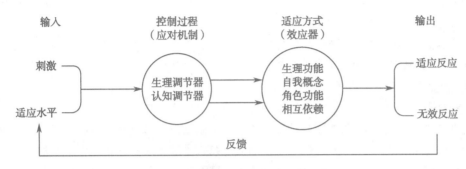

图 6-7　罗伊的适应模式示意图

2. 刺激与适应水平

(1) 刺激(stimuli):指能激发个体反应的任何信息、物质和能量单位。罗伊将环境中的刺激分为 3 种:

1) 主要刺激:指立即直接作用于机体,引起机体发生反应的内外部刺激。如对于一个遭遇外伤的患者,疼痛就是一个主要刺激。

2) 相关刺激:指所有可以对主要刺激所致的反应产生正性或负性影响的其他内外部刺激。这些刺激是可以观察到的、可测量的或是由本人直接诉说的。如一个发热的患者会因为所处环境闷热不通风而加重症状,那么环境因素就是影响发热这一主要刺激的相关刺激。

3) 剩余刺激:指可能引起机体反应,但其影响作用不确切或未被证实的刺激。如一个恐惧黑夜的人,可能曾经有过在黑夜中受到惊吓的经历,但他并未提及这样的经历。

(2) 适应水平(adaptive level):指个人所能承受或应对刺激源的范围与强度。若把适应水平看作一条直线,则其适应区在该线上下两条虚线之间,这就是个体的适应能力范围。当刺激作用于适应范围内,输出的是适应性反应;反之,输出的是无效反应。每个个体的适应水平都是不同的,并处于不断地变化中。

3. 应对机制(coping mechanism)

指有机体作为一个适应系统,面临刺激时的内部控制过程。罗伊将人的应对机制分为生理调节机制和认知调节机制。生理调节机制是人先天具备的应对机制,它通过神经-化学-内分泌过程调节与控制个体对刺激的自主反应,也由输入、控制过程和输出三部分组成。认知调节机制是人后天习得的一种应对机制,其刺激也可来自内部和外部。认知调节机制主要通过大脑的高级功能,包括感知与加工信息、学习、判断、情感调控 4 个认知-情感途径,调节与控制个体对刺激的自主反应。为增进适应和维护人的完整性,各调节机制常需协调一致、共同发挥作用。

4. 适应方式(adaptive model)

又称效应器(effector),是指机体应对机制的具体适应活动和表现形式,包括以下 4 个方面:

(1) 生理功能:涉及与机体的基本生理需求有关的适应方式,包括水和电解质、活动和休息、循环和氧合、营养和排泄、体温调节、感觉以及神经和内分泌功能。生理功能反映个体的生理完整性,即生理健康水平。

(2) 自我概念:由躯体自我和心理自我组成。躯体自我包括躯体感觉(体感)和躯体心像(体像),心理自我包括自我理想化、自我一致性和道德-伦理-精神自我。自我概念反映个体的心理与精神完整性,即心理与精神的健康状况。

(3) 角色功能:由社会整体性需求所决定,与个体既定的社会地位所承担的责任有关。角色功能

Note:

反映个体的社会完整性,即社会健康状况。

（4）相互依赖:包括个体与对其有重要影响的人和支持系统之间的关系。相互依赖行为是个体社会完整性的表现,与情感和精神健康密切相关。

5. 适应反应　是个体对刺激的调节与控制所产生的对人的生存、成长、繁衍、自主、自我实现以及群体的稳定与成长起促进作用的行为反应。

6. 无效反应　是个体对刺激的调节与控制所产生的对人的生存、成长、繁衍、自主、自我实现以及群体的稳定与成长起威胁和阻碍作用的行为反应。

（三）在护理中的应用

在临床护理中,适应模式可以指导护士做好护理对象适应方式、刺激因素等方面的个性化评估,制订相应的护理计划并实施,调控影响护理对象的各种刺激,扩大护理对象的适应范围,以提高患者的应对能力和适应水平。在护理教育中,罗伊的适应模式被运用于指导制订各层次护理课程设置的概念化框架,使学生明确护理的目的是促进和改善不同健康疾病状态下的人在生理功能、自我概念、角色功能和相互依赖四个方面的适应能力与适应反应。在护理研究领域,罗伊的适应模式被用作理论框架来开发研究工具,探索多种类型患者及家属的体验和反应。

四、纽曼的系统模式

贝蒂·纽曼(Neuman B)是美国当代著名的护理理论家、美国护理研究院院士。1957年获得加州大学护理学学士学位;1966年获得精神卫生和公共卫生咨询的硕士学位;1985年获西太平洋大学临床心理学博士学位。纽曼是精神卫生护理领域的先驱者,先后担任过社区卫生保健护士和心理咨询师。

1972年,纽曼首次发表了系统模式。1982年,纽曼的专著《纽曼的系统模式:在护理教育和护理实践中的应用》正式出版。**系统模式**(systemic model)是用整体观、系统观探讨应激对个人的影响以及个体的调节反应和重建平衡能力的护理模式。

（一）理论的基本内容

纽曼的系统模式描述了一个综合的、以开放系统为基础的护理框架。该模式由4部分构成,即与环境互动的人、应激源、反应和预防(图6-8)。在该理论框架的指导下,护士可恰当地利用各级预防的护理干预方式来恢复、维持和促进护理对象的健康。

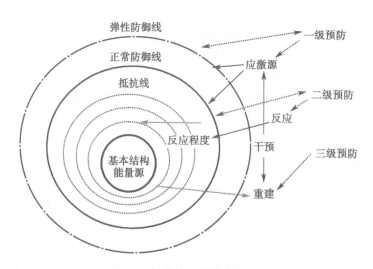

图 6-8　纽曼的系统模式示意图

1. 人　纽曼系统模式中,人被定义为是一个与环境持续互动的开放系统,并用围绕着一个核心的一系列同心圆来表示其结构。

(1) **基本结构**(basic structure)：又称能量源，位于核心区域。它包括生物体的基本生命维持因素，例如基因类型、解剖结构、生理功能、认知能力、自我概念等。基本结构受到个体的生理、心理、社会文化、生长和精神 5 个变量的功能状态及其相互作用的影响。当能量源储存大于需求时，个体保持稳定和平衡。

(2) **抵抗线**(lines of resistance)：为紧贴基本结构外层的一系列虚线圈，其功能是保护基本结构的稳定、完整及功能正常和恢复正常防御线。抵抗线包括免疫功能、遗传特征、适应性生理机制、应对行为等，个体抵抗线的强弱因人而异。当应激源入侵防御线时，抵抗线被激活。一旦抵抗线无效，个体能量耗竭，甚至死亡。

(3) **正常防御线**(normal line of defense)：是位于抵抗线外围的一层实线圈，是机体防御系统的主体，它是个体在生长发育以及与环境持续互动的过程中，对环境中的应激源的不断调节、应对和适应后形成。该防线的强弱由个体的生理、心理、社会文化、生长和精神 5 个变量对应激源的适应和调节程度所决定。正常防御线是动态的，可扩展和收缩，但其变化比弹性防御线慢得多。这种动态变化反映了个体的健康状态或稳定、适应状态的增进或削弱。一旦应激源入侵正常防御线，个体发生应激反应，表现为稳定性降低和疾病。

(4) **弹性防御线**(flexible line of defense)：是最外层的虚线圈，它是一个保护性缓冲器，常处于波动之中，可以因受一定变量的影响在短的时间内发生急速变化。一般而言，弹性防御线越宽，距正常防御线越远，其缓冲、保护作用越强。弹性防御线受个体生长发育状况、身体状况、心理状况、认知能力、社会关系、文化习俗、精神信仰等多种因素的影响。例如，在营养不良、严重焦虑、家庭变故等情况下，弹性防御线会削弱。弹性防御线的主要功能是：防止应激源入侵，缓冲与保护正常防线。

纽曼认为，人的 3 种防御机制的抵抗效能取决于生理、心理、社会文化、生长和精神 5 个变量的相互作用。3 条防御线的相互关系是：弹性防御线保护正常防御线，抵抗线保护基本结构。当个体遇到应激源时，弹性防御线首先激活以防止应激源入侵。若弹性防御线抵抗无效，应激源侵入正常防御线，人体发生反应，出现症状。此时，抵抗线被激活，当抵抗有效，个体恢复健康状态。

2. **应激源**　纽曼将应激源(stressor)定义为：能突破机体防线，引发紧张和威胁个体稳定和平衡的所有刺激。纽曼将应激源分为 3 类：

(1) 个体内部应激源：指来源于个体内部，与个体的内环境相关的应激源，例如疼痛、愤怒、自尊受损等。

(2) 人际间应激源：指来源于 2 个或 2 个以上个体之间的在近距离内作用的应激源，例如护患冲突、家庭关系危机等。

(3) 个体外部应激源：指来源于个体系统之外，并且作用的距离比人际间应激源更远的应激源，例如物理环境改变、社会相关政策变化等。

3. **护理**　纽曼强调护理的整体性和系统性。她用重建这个概念来阐明护理干预活动。**重建**(reconstitution)是指个体对来自内外部环境的应激源的应对，达到适应的过程。护理干预活动的目的即控制应激源或增强人体防御系统的功能，以帮助护理对象个体系统的平衡和稳定。这些护理干预活动是按 **3 种预防水平**实施的：

(1) **一级预防**(primary prevention)：当怀疑或发现应激源存在而应激反应尚未发生时，为保护正常防御线和增强弹性防御线，防止应激源入侵和应激反应产生而采取的措施。一级预防的内容与预防保健和健康教育有着密切的联系，例如预防接种、肌肉放松训练、建立健康的生活方式、个体的健康教育等。

(2) **二级预防**(secondary prevention)：应激源穿过正常防御线导致机体发生应激反应时，二级预防可增强内部抵抗线，减轻和消除应激反应，以保护基本结构。其目标是通过适当的症状管理，纠正不适应，恢复稳定性，保存能量，恢复健康。二级预防的内容包括：早期发现疾病、形成护理诊断、制订护理目标、干预措施以及评价标准。

(3) **三级预防**(tertiary prevention)：机体恢复稳定性时，为进一步促进结构和功能的重建，达到彻底康复而采取的干预活动。三级预防的内容包括：通过健康教育协助预防应激反应重复产生，促使个体系统达到再适应、稳定并重返健康。

(二) 在护理中的应用

在临床护理实践中，纽曼的系统模式指导护士针对个体的基本结构和各防线特征以及个体内部、人际间以及个体外部的应激源进行评估，运用三级预防进行护理干预。在护理教育中，系统模式已被用于多个国家和地区的各个层次的护理教育，其整体观、三级预防概念为课程建设、教学评价工具开发和教学效果评价提供了有效的概念框架。在护理科研中，系统模式是应用最广泛的理论模式之一，可以作为相关护理现象的质性研究以及评价护理干预效果的量性研究的理论框架，或直接运用于改善患者应激反应的护理研究。在护理管理中，系统模式为社区卫生管理和医院护理管理部门的结构和功能进行重组提供了理论框架，对确定管理行为和领导角色具有重要理论意义。

五、华生的人文关怀学说

琼·华生(Watson J)是美国当代著名的护理理论家、美国护理研究院院士。1964年毕业于科罗拉多大学，获护理学学士学位；1966年获该校精神卫生护理学硕士学位；1973年获得该校教育心理学和咨询学博士学位。华生曾担任护理教师、护理学院院长、护理部副主任等工作，还担任过美国护理联盟的主席。华生组建了科罗拉多大学丹佛人性化照护中心，该中心是美国第一个以护理为主的多学科合作中心，提出将艺术、人文科学、社会科学、行为科学整合到人性化照护和康复过程中。

1979年，华生出版了第一本专著《护理：照护的哲学和科学》(Nursing: the Philosophy and Science of Caring)，1985年出版了第二本专著《护理：人性的科学和人性的关怀》(Nursing: Human Science and Human Care)，建立并发展了人文关怀学说。华生是第一个将"护理"和"人文关怀"结合的护理学者，在国际护理界获得了极高的称誉。

(一) 理论的基本内容

1. **基本假说** 包括：①人文关怀只有通过人际间的互动才有可能有效实施；②人文关怀是促使人类需要得以满足不可缺少的因素；③有效的人文关怀促进了人们的健康和个体以及家庭的发展；④人文关怀应用发展的眼光看待个体；⑤人文关怀性的环境为个体潜在发展提供可能，并允许个体为自己选择最佳行动；⑥护理关怀比治疗更具有健康的意义；⑦关怀将生物学知识和人类行为学知识整合，以促进健康、帮助患者，因此，关怀照护科学是治疗科学的补充；⑧人文关怀是护理的核心。

华生认为，关怀照护是护理为人类提供的最有价值的实践活动。疾病可以通过治疗而痊愈，但如果缺乏关怀照护，则健康无法最终实现。

2. **十大关怀要素** 华生认为十大关怀要素(10 caring factors)是护理人文关怀实践的指南，护士应具备关怀能力为护理对象提供健康保健。十大关怀要素中的前3个要素被华生称为"人文关怀学说的哲学基础"。

(1) 形成人文利他主义的价值体系：人文利他主义价值体系(humanistic-altruistic system of values)是十大关怀要素的核心，是指通过给予和扩展达到自我满足。人文关怀是以人文观和利他行为为基础，其中人文观体现在护士的自我价值观、信念、文化互动以及对个人成长经历的反省；利他行为表现为实行人道主义精神，对患者尊重、同情、关心和救助的奉献精神。

(2) 灌输信心和希望：华生人文关怀学说的独特之处在于强调精神和心理因素对康复的作用。护士可以通过专注、沉思、强化精神信仰等方法为患者带来一种安适感，达到机体多维度的协调和平衡。护理的功能包括：理解患者的信仰和价值观，尊重患者的尊严、权利、责任，促进康复的信念。

(3) 培养对自我和他人的敏感性：对自我和对他人的敏感性可使护士达到自我接受、自我发展、促进护士和患者的互动。对自我的敏感性，表现为善于反省自我，不断总结提高；对他人的敏感性表现为善于察言观色，能够从患者的表情、动作、语音、语调等细节发现患者的需要，并及时做出判断和反应。敏感性高的人易于感受他人的痛苦,产生同理心。

(4)建立帮助与信任的关系:华生认为,护理的核心是指导护患关系的形成,而不是护理实践的任务和程序,护患之间的帮助-信任关系对形成互动性关怀照护关系极为关键。华生界定帮助与信任关系的特征为:和谐性、移情、非占有性热诚、有效沟通,即护患互动过程中保持真实、诚恳、开放和利他性,护士要理解患者的感受,积极地接纳患者,与之进行语言和非语言的沟通。

(5)促进并接受正性和负性的感受:在护患关系形成的过程中,护士要鼓励患者表达各种感受,并具有对患者的正性或负性感受给予恰当反应的能力。在患者表达负性感受的时候,护士应该表示同情、理解,运用语言或非语言技术给予患者安慰和支持,为患者灌注信心和希望。

(6)系统地运用科学的解决问题的方法进行决策:华生认为,如果没有科学的解决问题的方法的指导,则不可能形成有效的护理实践,甚至会给患者带来伤害。科学的解决问题的方法是唯一可以控制和预测的方法。护理程序为解决护理问题提供了科学的程序和方法。

(7)促进人际间的教与学:护患关系形成的过程中,护士应充分了解患者的认知水平和学习需求,将知识转化为患者个体化的信息,增强患者对自身健康的控制感。患者应明确表达自己的学习需求,对自己的健康负责。教学互动是护患关系的重要组成部分,能够促进患者身心恢复健康。

(8)提供支持性、保护性或矫正性的生理、心理、社会文化和精神的环境:护士应认识到内部环境和外部环境对个体健康和疾病的影响。个体的内部环境包括其心理、精神和社会文化信仰等,个体的外部环境包括舒适、安全、清洁、适宜、隐私是否得到保护等。内外部环境相互影响、相互依赖,直接影响患者的安全感和舒适感。护士应为患者提供清洁的、舒适的环境,同时还应为患者提供安慰、安全感并尊重其隐私,增强患者的自我价值感和自尊感,从而达到预防疾病、增进健康、提高生活满意度的目标。

(9)帮助患者满足人性的需要:华生根据马斯洛的需要层次论发展形成了她的人文关怀学说中的**人性需求**(human needs)层次:①生存性需求:为低层次的生物学需求,包括对空气、水、食物、排泄等的需求;②功能性需求:为低层次的生理心理需求,包括对活动、安静、安全感的需求;③整合性需求:为高层次的心理社会需求,包括对成就感、归属的需求;④发展性需求:为高层次的人际间需求,包括对自我实现的需求。评估和满足患者的需求是护士的主要职责。评估需求应当注重人性需求的整体性和动态性。整体性评估是指除了评估患者的生理需求外,还要根据患者的年龄、文化背景等特点,注重其内隐的人文关怀需求的评估。动态性评估是指根据患者病情变化,随时评估患者的健康需求。

(10)允许存在主义现象学力量的影响:现象学通过人们对事物的体验和主观感受理解人,强调利用情景资料帮助人们了解现象。允许存在主义现象学力量的影响意味着既要整体地看待个体,又要满足个体不同层次的需求,当两者存在不一致时,利用存在主义现象学的力量进行调停。允许存在主义现象学力量的观点使得护士可以通过患者的生活经历、事件以及主观感受理解患者,帮助患者认识疾病与成长的意义,发现生活中的积极面,重获健康的信心和力量。允许存在主义现象学力量的观点,可以使得护患之间更容易理解彼此的观点和感受,形成关怀型的护患关系,从而提供更好的关怀照护。

(二)在护理中的应用

华生的人文关怀学说得到世界范围内的广泛认同。人文关怀(human caring)是护理实践的核心和本质,护理的目标是促进个体达到身体、心理、心灵的最高和谐境界,从而实现自我学习、自我尊重、自我康复、自我关怀,同时允许个体差异的存在。在临床护理中,人文关怀学说被用于内科、外科、妇产科、儿科、老年科、门急诊、肿瘤科、手术室等科室及社区患者的护理中。在护理教育中,人文关怀学说成为课程设置的框架或人文关怀课程的基础,也指导了医院在职护士培训课程的设置。在护理科研中,学者们开发了基于人文关怀学说的评价工具,并对关怀本质、临床护理中的关怀、关怀能力、关怀效能和患者体验等进行大量研究。在护理管理中,基于关怀理论制订关系导向照护模式和人文关怀护理模式等提升护理服务质量,提高患者的满意度,产生了良好的社会影响。

Note:

华生关怀科学协会

华生关怀科学协会(Watson Caring Science Institute, WCSI)是一个由杰恩·华生创立的以推进人文关怀的哲学、理论和实践的国际性非营利组织。华生的人文关怀理论和科学致力于挖掘关怀治愈的深刻内涵,并把爱的伦理和精神带回卫生保健领域。该协会不断拓展专业的、临床的和学术的关怀网络,将关怀治愈和博爱的理论模式转变为更加系统的卫生保健项目和服务。

华生关怀科学协会的建立倾注了华生教授一生的心血,融合了她在关怀治愈的哲学、理论和实践领域方面所做的工作。杰恩·华生在世界各地开发并推广关怀和治愈的科学、理论及实践,并被全球的学术和临床机构使用。

(曹梅娟　郭玉芳)

思考与练习

1. 试用系统论的观点分析以下概念:

　　人　环境　健康　护理

2. 张女士,36岁,已婚,育有一子。洗澡时发现左侧乳房有一肿块来院就诊。自述肿块按压肿块疼痛不明显,乳房略有肿胀感。体格检查显示:T 36.2℃,R 18次/min,P 88次/min,BP 125/70mmHg,触诊可触及2cm×3cm大小肿块,质地硬,表面不光滑,与周围组织分界不清楚,活动性差,无压痛。取活体病理检查报告为乳腺癌。医生建议进行乳腺癌改良根治术。张女士得知病情和治疗方案后,非常沮丧,家属也表现出无助、恐慌。

请问:

(1) 张女士和家属的应激源和应激反应是什么?

(2) 作为护士该如何与张女士沟通,保证治疗和护理的正常实施?

(3) 如何帮助张女士适应这个应激事件?

3. 讨论下列观点,确定是否正确,说出你的论据:

(1) 结构相同的物质,功能也相同。

(2) 高层次需要满足后,低层次需要即消失。

(3) 人的同一方面发展在人的一生中是等速、均衡发展的。

(4) 个体到12岁就具有了抽象思维和逻辑思维的能力。

(5) 应激源对人类的健康是有害的。

4. 某社区拟在育龄妇女中实施健康教育,希望目标是社区中90%以上的育龄妇女掌握优生优育知识,请你运用系统的方法制订一个教育计划。

5. 试用列表的方法比较4个发展理论的相同点与不同点、优点与缺陷。

6. 设定护理情景,开展护患沟通的角色扮演活动,注重运用沟通技巧和融入人文关怀要素。活动后同学间进行互评,教师给予讲评并对活动进行总结。

7. 李先生,45岁,已婚,育有一子,本科学历,部门主管。右髋部术后10d,伤口出现脓性渗出,创面不愈合,患者出现高热,诊断为右股骨粉碎性骨折人工关节置换术后感染。患者非常焦虑、担心疾病预后。

基于奥瑞姆的自护理论,分析以下问题:

(1) 患者存在的自护缺陷有哪些?

（2）依据患者的情况，应采用何种护理系统？具体护理措施包括哪些方面？

8. 设想作为一名临床护士，采用治疗性会谈为高血压患者进行健康教育，形成此次沟通的沟通方案。

9. 社区护士为辖区内的糖尿病患者提供服药依从性的指导，请根据纽曼的系统模式，说明该社区护士应使用哪一层次的预防措施？

10. 基于华生的人文关怀学说，构思一下今后如何更好地关怀他人？关怀自己？

NURSING

第七章

科学思维和临床护理决策

07章 数字内容

━━━━━ 教学目标 ━━━━━

识记：

1. 能正确陈述评判性思维的结构要素和临床护理决策的步骤。

2. 能正确列举评判性思维的类型和护理专业决策的分类。

3. 能准确复述循证思维的基本要素和实践程序。

理解：

1. 能用自己的语言解释下列概念：

科学思维　护理评判性思维　循证思维　评判性分析

临床护理决策　护理伦理决策　护理管理决策

2. 能举例说明评判性思维者应具备的态度特征。

3. 能举例说明影响临床护理决策的因素。

4. 能简要概括循证护理实践的基本步骤。

运用：

1. 能运用本章所学知识分析和讨论评判性思维和循证思维对护理实践的意义。

2. 能运用评判性思维和循证思维作出正确合理的临床护理决策。

当今社会科学技术突飞猛进,学科知识日新月异,这一切都离不开人类思维的能动作用,护理学科的发展也同样需要充分发挥科学思维的作用。系统思维(详见第六章第一节)、评判性思维和循证思维等是科学思维在护理实践中的具体应用,是护士胜任日趋多样复杂的护理工作所必须具备的核心能力。因此,护士应有意识地学习和训练自身的科学思维能力和品质,注重在各类护理实践中自觉运用科学思维做出能满足患者需要的最佳护理决策。

第一节　科学思维

一、科学思维的相关概念

护理实践是一个系统、复杂、动态的认知和思维创造过程。护士需要充分运用科学思维对护理对象的健康问题进行系统评估,并运用最佳证据提供科学有效的护理,提高护理对象的健康水平。

（一）思维的概念与特性

1. 思维的概念　思维(thinking)是人脑的功能,是人类对客观现象概括的反映。人脑是思维的器官,用于执行思维活动;语言是思维的工具和载体,用于表达和巩固思维的结果。因此,思维是在社会实践的基础上,对感性材料进行分析和综合,通过概念、判断、推理的形式,反映客观事物的本质属性和运动规律。

2. 思维的特性

(1) 物质属性:人要进行思维,首先必须具备思维的物质基础,即脑。因此,思维活动具有物质属性。先天愚型、昏迷等患者因脑发育不健全或有病变,通常无法进行思维或正常思维。

(2) 概括性:指思维所反映的不是个别事物的某个具体属性,而是一类事物具有本质意义的抽象属性。思维之所以能揭示事物的本质和内在规律性的关系,主要来自抽象和概括的过程,即思维是概括的反映。

(3) 间接性:指思维对客观事物的反映不同于感性的直接反映,它是根据已有的经验和知识通过推理进行的对客观事物的间接反映。

（二）科学思维的概念与原则

1. 科学思维的概念　科学思维(scientific thinking)是人类智力系统的核心,它形成并运用于科学认知活动,参与并支配其他一切活动,是人类在学习、认知、语言表达和其他活动中所表现出来的理解、分析、比较、综合、概括、抽象、推理等组成的综合思维;是人类对以往认识过程和规律的总结;是对认识经验程序化和规范化的具体表现。应用科学思维,可提高思维能力及思维品质。

2. 科学思维的原则　在科学认知活动中,科学思维必须遵守三个基本原则:

(1) 逻辑性原则:即在事物各组成部分之间的关系上,要求严密的逻辑性,达到归纳和演绎的统一。科学认识活动的逻辑规则,既包括以归纳推理为主要内容的归纳逻辑,也包括以演绎推理为主要内容的演绎逻辑。科学认识是一个由个别到一般,又由一般到个别的反复过程,是归纳和演绎的统一。护理实践中既需要运用归纳逻辑从个别同类案例的护理中归纳出一般护理方案,也需要运用演绎逻辑按照一定的护理规范,对具体对象的护理实践进行指导。

(2) 方法论原则:即在方法上要辩证地应用分析与综合这两种基本思维方式。分析是把事物的整体或过程分解为各个要素,分别加以研究的思维方式和思维过程。综合是把分解开来的各个要素结合起来,组成一个整体的思维方式和思维过程。分析与综合相互依存、相互渗透。人们要完整深刻地认识客观事物,就必然是一个反复运用分析与综合的过程,在分析 - 综合 - 再分析 - 再综合的过程中不断前进。临床护理实践中,护士需要反复运用分析与综合的思维方式,对患者的健康状态进行反复评估,从而为护理对象实施有针对性的个体化护理。

(3) 历史性原则:即在体系上实现逻辑与历史的一致,达到理论与实践在历史方面的统一。历史

Note:

是指事物发展的历史和认识发展的历史,逻辑是指人的思维对客观事物发展规律的概括反映,亦即历史的内容在理性思维中的再现。护理学科的发展既需要在对临床实践经验的不断反思和推理中提炼理论知识,也需要在护理实践中,对现有护理知识体系进行不断地检验和修正,以此促进学科的发展与进步。

二、评判性思维

评判性思维(critical thinking)又称批判性思维,是一种普遍的基本思维活动,在各学科领域和社会文化领域有多种表现形式,本节主要从护理学科领域进行阐述。

（一）评判性思维的发展历史

评判性思维是 20 世纪 30 年代德国法兰克福学派创立的一种批判理论,它所提倡和主张的是一种思维方式。70 年代,评判性思维作为一种教育思维方式和教育价值观开始用于教学,其本质是提倡对教育中司空见惯的现象及整个社会的文化系统应具有反思能力和建设性批判精神,同时注重学生评判性思维能力的培养,鼓励学生参与批判性讨论,并对教材和教师的权威提出质疑。80 年代初,批判性社会理论被引入护理,并作为护理学科的理论基础和哲学基础。经过多年的发展,评判性思维已成为当今国际护理界的研究热点之一,也是护理教育的重要内容。1998 年,美国高等护理教育学会(American Association of Colleges of Nursing,AACN)在其公布的《护理专业实践本科教育标准》中,将评判性思维能力作为护理本科毕业生必须具备的核心能力之一。此后,我国护理界也逐步开展了对护士评判性思维能力的培养。

（二）评判性思维的概念

不同学科领域从不同角度对评判性思维做了不同的概念界定。例如,美国哲学协会(American Philosophical Association,APA)认为,评判性思维是有目的和自我调控的判断,以及由此产生的解释、分析、评价和推理过程。护理界对评判性思维的定义较多,不同的研究取向有不同的理解和定义。下列是一些护理学者对评判性思维的定义:

1981 年,麦克皮克(Mcpeck)提出评判性思维是以反思、怀疑的态度从事活动的技能和习惯。

1994 年,查菲(Chaffee)将评判性思维定义为"一种积极的、有组织的、用于仔细审视自己和他人思维的认知过程"。同年,片冈八寻(Kataoka-Yahiro)和塞勒(Saylor)认为,护理评判性思维是对有着多种解决方法的护理问题的反思和理性思考过程,其焦点在于作出"相信什么"或"做什么"的决策。

1995 年,戈登(Gordon)提出评判性思维包括运用思维形成结论、作出决策、提出推论和反思。

1999 年,埃尔弗洛(Alfaro-LeFevre)通过文献复习,对护理领域的评判性思维进行了较为全面的描述,主要包括:①必须是有目的的、结果导向的思维;②受个体、家庭、社区需要的驱动;③以护理程序和科学方法原则为基础;④需要知识、技能和经验;⑤受职业标准和伦理规范的指导;⑥通过采取一定的策略,发挥人类最大潜能或弥补人性弱点(如运用个人力量控制个体的观点、价值观、信念等对思维和决策的潜在影响);⑦需要不断地再评估、自我修正与改进。

综上,对护理学专业的评判性思维概念基本达成了以下几点共识:

1. **评判性思维是主动的理性思维**　评判性思维依靠理性、逻辑和事实的力量说服人,主动关注思想观点的合理性与合法性,重视证据的收集和甄别,理智地对待被批判的对象,并容忍和鼓励他人的反批判。

2. **评判性思维是整合的思维**　评判性思维是一个包含 4 个基本结构要素的整合思维方式,即专业知识、临床经验、认知技能和态度倾向。

3. **反思和推理是评判性思维的实质过程**　评判性思维意味着对任何事物都不能认为是理所当然的,都要有不断反思的意识和批判的精神。一个评判性思维者在面对具体的情境时,在问题的鉴别与思考、假说的提出与验证、推论形成或决策制订等过程中,都必须运用有效、严格和精确的推理。

4. **决策是护理评判性思维的最终目的**　护理评判性思维的最终目的是对护理对象的护理问题

Note:

作出准确判断和及时决策。另外,对护理理论的评判性思考也是促进学科发展的重要推动力。

5. 护理程序是护理评判性思维的具体应用　护理程序是临床护理特有的工作方法,是评判性思维在临床护理实践中的具体应用。运用护理程序的工作方法可有效提高护士的评判性思维能力。

总之,**护理评判性思维**(critical thinking in nursing)是对护理现象或问题进行的有目的、有意义、自我调控性的判断、反思和推理过程,目的是作出合理的决策,有效解决护理问题。

(三) 护理评判性思维的层次

护理评判性思维是一个逐步发展的专业成长过程。1994 年,片冈八寻和塞勒提出护理评判性思维的发展从低到高包括 3 个层次:基础层次、复杂层次和尽职层次。处于评判性思维不同层次的护士,其解决临床护理实践问题的能力各不相同,护士应努力促进自身的评判性思维能力向高层次逐步发展。

1. 基础层次　处于基础层次(basic level)的护士认为复杂问题的答案非正即误,而且每个问题通常都会有一个正确答案。此时的思维是建立在一系列规则和原则基础上的具体思维。例如,一名护生想确定插胃管的方法,就会学习该操作的规范程序手册,遵循操作步骤执行,而不是为了满足患者的个体需要而调整操作步骤。基础层次的评判性思维是推理能力发展的早期阶段,反映了个体缺乏足够的评判性思维经验。处于该发展层次的护士,可通过接受专家的不同观点和价值观来学习和提高评判性思维能力,促进评判性思维能力向更高层次发展。

2. 复杂层次　处于复杂层次(complex level)的护士开始摆脱权威,更加独立地分析和验证选择的方案,对问题通常会作出"看情况而定"的回答。此时,个体的思维能力和主动性都发生了改变。护士已经认识到,问题总是会有各种解决方法,每种方法都各有利弊,而且方法之间可能会相互冲突。因此,在作出最终决策前必须仔细权衡。在这个思维层次上,护士的思维会变得越来越有创造性。例如,在面临复杂情况时,护士会善于突破标准规程和政策的束缚进行思考,学会采用不同的方法解决同一个问题。

3. 尽职层次　达到尽职层次(commitment level)的护士会以护理专业信念为指导,以维护患者利益为根本标准,在充分考虑患者利益的基础上进行专业决策,并对决策承担专业责任。他们不仅会对问题引出的各种复杂备择方案进行思考,而且还会根据备择方案的可行性选择和执行护理措施。有时,护士也可能按照既往经验和知识选择延迟行动或不采取行动。

(四) 护理评判性思维的构成

护理评判性思维的构成要素包括专业知识、临床经验、认知技能和态度倾向。

1. 专业知识　构成**护理评判性思维的基础**,根据护士的教育水平不同而有所不同。专业知识基础包括基础学科知识、人文学科知识和护理学科知识。护士在实践中思考护理对象的健康问题时,知识基础越广泛,就越倾向采用整体的观点去看待护理对象及其健康保健需求。同时,对护理问题的评判性思维能力也受到知识深度和广度的影响。

2. 临床经验　构成**护理评判性思维的重要条件**。护士只有在具备护理实践经验的基础上,才能发展其临床实践中的评判性思维能力。护士在临床实践中,通过与患者交流,观察和分析患者病情,并根据既往的经验进行积极地反思,从而形成新的经验。重复的临床经验是发展专业临床决策技能所必需的,是构建新知识和产生创新性思维的基石。

3. 认知技能　构成**护理评判性思维的核心**。无论评判性思维的内涵有多广泛,其根本还是一种思维的认知过程。护士在作临床实践决策时,需要对解决问题的方法进行推理,从不同观点中鉴别出事实,并评价信息来源的可靠性。这些都要用到多种不同的认知技能。

(1) **评判性分析**(critical analysis):是指通过一系列问题获得某一具体情况或思想的真实信息,并鉴别主要信息和观点,弃去无效信息和观点。评判性分析问题主要有 4 个:①核心问题是什么?②潜在假设是什么?③所得到的证据有效吗?具体包括:证据是老一套的吗?证据带有情感性或偏见吗?证据是否足够和有效?关键术语定义清晰吗?现有的资料有关联吗?问题得到正确识别了吗？④结论可接受吗？具体包括：结论正确吗？结论适用吗？有无价值冲突？

护士应熟悉这些问题，以便在需要的情况下灵活机动地选择适当的问题，将其作为标准应用到临床问题的判断和解决方案的决策中。

苏格拉底询问法(Socratic questioning)也称苏格拉底问答法，是用于评判性分析的另一种有用的工具，由希腊哲学家苏格拉底提出(表7-1)。

表 7-1 用于评判性分析的苏格拉底询问法

问题性质	询问项目
关于"问题"的问题	问题是否清楚、可理解，是否被正确识别？
	该问题重要吗？
	该问题还能再细化吗？
	怎样才能说明该问题？
针对"假设"的问题	你设想……是这样吗？
	你能用其他设想替代吗？为什么？
	这种假设总是有效吗？
针对"观点"的问题	你似乎采用了……的观点，为什么？
	不同意你的观点的人可能会说些什么？
	你能用别的方法看该问题吗？
针对"证据"和"原因"的问题	你有什么样的证据？
	有理由怀疑这些证据吗？
	你是怎样知道的？
	你的思想发生了什么改变？
针对涉及"结果"的问题	那会产生什么样的效果？
	事实发生的可能性有多少？
	可替代的方法是什么？
	可能涉及的结果是什么？

护士在听交班报告、回顾病史、做病程记录和护理计划、与同事讨论患者护理计划和措施时，可采用苏格拉底询问法。

(2) 归纳推理和演绎推理：归纳推理和演绎推理是逻辑思维的基本方法，是护士在临床护理实践中进行评判性思维时所用到的另外两种思维技能。

4. 态度倾向 某些特定的态度倾向对评判性思维至关重要，是在护理实践中进行评判性思维的动力。护士想成为评判性思维者，必须实践或体现以下态度倾向：

(1) 自信(confidence)：是一个人对完成某一任务或达到某一目标的能力感到有把握，但不是骄傲自大或有优越感。自信对护士很重要。当护士向患者作自我介绍、治疗前解释或作各种临床决策时，必须通过语言表达和履行职责的方式引导患者觉得护士是自信的，确定护士能够提供安全的护理。自信可促进护患之间的信任，并有助于达到预期的护理效果。但是，护士不能盲目自信，应能正视自身认识和能力的有限性，在对自身判断或决策不确定时，及时寻求帮助或主动学习。

(2) 独立思考(independence of thought)：评判性思维要求个体独立思考。独立思考和推理对于推动护理实践的进步和发展十分重要。护士必须勇于向那些缺乏合理支持的规则、行为和惯例挑战。当对同一个问题产生不同意见时，护士既不能毫无疑义地接受他人的观点，也不能不加思考地拒绝他人的观点，而应独立思考和全面考虑，在阅读相关文献并与同事讨论后再作出审慎判断。

（3）公平（fairness）：评判性思维者应公平公正地处理问题。应采用同样的标准评价各种观点，而不是根据个人或群体的偏见和成见作出判断。例如，不管护士个人对肥胖的看法如何，都不能因个人的态度影响给予肥胖患者的护理方式。另外，在任何讨论中，都应听取对方意见，考虑对立的观点，在全面理解的基础上作出拒绝或接受新观点的决策。

（4）正直（integrity）：护理实践同样需要正直诚实。评判性思维者不但要质疑和验证他人的知识和观点，也要用同样严格的检验标准质疑和验证自己的知识和观点。一个正直的人应是诚实的，乐于承认自己的错误，并能接受自身观点内部及与他人观点的不一致性。

（5）责任心（responsibility and accountability）：护士有责任为患者实施符合护理专业实践标准的护理服务。一个有责任心的护士应以维护患者利益为基础，始终保持实施护理治疗的能力，以及作出符合患者利益的临床决策的能力，并对护理行为的后果负责，即承担护理行为的专业责任。

（6）好奇心（curiosity）：在临床上，一个症状或体征可提示许多不同的问题。要对患者的情况作更多的探究和了解，护士应具有好奇心，乐于开展调查并总是探索"为什么"。例如，我们为什么要解决这个问题？其原因何在？必须是这样吗？别的方法行吗？如果采用其他方法又会怎样？……总之，好奇心可以激发护士进一步询问和调查临床情境，以便获得决策所需要的更多信息。

（7）冒险和勇气（risk taking and courage）：在护理实践中，冒险常常是诸多护理革新的开始，这是护理发展和进步的动力。因此，具有评判性思维的护士应乐于冒险，尝试采用不同的方法解决问题。这种乐于冒险的精神通常来自处理类似问题的经验，需要具备一定的勇气，因为冒险可能会带来一定的风险。

（8）创造性（creativity）：创造性思维（creative thinking）是一种能产生新思想或新产品的原创性思维。在护理实践中，创造性思维是指能发现原有标准和规范之外的解决问题的方法。当护士把创造性思维整合到自己的思维中，就能发现解决特殊问题的特殊方法，从而有利于对患者实施个性化、有针对性的护理。

（9）执着（perseverance）：评判性思维者总是坚定地探索解决问题的有效方法。由于临床问题的复杂性和多变性，常需对其进行坚持不懈的思索和研究。在寻找和解决临床护理问题的有效方法时，具有评判性思维的护士会显现出坚定和执着的态度，尤其在问题持续不能解决或反复出现时，这就显得更为重要。

（10）谦虚（humility）：指认识到自身知识和经验的局限性。评判性思维者愿意承认他们有所不知，愿意收集新的信息，根据新知识重新思考自己的结论，从而作出合理的决策。在护理实践中，承认自身知识、技能和经验的局限很重要。如果护士在没有能力处理一个具体的临床问题时却不承认，这将危及患者的安全和利益。

专 家 观 点

护理评判性思维的认知技能和思维习惯

2000 年，美国学者舍费尔（Schefer）和鲁宾菲尔德（Rubenfeld）运用德尔菲法，研究提出护理评判性思维主要由 7 项认知技能和 10 个思维习惯组成。

1. 7 项认知技能　分析、应用标准、识别、寻找信息、逻辑推理、预测和知识的迁移。

2. 10 个思维习惯　自信心、问题情境性、创造性、适应性、求知欲、学术的正直性、直觉、思想的开放性、坚忍不拔和反思性。

（五）护理评判性思维的标准

护理评判性思维标准是指确定护理决策和判断是否完满、公正与合适的标准，包括智力标准和专业标准。明确规定护理评判性思维的标准可提高思维的可靠性和有效性，更有利于作出合理的决策。

Note:

1. 智力标准 护理评判性思维者应具备一定的智力特点,通用的智力标准包括 14 项,即有条理、精确、详尽、正确、有关联、可靠、一致、合理、深入、概括、完整、有意义、适当和公正。当护士面对临床情境思考护理问题时,可应用这些智力标准确保决策的合理性和正确性。

2. 专业标准 指护理判断的伦理标准、专业实践标准和专业评价标准。为确保患者个体和群体的利益,运用评判性思维的专业标准可确保提升护理质量。

(1) 伦理标准:护士应有意识地主动了解自己的信念、价值观、情感,以及患者、家属和同事对具体临床问题的不同观点,以便作出有效的临床决策。具有评判性思维的护士还应运用伦理原则指导临床护理实践决策。此外,还应采用职业标准、伦理守则和相关法律法规指导自己的伦理行为。

(2) 专业实践标准:护士必须对自己的临床实践行为负责。因此,护理实践中需要专业实践标准,以确保为患者提供优质护理。护士应努力达到的专业实践标准主要来源于:国家调整的治疗指导方针,主管部门、专业学会以及专业组织制定的专业实践指南和实践标准等,如 2011 年原卫生部颁布的《临床护理实践指南》(2018 年更新)。这些标准为确保护士在向公众提供优质护理时承担的责任和义务设置了"标准线"。

(3) 专业评价标准:护士在运用评判性思维作临床决策时,需遵循专业评价标准的基本要求。这些评价标准通常是以护理标准为基准,由相关临床机构和专业组织发展而来的评价标准,以及在护理实践中建立起来的各种临床护理规范,如疼痛护理评价标准、骨关节置换术后护理规范等。

(六) 护理评判性思维的运用

1. 在临床护理实践中的运用

(1) 评判性运用其他学科和领域的知识:护理工作实践性很强,现代护理模式要求护士采用整体的观点处理护理对象的健康问题。因此,护士必须评判性地运用其他学科领域的相关知识,从整体上理解护理对象的资料所包含的信息,从而实施有效的护理干预。因此,护生除了要学习护理专业知识,还必须学习生物科学、社会科学以及人文科学知识,以构建坚实的专业基础。

(2) 正确处理应激情境下的各种变化:临床实践对护士而言是一个快速变化的工作环境,如患者病情、治疗方案、用药调整、辅助电子设备和技术等的不断变化。因此,护士必须在这些应激性情境中正确处理各种变化。例如,护士在遇到一个害怕打针或不愿吃药的患者时,就需要运用评判性思维,识别重要的线索,迅速做出反应,调整干预措施以解决患者的护理问题。

(3) 及时有效作出合理的临床决策:在日常工作中,护士面对的是具有不同经历、行为、社会观点、价值观,以及不同症状和体征的患者。在护理患者时,这些变量可能会发生改变,增加了临床决策的复杂性。因此,护士必须运用评判性思维密切观察患者病情,正确识别患者的健康问题、收集和解释信息,运用相关学科知识,提出解决问题的方法。

2. 在护理教学中的运用 护理教育负有培养护生评判性思维的责任。护理教育过程中,应本着全面培养、贯穿全程、注重实践和重视方法的原则,充分发挥学生在教学过程中的主体作用,鼓励学生积极参与,主动思考,大胆质疑。要运用评判性思维,积极开展护理教学方法的改革,运用问答法、反思日记法、案例分析法、概念图法、PBL(problem-based learning,问题导向学习)教学法等有助于学生思维能力发展的新型教学方法,激发学生的积极思维活动,训练观察、发现、比较、分析、综合、推理、假设、论证等评判性思维的基本技能,有效促进学生评判性思维及其他专业能力的成长。

3. 在护理管理中的运用 首先,护理管理者需要运用评判性思维作出合理、正确、有效的决策,以保障患者安全和提高服务质量。其次,护理管理中还需运用评判性思维对传统的管理理念、管理体制、管理措施进行反思和质疑,从而促进管理的革新。

4. 在护理科研中的运用 护理科研本身就是一个对护理现象或问题进行反思、质疑、探索和创新的过程。因此,护士需要积极地运用评判性思维,对实践中的护理现象和问题不断地进行反思和质疑,运用科学的方法开展深入研究,推动护理理论和实践的不断创新发展,以实现学科的持续进步。

（七）发展护理评判性思维态度和技能的策略

在临床实践中，常常可以看到有些护士能够比其他护士作出更好的评估、判断和决策，即评判性地作出合理的决策。进行评判性思维并不容易，护士应努力促进自身评判性思维态度和技能的发展，具体可采用以下策略：

1. 自我评估　护士应经常反思自己是否具备评判性思维态度，如好奇、公正、谦虚、勇敢和执着等。对自己已具备哪些评判性思维态度，还需培养哪些态度进行严格的自我评估。这种态度评估也可通过同伴或集体完成。在评估时，首先确定自己已经稳固具备哪些态度，具备很少或完全不具备哪些态度；对那些曾经令自己后悔的决策情况进行反思，分析思维的过程和态度，或者邀请可信赖的同事对这些情况进行评价。此外，对自己评判性思维技能和态度中的弱点进行鉴别也很重要。

2. 接纳不一致和不确定　为培养公正的态度，应特意收集一些与自己的观点对立的信息，以提供理解他人观点和学习向他人观点开放的实践机会。收集和自己原有观点一致的信息，而忽视可能与自己所持观点矛盾的证据是一种正常的人性倾向。护士应增加对那些与自己原有信念相矛盾观点的宽容度，并学会运用延迟判断。

延迟判断（suspending judgment）是指在一段时间内容纳不确定性。如果一个问题很复杂，不可能很快或完美地解决，那就需要延迟判断。从整体上看，护士在不确定时不要急于评判，而应释然地说"我不知道"，同时进一步加深对该问题的了解。但是，延迟判断不适用于需迅速行动的急诊和急救情况。

3. 寻找思维实践的情境　尽管评判性思维是一个复杂的过程，但评判性思维的发展依赖于实践。例如，临床或教育机构的讨论会通常倡导和支持对所有论点，包括对立的观点进行公开讨论。此外，运用苏格拉底询问法或其他方法培养质疑的态度也非常重要。护士应回顾评价思维的标准，并将其应用于自己的思维过程中，及时发现思维中的错误，这样才能做到完整正确地思维。

4. 创造评判性思维的环境　护士不可能在真空中发展和保持评判性思维。创造支持评判性思维的环境对护士至关重要。应特别注意建立思维的氛围，积极创建一个鼓励不同意见和公正检验不同观点和意见的激励性环境。护理领导者还应鼓励同事在作出结论前仔细检验证据，避免"群体思维"，即不假思索地服从群体意愿的倾向。

三、循证思维

随着护理学科的发展及循证医学的逐步影响，循证思维理念在护理实践中日益受到关注，循证思维的理念和方法也开始逐步被运用于临床护理实践、护理研究等领域，成为影响护理实践模式的重要思维方式。

（一）循证思维的概念

循证思维（evidence-based thinking）是一种以问题为先导，通过科学审慎的循证过程，获得最佳研究证据，并将证据用于决策的思维模式。在护理实践中，循证思维体现为护士在计划护理活动的过程中，审慎、明确、理智地将科研证据与临床经验及患者意愿相结合，作为临床护理决策依据的循证护理过程。

（二）护理循证思维的基本要素

护理循证思维的基本要素包括研究证据评鉴、临床经验技能和患者需求意愿，三者有机结合，缺一不可。

1. 研究证据评鉴　循证护理实践中，护士必须认识到证据的多元性，对证据的 FAME 结构，即可行性（feasibility）、适宜性（appropriateness）、临床意义（clinical meaning）和有效性（effectiveness）进行严格评价，为临床护理决策提供优质可靠的证据。

2. 临床经验技能　护士是实施循证护理的主体。他们能否敏锐地发现护理问题，能否将科研证据与护理问题有效结合在一起，取决于是否具备丰富的临床经验和熟练的实践技能。

3. 患者需求意愿 患者的需求和意愿是护理决策的核心。然而,患者的实际情况和价值观的不同导致其需求和意愿存在很大的个体差异。护士应运用循证思维的方法分析患者的独特需求和意愿,必要时可以打破常规,从而作出最佳护理决策。

(三) 护理循证思维的实践程序

循证思维在护理实践中的具体应用即循证护理。主要包括 3 个阶段。

1. 证据整合(evidence synthesis) 指针对具体的循证问题,通过系统评价对检索到的相关证据进行汇总和分析。具体包括 4 个步骤:

(1) 明确循证问题:提出问题是循证护理的第一步。循证问题主要来源于临床实践,在进行文献回顾之前,应将问题具体化、结构化。理想的循证问题包括 4 个要素,即研究对象、干预类型或暴露类型、评价结局和研究设计类型。

(2) 系统文献检索:针对循证问题进行系统的文献检索。在开始检索前,应确定以下信息:①拟检索的中英文数据库;②主题词 / 关键词;③检索的时间范围;④文献的纳入和排除标准。

(3) 文献质量评价:针对不同的研究类型采用适当的文献质量评价标准,如随机对照试验(randomized controlled trial, RCT)文献质量的常用评价标准包括 Cochrane RCT 质量评价标准、Jadad 量表和试验报告强化标准(Consolidated Standards of Reporting Trials, CONSORT),为筛选优质研究证据和获得可靠的证据整合结果提供高质量文献。

(4) 研究证据整合:对符合纳入标准的文献资料进行汇总。在证据整合前,应确定以下信息:①统一的文献资料提取表,具体项目如第一作者、发表年份、设计类型、样本量、干预措施(如果有)、评价指标、测评工具等;②文献资料独立提取人(≥2 人);③提取资料存在争议时的处理方法,如由课题组其他成员(非资料提取人)作为第三方进行评判;④文献资料的分析方法,如 meta 整合(质性研究系统评价常用资料处理方法)或 meta 分析(量性研究系统评价常用资料处理方法)。

2. 证据传播(evidence dissemination) 指将证据通过学术期刊、学术网站、教育和培训等方式传递到卫生保健人员、卫生保健机构、卫生保健系统中。主要包括 4 个步骤:

(1) 标注证据的等级或推荐意见。

(2) 转换证据表现形式(如形成指南、规范或流程),便于传播和应用。

(3) 明确目标人群对证据的需求。

(4) 优化证据传播方式,达到最佳应用效果。

3. 证据应用(evidence utilization) 即遵循证据开展护理实践活动改革。包括 3 个步骤:

(1) 引入并应用证据:护士将证据与临床知识和经验、患者需求和意愿相结合,根据临床情境,制订适合的护理计划。

(2) 实施护理计划,改革原有的护理实践活动。

(3) 通过动态评审监测证据实施过程,评价证据应用效果。

(四) 循证思维实践的意义

1. 提高了护理实践活动的科学性和有效性

(1) 循证思维指导下的护理实践可将某一特定干预方法的现有研究证据引入临床实践,在促进科研成果转化、应用和推广的同时,提高了护理实践活动的科学性。

(2) 循证思维提供了科学的决策方法和工作方法,具有促发变革和评价变革的功能。循证护理实践的各个环节与持续护理质量提高的过程密切相关,从而使护理活动能够改善或维持患者的健康水平,并最大限度地利用现有卫生资源,保证护理实践活动的科学性和有效性,促进护理服务品质的提升。

2. 促进了护士更新专业观并改进工作方法 循证 - 评价 - 决策的思维过程是按照既定的步骤和要求审慎进行,具有科学性和严谨性,由此才能作出最有利于患者康复的临床决策。循证思维是一种指导护理决策的先进观念和临床思维方式,可帮助护士建立严谨、科学、实事求是的专业态度和工作方法。

3. **顺应了医疗卫生领域有效利用卫生资源的趋势**　在循证思维指导下的护理实践将科学与技术结合起来,为成本-效益核算提供依据。随着有限的卫生资源和日益增加的卫生保健需求之间的矛盾日益加剧,社会公众更加期待获得高质量、高效益的卫生保健服务。循证护理实践从临床问题出发,通过对现有研究证据进行系统评价,整合有效的科研结论,推动证据的合理应用,促进临床实践的进一步发展和完善。由此,可充分利用现有研究资源,避免重复研究和不必要的卫生资源浪费;同时也加速了新知识和新技术的应用,满足人们的卫生保健需求。

第二节　临床护理决策

科学思维的目的是作出符合患者利益的护理专业决策。临床护理决策对专业护理实践十分重要,作出正确、合理、有效的决策是护士最重要的职责。

一、护理决策的概念和分类

(一) 护理决策的定义

对于护理决策目前尚无统一的定义,得到较广泛认同的定义是 2002 年由护理学者罗奇(Roche)提出的定义,即**护理决策**(decision making in nursing)是一个由护士结合理论知识和实践经验对患者的护理作出判断的复杂过程。这些判断是通过护士和患者的互动而作出的,是关于患者病情的观察类型、对所观察到的资料及意义来源的评估,以及对采取代表患者利益的护理行为的判断。

(二) 护理决策的分类

护士在日常工作中要作出各种各样的决策,这些决策中大多数可直接影响患者的护理结局。由于护理实践的特殊性,护理决策通常包括 3 种类型。

1. **护理伦理决策**(ethical decision making in nursing)　指护士在专业护理实践中,面对某些伦理两难问题作出决策的复杂过程。伦理决策受到个人价值观、专业价值观和社会价值观的影响,而决策者或参与决策者的道德观、知识水平以及对伦理理论和原则的应用等,都会影响其在具体情境中所作伦理决策的正确性。因此,为了作出有效的专业伦理决策,护士必须遵循专业伦理守则、专业目的和护理实践标准,采取将风险减少到最低限度并提高护理质量的行动。在全面掌握护理知识、临床情境知识、法律知识等基础上,作出符合患者利益的决策。

2. **临床护理决策**(clinical decision making in nursing)　指护士在临床护理实践过程中,对面临的现象或问题,从拟定的若干个备选方案中作出决断并付诸实施的专业决策过程。为满足患者需要,护士必须密切观察患者病情,在日常工作中作出相应的决策。例如,护理程序的每一步都需要决策;护理危重患者时,护士要确定合理的工作顺序;同时负责护理多位患者时,护士应能确定哪些护理问题需要立即处理,哪些可以延迟处理。

3. **护理管理决策**(managerial decision making in nursing)　特指在护理专业实践中由护理管理者作出的关于管理方面决策的复杂过程。例如,制订一些特定的专业规范、管理患者和家属、管理护士和其他卫生保健人员,以及安排病房日常工作等,都需要用到管理决策。

护理决策的分类并不是绝对的。事实上,护士在临床实践过程中会面临各种各样的决策,不同决策之间也有相互交叉。例如,在护理患者时,护士除了要作出临床实践决策,还要考虑患者的伦理问题,并作出相应的伦理决策。

二、临床护理决策的步骤

决策是为实现理想目标而选择最佳行动方案的复杂过程。临床护理决策过程要求有缜密的推理,以便作出有利于患者康复和解决首优问题的最佳决策。通常包括以下步骤:

Note:

（一）明确问题

问题是指事物实际现象和应有现象之间的差距。**明确问题（identify problems）是合理决策的前提。**临床护理决策的目的是解决临床问题，护士应根据对患者资料的评估，及时、正确、全面地发现患者现存或潜在的健康问题，仔细分析原因，这样才能作出正确的决策。因此，密切观察病情、有效护患沟通、充分应用相关资源以获得足够信息，对明确问题十分必要。具体可通过"6W"明确问题，即是谁（who）？发生了什么（what）？何时（when）？何地（where）？怎样处理（how）？为什么（why）？

（二）确定目标

确定目标（setting goals）是科学决策的重要环节之一，没有目标的决策是盲目的决策。决策目标既是决策行动预期结果的体现，也是选择行动方案的依据。目标应根据问题确定，具有针对性和可行性。临床护理决策的目标是满足患者的需要，根据临床情境确定短期和／或长期目标，并根据患者病情变化筛选和确定主要目标。因此，首先应建立决策标准，此时要回答三个问题，即达到什么？保留什么？避免什么？例如，对一位疼痛患者来说，决策目标是：①达到什么——减轻疼痛；②保留什么——生理功能、认知功能、心理应对功能和患者舒适；③避免什么——中心静脉压低、呼吸抑制、恶心等。其次，要权衡标准。决策者根据护理行为在具体情境中的重要性从低到高进行排列，建立优先等级，并瞄准最重要的目标以获得主要结果。但是，护士需明确，由于同一种护理行为在不同情境中的重要性会有所差异。因此，标准的权衡在具体临床情境中也会有所不同。

（三）决策方案

决策方案（plan decisions）是决策的核心环节，包括：

1. 寻求备择方案 在提出标准并权衡标准后，应运用评判性思维设法寻求所有可能的符合标准的方案，这是决策目标得以实现的保证。拟订方案应按照先发散后收敛的思维原则，即先大胆寻找，从不同方向设想各种方案，然后对各方案进行严格论证和反复推敲，确定几种可行且有针对性的备择方案。具体方法有头脑风暴法、德尔菲法等。

2. 评估备择方案 即采用一定的方式方法对拟定的方案进行全面分析，对各方案的可能结果及潜在风险进行评估。具体方法有经验分析法、抽象分析法、比较分析法和试点分析法等。护士应与患者合作，根据标准权衡每一个方案，然后共同选择、检验和评价每种方案。

3. 作出选择 是方案分析的结果。对所有方案评估后，通过运用一整套与可能解决问题方法相关的标准，选择符合标准的最佳方案。可采用列表法，将备择方案从最佳到最差进行排序，以此作出最佳选择。此外，还可有筛选法、归并法、决策树法等。

总之，护士在拟定方案、分析方案和选择最佳方案时应注意全面收集信息，适当寻求可能的帮助；选择最佳方案时应能充分实现既定目标；在面临紧急决策时应有较强的决断意识，当机立断选择最佳方案。此外，护士在决策方案时要注意运用评判性思维。尽管各疾病都有其相应的护理常规，护士还应根据患者的个体情况，作出相应的个体化决策。例如，护士为胃大部切除术的患者进行静脉留置针输液时，可采取外周静脉留置、中心静脉留置、经外周静脉中心静脉留置等多种备择方案。此时，护士需根据患者个体的实际情况，仔细评估每种方案的利弊，从而作出最佳选择。

（四）实施方案

实施方案（plan implementation）即实施所决策的方案，而所作决策是否科学，也有待在实施过程中检验。决策者要对决策方案的实施在时间、人力、物力等方面作出合理的组织安排，对于决策实施过程中可能出现的意外情况，或是措施结果偏离目标，应正确作出判断，并制订相应预防计划或采取有效干预措施。例如，护士若选择经外周静脉中心静脉留置的方法给患者实施静脉治疗，首先需安排经过相关培训的有资质的护士为患者实施静脉治疗操作，同时对静脉治疗中可能出现的并发症做好仔细观察和预防，一旦发生感染、导管移位等并发症，可及时进行干预和处理。

（五）评价反馈

评价反馈（evaluation and feedback）是指在运用评判性思维进行决策及实施决策方案的过程中，

决策者应有意识地对决策过程和效果进行适时评估和反思,总结决策中的得失和经验教训,评价决策的效果。临床护理工作具有重复性特点,及时反思、评价、总结和反馈有利于临床护理决策能力的提高。

学 习 助 手

临床护理决策应用举例

临床情境:晚22:30,值班赵护士发现患者王某仍在床上翻来覆去睡不着。

决策步骤:

1. **明确问题**　患者入睡困难,评估可能原因:既往习惯晚睡、环境陌生、病室光线太亮、不够安静、疼痛或不适、担心疾病和家人等。分析得出主要原因:病室光线太亮、担心疾病、环境陌生。

2. **确定目标**　促进患者尽快入睡。

3. **决策方案**　①寻求备择方案:遵医嘱给予安眠药、用耳机听轻音乐、指导患者放松、拉上窗帘、暂时关闭地灯等;②评估备择方案:根据患者以往睡眠及应对入睡困难的习惯,评估各种备择方案的可行性与潜在效果,判断各种方法对患者的利弊;③做出选择:指导患者放松,拉上窗帘,暂时关闭地灯。

4. **实施方案**　拉上窗帘,暂时关闭地灯,指导患者放松的方法。

5. **评价反馈**　20min后患者入睡,直至次晨自然醒,嘱患者白天尽量少睡。

决策的过程看似按顺序进行,但在考虑问题、目标、标准和方案的实践过程中,决策程序的每一步并非一成不变。此外,护士不但要根据上述程序对个体患者作出决策,而且也要对群体患者作出决策,但两者的决策程序并不相同。通常,群体患者的决策程序包括:①确定每个患者的问题;②根据基本需要、病情变化和稳定程度,以及问题的复杂性,确定首优问题;③预测解决首优问题所需要的时间;④确定联合行动的方法,在同一时间解决一个以上的问题;⑤考虑使患者成为决策者并参与护理的方法。

三、影响临床护理决策的因素

临床护理实践的特殊性使得临床决策过程中决策目标的设定和行动方案的选择受到许多因素的影响。

(一) 个体因素

决策主体的价值观、既往经验、知识基础、喜好和风险倾向、思维方式、情感智力,以及某些个性特征都会影响临床决策。

1. **价值观**　个体决策是由个体价值体系决定的。决策过程中,备择方案的产生和最终方案的选定都会受到个体价值体系的限制,价值观还对决策问题的确定产生影响。因此,在临床实践中,不管护士有怎样的好恶、成见和偏见,都必须控制这些因素,否则很难进行评判性思考和作出客观的决策。

2. **既往经验**　每次决策都会受到既往经验的影响,包括所接受的教育和先前的决策经验。个体的决策经验越丰富、个人背景越宽广,就能提出越多的备择方案。人们观察到的新行为和看到的新选择,都可能为将来的决策方案多提供一个选择。但是,既往经验在某些情况下也会成为阻碍因素。

3. **知识基础**　对护理问题的评判性思维和临床决策能力还受到知识深度和广度的影响。基础科学、人文科学和护理学的知识是护士作出合理临床决策所必需的基础。护士知识面越广,作出有效临床决策的基础就越坚实。

4. **个人喜好和风险倾向**　在决策过程中,决策者会偏好某一方案而不喜欢别的方案。决策者会因为某个方案比其他方案的风险高,而选择对他个人而言代价最小的方案。决策中涉及个人的风险和代价包括物质风险、经济风险、情感风险,以及时间、精力的付出等。但是,在护理实践中,尽管个人的偏好和风险倾向会潜移默化地影响决策,但护士不能根据自己的偏好和风险倾向进行临床决策。

5. **思维方式** 对信息和备择方案进行评估并作出最终决策,其实是一种思维技能。毫无疑问,每个人的思维是不同的,有的人思维系统,被称为分析性思维者,有的人则根据直觉进行思维。尽管很少有人是纯粹的单一思维者,但如果运用单一思维进行决策,而非同步运用分析性和直觉性思维看问题和作决策,通常会影响决策的效果。

6. **情感智力因素** 情感智力即运用积极的方式运作情感的能力,也是影响临床决策过程的因素之一。个人对某事物的情感会在很大程度上影响其思维,尽管该个体并未意识到这种强烈情感的存在。认识情感对思维的影响,可帮助护士作出更好的决策。

7. **个性特征** 许多个性特征,如自信、独立、公正等,都会影响临床决策过程。

(二) 环境因素

由于临床决策在临床情境中作出,围绕临床决策任务的许多环境因素会对决策的过程和效果产生影响。这些环境因素可分为两类:物理环境因素和社会环境因素。物理环境因素包括病房环境、温度、湿度等,社会环境因素包括机构政策、护理专业规范、人际关系、可利用资源、任职水平,以及他人的情绪状态等。

(三) 情境因素

在不同的临床情境中进行临床决策时,一些情境因素可能影响临床决策过程。

1. **焦虑、应激和疲乏** 大部分情况下,这些因素会减弱人的思维能力并阻碍决策过程。但是,低水平的焦虑,如对考试有点紧张,可刺激当事人更好地准备迎考。

2. **自主、理性和自愿** 在具体临床情境中决策时要满足 3 个条件:自主、理性和自愿。自主是指个体能够自主决策,没有来自他人的压力。理性是指决策者要在深思熟虑的基础上作出符合患者利益的最好或最理想的决策。自愿是指决策者自愿进行决策。

3. **相关信息** 对具体情境越了解,就越能作出更好的决策。

4. **决策风险性** 一般来说,在临床决策时,了解潜在的风险性可使护士更全面地思考,以确保在采取措施前作出谨慎的决策。然而,在意识到风险的情况下也会增加护士的焦虑水平,从而影响其评判性思维和临床决策能力。

5. **时间限制** 在临床工作中,高频度的决策要求护士具备快速做决策的能力。时间限制既可成为促进因素,也可成为阻碍因素。可行的时间限制即动力因素。然而,如果时间限制太紧,护士可能会匆忙作出尚不满意的决策。因此,在特殊岗位(如急诊科、ICU)工作的护士,更需要培养快速决策的能力。

6. **决策任务的复杂性** 这是影响决策的综合性因素,决策任务的复杂性会对决策过程造成影响。

四、临床护理决策能力的发展

发展护士和护生的临床决策能力对提高护理专业实践水平至关重要。运用下列 9 个评判性思维问题,将有助于护士和护生在不同临床情境下运用评判性思维作出正确有效的临床决策。

1. **期望达到的主要目标是什么** 即对个人、家庭或群体实施的护理计划终止后,期望看到哪些可观察到的有益结果? 护士在工作中清晰地描述应观察的主要目标,有助于在努力实现目标的同时,保持所有的思维都指向同一目标,并更具有评判性。

2. **针对主要目标应提出哪些问题** 在临床工作中,护士会面临许多现存和潜在的健康问题。为了达到主要目标,护士需要在评判性分析的基础上,确定急需解决的问题,然后采取必要的行动控制或解决这些问题。

3. **在何种环境下** 护士需要根据环境的不同,评判性分析护理措施是否合适可行。例如,教师在教室里问一位护生怎样护理休克患者,护生认为自己知道一部分,但没有把握。因此,尽管答案可能不正确或不完整,但护生回答了问题,这是合适的。然而,如果同样的情况发生在临床,护生用自己并不确信的知识独自处理该问题则不合适。护士可运用下列问题对不同临床情境的潜在影响进行思考:问题涉及谁(未成年人、成年人还是特殊群体)? 问题的紧迫性如何(威胁生命还是慢性)? 有哪些因素影响问题的呈现(问题是在何时、何地、如何发展的)? 患者的价值观、信仰和文化背景的影响是什么?

4. 需要哪些知识 具备特定学科的理论和经验的知识对评判性思维很有必要。例如,如果护士不知道心绞痛的原因和常用治疗方法,就不可能运用评判性思维作决策。护士应时刻清楚自己需要哪些知识和经验来解决具体的护理问题,主动加强相关知识和经验的学习。这些知识主要包括3个方面:①与特定问题相关的知识,如疾病的临床表现、诊断、常见病因、危险因素、并发症及其预防和处理;②护理程序及相关知识和技能,如伦理学、健康评估、沟通和确定优先顺序等;③相关学科的知识,如解剖学、生理学、病理生理学、药理学、化学、物理学、心理学和社会学等。

5. 允许误差的空间有多大 临床上允许误差的空间通常很小,主要根据患者的健康状况和干预的风险性而定。因此,护士必须仔细评估患者情况,认真分析所有可能的解决方案,审慎作出合理的决策。

6. 决策的时间有多少 做决策的时间一是取决于问题的紧迫性,如患者发生心搏骤停,那么护士做决策的时间很少;二是护患接触的可能时间,如患者仅需住院2d,护士就要根据这个实际情况,确定要完成哪些决策,哪些重要决策应尽早完成。当护士遇到某些很难做决策的临床情境时,如果允许决策的时间较充裕,他们就可以利用相关教科书等资源,从容地进行独立思考。若没有充足的时间,他们就必须运用已有的知识或立即将问题提交专家以便快速作出决策。

7. 可利用哪些资源 护士需识别有用的资源。最常用的是人力资源,包括临床带教老师、护理教师、经验丰富的护士,以及相关专业人员,如医生、药剂师、营养师、理疗师等;患者及家属也是很有价值的资源,因为他们通常对自己的问题最清楚;此外,还有其他的资源,如教科书、论文、参考文献、计算机数据库、决策支持系统、国家主管部门的护理实践指南和其他文件等。

8. 必须考虑谁的观点 要找到有效的解决问题的方法,必须考虑所有主要参与者的意见,有时甚至要考虑那些目的不一致者的观点。最重要的是患者的意见,其他比较重要的还包括家属、重要的关系人、护士和相关专业人员的观点。

9. 影响思维的因素有哪些 思维会受到很多因素的影响。护士在临床实践中要认识到影响评判性思维的因素(如个人信念和偏见等),并努力避免其对决策的影响。

(周凯娜)

思考与练习

---

1. 患者钱某,因发现"右乳肿块"入院,拟于次日行手术治疗,值班的李护士发现晚饭送达患者15min后,钱某仍坐在床上发呆,晚饭在床旁桌上未动。请运用临床护理决策程序的理论知识,提出解决的具体方案。

2. 护士王某在执行医嘱"7床王亮 10%GS 注射液 500ml VD st"时突然想到:"他要输10% GS吗? 我记得他血糖挺高,他不该输糖水,前两天他好像一直用的是等渗糖盐水。我该不会记错吧? 我还是去看看病历……是挺高的呀……会不会医生有别的考虑? 我该怎么办? ……不管怎么样,我得去问问。"

请问:

(1) 该护士是否具有评判性思维意识? 为什么?

(2) 结合该情境分析,护理评判性思维的构成要素有哪些?

Note:

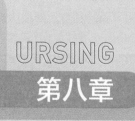

第八章

整体护理与护理程序

08章 数字内容

教 学 目 标

识记：

1. 能正确概述护理程序的理论基础和功能特征。

2. 能按顺序准确说出护理程序的基本步骤和主要护理工作。

3. 能正确列出收集资料的范围及主要内容。

4. 能正确复述护理诊断的类型、构成、陈述方法和排序原则。

5. 能正确说出制订预期目标和护理措施的要求。

理解：

1. 能用自己的语言解释下列概念：

医学模式　　整体护理　　护理程序　　护理诊断　　　　预期目标　　护理计划

护理评价　　责任制护理　功能制护理　责任制整体护理　个案护理　　小组护理

2. 比较整体护理与传统护理，说明整体护理的实践特征。

3. 能用系统论观点正确解释护理程序的结构与功能。

4. 能运用比较法，说明各种护理工作模式的优点与缺陷。

运用：

1. 能运用所学知识，正确区分主观资料与客观资料。

2. 能运用有关标准区分正确与错误的护理诊断、护理目标。

3. 能积极参加护理程序临床见习，主动与患者交流，准确、全面收集资料。

4. 能根据本章所学知识，分析收集到的患者资料，书写护理入院评估单和护理计划一份，做到格式规范、内容可靠、资料完整、数据准确、书面整洁，符合书写标准要求达 90% 以上。

整体护理是在现代科学交叉综合发展趋势以及由此而形成的大科学观的深刻影响下产生的,是人类对自身及对健康与疾病的认识不断深化的必然结果,它标志着当代护理思想与观念的重大变革,极大地丰富和完善了护理学的理论体系。整体护理在具体实践过程中以护理程序为思考和工作的框架。而护理程序是一种运用系统方法科学地认识、分析和解决问题的工作方法和思想方法,这标志着护理学科方法论意识的形成。护士只有深刻理解整体护理思想,熟练运用护理程序,才能使自己适应现代护理的需要,更好地履行护士的角色功能。

第一节　整　体　护　理

一、整体护理的概念

整体护理(holistic nursing)是一种以护理对象为中心,视护理对象为生物、心理、社会多因素构成的开放性有机整体,根据其需求和特点,提供生理、心理、社会等全面的帮助和照护,以解决护理对象现存的或潜在的健康问题,达到恢复和增进健康目标的护理观和护理实践活动。

整体护理还包含以下含义:

1. 护理贯穿于人生命的全过程　即人的一生,从胚胎到死亡都需要护理服务,包括妊娠保健、新生儿护理、儿童护理、成人护理、老年护理、临终关怀。

2. 护理贯穿于人的疾病和健康的全过程　在人类的健康与疾病的动态平衡的运动过程中,始终有护理的介入。护理对象不仅包括患病的人,也包括健康的人;护理不仅帮助人们恢复健康,也帮助人们维护健康、提高健康水平。

3. 护理为全人类提供服务　护理对象不仅包括个体,也包括群体;护理对象不仅包括个人,也包含家庭、社区。护理的最终目标是提高全人类的健康水平。

二、整体护理的发展背景

(一) 医学模式的演进及对护理的要求

医学模式(medical model)是人类对健康和疾病的本质与特点的抽象概括,反映了一定历史时期医学研究的对象、方法和范围,又称“医学观”。医学模式具有鲜明的时代性与历史性。医学模式的不断演进标志着人类对生命、健康、疾病的认识活动的不断发展。从历史上看,医学模式的演进经历了 3 个阶段。

1. 古代医学模式(自然哲学医学模式)　古代医学模式的特点是用朴素的唯物论和自然观解释人的健康与疾病。视人为有机的统一整体,强调形、神、环境三者间紧密联系,认为疾病是人体内外失调的结果。这无疑是正确的,但这种整体观具有自发性与笼统性。

2. 近代医学模式(生物医学模式)　15 世纪以来,科学技术的发展、科学实验思潮的兴起以及生物科学所取得的一系列伟大成就奠定了生物医学模式的基础。该模式的特点是确信任何疾病都可以在器官、细胞或生物大分子水平上找到可以测量的形态和化学改变,都可以确定生物的和 / 或理化的特定致病原因,从而找到特异的治疗手段。生物医学模式极大地促进了医学科学的发展,使人类的医疗保健事业真正进入了科学时代。直到现在,它仍是医学研究的基础,但生物医学模式存在明显的局限性,该模式将人看成是单一的生物体,忽视了人的精神因素和社会环境对人的健康与疾病的影响及作用。

生物医学模式对护理的基本要求是以疾病为中心,重视治疗操作的配合、对患者症状和体征的观察及生活护理,不注重心理护理与环境调节。护理工作的重点是执行医嘱和完成常规性护理工作,护理依附于医疗。

3. 现代医学模式(生物 - 心理 - 社会医学模式)　随着 20 世纪心理学、社会学的迅速发展及系统科学的兴起,心理、社会因素与健康和疾病的关系越来越引起人们的注意。1977 年美国医学家恩格

Note:

尔（Engel GL）提出生物 - 心理 - 社会医学模式，该模式的特点是认为人不仅具有生物性，而且具有社会性。人是一个统一的整体，这种统一性体现为结构与功能的统一、局部与整体的统一、精神与机体的统一、机体与环境的统一。医学应将生物、心理、社会因素结合起来研究人类健康与疾病的发生、发展与变化的规律。

生物 - 心理 - 社会医学模式对护理的要求是以患者为中心，重视心理护理和环境的调节，强调护患关系的和谐和患者的主观能动性。旧的护理观已不能适应新医学模式的需求，整体护理观应运而生。

（二）系统理论的渗透

整体护理观的形成在很大程度上受到系统理论的影响。系统论的最基本原则是整体性原则。它要求我们把自己的研究对象始终看作是一个整体来分析认识，把握整体，注意整体中各部分的相互关系与作用，重视整体与外部环境的关系。系统论的这些基本观点构成了整体护理的理论核心。

（三）现代护理学的发展

1. **护理学学科的发展**　现代科学交叉综合发展的趋势推动了系统科学、心理科学和行为科学等现代科学向护理学的渗透，促进了护理学学科的建设。护理学理论体系基本构成，护理学作为一门独立学科的地位已初步确立。护理学学科的发展必然要求新的思维方式和方法论与之相适应。

2. **护理思想的发展**　人类对自身认识的深化和对健康与疾病概念的更新也促进了护理思想的变革，即把人看成是一个身心统一、内外协调、不断发展变化的有机整体，护理工作必须是连续的、系统的、整体的，并且是创造性的。新的护理思想必然要求新的护理工作方法与之相适应。

3. **护理实践的发展**　社会价值观的改变、人类寿命的延长、对生存质量的追求扩展了护理工作的范围与职能。护理工作已从对医院患者的疾病护理扩展到对社会人群的健康保健。护士也从被动的执行者转变为独立的决策者。护理实践的发展培养锻炼了一批具有实施整体护理能力的高素质的护士与之相适应。

三、整体护理的实践特征

1. **以现代护理观为指导**　现代护理观是与大科学观、大卫生观相适应的大护理观。它认为护理是以人的健康为中心，护理对象不仅是患者，而且也包括健康人；护理服务范畴不仅在医院而且还包括家庭和社区。

2. **以护理程序为核心**　整体护理以护理程序为基本思维和工作框架，从而保证了最佳的护理效果。

3. **主动的计划性护理**　整体护理摒弃了传统的机械执行医嘱的被动工作性质和片段分割式的护理活动形式，代之以全面评估、科学决策、系统实施、客观评价的主动调控过程。

4. **护士是主动的思想者、决策者**　由于工作的性质、内容、形式发生了变化，护士的职能行为也发生了变化。他们必须对患者全面负责，诊断患者的健康问题、制订护理计划、组织实施及评价，充分显示了护理专业的独立性和护士的自身价值。

5. **护患合作的过程**　整体护理充分重视患者及家属的自护潜能，强调通过健康教育，提高患者及家属的自护能力，并提供机会让他们参与自身的护理活动。

四、整体护理的工作模式

20 世纪 80 年代以来，我国广大护理工作者在整体护理观的指导下，对临床护理的工作模式进行了积极的探索，逐步从传统的以疾病为中心的功能制护理转变为以患者为中心的责任制整体护理。临床护理工作模式的改革与发展，有力促进了临床护理质量的提高和护理专业的整体发展。

（一）责任制护理

责任制护理（primary nursing）是一种以患者为中心，运用护理程序的理论和方法，由责任护士对患者实施 8h 工作，24h 负责的系统性、连续性、计划性的身心整体护理的临床护理工作模式。具体实施过程中,每个病区根据本病区护士人数、临床经验、业务能力确定数名责任护士。每名责任护士负责 6~8 名患者,对他们住院期间的健康状况进行评估、制订计划、实施护理、评价效果。该工作模式是 1955 年由美国护理学者莉迪亚·海尔(Hall LH)率先提出,后在美国明尼苏达大学医院首先实践,20世纪 80 年代初引入我国。

责任制护理的优点:①有利于实施整体护理;②保证护理工作的连续性;③密切护患关系;④激发护士的责任感、工作主动性和创造性。缺点:①人力资源需求大;②对责任护士专业能力要求高;③护理病历书写任务重。

(二)系统化整体护理

20 世纪 90 年代中期,由于护士人力资源不足,致使责任制护理发展受阻,我国医院开始试点建设系统化整体护理的"模式病房"。**系统化整体护理**(systematic holistic nursing care)是一种以现代护理观为指导,以护理程序为核心,将临床护理服务与护理管理科学结合起来,系统地实施整体护理的临床护理工作模式。模式病房建设内容包括:确定护理指导思想,制定护士职责和评价标准,合理配备护士人员编制,设计各种护理表格以及标准护理计划和标准教育计划,同时建立健全医院的各种支持系统,使护士从大量的非专业性工作中解脱出来,增加直接护理病人的时间,提高护理质量。

(三)责任制整体护理

随着我国医疗卫生体制改革的深入,2010 年 1 月卫生部在全国卫生系统启动"优质护理服务示范工程",要求将临床护理工作模式转变为责任制整体护理。在 2011 年 12 月 30 日卫生部颁布《中国护理事业发展规划纲要(2011—2015 年)》明确提出到 2015 年全国所有三级和二级医院全面推行责任制整体护理服务模式的发展目标。2016 年 11 月 24 日国家卫生计生委发布《全国护理事业发展规划(2016—2020 年)》再次重申全面推行责任制整体护理服务模式的发展目标。**责任制整体护理**(responsibility system of holistic nursing)是以患者为中心,将整体护理与责任制结合起来的新型护理工作模式,由责任护士对直接分管的患者履行专业照护、病情观察、心理护理、健康教育和康复指导等护理职责,为患者提供全面、全程、专业、人性化的优质护理服务。目前责任制整体护理正在全国医院系统健康发展中。

(四)其他护理工作模式

1. **功能制护理**(functional nursing) 是仿效现代工业流水作业法,以护理工作任务为中心,设置功能岗位,按岗位匹配护士,如"治疗护士""办公室护士""临床护士"等,各自完成自己岗位的工作任务。功能制护理的优点:①分工明确,便于组织管理;②节省人力,工作效率高。缺点:①片断分割式护理,工作连续性差;②以执行医嘱为导向,忽视患者的心理护理;③机械性完成任务,缺乏主动性和创造性;④重复性工作,易产生厌倦感。

2. **个案护理**(case nursing) 指 1 名护士负责 1 位患者全部护理的护理工作模式,多用于病情较重的患者的特别护理,以 ICU、CCU 病房比较多见。

3. **小组护理**(team nursing) 指将护士分成若干小组,由一名业务能力强,有经验的护士领导一组护士对一组患者提供护理的护理工作模式。

4. **综合护理**(modular nursing) 是一种通过最有效地利用人力资源,最恰当地选择并综合应用上述几种工作方式,为护理对象提供既节约成本,又高效率、高质量的护理服务方式。临床常用的综合护理模式是将小组护理与功能制护理相结合或将责任制护理和小组护理相结合。

信 息 平 台

优质护理服务

优质护理服务指:以病人为中心,强化基础护理,全面落实护理责任制,深化护理专业内涵,整体提升护理服务水平。

Note:

2010年原卫生部首次发文,要求在全国卫生系统开展"优质护理服务示范工程"活动,并颁布《医院实施优质护理服务工作标准(试行)》。2011年、2012年连续发布推广优质护理服务工作的方案,并将进一步纵深开展优质护理服务,不断扩大优质护理服务覆盖面列入我国护理事业发展"十三五"规划发展目标。2015年原国家卫生计生委再次发布《关于进一步深化优质护理、改善护理服务的通知》,提出新的5项任务:①扩大优质护理服务覆盖面,扩增县级医院数量和开展优质护理服务医院病房数量;②明确门(急)诊护理服务职责,改善服务面貌;③进一步规范住院患者入、出院护理服务流程,提供规范服务;④强化病房落实责任制整体护理,加强人文关怀和护患沟通。中医类医院要体现中医护理特色;⑤加大护理管理力度,调动护士积极性。

这一系列重要文件的发布表明国家对护理工作作用和质量的高度重视。截至2021年5月,各地基本实现二级以上医疗机构优质护理服务100%覆盖,患者满意度不断提高,群众看病就医获得感进一步增强。

第二节　护理程序

一、护理程序的概念与理论基础

(一)护理程序的概念

护理程序(nursing process)是一种科学地识别、确认和解决护理对象现存的或潜在的健康问题,有计划地为护理对象提供系统、全面、整体护理的护理工作方法。

(二)护理程序的理论基础

护理程序是在吸收多学科理论成果的基础上构建而成,例如需要理论、系统理论、发展理论、沟通理论、应激与适应理论等。这些理论一方面相互联系、相互支持,共同为护理程序提供理论上的支持与解释;另一方面又分别在护理程序实践过程的不同阶段、不同方面发挥独特的指导作用。

1. 一般系统理论　构成了护理程序的基本结构框架,并解释了护理程序的功能和运行过程。护理程序是一个开放的系统。构成系统的要素有患者、护士、其他医务人员、医疗仪器设备、药品及资料等。这些要素既有自己的独特功能,又通过要素间的相互作用和与环境的相互作用,构成系统的特定功能,即给予护理对象有计划性、系统、全面的整体护理,使其恢复或增进健康。

护理程序的系统运行过程是由输入护理对象一切有关资料开始,通过系统的正确评估和科学决策,制订最优护理方案,经过独立的、创造性解决问题的过程产生高质量的护理,改善护理对象的身心状况,提高健康水平,然后对接受系统作用后的护理对象及其健康资料进行评价,最后将评价结果反馈回系统,以确定该次运行过程中止或继续。(图8-1)

2. 需要理论　为收集或整理护理对象的资料,评估护理对象的健康状况和身心需求提供理论

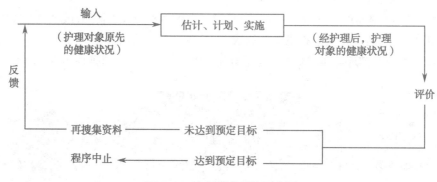

图8-1　护理程序系统示意图

依据。

3. **应激与适应理论**　为护士观察和预测护理对象的生理和心理反应,判断护理对象的适应水平和适应能力,并采取护理干预,提高护理对象的适应能力提供理论依据。

4. **沟通理论**　用于护理程序的各个阶段,有助于提高护士与护理对象有效沟通的能力和技巧。

5. **生长发展理论**　为护士观察评估不同年龄阶段的护理对象的身心变化和健康问题提供理论依据。

6. **解决问题学说**　揭示了解决问题过程的规律和相应的策略,为护士确定患者健康问题、寻求解决问题的方法及评价效果提供帮助。

二、护理程序的发展历史

1961 年奥兰多(Orlando IJ)撰写了《护士与患者的关系》一书,第一次使用了"护理程序"一词,并提出了护理程序的 3 个步骤:患者的行为、护士的反应、护理行动有效计划。1967 年尤拉(Yura H)和渥斯(Walsh)完成了第一本权威性的《护理程序》教科书,确定护理程序有 4 个步骤:估计、计划、实施和评价。1973 年罗伊等 100 多名护理专家聚集在美国的圣路易斯市,召开了第一次有关护理诊断及其分类的会议,从而将护理程序发展为 5 个步骤:估计、诊断、计划、实施和评价。1977 年美国护理学会(American Nurse Association, ANA)发表正式声明,使护理程序走向合法化。1982 年北美护理诊断协会(North American Nursing Diagnoses Association,NANDA)成立,进一步推动了护理诊断及其分类的精准化、统一化和护理诊断的全球推广与应用。1984 年,美国医疗机构认证联合委员会要求医疗机构必须以护理程序的方式记录护理全过程。

随着护理学专业实践领域的日益扩展和护理程序的广泛应用,护理学知识体系迅速扩展并趋于复杂化,产生了全球交流和统一的需求。为此,美国和国际护士会在护理诊断分类(Nursing Diagnoses Classification,NDC)的基础上,于 20 世纪 90 年代先后发展了护理措施分类(Nursing Intervention Classification,NIC)和护理结局分类(Nursing Outcome Classification,NOC),形成统一的护理实践分类系统(合称"NNN"分类系统),目的是建立护理学专业的国际通用的标准化语言和以标准语言为基础的计算机信息管理系统及护理数据库,使不同国家和地区的护理记录具有可比性,为临床护理评估、诊断、决策、评价提供科学基础,提高护理工作的效率和效益,进一步提升护理程序这一护理工作方法的现代化和科学化水平。

三、护理程序的功能特征

(一) 系统性

护理程序是系统理论在护理学科中的应用。护理程序将护理活动中各个要素以有机的方式组合在一起,使每个要素都在系统中发挥最好的功能状态,并协调一致共同实现护理活动的目标。在护理程序的框架指导下,每项护理任务都是预先安排的系列活动中的一部分,每个护理活动都受先前护理活动结果的影响,并影响到其后的护理活动。

(二) 动态性

由于护理程序必须及时地对护理对象的健康状况做出反应,因此它必然表现为动态的、循环的运动过程。事实上,护理程序的五个步骤有很多相互作用和相互交叠的部分,甚至在某些护理情境中,这五个步骤几乎同时开展。护理程序也是持续开放和变化的系统,在任何时候,护理对象的新资料都可能导致护理计划改变和护理活动方向的调整。

(三) 人际互动性

护理程序确保了护士在组织护理计划时以护理对象为中心,以护理对象的问题为依据。它鼓励护士间的合作以帮助护理对象运用自己的力量来满足自身的需要。这完全不同于将护理对象看作是"要解决的问题"并机械地执行各种措施的护理方式。另外,鼓励与护理对象密切合作可以帮助护士探知自身的力量和局限性,并取得自我和专业发展。

Note:

（四）目标指向性

护理程序为护士及其护理对象提供了合作制订与护理对象的健康状况相关的特定目标并选取与之相适应的护理行动的方法。一旦这些被写入护理计划,每一位护士都能清楚地知道如何来执行计划。护理对象可以获益于护理照护的连续性,而每位护士的护理工作也都有助于帮助护理对象达到其目标。

（五）普遍适用性

护理程序是一种护理工作的方法,可以在任何护理情境下方便地使用。护士只要获得了护理程序的知识,就可以在任何实践环境中为任何护理对象提供护理服务。

科学思维和决策贯穿于护理程序的全过程。事实上,护理程序只是科学推理的一种简单变化形式,它帮助护士组织护理实践,并使之系统化。护士必须应用科学的思维方法对患者的健康问题的反应进行推理、判断并采取措施,这样才能成功地应用护理程序。

四、护理程序的基本步骤

护理程序由评估、诊断、计划、实施和评价 5 个步骤组成（图 8-2）。现分述如下：

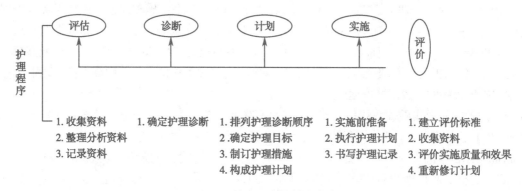

图 8-2　护理程序的基本步骤

（一）护理评估

护理评估（nursing assessment）是整个护理程序的基础,其根本目的是找出要解决的护理问题,包括三方面工作:收集资料、分析整理资料、记录资料。护理评估是一个运用评判性思维,系统地、连续地收集、核实、分析和记录资料的过程,在护理程序的所有阶段中都是持续进行的。

1. 收集资料

（1）目的:①为作出正确的护理诊断提供依据;②为制订护理计划提供依据;③为评价护理效果提供依据;④为护理科研积累资料。

（2）来源

1）护理对象本人:护理对象本人是资料的主要来源。只要护理对象本人意识清醒,沟通无障碍,健康状况允许就应该成为资料的主要来源。通常护理对象可以提供最精确的主观资料,但某些因素可能会影响资料的精确性,如沟通的环境或者一些可能导致护理对象隐瞒事实的情绪状况。

2）与护理对象有关的人员:如亲属、同事、朋友和目击者等。他们是次要资料的重要来源,他们不仅能提供护理对象现在的健康状况,还能提示患者的状况改变是何时发生的,以及功能受到何种程度的影响。对于婴幼儿、严重疾病、意识障碍、无判断力或昏迷的护理对象,家庭成员或重要关系人可作为主要的信息来源。在严重疾病或是紧急的情况下,家庭成员可能是护理对象信息的唯一来源。

3）其他保健人员:包括医生、护士、营养师、社会工作者等健康保健人员。由于评估是一个持续的过程,其他健康保健成员可以提供有关护理对象与健康保健环境接触的方式、护理对象对诊断性实验结果的反应等信息。护士应尽可能与其他人员进行沟通。

4）护理对象的健康记录:①医疗记录:如病史、体检、实验室记录、病程记录和会诊记录等,可以提供护理对象现在和既往的健康状况以及治疗的信息;②其他记录:如营养师、理疗师等其他保健人员所记录的信息,还包括一些护理对象的背景资料。在对护理对象进行访谈之前,阅读这些资料,可以避免提问已有答案的问题。

5) 文献回顾:回顾与某种疾病相关的护理、医疗以及药学文献可以使资料库更为完善。文献回顾增加了护士对特定疾病的症状、治疗和预后的知识,并给实际治疗建立了标准。

(3) 资料的分类

1) 根据资料的来源分:可以把资料分为主观资料和客观资料两大类。主观资料是指护理对象的主诉,多为护理对象的主观感知,如"我今天觉得很疲劳"。客观资料指护士的观察、体检以及借助医疗仪器检查所获得的资料,如患者坐立不安、发绀、肺部有啰音、体温 39℃等。

2) 根据资料的时间分:可以把资料分为既往资料和现时资料。既往资料是指与护理对象过去健康状况有关的资料,包括既往病史、治疗史、过敏史等。现时资料是指与护理对象现在发生的疾病有关的资料,如现在的生命体征、睡眠状况等。

护士在收集和分析资料时必须将主观资料和客观资料、既往资料和现时资料结合起来进行分析。

(4) 资料内容

1) 一般资料:如护理对象的姓名、年龄、性别、文化程度、职业、宗教信仰和婚姻状况等。

2) 现在健康情况:包括现病史、主要病情、日常生活规律及自理程度,护理体检情况、实验室检查结果等。

3) 既往健康情况:包括既往病史、婚育史、过敏史、传染病史、家族史、用药史等。

4) 心理方面:包括情绪状态、自我感知、自我概念、角色关系、应激水平与应对能力、个性倾向性、性格特征、价值信念型态等。

5) 社会方面:包括主要社会关系及密切程度、社会组织关系与支持程度、工作学习情况、经济状况与医疗条件等。

(5) 收集资料的方法

1) 观察:是护士运用自己的感官、知觉获取资料的方法。护士接触护理对象就意味着观察的开始。除了观察护理对象的症状、体征以及精神状态外,还须注意观察护理对象的心理反应及所处的环境状况,以便发现一些不明显的、潜在的护理问题。能否通过有效的观察,获得准确、真实的资料,与每个护士的专业知识、临床经验和观察能力密切相关。

2) 交谈:护理程序中的交谈是为了特定目的而进行的计划性沟通。是通过与护理对象及其家属交谈,了解护理对象的健康情况,获取护理对象的健康资料。在交谈中,护士应注意运用沟通技巧,关心体贴护理对象,与护理对象建立起相互信任的关系。

3) 护理体格检查:护理体格检查是护士系统运用视、触、叩、听等技术对护理对象的生命体征和各系统功能状况进行检查而收集资料的方法。

4) 查阅:包括查阅病历、实验室检查报告、各种医疗、护理记录以及有关书籍、资料等。

2. 整理分析资料　是将所收集的资料进行分类、核实、筛选、分析和记录的过程。

(1) 分类:资料分类的方法较多。目前常用的有以下几种:

1) 按马斯洛的需要层次论分类(参见第六章第二节)。

2) 按功能性健康型态分类:该分类方法是美国护理学者戈登(Gordon M)于 1982 年提出的一种护理诊断分类方法。护士可利用此分类方法将所收集到的资料分为 11 类。

健康感知 - 健康管理型态:如护理对象对健康知识的知晓、健康行为等。

营养 - 代谢型态:如饮食、营养状态等。

排泄型态:如排便、排尿、排汗情况。

活动 - 运动型态:如日常活动能力、活动量和活动方式等。

睡眠 - 休息型态:如每日睡眠、休息情况。

认知 - 感知型态:如个人的舒适感及对疾病的认识、感知能力等。

自我感受 - 自我概念型态：如个人对自己的能力、体像、同一性和情绪状态的认识。

角色 - 关系型态：如对家庭关系、邻里关系、同事关系、同学关系的状态。

应对 - 应激耐受型态：对一些变故（如生病、丧亲等）的反应和适应状态。

性 - 生殖型态：如对性的态度，月经、生育方面的情况。

价值 - 信念型态：如护理对象的价值观、宗教信仰、个人理想和目标等。

3）按 NANDA- 分类法 Ⅱ

健康促进：对健康和功能状态的认识和利用信息获得健康的生活方式或最佳的健康状况的能力。

营养：维持摄入并应用营养素和液体以满足生理需要和健康的能力。

排泄 / 交换：排除体内废物的能力。

活动 / 休息：进行必要的或需要的生活活动（工作和休闲）以及获得充分的睡眠或休息的能力。

感知 / 认知：对来自内部和外部的信息感觉、整合和反应的能力。

自我感知：对自我的认识和整合、调整自我的能力。

角色关系：建立和维持人际关系的方式和能力。

性：满足性别角色需求或特点的能力。

应对 / 应激耐受性：处理环境变化和生活事件的方式和能力。

生活准则：面对社会、生活中发生的事件的个人观点、行为方式和所遵循的原则。

安全 / 防护：避免危险，寻求安全的、促进生长的环境的能力。

舒适：控制内部或外部环境以身心、社会安适的能力。

生长 / 发育：机体和器官的生长和功能系统的发展完善。

（2）核实：对一些不清楚或有疑点的资料需重新调查、确认，补充新资料。同时要保证收集的资料没有错误、偏见和误解。

（3）筛选：将所收集的全部资料加以选择，剔除对患者健康无意义或无关的部分，以利于集中注意于要解决的问题。

（4）分析：目的是发现健康问题，做出护理诊断。可采取下列方法：与正常值作比较；与患者健康时状态作比较；主观资料与客观资料比较；注意并预测潜在性问题。

3. 记录资料　记录资料是完整评估的最后部分。目前资料记录并无统一格式，一般可根据资料收集时分类的方法，自行设计表格记录或在已设计好的护理入院评估单进行填写。但无论以何种格式记录，均应达到全面、客观、准确、及时，符合医疗护理文件书写要求（参见第二十三章第一节）。

（二）护理诊断

1. 护理诊断的概念　护理诊断（nursing diagnosis）是关于个人、家庭或社区现存的或潜在的健康问题以及生命过程的反应的一种临床判断。该定义是 NANDA 在 1990 年第 9 次会议上提出并通过的。至 2021 年已有 267 条护理诊断通过 NANDA-I 审核批准用于护理实践（见附 8-1）。

医 药 史 话

护理诊断的历史发展

　　护理诊断最早由美国护理学者弗吉尼亚·弗尔（Virginia F）在 1953 年的著作里提出，但未得到关注。1973 年美国全国护理诊断分类组在美国密苏里州的圣路易斯市召开了第一次全国护理诊断会议，提出护理诊断的基本框架，才正式将护理诊断纳入护理程序，并授权在护理实践中应用。1982 年北美护理诊断协会（NANDA）成立，该协会每两年召开一次会议，制订和删补一系列护理诊断。2002 年该组织更名为国际北美护理诊断协会（NANDA International）以更好地反映其成员来自多个国家。在 NANDA 多年不懈努力下，护理诊断的研究取得令人鼓舞的成就，初步建立了全球通用的护理学专业标准化术语系统，并在世界许多国家得到推广应用。

Note:

2. 护理诊断分类系统及发展

（1）第一阶段——按字母顺序排列：1973年在全美第一次护理诊断会议上，正式开始了护理诊断的确认、发展和分类工作。但是对复杂的护理现象进行分类并不是一件简单的事情，与会者经过反复讨论后，没有能就护理诊断分类方案取得一致意见，决定按字母顺序排列护理诊断。

（2）第二阶段——分类法Ⅰ：1986年在NANDA第7次会议上提出了按人类反应型态进行分类的方案。人类反应型态包括9个反应类型，即交换、沟通、关系、赋予价值、选择、移动、感知、认知、感觉和情感。

（3）第三阶段——分类法Ⅱ：由于护理诊断的数量不断增加，分类法Ⅰ已不能适应护理诊断分类的需要，经NANDA较长时间的研究和修订，于2000年NANDA第14次会议上提出并讨论通过了新的护理诊断分类系统——分类法Ⅱ。分类法Ⅱ包含13个领域和47个类别（图8-3）。

3. 护理诊断的类型　根据国际北美护理诊断协会（NANDA-I）最新版的《护理诊断（2021—2023）：定义和分类》，将护理诊断分为4类：

（1）现存问题的诊断（problem-focused diagnosis）：是对个人、家庭、群体或社区护理对象现存的健康问题以及生命过程中不良反应的临床判断。如"营养失调：低于机体需要量"。此类护理诊断通过

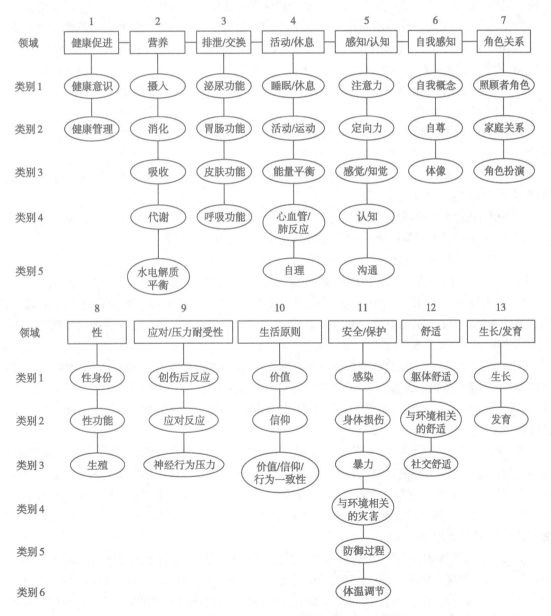

图8-3　护理诊断分类法Ⅱ中的领域和类别组成示意图

定义特征与相关因素确认。

(2) 潜在危险的诊断(risk diagnosis):是对个人、家庭、群体或社区护理对象可能发生的健康问题以及生命过程的不良反应的临床判断。如"有便秘的危险"。此类护理诊断由危险因素支持。

(3) 健康促进的诊断(health-promotion diagnosis):是对个人、家庭、群体或社区护理对象增进安适和发挥健康潜能的动机和愿望,以促进某一特定的健康的行为的临床判断。如"有健康自我管理改善的趋势"。此类诊断通过定义特征和相关因素确认。

(4) 综合征(syndrome):是对一组同时发生的特定护理诊断的临床判断。这些问题可通过相似的干预措施予以解决,例如"慢性疼痛综合征"与"慢性疼痛"不同。前者还会引发个体其他显著不良反应,产生"睡眠型态紊乱""社会交往障碍""疲乏""躯体移动障碍"等其他诊断。这类护理诊断分类系统中数量有限。

4. 护理诊断的组成 护理诊断由名称、定义、定义特征、相关因素或危险因素构成。**不同类型的护理诊断,其构成成分有所不同。**

(1) 名称:对护理对象健康问题概括性描述,是说明诊断概念、判断及相关线索的准确术语。护理诊断的名称可由 7 部分组成(但并不是每个护理诊断都必须包括 7 部分)。

1) 诊断概念:是对护理诊断的核心——护理对象反应内容的描述,构成护理诊断的基本要素和主要组成部分,即每个护理诊断必须有的部分。它确定护理诊断在分类中的所属领域和级别。如:"营养失调:低于机体需要量"的诊断概念是"营养"。

2) 诊断对象:指被确立诊断的对象,包括个体、家庭、群体和社区。缺如时默认为个体。如"体液不足"诊断对象是个体。

3) 判断:是对护理诊断作限定和具体说明的修饰词。常用的修饰词有:受损、无效、缺乏、紊乱、功能障碍、减少、不足、过多、改善的趋势等。

4) 部位:指护理问题所涉及的身体部位、组织器官或相关功能。常用的有皮肤、口腔黏膜、牙齿、角膜等,如"口腔黏膜完整性受损"。

5) 年龄:指诊断对象所处的成长发展时期,如"新生儿压疮""儿童进食动力无效"等。

6) 时间:表示护理问题持续的时间,急性和慢性,如"急性意识障碍"。

7) 诊断状态:即表示健康问题是现存的、潜在的还是健康的。

(2) 定义:是对护理诊断名称内涵清晰的、正确的描述和解释,并以此与其他诊断相鉴别。

(3) 定义特征:指可表征护理诊断的可观察到的线索或推论。**现存问题的、潜在危险的、健康促进的护理诊断的确立必须符合其定义特征。**如"清理呼吸道无效"指个体处于不能清除呼吸道分泌物或阻塞物以维持呼吸道通畅的状态。

(4) 危险因素:是指一些会增加护理对象易感性,导致不健康状态的环境因素、生理因素、心理社会因素、遗传因素或化学因素。如"有跌倒的危险"的危险因素包括生理因素,如贫血、关节炎、下肢乏力、平衡障碍等;环境因素,如环境杂乱、房间光线昏暗、淋浴间缺乏防滑设备等。**危险因素用于确认潜在危险的诊断。**

(5) 相关因素:是指导致、促发现存健康问题或与现存健康问题有关联的因素。**现存问题的护理诊断和综合征必须具有相关因素,**当有助于澄清健康促进的诊断时也可以有相关因素。常见的相关因素有病理生理因素、心理社会因素、治疗相关因素、年龄因素、环境因素、功能因素、情境因素等。如"失眠"的相关因素:焦虑;"家庭运作过程改变"的相关因素:家庭成员健康状态改变;"体温调节无效"的相关因素:发育不成熟。

5. 护理诊断的陈述结构 护理诊断的陈述包括三个结构要素:①健康问题(problem),即护理诊断的名称,指明了护理对象现存的或潜在的健康问题;②症状或体征(symptoms or signs),即与健康问题有关的症状、体征;③原因(etiology),指导致健康问题的直接因素、促发因素和相关因素。简称 **PES** 公式。

护理诊断常用的陈述方式有 3 种:

（1）3 部分陈述：即 PES 公式，具有 P、E、S 三个部分，多用于现存问题的诊断。例如：营养失调：高于机体需要量（P）：肥胖（S）与摄入量过多有关（E）。

（2）2 部分陈述：即 PE 公式，只有护理诊断名称和相关因素，而没有临床表现。多用于潜在危险的诊断。例如：有失用综合征的危险（P）与瘫痪有关（E）。

（3）1 部分陈述：只有 P，这种陈述方式多用于健康促进的诊断。例如：有体育锻炼增强的趋势。

6. 护理诊断、医疗诊断及合作性问题的区别

（1）护理诊断与医疗诊断的区别：明确护理诊断与医疗诊断的区别对区分护理和医疗两个专业，确定各自的工作范畴非常重要，两者区别见表 8-1。

表 8-1　护理诊断和医疗诊断的区别

区别点	护理诊断	医疗诊断
诊断核心	是对个体、家庭、群体或社区的健康问题 / 生命过程反应的一种临床判断	对患者病理生理变化的一种临床判断
问题状态	现存的或潜在的	多是现存的
数量和变化	可同时有多个诊断，并随患者反应的变化而不断变化	一病一诊断，一般在疾病过程中保持不变
解决方法	护理干预	药物、手术、放疗等治疗手段
适用对象	个体、群体、家庭、社区	个体
陈述方式	用 PES、PE、P 陈述	用疾病名称或以原因不明的症状、体征 + 待查表述

（2）护理诊断与合作性问题的区别：在临床护理实践中，护士常遇到一些护理问题没有包含在 NANDA 提供的护理诊断中，但这些问题需要护士提供监测和护理措施。因此，卡波尼（Carpenito LJ）于 1983 年提出了合作性问题（collaborative problem）的概念。她认为需要护士提供护理干预的问题可分为两类：一类是护士直接通过护理措施解决的问题，属于护理诊断；另一类是需要护士与其他健康保健人员，尤其是医师共同合作解决的问题，属于合作性问题，最常见的就是各种原因导致的并发症。但并非所有的并发症都属于合作性问题。若并发症可以通过护理措施预防和处理，则属于潜在危险的诊断，例如"有皮肤完整性受损的危险"。若并发症不能通过护理措施预防或护士独立处理，则属于合作性问题，例如：潜在的并发症：术后伤口感染。两者区别见表 8-2。

表 8-2　护理诊断与合作性问题的区别

项目	护理诊断	合作性问题
特点	是护士直接通过护理措施解决的问题	需要护士与其他健康保健人员，共同合作解决的问题，护士提供监测、护理措施干预
陈述方式举例	清理呼吸道无效：与痰液黏稠、无效咳嗽有关	潜在并发症：坠积性肺炎
护理措施	减轻、消除、预防	预防和监测疾病的发展或健康状况
可变性	随护理对象反应的改变而改变	随疾病出现而出现

7. 书写护理诊断的注意事项

（1）应使用统一的护理诊断名称，所列诊断应简明、准确、规范。

（2）一项护理诊断只针对一个健康问题。

（3）避免与预期目标、措施、医疗诊断相混淆。

（4）应指明护理活动的方向，有利于制订护理计划。

（5）应是护理职责范畴内能够予以解决或部分解决的。

（6）应贯彻整体护理的原则,包含患者的生理、心理、社会各方面现存的和潜在的健康问题。

（三）护理计划

护理计划（nursing planning）是护理过程中的具体决策过程,是护士与护理对象合作,以护理诊断为依据,制订护理目标和护理措施,以预防、缓解和解决护理诊断中确定的健康问题的过程。

1. 排列护理诊断顺序

（1）排序方法:将所作出的护理诊断按轻、重、缓、急确定先后顺序,以保证护理工作高效、有序进行。

1）首优问题（high-priority problem）:指威胁患者生命,需立即解决的问题,否则将直接威胁患者生命。如气体交换受损、心输出量减少等问题。

2）中优问题（medium-priority problem）:指虽然不直接威胁患者的生命,但给其精神上或躯体上带来极大的痛苦,严重影响其健康的问题,如压力性尿失禁、躯体移动障碍等问题。

3）次优问题（low-priority problem）:指那些人们在应对发展和生活中变化时所产生的问题,是与特定的疾病或其预后不直接相关的问题。如娱乐活动减少、疲乏等。这些问题往往不很急迫或需要较少帮助即可解决。

（2）排序原则

1）优先解决危及患者生命的问题。

2）按马斯洛的需要层次论,先解决低层次问题,后解决高层次问题,必要时适当调整。

3）患者主观上迫切需要解决的问题,可优先解决。因此如果可能,护理对象应参与到诊断排序的过程中。

4）潜在危险性问题,根据性质决定其序列。

2. 确定预期目标　预期目标（expected outcome）是护理活动预期的结果,是护士期望护理对象通过接受护理照护后健康状态或行为、情绪等的改变。预期目标是针对护理诊断而提出,每个护理诊断都应有相应的预期目标。

（1）目标分类:预期目标可分为短期目标和长期目标两类。

1）短期目标:指在相对较短的时间内（一般在数小时到 1 周内）可达到的目标。例如:"3d 后,患者能下地行走 10m"。

2）长期目标:指需要相对较长时间才能实现的目标,通常需要超过 1 周甚至要数月才能实现。长期目标常需通过若干短期目标才能逐步实现,而且患者出院前可能不一定会达到。因此长期目标适用于在家庭环境接受护理或进行康复护理的患者。例如:"2 个月内,患者能做到基本生活自理"。

（2）目标的陈述方式:可采用主语 + 谓语 + 行为标准 + 时间 + 条件状语的陈述方式。

主语:指护理对象或他的任何一部分。在目标陈述中可省略。

谓语:指护理对象将要完成的行为动作。

时间状语:指护理对象完成该行为动作所需的时间限定。

条件状语:指护理对象完成该行为动作所必须具备的条件状况。

行为标准:指护理对象完成该行为动作所要达到的程度。

举例:8h 内（时间状语）患者（主语）能自行（条件状语）排尿（谓语）200ml（行为标准）。

（3）制订目标的要求

1）以护理对象为中心:以护理对象为中心的目标应反映护理对象经过护理后的变化,是护理活动的结果,而非护士的行为或护理活动本身。例如"协助患者在病区内活动 10min"反映的是护士的行为和护理活动的内容,因此是错误的。正确的目标应是"患者能借助辅助器具在病区内活动 10min"。

2）针对性和单一性:每个目标都应明确针对一个护理诊断,并只能提出一种行为反应,以便于准确评价护理措施的效果,如"能列出吸烟的危害并戒烟"这样的陈述是错误的,因为可能护理对象只能做到其中之一,这样就很难确定预期目标是否达到。此外,单一性也有助于护士修改目标。

3）可观察性:可观察性指一旦发生改变,护士就可以通过直接询问护理对象或应用评估技能来

Note:

发现。可观察的改变可以是生理上的、认知水平上的和行为上的。

4）可测量性：目标陈述应使用可测量的术语，明确地描述质量、数量、频率等，以便护士客观地测评护理对象状况改变及其改变的程度。避免使用模糊的限定词如正常、稳定、可接受的或足够的等。因为这些词在不同的人会有不同的理解，导致确定护理对象反应的偏差。

5）时限性：每个目标都应有实现目标的时间限定，以帮助护士确定患者的进步是否按合理的速率实现。

6）互动性：互动地制订预期目标确保护理对象和护士在护理的方向和实现目标的时限上达到共识。这就意味着实现预期目标的过程需要护理对象的积极性和合作意识。他们参与得越多，目标实现的可能性就越大。特别是一些与自尊、家庭和沟通有关的问题，必须有护理对象积极参与和合作才能解决。

7）协调性：必须确保目标与其他专业人员的治疗相一致。

8）可行性：确定目标时必须对护理对象、环境、资源进行全面评估，以保证制订的目标是有可能达到的。

3. 制订护理措施　护理措施（nursing interventions）也可称护理干预，是护士帮助护理对象实现预期目标的护理活动和具体实施方法，规定了解决健康问题的护理活动方式与步骤。制订护理措施的过程是一个决策的过程，护士应运用评判性思维，并将护理对象的评估资料与自身的专业知识和实践经验加以综合，来选择最有利于预期目标实现的护理措施。

（1）护理措施的类型：依据不同的分类方法，可将护理措施分为不同的类型。目前常用的是按措施的性质分类和按措施解决问题的领域分类。

1）按措施的性质分类：①独立性护理措施：是护士提出的护理措施，也可称为护嘱（nursing order），是护士运用科学的护理知识和技能独立进行的护理活动。例如为患者实施健康教育、观察病情变化、提供心理支持等。②依赖性护理措施：是护士遵照医嘱或特定治疗方案实施的护理活动。如给药、静脉输液等。③合作性措施：又称相互依赖性护理措施。是指需要护士与其他健康保健人员共同合作实施的活动。例如，护士与营养师一起讨论制订患者的饮食营养计划。

2）按处理问题的领域分类：1992 年美国护理学者布勒切克（Bulechek,GM）和麦克洛斯基（McCloskey JD）出版了《护理措施分类》（Nursing Interventions Classification, NIC），目前已修订至第六版。该分类法依据措施所处理的问题类别将护理措施分为基本生理、复杂生理、行为、安全、家庭、保健体系和社区 7 个领域、30 个类别 554 个措施（附 8-2）。每个护理措施都有名称、定义、一组护理行为和一个简短的背景说明列表组成。该分类为护理活动提供了标准化语言，而且所有的护理措施都与 NANDA 的护理诊断名称相联系，每个护理诊断都有若干相对应的护理措施，这样护士就可以根据护理对象的护理诊断、对护理对象的了解，选择最适合的护理措施。NIC 的应用也便于计算机处理分析资料，有助于护理研究和推进护理知识的发展。

（2）护理措施的内容：主要包括病情观察、基础护理、检查及手术前后护理、心理护理、功能锻炼、健康教育、执行医嘱、症状护理等。

（3）制订护理措施的要求

1）应具有针对性：应针对预期目标。一个护理目标可通过几项护理措施来实现，按主次、承启关系排列。

2）应切实可行：制订措施时应考虑：①患者的具体情况，应适合患者的年龄、体力、病情、认知水平和改变自己目前健康状况的愿望；②医院、病区现有的条件、设施、人员的数量和技术水平等。

3）应明确、具体、全面：护理措施必须具有可操作性，一项完整的护理措施应包括日期、具体的内容、用量、执行的方法、执行的时间和签名。

4）应保证患者安全：所实施的护理措施应考虑患者的病情和耐受能力，如肢体的活动锻炼等应循序渐进，使患者乐于接受，避免损伤。

5）应以科学的理论为依据：每项护理措施都应有科学措施依据，这些依据可以是医学基础知识、行为科学知识、社会科学知识等。

　　6）应与医疗工作协调一致：护理措施应与其他医务人员的措施相一致，因此在制订护理措施时应与其他医务人员相互协商、相互配合。

　　7）应鼓励护理对象参与：护理措施的执行需要有护理对象的良好合作，因此鼓励患者及其家属参与护理措施的制订过程，有助于他们理解护理措施的意义和功能，更好地接受、配合护理活动，从而获得护理措施的最佳效果。

　　4. 书写护理计划　护理计划（care plan）是将护理诊断、目标、措施等各种信息按一定规格组合而形成的护理文件。护理计划一般都制成表格形式。各医院的规格不完全相同，大致包括日期、护理诊断、预期目标、护理措施、效果评价几项内容（表 8-3）。

表 8-3　护理计划表

姓名＿＿＿＿＿　　科别＿＿＿＿＿　　病室＿＿＿＿＿　　床号＿＿＿＿＿　　住院号＿＿＿＿＿

开始日期	护理诊断	预期目标	护理措施	评价效果	停止日期	签名
2021-3-1	清理呼吸道无效	2d 内患者能正确进行有效咳嗽	1. 指导患者有效咳嗽法至学会 2. 每天督促患者有效咳嗽至少 3 次	患者掌握有效的排痰技巧，能有效排痰	3-3	杨灿
	与痰液黏稠，无效咳嗽有关	1 周内患者咳嗽减轻，痰液变稀，呼吸平稳	1. 给予雾化吸入湿化呼吸道，稀释分泌物 2. 每 2h 翻身、叩背一次 3. 必要时给予经口鼻吸痰 4. 密切观察并记录痰液的颜色、量与性质	患者咳嗽明显减轻，痰少，听诊肺部湿啰音基本消失，呼吸 16 次 /min，呼吸通畅，氧饱和度达 96%	3-7	杨灿

　　随着计算机在医疗护理文件管理中的广泛应用，护理计划也逐渐趋向于计算机化。步骤是：①首先将病人评估资料输入计算机后，计算机会显示相应的护理诊断；②选择适合的护理诊断后，计算机即显示对应的预期目标（护理结局）；③在选定预期目标后，计算机即呈现对应的护理；④依据病人需要，选择相应的护理措施，最终形成一份适合个体需要的计算机化护理计划。

　　（四）实施

　　实施（implementation）是将护理计划付诸行动，实现护理目标的过程。从理论上讲，实施是在护理计划制订之后，但在实际工作中，特别是抢救危重患者时，实施常先于计划。此时护士往往根据头脑中应对紧急情况时形成的初步护理计划，立即采取护理措施，事后再书写完整的护理计划。

　　1. 实施的内容

　　（1）将护理计划内的护理措施进行分配和实施，包括协助日常生活活动的措施、预防性措施、治疗性措施、弥补不良反应的措施、抢救性措施等。

　　（2）执行医嘱，将医疗与护理有机结合，保持护理与医疗活动协调一致。

　　（3）为护理对象及家属提供有关健康问题的咨询，进行健康教育，以促进护理对象及其家庭和护士之间的人际互动，指导他们共同参与护理计划的实施活动。

　　（4）及时评估计划实施的质量、效果，观察病情发展变化，处理突发急症。

　　（5）继续收集护理对象的资料，及时、准确完成护理记录，不断补充、修订完善护理计划。

　　（6）与其他医护人员保持良好、有效的合作关系，尽可能提高护理工作效率。

　　2. 实施方法

　　（1）责任护士直接为护理对象提供护理。

　　（2）与其他医护人员合作。

　　（3）教育护理对象及其家属共同参与护理。在教育时应注意了解护理对象及其家属的年龄、职业、文化程度和对改变目前状况的信心与态度,护理对象目前的健康状态和能力,掌握教育的内容与范围,采用适当的方法和通俗的语言,以取得良好效果。

3. 实施步骤　实施护理计划的过程可分为三步。

(1) 准备

1) 再评估护理对象:护理对象的情况是在不断变化的,因此在实施前应进行再评估,如果发现护理对象的情况发生了变化,就必须修改护理计划。

2) 审阅修改计划:如果发现计划不符合护理对象的实际情况,应及时给予修改。评估护理对象的情况变化和修改护理计划是贯穿于整个护理计划实施过程中的。

3) 分析实施计划所需要的护理知识与技术:如实施护理计划所需要的专业知识、认知技能、人际交流技能、操作技能,如果存在欠缺,应及时补充,包括查阅有关资料、请教专业人员或请求协助。

4) 预测可能会发生的并发症及如何预防:护士应凭借自己的专业知识和工作经验,充分评估、预测实施计划过程中可能存在的风险和可能发生的并发症,采取必要的预防措施。

5) 组织实施计划的资源:包括完成计划所需要的设备或物品,所需要的人员数量、能力要求、配置方式、所需要的环境条件和时间等。

(2) 实施:实施护理计划的过程是护士运用观察能力、沟通技巧、合作能力和应变能力,娴熟地应用各项护理技术操作的过程。在这个过程中,护士要与其他医护人员相互协调配合,还要充分发挥护理对象及家属的积极性,鼓励他们积极参与护理活动;同时密切观察执行计划后患者的反应,有无新的问题发生,及时收集资料,迅速、正确处理一些新的健康问题与病情变化。

(3) 记录:实施各项护理措施后应准确进行记录,亦称护理病程记录或护理记录。

1) 记录目的:①便于其他医护人员了解护理对象的健康问题及其进展情况;②作为护理工作效果与质量检查的评价依据;③为护理科研提供资料、数据;④为处理医疗纠纷提供依据。

2) 记录内容:护理记录的主要内容包括:实施护理措施后护理对象和家属的反应及护士观察到的效果,护理对象出现的新的健康问题与病情变化,所采取的临时性治疗、护理措施,护理对象身心需要及其满足情况,各种症状、体征,器官功能的评价,护理对象的心理状态等。

3) 记录格式:护理记录的方式有多种,比较常用的是 PIO 格式和 SOAPE 格式。

PIO 格式:P(problem)代表护理问题;I(intervention)代表护理措施;O(outcome)代表护理结果。

举例:P:体温过高(39℃)与肺部感染有关。

I:①采用物理降温——酒精擦浴。

②定期测体温,进行观察降温情况。

O:半小时后测体温降至38℃。

SOAPE 格式:S(subjective data):代表主观资料;O(objective data):代表客观资料;A(assessment):代表评估;P(plan):代表计划;E(evaluation):代表评价。

举例:S:患者晨起主诉骶尾部疼痛。

O:检查局部发现骶尾部有 3cm×2cm 皮肤呈暗红色,表皮完整。

A:估计为术后连续 3d 平卧,局部受压,血循不良所致,如继续发展,可导致压力性损伤形成。

P:防止局部继续受压,增加翻身次数,局部皮肤用透明贴或减压贴保护。

E:晚间局部皮肤暗红色已部分消退,继续上述措施。

4) 记录的要求:护理记录要求简明扼要、及时准确、客观完整。不得提前记录,防止漏记,以避免重复实施相同的措施。

(五)评价

评价(evaluation)是将护理对象的健康状况与预期目标进行有计划、系统地比较,并做出判断的过程。通过评价可以了解患者是否达到预期目标。评价虽然是护理程序的最后一步,但实际是贯穿于护理全过程的。评价的步骤包括:

1. **建立评价标准**　根据护理程序的基本理论与原则,选择能验证护理诊断及预期目标实现的可观察、可测量的指标作为评价标准。也可通过护理结局分类系统(见附 8-3)进行预期目标或护理结果的评价。

学科进展

护理结局分类系统(nursing outcomes classification,NOC)

护理结局分类系统是 20 世纪 90 年代由美国护理学者约翰逊(Johnson M)和马斯(Mass M)在艾奥瓦大学组织的一个研究小组研发,用于评价护理措施效果的一套标准化专业语言。目前第五版《护理结局分类》已经发展到包括功能健康、生理健康、心理社会健康、健康知识和行为、感知的健康、家庭健康和社区健康 7 个领域、32 个类别、490 项结局。每个结局有数量不等的指标,涉及个体患者、家庭照护者、家庭和社区。每项结局由名称、定义、测量指标和 Likert 5 度量尺度组成,主要用于描述和测量对护理措施敏感的患者结局。目前国外已将 NOC 与护理诊断分类系统(NDC)、护理措施分类系统(NIC)链接形成"NNN"系统,用于临床护理实践。

2. **收集资料**　根据评价标准和评价内容收集各类主、客观资料。

3. **对照检查**　对照各项评价标准,衡量目标实现程度及各项工作达标情况。目标实现程度大致可分为 3 种水平:①目标完全实现;②目标部分实现;③目标未实现。

4. **分析、确定目标未实现的原因**　对目标未实现、部分及未达标的工作内容进行分析讨论,以发现导致目标未实现的原因。对目标未实现的原因通常可从以下几方面进行分析:①所收集的资料是否真实、正确、全面;②所作出的护理诊断是否正确;③所制订的目标是否具有针对性、切实可行;④所采取的护理措施是否具有针对性、是否有效,执行过程是否出现偏差;⑤患者的病情是否发生了变化;⑥患者及其家属是否合作。

5. **调整护理计划**　根据分析的结果,对护理计划进行修订调整。通常有以下方式:

(1) 停止:对已实现的预期目标与解决的问题,停止原有的护理措施。

(2) 继续:预期目标正确,健康问题有一定程度改善,但未彻底解决,继续执行计划。

(3) 取消:原有的潜在健康问题未发生,危险性不存在了,可取消相应诊断、目标、措施等。

(4) 修订:对目标未实现或部分未实现,患者健康问题仍然存在的,应重新收集资料,分析目标未实现的原因,修正不适当的诊断、目标或措施。对出现的新问题,在再收集资料的基础上作出新的诊断和制订新的目标与措施,进行新一循环的护理活动,直至最终达到护理对象的最佳健康状态。

(王汕珊)

思考与练习

1. 护理程序有几个基本步骤?每一步骤包含哪些护理工作?

2. 患者,马某,男,70 岁,农民,主诉 3d 来发热,伴头痛、乏力、食欲差,服退热药后出汗多,体温下降,但第 2d 体温又升高,并有咳嗽、咳痰,痰多黏稠,不易咳出,咳时伴有胸痛,有冠心病病史十余年,入院治疗。

查体:T 39.5℃、P 120 次 /min、R 24 次 /min、BP 112/60mmHg、体重 75kg。呼吸规则,听诊:两肺下部有干、湿啰音,大便每日 6~8 次,稀无黏液,小便量少,其余正常。WBC:11.0×10⁹/L,胸部 X 线检查:双肺下侧有片状浸润阴影,伴有胸腔积液。

(1) 请从上述资料中,分别列出主观资料和客观资料。

(2) 请给该患者列出护理诊断(不少于 3 个)。

（3）根据护理诊断提出护理目标。

3. 患者，李某，男，65岁，工人。有高血压及动脉粥样硬化病史多年，6h前与他人争执时突然倒地，不省人事而急诊收住入院。

查体：昏迷，急性病容，体温 38.5℃，脉搏 60 次/min，呼吸 26 次/min，PaO_2 5.4kPa，SaO_2 76%，血压 210/120mmHg，大小便失禁，双侧瞳孔针尖样，CT检查发现左侧脑桥大片出血并向对侧波及。初步诊断：脑出血。

（1）根据病例请列出护理诊断。

（2）该患者的首优问题是什么？请将护理问题给予排序。

（3）制订护理措施时要注意哪些问题？

4. 患者沈某，女性，60岁，因反复咽痛 1 个月，畏寒、高热 4d 入院。

体格检查：T 39.7℃，P 118 次/min，R 26 次/min。发育正常，营养良好，应答切题，面色潮红，皮下无出血点，全身浅表淋巴结未触及，咽部充血，双肺未闻干、湿啰音，心脏听诊未闻病理性杂音。

患者虚弱无力，倍感不安和烦躁，影响睡眠，迫切希望症状消除，体温下降，了解发热的相关知识。

（1）请列出现存的护理诊断（不少于 4 个）。

（2）根据护理诊断制订护理计划表。

（3）何为 PIO 记录格式？请举例说明。

5. 与护理对象进行 1~2 次交流，收集资料，根据收集的资料，完成一份护理入院评估单，并按有关标准，同学间相互评价书写质量。

附 8-1　NANDA-I　267 项护理诊断一览表（2021—2023）

领域 1：健康促进（health promotion）

类别 1：健康意识（health awareness）

娱乐活动减少（decreased diversional activity engagement）

有健康素养改善的趋势（readiness for enhanced health literacy）

久坐的生活方式（sedentary lifestyle）

类别 2：健康管理（health management）

有逃脱的危险（risk for elopement attempt）

老年综合征（frail elderly syndrome）

有老年综合征的危险（risk for frail elderly syndrome）

有体育锻炼增强的趋势（readiness for enhanced exercise engagement）

社区保健缺乏（deficient community health）

有风险的健康行为（risk-prone health behavior）

健康维护行为无效（ineffective health maintenance behaviors）

健康自我管理无效（ineffective health self-management）

有健康自我管理改善的趋势（readiness for enhanced health self-management）

家庭健康自我管理无效（ineffective family health self-management）

家庭维护行为无效（ineffective home maintenance behaviors）

有家庭维护行为无效的危险（risk for ineffective home maintenance behaviors）

有家庭维护行为改善的趋势（readiness for enhanced home maintenance behaviors）

防护无效（ineffective protection）

领域 2：营养（nutrition）

类别 1：摄入（ingestion）

Note:

营养失调：低于机体需要量（imbalanced nutrition：less than body requirements）

有营养改善的趋势（readiness for enhanced nutrition）

母乳分泌不足（insufficient breast milk production）

母乳喂养无效（ineffective breastfeeding）

母乳喂养中断（interrupted breastfeeding）

有母乳喂养改善的趋势（readiness for enhanced breastfeeding）

青少年进食动力无效（ineffective adolescent eating dynamics）

儿童进食动力无效（ineffective child eating dynamics）

婴儿喂养动力无效（ineffective infant feeding dynamics）

肥胖（obesity）

超重（overweight）

有超重的危险（risk for overweight）

婴儿吮吸吞咽反应无效（ineffective infant suck-swallow response）

吞咽障碍（impaired swallowing）

类别 4：代谢（metabolism）

有血糖不稳定的危险（risk for unstable blood glucose level）

新生儿高胆红素血症（neonatal hyperbilirubinemia）

有新生儿高胆红素血症的危险（risk for neonatal hyperbilirubinemia）

有肝功能受损的危险（risk for impaired liver function）

有代谢综合征的危险（risk for metabolic syndrome）

类别 5：水电解质（hydration）

有电解质失衡的危险（risk for electrolyte imbalance）

有体液失衡的危险（risk for imbalanced fluid volume）

体液不足（deficient fluid volume）

有体液不足的危险（risk for deficient fluid volume）

体液过多（excess fluid volume）

领域 3：排泄／交换（elimination/exchange）

类别 1：泌尿功能（urinary function）

残疾相关尿失禁（disability-associated urinary incontinence）

排尿障碍（impaired urinary elimination）

混合型尿失禁（mixed urinary incontinence）

压力性尿失禁（stress urinary incontinence）

急迫性尿失禁（urge urinary incontinence）

有急迫性尿失禁的危险（risk for urge urinary incontinence）

尿潴留（urinary retention）

有尿潴留的危险（risk for urinary retention）

类别 2：胃肠功能（gastrointestinal function）

便秘（constipation）

有便秘的危险（risk for constipation）

感知性便秘（perceived constipation）

慢性功能性便秘（chronic functional constipation）

有慢性功能性便秘的危险（risk for chronic functional constipation）

排便功能障碍（impaired bowel continence）

腹泻（diarrhea）

胃肠动力失调（dysfunctional gastrointestinal motility）

有胃肠动力失调的危险（risk for dysfunctional gastrointestinal motility）

类别 4：呼吸功能（respiratory function）

气体交换受损（impaired gas exchange）

领域 4：活动 / 休息（activity/rest）

类别 1：睡眠 / 休息（sleep/rest）

失眠（insomnia）

睡眠剥夺（sleep deprivation）

有睡眠改善的趋势（readiness for enhanced sleep）

睡眠型态紊乱（disturbed sleep pattern）

类别 2：活动 / 锻炼（activity/exercise）

活动耐力下降（decreased activity tolerance）

有活动耐力下降的危险（risk for decreased activity tolerance）

有失用综合征的危险（risk for disuse syndrome）

床上移动障碍（impaired bed mobility）

躯体移动障碍（impaired physical mobility）

轮椅移动障碍（impaired wheelchair mobility）

坐位障碍（impaired sitting）

站立障碍（impaired standing）

转移能力受损（impaired transfer ability）

步行障碍（impaired walking）

类别 3：能量平衡（energy balance）

能量场失衡（imbalanced energy field）

疲乏（fatigue）

漫游（wandering）

类别 4：心血管 / 呼吸反应（cardiovascular/pulmonary responses）

低效性呼吸型态（ineffective breathing pattern）

心输出量减少（decreased cardiac output）

有心输出量减少的危险（risk for decreased cardiac output）

有心血管功能受损的危险（risk for impaired cardiovascular function）

淋巴水肿自我管理无效（ineffective lymphedema self-management）

有淋巴水肿自我管理无效的危险（risk for ineffective lymphedema self-management）

自主呼吸障碍（impaired spontaneous ventilation）

有血压不稳定的危险（risk for unstable blood pressure）

有血栓形成的危险（risk for thrombosis）

有心脏组织灌注不足的危险（risk for decreased cardiac tissue perfusion）

有脑组织灌注无效的危险（risk for ineffective cerebral tissue perfusion）

外周组织灌注无效（ineffective peripheral tissue perfusion）

有外周组织灌注无效的危险（risk for ineffective peripheral tissue perfusion）

呼吸机依赖（dysfunctional ventilator weaning response）

成人呼吸机依赖（dysfunctional adult ventilatory weaning response）

类别 5：自理（self-care）

Note:

沐浴自理缺陷（bathing self-care deficit）

穿着自理缺陷（dressing self-care deficit）

进食自理缺陷（feeding self-care deficit）

如厕自理缺陷（toileting self-care deficit）

有自理能力改善的趋势（readiness for enhanced self-care）

自我忽视（self-neglect）

领域 5：感知 / 认知（perception/cognition）

类别 1：注意力（attention）

单侧身体忽视（unilateral neglect）

类别 4：认知（cognition）

急性意识障碍（acute confusion）

有急性意识障碍的危险（risk for acute confusion）

慢性意识障碍（chronic confusion）

情绪失控（labile emotional control）

冲动控制无效（ineffective impulse control）

知识缺乏（deficient knowledge）

有知识增进的趋势（readiness for enhanced knowledge）

记忆功能障碍（impaired memory）

思维过程紊乱（disturbed thought process）

类别 5：沟通（communication）

有增强沟通的趋势（readiness for enhanced communication）

语言沟通障碍（impaired verbal communication）

领域 6：自我感知（self-perception）

类别 1：自我概念（self-concept）

无望感（hopelessness）

有信心增强的趋势（readiness for enhanced hope）

有人格尊严受损的危险（risk for compromised human dignity）

自我认同紊乱（disturbed personal identity）

有自我认同紊乱的危险（risk for disturbed personal identity）

有自我概念改善的趋势（readiness for enhanced self-concept）

类别 2：自尊（self-esteem）

长期低自尊（chronic low self-esteem）

有长期低自尊的危险（risk for chronic low self-esteem）

情境性低自尊（situational low self-esteem）

有情境性低自尊的危险（risk for situational low self-esteem）

类别 3：体像（body image）

体像紊乱（disturbed body image）

领域 7：角色关系（role relationships）

类别 1：照顾者角色（caregiving roles）

养育障碍（impaired parenting）

有养育障碍的危险（risk for impaired parenting）

有养育增强的趋势（readiness for enhanced parenting）

照顾者角色紧张（caregiver role strain）

有照顾者角色紧张的危险（risk for caregiver role strain）

类别 2：家庭关系（family relationships）

有依附关系受损的危险（risk for impaired attachment）

家庭身份认同紊乱综合征（disturbed family identity syndrome）

有家庭身份认同紊乱综合征的危险（risk for disturbed family identity syndrome）

家庭运作过程失常（dysfunctional family processes）

家庭运作过程改变（interrupted family processes）

有家庭运作过程改善的趋势（readiness for enhanced family processes）

类别 3：角色表现（role performance）

关系无效（ineffective relationship）

有关系无效的危险（risk for ineffective relationship）

有关系改善的趋势（readiness for enhanced relationship）

父母角色冲突（parental role conflict）

角色行为无效（ineffective role performance）

社会交往障碍（impaired social interaction）

领域 8：性（sexuality）

类别 2：性功能（sexual function）

性功能障碍（sexual dysfunction）

性生活型态无效（ineffective sexuality pattern）

类别 3：生殖（reproduction）

生育进程无效（ineffective childbearing process）

有生育进程无效的危险（risk for ineffective childbearing process）

有生育进程改善的趋势（readiness for enhanced childbearing process）

有孕母与胎儿受干扰的危险（risk for disturbed maternal-fetal dyad）

领域 9：应对／应激耐受性（coping/ stress tolerance ）

类别 1：创伤后反应（post-trauma responses）

有复杂的移民过渡危险（risk for complicated immigration transition）

创伤后综合征（post-trauma syndrome）

有创伤后综合征的危险（risk for post-trauma syndrome）

强暴创伤综合征（rape-trauma syndrome）

迁徙应激综合征（relocation stress syndrome）

有迁移应激综合征的危险（risk for relocation stress syndrome）

类别 2：应对反应（coping responses）

活动计划无效（ineffective activity planning）

有活动计划无效的危险（risk for ineffective activity planning）

焦虑（anxiety）

防卫性应对（defensive coping）

应对无效（ineffective coping）

有应对改善的趋势（readiness for enhanced coping）

社区应对无效（ineffective community coping）

有社区应对改善的趋势（readiness for enhanced community coping）

妥协性家庭应对（compromised family coping）

无能性家庭应对（disabled family coping）

Note:

有家庭应对改善的趋势（readiness for enhanced family coping）

对死亡的焦虑（death anxiety）

无效性否认（ineffective denial）

恐惧（fear）

适应不良性悲伤（maladaptive grieving）

有适应不良性悲伤的危险（risk for maladaptive grieving）

有悲伤加剧的趋势（readiness for enhanced grieving）

情绪调控受损（impaired mood regulation）

无能为力感（powerlessness）

有无能为力感的危险（risk for powerlessness）

有能力增强的趋势（readiness for enhanced power）

心理弹性受损（impaired resilience）

有心理弹性受损的危险（risk for impaired resilience）

有心理弹性增强的趋势（readiness for enhanced resilience）

持续性悲伤（chronic sorrow）

压力负荷过重（stress overload）

类别 3：神经行为应激（neurobehavioral stress）

急性物质戒断综合征（acute substance withdrawal syndrome）

有急性物质戒断综合征的危险（risk for acute substance withdrawal syndrome）

自主反射失调（autonomic dysreflexia）

有自主反射失调的危险（risk for autonomic dysreflexia）

新生儿戒断综合征（neonatal abstinence syndrome）

婴儿行为紊乱（disorganized infant behavior）

有婴儿行为紊乱的危险（risk for disorganized infant behavior）

有婴儿行为调节改善的趋势（readiness for enhanced organized infant behavior）

领域 10：生活准则（life principles）

类别 2：信仰（beliefs）

有精神安适增进的趋势（readiness for enhanced spiritual well-being）

类别 3：价值 / 信仰 / 行为一致性（value/belief/action congruence）

有决策能力增强的趋势（readiness for enhanced decision-making）

决策冲突（decisional conflict）

独立决策能力减弱（impaired emancipated decision-making）

有独立决策能力减弱的危险（risk for impaired emancipated decision-making）

有独立决策能力增强的趋势（readiness for enhanced emancipated decision- making）

道德困扰（moral distress）

宗教信仰减弱（impaired religiosity）

有宗教信仰减弱的危险（risk for impaired religiosity）

有宗教信仰增强的趋势（readiness for enhanced religiosity）

精神困扰（spiritual distress）

有精神困扰的危险（risk for spiritual distress）

领域 11：安全 / 防护（safety/protection）

类别 1：感染（infection）

有感染的危险（risk for infection）

有术区感染的危险（risk for surgical site infection）

类别 2：身体损伤（physical injury）

清理呼吸道无效（ineffective airway clearance）

有误吸的危险（risk for aspiration）

有出血的危险（risk for bleeding）

牙齿受损（impaired dentition）

有干眼症的危险（risk for dry eye）

干眼症自我管理无效（ineffective dry eye self-management）

有口干的危险（risk for dry mouth）

有成人跌倒的危险（risk for adult falls）

有儿童跌倒的危险（risk for child falls）

有受伤的危险（risk for injury）

有角膜损伤的危险（risk for corneal injury）

乳头乳晕复合伤（nipple-areolar complex injury）

有乳头乳晕复合伤的危险（risk for nipple-areolar complex injury）

有尿道损伤的危险（risk for urinary tract injury）

有围手术期体位性损伤的危险（risk for perioperative positioning injury）

有热损伤的危险（risk for thermal injury）

口腔黏膜完整性受损（impaired oral mucous membrane integrity）

有口腔黏膜完整性受损的危险（risk for impaired oral mucous membrane integrity）

有周围神经血管功能障碍的危险（risk for peripheral neurovascular dysfunction）

有躯体创伤的危险（risk for physical trauma）

有血管损伤的危险（risk for vascular trauma）

成人压疮（adult pressure injury）

有成人压疮的危险（risk for adult pressure injury）

儿童压疮（child pressure injury）

有儿童压疮的危险（risk for child pressure injury）

新生儿压疮（neonatal pressure injury）

有新生儿压疮的危险（risk for neonatal pressure injury）

有休克的危险（risk for shock）

皮肤完整性受损（impaired skin integrity）

有皮肤完整性受损的危险（risk for impaired skin integrity）

有新生儿猝死的危险（risk for sudden infant death）

有窒息的危险（risk for suffocation）

术后康复迟缓（delayed surgical recovery）

有术后康复迟缓的危险（risk for delayed surgical recovery）

组织完整性受损（impaired tissue integrity）

有组织完整性受损的危险（risk for impaired tissue integrity）

类别 3：暴力（violence）

有女性割礼的危险（risk for female genital mutilation）

有对他人实施暴力的危险（risk for other-directed violence）

有对自己实施暴力的危险（risk for self-directed violence）

自残（self-mutilation）

Note:

有自残的危险（risk for self-mutilation）

有自杀的危险（risk for suicide）

类别 4：与环境相关的灾害（environmental hazards）

受污染（contamination）

有受污染的危险（risk for contamination）

有职业性损伤的危险（risk for occupational injury）

有中毒的危险（risk for poisoning）

类别 5：防御过程（defensive processes）

有碘造影剂不良反应的危险（risk for adverse reaction to iodinated contrast media）

有过敏反应的危险（risk for allergy response）

有乳胶过敏反应的危险（risk for latex allergy response）

类别 6：体温调节（thermoregulation）

体温过高（hyper thermia）

体温过低（hypothermia）

有体温过低的危险（risk for hypothermia）

新生儿体温过低（neonatal hypothermia）

有新生儿体温过低的危险（risk for neonatal hypothermia）

有围手术期体温过低的危险（risk for perioperative hypothermia）

体温失调（ineffective thermoregulation）

有体温失调的危险（risk for ineffective thermoregulation）

领域 12：舒适（comfort）

类别 1：躯体舒适（physical comfort）

舒适度减弱（impaired comfort）

有舒适度增强的趋势（readiness for enhanced comfort）

恶心（nausea）

急性疼痛（acute pain）

慢性疼痛（chronic pain）

慢性疼痛综合征（chronic pain syndrome）

分娩痛（labor pain）

类别 2：环境舒适（environmental comfort）

同类别 1 中第 1、2 项

类别 3：社会舒适（social comfort）

含类别 1 中第 1、2 项

有孤独的危险（risk for loneliness）

社交孤立（social isolation）

领域 13：生长 / 发育（growth/development）

类别 2：发育（development）

儿童发育迟缓（delayed child development）

有儿童发育迟缓的危险（risk for delayed child development）

新生儿运动发育迟缓（delayed infant motor development）

有新生儿运动发育迟缓的危险（risk for delayed infant motor development）

（注：各领域中暂无相应护理诊断的类别未列出）

Note：

附 8-2 护理措施分类系统的结构

层次1 领域	领域I 1. 基本生理 维持生理功能的护理	领域II 2. 复杂生理 维持内环境稳定的护理	领域III 3. 行为 维持社会心理功能和促进生活方式改变的护理	领域IV 4. 安全 保护机体避免伤害的护理	领域V 5. 家庭 支持家庭单元的护理	领域VI 6. 保健体系 加强对健康照料有效利用的护理	领域VII 7. 社区 支持社区健康的护理
层次2 类别	A. 活动和锻炼的管理：组织或协调身体活动和能量消耗的措施 B. 排泄的管理：建立和维持规律排便和排尿型态以及管理由排泄型态改变所引起的并发症的措施 C. 制动管理：管理受限身体的运动及其后遗症的措施 D. 营养支持：修正或维持营养状况的措施 E. 促进身体的舒适：应用物理技术来促进舒适程度的措施 F. 自护促进：提供或协助日常生活活动的措施	G. 电解质和酸碱平衡的管理：维持电解质/酸碱平衡并防止发症的措施 H. 药物管理：促进药剂产生预期作用的措施 I. 神经管理：使神经功能最优化的措施 J. 围手术期护理：在手术前、术中和术后即时阶段提供照护的措施 K. 呼吸管理：促进呼吸道通畅和气体交换的措施 L. 皮肤/伤口管理：维持或恢复组织完整性的措施 M. 体温调节：维持体温在正常范围的措施 N. 组织灌注管理：最优化组织血液和体液循环的措施	O. 行为治疗：强化或促进良好行为或改变不良行为的措施 P. 认知治疗：强化或促进良好认知功能或改变不良认知功能的措施 Q. 增进沟通：促进语言或非语言信息的传递和接受的措施 R. 协助应对：帮助另一个体运用自己的力量来适应功能的改变或达到更高水平功能状态的措施 S. 患者的教育：促进学习的措施 T. 心理舒适：应用心理学技术增进舒适的措施	U. 紧急情况管理：在出现心理或生理的紧急情况时提供即时和短期帮助的措施 V. 风险管理：采取行动降低风险并持续监控风险的措施	W. 分娩管理：在分娩过程中协助心理处理理解和应对心理变化和生理变化的措施 X. 全生命过程照护：在整个生命过程中增进家庭单元的功能和促进家庭成员健康和幸福的措施	Y. 保健体系干预：促进患者/家庭与保健体系之间连接的措施 a. 保健体系的管理：提供和强化护理照护的支持服务的措施 b. 信息管理：促进保健人员之间的沟通的措施	c. 社区健康促进：促进整个社区健康的措施 d. 社区危险因素管理：帮助发现或预防管理个社区健康危险因素的措施

附 8-3　护理结局分类系统的结构

	领域I 功能健康 描述执行基本生活任务的能力及活动任务的能力及表现的结局	领域II 生理健康 描述器官功能的结局	领域III 心理社会健康 描述心理健康功能的结局	领域IV 健康知识和行为 描述关于健康和疾病的态度、理解及行动的结局	领域V 感知的健康 描述个体对健康和卫生保健的印象的结局	领域VI 家庭健康 描述整个家庭或家庭中的一个成员的健康状况、行为或功能的结局	领域VII 社区健康 描述一个社区或人群的卫生、健康及功能的结局
层次1 领域							
层次2 类别	A- 能量维持 描述个体行为力的恢复及保存及消耗的结局 B- 生长和发育 描述个体生理、情感及社会生长发育成熟的结局 C- 活动 描述个体的躯体活动及限制躯体活动之后果的结局 D- 自理 描述个体完成日常生活中基本生活及工具辅助性活动能力的结局	E- 心肺 描述个体的心、肺、循环或组织灌注状况的结局 F- 排泄 描述个体废物的分泌、排泄方式及状况的结局 G- 液体和电解质 描述个体液体和电解质状况的结局 H- 免疫反应 描述个体对异物或病质发生生理反应的结局 I- 代谢调节 描述个体调节身体代谢能力的结局 J- 神经认知 描述个体神经及认知状况的结局 K- 消化和营养 描述个体营养方式的结局 L- 组织完整性 描述个体躯体组织的状况及功能的结局 Y- 感觉功能 描述个体感知及应用感觉信息的结局 a- 治疗反应 描述个体对治疗处置、药物或治疗方法产生全身反应的结局	M- 心理健康 描述个体情感健康的结局 N- 心理社会适应 描述个体在心理和/或社会上适应健康或生活状况改变的结局 O- 自我控制 描述个体对自己或他人可能有情感或身体伤害的行为约束的结局 P- 社会互动 描述个体与他人关系的结局	Q- 健康行为 描述个体采取促进、维持或恢复健康活动的结局 R- 健康信念 描述个体影响健康行为的观念和感知的结局 S- 健康知识 描述个体对运用信息以促进、维持和恢复健康的理解的结局 健康管理 描述个体对处理急性或慢性疾病状态的结局 T- 危险控制和安全 描述个体对处理状况和/或采取行动以避免、限制或识别可控制健康威胁的结局	U- 健康和生活质量 描述个体感知的健康状况和相关生活环境的结局 V- 症状状况 描述个体疾病、损伤或感失的指征状况的结局 e- 对保健的满意度 描述个体对卫生保健质量和充分性的感知的结局	W- 家庭照顾者表现 描述照顾不能自立的儿童或成人的家庭成员的适应和表现的结局 Z- 家庭成员健康状况 描述某个家庭成员的身体和情感健康的结局 X- 家庭安康 描述整个家庭的家庭环境及身体、情感和社会健康的结局 d- 养育 描述父母促进最佳生长和发育行为的结局	b- 社区安康 描述一个人群或社区的整体健康状况及社会能力的结局 c- 社区健康保护 描述社区消除或增加健康危险,并增加社区抵御健康威胁的结构和功能目的的结局

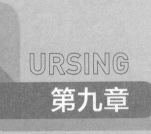

第九章

环　境

09章　数字内容

教 学 目 标

识记：

1. 能正确说出医院感染形成的基本条件。

2. 能正确概述常用物理消毒灭菌方法和使用注意事项。

3. 能正确说出化学消毒灭菌方法和化学消毒剂的分类与使用原则。

4. 能正确陈述医院用品危险性分类及选择消毒灭菌方法的原则。

5. 能正确陈述无菌技术操作原则。

6. 能正确表述隔离原则。

理解：

1. 能正确解释下列概念：

　　环境　医院感染　外源性感染　内源性感染　感染链　消毒　灭菌　物理消毒灭菌法
　　化学消毒灭菌法　预防性消毒　疫源地消毒　随时消毒　终末消毒　无菌技术　无菌区（物品）
　　非无菌区（物品）隔离　清洁区　潜在污染区　污染区　标准预防

2. 能举例说明影响健康的环境因素。

3. 能举例说明医院物理、社会环境的调控要求和措施。

4. 能举例说明引发医院感染的主要因素。

5. 能举例说明医院日常清洁、消毒、灭菌工作的主要内容。

6. 能根据疾病的传播途径提出标准预防和基于疾病传播途径的预防措施。

运用：

1. 能正确实施常用的物理、化学消毒灭菌方法。

2. 能准确判断压力蒸汽灭菌法灭菌物品的灭菌效果。

3. 能熟练完成常用无菌技术操作，做到无菌观念、技术操作规范。

4. 能规范、熟练地完成戴口罩、卫生洗手、卫生手消毒、穿脱隔离衣。

人类的生存、生活和发展及其他一切活动都离不开环境,并与环境相互作用、相互依存。如何提高环境质量,使之有利于人类的生存与健康,越来越受到人们的关注。护理工作者是以保护生命、维护健康而服务于人类的,应该掌握有关环境与健康的知识,充分利用环境中有利于健康的因素,消除和改善环境中不利于健康的因素,努力为患者创造一个适宜身心治疗和休养的环境。

第一节　环境与健康

一、环境的概念及分类

环境(environment)是指围绕着人群的空间及其中可以直接、间接影响人类生活和发展的各种自然因素、社会因素的总体。环境也是护理学的基本概念之一。南丁格尔认为,环境是影响生命和有机体发展的所有外界因素的总和,这些因素能够缓解或加重疾病和死亡的过程。

人体是一个生命系统,有内、外环境之分,内外环境间须不断地进行着物质、能量、信息的交换,才能达到机体的动态平衡。

1. **内环境**　指机体内部环境,包括生理环境和心理环境。

(1)生理环境:人体由呼吸系统、消化系统、循环系统、神经系统、泌尿系统、内分泌系统、生殖系统等组成,这些系统发挥各自功能的同时,彼此间还相互作用、互为影响。各个系统只有正常运转并协调配合,才能维持机体内部的生理环境处于相对稳定的平衡状态,使人体复杂的生命活动正常进行。

(2)心理环境:指一个人的心理状态。人是生理、心理、社会相统一的整体,人体不仅维持正常的生理功能活动,还要维持正常的心理功能活动。

2. **外环境**　指人类的生存环境,包括自然环境和社会环境。

(1)自然环境:指环绕于人类周围的各种自然因素的总和,如大气、水、植物、动物、土壤、岩石矿物、太阳辐射等,这些是人类赖以生存的物质基础。根据其组成要素的性质,可分为物理环境、化学环境和生物环境。

(2)社会环境:指人类生存及活动范围内的物质和精神条件的总和。广义的概念包括整个社会经济文化体系,如生产力、生产关系、社会制度、社会意识和社会文化。狭义的概念仅指人们生活的直接环境,如家庭、社区、劳动组织、社团等。社会环境影响个体和群体的心理行为,与人类的精神需要密切相关。

二、影响健康的环境因素

所有的生命系统都有一个内在环境和围绕在其周围的外在环境。内环境可帮助生命系统适应外环境的改变。人体通过体内中枢神经系统、神经 - 内分泌系统、免疫系统三方面的中介作用,来调节机体内外环境的动态平衡,使系统与周围环境不断进行物质、能量和信息的交换,构成相互制约、相互作用的统一体,并保持着动态平衡。这种平衡状态随环境变化而变化。但如果环境因素的变化超过了人体的调节范围和适应能力,就会引发疾病,这些变化的因素称为影响健康的危险因素。

(一)影响健康的自然环境因素

良好的生态环境为人类的生存和发展提供了物质基础,任何由自然或人类引起的生态平衡破坏,都会导致人类赖以生存的物质基础发生改变,对人类健康造成直接或间接的影响。

1. **地形地质的影响**　自然环境的地形地质不同,地壳物质成分不同,各种化学元素含量的多少会影响人的生理功能,对人类健康产生不同程度的影响。如地方性甲状腺肿、克山病、砷中毒、氟骨症等均与当地某种元素的缺乏或过多有关。

2. **自然气候的影响**　自然界发生的变迁,如地震、台风、干旱、洪水、沙尘暴等自然灾害会引起生态系统的严重破坏,给人体健康带来威胁。风寒、暑湿、燥热等气候变化,常与某些疾病的发生与流行有关。高寒与热带地区的发病,也常因气候不同而有明显的区别。

3. 环境污染的影响　随着社会生产力的发展和科学技术的进步,人类利用和控制环境的能力不断增强。但同时,人类活动也给环境带来污染,如开发和利用自然能源和资源的范围不断扩大,人工合成的化学物质(农药、化肥、塑料、橡胶等)与日俱增,大量工业废弃物(废气、废水、废渣)和生活废弃物的排放缺乏控制,森林被过度砍伐,水土流失日趋严重,使空气、水、土壤等自然环境的生态平衡遭到破坏而威胁到人类健康。

(1) 空气污染:主要是指人为因素使空气的构成和性状发生改变,超过了空气的自净能力,从而对人类的生活和健康产生直接和间接的危害。空气污染的产生,主要来自燃料燃烧时排出的烟尘、工业生产中排放的废气和粉尘、汽车尾气和吸烟等。空气污染对健康的影响分为急性危害和慢性危害。急性危害主要是指大气污染物的浓度在短期内急剧增高(如重度雾霾),致使人体大量吸入而造成呼吸道、眼、鼻黏膜及组织的急性损伤,主要表现为呼吸道和眼部刺激症状、咳嗽、咽喉痛、头疼、心肺功能障碍,诱发慢性心脑血管疾病的急性发作等。慢性危害主要是指人体长期吸入低浓度的空气污染物(如二氧化硫)而引起眼和呼吸系统慢性疾患,如结膜炎、咽喉炎、气管炎、慢性阻塞性肺病、支气管哮喘、过敏性鼻炎,并可增加患肺癌的风险。

近年来,室内空气污染受到关注。建筑装修材料、家具挥发的有害化学物质,烹饪时产生的油烟以及在室内吸烟,使用各种清洁剂、除臭剂等有害的挥发性有机物质,成为室内主要的污染源。如果室内通风换气不足,大量污染物不能排出室外,室内空气中有害物质超标,则影响室内人群的健康。

(2) 水污染:水污染是指排入水体的污染物质超过了水的自净能力,使水的组成及其性状发生变化,从而影响水的有效利用,危害人体健康或者破坏生态环境。造成水污染主要是人为的原因,人类的活动会使大量的工业、农业和生活废弃物排入水中而污染水源。水体受到污染后,通过饮用水或食物链进入人体,直接或间接地对人体健康造成危害。例如,水中的寄生虫、病毒或某些致病菌,可引起寄生虫病和传染病蔓延;水中含有砷、铬、汞、镉、铅等有害、有毒物质,可导致人体的急慢性中毒、诱发癌症等。

(3) 噪声污染:凡是干扰人们正常休息、学习和工作,对人类生活和生产有妨碍的声音统称为噪声,如机器的轰鸣声、车辆的马达声、鸣笛声、人的嘈杂声等。噪声污染是指所产生的噪声超过国家规定的环境噪声排放标准,并干扰他人正常生活、工作和学习的现象。人们在噪声的刺激下,易产生心情烦躁、注意力分散、反应迟钝,工作和学习效率降低。长时间受噪声的干扰,可引起头痛、头晕、耳鸣、失眠等症状,严重者损害听力并引起神经系统、心血管系统、消化系统、内分泌系统等的病变。

(4) 辐射污染:辐射源包括天然的和人工的两大类。天然的辐射源来自宇宙射线和水域、矿床中的射线。人工的辐射源来自电磁技术在各领域中的广泛运用所形成的电磁辐射,包括广播电视发射设备、通信雷达及导航发射设备、工业和医疗高频设备、交通系统如轻轨及电气化铁路、家用电器(如电视、电脑、微波炉、无线通信设备等)形成的电磁辐射等。长期辐射对人体心血管系统、神经系统、免疫系统、视觉系统、生殖系统和血液系统造成伤害,还可诱发癌症及引起遗传基因突变。在妊娠期内,辐射可致胚胎畸形或死胎。大剂量辐射可使生物在短时间内死亡。由于辐射污染的"隐形性",大众容易对其忽视,防范的意识较薄弱。

(二) 影响健康的社会环境因素

人类在改造自然、发展生产、创造文明的活动中结成不同的群体,建立了生产关系和社会关系。人生活在社会群体之中,社会制度、社会经济、风俗习惯、文化背景及劳动条件等社会环境因素及其存在的差异,均可导致人们产生不同的社会心理反应,从而影响身心健康。

1. 社会制度　不同的社会制度反映了不同的社会所有制和阶级关系。社会制度是人民健康的根本保证,对人群健康起决定性作用。在进步的社会制度下,国家政府关注民众的健康,重视卫生保健事业的发展,使人们能够得到基本的医疗保障。

2. 社会经济　经济发展是提高人群健康水平的主要因素,也是发展卫生事业的物质基础。经济

Note:

的发展不仅提高居民物质生活水平,改善生活、居住和卫生条件,使健康的需求得以保证,还有利于增加卫生投资,快速地推动卫生事业的发展。然而,经济发展也带来新的健康问题,如与生活方式相关的疾病增多。

3. **文化背景**　人们的卫生习惯和民族习俗与其文化背景有关,如喜食腌制食品,与某些地区的饮食习俗有关,而这种不健康的饮食习惯易导致消化道肿瘤的发生。文化教育可提升人们的素质,间接影响人们的健康观念、健康行为。一般来说,有知识、高学历的人比较容易接受健康教育,主动采纳健康的行为,摒弃不良的生活方式。

4. **劳动条件**　生产环境与人的健康关系密切相关。生产环境的安全、劳动强度的大小、工作程序安排的合理性以及劳动保护措施等,对人体的健康都有直接或间接的影响。

5. **人际关系**　良好的人际关系、和睦的人际氛围有利于人们保持健康的心理环境,对疾病的预防、治疗和康复起着积极的作用;而不良的人际关系和相处氛围使人感到压抑、苦闷,久之可能使人产生心理问题而影响健康。

三、护理与环境的关系

早在19世纪中叶,护理学的创始人南丁格尔通过克里米亚战争的护理实践认识到环境对恢复健康的重要性,并发展了护理环境学说。随着现代医学模式的转变、护理学科的发展,人们对护理学的认识逐步深化,人、健康、护理和环境成为现代护理学的四个基本而重要的概念,引导人们进一步认识护理学的科学内涵。

1975年,国际护士会在其政策声明中概述了护理专业与环境的关系,提出保护和改善环境是人类为生存和健康而奋斗的一个重要目标。这一目标要求每一个人和专业团体都要承担职责,致力于保护人类环境,保护世界资源,研究它们的应用对人类的影响及如何避免人类受影响。国际护士会明确护士在环境保护方面的职责是:①帮助发现环境对人类的不良影响及有利影响;②护士在与个人、家庭和社会集体接触的日常工作中,应告知他们关于有危害的化学制品类物品、有放射线的废物污染问题、最近的健康威胁情况,并指导其预防和减轻伤害;③采取措施预防环境因素对健康所造成的威胁,同时教育个人、家庭及社会集体如何保护环境资源;④与当地卫生部门共同协作,提出住宅的污染对健康的威胁和解决方案;⑤帮助社区处理环境卫生问题;⑥参加研究和提供措施,以早期预防各种有害于环境的因素,研究如何改善生活和工作条件。

第二节　医院环境

医院是医务人员为患者提供医疗服务的场所。良好的医院环境有利于患者治疗、休养和康复。

一、医院环境的特性与要求

医院的环境应注重体现"以患者为中心"的人性化理念,不仅满足医疗、护理的功能,同时还应兼顾患者的舒适与安全,满足患者生理、心理、社会多方面的需求,以促进患者康复。良好的医院环境应具备以下特性:

1. **舒适的物理环境**　患者的安全舒适感首先来源于医院的物理环境,包括足够的空间、适宜的温湿度、良好的通风、适宜的光线和音响、环境的清洁卫生等。医院的建筑设计与布局应合理且符合有关标准,为患者和医护人员工作提供方便。医疗设备配置应齐全,满足治疗与护理任务需求。安全设施,包括用电安全、火警安全系统、化学性和辐射线的防护设施等,应齐备完好。

2. **和谐的社会环境**　从人的整体观出发,在为患者提供医疗卫生保健的同时,应提供心理社会方面的支持和帮助。医护人员具备良好的医德医风,人际关系和睦,重视心理护理,使患者在医院内感受温暖和得到安慰,满足受尊重、爱与归属感等心理、社会需要。

3. **安全的生物环境**　在医院环境中,大部分患者的免疫功能都因疾病受到影响,对各种传染病致病菌和条件致病菌普遍易感,而且部分患者是带有致病菌的感染源,如果没有严格控制感染的管理制度及措施,极易发生医院感染和传染性疾病的传播。为了减少医院感染的发生,保护患者和所有工作人员免受感染,医院必须建立医院感染监控体系,健全有关制度,采取预防措施,并严格落实,以确保生物环境的安全性。

二、医院环境的调节与控制

为满足患者治疗、护理及休养的需要,促进患者早日康复,必须创设一个良好的医院环境,即医院的物理环境、社会环境与生物环境在调节和控制下都达到安全舒适的要求。

(一) 医院的物理环境

医院的物理环境是影响患者身心舒适的重要因素,为患者创造一个舒适而安全的疗养环境是护士的重要职责。

1. **空间**　每个个体都需要一个适合其成长、发展和活动的空间。医院病区的布局应考虑不同人群的需求,如幼儿需要游戏空间,成人需要休息室或会客室等社交活动场所,有的患者因病情需要安排单间病房。患者床单位的设置应保留适当的床间距,**一般不得少于1m**。床与床之间应有隔帘遮挡,以使患者拥有较为私密的个人空间,保护患者在住院期间个人的隐私和满足其社交需求等。

2. **温度**　适宜的**病室温度为18~22℃**,新生儿、老年科病室以及在擦浴时,室温应略高,以22~24℃为宜。在适宜的室温中,患者感到轻松、舒适、安宁,并减少消耗,也有利于医疗护理工作的进行。室温过高,会影响体热的散发,干扰消化及呼吸功能,使人烦躁,影响体力的恢复。室温过低则因寒冷使人缩手缩脚,缺乏活力,并易着凉。

为保持适当的室温,医院病区应安装适当的室温调节设施,如空调、电风扇、暖气设备等,并配备室温计,以便观察和调节室温。此外,应根据气温变化为患者增减衣服及被服。

3. **湿度**　适宜的**病室湿度为50%~60%**。病室湿度一般指相对湿度,即在一定温度下,单位体积的空气中所含有水蒸气的量与其达到饱和时含量的百分比。湿度过高,空气潮湿,细菌易于繁殖,同时水分蒸发减少,抑制出汗,使患者感到潮湿憋闷,对患有心、肾疾病的患者尤为不利;湿度过低,室内空气干燥,使人体水分蒸发增加,可引起口渴、咽痛、鼻出血等,对呼吸道疾患或气管切开的患者不利。

病室应配有湿度计,以便观察和调节。室内湿度过高时,可通风换气或使用空气除湿器;室内湿度过低时,夏季可在地面洒水,冬季可在暖气上安放水槽、水壶或使用空气加湿器。

4. **通风**　通风换气是保持病室内空气清新、降低空气中微生物的密度、调节室内温湿度、增加患者舒适感、减少呼吸道疾病传播的有效措施。通风不足会使室内空气污浊、氧气不足,患者会出现烦躁、倦怠、头晕、食欲缺乏等。故病室应定时通风换气或安装空气调节器,有条件者可设立生物净化室(层流室)。通风时间可根据室内外温差和风力大小适当掌握,**一般通风30min**即可达到置换室内空气的目的。通风时应注意保护患者,避免吹对流风,以免着凉。

5. **音响**　音响是指声音存在的情况,音响过大即可成为噪声。我国环境保护部2008年发布的《社会生活环境噪声排放标准》中规定,**医院病房白天噪声应控制在40dB以下,夜间控制在30dB以下**。医院的噪声源主要来自仪器设备的运行和报警声、医疗器械和用具的碰撞与摩擦声、人声喧哗、重步行走、开关门窗所发出的响声等。医院是特别安静区,对声源要加以控制。病室应建立安静制度,工作人员在工作中应做到"四轻",即说话轻、走路轻、关门轻和操作轻。向患者及其家属、探视者做好解释宣传工作,保持病室安静。病室的门及桌椅应加橡皮垫,推车轮轴定时滴注润滑油,以减少噪声的发生。

6. **光线**　病室采光有自然光源及人工光源。适当的日光照射可促进照射部位的血液循环,改善皮肤和组织的营养状况,使人感觉舒适愉快。日光中紫外线可促进机体内部合成维生素D,并有强大的杀菌作用。因此,病室可开启门窗,使日光直接射入,或协助患者到户外接受日光直接照射,以增进身心舒适感。人工光源主要用于夜间照明及保证特殊诊疗和护理操作的需要。护士应根据不同需要对光线进行调节,如对先兆子痫、破伤风或畏光的患者,应采取避光措施,夜间应有壁灯或地灯,既可保证夜间巡视病情,又不至于影响患者睡眠。

7. **装饰** 医院中的装饰包括整体和局部的装饰。医院的绿化、建筑的结构与色彩、室内的装饰等都应从人与健康的和谐发展的角度进行人性化设计。病室应整洁美观、陈设简单。重视色彩环境对人的生理、心理的影响。色彩会使人产生联想,进而引起情绪反应(表9-1)。过去,医院多采用白色,白色有着清洁、卫生的积极一面,但是也有易引起视觉生理上疲劳的消极一面。病房环境设计可根据不同的病情设置不同的色彩,如老年病房宜采用柔和的浅橙色或淡米色等暖色调,儿童病房可选择浅蓝或浅绿等冷色调。合理的色彩环境可使患者身心舒适,有利于恢复健康。

表 9-1 色彩与联想、情绪的关系

色彩	联想	情绪
红色	血	热情、活跃
红黄色	蜜柑	快活、爽朗
黄色	太阳	希望、光明
绿色	绿叶	安息、和平
蓝色	海	恬静、冷静
紫色	葡萄	优美、温厚

(二) 医院的社会环境

医院是社会的一个组成部分,患者身处其中,对医院的陌生环境、人员、规章制度等会感觉不适应,以致产生一些不良的心理反应。护士应与患者建立融洽的护患关系,创设和谐的气氛,帮助患者尽快适应医院的社会环境。

1. **护患关系** 护患关系是一种服务者与服务对象之间特殊的人际关系。护士在履行职责的护理活动中,对患者应一视同仁,无论患者的年龄、性别、职业、职务、信仰、文化背景,不分远近亲疏,一切从患者的利益出发,满足患者的身心需求,尊重患者的权利与人格。在护患关系中,护士始终处于主导地位。要建立良好的护患关系,护士的语言应热情、诚恳与友善,以消除患者的陌生、孤独感;行为举止要端庄稳重、机敏果断,护理操作要稳、准、轻、快,以增加患者的信赖感;工作态度要严肃认真、一丝不苟,使患者获得安全感;情绪要稳定,以积极、乐观的情绪去感染患者。

2. **患者与其他人员的关系** 除护患关系外,患者还需与病区内其他医务人员及同室的病友之间建立和睦的人际关系。护士应主动将其他医务人员和病友介绍给患者,鼓励患者与他们进行接触和沟通;提倡病友之间互相帮助和照顾,注意引导病室内的群体气氛积极向上,从而调动患者的乐观情绪,更好地配合医疗护理工作的开展。家庭是患者重要的社会支持系统,家庭成员对于患者的理解及支持有利于患者增强治愈疾病的信心,助其康复。因此,护士也应注意协调患者与其家庭成员之间的关系,充分发挥家庭支持系统的积极作用。

3. **医院规则** 健全的规章制度可以保证医疗、护理工作的正常进行,确保患者有良好的休息和睡眠环境,预防和控制医院感染的发生,使患者尽快恢复健康。但医院规章制度在一定程度上对患者是一种约束,如作息制度、探视制度、陪伴制度等,不能完全按照患者个人的意志行事,会对患者产生一定的影响。因此,护士对于新入院患者应及时介绍并耐心解释医院规则和执行各项院规的必要性及意义,取得患者及家属的理解和配合,使患者尽快地适应医院环境。

(三) 医院的生物环境

医院的生物环境通常是指由微生物构成的环境。医院是病原微生物聚集的场所,而患者因疾病的影响,免疫功能有不同程度的下降或缺陷,病原体容易通过各种环境媒介侵入机体而引起感染。因此,制定有关医院生物环境的管理制度和采取有效的预防控制措施,减少医院感染的发生,确保医院生物环境的安全性,是医院环境的调节和控制的重要组成部分。

1. 医院感染的概念及分类

(1) 医院感染的概念:**医院感染**(nosocomial infection)又称医院内获得性感染(hospital acquired infection),是指患者、探视者、医院工作人员等在医院活动期间遭受病原体侵袭而引起的诊断明确的感染。由于门急诊患者、探视者和其他流动人员在医院内停留时间较短暂,难以确定其感染是否来自医院,因而医院感染的对象主要是住院患者。

(2) 医院感染的分类:医院感染按病原体的来源可分为外源性感染和内源性感染。**外源性感染**(exogenous infection)又称交叉感染(cross infection),其感染病原体来自患者以外的个体、环境等,通过直接或间接的传播途径使患者遭受感染。**内源性感染**(endogenous infection)亦称自身感染(autogenous infection),是指患者遭受其自身固有菌群的侵袭而发生的感染。在人的口咽、肠道、呼吸道、泌尿生殖道及皮肤等部位寄居的正常菌群或条件致病菌,在正常情况下是不致病的,而当人体的皮肤、黏膜受损失去屏障功能、免疫功能受损、抵抗力下降或寄居原部位的细菌发生易位时,原有的生态平衡失调,可引起感染。

2. 医院感染形成的基本条件　医院感染的发生与流行必须具备3个基本条件:感染源、传播途径和易感人群。当这三者同时存在并相互发生联系,就形成了**感染链**(infection chain),导致感染的发生。

(1) **感染源**(source of infection):指病原体自然生存、繁殖并排出的宿主或场所。主要包括已感染的患者及病原体携带者、患者自身正常菌群、动物感染源、医院环境等,其中已感染的患者和病原体携带者是医院感染中的主要感染源。

(2) **传播途径**(modes of transmission):指病原体从感染源传播到易感者的途径。主要传播途径有:①接触传播:指病原体通过手、媒介物(如污染的诊疗器械、携带病原微生物的昆虫、污染的食品和水源等)直接或间接接触导致的传播,是医院感染主要而常见的传播途径;②空气传播:指带有病原微生物的微粒子($\leq 5\mu m$)通过空气流动导致的疾病传播;③飞沫传播:指带有病原微生物的飞沫核($>5\mu m$),在空气中短距离(1m 内)移动到易感者的口、鼻黏膜或眼结膜等导致的传播。

(3) **易感人群**(susceptible hosts):指对某种疾病或传染病缺乏免疫力的人群。常见的易感人群包括:机体免疫功能受损者、接受侵入性诊疗或皮肤黏膜屏障损伤者、接受免疫抑制疗法者、长期使用抗生素者、老年人及婴幼儿等。

3. 引发医院感染的主要因素　医院感染的发生与诸多因素有关:①患者因素,如年龄、免疫功能、基础疾病或原发性疾病等;②医源性因素,如侵入性诊疗、损害免疫功能的治疗、滥用抗生素等;③管理因素,如医院感染的管理制度不健全或落实不到位、消毒灭菌不严格和无菌、隔离技术操作不当等;④其他,如医务人员对医院感染的严重性认识不足,医院建筑布局不合理、卫生设施不全等。

4. 医院生物环境的调节与管理　医院生物环境的调节与管理的主要目的是预防和控制医院感染的发生,其关键性措施就是阻断感染链,即控制或消灭感染源、切断传播途径、保护易感人群或增强其免疫力。

(1) 建立医院感染三级管理体系:在医院感染管理委员会领导下,建立层次分明的三级管理体系。一级管理——临床科室感染管理小组,科室主任、护士长负责制,监控医生、护士具体开展医院感染控制工作;二级管理——医院感染管理科,由专职人员负责全院医院感染预防与控制方面的管理和业务工作的开展;三级管理——医院感染管理委员会,是感染管理领导决策机构,全面负责医院感染管理。

(2) 健全、落实各项制度及工作质量标准:各级医院应根据医院感染相关法规、规范和行业技术标准等,更新并细化相应的规章制度和工作规范,认真贯彻落实。

1) 管理制度:包括清洁卫生制度、消毒隔离制度、医疗废物管理制度、医院感染病例报告管理制

Note:

度、医院感染管理知识在职教育制度等。

2）监测制度：包括医院感染病例监测、消毒灭菌效果监测、医院感染病原体及其耐药性监测、环境卫生学监测等，尤其对感染高发科室、高危人群、高发部位及多重耐药菌等实行目标监测。通过监测分析医院感染的危险因素，并针对导致医院感染的危险因素采取有效的预防与控制措施。

3）消毒质控标准：医院消毒卫生、医护人员手卫生、空气环境质量、物体表面消毒、医疗器械消毒、医院污水污物的排放与处理等，都应符合国家卫生行政部门的有关技术规范和卫生行业标准。

（3）医院建筑布局合理，设施有利于消毒隔离：医院建筑布局及洁、污流程设计符合医院感染管理要求，如传染科宜与普通病区和生活区分开，病区及梯道设立洁、污两通道，清洁区、潜在污染区、污染区分区明确，区与区之间有实际屏障，人流、物流不逆行；医院门诊部各功能部门的设置符合患者就诊的流程，使就诊人流呈单向流动，避免人流交错增加交叉感染的机会；病区内配备适量的非手触式开关的流动水洗手设施，病床边、门外或治疗车上配备手消毒剂，以提高医护人员手卫生的依从性等。

（4）阻断感染链：严格执行无菌技术、隔离预防技术，加强医务人员的手卫生，做好清洁、消毒、灭菌工作及其效果监测，正确处理医疗废物，加强重点部门（手术室、消毒供应中心、血液透析室、产房、新生儿室、ICU 等）的消毒隔离及重点环节（各种插管、注射、手术、内镜诊疗操作等）的技术操作规范，合理使用抗生素，增加易感人群的抵抗力等。

（5）加强医院感染学的教育：加强医院感染监控知识和技术的岗位培训与宣传教育，强化医生、护士、患者和家属等全体人员的预防和控制医院感染的责任意识，在各工作环节做好医院感染的防控，保障医疗质量和医患安全。

第三节　清洁、消毒、灭菌

清洁、消毒、灭菌是保证医院生物环境安全、预防与控制医院感染的一个重要环节，包括医院的室内外环境的清洁和消毒，诊疗用具、器械、药物的消毒和灭菌，以及接触传染病患者的消毒隔离和终末消毒等措施。

一、基本概念

1. 清洁（cleaning）　是指去除物体表面有机物、无机物和可见污染物的过程。其目的是去除和减少微生物的数量，并非杀灭微生物。常用的清洁方法有水洗、去污剂或清洁剂去污、机械去污、超声去污等。适用于医院环境中地面、墙壁、家具、餐具、医疗设备等物体表面的处理，也是物品消毒、灭菌前的必要步骤。

2. 消毒（disinfection）　是指清除或杀灭环境中或传播媒介上病原微生物，使其达到无害化的处理。凡接触皮肤、黏膜的医疗器械、器具和物品必须达到**消毒水平**。

3. 灭菌（sterilization）　是指清除或杀灭传播媒介上一切微生物的处理。凡进入人体组织、无菌器官的医疗器械、器具和物品必须达到**灭菌水平**。

二、常用物理消毒灭菌法

物理消毒灭菌法（physical disinfection and sterilization）是利用物理因素（如热力、辐射、微波、过滤等）清除或杀灭微生物的方法。**医院的消毒灭菌处理一般首选物理方法。**

（一）热力消毒灭菌法

热力消毒灭菌法（heat disinfection and sterilization）主要利用热力作用破坏微生物的蛋白质、核酸、细胞壁和细胞膜，从而导致其死亡。可分干热法和湿热法两类。干热法包括燃烧灭菌法、干烤灭菌法；湿热法包括煮沸消毒法、压力蒸汽灭菌法。

1. 燃烧灭菌法（burning sterilization）　燃烧是一种简单、迅速、彻底的灭菌方法。包括以下两种：

（1）焚烧：直接在焚烧炉内焚烧。适用于某些特殊感染（如破伤风、气性坏疽、铜绿假单胞菌感染）的敷料及病理标本的灭菌处理。

（2）烧灼：直接用火焰灭菌。适用于不怕热的金属器材和搪瓷类物品的灭菌。紧急情况下，也可用于手术器械的灭菌。器械可在火焰上烧灼 20s，或在容器内盛放少量 95% 乙醇，燃烧至火焰熄灭。此过程中不断转动容器，使火焰分布均匀。烧灼灭菌温度高，效果可靠，但对物品破坏性大，锐利金属器械不可用此法灭菌，以免锋刃变钝。

应用时应注意：①远离易燃、易爆物品，如氧气、乙醇、汽油等；②在燃烧过程中不得添加乙醇等燃料。

2. 干烤灭菌法（dry-heat sterilization）　一般在专业密闭的烤箱内进行，适用于耐热、不耐湿、蒸汽或气体不能穿透物品的灭菌，如油脂、粉剂、玻璃器皿等物品。灭菌参数为：温度 160℃，持续灭菌时间 2h；或 170℃，持续 1h；或 180℃，持续 30min。

干烤灭菌时，应注意：①待灭菌的物品应洗净，玻璃器皿需干燥。②灭菌物品包体积不应超过 10cm×10cm×20cm，油剂、粉剂的厚度不应超过 0.6cm，凡士林纱布条厚度不应超过 1.3cm，以利于热的穿透。③物品装载时勿与灭菌器内腔底部及四壁接触，高度不应超过烤箱内腔高度的 2/3，物品之间留有空隙。④有机物品灭菌时，温度应≤170℃，以防炭化。⑤禁用于棉织品、合成纤维、塑料制品、橡胶制品、导热性差的物品以及其他在高温下容易损坏的物品的灭菌。⑥灭菌维持的时间应从烤箱内温度达到灭菌温度时起算，中途不得打开烤箱放入新的物品。⑦灭菌后温度降至 40℃ 以下再打开灭菌器，以防玻璃器皿等物品炸裂。

3. 煮沸消毒法（boiling disinfection）　煮沸消毒适用于耐湿、耐热物品的消毒，如金属、搪瓷、玻璃和橡胶类物品等。因其经济、方便，消毒效果可靠，是家庭及基层医疗机构常用的消毒方法。

（1）方法：将物品刷洗干净，全部浸没于水中加热煮沸。水沸后开始计时，5~10min 可杀灭细菌繁殖体。但对细菌芽孢和真菌污染的物品，煮沸时间应延长到 15min 至数小时。如肉毒杆菌芽孢需煮沸 3h 才能被杀灭。在紧急情况下，煮沸法也可用作诊疗器材的灭菌，但煮沸时间应不少于 60min。若在水中加入 1%~2% 碳酸氢钠，水的沸点可提高至 105℃，能增强消毒效果，并对金属有去污防锈作用。

（2）注意事项

1）消毒物品必须全部浸没在水中，器械的轴节及容器的盖打开，空腔导管内灌水，形状、大小相同的容器不能重叠放置。水面应至少高于物品最高处 3cm，煮锅加盖煮沸。放入总物品不超过容器容量的 3/4。

2）玻璃类物品要用纱布包裹，冷水或温水时放入；橡胶类物品应水沸时放入；针头、缝针等细小物品应用纱布包好放入，以便放、取；棉织品在水沸后应适当搅拌。

3）煮沸中途添加物品，消毒时间应从再次水沸后重新计时。

4）水的沸点受气压影响，因此海拔高的地区应适当延长消毒时间。一般海拔每增高 300m，消毒时间需延长 2min。

4. 压力蒸汽灭菌法（autoclave sterilization）　是热力消毒灭菌法中使用最普遍、效果最为可靠的一种方法。主要是通过利用饱和蒸汽在一定压力下释放的潜热杀灭包括芽孢在内的一切微生物，广泛应用于临床。适用于各类器械、敷料、搪瓷类、橡胶、玻璃制品等耐高温、耐高压、耐湿的物品的灭菌，但不能用于油剂和粉剂的灭菌。

（1）分类：根据排放冷空气的方式和程度不同，分为下排气式和预真空压力蒸汽灭菌两大类别。

1）下排气式压力蒸汽灭菌：下排气式压力蒸汽灭菌是利用重力置换原理和冷热空气的比重差异，使热蒸汽在灭菌器中从上而下，将冷空气由下排气孔排出，排出的冷空气由饱和蒸汽取代，利用蒸汽释放的潜热使物品达到灭菌。下排气式压力蒸汽灭菌器包括手提式和卧式两种。

潜热是什么

潜热是指100℃水蒸气内在的热能。这种热能用温度计表示不出来,只有高压下遇冷时才能释放出来。例如,1g水从0℃加热到100℃需要418.4J(100cal)的热量,若将1g 100℃的水加热到100℃蒸汽则需要2 255J(539cal)。这就意味着有更多的热潜伏在水蒸气内。当热的水蒸气进入高压灭菌器内遇到冷的物品时,立刻凝结成水,释放出潜热(2 255J),体积缩小1 870倍,在负压的作用下,迅速穿透灭菌物品。所以,预真空和脉动真空灭菌器比普通高压灭菌器消毒时间短且效果好。

手提式压力蒸汽灭菌器(图9-1)具有携带、使用方便、效果可靠等优点,多用于基层医疗单位。使用方法如下:①在隔层内盛水,放入物品后加盖旋紧,然后在锅下加热;②开放排气阀,以驱除锅内冷空气,再关排气阀;③待压力升至所需数值,维持20~30min;④移去热源,进行排气,待压力降至"0"时,慢慢打开盖子。使用时须注意:勿突然开盖,以免冷空气大量进入,蒸汽凝成水滴,使物品受潮。此外,玻璃物品突然遇到大量冷气易发生炸裂。

卧式压力蒸汽灭菌器一般须由持有岗位资格证者方能操作,目前已逐步被预真空等新型压力灭菌器所取代。

2) 预真空压力蒸汽灭菌:预真空压力蒸汽灭菌(图9-2)是利用真空泵机械抽真空的方法,先将灭菌器内的冷空气抽出使之形成负压,再输入热蒸汽,使热蒸汽迅速穿透到物品内部进行灭菌。根据一次性或多次抽真空的不同,分为预真空和脉动真空两种。后者空气排除更彻底,效果更可靠。预真空压力蒸汽灭菌器因其工作效率高、灭菌效果可靠,已成为医院消毒供应中心主要的灭菌设备。

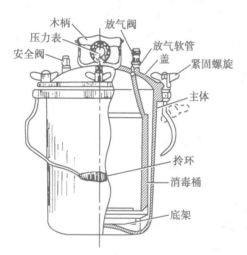
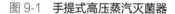

图9-1 手提式高压蒸汽灭菌器

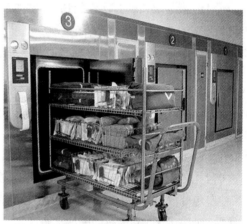

图9-2 预真空压力蒸汽灭菌器

下排气式和预真空压力蒸汽灭菌器灭菌参数见表9-2。

表9-2 压力蒸汽灭菌器灭菌参数

设备类别	物品类别	灭菌设定温度 /℃	最短灭菌时间 /min	压力参考范围 /kPa
下排气式	敷料	121	30	102.8~122.9
	器械		20	
预真空式	器械、敷料	132	4	184.4~210.7
		134		201.7~229.3

（2）注意事项

1）排除压力灭菌器内空气：灭菌器内蒸汽的温度不仅与压力有关，而且与蒸汽的饱和度有关。输入蒸汽时应注意排尽柜室内的空气及冷凝水，使蒸汽充满而达到饱和。

2）灭菌物品包装和容器合适：灭菌包裹不宜过大、过紧，下排气压力蒸汽灭菌包体积不宜超过 30cm×30cm×25cm，预真空压力蒸汽灭菌包体积应不超过 30cm×30cm×50cm；敷料包重量不宜超过 5kg，器械包重量不宜超过 7kg。盛装消毒物品的容器应有通气孔，灭菌时打开通气孔，如无通气孔，则应将容器盖打开。摆放的物品间应用纱布等隔开，管腔类物品应盘绕放置，保持管腔通畅，以利于蒸汽进入。精细器械、锐器应采取保护措施。

3）灭菌物品合理布局：①物品分类包装，同类材质的器械、器具和物品置于同一批次进行灭菌。②材质不相同时，织物包放上层、竖放，金属器械类物品放下层。③手术器械包、硬式容器应平放，盆、盘、碗类物品应斜放，玻璃瓶等底部无孔的器皿类物品倒立或侧放，纸袋、纸塑包装应侧放；包与包之间应留有空隙，以利于蒸汽的渗透及灭菌后的干燥。④下排气灭菌器的装载量不得超过柜室总容积的 80%，预真空灭菌器的装载量不得超过柜室容积的 90%；同时预真空和脉动真空压力蒸汽灭菌器的装载量不得小于柜室容积的 10% 和 5%，以防止"小装量效应"，残留空气影响灭菌效果。

4）控制加热速度：灭菌时间应从灭菌柜室内的温度达到要求温度时开始计算。避免加热过急、过快导致的柜室温度上升与物品内部温度上升不一致的情况出现。

5）灭菌物品处理：灭菌结束后，灭菌柜内温度须降至室温、压力表在"0"位时方可取出物品，冷却时间应 >30min；检查灭菌包装和灭菌效果，确认符合灭菌要求后分类放置。

6）注意安全操作：操作人员须经专业培训、考试合格后持证上岗。严格执行操作程序。

7）注意监测灭菌效果。

（3）压力蒸汽灭菌监测

1）物理监测法：每次灭菌应连续监测并记录灭菌时的温度、压力和时间等灭菌参数，结果应符合灭菌的要求。

2）化学监测法：对无菌包包外、包内化学指示物进行监测，根据其颜色或形态等变化，判定灭菌是否达到灭菌合格要求（图 9-3、文末彩图 9-4）。具体要求为灭菌包包外有化学指示胶带，高度危险性物品包内有化学指示卡，置于最难灭菌的部位。如果透过包装材料可直接观察包内化学指示物的颜色变化，则不必放置包外化学指示物。

3）生物监测法：是监测灭菌效果最可靠的方法。利用耐热的非致病性嗜热脂肪杆菌芽孢作为指示菌株，待灭菌周期结束后取出培养，指示菌片上若无细菌生长，表示灭菌合格。生物监测应至少每周监测一次。如果为植入物及植入性手术器械灭菌时，每灭菌批次都要做生物监测。

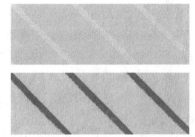

图 9-3 化学指示胶带（灭菌前、灭菌后）

4）B-D 试验（Bowie-Dick Test）：预真空压力蒸汽灭菌器应在每日开始灭菌运行前空载进行 B-D 测试，检测灭菌器冷空气排除效率，排气系统正常方可使用。

信 息 平 台

快速压力蒸汽灭菌法

是一种用于紧急情况下对物品的灭菌处理的方法。其灭菌时间和温度因灭菌器类别、灭菌物品材料是否带孔、裸露而定。下排气式灭菌温度达 132℃时，所需最短灭菌时间 3min（不带孔物品）、10min（带孔物品或带孔物品 + 不带孔物品）；正压排气式灭菌温度 134℃，灭菌时间 3.5min（不带孔

Note：

物品、带孔物品或带孔物品＋不带孔物品);预排气式灭菌温度132℃,灭菌时间3min(不带孔物品)、4min(带孔物品或带孔物品＋不带孔物品)。灭菌后的无菌物品须在4h内使用,不能储存。

(二) 紫外线消毒法

紫外线(ultraviolet,UV)属于一种低能电磁辐射,其波长在210~328nm(2 100~3 280Å),一般认为具有最大杀菌作用的波长为253.7nm。可杀灭各种微生物,包括细菌繁殖体、分枝杆菌、病毒、真菌和部分芽孢。由于紫外线消毒(ultraviolet disinfection)经济、安全、方便,被广泛用于室内空气、物体表面的消毒处理。临床常用的有紫外线杀菌灯和紫外线空气消毒器(壁挂式、柜式、移动柜式)。

1. 杀菌的作用机制　作用于DNA,照射后能导致微生物体内的1条DNA链上邻近的两个胸腺嘧啶分子间形成胸腺嘧啶二聚体,这种二聚体成为一种特殊的连接,使微生物DNA失去转化能力而死亡。此外,紫外线还可使空气中的氧电离而产生具有杀菌作用的臭氧。

2. 影响消毒效果的因素

(1) 穿透力和反射:紫外线穿透力极弱,只能杀灭直接照射的微生物,灰尘、纸张、玻璃、有机物等均能影响紫外线的穿透力,从而影响其杀菌效能。而不同的物质表面对紫外线的反射程度差异明显。例如,铝金属和铝涂料都有良好的反射物质,能使照射剂量增强40%~80%。

(2) 温度:环境温度对紫外线灯输出强度有影响,一般以室温条件(20~40℃)输出强度最大,高于或低于此温度时,紫外线输出强度下降。

(3) 湿度:紫外线杀灭微生物效果最好的相对湿度为40%~60%,相对湿度增大时,空气中的微粒容易变大,紫外线不易穿透。当湿度超过70%时,紫外线对微生物的杀灭率就会急剧下降。

3. 使用方法

(1) 物品表面的消毒:使用便携式紫外线消毒器近距离移动照射或紫外线灯悬吊式照射,有效距离为25~60cm,照射时间为20~30min。

(2) 空气的消毒:首选高强度紫外线空气消毒器,可在室内有人活动时使用,开机消毒30min即可达到消毒合格。在室内无人情况下,也可用悬吊式或移动式紫外线灯直接照射。紫外线灯安装的数量为平均每立方米不少于1.5W,有效照射距离不超过2m,照射时间30~60min。

4. 注意事项

(1) 消毒时应关闭门窗,房间内保持清洁、干燥,空气中不应有过多灰尘或水雾,以减少对紫外线消毒效果的影响。若温度过低或相对湿度过高,应适当延长照射时间。

(2) 保持紫外线灯管外表洁净:一般每2周用无水乙醇棉球擦拭一次,除去表面的灰尘、污垢,以免影响照射效果。关灯后,待灯管冷却3~4min再开启或移动灯管,以免灯管损坏。

(3) 合理掌握照射时间和照射方法:照射时间应从灯亮5~7min后开始计算。消毒物体表面时不应遮挡,消毒中定时翻动物品,使其各表面均受到紫外线的直接照射,且应达到足够的照射时间。

(4) 有效防护:紫外线对人的眼睛、皮肤均有强烈的刺激,照射时产生的臭氧也对人体不利,故紫外线照射时人应尽量离开房间,必要时戴防护镜和穿防护衣或用纱布等物遮盖双眼、用被单遮盖暴露的肢体。照射后应开窗通风3~4min。

(5) 定期检测紫外线灯管的输出强度:紫外线灯在使用过程中其输出强度会逐渐降低。由于紫外线肉眼看不见,灯管放射出的蓝色光线并不代表紫外线灭菌波长的强度,因此可采用紫外线消毒剂量指示卡或紫外线测强仪定期测量灯管的输出强度。当辐射照度低于$70\mu W/cm^2$(功率≥30W的灯)时,或灯管累计使用时间超过1 000h,应予以更换。

（三）臭氧消毒法

臭氧在常温下为强氧化性气体，是一种广谱杀菌剂，可杀灭细菌繁殖体、芽孢、病毒、真菌等，并可破坏肉毒杆菌毒素。臭氧消毒法（ozone disinfection）主要用于医院空气、污水、诊疗用品、物品表面的消毒等。高浓度臭氧对人体有害，消毒时人员须离开房间，关闭门窗，消毒结束后20~30min方可进入。臭氧为强氧化剂，对多种物品有损坏，如使铜生锈斑、橡胶老化变色、织物漂白褪色等。其杀菌作用可受多种因素影响，包括温度、相对湿度、有机物、pH、水的浑浊度及色度等。

（四）微波消毒法

微波是一种频率高、波长短、穿透性强的电磁波。在电磁波的高频交流电场中，细菌体内的蛋白质、核酸等极性分子高速旋转、振动，使温度迅速上升，导致菌体蛋白凝固变性而死亡，从而达到消毒灭菌作用。可杀灭细菌繁殖体、真菌、病毒、细菌芽孢、真菌孢子等各种微生物。微波消毒法（microwave disinfection）适用于食品和餐具的处理、医疗文件、药品及耐热非金属材料器械的消毒灭菌。不同的物质对微波的吸收不同，因此所需的消毒时间与功率也不同（表9-3）。

表9-3 微波消毒与灭菌剂量参考值

处理物品	微波输出功率/W	微波照射时间/min
手术器械包（5kg）	2 000	16~18
敷料包（5kg）	2 000	18~20
玻璃器皿	650	10~15
医用导管（单件）	650	12~20
液体石蜡、凡士林（50g）	650	20~25
细菌培养基（400ml）	650	6~8
口腔镜、牙托（单件）	650	5~10
牛奶、橘子汁（100~250ml）	650	3~5

使用微波消毒应注意：①装放物品不应超过微波消毒器内容积的2/3，不得接触内腔四壁，物品之间留有空隙；②按吸收微波能量大小对物品进行分类、分批消毒；③水是微波的强吸收介质，可提高消毒效果，故对于干燥的物品应事先做加湿处理，如用湿布包裹；④微波碰到金属物品时会被反射回来，故不能用金属或带金属饰物的器皿盛装消毒物品；⑤微波对人体有一定的伤害，使用时必须关好微波消毒器的门后才能开始操作；⑥消毒中途不得打开消毒器的门加入新物品，也不得远离现场；⑦掌握适宜消毒时间，以免消毒物品被烧焦，或因温度过低达不到消毒目的；⑧经常用柔软湿布和中性洗涤剂擦洗干净灭菌容器的内壁和门，以免污物阻挡微波作用，或因炉门关闭不严造成微波泄漏；⑨不要空载操作，以免损坏消毒器。

（五）电离辐射灭菌法

电离辐射灭菌法（ionizing radiation sterilization）是一种利用X射线、γ射线或电子加速器产生的高能电子束的穿透性来杀灭有害微生物的低温灭菌方法，又称冷灭菌。其机制主要是通过干扰微生物DNA的合成、破坏细胞膜、引起酶系统紊乱等达到消毒灭菌作用。适用于不耐热的物品，如橡胶、塑料、高分子聚合物（一次性注射器、输液输血器等）、精密医疗仪器、生物制品等。

使用辐射灭菌应注意：①灭菌前应对医疗用品的初始污染菌进行检测，保证使用辐射灭菌的有效性；②待辐射物品应尽量均匀填满辐照容器，根据物品包装的尺寸、密度及物品在包装内的分布等确定辐射剂量的大小和位置，以求达到灭菌效果；③应用短小杆菌芽孢E_{601}生物指示剂来监测灭菌效果；④使用经该法灭菌的物品前须核查：包装是否完好无损、辐射化学指示卡变色是否达标、灭菌日期、有效期、灭菌操作者、审核者签名和辐照灭菌单位质量检测印章等，以确保所用器物的安全、可靠。

Note:

（六）等离子体灭菌法

等离子体灭菌法（plasma sterilization）是近几年发展起来的一种新型的低温灭菌技术。医院多采用过氧化氢（H_2O_2）等离子体灭菌器，其作用原理是以 H_2O_2 作为灭菌介质，借助等离子体灭菌器中机械装置，将 H_2O_2 汽化定量注入灭菌室内，经特定的真空和射频电磁场等物理条件激发产生辉光放电，形成 H_2O_2 等离子体进行灭菌。适用于不耐高温、湿热（如电子仪器、光学仪器等）的诊疗器械的灭菌。其优点是低热、不损坏灭菌材料、无毒性残留、对人及环境无危害及污染。

等离子体灭菌法的灭菌参数：过氧化氢作用浓度 >6mg/L，灭菌腔壁温度 45~65℃，灭菌周期 28~75min。灭菌时需注意：①物品在灭菌前必须清洁干燥，须用专用的纸塑灭菌袋或无纺布包装；②物品装量不超过灭菌舱容积的 2/3，且物品之间及灭菌舱底应留有空隙，不能重叠放置；③能吸收水分和气体的物品不可用该法灭菌，如亚麻制品、棉纤维制品、手术缝线、纸张等，因其可以吸收进入灭菌腔内的气体或药物影响等离子体质量。

（七）过滤除菌法

过滤除菌法（filtration sterilization）是以物理阻留的方法去除介质中的微生物，用于液体或空气的洁净、消毒处理。所用的器具是含有微小孔径的滤菌器，将待消毒的介质，通过规定孔径过滤材料，去除气体或液体中的微生物，但不能杀灭微生物。液体过滤除菌常用于工业和制药行业，对一些不耐热或不能以化学方法除菌的液体、制剂、血清制品进行过滤等。空气过滤除菌主要应用于医院手术室、烧伤病房、器官移植病房、静脉药物配制中心的配药间等空气的净化处理。

三、常用化学消毒灭菌法

化学消毒灭菌法（chemical sterilization and disinfection）是使用化学药物抑制微生物的生长、繁殖或杀灭微生物的一类消毒灭菌方法。不同的化学药物消毒灭菌的机制不完全相同，或渗透到菌体内，使菌体蛋白凝固变性；或干扰细菌酶的活性，抑制细菌代谢和生长；或破坏细菌细胞膜的结构，改变其通透性，破坏生理功能等。凡不适用于物理消毒灭菌法的物品，可选用化学消毒灭菌法。

（一）化学消毒灭菌剂的种类

1. 灭菌剂（sterilant）　指能够杀灭一切微生物（包括细菌芽孢），达到灭菌要求的制剂。如戊二醛、甲醛、过氧乙酸、环氧乙烷等。

2. 消毒剂（disinfectant）　指能杀灭传播媒介上的微生物并达到消毒要求的制剂。按消毒水平又可分为高效消毒剂、中效消毒剂和低效消毒剂三类。

（1）高效消毒剂（high-efficacy disinfectant）：指能杀灭一切细菌繁殖体（包括分枝杆菌）、病毒、真菌及其孢子等，对细菌芽孢也有一定的杀灭作用的消毒制剂。如含氯消毒剂、二氧化氯、甲基乙内酰脲类化合物和一些复配的消毒剂等。

（2）中效消毒剂（intermediate-efficacy disinfectant）：指能杀灭细菌繁殖体、分枝杆菌、真菌和病毒等微生物的消毒制剂。如碘类、醇类、酚类消毒剂等。

（3）低效消毒剂（low-efficacy disinfectant）：指仅能杀灭细菌繁殖体和亲脂病毒的消毒剂。如苯扎溴铵、氯己定等。

（二）化学消毒灭菌剂的使用原则

1. 能用物理方法消毒灭菌的，尽量不使用化学消毒灭菌法。

2. 根据物品的性能及病原微生物的特性，选择合适的消毒灭菌剂。

3. 严格掌握消毒灭菌剂的有效浓度、消毒时间及使用方法，保证消毒效果的可靠。

4. 使用新鲜配制的消毒灭菌液，以免消毒灭菌剂因性质不稳定在贮存过程中浓度逐渐降低，影响消毒效果。

5. 消毒液应贮放于无菌容器中，易挥发性的消毒液应加盖保存，并定期检测以确保有效浓度。

6. 消毒液中不得放置纱布、棉花等物,以免吸附消毒剂,降低消毒液的效力。

7. 待消毒的物品在消毒前必须洗净擦干,去除油脂及血、脓等有机物。

8. 消毒灭菌后的物品须用无菌生理盐水冲洗干净后方可使用,以免残留消毒剂刺激人体组织。

（三）化学消毒灭菌的方法

1. 浸泡法（immersion） 是将待消毒的物品洗净、擦干后浸没于规定浓度的消毒液内一定时间达到消毒灭菌的方法。浸泡时,物品的轴节或套盖要打开,管腔内要灌满药液,应使物品全部浸没在消毒液中,并注意加盖以保持其密封性。浸泡中途如另加入新的待消毒物品,则应重新计算消毒时间。

2. 熏蒸法（fumigation） 是指在密闭空间内将一定浓度的消毒剂加热或加入氧化剂,使其产生的气体,在规定的时间内对污染的物品或空间进行消毒灭菌的方法。常用于手术室、换药室、病室的空气消毒,在消毒间或密闭的容器内,也可用于被污染的物品进行消毒灭菌。

3. 喷雾法（nebulization） 是用喷雾器将一定浓度的化学消毒灭菌剂均匀地喷洒于空间或物体表面以达到消毒灭菌的方法,常用于地面、墙壁、周围环境等的消毒,喷洒化学消毒剂时必须使物体表面完全湿透才能起到消毒作用。

4. 擦拭法（rubbing） 是用规定浓度的化学消毒灭菌剂擦拭被污染物体表面或皮肤,以达到消毒灭菌的方法。常用于墙壁、厕所、家具及皮肤等的消毒。宜选用易溶于水或其他溶剂、渗透性强、无显著刺激性的消毒灭菌剂。如可用含氯消毒液擦拭墙壁、地面,用 75% 乙醇溶液消毒局部皮肤等。

（四）常用的化学消毒剂（表 9-4）

表 9-4　常用化学消毒剂

消毒剂名称	消毒剂种类	作用原理	使用范围	注意事项
戊二醛（glutaraldehyde）	灭菌	与菌体蛋白质反应,使之灭活	① 适用于不耐热诊疗器械、器具与物品的消毒与灭菌 ② 浸泡法:常用浓度为 2%,消毒处理需 20~45min,灭菌处理需 10h	① 应密封、避光,置于阴凉、干燥、通风环境中保存 ② 内镜连续使用,需每人次间隔消毒 10min,每天使用前后各消毒 30min,消毒后用冷开水冲洗 ③ 使用过程中加强戊二醛浓度检测,浸泡金属类物品时,加入 0.5% 亚硝酸钠防锈 ④ 对皮肤、黏膜、眼睛有刺激性,对人体有毒性,在通风良好环境中配制,注意个人防护
环氧乙烷（ethylene oxide）	灭菌	与菌体蛋白结合,干扰酶的正常代谢而使之死亡	① 用于不耐高温、湿热(如电子仪器、光学仪器、医疗器械、化纤塑料制品等)的灭菌 ② 根据物品多少选择不同型号的灭菌器。100% 纯环氧乙烷的小型灭菌器灭菌参数:作用浓度 450~1 200mg/L,温度 37~63 ℃,相对湿度 40%~80%,时间 1~ 6h;中型灭菌器灭菌参数:浓度 800~1 000mg/L,温度 55~60℃,相对湿度 60%~80%,时间 6h;大型灭菌器灭菌参数:用药量 0.8~1.2kg/m³,温度 55~60℃,时间 6h	① 易燃易爆,灭菌器安放在通风处,远离火源和静电;贮存温度不超过 40℃,防止爆炸;气罐不应存放在冰箱中 ② 有一定毒性,必须在密闭的环氧乙烷灭菌器内进行灭菌,做好个人防护 ③ 环氧乙烷消毒间应设置专用的排气系统,并保证足够的时间进行灭菌后的通风换气 ④ 灭菌后物品须清除环氧乙烷残留后方可使用 ⑤ 遇水后可形成有毒的乙二醇,故不可用于食品的灭菌

Note:

消毒剂名称	消毒剂种类	作用原理	使用范围	注意事项
过氧乙酸 (peracetic acid)	灭菌	能产生新生态氧,使菌体蛋白质氧化,使细菌死亡	①用于耐腐蚀物品、环境及皮肤等的消毒与灭菌 ②浸泡法:一般污染物品,0.05%溶液浸泡;细菌芽孢污染物品1%溶液浸泡5min,灭菌时需浸泡30min ③擦拭法:浓度和作用时间参照浸泡法 ④喷洒法:0.2%~0.4%溶液用于环境喷洒,作用30~60min	①对金属有腐蚀性,对织物有漂白作用 ②易氧化分解而降低杀菌力,宜现用现配 ③浓溶液有刺激性及腐蚀性,对皮肤黏膜有一定的刺激性,配制时戴口罩及橡胶手套,做好个人防护 ④储存于阴凉通风处,配制时,忌与碱或有机物相混合,以免其剧烈分解发生爆炸
37%~40%甲醛溶液 (formal dehyde solution)	灭菌	使菌体蛋白变性,酶活性消失	①用于不耐高温医疗器械的灭菌 ②常用低温甲醛蒸汽灭菌法,灭菌参数:气体甲醛作用浓度3~11mg/L,温度50~80℃,相对湿度80%~90%,时间30~60min	①必须在密闭的灭菌箱中进行,灭菌箱须有良好的甲醛定量加入和气化装置 ②穿透力弱,消毒物品应展开,污染面暴露在外 ③灭菌箱内温度、湿度对消毒效果有明显影响,应严格控制在规定范围 ④有致癌作用,不宜用于室内空气消毒
含氯消毒剂 (chlorine disinfectant) (常用的有液氯、含氯石灰、含氯石灰精、次氯酸钠、氯胺T、二氯异氰脲酸钠等)	高效	在水溶液中可放出有效氯,破坏细菌酶的活性而致其死亡	①用于餐具、环境、水、疫源地等消毒 ②浸泡法:细菌繁殖体污染的物品,用含有效氯500mg/L的消毒液浸泡至少10min;经血传播病原体、结核分枝杆菌和细菌芽孢污染物品,用含有效氯2 000~5 000mg/L的消毒液浸泡30min以上 ③擦拭法:所需的有效氯含量及作用时间参照浸泡法 ④喷洒法:所需的有效氯含量及作用时间在浸泡法的基础上加倍 ⑤干粉消毒法:排泄物的消毒,用含有效氯10 000mg/L干粉加入排泄物中,搅拌混匀,放置2~6h;医院污水的消毒,用含有效氯50mg/L干粉加入污水中,搅拌,作用2h后排放	①消毒剂应保存在密闭容器内,置于阴凉、干燥、通风处,以减少有效氯的丧失 ②溶液性质不稳定,宜现用现配 ③有腐蚀及漂白作用,不宜用于金属制品、有色衣服及油漆家具的消毒 ④定期更换消毒液
邻苯二甲醛 (ortho-phthalaldehyde, OPA)	高效	通过与氨基酸交联作用,造成细菌、芽孢的死亡	①适用于不耐热诊疗器械、器具与物品的浸泡消毒 ②浸泡法:将待消毒的诊疗器械、器具与物品完全浸没于含量5.5g/L、pH为7.0~8.0,温度20~25℃的邻苯二甲醛溶液中,作用5~12min ③内镜的消毒应遵循国家有关要求	①应密封,避光,置于阴凉、干燥、通风的环境中保存 ②诊疗器械、器具、物品消毒前应彻底清洗、干燥;新启用的诊疗器械、器具、物品先除去油污及保护膜,再用清洁剂清洗去除油脂,干燥后及时消毒 ③直接接触本品会引起眼睛、皮肤、消化道、呼吸道黏膜损伤;接触皮肤、黏膜会导致着色,处理时戴手套,溅入眼内及时用水冲洗,必要时就诊 ④本消毒液配制使用应采用专用塑料容器,确保使用中的浓度符合产品使用说明的要求,连续使用应≤14d

续表

消毒剂名称	消毒剂种类	作用原理	使用范围	注意事项
酸性氧化电位水	高效	通过破坏细菌酶的活性，使菌体蛋白凝固变性	①适应于手工清洗后不锈钢和其他非金属材质的器械、器具和物品灭菌前的消毒及物体表面、内镜的消毒 ②浸泡法：酸性氧化电位水有效氯含量（60±10）mg/L，手工清洗后的器械、器具消毒：用酸性氧化电位水流动冲洗浸泡消毒2min，净水冲洗30s ③擦拭法：物品表面消毒，擦洗浸泡10~15min，内镜冲洗消毒按说明书进行	①应先彻底清除器械、器具和物品上的有机物，再进行消毒处理 ②酸性氧化电位水对光敏感，有效氯浓度随时间延长而下降，宜现配现用；储存应选用避光、密闭、硬质聚氯乙烯材质制成的容器，室温下贮存不超过3d ③每次使用前，应在出水口处分别检测pH和有效氯浓度，检测数值应符合指标要求 ④对铜、铝等非不锈钢的金属器械、器具和物品有一定腐蚀作用，应慎用 ⑤长时间排放可造成排水管路的腐蚀，故应每次排放后再排放少量碱性还原电位水或自来水
碘酊（iodine tincture）	中效	使细菌蛋白质氧化、变性；能杀灭大部分细菌、真菌、芽孢和原虫	①用于皮肤消毒 ②擦拭法：2%溶液用于手术、注射部位的皮肤消毒，擦后待干，再以75%乙醇溶液脱碘	①对皮肤有较强的刺激作用，不能用于黏膜消毒 ②对碘过敏者禁用 ③可挥发，密闭保存
乙醇（alcohol）	中效	使菌体蛋白凝固变性，但对肝炎病毒及芽孢无效	①用于皮肤、环境表面及医疗器械的消毒 ②擦拭法：75%溶液擦拭消毒皮肤或物品表面 ③浸泡法：细菌繁殖体污染的物品，75%溶液浸泡消毒10min以上	①易挥发，需加盖保存，定期检测有效浓度，保持浓度不低于70% ②有刺激性，不宜用于黏膜及创面的消毒
碘伏（iodophor）	中效	是碘与表面活性剂结合物；破坏细菌胞膜的通透性屏障，使蛋白质漏出或与细菌酶蛋白起碘化反应而使之失活；能杀灭细菌、病毒等	①用于皮肤、黏膜的消毒 ②浸泡法：细菌繁殖体污染的物品，0.05%有效碘溶液30min ③擦拭法：手术部位及注射部位的皮肤消毒，0.25%~0.5%有效碘溶液擦拭2遍，作用2min；口腔黏膜创面消毒，用0.05%~0.1%有效碘溶液擦拭，作用3~5min ④冲洗法：0.025%有效碘溶液用于阴道黏膜及伤口黏膜创面的消毒，冲洗3~5min	①碘伏稀释后稳定性差，宜现用现配 ②避光密闭保存 ③不宜用于二价金属类制品的消毒
苯扎溴铵（新洁尔灭）（benzalkonium bromide）	低效	是阳离子表面活性剂，能吸附带阴电的细菌，破坏细菌的细胞膜，最终导致菌体自溶死亡，又可使菌体蛋白变性而沉淀	①用于皮肤、黏膜的消毒 ②擦拭法：0.05%~0.1%溶液用于皮肤消毒，作用3~5min；0.05%溶液用于黏膜消毒，作用3~5min；0.1%~0.2%溶液用于环境表面消毒，作用30min	①对肥皂、碘、高锰酸钾等阴离子表面活性剂有拮抗作用 ②有吸附作用，会降低药效，故溶液内不可投入纱布、棉花等物 ③对铝制品有破坏作用，故不可用铝制品容器盛装

Note：

续表

消毒剂名称	消毒剂种类	作用原理	使用范围	注意事项
氯己定（洗必泰）（chlorhexidine/hibitane）	低效	具有广谱抑菌、杀菌作用	① 用于外科洗手、手术部位皮肤及黏膜的消毒 ② 擦拭法：手术及注射部位的皮肤消毒，用 0.5% 醋酸氯己定-乙醇溶液擦拭 2 遍，作用 2min ③ 冲洗法：用 0.05%~0.1% 醋酸氯己定水溶液冲洗阴道及伤口黏膜创面	同苯扎溴铵（新洁尔灭）①、②

注：微生物对消毒因子的敏感性由高到低的顺序为：亲脂病毒 > 细菌繁殖体 > 真菌 > 亲水病毒 > 分枝杆菌 > 细菌芽孢 > 朊毒体。

四、医院常见清洁、消毒、灭菌工作

（一）医院用品危险性分类

医院用品的危险性是指物品污染后对人体造成的危害程度，根据其危害程度分为三类：

1. **高度危险性物品**（critical items）　指进入人体无菌组织、器官、脉管系统，或有无菌液体从中流过的物品，或接触破损皮肤、破损黏膜的物品，一旦被微生物污染，具有极高感染风险。如手术器械、穿刺针、输血器、输液器、注射器与注射液、血液和血液制品、导尿管、膀胱镜、腹腔镜、脏器移植物和活体组织检查钳等。

2. **中度危险性物品**（semi-critical items）　指与完整黏膜相接触，而不进入人体无菌组织、器官和血流，也不接触破损皮肤、破损黏膜的物品，如呼吸机管道、麻醉机管道、支气管内镜、喉镜、胃肠道内镜、口表、肛表、压舌板、肛门直肠压力测量导管等。

3. **低度危险性物品**（non-critical items）　指与完整皮肤接触而不与黏膜接触的器材。如毛巾、脸盆、餐具、被褥等患者的生活卫生用品；墙面、地面、窗台、床头柜、床旁椅、病床等病室环境中的物品表面；听诊器、听筒、血压计袖带、体外超声探头等查体用具。

（二）消毒灭菌的水平

根据消毒因子的适当剂量（浓度）或强度和作用时间对微生物的杀灭能力，可将消毒灭菌分为 4 个作用水平：

1. **灭菌水平**（sterilization level）　杀灭一切微生物（包括细菌芽孢），达到无菌保证水平。达到该水平的常用方法有：压力蒸汽灭菌、干热灭菌、电离辐射灭菌、微波灭菌、等离子体灭菌等物理灭菌方法，以及采用甲醛、戊二醛、环氧乙烷、过氧乙酸、过氧化氢等消毒剂在规定条件下，以合适的浓度和有效的作用时间进行化学灭菌的方法。

2. **高水平消毒**（high level disinfection）　杀灭一切细菌繁殖体包括分枝杆菌、病毒、真菌和致病性细菌芽孢的消毒方法。达到该水平的常用方法有：热力、微波、臭氧和紫外线等以及用含氯制剂、邻苯二甲醛、过氧乙酸、过氧化氢、二氧化氯等以及能达到灭菌效果的化学消毒剂在规定的条件下，以合适的浓度和有效的作用时间进行消毒的方法。

3. **中水平消毒**（middle level disinfection）　杀灭除细菌芽孢以外的各种病原微生物包括分枝杆菌的消毒方法。达到该水平的常用方法有：超声波、碘类消毒剂（碘伏、碘酊等）、醇类和氯己定的复方、醇类和季铵盐类化合物的复方、酚类等消毒剂，在规定条件下，以合适的浓度和有效的作用时间进行消毒的方法。

4. **低水平消毒**（low level disinfection）　能杀灭细菌繁殖体（分枝杆菌除外）和亲脂病毒的消毒方法。包括通风换气、冲洗等机械除菌法和单链季铵盐类消毒剂（苯扎溴铵等）、双胍类消毒剂（氯己定）等化学消毒剂，在规定的条件下，以合适的浓度和有效作用时间进行消毒的方法。

Note:

（三）选择消毒、灭菌方法的原则

1. 根据物品污染后导致感染的风险高低选择相应的消毒、灭菌方法

（1）高度危险性物品：必须选用灭菌方法处理。

（2）中度危险性物品：应选用高水平或中水平消毒方法。

（3）低度危险性物品：宜选用低水平消毒方法或做清洁处理。

2. 根据物品上污染微生物的种类和数量选择消毒、灭菌方法和使用剂量

（1）对受到致病菌芽孢、真菌孢子、分枝杆菌和经血传播病原体等污染的物品，选用高水平消毒或灭菌法。如破伤风杆菌、结核分枝杆菌、乙肝病毒、人类免疫缺陷病毒污染的物品等。

（2）对受到真菌、亲水病毒、螺旋体、支原体、衣原体等病原微生物污染的物品，应选用中水平以上的消毒法。如甲型肝炎病毒污染的物品。

（3）对受到一般细菌和亲脂病毒等污染的物品，应选用中水平或低水平消毒法。如流感病毒、大肠埃希菌污染的物品。

（4）杀灭被有机物保护的微生物时，或消毒物品上微生物污染特别严重时，应加大消毒剂的使用剂量和 / 或延长消毒时间。

3. 根据消毒物品的性质选择消毒、灭菌方法　选择消毒方法时要考虑两方面因素：一是要保护消毒物品不受损坏；二是使消毒方法易于发挥作用。

（1）耐热、耐湿的诊疗器械、器具和物品，应首选压力蒸汽灭菌；耐高温的玻璃器材、油剂和干粉类等，应首选干热灭菌。

（2）不耐热、不耐湿的物品，如各种导管、精密仪器、人工移植物等，宜选择低温灭菌方法，如环氧乙烷灭菌、过氧化氢低温等离子体灭菌或低温甲醛蒸汽灭菌等。

（3）物体表面消毒：应考虑表面性质，光滑表面宜选择紫外线消毒器近距离照射，或合适的消毒剂擦拭；多孔材料表面宜采用浸泡或喷雾消毒法。

（4）重复使用的氧气湿化瓶、吸引瓶、婴儿暖箱水瓶以及加温加湿罐等宜采用高水平消毒。

4. 严格执行消毒程序　凡受到感染症患者的排泄物、分泌物、血液污染的器材和物品，应先消毒，再清洗，使用前再按物品污染后危险性的种类，选择适宜的消毒灭菌方法进行处理。

5. 加强消毒灭菌工作中的职业防护　消毒因子大多对人有害，因此，在进行消毒时，护士一定要有保护患者和自我保护的意识，采取针对性的保护措施，防止消毒事故和消毒操作方法不当造成的伤害。

（四）医院日常清洁、消毒、灭菌工作

1. 医院环境的分类与消毒

（1）医院环境的分类：根据《医院消毒卫生标准》，医院环境可划分为 4 类。

1）Ⅰ类环境：采用空气洁净技术的诊疗场所，分洁净手术部（室）和其他洁净场所。包括层流洁净手术室、层流洁净病房，这类环境要求空气平均菌落数≤4.0CFU/ 皿（直径 9cm 平皿，暴露 30min），物体表面平均菌落数≤5CFU/cm²。

2）Ⅱ类环境：为非洁净手术部（室），包括普通手术室、产房、导管室、血液病病区、烧伤病区等保护性隔离病区，重症监护病区、新生儿室等，这类环境要求空气平均菌落数≤4.0CFU/ 皿（直径 9cm 平皿，暴露 15min），物体表面平均菌落数≤5CFU/cm²。

3）Ⅲ类环境：包括母婴同室、消毒供应中心的检查包装灭菌区和无菌物品存放区、血液透析中心（室）、其他普通住院病区等，这类环境要求空气平均菌落数≤4.0CFU/ 皿（直径 9cm 平皿，暴露 5min），物体表面平均菌落数≤10CFU/cm²。

4）Ⅳ类环境：包括普通门（急）诊及其检查、治疗室；感染性疾病科门诊和病区，此类环境要求同Ⅲ类环境。

（2）医院环境的消毒

1）空气消毒：Ⅰ类环境采用层流通风法使空气净化，Ⅱ类环境可采用循环风紫外线空气消毒器或静电吸附空气消毒器消毒;Ⅲ类环境除采用Ⅱ类环境空气消毒法外,还可用臭氧消毒、紫外线消毒、化学消毒剂熏蒸或喷雾消毒;Ⅳ类环境可采用Ⅱ、Ⅲ类的空气消毒方法。

2) 环境、物体表面消毒:①地面:在无明显污染情况下,通常采用湿式清扫或清水拖地,每日1~2次;当受到病原微生物污染时,用消毒液擦拭或喷洒消毒。②墙面:墙面的污染情况一般轻于地面,通常不需要进行常规消毒。当受到病原微生物污染时,可用消毒液对2.0m以下的墙体进行喷雾或擦拭消毒。③物品表面:病床、床头柜、椅子、桌子、门窗及把手等,一般只用清洁湿抹布或蘸取消毒液的抹布擦拭;如受到病原微生物污染时,必须用消毒液擦拭或喷洒物品的表面,或用紫外线灯照射消毒。

2. 预防性和疫源地消毒

(1) **预防性消毒**(preventive disinfection):指在未发现明确感染源的情况下,为预防感染的发生,对可能受到病原微生物污染的场所和物品进行的消毒。如医疗器械的灭菌、诊疗用品的消毒、病室空气及物体表面的消毒等。

(2) **疫源地消毒**(disinfection of epidemic focus):指对疫源地内污染的环境和物品的消毒。目的是防止感染的传播和扩散。包括随时消毒和终末消毒。①**随时消毒**(concurrent disinfection):是指有传染源存在时,对其排出的病原体可能污染的环境和物品及时进行的消毒。对患者应做到"**三分开**""**六消毒**",即分住室、分饮食、分生活用具;消毒分泌物或排泄物、消毒生活用具、消毒双手、消毒衣被、消毒患者居室、消毒生活污水。陪伴及护理人员应加强卫生防护,根据隔离要求穿戴防护用品,并注意手的消毒。②**终末消毒**(terminal disinfection):是指传染源离开疫源地后进行的彻底消毒。如传染病患者出院、转院或死亡后,对病室及污染物品进行的最后一次消毒。

3. 被服类消毒 医院被服中心负责全院患者的衣被和医务人员的工作服的洗涤消毒工作,为避免交叉感染,被服需分类洗涤消毒:①医务人员的工作服应与患者的被服分开洗涤;②感染科患者的被服应与普通科室患者的被服分开洗涤;③婴儿衣被应单独洗涤;④棉织品(如患者的床单、衣服)经洗涤后高温消毒;⑤不能洗涤的棉胎、枕芯、垫褥等,可通过日光暴晒、紫外线灯照射或臭氧机照射消毒。随着医院后勤保障社会化的改革项目开展以来,一些大型医院的被服洗涤服务也逐步社会化,由社会上专业的洗涤公司完成医院被服的收送、洗涤、消毒、熨烫等,医院负责对被服洗涤质量进行监管。

4. 器械物品的清洁、消毒、灭菌 医疗器械及其他物品在消毒、灭菌前必须做清洁处理,去除物品表面的有机物(血渍、油污、蛋白质等),以消除或减少有机物对消毒、灭菌效果的影响。一般污染的器械和物品,应先行清洁,再消毒或灭菌;被朊毒体、气性坏疽及突发不明的传染病病原体污染的诊疗器械、器具和物品,则应先消毒,再清洗,最后进行灭菌处理。

5. 皮肤和黏膜的消毒 皮肤是人体保护的第一道屏障,在实施侵入性诊疗操作(如注射、体腔穿刺、手术、导尿)时,应严格对局部的皮肤、黏膜进行消毒,消毒范围、方法及使用的消毒液见有关章节。医务人员在诊疗活动前后以及接触不同的患者、同一患者不同感染部位时均应注意手的消毒,避免交叉感染的发生。

6. 医院污物、污水的消毒处理 根据我国《医疗废物分类目录》,医院的医疗废物分为:感染性废物、病理性废物、损伤性废物、药物性废物、化学性废物。医疗废物应严格分类收集,置于符合《医疗废物专用包装物、容器的标准和警示标志》规定的包装物或容器内,实施集中处置。

医院的污水也应加强管理,污水可能含有大肠埃希菌、沙门菌、志贺菌等病原微生物和一些含汞、铬等的有害物质。医院应建造污水处理站,对医院的污水实施集中消毒处理,使其无害化,达到国家规定的排放标准。

第四节 无 菌 技 术

无菌技术(asepsis)是指在执行医疗、护理操作过程中,防止一切微生物侵入人体,保持无菌物品、无菌区域不被污染的操作技术,是预防医院感染的一项基本而重要的措施。无菌技术及操作规程是依据科学规则制定,医护人员必须熟练地掌握并严格遵守,以防止医源性感染的发生,确保患者安全。

一、相关概念

1. **无菌区(aseptic area)** 指经过灭菌处理且未被污染的区域。
2. **无菌物品(aseptic supplies)** 指经过物理或化学方法灭菌后保持无菌状态的物品。
3. **非无菌区(物品)** 指未经灭菌处理或虽经灭菌处理但又被污染的区域(物品)。

二、无菌技术操作原则

1. **操作环境符合要求** 保持操作室清洁、宽敞、明亮,定期消毒;无菌技术操作前30min停止清扫,减少人员走动,避免尘埃飞扬;操作台面清洁、干燥、平坦,物品布局合理。

2. **工作人员着装符合规范** 无菌操作前工作人员应着装整齐,戴口罩、帽子,并剪短指甲、洗手。必要时穿无菌衣、戴无菌手套等。

3. **无菌物品合理放置** ①无菌物品与非无菌物品分开放置,无菌物品必须存放在无菌容器或无菌包内,一经取出,即使未用,也不可再放回无菌容器(包)内;②无菌包外标识清晰,注明包内无菌物品的名称及灭菌日期,并按失效期先后顺序摆放;③无菌包的保存期与储存环境的温、湿度及包装材质有关,纺织品材料包装的有效期一般为7~14d(未达到环境标准保存期为7d),过期、包装受潮或外包装受损,均应重新灭菌。

4. **严格执行操作规范** ①取用无菌物品须使用无菌持物钳(镊);②未经消毒的用物、手、臂不可触及无菌物品或跨越无菌区;③无菌操作时,操作者的身体应与无菌区域保持一定距离,手、前臂应保持在肩以下、腰部或操作台面以上的视野范围内;④一切无菌操作均应使用无菌物品,禁用未经灭菌或疑有污染的物品;⑤一份无菌物品仅供一位患者使用一次。

三、常用无菌技术

(一)无菌持物钳(镊)的使用

1. **无菌持物钳(镊)类别** 取用无菌物品必须使用无菌持物钳或无菌镊。临床常用的持物钳(镊)有卵圆钳、三叉钳和长、短镊子(图9-5)。

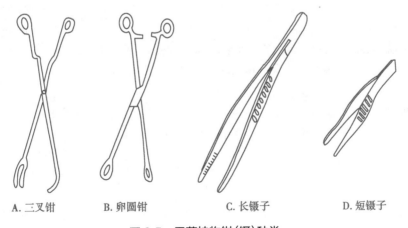

A. 三叉钳　　B. 卵圆钳　　C. 长镊子　　D. 短镊子

图9-5 无菌持物钳(镊)种类

2. **无菌持物钳(镊)的存放** 无菌持物钳(镊)应存放在无菌有盖容器内,每一容器内只能放置一把持物钳(镊),以免取、放时互相碰撞造成污染。保存方法有干式和湿式两种,目前医院多采取干式保存法。

Note:

（1）干式保存法：是将无菌持物钳（镊）干置于带盖的无菌容器内，其无菌状态的保持与室内的空气环境、使用频率等有关，一般每 4h 更换一次。

（2）湿式保存法：是将无菌持物钳（镊）浸泡在盛有消毒液的带盖无菌容器内，消毒液液面高度应浸没持物钳轴节以上 2~3cm 或镊子长度的 1/2（图 9-6）。每周消毒 1~2 次，同时更换消毒液。此外，也提倡无菌持物钳（镊）单个包装，方便一次性使用。

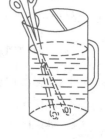

图 9-6　无菌持物钳浸泡在消毒液中

3. 无菌持物钳（镊）的操作方法

（1）目的：用于取放和传递无菌物品，保持无菌物品的无菌状态。

（2）用物

● 无菌持物钳（镊）····················1 个　　● 盛放无菌持物钳（镊）的容器········1 个

（3）实施

操作步骤	注意点与说明
1. 洗手并擦干双手，戴口罩，检查无菌持物钳及容器的名称、灭菌标识、灭菌日期	● 去除手上污垢 ● 首次打开存放无菌持物钳容器需注明开启日期和时间，再次使用应检查有效时间
2. 将存放无菌持物钳的容器盖打开	● 手不可触及容器盖内面 ● 容器盖闭合时不可从盖孔中取、放无菌持物钳
3. 手持无菌持物钳上 1/3 处，将钳移至容器中央，使钳端闭合，垂直取出（图 9-7）	● 取出持物钳时，持物钳下 2/3 部分不可触及容器口缘及液面以上的容器内壁，以免污染
4. 使用时应保持钳端始终向下，不可倒转向上	● 防止消毒液倒流而污染钳端
5. 用后闭合钳端，立即垂直放回容器内，关闭容器盖；浸泡时将轴节松开	● 避免触及容器口周围 ● 松开轴节，使轴节与消毒液充分接触
6. 钳取远处的无菌物品时，应将持物钳连同容器一起搬移，就地使用	● 防止无菌持物钳在空气中暴露过久污染 ● 不能用无菌持物钳夹取油纱布，防止油粘于钳端而影响消毒效果 ● 不能用无菌持物钳换药或消毒皮肤；防止持物钳被污染
7. 无菌持物钳及容器定时更换，同时应更换器械消毒液	● 保持无菌持物钳的无菌状态

（二）无菌容器的使用

经灭菌处理盛放无菌物品的器具称无菌容器，如无菌盒、无菌罐等。

1. 目的　用于盛放无菌物品并保持其无菌状态。

2. 用物

● 无菌持物钳（镊）及其盛放的容器 ··························1 个
● 盛放无菌物品的无菌容器（无菌盒、罐、盘）等 ··············1 个

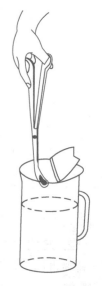

图 9-7　持无菌钳法

3. 实施

操作步骤	注意点与说明
1. 洗手并擦干双手,戴口罩,检查无菌容器的名称、灭菌标识、灭菌日期	
2. 打开容器盖,平移离开容器,内面向上置于桌面上,或内面向下拿在手中(图9-8)	● 防止容器盖盖口污染或灰尘落入容器盖内 ● 防止盖内面触及任何非无菌区域 ● 手拿盖时,手勿触及盖的内面及边缘
3. 用无菌持物钳从容器内取出无菌物品	● 取出的无菌物品,即使未用,也不得再放回无菌容器内
4. 取物完毕后,容器盖内面向下,移至容器口上,小心盖严	● 避免容器内无菌物品在空气中暴露过久
5. 手持无菌容器(如无菌碗)时,应托住容器底部(图9-9)	● 手指不可触及容器边缘及内面

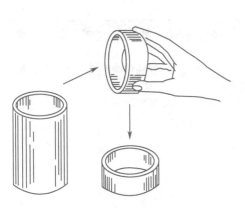

图 9-8　打开无菌容器法

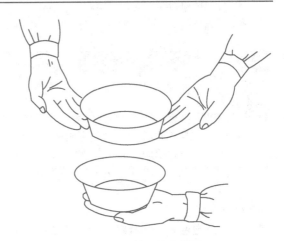

图 9-9　持无菌容器法

(三) 取用无菌溶液

取用无菌溶液前要认真核对、检查,在确认溶液质量可靠后,方可使用。

1. 目的　倒取无菌溶液,保持无菌溶液的无菌状态,供医疗、护理操作使用。

2. 用物

- 无菌溶液 ············· 1瓶
- 启瓶器 ············· 1个
- 无菌容器 ············· 1个
- 消毒液 ············· 1瓶
- 弯盘 ············· 1个
- 棉签 ············· 1包

3. 实施

操作步骤	注意点与说明
1. 洗手并擦干双手,戴口罩	
2. 取盛有无菌溶液的密封瓶,擦净瓶外灰尘,认真核对无菌溶液名称、剂量、浓度和有效期,检查瓶盖有无松动,瓶体、瓶底有无裂痕,溶液有无沉淀、混浊、絮状物、变色等	● 确定溶液正确、质量可靠
3. 打开瓶盖,手拿起无菌瓶,标签面朝向掌心,倒出少量溶液旋转冲洗瓶口(图9-10)	● 手不可触及瓶口及瓶盖内面 ● 倒液时,高度适中,避免液体溅出或瓶口触碰容器
4. 从已经冲洗的瓶口处倒出所需液量至无菌容器内	● 不可将物品伸入无菌溶液瓶内蘸取溶液,已倒出的溶液不可再倒回瓶内
5. 盖回瓶盖,在瓶签上记录开瓶日期、时间	● 已开启的溶液瓶内的溶液,可保存24h,一次性溶液瓶内未取用完的溶液不宜保留

Note:

（四）使用无菌包

一般敷料与器械应包于质厚、致密、未脱脂的双层包布内或双层无纺布内，高压灭菌后备用。

1. 目的 用无菌包包裹无菌物品，以保持物品的无菌状态。

2. 用物

- 无菌包 ⋯⋯⋯⋯⋯⋯⋯⋯⋯⋯⋯⋯1个
- 无菌持物钳（镊）及其盛放的容器 ⋯⋯⋯1个
- 化学指示卡 ⋯⋯⋯⋯⋯⋯⋯⋯⋯⋯1个
- 化学指示胶带 ⋯⋯⋯⋯⋯⋯⋯⋯⋯1卷
- 标签贴 ⋯⋯⋯⋯⋯⋯⋯⋯⋯⋯⋯1个
- 记录笔、纸 ⋯⋯⋯⋯⋯⋯⋯⋯⋯⋯1套

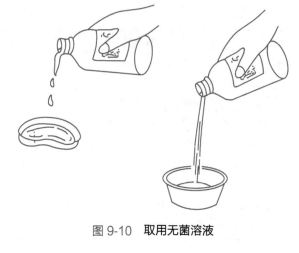

图 9-10　取用无菌溶液

3. 实施

操作步骤	注意点与说明
1. 洗手并擦干双手，戴口罩	
2. 包扎无菌包 （1）将待消毒物品放于包布中央，化学指示卡置于包布中央，近侧的包布一角先覆盖物品，然后遮盖左右两角，并将角尖向外翻折，盖上最后一角后，用化学指示胶带贴妥（图 9-11） （2）贴上注明物品名称、灭菌日期及失效期的标签 （3）灭菌处理	● 包玻璃物品时，应先用棉垫包裹后再用包布包扎 ● 包内、包外均应有化学指示物监测灭菌效果
3. 打开无菌包 （1）检查无菌包名称、灭菌日期、化学指示胶带、包布外观 （2）将无菌包放在清洁、干燥、平坦处 （3）先捏住包布外角向远侧端打开上层包布，再揭开左右两角，最后打开近侧一角 （4）用无菌持物钳取出所需无菌物品，放在事先备好的无菌区域内 （5）若包内无菌物品未取完，应按原折痕折叠，并注明开包日期、时间 （6）需将包内无菌物品一次取完时，可将无菌包托在手上逐层打开包布，另一只手抓住包布四角，将包内无菌物品全部投入无菌区域内（图 9-12）	● 无菌包符合灭菌要求，在有效期内，外观无潮湿、破损、霉变 ● 无菌包放在潮湿处，可能会因毛细现象而导致无菌包的污染 ● 手不可触及包布的内面 ● 若不慎污染包内物品或包布被浸湿，应重新灭菌处理 ● 表示此包已开过，所剩物品 24h 内可使用 ● 开包时，手不可触及包布内面及无菌物 ● 投放时，包布的无菌面朝向无菌区域

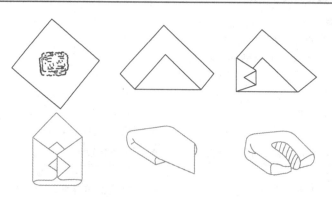

图 9-11　**无菌包的包扎法**

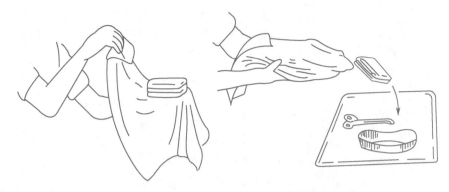

图 9-12 一次取完无菌包内物品

（五）铺无菌盘

无菌盘是将无菌巾铺在清洁、干燥的治疗盘内，形成一无菌区，以放置无菌物品，供治疗护理使用。

1. 目的 在治疗盘内形成无菌区域以放置无菌物品。

2. 用物

- 无菌盘⋯⋯⋯⋯⋯⋯⋯⋯⋯⋯⋯1个
- 无菌持物钳(镊)及其盛放的容器⋯⋯1个
- 无菌包⋯⋯⋯⋯⋯⋯⋯⋯⋯⋯⋯1个
- 记录笔、纸⋯⋯⋯⋯⋯⋯⋯⋯⋯1套

3. 实施

操作步骤	注意点与说明
1. 洗手并擦干双手，戴口罩	
2. 折叠治疗巾 ◆ 纵折法：将治疗巾纵折2次成4折，再横折2次，开口边向外（图9-13） ◆ 横折法：将治疗巾横折后再纵折，成为4折，再重复一次（图9-14）	● 折叠后便于铺盘及展开治疗巾时保持治疗巾的无菌
3. 铺盘 ◆ 单层底铺盘 (1) 打开无菌包，用无菌持物钳取一块治疗巾放在治疗盘内	● 打开包布后，注意保持包内无菌
(2) 双手捏住无菌巾一边外面两角，轻轻抖开（图9-15），双折铺于治疗盘上，上面一层向远端呈扇形折叠，开口边向外（图9-16）	● 手不可触及无菌巾内面 ● 治疗巾内面构成一无菌区
(3) 放入无菌物品，拉平扇形折叠层盖于物品上，上下边缘对齐，将开口处向上翻折2次，两侧边缘各向下翻折一次	● 避免跨越无菌区 ● 保持盘内无菌，4h内有效
◆ 双层底铺盘 (1) 取出无菌巾，双手捏住无菌巾一边的外面两角，轻轻抖开，从远到近，3折成双层底，上层呈扇形折叠，开口边向外（图9-17）	
(2) 放入无菌物品，拉平扇形折叠层，盖于物品上，边缘对齐	
4. 注明无菌盘名称及铺盘日期、时间	

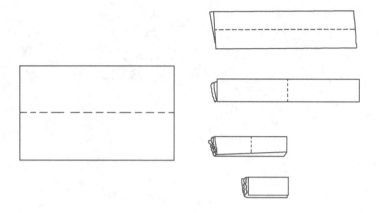

图 9-13 无菌巾纵折法

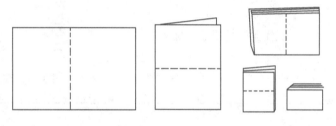

图 9-14 无菌巾横折法

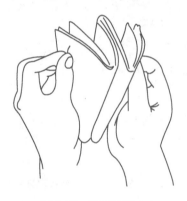

图 9-15 打开无菌巾

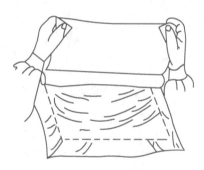

图 9-16 单层底铺巾

（六）戴脱无菌手套

在执行某些无菌操作时,需要戴上无菌手套,保护患者和自身免受感染。

1. 目的 预防病原微生物通过医务人员的手传播疾病和污染环境,保护患者和自身免受感染。

适用于医务人员进行严格的无菌操作,或接触患者破损皮肤、黏膜时。

2. 用物

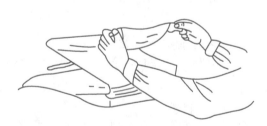

图 9-17 双层底铺巾

- 无菌手套 ·······················1套
- 弯盘 ·······················1个

3. 实施

操作步骤	注意点与说明
◆ 戴手套	
1. 取下腕表,修剪指甲,洗净双手并擦干,戴口罩	● 修剪指甲,以防刺破手套
2. 核对无菌手套袋上的号码及灭菌日期,打开手套袋(图 9-18A)	● 选择与手大小适合的号码 ● 过期不可使用
3. 右手掀起手套袋开口处外层,左手捏住右手套翻折部分(手套内面),取出右手套,将右手伸入手套内,小心戴好(图 9-18B)	● 戴手套时,防止手套外面(无菌面)触及任何非无菌物品
4. 左手掀起手套袋开口处外层,将已戴手套的右手指插入左手套翻边内面(手套外面),取出左手套,将左手伸入手套内,小心戴好(图 9-18C)	● 两手套外面可互相触碰,已戴手套的手不可触及另一手套的内面(非无菌面)
5. 调整手套与手指间的贴合度,将手套的翻边扣套在工作衣袖外(图 9-18D、E)	● 便于操作 ● 发现手套有破损或疑有污染,立即更换
6. 执行无菌操作	
◆ 脱手套	
1. 用戴手套的右手捏住左手套腕部外面(污染面)翻转脱下	● 脱手套前洗净血渍、污渍 ● 手套外面(污染面)不可触及皮肤
2. 用已脱手套的左手插入右手套内,将其翻转脱下	● 手套内面(清洁面)在外,手套外面(污染面)卷在内,避免污染
3. 手套放入医疗废物容器内,按医疗废物处置;洗手	

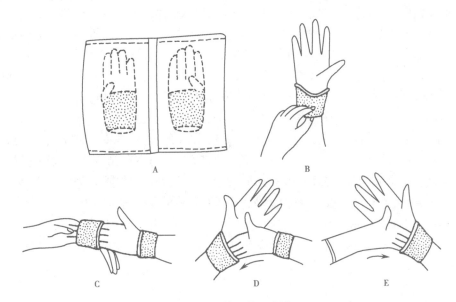

图 9-18　戴无菌手套法

第五节　隔　离　技　术

医院感染的发生与流行是因为感染链的存在,预防与控制感染的主要手段就是利用各种医疗措施来阻止感染链的形成,隔离技术是阻断感染链最直接而有效的措施之一。

一、概述

(一)隔离的概念

隔离(isolation)是采用各种方法、技术,防止病原体从患者及携带者传播给他人的措施。通过隔离,将传染源、高度易感人群安置在指定地点或特殊环境中,暂时避免和周围人群接触,同时切断传播途径,防止病原体对外传播。

(二)隔离区域的划分

1. 清洁区(clean area) 指进行呼吸道传染病诊治的病区中不易受到患者血液、体液和病原微生物等物质污染及传染病患者不应进入的区域。包括医护人员的值班室、卫生间、更衣室、浴室以及储物间、配餐间等。

2. 潜在污染区(potentially contaminated area) 指进行呼吸道传染病诊治的病区中位于清洁区与污染区之间,有可能被患者血液、体液和病原微生物等物质污染的区域。包括医务人员的办公室、护士站、治疗室、患者用后的物品或医疗器械等的处理室、内走廊等。

3. 污染区(contaminated area) 指进行呼吸道传染病诊治的病区中传染病患者和疑似传染病患者接受诊疗的区域,以及被其血液、体液、分泌物、排泄物污染的物品暂存和处理的场所。包括病室、处置室、污物间以及患者入院、出院处理室等。

4. 缓冲间(buffer room) 指进行呼吸道传染病诊治的病区中清洁区与潜在污染区之间、潜在污染区与污染区之间设立的两侧均有门的小室,为医务人员的准备间。

5. 两通道(two passages) 指进行呼吸道传染病诊治的病区中的医务人员通道和患者通道。医务人员通道、出入口设在清洁区一端,患者通道、出入口设在污染区一端。工作人员与患者、清洁物品与污染物品分通道进出,避免人流、物流交叉导致感染。

(三)医院的建筑布局与隔离要求

1. 呼吸道传染病病区的布局与隔离要求 用于经呼吸道传播疾病的患者的隔离。

(1)建筑布局:应设在医院相对独立的区域,分为清洁区、潜在污染区和污染区等三区,设立两通道和三区之间的缓冲间。工作人员与患者、清洁物品与污染物品需分通道进出,避免人流、物流交叉导致感染。经空气传播疾病的隔离病区应设置负压病室,病室的气压宜为 –30Pa,缓冲间的气压宜为 –15Pa。**负压病房(negative pressure ward)** 是指通过特殊通风装置,使病房的空气由清洁区向污染区流动,使病房内的压力低于室外压力。负压病房排出的空气需经处理,确保对环境无害。

(2)隔离要求:应严格服务流程。各区之间界线清楚,标识明显。病室内应有良好的通风设施,各区应有非手触式开关的流动水洗手池。不同种类传染病患者应分室安置,疑似患者应单独安置。

2. 感染性疾病病区的建筑布局与隔离要求 适用于主要经接触传播疾病患者的隔离。

(1)建筑布局:应设在医院相对独立的区域,远离儿科病房、重症监护病房和生活区。设单独入、出口和入、出院处理室。

(2)隔离要求:应分区明确,标识清楚。病室应通风良好,保证病室内空气清新。应配备适量非手触式开关的流动水洗手设施。

二、隔离原则

1. 隔离标志明显、设施齐全 隔离室外应设立明确的隔离标志:黄色为空气传播的隔离;粉色为飞沫传播的隔离;蓝色为接触传播的隔离。入口处设置缓冲间,配备必要的卫生、消毒设施。

2. 进出隔离室符合隔离要求和流程 工作人员进入隔离室必须按照疾病的隔离要求穿戴防护用具,进入隔离室前,应备齐操作所需用物,各项操作集中执行,以减少人员进出隔离室的消毒程序;离开隔离室时,必须消毒手、脱去防护用具等。隔离病室应限制人员出入,严格执行探视制度,探视人员进出隔离区域应根据隔离种类采取相应的隔离措施。

3. **加强隔离病室环境消毒、规范处置物品**　隔离病室每日进行空气消毒和物品表面的消毒。凡患者接触过的物品或落地的物品均视为污染，须严格消毒后方可给他人使用。患者的排泄物、分泌物等须消毒处理后方可向外排放。需送出隔离病区进行处理的物品，应装入黄色污物袋内，袋外有明显的标识。

4. **加强隔离患者的心理护理**　开展患者和探视人员的隔离知识教育，使其能主动配合执行隔离管理。了解患者的心理状况，合理安排探视，尽量解除患者因隔离而产生的恐惧、孤独、自卑、悲观等心理反应。

5. **掌握解除隔离的标准，实施终末消毒处理**　传染性分泌物 3 次培养结果均为阴性或已度过隔离期，经医生开具医嘱后，方可解除隔离。**终末消毒处理**（terminal disinfection disposal）是指对出院、转科或死亡患者及其所住病室、用物、医疗器械等进行的消毒处理，包括患者的终末处理、病室和物品的终末处理。**患者的终末处理**是指患者在转科或出院前应沐浴、更衣，个人用物须消毒处理后方可带出；若患者死亡，尸体须用消毒液擦拭，并用浸湿消毒液的棉球填塞口、鼻、耳、肛门、阴道等腔道，并用一次性尸单包裹。**病室和物品的终末处理**须关闭病室门窗，打开室内柜门、抽屉，摊开床上用品，进行熏蒸或紫外线照射消毒。消毒后开窗通风换气，家具、地面用消毒液擦拭，被服类先消毒后清洗。

三、隔离预防系统

随着传染病流行病学的发展，人们对不断涌现出的传染病及其流行病学特征有了重新的认识。1996 年，美国疾病预防控制中心（Center for Disease Control and Prevention，CDC）和医院感染控制顾问委员会（Healthcare Infection Control Practices Advisory Committee，HICPAC）对原有的分类隔离系统进行了修订，推出"标准预防"和"基于疾病传播途径的预防"的隔离系统。我国卫生部在 2000 年《医院感染管理规范(试行)》中首次提出并解释了标准预防的概念及其基本特点；2009 年，卫生部颁布《医院隔离技术规范》，明确提出隔离的实施应遵循"标准预防"和"基于疾病传播途径的预防"的原则。

（一）标准预防

标准预防（standard precaution）是基于患者的血液、体液、分泌物（不包括汗液）、非完整皮肤和黏膜均可能含有感染性因子的原则，针对医院所有患者和医务人员采取的一组预防感染措施。包括手卫生，根据预期可能的暴露选用手套、隔离衣、口罩、护目镜或防护面罩，以及安全注射，也包括穿戴合适的防护用品处理患者环境中污染的物品与医疗器械。

标准预防的**基本特点**是强调双向防护，既要防止疾病从患者传至医务人员，又要防止疾病从医务人员传至患者。其主要措施包括：

1. **手卫生**　手卫生是指医务人员在从事职业活动过程中的洗手、卫生手消毒和外科手消毒的总称。接触患者及其体液、污染的物品，脱手套后，脱隔离衣/防护服后，都应立即洗手或进行卫生手消毒。

2. **戴手套**　进行有可能接触患者血液、体液、分泌物、排泄物的诊疗、护理、清洁等工作时应戴清洁手套；接触患者黏膜或破损皮肤时应戴无菌手套；患者间接触或接触同一患者的身体清洁部位、污染部位时应更换手套。

3. **使用防护用具**　在诊疗、护理操作过程中，有可能发生血液、体液、分泌物等喷溅到面部时，应戴医用外科口罩、护目镜或防护面罩。在进行侵袭性诊疗、护理操作过程中，如置入导管等时，应戴医用外科口罩等医用防护用品，并保证光线充足。

4. **穿隔离衣**　在诊疗、护理操作过程中，有可能发生血液、体液、分泌物大面积喷溅或污染身体时，应穿戴具有防渗透性能的隔离衣或围裙。

5. **妥善处理锐器**　使用后针头不应回套针帽，确需回帽应单手操作或使用器械辅助；不应用手直接接触污染的针头、刀片等锐器。废弃的锐器物应直接放入耐刺、防渗漏的专用锐器盒中；重复使用的锐器，应放在防刺的容器内密闭运输和处理。

6. **保护环境**　应密封运送被血液、体液、分泌物、排泄物污染的被服。有呼吸道症状（如咳嗽、鼻塞、流涕等）的患者、探视者、医务人员应采取**呼吸道卫生**（respiratory hygiene）措施，即呼吸道感染

Note:

者佩戴医用外科口罩、在咳嗽或打喷嚏时用纸巾盖住口鼻、接触呼吸道分泌物后实施手卫生,并与其他人保持 1m 以上距离的一组措施。

（二）基于疾病传播途径的预防

基于疾病传播途径的预防（precaution based on modes of transmission）又称额外预防（additional precaution），是指对已确诊或疑似的感染患者或有重要流行病学意义的病原体,在标准预防的基础上增加的基于传播方式（空气、飞沫、接触传播）的隔离预防。当一种疾病可能有多种传播途径时,应在标准预防的基础上,联合采取多种传播途径的隔离与预防。医务人员接触不同传播途径感染时,应选择适宜的个人防护用品（表 9-5）。

表 9-5　接触不同传播途径感染时医务人员个人防护用品的选择要求

传播途径	个人防护用品类别							
	工作帽	外科口罩	医用防护口罩	护目镜或防护面屏	手套	隔离衣	防护服	鞋套或防水靴
接触传播预防措施	+	±ᵃ	-	±ᵃ	+	±ᵇ	-	±ᶜ
飞沫传播预防措施	+	+	±	+	+	+	±ᵈ	±ᶜ
空气传播预防措施	+	-	+	+	+	+	±ᵈ	±ᶜ

注:"+"指需采取的防护措施。

"±"根据工作需要可采取的防护措施。

[a] 预计可能出现血液、体液、分泌物、排泄物喷溅时使用。

[b] 大面积接触患者或预计可能出现血液、体液、分泌物、排泄物喷溅时使用。

[c] 接触霍乱、SARS、人感染高致病性禽流感、埃博拉病毒病、新型冠状病毒肺炎等疾病时按需使用。

[d] 为疑似或确诊感染经空气传播疾病的患者进行产生气溶胶操作时,接触 SARS、人感染高致病性禽流感、埃博拉病毒病、新型冠状病毒肺炎等疾病时按需使用。

1. 接触传播的隔离与预防　对诊断或怀疑由接触传播的疾病的患者,如肠道感染、多重耐药菌感染、皮肤感染等,及存在大小便失禁、伤口引流、分泌物、压力性损伤、安置引流管以及有皮疹的患者,在标准预防的基础上,还应采用接触传播的隔离与预防。其主要的隔离措施包括:

（1）患者的隔离

1）安置单间病室。无条件时,同种病原体感染患者可同居一室,每间病室不应超过 4 人,病床间距应不少于 1.1m。

2）病室通风良好,自然通风或安装通风设施。

3）限制患者的活动范围。

4）减少患者的转运。如需要转运时,应采取有效防护措施,减少对其他患者、医务人员和环境表面的污染。

（2）医务人员的防护

1）接触隔离患者的血液、体液、分泌物、排泄物等物质时,应戴手套;手上有伤口时应戴双层手套。离开隔离病室前、接触污染物品后应摘除手套、洗手和 / 或手消毒。

2）进入隔离病室,进行可能污染工作服的操作时,应穿隔离衣;离开病室前,脱下隔离衣。接触甲类传染病应按要求穿脱防护服。

2. 空气传播的隔离与预防　对诊断或怀疑由空气传播的疾病的患者,如肺结核、水痘、麻疹等,在标准预防的基础上,还应采用空气传播的隔离与预防。其主要的隔离措施包括:

（1）患者的隔离

1）隔离病室按照收治呼吸道传染病的要求设置;无条件收治时,应尽快转送至有条件收治呼吸道传染病的医疗机构,并注意转运过程中医务人员的防护。

2）安置单间病室;无条件时,同种病原体感染的患者可安置于一室,床间距不小于 1.2m。

3) 患者在病情容许时宜戴医用外科口罩,定期更换;其活动宜限制在隔离病室内。

4) 病室负压通风,每小时通风换气 6 次以上;空气严格消毒。

(2) 医务人员的防护

1) 应严格按照区域流程,在不同的区域,穿戴不同的防护用品,离开时按要求摘脱,并正确处理使用后物品。

2) 进入隔离病室时,应戴帽子、医用防护口罩;进行可能产生喷溅的诊疗操作时,应戴护目镜或防护面罩,穿防护服;当接触患者及其血液、体液、分泌物、排泄物等物质时,应戴手套。

3. 飞沫传播的隔离与预防 对诊断或怀疑由飞沫传播的疾病的患者,如新型冠状病毒肺炎、百日咳、白喉、流行性感冒、病毒性腮腺炎、流行性脑脊髓膜炎、风疹等,在标准预防的基础上,还应采用飞沫传播的隔离与预防。其主要的隔离措施包括:

(1) 患者的隔离

1) 安置单间病室。无条件时,同种病原体感染患者可同居一室。

2) 减少转运。当需要转运时,应让患者戴上外科口罩。

3) 患者病情允许时,应戴外科口罩,并定期更换。限制患者的活动范围。

4) 患者之间、患者与探视者之间相隔距离在 1m 以上,探视者应戴外科口罩。

5) 加强通风或进行空气消毒。

(2) 医务人员的防护

1) 严格按照区域流程,在不同的区域,穿戴不同的防护用品,离开时按要求摘脱,并正确处理使用后物品。

2) 与患者近距离(1m 以内)接触,应戴帽子、医用防护口罩;进行可能产生喷溅的诊疗操作时,应戴护目镜或防护面罩,穿防护服;当接触患者及其血液、体液、分泌物、排泄物等物质时,应戴手套。

四、常用隔离技术

(一) 工作帽的使用

进入污染区和洁净环境前、进行无菌操作时应戴帽子。戴帽子应遮住全部头发,防止头屑掉落或头发被污染。布制帽子应保持清洁,每次或每天更换,一次性帽子应一次性使用。

信 息 平 台

我国法定传染病分类

《中华人民共和国传染病防治法》将在我国发病率高、危害严重的 40 种传染病按暴发、流行情况和危害程度分为三类,实行分类管理。

1. 甲类传染病(2 种):鼠疫、霍乱。

2. 乙类传染病(27 种):新型冠状病毒肺炎、SARS、人感染高致病性禽流感、病毒性肝炎、细菌性和阿米巴痢疾、伤寒和副伤寒、艾滋病、淋病、梅毒、脊髓灰质炎、麻疹、百日咳、白喉、新生儿破伤风、流行性脑脊髓膜炎、猩红热、流行性出血热、狂犬病、钩端螺旋体病、布鲁菌病、炭疽、流行性乙型脑炎、肺结核、血吸虫病、疟疾、登革热、人感染 H7N9 禽流感。

3. 丙类传染病(11 种):流行性和地方性斑疹伤寒、黑热病、丝虫病、棘球蚴病、麻风病、流行性感冒、流行性腮腺炎、风疹、急性出血性结膜炎以及除霍乱、痢疾、伤寒和副伤寒以外的感染性腹泻病、手足口病。

其中,对乙类传染病中新型冠状病毒肺炎、SARS、炭疽中的肺炭疽、人感染高致病性禽流感,采取甲类传染病的预防、控制措施。

（二）口罩的使用

使用口罩是为了保护患者和工作人员，避免交叉感染，防止飞沫污染无菌物品、伤口等。应根据不同的操作要求选用不同种类的口罩：①纱布口罩：适用于一般诊疗活动；②外科口罩：除适用于一般诊疗活动外，进行手术、体腔穿刺等有创操作或护理免疫功能低下患者时，需佩戴外科口罩；③医用防护口罩：接触经空气传播或近距离（<1m）接触经飞沫传播的呼吸道传染病患者时，应佩戴医用防护口罩。操作方法如下：

操作步骤	注意点与说明
1. 洗手并擦干双手	
2. 戴口罩	
◆ 纱布或外科口罩	● 外科口罩和医用防护口罩需符合统一的行业技标准
（1）将口罩罩住鼻、口及下颌，口罩下方带系于颈后，上方带系于头顶中部（图 9-19）	
（2）双手指尖放在鼻夹上，从中间位置开始，用手指向内按压，并逐步向两侧移动，根据鼻梁形状塑造鼻夹	● 不应一只手捏鼻夹（外科口罩配有鼻夹，由可塑性材料制成） ● 口罩若潮湿或受到患者血液、体液污染，立即更换
（3）调整系带的松紧度	
◆ 医用防护口罩	
（1）一只手托住防护口罩，有鼻夹的一面背向外（图 9-20A）	
（2）将防护口罩罩住鼻、口及下颌，鼻夹部位向上紧贴面部（图 9-20B）	
（3）用另一只手将下方系带拉过头顶，放在颈后双耳下（图 9-20C）	
（4）再将上方系带拉至头顶中部（图 9-20D）	
（5）将双手指尖放在金属鼻夹上，从中间位置开始，用手指向内按鼻夹，并分别向两侧移动和按压，根据鼻梁的形状塑造鼻夹（图 9-20E）	
（6）进行面部密合性检查：双手完全盖住防护口罩，快速呼气。若鼻夹附近有漏气应调整鼻夹；若漏气位于四周，应调整到不漏气为止	● 一般情况下，口罩使用时间不超过 4h，医用防护口罩可持续应用 6~8h；遇污染或潮湿，或接触传染患者应及时更换
3. 摘口罩	
（1）洗手，先解下面系带，再解上面系带	● 需先洗手，再取下口罩，不可将口罩挂在胸前，手勿接触口罩外面（污染面）
（2）手仅捏住口罩的系带丢至医疗废物容器内	● 外科口罩只能一次性使用
4. 洗手	

（三）手的清洁和消毒

医务人员在接触患者前后、清洁或无菌操作前、暴露患者体液风险（包括接触患者黏膜、破损皮肤或伤口、血液、体液、分泌物、排泄物、伤口敷料等）后、接触患者周围环境后，均应进行洗手或手的消毒。一般情况下，当手部有血液或其他体液等肉眼可见的污染时，应用流动水和洗手液（肥皂）揉搓冲洗双手；当手部无肉眼可见污染时，可使用速干手消毒剂（alcohol-based hand rub）揉搓双手进行消毒。若遇下列情况时应先洗

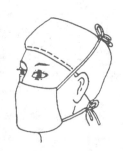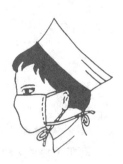

图 9-19　**戴口罩法**

Note：

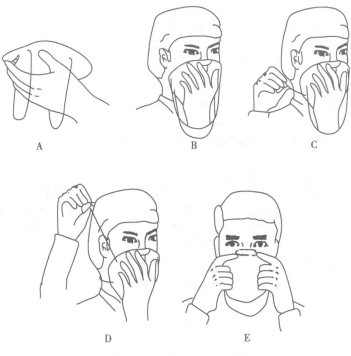

图 9-20　戴医用防护口罩

手,再进行卫生手消毒:①接触传染病患者的血液、体液和分泌物以及被传染性病原微生物污染的物品后;②直接为传染病患者进行检查、治疗、护理或处理传染患者污物之后。需注意的是,戴手套不能代替手卫生,摘手套后应进行手卫生。操作方法如下:

操作步骤	注意点与说明
◆　卫生洗手	● 用流动水和洗手液(肥皂)揉搓冲洗双手,去除手部皮肤污垢、碎屑和部分微生物
1. 在流动水下,使双手充分淋湿	● 使用非手触式开关的洗手设施
2. 取适量洗手液(肥皂)于掌心,均匀涂抹至整个手掌、手背、手指和指缝	● 盛放洗手液的容器宜为一次性使用
3. 按"六步洗手法"认真揉搓双手	● 全过程至少 15s
(1) 掌心相对,手指并拢,相互揉搓(图 9-21A)	● 注意指尖、指缝、拇指、指关节等处的清洗
(2) 手心对手背沿指缝相互揉搓,交换进行(图 9-21B)	
(3) 掌心相对,双手交叉沿指缝相互揉搓(图 9-21C)	
(4) 弯曲手指使指关节在另一手掌心旋转揉搓,交换进行(图 9-21D)	
(5) 一手握另一手大拇指旋转揉搓,交换进行(图 9-21E)	
(6) 将五个手指尖并拢在另一掌心旋转揉搓,交换进行(图 9-21F)	● 必要时增加手腕及腕上 10cm 处的清洗
4. 打开非手触式开关开启水源,从上到下彻底冲净双手,使用干手物品擦干双手或用干手机吹干	● 让污水从前臂流向指尖,防止水溅到身上或地上
◆　卫生手消毒	● 用速干手消毒剂揉搓双手,以减少手部暂居菌
1. 取适量的速干手消毒剂于掌心	
2. 按"六步洗手法"步骤揉搓双手	● 医务人员手表面的菌落总数应≤10CFU/cm²

Note:

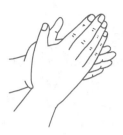
A. 掌心相对揉搓

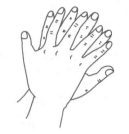
B. 手指交叉，掌心对手背揉搓

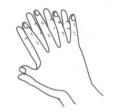
C. 手指交叉，掌心相对揉搓

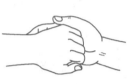
D. 弯曲手指关节在掌心揉搓

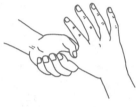
E. 拇指在掌中揉搓

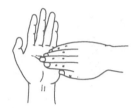
F. 指尖在掌心中揉搓

图 9-21　卫生洗手法（六步洗手法）

（四）隔离衣的使用

医务人员应根据诊疗、护理工作的需要，选用隔离衣（isolation gowns）或防护服，以避免受到患者血液、体液和其他感染性物质的污染，或保护患者避免感染。遇下列情况应穿隔离衣：①接触经接触传播的感染性疾病患者时；②对患者实行保护性隔离时；③可能受到患者血液、体液、分泌物、排泄物喷溅时。具体方法如下：

操作步骤	注意点与说明
◆ 穿隔离衣（图 9-22）	● 穿隔离衣前，先备好操作用物
1. 洗手、戴口罩、帽子，取下手表，卷袖过肘	● 避免污染
2. 手持衣领取下隔离衣（图 9-22A），使清洁面朝向自己；将衣领的两端向外折齐，露出肩袖内口（图 9-22B）	● 隔离衣长短合适，全部遮盖工作服；无破损
3. 一手持衣领，一手伸入袖内，举起手臂抖动衣袖，另一手协助将衣领向上拉，露出手（图 9-22C）；同法穿好另一袖（图 9-22D）	● 衣袖勿触及面部
4. 两手持衣领，由衣领中央顺着边缘向后，将领扣（带）扣（系）好（图 9-22E）	● 系领口时，袖口不可触及衣领、面部和帽子
5. 扣好袖扣或系好袖带（图 9-22F）	● 此时手已被污染
6. 解开腰带活结，将隔离衣一边（约在腰下 5cm 处）渐向前拉，见到边缘捏住（图 9-22G）；同法捏住另一侧边缘（图 9-22H）。双手在背后将两侧衣边边缘对齐（图 9-22I），向一侧折叠（图 9-22J），一手按住折叠处，另一手将腰带拉至背后，压住折叠处，将腰带在背后交叉，回到前面打一活结（图 9-22K）	● 手不可触及隔离衣的内面（清洁面） ● 隔离衣在身后对折时，应遮盖背面的工作服，且边缘对齐 ● 穿隔离衣后不得进入清洁区
◆ 脱隔离衣（图 9-23）	
1. 解开腰带，在前面打一活结（图 9-23A）	● 避免腰带脱垂，遭受污染
2. 解开袖口，在肘部将部分衣袖塞入工作服衣袖内，消毒双手（图 9-23B）	● 避免袖口污染隔离衣的清洁面 ● 勿将隔离衣衣袖外面（污染面）塞入工作服内 ● 此时消毒后的手为清洁
3. 解开领口	● 保持衣领清洁，解领口时污染的袖口不可触及衣领、面部和帽子

续表

操作步骤	注意点与说明
4. 一手伸入另一侧袖口内,拉下衣袖过手(图9-23C);用衣袖遮盖着的手握住另一手隔离衣袖的外面,将衣袖拉下(图9-23D);双手转换从袖管中退出,脱下隔离衣	● 清洁的手不可接触隔离衣的外面
5. 双手持衣领,将隔离衣开口边对齐,悬挂在隔离衣架上(图9-23E);不再穿的隔离衣,脱下后清洁面向外,卷好置于污衣袋内	● 隔离衣挂在潜在污染区,隔离衣的清洁面向外;挂在污染区,则清洁面向内 ● 隔离衣每日更换,如有潮湿或污染,应立即更换;一次性隔离衣一次性使用

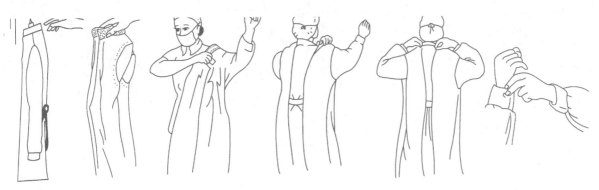

A. 取隔离衣　　B. 清洁面　　C. 穿上一侧衣袖　　D. 穿上另一侧衣袖　　E. 系领口　　F. 系袖口
　　　　　　　　朝向自己

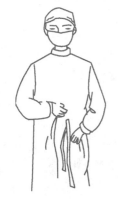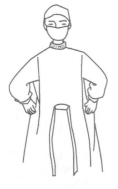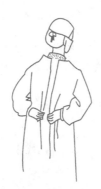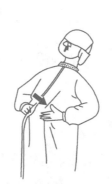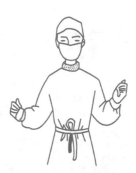

G. 将一侧衣边　　H. 同法捏住另　　I. 将两侧衣边　　J. 将对齐的衣边　　K. 系腰带
　捏至前面　　　　一侧衣边　　　在背后对齐　　　向一侧折叠

图9-22 穿隔离衣法

(五)防护服的使用

防护服(protective clothing)是临床医务人员在特定情况下所穿的一次性防护用品,具有良好的防水、抗静电作用,穿脱方便,结合部严密。防护服分连体式和分体式两种。下列情况应穿防护服:①医务人员在接触甲类或按甲类传染病管理的传染病患者时;②接触经空气传播或飞沫传播的传染病患者,可能受到患者血液、体液、分泌物、排泄物喷溅时。具体方法如下:

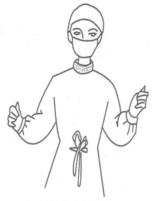
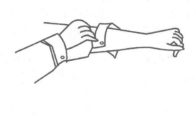

A. 松开腰带在前面打一活结　　　　　B. 将隔离衣衣袖向上拉，塞在工作服衣袖内

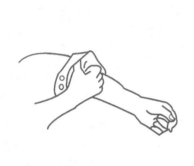
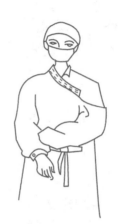
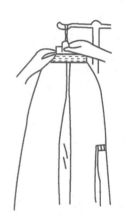

C. 用清洁手下拉衣袖内清洁面　　　D. 用衣袖遮住的手下拉另一袖污染面　　　E. 提起衣领，对齐衣边挂在衣钩上

图 9-23　脱隔离衣法

操作步骤	注意点与说明
◆ 穿防护服	
1. 检查防护服	● 检查防护服是否干燥、完好、大小是否合适，明确内面和外面
2. 穿防护服：先穿下衣，再穿上衣，然后戴好帽子，最后拉上拉锁	● 连体或分体式防护服都按此顺序
◆ 脱防护服	● 脱防护服前先洗手
1. 脱分体式防护服	
(1) 拉开拉链	
(2) 脱帽子：向上提拉帽子，使其脱离头部	
(3) 脱上衣：脱袖子、上衣，将污染面向里放入医疗废物袋	
(4) 脱下衣：由上向下边脱边卷，污染面向里，脱下后置于医疗废物袋	
2. 脱连体防护服	
(1) 拉开拉链：将拉链拉到底	
(2) 脱帽子：向上提拉帽子，使帽子脱离头部，脱袖子	
(3) 脱衣服：先脱袖子，再由上向下边脱边卷，污染面向里直至全部脱下后放入医疗废物袋内	● 脱防护服后需洗手

Note:

（六）护目镜、防护面罩的使用

医务人员佩戴护目镜（protective glass）、防护面罩（face shield）是为了防止患者的血液、体液等具有感染性的物质喷溅到眼部或面部。常用于下列情况：①在进行诊疗、护理操作，可能发生患者血液、体液、分泌物等喷溅时；②近距离接触经飞沫传播的传染病患者时；③为呼吸道传染病患者进行气管切开、气管插管等近距离操作，可能发生患者血液、体液、分泌物喷溅时，应使用全面型防护面罩。

护目镜、防护面罩佩戴前应检查有无破损，佩戴装置有无松懈；佩戴后注意调节舒适度；摘护目镜或面罩时，捏住靠近头部或耳朵的一边摘掉，放入回收或医疗废物容器内。重复使用的护目镜、防护面罩，每次使用后应清洁与消毒。

（袁　群　钱　英）

思考与练习

1. 环境中有哪些因素对人类的健康产生不利影响？护士在消除和改善不良环境中担负哪些职责？

2. 一个安全、舒适、具有治疗性的医院环境应具备哪些特性？如何为患者创建良好的医院环境？

3. 患者王某，男，73岁，因反复咳嗽、咳痰、气喘30年，近日症状加重并伴呼吸困难1d入院，入院诊断：慢性阻塞性肺疾患、肺源性心脏病。入院后患者痰液多、黏稠，自主排痰困难，血氧饱和度（SpO_2）67%，医生予以气管切开术以利气道管理。术后，护士应如何调控病室的环境，以利于患者疾病的恢复？为什么？

4. 请分析下列病例是否属于医院感染？为什么？

(1) 王某，男，28岁，因"急性阑尾炎"行阑尾手术，术后因切口感染，延期出院。

(2) 吴某，男，52岁，因车祸致失血性休克，在某医院输注400ml全血。出院1个月后，吴先生感到全身乏力，食欲缺乏，经诊断为由输血所致的"丙型肝炎"。

(3) 陈某，女，70岁，因"肺部感染"使用抗生素治疗20d。今晨护士在为该患者做口腔护理时，发现患者的口腔内颊黏膜出现白色膜状物，经细菌培养为真菌感染。

(4) 王某，男，35岁，因"急性胃肠炎"收住院。入院第3d，患者出现低热、食欲缺乏、全身乏力、皮肤、巩膜轻度黄染，经检查诊断为"甲型病毒性肝炎"。

5. 李先生，46岁，驾车过程中发生了车祸，腹部撞击方向盘，由120送入急诊。医生进行体格检查时病人神情淡漠、呼之不应，四肢湿冷，血压80/50mmHg，脉搏120次/min，腹腔穿刺抽出不凝血。诊断为"脾破裂"。经家属签字同意后，医生急诊在全麻下行"剖腹探查术"。手术器械是采用预真空高压蒸汽灭菌后备用的。

请问：

(1) 采用预真空高压蒸汽灭菌法对手术器械进行灭菌时，需注意哪些注意事项？

(2) 该案例中手术室环境属于医院环境中的哪一类？如何进行手术室环境的清洁、消毒？

(3) 按医院用品的危险性分类，血压计、手术器械、术中输液分别属于哪一类？

6. 张某，男，32岁，因高热、咳嗽来本院发热门诊就诊，自述从某新型冠状病毒疫情高风险地区回来。如果你是接诊护士，在接收该患者入院时，你将采取何种防护措施，以保证其他患者及自身的医疗安全？

NURSING

第十章

护 理 安 全

10章　数字内容

教 学 目 标

● 识记：

1. 能正确陈述医院常见患者安全损害的类别。

2. 能正确复述保护具的适用范围和使用原则。

3. 能正确列举影响患者安全的因素和医院常见的不安全因素。

4. 能正确陈述患者安全防护的基本原则和发生患者安全意外的一般处置原则。

● 理解：

1. 能用自己的语言解释下列概念：

患者安全　　医疗相关损害　　损害　　患者安全意外　　不良事件　　失误

医源性损伤　　护士职业安全　　护士职业暴露　　护士职业防护

2. 能举例说明患者安全评估的内容。

● 运用：

1. 能运用所学知识正确辨识导致常见患者安全问题的原因，并提出有效的预防和干预措施。

2. 能根据患者需要正确运用适当的保护具。

3. 能针对常见的患者安全意外提出有效的防护措施。

4. 能针对常见护士职业安全危害因素提出有效的防护措施。

保障患者安全是临床治疗护理的核心目标,也是衡量医疗护理质量的重要标志。护理安全是医院安全的重要组成部分,主要包括患者的安全、护士的职业安全,以及护理安全的管理和控制即护理风险管理。本章主要阐述患者安全和护士职业安全防护。

第一节　患者安全

一、患者安全的概念

(一) 患者安全

由于研究背景和目的的不同,不同的学术研究和组织机构对患者安全有着不同的概念界定。WHO 将患者安全(patient safety)定义为:"患者安全是指将卫生保健相关的不必要伤害减少到可接受的最低程度的风险控制过程",同时指出,这种可接受的最低程度的风险是指在医疗保健现有的、可获得的知识、资源和情境条件下经控制所能达到的水平。

(二) 患者安全的相关概念

为避免过多的术语和概念界定给研究和实践带来困惑,2009 年,WHO 公布了专家组经过为期 3 年的研究获得的"患者安全国际分类"的研究报告,对涉及患者安全的相关概念或术语进行了界定:

1. 医疗相关损害(healthcare-associated harm)　指在制订医疗服务计划或提供医疗服务期间发生的由医疗服务直接引起或间接相关的损害。

2. 损害(harm)　是指机体结构不完整或功能不正常和 / 或疾病、损伤、不适、残障或死亡等导致的对个体生理、心理和社会的有害影响。损害的程度包括:

(1) 无损害(none harm):患者未出现相关症状或体征,也不需要进行相应治疗。

(2) 轻微损害(mild harm):患者出现轻微的相关症状或功能丧失,或出现轻微的或暂时的中度损害,不需要或只需轻微的治疗干预,如:需额外的观察或轻微的治疗。

(3) 中度损害(moderate harm):患者出现相关症状并需要治疗干预,或需延长住院时间,或导致终身或长期的功能丧失。

(4) 严重损害(severe harm):患者出现相关症状,需要执行抢救生命的措施,或需大手术或医疗干预,减少预期寿命或导致严重的永久性或长期的损伤或功能丧失。

(5) 死亡(death):排除其他相关原因,患者因安全意外导致在短期内死亡。

3. 患者安全意外(patient safety incident)　是指引起或可能引起对患者的不必要伤害的事件或情境。意外可源于医院设施、医疗仪器设备、临床管理、临床医疗护理实践、文书记录、医院内感染、药物或输液、血制品、医患双方行为等。意外包括:

(1) 可能的风险情境(a reportable circumstance):是指易于发生意外安全事件的可能的风险环境,如忙碌的 ICU。

(2) 潜在失误(near miss):指尚未发生在患者身上的失误,如护士摆错药,但在发给患者之前被发现。

(3) 无损害意外(no harm incident):是指失误发生于患者但未给患者造成伤害,如护士发错药,患者服下了错误的药,但这种药没有对患者造成损害。

(4) 有损害意外(harmful incident):也称**不良事件**(adverse event),是指意外事件发生于患者且对患者造成了损害,如护士给患者输了错误血型的血导致患者出现了溶血反应。

4. 失误(error)　指未能执行事先计划的正确的救治措施,或者执行了错误的措施,导致患者受伤害的风险增加。

信 息 平 台

世界患者安全日

任何人都不应在医疗过程中受到伤害。然而,全世界每年有数百万患者因不安全医疗受到伤害。在高收入国家,估计有1/10的患者在医院接受治疗过程中受到伤害。在全球范围内,多达4/10的患者在初级和门诊医疗保健中受到伤害。最有害的错误与诊断、处方和用药有关。增进患者参与是提供更安全医疗的关键之一。

世界卫生组织患者安全规划的目标是协调、传播并加速改善世界范围内的患者安全问题。2019年5月,第72届世界卫生大会通过了题为"患者安全:全球患者安全行动"的决议,核准设立世界患者安全日。定于2019年9月17日庆祝首个世界患者安全日。该活动日的目标是提高全球对患者安全的认识,并促进全球团结和行动。首个世界患者安全日的主题是"患者安全:一项全球卫生重点",口号为"任何人都不应在医疗中受到伤害!",行动呼吁"为患者安全发声!"。2020年主题是"卫生工作者安全:实现患者安全的首要任务",口号为"卫生工作者安全,患者就安全",行动呼吁"为卫生工作者发声!"

二、影响患者安全的因素

(一)卫生系统因素

是从宏观层面影响卫生服务继而影响患者安全的因素,包括卫生政策、法规、卫生体制等相关因素,如《护士条例》规定"医疗卫生机构配备护士的数量不得低于国务院卫生主管部门规定的护士配备标准",为促进患者安全提供了人力保障的法律依据。自2006年起,中国医院协会在原卫生部医政司的指导下多次颁布了《患者安全目标》,为促进构建我国患者安全保障体系起到了积极的推动作用。

信 息 平 台

患者安全目标(2019版)

中国医院协会作为我国医院的行业组织,秉承"汇集行业智慧、推动行业发展"的理念,致力于推进医院医疗质量与患者安全管理体系建设。协会积极响应世界卫生组织及世界患者安全联盟工作,在原卫生部医政医管局的指导下,从2006年起连续发布了六版中国医院协会《患者安全目标》,为促进我国质量安全管理水平的提升发挥了重要作用。

2019版是在历年患者安全目标的基础上,结合当前我国医院质量与安全管理工作实际,以"预防为主、系统优化、持续改进"为核心,遵循"实用性、可行性、可操作性、可测量性、可实现性、国际可比性"的基本原则,结合当前我国医院质量与安全管理工作实际编制而成的。以下为2019年12月发布的十大患者安全目标:

目标一:正确识别患者身份

目标二:确保用药与用血安全

目标三:强化围手术期安全管理

目标四:预防和减少健康保健相关感染

目标五:加强医务人员之间的有效沟通

目标六:防范与减少意外伤害

目标七:提升管路安全
目标八:鼓励患者及其家属参与患者安全
目标九:加强医学装备安全与警报管理
目标十:加强电子病历系统安全管理

(二) 医院管理因素

科学的医院管理是患者安全的有力保障,医院管理的疏忽会造成患者安全的损害,甚至有时会造成患者安全群体性事件或不良影响。

1. 患者安全文化(patient safety culture)　是指医疗机构为实现患者安全而形成的员工共同的态度、信念、价值观及行为方式,是将文化的所有内涵向以安全为目的的方向推进的一种统一的组织行为,属于组织文化的范畴。患者安全文化的要素主要包括:对患者安全重要性的共同认识;对患者安全预防措施的信心;坦诚互信的广泛沟通;团队协作精神;信息通畅;学习型组织及机构;医院领导者的参与;对差错不可避免性的认识;主动查找医疗安全隐患;非惩罚性的不良事件报告分析制度。医院的患者安全文化是患者安全的重要组织行为保障,通过具体的医院安全管理制度、行为规范、安全氛围等影响患者安全。如:医院安排足够数量的医务人员从事临床一线工作,推行规范化管理制度和措施,组织医务人员进行患者安全的教育和培训,制订患者安全风险管理预案,开展医疗护理缺陷事故的非惩罚性报告和学习等。

2. 卫生产品、设备安全　医院必须实施严格的医药卫生产品相关管理制度,保障医药卫生产品的安全质量。如医院提供的药品、器材、设备的质量必须达到合格要求,以确保患者安全使用。

3. 医院环境设置　是保障患者安全的基础,如医院供应室的合理设置有利于医疗用品循环使用的安全;医院防滑地板、走廊扶手、卫生间防滑垫等可预防患者发生跌倒等安全意外。

(三) 医护人员因素

医护人员是患者诊治和护理的直接实施者,医护人员对患者安全的认知和态度会直接影响其能否为患者提供安全的医疗护理行为。如护士在用药前进行严格、规范的患者身份核查有利于防范用药错误的发生。此外,医护人员的身心状态也会影响患者安全,如:护士工作应激、疲乏、负性心理情绪等均有可能对患者安全造成不良影响。

(四) 患者因素

患者个体因素也可影响患者对安全的认知、态度和行为,继而影响患者安全,如患者的个人特点、病情、既往就医经历、对环境的熟悉度等。

(五) 社会因素

群众的健康意识、公众对医疗服务的预期、卫生资源的可及性、医疗经济负担、医患关系、护患关系等社会因素也会对患者安全产生一定的影响。良好的护患关系有利于护患双方的合作,继而起到促进患者安全的作用。

三、患者安全的评估与防护

医院工作环境及服务对象的特殊性、复杂性使得患者可能会受到各种危害因素的影响,继而造成患者损伤。因此,护士必须能够准确、动态地评估医院环境及患者个体可能存在的危险因素,及时采取积极、有效的防护措施,以保障患者安全。

(一) 患者安全评估

包括对患者个体以及对医院环境中危险因素的评估。

1. 患者个体危险因素的评估

(1) 患者的个体特征:包括年龄、性别、教育背景、个性等。如:年龄影响个人对环境刺激的认知与理

Note:

解能力,因而也影响个人采取适当的行动来保护自己。新生儿、婴幼儿需依赖他人保护;儿童在成长期,由于好奇、不懂事,容易发生意外事件;老年人器官功能逐渐老化,感觉功能减退,也容易发生意外伤害。

(2) 患者身心健康状态:患者所患疾病的病程、严重程度、症状、自理能力、情绪情感状态等均可能成为影响患者安全的危险因素。如:患者意识模糊或丧失、躁动、平衡功能失调或行动不便、低血压、眩晕症、帕金森综合征、严重贫血、既往有跌倒史等可导致患者发生跌倒的危险性增高,临床上通常会对这些高危患者进行专项危险性评估;患者处于焦虑、紧张等不良情绪状态时,对环境中的危险的警觉性下降而易受伤害。

(3) 患者的感觉功能:人们依靠感觉功能来了解周围环境,以判断和决定自己行动的安全性。任何一种感觉障碍,都会使人因无法辨清周围环境中存在或潜在的危险因素而易受伤害。如单侧或双侧肢体感觉功能障碍的患者,可因对温度、压力等刺激不敏感而受损伤;感知觉障碍如失明或视力模糊患者发生跌倒、撞伤的危险性增加。

(4) 疾病诊治:尽管各种诊疗手段、治疗方法和药物能够帮助诊断和治疗疾病、促进患者康复,但某些诊疗手段尤其是有创性诊治技术,如介入治疗、手术、静脉治疗等,以及某些药物治疗的副作用、给药不当引起的毒性反应等,也可能给患者带来危害。

(5) 患者对环境的熟悉度:患者会因为对环境不熟悉而产生陌生、恐惧、焦虑等心理反应,因而缺乏安全感;同时,也使得患者与他人的沟通交流受到限制,导致信息沟通不畅,增加不安全的危险;对医院环境的陌生还有可能导致患者迷路或走失。

(6) 患者既往就医经历:经历过或目睹过不良事件的患者往往显示出更高的对患者安全预防的参与度。

2. 环境危险因素的评估 医院环境中可能存在各种影响患者安全的因素,如:病床设计不合理、缺乏扶手等安全辅助设施、环境照明过暗或过亮、地板湿滑、地面不平或有障碍物、患者身上导管牵绊等会导致患者发生跌倒、坠床的危险性增加。因此,护士应经常评估医院环境中是否有各种物理性、生物性、化学性物质对患者造成损伤的可能,如氧气、乙醇、医用消毒剂或消毒气体、放射线、致病微生物、化学药品等。

在评估患者的安全需要后,护士应根据评估结果采取针对性的预防保护措施,为患者建立和维护一个安全、舒适的环境。

(二) 患者安全防护

1. 医院常见不安全因素 医院常见的导致患者不安全的因素包括物理性、化学性、生物性、心理性和医源性 5 类。

(1) 物理性损伤(physical harms):指由于不同的物理性因素导致患者不同的损伤,包括:①机械性损伤:**跌倒和坠床(fall)是医院最常见的机械性损伤**。②温度性损伤:包括烫伤、烧伤、灼伤和冻伤等。如:使用热水袋温度过高所致烫伤;医院中易燃易爆物品,如氧气、乙醇等违规使用所致的烧伤;各种电器(如烤灯、高频电刀等)使用不当所致的灼伤;应用冰袋时间过长所致的冻伤等。③压力性损伤:是指在医疗护理过程中受到压力性因素所致患者全身或局部的损伤,主要包括:患者骨突处长期受压所致压力性损伤;使用石膏或夹板固定过紧,形成局部压力性损伤;高压氧舱治疗不当所致气压伤等。④辐射性损伤:包括电离辐射和核辐射损伤。如:紫外线灯消毒时直接照射可引起皮肤、黏膜损伤;各种放射性治疗如深部 X 线、^{60}Co 照射治疗等疗法的不当使用。

(2) 化学性损伤(chemical harms):各种内服药、外用药、注射药等应用于治疗疾病时,可产生非预期或过度强烈的反应即药物的不良反应,从而可能对患者造成一定程度的伤害。此外,若使用药物不当,包括因药物治疗或没有给予特定药物而造成的患者事故性损伤,称为药物不良事件(adverse drug event,ADE),主要包括:混淆药名、已知的药物过敏反应或其他不良反应,不正确的给药浓度、剂量、方法、途径、时间、速度,漏忘给药等,都会给患者造成不同程度的化学性损伤。

(3) 生物性损伤(biological harms):包括微生物及昆虫等损害。前者系微生物引起各类医院感染,如切口感染、呼吸道感染、肠道感染等。昆虫损害多见于卫生条件不佳的医院,如蚊、蝇、虱、蚤、蟑螂等。昆虫叮咬,不仅搅扰睡眠,严重影响患者休息,还可导致过敏性伤害,更重要的是传播疾病。护士应采取有力措施消灭医院内各种昆虫并加强防范。

(4) 心理性损伤(psychological harms):是由神经系统受到损害或精神受到打击,遇到不愉快而引起的。影响患者心理反应的因素有:患者对疾病的认识和态度、患者与周围人们的情感交流、医护人员对患者的行为和态度等。护理人员应重视对患者的心理护理,注意自己的言行,防止不准确的信息传递,造成患者对疾病治疗等的误解而引起情绪波动。应以高质量的护理取得患者的信任,提高患者的治疗信心,为患者解除生理和心理痛苦。尤其对精神失常、病情危重失去自信心的患者,应加强警戒,防止发生各种意外。

(5) **医源性损伤**(iatrogenic harms):无论是物理性、化学性、生物性还是心理性损伤,如果是由于医护人员言谈及行为上的不慎或操作上的不当、失误而造成患者心理或生理上的损害,均为医源性损害。如有些医务人员对患者不够尊重,缺乏耐心,语言欠妥当,使者心理上难以承受而造成痛苦。还有个别医务人员因工作粗疏,导致医疗事故、差错的发生,轻者使病情加重,重者甚至危及生命。

2. 患者安全防护的基本原则

(1) 开展常态性的患者安全危险性评估:安全评估是及时发现患者安全问题的有效监测手段,临床护理中,应对相关高危患者开展常态性的常见患者安全问题危险性评估,如跌倒、压力性损伤、导管滑脱等,以指导护士及时采取有效的防护措施,避免患者发生安全意外或损害。

(2) 采取有效措施保护患者安全:针对易发安全意外的患者和临床情境,护士应采取积极、有效的措施保护患者安全,并主动、及时去除环境中的不安全因素,在可能涉及患者安全的环境或情境中设置安全警示,如在 CT 室门口设置"当心辐射"的警示等。正确使用必要的防护设备,如紫外线灯照射消毒床单位时应遮盖患者或遮挡紫外线灯。

(3) 妥善保管、规范使用各种医疗设备、仪器和器械:护士应妥善保管、保养各种医疗设备、仪器和器械等,确保它们时刻处于备用状态;同时,护士应严格掌握各种设备使用的适应证、禁忌证及使用规则,正确、熟练掌握各种器械设备的使用方法,以确保患者安全。

(4) 制订常见安全问题的应急预案:医院、病区都应制订各种常见安全问题的应急预案,如制订各种易燃、易爆物品意外事件以及重要医疗仪器、设施突发意外的预警及应急预案,定期开展相关演练;同时,对跌倒、用药错误等安全意外事件也应制订应急预案及规范处置流程,以便在意外发生时能及时、规范进行处置。

(5) 加强对患者和家属的安全防范教育,鼓励患者参与安全防护:患者是保障安全的重要力量,护士应加强对患者及家属的安全防范教育,增加其安全防范意识,鼓励患者及其家属积极参与安全防护,和医务人员一起共同促进患者安全。例如,告知患者地板清洁后需待地面干燥后方可走动,久卧坐起者应缓慢坐起、静坐片刻后方可起身进行循序渐进的活动,以防跌倒等。

(6) 创设积极、开放的患者安全文化:医院、病区应致力于从系统层面查找安全隐患,鼓励非惩罚性的不良事件报告和学习制度,积极开展医务人员的患者安全防范教育,努力营造一种积极、开放的患者安全文化。

3. 患者安全意外的一般处置原则 一旦发生患者安全意外,医院应立即启动安全预案,采取有效措施积极处置。尽管各地、各单位处置措施不尽完全相同,但总体上应遵循以下原则:

(1) 损失抑制优先原则:**损失抑制**(loss reduction)又称减损措施,是指损失发生后采取各种补救措施以减少损失的进一步扩大,以尽可能保护受损对象。患者安全意外发生后,护士应优先关注患者的受损情况,积极采取补救措施以尽可能减少对患者的损伤,主要包括:

1) 立即去除导致患者损伤或加重患者损伤的因素,如用药错误时停止用药、烫伤时去除热源、药液外渗时停止该处给药等。

2) 快速评估患者损伤情况,如受伤原因、部位及功能受损程度的评估等,注意评估有无深部组织损伤。

3）立即通知医生进行病情检查,酌情做好紧急抢救的准备,如按需备氧、建立静脉通道等。

4）妥善安置患者并正确处理受损部位,如病情允许时,给患者安置适当体位,正确处理出血、创面等。

5）按医嘱动态监测患者生命体征、损伤进展等病情变化,如发现病情进展应即时报告并积极处置。

(2) 沟通互动为重原则:一旦发生安全意外,患者利益会受到损害或潜在损害,患者可能会出现紧张、害怕、焦虑等情绪反应,甚至有的会怨恨相关人员。护士应配合医生及时和患者及家属沟通互动,及时安慰患者,让其清楚医护都在努力防止和减轻损害,争取患方的理解和配合。

(3) 学习警示为主原则:护士应详细记录患者安全意外发生的过程,运用根本原因分析法等找出可能的内在或外在原因,认真反思、详细记录,并做好交接班。同时,按医院管理规定逐级进行意外事件报告,医院或病区应视情况组织一定范围的学习,查找相关安全隐患,并修订相关管理措施与制度,以防今后类似意外再次发生。

4. 医院常见安全意外的防护

(1) 跌倒和坠床:护士应评估患者是否存在跌倒或坠床的危险因素,对经评估发现的存在跌倒或坠床危险的患者,应给予适当的预防措施,主要包括:①入院时向患者介绍病区环境及相关设施的正确使用;②固定好病床,必要时使用床栏,躁动者按需使用保护具;③将呼叫器、患者必需物品放在方便患者取用处,对年老体弱者下床活动时主动搀扶或给予其他帮助;④保持地面平整干燥,清除病房、走道、卫生间等处的障碍物;⑤保持病房、走道、卫生间照明良好;⑥加强对意识障碍、意识丧失、躁动等患者的巡视和观察,加强对重点患者的交接班。

(2) 用药错误(medication errors):导致发生用药错误的环节很多,包括错误的药物治疗、医生处方或医嘱错误、医嘱转录或执行错误、药品标识与包装错误、护士备药或发药错误、患者不当服药、药物配伍禁忌等。预防用药错误的关键是要保证用药各环节不出差错,包括:①医院和病区应规范药品管理制度;②医院应有集中配制或病区内配制药液等专用设施;③护士应熟悉各种药物的性能及应用知识,掌握药物保管制度和药疗基本原则,能为患者提供合理用药的方法、药品信息及用药不良反应的咨询指导;④用药时,护士应严格"三查八对",转录或执行用药处方或医嘱时应有严格的核对程序;⑤药物应新鲜配制,并注意配伍禁忌;⑥用药后,护士需严密观察药物反应等,病区应建立药物使用后不良反应的观察制度和程序,使全体医护人员知晓并能执行;⑦合理使用抗生素等。

(3) 患者身份辨识错误(identification error):医务人员在施行医疗护理干预时应确保准确识别患者身份,以防差错事故的发生。根据我国"患者安全目标",预防患者身份辨识错误的措施主要有:

1）严格执行查对制度,确保对正确的患者实施正确的操作和治疗。识别时应至少使用两种标识确认患者身份,如姓名、病案号、出生日期等,但不包括患者的床号或病房号。

2）在实施输血等关键治疗时,应采用双人独立核对识别患者身份。

3）对术中患者、精神疾病、意识障碍、语言障碍等特殊患者,应有身份识别标识(如腕带、指纹等)。

4）鼓励应用条码扫描(图 10-1)、人脸识别等身份信息识别技术,但仍需口头查对。

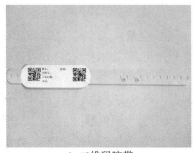 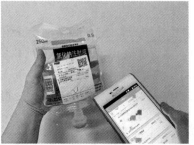

A. 二维码腕带　　　　　　　　　B. 二维码药品

图 10-1　二维码扫描

5）加强新生儿身份识别管理。

（4）患者转运意外（handover incident）：指患者在院内或医疗机构间转运时发生的安全意外，常见的包括治疗导管脱落、呼吸道阻塞、生命体征突发改变、坠床等。为保障患者转运安全，避免意外发生，转运前护士及相关人员应全面评估患者病情，明确有无转运安全隐患，做好针对性的防范处理，包括：①根据病情需要确定转运护送人员的组成，病情不稳定者须由指定的医生或护士护送；②转运前做好转运设备、器材和药品的准备，如各种监测设备、供氧装置、药品配备等；③正确使用各种转运设备，转运途中密切观察、及时处理病情；④加强转运涉及各方的沟通与交接，包括与患者及家属的沟通；⑤制订转运相关的管理规范，严格遵守转运相关管理规定，如知情同意等；⑥交接转运患者时需注意：交接双方共同评估患者病情；清楚交接患者病情、药物、病历等相关资料；合理安置患者并确保患者安全、舒适，如安置适当的卧位，检查导管连接是否正确、通畅，床栏等安全设施是否正确使用等。

（5）导管意外（catheter-related incident）：包括导管滑脱、受压、扭曲等。保障患者导管安全的措施主要有：①加强护患沟通，使患者和家属理解导管的重要性，争取患者及家属的合作；②加强监护有拔管危险或倾向的患者，必要时可按需给予约束，如躁动患者易出现患者意外拔管，可对其双上肢进行适当约束；③掌握妥善固定或约束各种导管的相关技术，如固定导尿管时应留出足够长度以防患者翻身时牵拉导致导管滑脱；④加强巡视以检查导管是否出现松动、滑脱、扭曲、受压等；⑤交接班时做好导管安全的检查及交接，如护士交接班时应交接各种引流管的置管部位、置入深度、引流管功能状态等，并做好相关记录。

四、保护具的运用

应用保护具（protective device）是为了防止高热、谵妄、昏迷、躁动及危重患者因虚弱、意识不清而发生坠床、撞伤、抓伤等意外，约束患者身体全部或某部位的活动，或者为保护受压部位而采取的必要措施，以达到维护患者安全、舒适及疾病治疗效果的目的。

（一）适用范围

1. 儿科患者　因认知及自我保护能力尚未发展完善，尤其是未满6岁的儿童，易发生坠床、撞伤、抓伤等意外或不配合治疗等行为。

2. 跌倒或坠床高危患者　如麻醉后未清醒、意识不清、躁动不安、失明或视力障碍、痉挛或年老体弱患者等。

3. 皮肤瘙痒者　如全身或局部瘙痒难忍的患者。

4. 精神疾患患者　如躁狂症患者、自我伤害者。

5. 长期卧床、极度消瘦、虚弱及其他压力性损伤易发者。

（二）使用原则

1. 应向患者及家属说明使用保护具的原因、目的和方法，取得同意及配合。

2. 保护性约束措施只能短期使用，使用时应保证患者肢体、关节处于功能位置，保证患者安全、舒适。

3. 应预防被约束部位发生血液循环障碍或皮肤破损。各保护具对身体施压部位一般应放置软衬垫，以防局部受压后发生血液循环障碍或皮肤破损；定时观察受约束肢体的末梢循环，一般1次/15min；放松约束带1次/2h，及时协助患者翻身和进行皮肤护理。

4. 确定患者可随时与医护人员联系，如呼叫对讲器放在患者手部可及之处，或有陪护人员监测其约束情况，保障患者安全。

5. 记录使用保护具的原因、目的、时间、每次观察结果、护理措施及解除约束的时间。

（三）常见保护具的使用方法

1. 床栏（side rails）　主要用于预防患者坠床。医院常用的床栏根据不同设计，可有多种样式。如多功能床栏（图10-2A），不用时可插于床尾，使用时插入两边床缘，必要时还可垫于患者背部，作胸

Note：

外心脏按压用。半自动床栏(图 10-2B),可按需升降。儿科床配有高位床栏,以符合患儿的安全需要。治疗或护理时,可暂时放下或拆除床栏,操作完毕后,应随即拉起或插回床栏并安置稳妥,以确保患者安全。

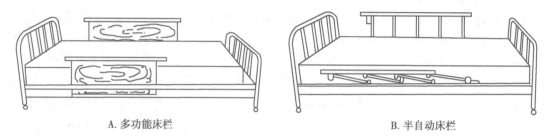

A. 多功能床栏　　　　　　　　　　　B. 半自动床栏

图 10-2　床栏

2. 约束带(restraints)　主要用于保护躁动的患者,约束失控的肢体活动。根据使用部位的不同,可分为肩部约束带(图 10-3)、肘部约束带(图 10-4)或保护器(图 10-5)、约束手套(图 10-6)、约束衣(图 10-7)、膝部约束带(图 10-8)等。随着材料和设计的改进,约束带等保护具变得更为简便、实用,如利用尼龙搭扣替代系带(图 10-9)既方便又有利于分散局部的约束压力。在没有成品约束带时或紧急情况下可因陋就简,利用床单、宽绷带等制作约束带。

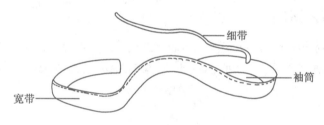

细带

袖筒

宽带

图 10-3　肩部约束带

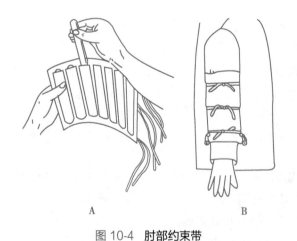

A　　　　　　　　　　　B

图 10-4　肘部约束带

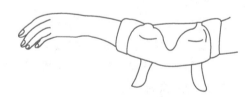

图 10-5　肘部保护器

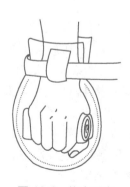

图 10-6　约束手套

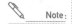
Note:

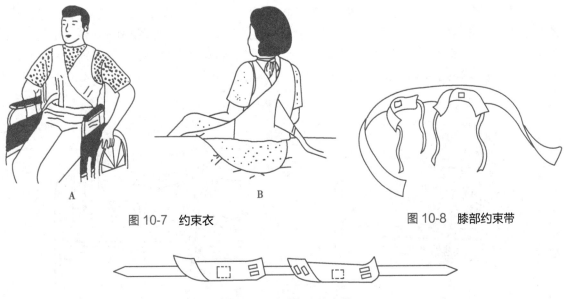

图 10-7　约束衣

图 10-8　膝部约束带

图 10-9　尼龙搭扣约束带

（1）宽绷带约束：常用于固定手腕及踝部。先用棉垫包裹手腕和踝部，再用宽绷带打成双套结（图10-10），套在棉垫外，稍拉紧，使之不脱出（图10-11），松紧度以不影响血液循环为宜，然后将绷带系于床缘。

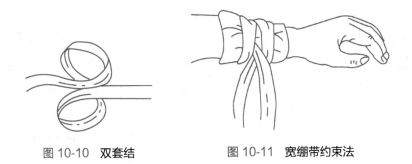

图 10-10　双套结　　　　　　图 10-11　宽绷带约束法

（2）肩部约束带：常用于固定肩部，限制患者坐起。肩部约束带可用大单斜折成长条或用布制成。用大单固定时，枕头横立在床头，斜折成长条的大单放在患者的肩背部下，将带的两端由腋下经肩前绕至肩后，从横在肩下的单子上穿出，再将两端系于床头横栏上（图10-12）。用专用的肩部约束带时，患者两侧肩部套上袖筒，腋窝衬棉垫，两袖筒上的细带在胸前打结固定，将两条长带子系于床头（图10-13）。

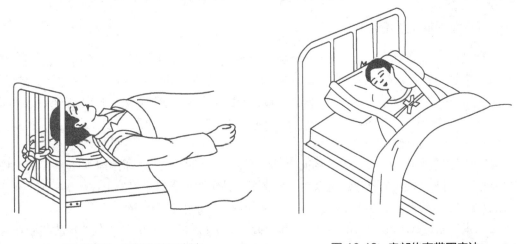

图 10-12　肩部大单固定法　　　　　　图 10-13　肩部约束带固定法

Note:

（3）膝部约束带：用于固定膝部，限制患者下肢活动。用大单固定时，将大单斜折成 30cm 宽的长条，横放在两膝下，拉着宽带的两端向内侧压盖在膝上，并穿过膝下的横带，拉向外侧使之压住膝部，将两端系于床缘（图 10-14）。用专用的膝部约束带时，两膝、腘窝衬棉垫，将约束带横放在两膝上，宽带下的两头系带各固定一侧膝关节，然后将宽带系于床缘（图 10-15）。

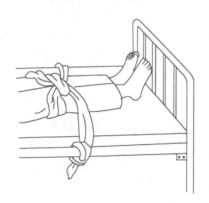
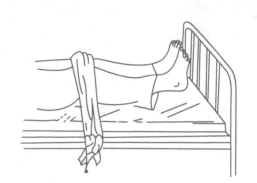

图 10-14　膝部大单固定法　　　　图 10-15　膝部约束带固定法

3. 支被架（overbed cradle）　主要用于肢体瘫痪的患者，防止盖被压迫肢体而造成足下垂、足尖压力性损伤和不适等，也可用于烧伤患者暴露疗法需保暖时。

用铁条、木条或其他材料制成半圆形带栅栏的架子，其宽度比病床稍窄。使用时，将架子罩于防止受压的部位，盖好盖被（图 10-16）。

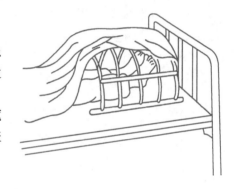

图 10-16　支架被

第二节　护士职业安全与防护

医院是一个救死扶伤的工作场所，护士在履行救死扶伤的职责时，医院工作环境中的生物、物理、化学及心理社会等因素也有可能会对护士的身心健康造成不同程度的直接或间接的影响。但是，护士可通过采取积极、科学的防范措施进行自我防护，有效地规避危害因素，保障自身职业安全。

一、护士职业安全的概念

1. 护士职业安全（nurses' occupational safety）　为保障护士自身安全，采取适当、有效的防护措施以避免护士受到职业性危害因素的影响，防止发生职业损伤的一系列管理规定及防护措施。由于医院工作环境和服务对象的特殊性，医护人员常暴露于多种职业性危害因素中，若不注意个人的安全防护，不但不能履行治疗疾病、促进患者康复的职责，反而可能造成自身损伤或成为传播媒介和传染源，危害患者及自身健康。

2. 护士职业暴露（nurses' occupational exposure）　职业暴露是指由于职业关系而暴露在危险因素中，从而有可能损害健康或危及生命的情况。**护士职业暴露**是指护士在从事护理工作中接触有毒、有害物质或传染病病原体，从而有可能损害健康或危及生命的情况。

3. 护士职业危害（nurses' occupational hazards）　是指护士在工作中受到某些职业性危害因素的影响，导致护士的身心健康受到不同程度的直接或间接的伤害，包括职业性危害因素导

Note:

致的损伤和与工作有关的疾病。和其他许多职业危害一样，绝大多数护士职业危害是可以完全预防的。

4. 护士职业防护（nurses' occupational protection）　是指在护理工作中采取适宜有效的措施，保护护士免受职业损害因素的侵袭，或将其所受伤害降到最低。良好的护士职业防护需要在医院硬件建设时做到布局合理、设施齐全、环境整洁，同时医院管理者和护士个人也需做到思想重视、措施得力，尤其要制订各种保障护士职业安全的规章制度并遵照执行。

二、护士职业安全的危害因素及防护

（一）生物性危害因素及防护

1. 生物性危害因素（biological hazards）　护士面临的生物性危害因素主要包括细菌、病毒、支原体等微生物。这些微生物存在于患者的痰液、血液、尿液、粪便、体腔积液、脓液等各种分泌物和排泄物中，也可以存在于患者所用过的各种器具及衣物中。生物性危害主要通过血液、呼吸道、皮肤接触等途径导致护士感染，如血源性疾病可通过被污染利器刺伤、割伤，或通过眼、鼻、口腔黏膜及皮肤等直接接触而感染。

2. 防护措施　生物性危害因素的防护属于医院感染控制的范畴，其基本防护措施在于进行标准预防，主要包括戴手套、洗手、戴口罩、戴护目镜或眼罩、避免锐器伤、规范处置医疗标本及废弃物等。此外，疫苗接种对预防职业感染有着积极的意义，如接种乙肝疫苗的预防有效率可达 96%~99%。

信 息 平 台

卫生保健工作者中针刺伤的全球发生率和设备相关原因

全球医护人员（HCW）每年遭受超过 200 万例职业性针刺伤（NSI）。有研究搜索了 2000 年 1 月 1 日至 2018 年 12 月 31 日期间三个数据库（PubMed、Web of science 和 Scopus），纳入了包含全球 31 个国家 / 地区共计 50 916 例 HCW 的 87 项研究。系统回顾和荟萃分析中确定 HCW 中 NSI 的全球发生率和原因。使用随机效应模型确定 HCW 中 NSI 的发生率。明确 HCW 一年中 NSI 的全球合并发生率为 44.5%；NSI 的最高发生率在东南亚地区，为 58.2%；NSI 的最常见原因是皮下注射针头，为 55.1%。目前，HCW 中 NSI 的高发生率表明需要在全球范围内改善职业卫生服务和针刺伤教育计划。

（二）物理性危害因素及防护

1. 物理性危害因素（physical hazards）　主要包括：①机械性损伤：如跌倒、扭伤、撞伤等；②温度性损伤：易燃、易爆物品（如氧气、乙醇等）所致的烧伤，各种电器（如烤灯、高频电刀等）所致灼伤等；③锐器伤：最为常见，包括针头、刀片所致的刺伤、切割伤等，多发生于分离注射器、双手回套针帽、处置用过的针头或拔针时误扎自己及侵入性操作不熟练等；④辐射性损伤，包括电离辐射和非电离辐射损伤；⑤噪声等。

2. 防护措施　以锐器伤防护为主，主要措施包括：

（1）加强护士职业安全教育及整体素质教育，强化职业安全防护意识。

（2）制订合理的防护措施，规范操作程序，以减少和防止职业损伤的发生。如安全处理使用过的针头等。

（3）创造安全健康的工作环境，改进医疗器具，完善监测系统和防护设施，是减少医护人员职业损伤的有效途径，如采用安全采血设备（图 10-17）、安全输液设备（图 10-18）和锐器回收容器（文末彩图 10-19），严格遵守临床废弃垃圾管理规定等。

（4）对发生职业损伤者及时报告主管部门，按要求治疗处理。

Note:

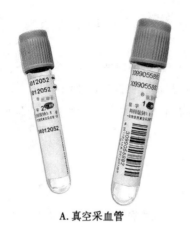

A. 真空采血管   B. 一次性安全采血针头

图 10-17　安全采血设备

（5）建立护士健康档案，定期查体。

（6）定期组织学习，分析总结经验，为质量管理部门改进管理提供依据。

（7）加强高危科室的管理和高危人群的预防接种，提高机体免疫力。

（三）化学性危害因素及防护

1. 化学性危害因素（chemical hazards）　化学性危害因素对护士职业安全的影响主要表现为化学性药物的暴露和损伤。其可能的暴露和损伤方式主要包括：吸入药物粉尘或小液滴、直接皮肤黏膜接触等。临床上可能造成化学性危害的危险因素主要有消毒剂、麻醉剂及麻醉废气、各种药品（特别是抗肿瘤药物）等。

2. 防护措施

（1）规范、正确地保存，使用各种消毒剂、麻醉剂、药品等。必要时，穿防护服，戴防护手套、呼吸防护装置、护目镜等，及时、彻底洗手。

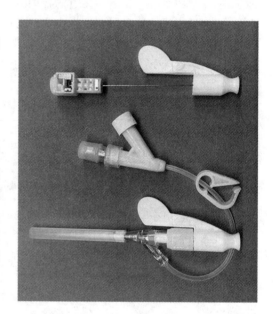

图 10-18　安全型留置针

（2）正确配制、保存、应用可产生化学性危害的药物，尤其是抗肿瘤药物，保存时应保持包装的完整性和安全性，采取措施防止有害物质的泄漏，制订书面的配制有害物质的指导原则和操作规程，开展对相关人员的培训，避免怀孕或哺乳期护士接触这些药物。

（3）采取适当的工程技术进行防护，以防止护士遭受潜在的药物危害，如配备具有垂直层流装置的Ⅱ级生物安全柜。

（4）建立和遵循非注射剂型有害药物的调配和分发规程。

（5）制订急救预案，以确保在化学性损伤发生时及时干预。

（四）人体工效学危害因素及防护

1. 人体工效学危害因素（ergonomics hazards）　临床护士由于工作性质的原因，常需做较大强度的体力劳动，如搬运患者或重物，推平车、轮椅等。同时，护士在日常工作中也常需做弯腰、扭身等动作，使得腰部负荷较重，腰肌长期处于过度牵伸状态，可导致腰椎间盘突出、腰肌劳损、腰背痛等病症。此外，护士因长时间站立，其下肢静脉曲张发生率高于其他人群。手术室护士经常长时间固定于某种姿势容易发生颈椎病、强直性体位等。

2. 防护措施

（1）加强身体锻炼，提高护士身体素质：如加强腰部锻炼，尤其是腰背肌、腰椎活动度的锻炼，可放松腰肌、改善局部血液循环，预防椎间盘退变；加强小腿部肌肉锻炼可促进静脉回流。

（2）保持正确的劳动姿势，避免长时间维持同一劳动姿势：如避免长时间站立或弯腰等。

（3）正确使用劳动保护用具：如佩戴腰围以加强腰部的稳定性，穿软底鞋、弹力袜可预防下肢静脉曲张。

（4）定期体检以便及早发现病症，并早期治疗。

（五）心理社会性危害因素及防护

1. 心理社会性危害因素（psychosocial hazards） 指护士工作对其自身造成的心理社会方面的不良影响。导致护士出现职业心理健康问题的因素主要有：临床繁忙的工作、患者的痛苦与死亡等情景的负性刺激、抢救情境造成职业紧张、担心差错导致的压力、非常态的人际环境、医患纠纷时潜在的暴力损害等，均可能引起护士发生各种职业心理健康问题，如心身耗竭、强迫征象、抑郁、焦虑等心身反应和疾病。

2. 防护措施

（1）积极构建良好的护患关系：尽量避免因护患关系紧张导致的心理社会危害。

（2）运用有效的应激应对技能：树立积极的应激应对理念，学会应用积极、正性的应对方式有效应对心理社会因素所致危害。

（3）培养良好的性格特征：积极、乐观、开朗的性格特征有利于护士以积极的心态去应对各种可能面临的困难。

（4）努力争取社会支持：护士帮助患者和自身争取多方社会支持，有利于构建良好的护患关系和工作关系。

（5）注重劳逸结合：护士应合理安排自己的生活和工作，注意劳逸结合，经常性放松精神紧张有利于预防心身耗竭综合征。

（6）寻求专业帮助：护士在应对应激时，应积极寻求专业人员的帮助，如专业指导、心理支持等。

（逢　冬）

------- 思考与练习 -------

1. 医疗相关损害、损害、患者安全意外、失误、不良事件有何联系和区别？

2. 医院常见的导致患者不安全的因素有哪些？如何有效防范？

3. 护士职业安全危害主要有哪些？哪些措施可有效防范？

4. 李先生，56 岁，因"脑梗死"入院治疗，患者意识清，反应迟钝，右侧偏瘫，生活不能自理。

请问：

（1）该患者可能存在哪些安全问题？

（2）如何预防患者损伤？

5. 孙女士，胃十二指肠切除术后留有胃肠减压管、局部引流管、尿管。

请问：如何防止各种引流管发生管路滑脱？

6. 钱女士，因"右乳肿块"拟行"乳腺癌根治术"，早上 7 点 30 分，手术室将患者接走，下午 1 点10 分，患者术毕被送回病房。

请问：在交接和转运患者的过程应如何保障患者安全？

7. 护士赵某，20 岁，在给某患者拔出静脉输液穿刺针后不慎刺伤自己的手指。

请问：

（1）赵护士应如何处置该情境？

（2）科室需做哪些工作？

（3）今后应如何预防该类事件再次发生？

8. 分组练习保护具的正确使用。

URSING

第十一章

入院和出院护理

11章 数字内容

教 学 目 标

识记:

1. 能正确说出患者入院护理和出院护理的目的。

2. 能完整叙述患者入院和出院过程中护理工作的主要内容。

3. 能详细列出患者床单位的设备及各种铺床术的目的及用物。

理解:

1. 能举例说明杠杆三定律及其在护理工作中的应用。

2. 能举例说明重心、支撑面和重力线三者之间的关系。

3. 比较各种铺床术,能区分其异同点。

运用:

1. 能根据患者具体情况,判断其适用的护理级别并确定相应护理内容。

2. 能在规定时间内完成各种铺床术,做到态度认真、方法正确、步骤有序、过程完整、节力省时,达到平、整、美、实的要求。

3. 能正确运用人体力学原理采用平车、轮椅护送患者,做到关爱患者、操作节力、确保患者安全和舒适。

　　根据医生诊察,需要住院治疗的患者都要经历入院和出院两个过程。护士需对处于此过程的患者提供适宜的护理。因此,护士应掌握入院和出院护理的一般程序,按照整体护理的要求,评估并满足患者的身心需要,协助其尽快适应医院环境,遵守医院规章制度,积极参与和配合医疗护理工作,从而加速其康复过程。同时护士还应通过鼓励和健康教育,努力提高患者自护能力,引导患者出院后继续巩固疗效,维持健康。

第一节　入院护理

　　入院护理(admission nursing)是指患者经医生诊察确定需要住院并签发住院证后,护士对患者进行的一系列护理工作,包括入院程序和患者进入病区后的初步护理。入院护理的目的是:①使患者和家属感到受欢迎与被关心;②协助患者了解和熟悉环境,使患者消除紧张、焦虑等不良情绪,尽快适应医院生活;③观察与评估患者的情况,满足患者的合理要求,以调动患者配合治疗和护理的积极性;④做好健康教育,满足患者对疾病知识的需求。

一、入院程序

　　入院程序是指患者持门诊或急诊医生签发的住院证,自办理住院手续到入住病区的过程。

　　1. **办理住院手续**　患者或家属持住院证到住院处办理入院手续,如填写登记表格、缴纳住院保证金、领取腕带等。

　　2. **通知病房**　住院处为患者办理入院手续后,立即通知相关病区的护士根据患者病情做好接收患者的准备。若病区无空余床位,则协助门诊患者办理待床手续;对于急诊患者,应与病房主管医师联系,调整床位安排入院。需急诊手术的患者,可先手术,后办理住院手续。

　　3. **卫生处置**　根据医院条件、患者病情及自理能力,对患者进行卫生处置。危、急、重症患者可酌情暂免卫生处置。对有虱、虮者,按灭虱法处理,然后再行上述卫生处置。患者换下的衣服及不急用的物品,可交家属带回或整理后带至病区。对于确诊或疑似传染病的患者应送隔离室进行卫生处置。

　　4. **护送患者入病区**　护士应根据患者病情选用步行护送、轮椅或平车推送护送患者进入病区。护送过程中,置患者于适宜体位,注意患者的安全和保暖,如有治疗,应保证治疗的连续性,如输液、吸氧等。患者送达病区后,住院处护士应向病区值班护士交接患者病情、所采取的或需要继续实施的治疗护理措施。

二、患者进入病区后的初步护理

(一) 一般要求

　　1. **热情接待**　护士应以热情的态度迎接患者,并准确评估其心理状况,妥善安置,使患者尽快适应住院环境。

心语心声

来自一位初次入院患者的体验:当黑暗中独自面对自己时……

　　"……已经深夜12点了,我还是没有一点睡意。黑暗中依稀可辨的乳黄色围帘、走廊里不时传来护士的脚步声,都让我意识到这里是医院——一个生命和死亡交汇的地方。长这么大,这还是我第一次住院。从门诊医生告诉我要住院手术开始,我就一直有点烦躁,不知道等待我的会是什么?经过1个月的漫长等待,今天下午,我终于办好手续,住进了病房。当妈妈傍晚与我告别时,我还满不在乎地微笑着和她挥手,告诉她不用担心,但现在,黑暗中独自面对自己,却感到一波一波的恐惧向我袭来,我在床上辗转反侧,思索着我会遭遇些什么?该如何逃脱……这一夜,怕难入眠了……"

Note:

2. **耐心答疑**　新入院患者迫切需要了解自己的病情及治疗方案,护士应耐心解答患者及家属的疑问,建立患者对护士的信心与良好的印象。

3. **详细解释**　护士在执行新的治疗或护理措施时,应告知患者可能发生的各种反应,给予详细解释,解除其不必要的顾虑。

4. **尊重患者**　与患者交谈、治疗或检查时应称呼患者的姓名或冠以相应年龄的称谓。

5. **全面评估**　患者的行为方式受其文化教育、风俗习惯、社会地位等因素影响,护士应全面收集其生理、心理和社会等方面资料,作为拟定护理计划的依据。

（二）一般患者进入病区后的初步护理

1. **准备床单位**　护士根据住院处的通知及患者的病情,安排床位,将备用床改为暂空床,并备好患者所需物品。

2. **迎接新患者**　患者进入病区后,负责接待的护士首先向患者作自我介绍,说明自己将为其提供的服务及职责,并为患者介绍同室病友,以增强患者的安全感和对护士的信任。

3. **执行入院护理常规**

（1）病区介绍:包括病区环境、设备、规章制度、床单位及设备的使用方法、主管的医护人员等情况。

（2）测量体征:如体温、脉搏、呼吸、血压及体重,必要时测身高。

（3）填写表格:用蓝(黑)水笔填写体温单、医嘱记录单的眉栏项目及页码,在体温单 40~42℃ 之间的相应时间栏内纵行填写入院时间,记录上述测量的数据。

（4）填写卡带:即诊断卡、床头(床尾)卡及腕带,将诊断卡和床头卡分别插入患者一览表及床头或床尾夹内,腕带戴于患者手腕部,扣紧。

（5）通知医生:请主管医生诊查患者,必要时协助医生为患者体检。

（6）安排膳食:根据医嘱,通知营养室准备膳食。

（7）执行医嘱:执行入院医嘱和各项诊疗措施。

（8）护理评估:按护理程序收集患者的健康资料,拟定护理计划。

（三）急危重症患者进入病区后的初步护理

病区护士接到患者入院通知后,应立即做好下列准备:

1. **准备床单位**　尽量安排靠近护理站,根据患者病情将备用床改为暂空床或麻醉床。

2. **通知医生,备好急救用物**　立即通知相关医生,备好急救药品和器材,如急救车、氧气、吸引器、输液器具等。

3. **交接患者**　与护送人员交接患者病情、治疗及物品等情况。对于意识不清的患者或婴幼儿,需暂留家属或护送者,以便询问病史。

三、分级护理

分级护理（levels of care）是根据患者病情的轻重缓急以及自理能力的评估结果,给予患者不同级别的护理措施。通常分为四个护理级别,即特级护理、一级护理、二级护理及三级护理（表 11-1）。

表 11-1　分级护理

护理级别	适用对象	护理要点
特级护理	①病情危重,随时可能发生病情变化需要进行抢救的患者;②重症监护患者;③各种复杂或者大手术后的患者;④严重创伤或大面积烧伤的患者;⑤使用呼吸机辅助呼吸,并需要严密监护病情的患者;⑥实施连续性肾脏替代治疗（CRRT）,并需要严密监护生命体征的患者;⑦其他有生命危险,需要严密监护生命体征的患者	①需要 24h 专人守护,严密观察患者病情变化,监测生命体征;②根据医嘱,正确实施治疗、给药措施;③根据医嘱,准确测量出入量;④根据患者病情,正确实施基础护理和专科护理,如口腔护理、压疮护理、气道护理及管路护理等,实施安全措施;⑤保持患者的舒适和功能体位;⑥实施床旁交接班

续表

护理级别	适用对象	护理要点
一级护理	①病情趋向稳定的重症患者;②手术后或者治疗期间需要严格卧床的患者;③生活完全不能自理且病情不稳定的患者;④生活部分自理,病情随时可能发生变化的患者	①每小时巡视患者,观察患者病情变化;②根据患者病情,测量生命体征;③根据医嘱,正确实施治疗、给药措施;④根据患者病情,正确实施基础护理和专科护理,如口腔护理、压疮护理、气道护理及管路护理等,实施安全措施;⑤提供护理相关的健康指导
二级护理	①病情稳定、仍需卧床的患者;②生活部分自理的患者	①每2h巡视患者,观察患者病情变化;②根据患者病情,测量生命体征;③根据医嘱,正确实施治疗、给药措施;④根据患者病情,正确实施护理措施和安全措施;⑤提供护理相关的健康指导
三级护理	①生活完全自理且病情稳定的患者;②生活完全自理且处于康复期的患者	①每3h巡视患者,观察患者病情变化;②根据患者病情,测量生命体征;③根据医嘱,正确实施治疗、给药措施;④提供护理相关的健康指导

四、患者床单位的准备

(一) 床单位的设备

床单位(bed unit)是医疗机构提供给患者使用的家具和设备。每个床单位配备的固定设施包括病床、全套卧具、床旁桌和椅、呼叫装置、照明灯、给氧装置、负压吸引等设施(图 11-1)。床单位是患者住院期间用以休息、睡眠、饮食、排泄、活动和治疗最基本的生活单位,其设置及管理应以患者的舒适、安全、利于治疗护理与康复为前提。

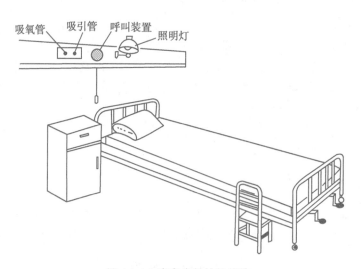

图 11-1 患者床单位的设施

1. **病床** 是病室的主要设备。卧床患者的休息、饮食、运动、治疗、护理等几乎全在病床上进行。因此,病床必须舒适、安全。医院病床的种类繁多,最常用的有以下几种:

(1) 钢丝床:床头、床尾可支起或摇起,以调节患者体位。床脚装有脚轮和轮闸,便于移动和制动。

(2) 木板/钢板床:骨科患者多用。可通过在钢丝床上加一木板而成。

(3) 电动控制多功能床:可通过按钮调节床板高度、旋转角度及床头和床尾的倾斜角度,方便患者更换体位姿势,也为医护人员治疗护理操作提供了便利。

2. 病床及被服类的规格要求 医院的病床及被服应按统一的规格制作,以保持病室环境整洁、便于诊疗与护理。

(1) 病床:长 200cm、宽 90cm、高 60cm。

(2) 床垫:长宽与床规格相同,厚 10cm,以棕丝或海绵垫作垫芯,垫面选牢固的布料制作。

(3) 床褥:铺于床垫上面,长宽与床垫规格相同,一般用棉花作褥芯,棉布作褥面。棉胎:长 210cm,宽 160cm。

(4) 枕芯:长 60cm,宽 40cm,内装荞麦皮、木棉或高弹腈纶丝棉,以棉布作枕面。

(5) 棉胎:长 230cm,宽 160cm,胎心多选用棉花,也可用人造棉等。

(6) 大单:长 250cm,宽 180cm,选用棉布制作。

(7) 被套:长 230cm,宽 170cm,选用棉布制作,开口在尾端,有系带。

(8) 枕套:长 65cm,宽 45cm,选用棉布制作。

(9) 橡胶中单:长 85cm,宽 65cm,两端需与棉布缝制在一起,棉布长 40cm。

(10) 中单:长 170cm,宽 85cm,选用棉布制作。

(二) 铺床的要求

1. 预防交叉感染

(1) 环境准备:铺床前观察病室环境,患者进餐或接受治疗时,暂缓铺床,以免扬起灰尘影响患者。

(2) 正确洗手:铺床前洗手,每铺一张床后均需消毒手,避免交叉感染。

(3) 污单处置:更换下来的污被服应置于污衣袋内,以减少污染机会。

(4) 动作轻巧:铺床或拆单时,动作幅度不宜过大,避免抖动、拍打等动作,以免病菌随空气流动而传播。

2. 保护患者皮肤

(1) 选用清洁干燥的床褥、床单。

(2) 铺好的床单应平整、紧实、无皱褶。

(3) 橡胶中单或塑料床垫上必须加铺布中单。

(4) 更换床单时,不可采用抽拉方式取出污床单。

3. 操作时注意节力

(1) 身体尽量靠近病床,两腿分开稍屈膝,两脚前后或左右分开,以扩大支撑面,降低重心,增加稳定性。

(2) 应用臂力,减少腕部用力,并保持手和臂的动作协调、连续。

(3) 铺好一侧,再铺另一侧;先铺床头,后铺床尾,再铺中部,以减少来回走动。

(4) 翻转床垫及协助患者翻身时,应借助其自身重量以节省体力,防止扭伤。

4. 床铺安全、舒适、美观

(1) 铺床前确认床的功能良好。若有损坏,修理后再使用,以免患者发生意外。

(2) 铺床单、被套、枕套均应做到平、整、美、实。铺床完毕应整理床单位及周围环境,保持病室整齐划一。

(三) 各单的折叠法

在铺床前应将各单按正确的方法折叠,以节时节力。具体折叠方法为:

大单:正面朝内(上),纵向对折 2 次后,边与中心线对齐,再横折 2 次(图 11-2)。

橡胶中单:正面向上,纵向对折 2 次后,再由边向中心线卷成筒状。

中单:正面向上,纵向对折 2 次后,再横折 1 次。

被套:正面向外,有标志侧朝上,折叠法同大单。

棉胎:纵向 3 折,横向 S 形 3 折。

枕套:纵向对折,再横折。

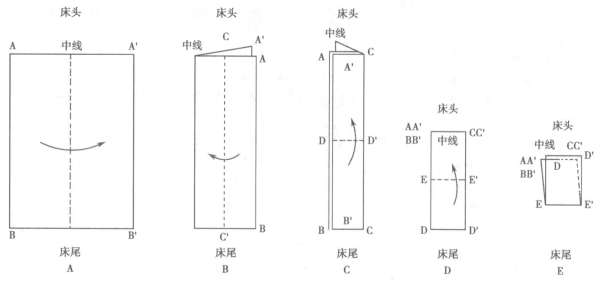

图 11-2　大单折叠法

（四）铺床术

1. 备用床（closed bed）

（1）目的

1）保持病室整洁。

2）准备迎接新患者。

（2）用物（以被套式为例）

① 床 ·················· 1 张	② 床垫 ·················· 1 个
③ 床褥 ·················· 1 个	④ 棉胎 ·················· 1 条
⑤ 枕芯 ·················· 1 个	⑥ 护理车（车上备）·················· 1 辆
• 被套 ·················· 1 个	• 大单 ·················· 1 条
• 污衣袋 ·················· 1 只	• 枕套 ·················· 1 个
• 速干手消毒剂 ·················· 按需备	

（3）实施（被套式）

操作步骤	注意点与说明
1. 洗手、戴口罩，备齐用物	• 患者进餐或接受治疗时暂停铺床
2. 按取用顺序放置用物（由下而上放置枕芯、枕套、棉胎、被套、大单、床褥）	• 便于拿取用物，提高工作效率，节省体力
3. 有脚轮的床，应先固定，调整床的高度	• 以免床移动、影响操作 • 调整床面高度，方便操作者节力
4. 移开床旁桌，距床约 20cm，移床旁椅至床尾正中，距床尾约 15cm	• 便于铺床头、床尾
5. 将物品放于床尾椅上	• 便于取用
6. 从床头向床尾或反向翻转床垫，铺床褥于床垫上	• 避免床垫局部经常受压而凹陷，造成患者睡卧不适
7. 铺大单 （1）取折叠好的大单放于床正中处，中线与床中线对齐，分别向床头、床尾展开	• 铺床时，两脚分开，稍屈膝，并确保身体平稳及正确运用人体力学原理 • 也可将大单放于床头，由床头向床尾展开

Note:

续表

操作步骤	注意点与说明
(2) 铺近侧床头:一手将床头床垫托起,一手伸过床头中线,将大单包塞于床垫下(图11-3A)	
(3) 包折床角 ◆ 斜角法:在距床头30cm处,向上提起大单边缘,使其与床边垂直,以床沿为界,将上半三角覆盖于床上,下半三角平整地塞于床垫下,再将上半三角翻下塞于床垫下(图11-3B~G) ◆ 直角法:按斜角法提起大单,塞好下半三角后,将上半三角底边直角部分拉出,使其边缘与床边垂直,再将拉出部分塞于床垫下	● 包折床角,使之整齐、美观、不易松散,平紧的床单不易产生皱褶
(4) 同法铺近侧床尾,然后将中部下垂的大单拉紧,平塞于床垫下	
(5) 绕至对侧,以同法铺好大单	
8. 套被套 应用"S"式套被套 (1) 取已折叠好的被套,放于床头,正面向外,开口端朝床尾;被套中线与床中线对齐,展开平铺于床上;开口端的上层倒转向上翻起约1/3 (2) 将折好的棉胎置于被套开口处,底边与被套开口边平齐,将棉胎上缘中点拉至被套封口处(图11-4),并将纵折的棉胎向两边展开,与被套平齐;调整盖被上缘平齐床头 (3) 至床尾,逐层拉平盖被,系带,然后将盖被的左右侧向内折至与床沿平齐,铺成被筒;将尾端向内折叠,平齐床尾(图11-5)	● 利于将棉胎放入被套 ● 使棉胎上端与被套封口紧贴,避免盖被头端空虚 ● 上缘平床头,以保证盖至患者肩部 ● 边缘向内折,与床沿平齐,使床面整齐、美观
9. 套枕套 (1) 于床尾椅上套枕套于枕芯上,四角充实,系带 (2) 轻拍枕头,平放于床头,枕套开口处背门	● 开口系带一端背门,利于病室整齐美观
10. 移回桌椅,使床单位与同室其他床、床旁桌、椅整齐划一	● 保持病室整洁美观
11. 洗手、取下口罩	● 防止交叉感染

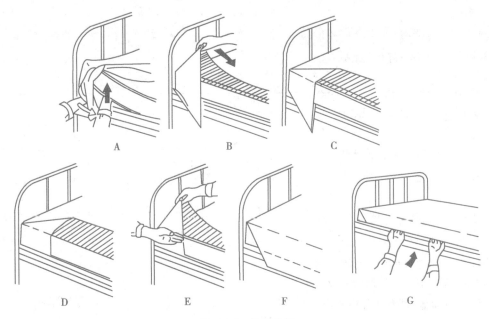

图 11-3 **包床角法**

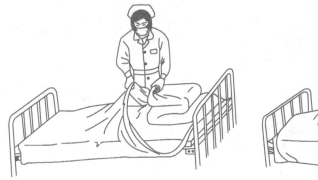

图 11-4　"S"形套被套

2. 暂空床(open bed)

(1) 目的

1) 迎接新患者入院。

2) 供暂离床的患者使用。

3) 保持病室整洁。

(2) 用物:同备用床。必要时另备:

● 橡胶中单 ··1条

● 中单 ···1条

（或用一次性中单代替橡胶单及中单）

(3) 实施

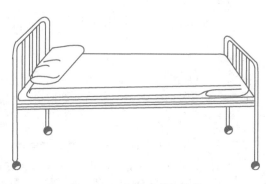

图 11-5　备用床(被套式)

操作步骤	注意点与说明
1. 洗手、戴口罩,备齐用物	
2. 将备用床的盖被上端向内折 1/4,然后扇形三折于床尾,并使之平齐	● 便于患者上床,保持病室整齐美观
3. 取橡皮中单放于床上,上缘距床头 50cm,中线与床中线齐,布中单以同法铺于橡胶中单上	● 根据病情需要选用,以保护床褥免受大小便或分泌物沾污 ● 若直接铺暂空床,则先铺近侧大单、橡胶中单、布中单,然后至对侧同法铺各单,盖被铺好后直接三折于床尾
4. 将两层中单下垂部分一并塞于床垫下	
5. 至对侧同上法拉紧铺好(图 11-6)	
6. 洗手、取下口罩	

3. 麻醉床(anesthetic bed)

(1) 目的

1) 便于接受和护理手术后患者。

2) 使患者安全、舒适、预防并发症。

3) 保护被褥不被污染,便于更换。

(2) 用物:同备用床。另备:

① 橡胶中单···2条

② 中单 ···2条

（或用一次性中单代替橡胶单及中单）

③ 麻醉护理盘(铺有治疗巾)

治疗巾内置:

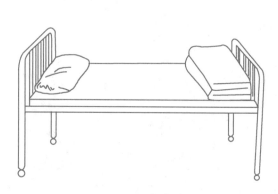

图 11-6　暂空床

- 开口器 ································· 1 个
- 压舌板 ································· 1 个
- 治疗碗 ································· 1 个
- 拉舌钳 ································· 1 把
- 牙垫 ·································· 1 个

治疗巾外置:
- 血压计 ································· 1 个
- 听诊器 ································· 1 个
- 护理记录单及病历夹 ·············· 1 套

必要时备:
④ 输液架 ······························ 1 个
⑥ 胃肠减压器 ························· 1 个

(3) 实施

- 短镊 ································· 1 把
- 输氧管 ······························ 1~2 根
- 吸痰管 ······························ 1~2 根
- 纱布 ································· 适量

- 手电筒 ································· 1 个
- 胶布 ································· 1 卷

⑤ 吸引器 ······························ 1 台
⑦ 热水袋 ······························ 1~2 个

操作步骤	注意点与说明
1. 戴口罩,备齐用物	
2. 将床上原有各单全部撤下置污衣袋内	● 降低手术后患者受感染的危险性,使患者舒适
3. 洗手	● 避免交叉感染
4. 按暂空床铺法,铺好一侧大单及床中段的橡胶单、中单;然后将另一橡胶中单、中单铺于床头,使上端平齐床头,下端压在中段的橡胶中单及中单上,下垂边缘部分一并塞于床垫下	● 橡胶中单可保护床褥及床单免受呕吐物、分泌物、引流物、排泄物污染 ● 下肢手术者,可将头端橡胶中单、中单铺于床尾;非全麻手术患者只需在床中段铺橡胶中单及中单
5. 转至对侧,同法依次铺好各单	
6. 铺盖被,两侧铺法同备用床,尾端系带后,向里或向外横向折叠与床尾齐;将盖被纵向三折叠于一侧床边,开口处向门	● 整齐划一,便于将患者移至床上
7. 套枕套,将枕头横立于床头(图 11-7)	● 以防患者躁动时,头部碰撞床栏而受伤
8. 移回床旁桌,将椅子放于盖被折叠侧	● 便于将患者移至床上
9. 放麻醉护理盘于床旁桌上,其他用物妥善放置	● 便于取用
10. 根据需要,将热水袋加套后置于床中部及床尾的盖被内	● 使患者温暖舒适,防止术后血液循环不良
11. 洗手、取下口罩	● 避免交叉感染

4. 卧有患者床(occupied bed)

(1) 目的

1) 更换或整理卧有患者床,保持病床平整、无皱褶,使患者睡卧舒适、病室整洁美观。

2) 观察病情,协助患者变换卧位,预防压力性损伤及坠积性肺炎。

(2) 用物

护理车 ································· 1 辆

上层放:
- 大单 ································· 1 条
- 被套 ································· 1 条

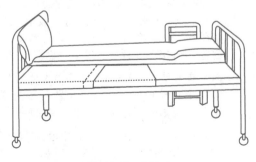

图 11-7　麻醉床

Note:

- 枕套 ························1个
- 床刷 ························1个
- 衣裤（必要时）················1套

- 中单·····················按需备
- 床刷套（微湿）·················2个
（或用一次性中单代替中单）

下层放：
- 便器 ·······················1个
- 便器巾····················1块

（3）实施

操作步骤	注意点与说明
1. 评估病室环境及患者病情,向患者解释操作的目的、方法及配合事项	• 判断此时操作是否适宜 • 取得患者的理解与配合
2. 询问患者是否需使用便器;需要时协助患者床上排便,使用后用便器巾覆盖,送盥洗室倾倒、消毒,并协助患者洗手	
3. 洗手、戴口罩,备齐用物,推至患者床边	
4. 移开床旁桌、椅,松开床尾端盖被	• 半卧位患者如病情许可,暂时放平床头支架,便于操作;床垫下滑者协助上移至与床头平齐
5. 将枕头移向对侧,协助患者翻身侧卧,背向护士	• 随时观察患者面色、脉搏、呼吸情况,并注意保暖;意识不清者应拉起床挡,以防坠床
◆ 扫床术 （1）松开近侧各层大单、中单,取床刷并套上两层床刷套,用一面扫净中单、橡皮中单后搭在患者身上;用另一面自床头向床尾扫净大单上碎屑,将污床刷套取下,将各单逐层拉平铺好	• 注意扫净枕下及患者身下的碎屑 • 使用床刷套的不同侧面扫床
（2）将枕头移向近侧,协助患者翻身侧卧于扫净一侧;转至对侧,同上法逐层扫净各单,拉平,铺好	
（3）帮助患者平卧,整理盖被,将棉胎与被套拉平,折成被筒,为患者盖好,被尾向内折叠,平齐床尾	• 棉胎上端应与被套封口齐平,避免被头空虚;患者若能配合,可请其抓住被套两角,方便操作
（4）取出枕头,轻轻拍松;协助患者枕好,取舒适卧位	
（5）移回床旁桌、椅,整理床单	• 在操作中应与患者交流,了解其心理状况及需要,以取得患者的配合,增进护患关系
（6）整理用物,归置原处	
（7）洗手、取下口罩,必要时做记录	
◆ 更换床单术 方法一:由近至远法（图11-8）	• 适用于病情允许翻身的卧床患者
（1）将各清洁单按更换顺序放于床尾椅上	• 便于取用
（2）将枕头移向对侧,协助患者翻身侧卧,背向护士	• 便于操作
（3）松开近侧各单,将中单向上卷塞于患者身下,取床刷并套上两层床刷套,用一面扫净橡胶单上的碎屑后搭在患者身上,将大单也向上卷塞至患者身下;用床刷另一面扫净床上碎屑;取下污床刷套	• 使污染面向内 • 注意扫净患者身下及枕下的碎屑 • 使污染面向内
（4）铺大单:将清洁大单的中线和床中线对齐,展开近侧半幅,将对侧半幅向内卷塞于患者身下;近侧半幅按床头、床尾、中部顺序先后展开,拉紧铺好	• 大单由远侧向近侧卷至中线,再塞于患者身下
（5）铺中单:放下橡皮中单,铺清洁中单,中线对齐,展开近侧半幅,远侧半幅向内卷塞至患者身下;近侧下垂的两中单展开一并塞于床垫下	

续表

操作步骤	注意点与说明
(6) 移枕头至近侧,协助患者翻身面向护士	● 观察患者面色、脉搏、呼吸,并询问患者有无不适
(7) 转至对侧,松开各单,将污中单由患者身下取出,卷至床尾;用床刷一面扫净橡胶单上的碎屑后搭于患者身上;取出污大单,与中单一并放于污衣袋内,用床刷另一面由床头扫至床尾	● 始终保持污染面向内,不与清洁各单接触 ● 污单不可随意放于地上
(8) 从患者身下取出清洁大单展开铺好,然后铺好橡胶单、清洁中单	● 各层拉紧铺好
(9) 更换被套:移枕头至中间,协助患者平卧。解开污被套尾端系带,取出棉胎后在污被套上展平;取清洁被套内面向外,铺于棉胎上;一手伸入清洁被套内,抓住棉胎及被套上端一角,翻转清洁被套;同法翻转另一个角后,整理被头;一手抓住盖被上端,一手将清洁被套向下拉平,同时撤出污被套,丢入污衣袋内	● 动作轻巧、敏捷,以防患者着凉 ● 避免被头空虚
(10) 整理盖被:将盖被上端请患者抓住或压在患者肩下;至床尾逐层拉平盖被后系带子;折成被筒为患者盖好	● 被筒不可太紧,勿使患者足部受压,以防足下垂
(11) 取出枕头,更换枕套,协助患者取舒适卧位	
(12) 余同扫床术	
方法二:由头至尾法(图 11-9)	● 适用于病情不允许翻身侧卧的患者,可由两人操作
(1) 一人托起患者头颈部,一人迅速取出枕头,放于床尾椅上;分别松开大单、中单、橡胶单并横卷成筒状,塞至患者肩下	● 两人分工合作,配合协调
(2) 一人将床头污大单卷至患者肩下,一人将清洁大单横卷成筒式铺于床头,两人共同铺好床头大单	● 大单中线与床中线对齐
(3) 一人抬起患者上半身,一人将污大单、橡胶中单、中单一并从患者肩下卷至患者臀下,同时将清洁大单随之拉平至臀部	● 骨科患者可嘱其利用牵引架上拉手,自己抬起身躯
(4) 放平患者,一人抬起臀部,一人迅速撤出污单,同时将清洁大单拉至床尾,橡皮中单放在床尾椅背上;污单丢入污衣袋内,展平大单铺好	● 两人合作,动作协调,操作迅速,以防患者疲劳
(5) 一人套枕套为患者枕好,一人备橡胶中单、中单,并先铺一侧,余半幅塞于患者身下并抬起患者胸部,另一人迅速从患者身下拉出,展开铺好	
(6) 余同方法一(9)～(12)	

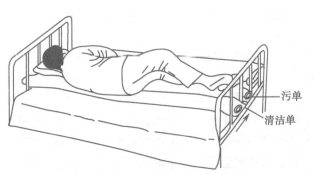

图 11-8　**卧有患者床由近至远更单法**

污单

清洁单

Note:

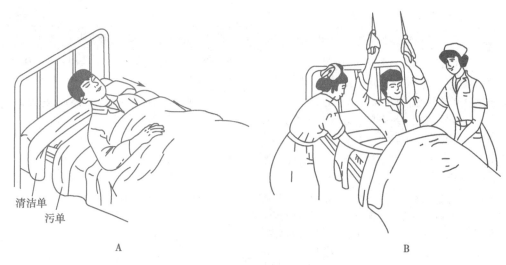

清洁单
污单

A

B

图 11-9 卧有患者床由头至尾更单法

第二节 出院护理

出院护理(discharge nursing)是指协助患者离开医院的一系列护理工作。出院护理的目的是：①指导患者和家属办理出院手续；②对患者进行健康指导，促使其适应出院生活并能遵照医嘱继续治疗和按时随访；③对患者床单位进行消毒处理，准备接待新患者。

一、出院方式

1. **准予出院** 指患者经过治疗、护理，疾病已痊愈或基本好转，医生认为患者可以回家休养或继续门诊治疗。一般由医生告知患者或由患者自己提出出院要求，医生同意并开具出院医嘱。

2. **自动出院** 指根据病情患者尚需住院治疗，但因经济、家庭等因素，患者或家属向医生提出出院要求。在这种情况下，一般医生不会同意患者出院，需患者或家属填写"自动出院"字据，再由医生开具"自动出院"医嘱。

3. **转院** 指根据患者的病情需转往其他医院继续诊治。在这种情况下，医生应告知患者及家属并开具出院医嘱。

4. **死亡** 指患者因病情或伤情过重抢救无效而死亡，需由医生开具"死亡"医嘱，再由家属办理出院手续。

二、出院护理

(一) 出院前一日护理

医生根据患者康复情况决定出院日期，并下达出院医嘱后，护士应做好下列工作：

1. **通知患者和家属** 根据出院医嘱，告知患者或家属出院日期，协助做好出院准备。

2. **进行健康教育** 分析患者出院后的生理、心理和社会需要，向患者或家属进行有关的健康教育，指导患者出院后康复和维持健康应注意的事项。

3. **征求意见** 征求患者及家属对医院医疗护理工作的意见或建议，以便不断提升医疗护理质量。

(二) 出院当日护理

1. **处理有关文件** 在体温单、医嘱记录单相应栏目记录出院日期和时间；通知营养室停止患者膳食；测体重记录于体温单有关栏内；整理病历，并与出院证一并送至出院处结算。

2. **结算住院费用** 通知患者或家属到出院处办理出院手续，结算住院期间费用。

Note:

3. **领取所需药品**　若患者出院后需继续服药时,按医生处方到药房领取药物,交给患者或家属带回并给予用药指导。

4. **清理物品**　协助患者整理用物归还寄存的物品,收回患者住院期间所借物品,并消毒。

5. **护送患者**　出院手续办理完毕后,取下患者腕带,根据病情用轮椅、平车或步行护送患者至病区门外或医院门口。

6. **停止医嘱**　注销该患者所有治疗、护理执行单,如服药单、注射单、治疗单、饮食单等。

7. **取下卡片**　取下"患者一览表"上的诊断卡片和床头(尾)卡。

8. **登记出院**　填写出院患者登记本。

9. **处理床单位**　对患者床单位进行消毒、清洁,以备新患者使用,防止发生交叉感染。

(1) 撤去病床上污被服,丢入污衣袋,送被服间消毒、清洗。

(2) 用消毒液擦拭床旁桌椅。非一次性痰杯、脸盆用消毒液浸泡。

(3) 床垫、床褥、棉胎、枕芯等可用臭氧床褥消毒机消毒或日光暴晒 6h 后,按要求折叠。

(4) 病室开门窗通风。

(5) 铺备用床,准备迎接新患者。

(6) 传染性病床单位及病室,均按传染病终末消毒法处理。

第三节　运送患者的技术

在患者入院护理和出院护理过程中,常需搬运和护送患者。护士应掌握并正确运用人体力学原理,以减少患者痛苦,保证患者的安全和舒适;减轻自身疲劳,提高工作效率。

一、人体力学在护理工作中的应用

人体力学(human mechanics)是利用力学原理研究维持和掌握身体的平衡,以及人体由一种姿态转换为另一种姿态时身体如何有效协调的一门学科。在护理工作中,正确运用人体力学原理,有助于提高工作效率,避免因不正确的姿势引起肌肉、肌腱劳损或扭伤等。与护理工作相关的主要力学原理如下:

(一) 杠杆原理

人体的运动基本是符合杠杆原理的。人体运动系统中骨骼好比杠杆,关节是运动的支点,骨骼肌是运动的动力。当神经系统发出信息使某些肌群收缩、某些肌群舒张,骨骼就会在此合力的作用下绕关节移动或旋转,完成肢体的运动。根据杠杆原理,当力矩一定时,作用力与力臂成反比。因此,当动力臂大于阻力臂时可以省力,反之则费力。

依据杠杆三定律,可将人体运动时运用的杠杆分为:

1. **平衡杠杆(第一定律)**　支点在阻力作用点和动力作用点之间。例如头部是通过作用于寰枕关节的力完成仰头和低头动作。寰椎为支点,前后两组肌群产生作用力,当前部肌群产生的力与头部重力的力矩之和与后部肌群产生的力的力矩相等时,头部趋于平衡(图 11-10)。

2. **省力杠杆(第二定律)**　阻力作用点位于动力作用点和支点之间。例如,人用脚尖走路时,脚尖是支点,脚跟后的肌肉产生的力是作用力,体重落在中间,由于动力力臂较长,用较小的力就足以支持体重(图 11-11)。

3. **速度杠杆(第三定律)**　动力作用点位于支点和阻力作用点之

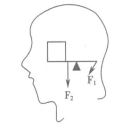
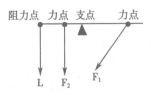

图 11-10　头部平衡杠杆作用

F_1、F_2 为前后两组肌肉产生的作用力,L 为头的重量。

Note:

间,是人体运动中最常见的杠杆。例如,用手臂举起重物时肘关节的运动,肘关节是支点,手臂前肌群的收缩力作用于支点和重物重心(阻力)之间,由于动力臂比阻力臂短,就需要使用较大的力。但这种杠杆虽然费力,却赢得了运动速度和运动范围(图 11-12)。

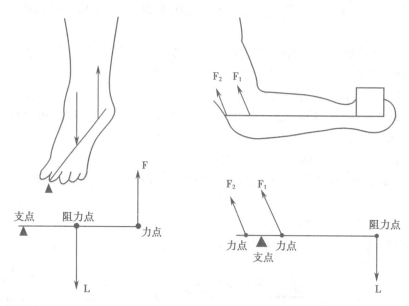

图 11-11　足部省力杠杆作用
L 为体重,F 为足跟后的肌肉收缩产生的作用力。

图 11-12　手和前臂速度杠杆作用

(二) 平衡和稳定

人体的平衡与稳定,与人或物体的重心、支撑面、重力密切相关。

1. 重心高度与稳定度成反比　重心是物体重量的中心。人体的重心随人体姿势不同而变化。在直立两臂下垂时,人体重心位于骨盆第二骶椎前约 7cm 处(图 11-13),如把手臂举过头顶,重心会随之升高,当身体下蹲时,重心会下降。人或物体的**重心越低,稳定度越大**(图 11-14)。

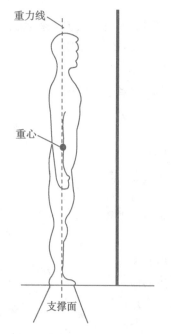

图 11-13　人直立时重心在骨盆中部

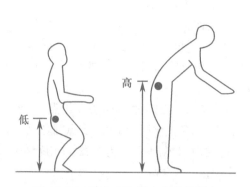

图 11-14　稳定度与重心高度成反比

Note:

2. **支撑面大小与稳定度成正比**　支撑面是人或物体与地面接触的点,用连接线围成的面积。支撑面越大,人或物体越稳定(图11-15)。如老年人行走时,用手杖可以起到扩大支撑面,从而增加稳定度的效果。

3. **重力线、支撑面与稳定的关系**　重力线是指通过物体重心垂直于地面的线。人体只有在重力线通过支撑面时,才能保持平衡。当人从椅子上站起来时,最好两脚一前一后,使重力线落在支撑面内,这样花很少力气就可以平稳地站起来。否则,身体还须运用腰部力量来保持平衡。体弱者,则会因无法运用腰部肌肉力量而产生一个回复力矩,又后落回到原来的座位上(图11-16)。

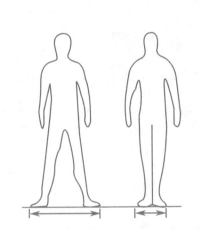

图11-15　稳定度与支撑面大小成正比

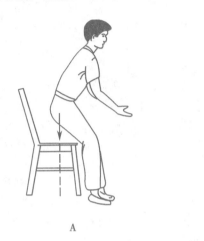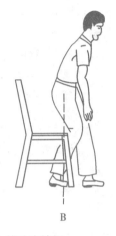

图11-16　从坐位立起时,重力线改变情况
A. 起立时,重力线落在支撑面外,身体有向后落坐的趋势,不易站起;B. 重力线落在支撑面内,姿势正确。

(三) 人体力学运用原则

1. **扩大支撑面**　护士操作时,根据需要将两脚前后或左右分开,扩大支撑面;给患者摆放体位时,尽量扩大支撑面确保体位的稳定和舒适,如侧卧位时下肢前后分开。

2. **降低重心**　护士在站立或操作时,应尽量使重心接近支撑面。如:取低处的物品时,两脚分开,同时屈膝曲髋下蹲,这样比弯腰省力,而且还可减少腰背部损伤。

3. **减少重力线的改变**　护士在提、端物品时应尽量将物体靠近身体;移动患者时,应尽量接近患者,这样可保证护士与物品或患者重力的合力线落在支撑面内,更加稳定。

4. **利用杠杆作用**　在提物时使物体靠近躯干,同时将肘部尽可能地贴近躯干,这样就减少了物体的力臂,从而可用较小的力来提取重物,增加了操作的有效性。将物品举高时,也可利用杠杆作用,可用推拉代替举高,这样只要克服摩擦力就可以了。

5. **使用大肌肉群**　护士进行操作时,能使用整只手时,不应只用手指;能使用手臂力量时,不能只用手腕部的力量;能使用躯干部和下肢肌肉力量时,不能只使用上肢力量。如提取重物时,两脚前后分开就是使用腿部肌肉群,而不只是使用背部肌肉群,可避免腰背部损伤。

6. **操作平稳、有节律,并听取患者的建议**　物体一旦移动后,根据惯性原则,容易继续保持移动状态,此时用平稳、有节律的移动比快速、急拉的方式做功小。听取患者的建议,是因为患者知道哪种情况舒适、安全,更能保护自己免受伤害,同时也增加患者的自我控制感,增强其恢复健康的信心。

二、平车运送术

(一) 目的
运送不能起床的患者入院、检查、治疗或手术。

(二) 用物
- 平车(上铺床单,按季节加铺褥垫)…………1辆
- 枕头…………………………………………1个

Note:

● 中单(视需要铺于车中段)·····················1条　● 盖被···1条

（三）实施

操作步骤	注意点与说明
1. 检查平车性能	● 确保运送安全
2. 洗手,备齐用物推至患者处,核对,向患者或家属解释将要进行的护理活动	● 确认并评估患者,以取得合作
3. 妥善安置患者身上的各个导管	● 避免导管脱落、受压或液体反流
4. 搬运患者	
◆ 挪动术	● 适用于病情许可、能适当配合动作的患者
(1) 移开床旁桌椅,松开盖被	
(2) 将平车推至床旁与床平行,紧靠床边抵住,并闸住车下脚轮	● 防止滑动,确保患者安全
(3) 协助患者按上半身、臀部、下肢的顺序向平车挪动,使患者头部卧于大轮端,并根据病情需要给患者安置舒适卧位	● 自平车移回床上时,先助其移动下半身,再移动上半身 ● 大轮转动次数少,可减轻患者在运送过程中的不适
◆ 单人搬运术	● 适用于上肢活动自如或体重较轻的患者
(1) 将床旁椅移至对侧床尾,松开盖被	
(2) 推平车至床尾,并使平车头端与床尾呈钝角	● 缩短搬运距离
(3) 搬运者站于床边,两脚一前一后,稍屈膝	● 扩大支撑面,降低重心,便于转身;屈膝可使操作者手臂与床面相平,减少做功
(4) 搬运者一手自患者腋下伸入至对侧肩外侧,一手伸入至对侧大腿下,屈曲手指,嘱患者双臂交叉依附于搬运者颈部(图11-17)	● 手臂伸入时嘱患者略抬起身体
(5) 抱起患者,移步转向平车,放低前臂于平车上,使患者平卧	● 借助腿部强有力的肌群,抱起患者,搬运时应把患者重心控制在支撑面内;同时嘱患者向搬运者倾斜,缩短力臂(力矩),以省力
◆ 两人或三人搬运术	● 适用于不能活动或体重较重的患者
(1) 将床旁椅移至对侧床尾,松开盖被	
(2) 推平车至床尾,并使平车头端与床尾呈钝角	● 缩短搬运距离
(3) 两人或三人站于床的同侧,姿势同单人法	
1) 两人法	
甲一手臂托住患者头颈部及肩部,一手托住腰部;乙一手托住患者臀部,一手托住腘窝处(图11-18)	● 能承重者托下半身;运用力学原理节力
2) 三人法	
搬运时,甲托住患者的头、肩胛部;乙托住患者的背、臀部;丙托住患者的腘窝和小腿处(图11-19)	● 搬运者用力一致,以保持患者身体平直,免受伤害
(4) 合力抬起,同时移步转向平车,使患者平卧	● 合力抬起时,应有一人发口令,三人同时抬起
◆ 四人搬运法	● 适用于颈、腰部骨折,体重较重或病情较重者
(1) 移开床旁桌椅,在患者身下铺一中单或大单	● 便于抬起患者
(2) 将平车与病床纵向紧靠在一起	
(3) 甲站于床头托住患者的头及肩部;乙站于床尾托住患者的两腿;另外两人分别站于平车及病床的两侧,抓住中单四角	
(4) 由一人喊口令,四人合力同时抬起患者,轻轻放于平车中央并取合适卧位(图11-20)	● 确保患者体位不变

Note:

续表

操作步骤	注意点与说明
5. 为患者盖好大单或盖被,边缘部分向内折叠	● 保暖和保护隐私
6. 整理床单位,铺暂空床	● 保持病室整齐、美观
7. 护送患者去目的地	● 车速适宜,确保患者安全、舒适 ● 推行时,推行者应站于患者头侧(图 11-21),以便观察患者病情、面色、呼吸及脉搏的变化;上下坡时,患者头部处于高处 ● 骨折患者挪动时应在车上垫一木板,并固定好骨折部位,有输液和引流管时须保持通畅 ● 进出门时应先将门打开,不可用车撞门,以免震动患者及损坏设施

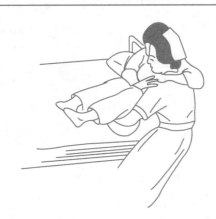

图 11-17　单人搬运

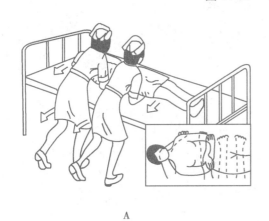

A

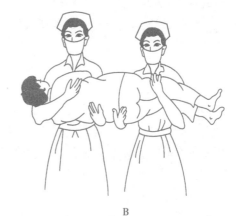

B

图 11-18　两人搬运

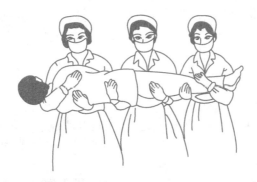

图 11-19　三人搬运

Note：

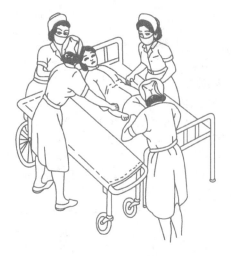

图 11-20　四人搬运

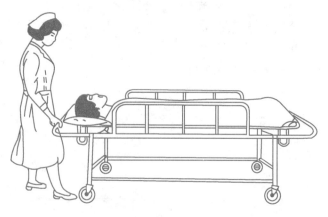

图 11-21　推平车时护士站在患者头侧

信 息 平 台

搬运患者的好帮手——过床易

在搬运患者时,如何能轻松、安全地帮助患者尽可能舒适地在病床、检查床、手术台之间移动呢?过床易轻轻松松就能做到。过床易(器)是用特殊材料制成的可折叠薄垫,一般规格170cm×50cm,使用时将两床靠拢,然后将过床易插入患者身体下方适当位置,轻推患者或轻拉过床易即可平移患者过床。由于过床方式是平移,因此可避免过床过程中的意外,减轻患者被搬动的痛苦,同时也极大地降低了医护人员搬移患者过床的劳动强度。

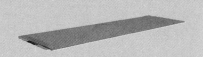

过床易

三、轮椅护送术

(一)目的
1. 护送不能行走的患者入院、检查、治疗、室外活动等。
2. 帮助患者下床活动,促进血液循环和体力恢复。

(二)用物
- 轮椅 ························· 1辆
- 保暖外穿衣(按季节备) ········· 1件
- 患者拖鞋或布鞋 ········· 1双

(三)实施

操作步骤	注意点与说明
◆　协助患者坐轮椅	
1. 核对床号、姓名,向患者或家属解释将要进行的护理活动	• 确认并评估患者,以取得合作
2. 检查轮椅性能是否良好;将轮椅推至床边,使椅背与床尾平齐,面向床头或呈45°,翻起踏脚板,拉起扶手两侧的车闸	• 翻起踏脚板便于患者入坐 • 固定车轮,以保证患者安全
3. 扶患者坐起,协助穿衣及鞋	• 身体虚弱者,坐起后,应适应片刻,无特殊情况方可下地,以免发生直立性低血压

Note:

续表

操作步骤	注意点与说明
4. 将双臂伸入患者肩下,协助其慢慢下床,并一起转向轮椅,使患者坐入轮椅(图 11-22);嘱患者尽量向后坐,勿向前倾斜或自行下车	● 病情允许者,护士可站在车轮后面,固定轮椅,请患者自行坐入轮椅 ● 以防跌倒
5. 放下踏脚板,让患者双脚置于其上,两手臂放于扶手上;根据季节采取保暖措施(图 11-23)	● 增进患者舒适 ● 避免患者受凉
6. 松闸后推患者至目的地	● 推行时下坡应减速,上坡或过门槛时,应翘起前轮,使患者头、背部后倾,并抓住扶手,以免发生意外 ● 推行时应随时观察病情变化
◆ 协助患者下轮椅	
1. 推轮椅至床边,使椅背与床尾平行或呈 45°,拉车闸固定	● 保证患者安全
2. 翻起脚踏板,向患者解释下车过程,鼓励患者站立时尽量利用较有力的腿支撑体重	
3. 站在患者面前,两腿前后放置,并屈膝,让患者双手放于操作者肩上,双手扶住患者腰部并且最好用膝盖顶住患者的膝部	● 顶住患者膝部,以保持患者重心位置降低,扩大支撑面,增加稳定性
4. 协助患者慢慢转向床沿,坐于床缘,脱去保暖外衣及鞋子	
5. 协助患者取舒适卧位,盖好被子	● 寒冷季节,注意保暖
6. 整理床单位,观察病情,轮椅推回原处放置,必要时做记录	

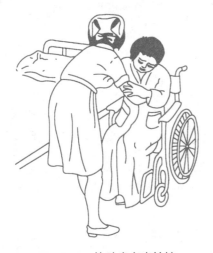

图 11-22　**协助患者坐轮椅**

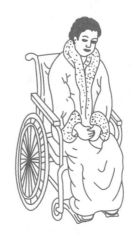

图 11-23　**坐轮椅患者保暖法**

(庄淑梅)

思考与练习

1. 患者张某,男,54 岁,因急性心肌梗死急诊入院。

请问:

(1) 病区护士接到患者入院通知后应实施哪些护理措施?

(2) 患者经及时救治,身体康复,医生开具出院证。出院当日护士应完成哪些护理工作?

2. 请列出入院护理的程序。

3. 人体活动常用的杠杆作用有哪几种? 重心、重力线、支撑面与平衡、稳定的关系是怎样的?

4. 与同学一起模拟练习平车和轮椅护送术。

请问:

(1) 在用平车及轮椅护送患者的过程中应注意哪些问题?

(2) 如何才能做到既省力又确保患者的安全、舒适?

URSING

第十二章

舒　适

12章　数字内容

―――――――――― 教学目标 ――――――――――

识记：

1. 能正确说出干扰患者舒适的因素。

2. 准确陈述各种卧位的适用范围及临床意义。

3. 能正确描述口腔护理、皮肤护理和头发护理的目的、评估要点及操作中的注意点。

4. 能正确陈述常用漱口液及其临床作用。

5. 能正确陈述疼痛的常见原因和影响疼痛的因素。

理解：

1. 能用自己的语言正确解释下列概念：

　　舒适　被动卧位　主动卧位　被迫卧位　疼痛

2. 能举例说明良好的个人卫生与满足患者心理、生理、社会需要的关系。

3. 能举例说明疼痛的性质特点。

运用：

1. 能根据病情和治疗需要，运用解剖学、生理学及人体力学原理，为模拟患者安置卧位并能辅助其变换卧位，做到方法正确、动作轻柔，患者安全、舒适。

2. 能运用本章所学知识为患者进行更衣、背部护理、床上擦浴、口腔护理、头发护理、会阴部护理、指（趾）甲护理、晨晚间护理，做到备物齐全、步骤有序、动作轻柔、方法正确、省时省力、态度认真，体现人文关怀，使患者感觉安全、舒适。

3. 能运用沟通技巧，较为准确地观察和评估患者疼痛的程度，并提供恰当的护理措施。

人们处于最佳健康状态、各种基本生理需要得到满足时,常常能体验到舒适的感觉。患者由于受到疾病、心理、外界环境等多种因素的影响,经常处于不舒适的状态。护士在护理患者时,应通过密切观察,分析影响舒适的因素,有针对性地为患者提供轻松、安宁的环境,指导患者正确地休息与睡眠,加强生活护理,缓解患者的疼痛,增进患者舒适,达到促进康复的效果。

第一节 概 述

一、舒适的相关概念

舒适(comfort)是指处在轻松、安宁的环境状态下,个体所具有的身心健康、满意、没有疼痛、没有焦虑、轻松自在的自我感觉。

不舒适(discomfort)是指个体身心不健全或有缺陷、周围环境有不良刺激、对生活不满、负荷极重的一种感觉。

舒适和不舒适之间没有截然的分界线,个体每时每刻都处在舒适和不舒适之间的某一点上,并不断地变化着。当个体体力充沛、精神舒畅,感觉安全和完全放松,一切生理、心理需要都得到满足时,表明处于最高水平的舒适。而当生理、心理需求不能得到满足时,舒适的程度则逐渐下降,直到被不舒适所替代。判断患者舒适与不舒适的程度,不能仅凭患者有无关于不舒适的主诉,还需要护士认真仔细地观察和评估。

专 家 观 点

舒适护理模式

南丁格尔十分强调病房必须空气新鲜、条件舒适、环境清洁、安静,可视为舒适护理的萌芽。20世纪90年代初期,出现有关舒适护理的报道。1995年,美国护理学者科尔卡巴(Kolcaba KY)首次提出舒适护理理论(theory of comfort care)的概念。

1998年,中国台湾省萧丰富先生提出了舒适护理模式,又称"萧氏双C护理模式",其主要思想是通过整体的、个体化的、创造性的、有效的护理活动,使人达到生理、心理、社会和心灵的最愉快的状态,或缩短、降低其不愉快的程度。生理舒适指身体的感觉,包括环境中的温度、湿度、光线、音响等带来的舒适。心理舒适指心理感觉,如满足感、安全感、尊重感等。社会舒适包括人际、家庭、学校、职业等社会关系上带来的舒适。心灵舒适指宗教、信仰方面带来的精神舒适。

二、不舒适的原因

影响患者不舒适的因素很多,主要包括身体因素、心理-社会因素和环境因素等,这些因素往往相互关联、相互影响。

(一)身体因素

1. **疾病** 因疾病出现疼痛、头晕、恶心、呕吐、腹胀、咳嗽、呼吸困难等症状所引起的不舒适。

2. **个人卫生** 当患者自理能力减低,又无人照顾时,常因口臭、皮肤污垢、汗臭、瘙痒等引起不适,甚至影响其自尊。

3. **姿势或体位不当** 肢体缺乏适当的支撑物、关节过度屈曲或伸展、局部长期受压等可引起麻木、疼痛等不适。

(二)心理-社会因素

1. **焦虑与恐惧** 担心疾病造成的伤害、治疗和检查可能引起的痛苦,对疾病及死亡的恐惧等,均会使患者产生紧张、失眠、烦躁或回避有关疾病的话题等表现。

2. 生活习惯改变 住院后患者起居、饮食等生活习惯发生改变,易产生压抑感,可出现不易入睡、易惊醒等现象,期盼亲人陪伴,内心时常处于矛盾之中。

3. 面对压力 担心未来必须应对的事件,如手术、医疗费用等,表现为心事重重、欲言又止,常常失眠,易激惹,情绪无法自控。

4. 不受关心与尊重 由于医护人员或家属的疏忽,照顾与关心不周全而引起患者心理不愉快,如某些护理操作时身体暴露过多或缺少遮挡。患者可表现为皱眉、面部表情紧张、愤怒等。

(三) 环境因素

1. 不适宜的物理环境 病室、床单位杂乱无章,床垫的软硬度不当,床单潮湿、不平整或有破损,病室光线、温湿度不适宜,通风不良、噪声过多等均会引起患者的不舒适感。

2. 不适宜的社会环境 由于对医院医务人员、规章制度等感到陌生或不适应,新入院患者易产生压抑、焦虑或不安全感等。

三、舒适护理的原则

患者由于疾病、心理、社会和周围环境等多种因素的影响,经常处于不舒适的状态,为满足患者对舒适的需求,应为其提供身心舒适的条件,采取有效的护理措施消除或减轻患者的不适。

(一) 细致观察

舒适与不舒适都属于自我感觉,评估较为困难。护士可以通过细致地观察,认真有效地与患者和家属进行沟通,结合患者的表情和行为,如患者的面色、表情、姿势、活动能力、皮肤颜色等,进行科学的评估与分析,及时、准确地判定患者不舒适的程度和引起不舒适的原因,从而有针对性地采取有效措施消除或减轻患者的不舒适。

(二) 积极去除诱因

在护理患者的过程中,应密切关注患者的舒适程度,做到预防在先或针对诱因进行护理。例如,对卧床患者,应评估其床单位是否平整、患者卧位是否处于放松状态并且有利于疾病的康复、各肢体是否处于功能位置等。一旦发现患者存在不舒适的诱因,应及时采取相应护理措施去除诱因。如对尿潴留患者,可运用适当方法解除膀胱高度膨胀引起的不适;对腹部手术后的患者,应及时改变为半卧位或提供必要的支撑物以缓解切口疼痛;对癌症晚期的患者,应及时评估疼痛的程度和性质,采取必要止痛措施来缓解疼痛,以保证患者的生活质量。

(三) 心理支持

对于因心理因素引起不舒适的患者,护士应注意采取有效的沟通方法与患者或家属进行沟通,使患者内心的压抑能得以宣泄,使情绪能得到有效调整。例如,对存在恐惧心理的患者,护士首先应具体分析患者恐惧的原因,然后有针对性地进行心理护理,从而使患者感到危险情境的消除或减弱,安全感能够逐渐加强。在预计患者可能产生恐惧之前,护士就应主动把可能给患者带来的痛苦和威胁作适当说明,并给予安全暗示和保证。当患者面临恐惧情境时,对患者要和蔼可亲、沉着稳定,一举一动都要给患者以安全的暗示和保证,通过指导患者学习身心放松、深呼吸等方法缓解其恐惧心理。

(四) 角色尊重

护士对患者角色的尊重,除了用亲切的语言、尊敬的称呼外,还应听取患者对治疗、护理的意见,并鼓励他们积极主动地参与护理活动,发挥其自我护理能力,使患者真正认识到自己有责任、有义务、有能力尽快康复。

(五) 加强生活护理、建立优良环境

良好的生活护理和优良的环境能有效地促进舒适的程度。在评估患者的各项生命体征时,应重视患者的即时状况、自我护理能力及其相关环境的评估,根据评估分析结果,提供相关的健康教育和护理协助。如重危患者,由于疾病的影响,不能准确及时反映其清洁方面的不舒适和需要,护士应根据患者的情况协助或完全替代其进行生活护理,做好患者的个人卫生,建立良好的病室环境,让患者感觉安全、舒适。

第二节　卧位与舒适

卧位(patient position)即患者卧床的姿势。临床上常根据患者的病情与治疗的需要为其调整相应的卧位。正确的卧位对增进患者舒适、预防并发症均能起到良好的作用。护士在临床护理工作中应熟悉各种卧位的安置方法与安全要求,协助患者卧于舒适、安全而正确的位置。

一、舒适卧位的基本要求

舒适卧位是指身体的各部位与其四周环境处在轻松或合适的位置。要协助患者维持正确与舒适的卧位,护士应了解舒适卧位的基本要求,并能根据患者的实际需要应用合适的支持物及保护性设备。

1. 卧床姿势应尽量符合人体力学要求,将体重平均分配到身体的负重部位,维持关节处于正常功能位置。

2. 经常更换体位,至少每 2h 更换 1 次,避免局部长期受压而导致压力性损伤。

3. 定时活动患者身体各个部位,改变卧位时做关节活动范围练习。但应除外禁忌证,如关节扭伤、骨折急性期等。

4. 适当遮盖患者身体,保护患者隐私,促进患者身心舒适。

5. 加强受压部位皮肤护理。

二、卧位的分类

按卧位的平衡性,可分为稳定性卧位和不稳定性卧位。卧位的平衡性与人体的重量、支撑面成正比,与重心高度成反比。在稳定性卧位(图 12-1)状态下,患者感到舒适、轻松。在不稳定性卧位(图 12-2)状态下,大量肌群肌肉紧张,易疲劳,患者感到不舒适。

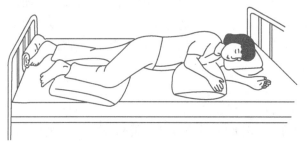
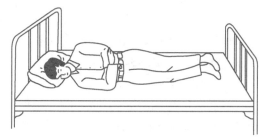

图 12-1　稳定性卧位　　　　　　　　　　图 12-2　不稳定性卧位

按卧位的自主性可分为主动卧位、被动卧位和被迫卧位 3 种。主动卧位(active lying position)是指患者在床上自己采取的最舒适的卧位。被动卧位(passive lying position)是指患者自身无力变换卧位时,卧于他人帮助安置的卧位。常见于极度衰弱或意识丧失的患者。被迫卧位(compelled lying position)是指患者的意识清晰,也有变换卧位的能力,但由于疾病的影响或治疗的需要,被迫采取的卧位。如哮喘急性发作的患者由于呼吸极度困难而被迫采取端坐位。

按卧位时身体的姿势可分为仰卧位、俯卧位、侧卧位、坐位等。常用卧位主要依据这种分类。

三、常用卧位

(一)仰卧位(supine position)

也称平卧位,是一种自然的休息姿势。患者仰卧,头下置一枕,两臂放于身体两侧,两腿自然放置。

Note:

根据病情或治疗、检查等需要,仰卧位又可做适当调整,分为:

1. 去枕仰卧位

(1) 适用范围:①昏迷或全身麻醉未清醒的患者,需防止呕吐物误入气管而引起窒息或肺部并发症;②椎管内麻醉或脊髓腔穿刺后的患者,需预防因脑压减低而引起头痛。

(2) 姿势:去枕仰卧,头偏向一侧,两臂放于身体两侧,两腿自然放平,将枕头横置于床头(图12-3)。

2. 中凹卧位(休克卧位)

(1) 适用范围:休克患者。因为抬高头胸部,有利于保持气道通畅,改善呼吸及缺氧症状;抬高下肢,有利于静脉血回流,增加心输出量。

(2) 姿势:用垫枕抬高患者的头胸部10°~20°,抬高下肢约30°(图12-4)。

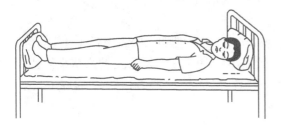

图 12-3 去枕仰卧位

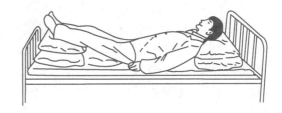

图 12-4 中凹卧位

3. 屈膝仰卧位

(1) 适用范围:胸腹部检查或行导尿术时,放松腹肌,便于检查或暴露操作部位。

(2) 姿势:患者平卧,头下垫枕,两臂放于身体两侧,两膝屈起,稍向外分开(图12-5)。

(二) 侧卧位(lateral position)

1. 适用范围

(1) 灌肠、肛门检查、臀部肌内注射、配合胃肠镜检查等。

(2) 与仰卧位交替,便于擦洗,预防压力性损伤。

(3) 对单侧肺部病变者,视病情采取患侧卧位或健侧卧位。

2. 姿势 患者侧卧,臀部稍后移,两臂屈肘,一手放于枕前,另一手放于枕旁,下腿稍伸直,上腿弯曲(臀部肌内注射时,应下腿弯曲、上腿伸直,使被注射部位肌肉放松)。必要时,在两膝之间、后背和胸腹前放置软枕,扩大支撑面,稳定卧位,使患者舒适(图12-6)。

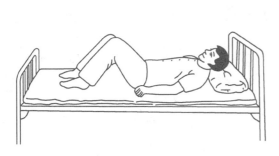
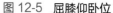

图 12-5 屈膝仰卧位

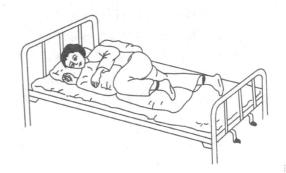

图 12-6 侧卧位

(三) 斜坡卧位(Fowler's position)

1. 适用范围

(1) 胸腔疾病、胸部创伤或心肺疾病患者:此卧位借助重力使膈肌下降,胸腔容积增大,部分血液滞留在下肢和盆腔脏器内,回心血量减少,减轻肺部淤血和心脏负担,有利于气体交换,改善呼吸困难,亦有利于脓液、血液及渗出液的引流。

(2) 腹腔、盆腔手术后或有炎症的患者:斜坡卧位一方面可减轻腹部切口缝合处的张力、疼痛,有利于切口愈合;另一方面,可使腹腔渗出物流入盆腔,减少炎症扩散和毒素吸收,促使感染局限化和减少中毒反应。

(3) 某些面部及颈部手术后,采取斜坡卧位可减少局部出血。

(4) 恢复期体质虚弱的患者采取斜坡卧位,有利于向站立过渡。

2. 姿势 患者仰卧,先摇起床头支架 30°~50°,再摇高膝下支架,使下肢屈曲,以防患者下滑(图12-7)。放平时,先摇平膝下支架,后摇平床头支架。危重患者采取斜坡卧位时,臀下应放置海绵软垫或使用气垫床,防止局部受压而发生压力性损伤。根据床头抬高的角度,斜坡卧位可分为低斜坡卧位:床头抬高约 30°,半坐卧位:床头抬高约 45°,高斜坡卧位:床头抬高 60°~90°。

(四)端坐位(sitting position)

1. 适用范围 左心衰竭、心包积液、支气管哮喘发作时,由于极度呼吸困难,患者被迫端坐。

2. 姿势 扶患者坐起,身体稍向前倾,床上放一跨床小桌,桌上放一软枕,让患者伏桌休息。同时摇起床头或抬高床头支架呈 70°~80°,背部放置一软枕,使患者可向后倚靠。摇起膝下支架呈15°~20°。必要时加床栏,保证患者安全(图 12-8)。

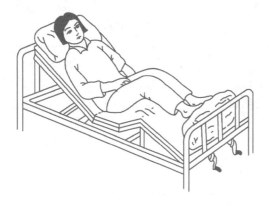 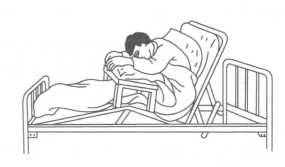

图 12-7　斜坡卧位　　　　　　　　　　图 12-8　端坐位

(五)头低足高位(Trendelenburg position)

1. 适用范围

(1) 肺部分泌物引流,使痰易于咳出。

(2) 十二指肠引流术,有利于胆汁引流。

(3) 跟骨牵引或胫骨结节牵引时,利用人体重力作为反牵引力,防止下滑。

(4) 妊娠时胎膜早破,防止脐带脱垂。

2. 姿势 患者仰卧,头偏向一侧,枕头横立于床头以防碰伤头部。床尾用支托物垫高15~30cm(图12-9)。这种体位易使患者感到不适,不可长时间使用,颅内高压患者禁用。

(六)头高足低位(dorsal elevated position)

1. 适用范围

(1) 颈椎骨折做颅骨牵引。

(2) 预防脑水肿、降低颅内压。

(3) 开颅手术后。

2. 姿势 患者仰卧,床头用支托物垫高 15~30cm 或根据病情而定(图 12-10)。

(七)俯卧位(prone position)

1. 适用范围

(1) 腰、背部检查或配合胰、胆管造影检查时。

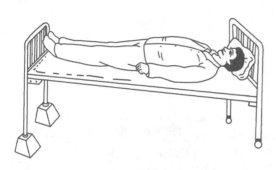

图 12-9　头低足高位

图 12-10　头高足低位

(2) 脊椎手术后或腰、背、臀部有伤口,不能仰卧或侧卧的患者。

(3) 缓解胃肠胀气所致的腹痛。

2. **姿势**　患者俯卧,两臂屈肘放于头部两侧,两腿伸直,胸下、髋部及踝部各放一软枕,头偏向一侧(图 12-11)。

(八) 膝胸卧位(knee-chest position)

1. 适用范围

(1) 肛门、直肠、乙状结肠镜检查或治疗。

(2) 矫正子宫后倾或胎位不正。

2. **姿势**　患者跪卧,两小腿平放床上,稍分开,大腿和床面垂直,胸贴床面,腹部悬空,臀部抬起,头转向一侧,两臂屈肘放于头的两侧(图 12-12)。

(九) 截石位(lithotomy position)

1. **适用范围**　会阴、肛门部位的检查、治疗或手术,如膀胱镜、妇产科检查或产妇分娩等。

2. **姿势**　患者仰卧于检查台上,两腿分开,放在支腿架上,臀部齐床边,两手放在胸前或身体两侧(图 12-13)。用此卧位时;应注意保暖和遮盖。

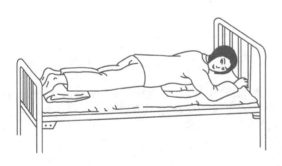

图 12-11　俯卧位

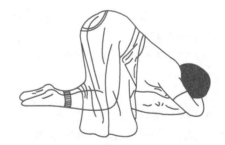

图 12-12　膝胸卧位

四、变换卧位术

患者若长期卧床,局部组织持续受压,呼吸道分泌物不易咳出,易出现压力性损伤、坠积性肺炎、便秘、肌肉萎缩等。因此,护士应定时为患者变换卧位,可酌情使用多功能翻身床和移位器具如电动移位机等协助患者安全舒适地完成卧位变换和床位间移动,以预防并发症的发生。

(一) 协助患者翻身侧卧

1. 目的

(1) 变换姿势,增进舒适。

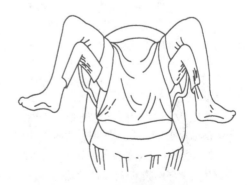

图 12-13　截石位

Note:

(2) 便于更换或整理床单位。

(3) 减轻局部组织受压,预防压力性损伤发生。

(4) 减少并发症,如坠积性肺炎。

(5) 适应治疗护理的需要,如背部皮肤护理。

2. 实施

操作步骤	注意点与说明
1. 核对患者姓名、床号、腕带,向患者及家属解释执行护理措施的过程、目的;评估患者全身情况,确定翻身方法和所需用物	● 确认、评估患者,使其建立安全感,取得合作 ● 为手术后患者翻身时,应先检查敷料是否脱落,如分泌物浸湿敷料,应先更换再行翻身;颅脑手术后,一般只能卧于健侧或平卧;颈椎和颅骨牵引的患者,翻身时不可放松牵引;石膏固定或伤口较大的患者,翻身后应将患处置于适当位置,防止受伤
2. 洗手并准备用物	
3. 固定床脚轮,将各种导管及输液装置等安置妥当,必要时将盖被折叠至床尾或一侧	● 防止翻身引起导管连接处脱落或扭曲受压
4. 患者仰卧,两手放于腹部,两腿屈曲	
5. 翻身	
◆ 一人帮助患者翻身术(图 12-14)	● 适用于体重较轻的患者
(1) 先将患者双下肢移向靠近护士侧的床沿,再将患者肩、腰、臀部向护士侧移动	● 不可拖拉,以免擦破皮肤;注意应用节力原则,翻身时,让患者尽量靠近护士,以缩短重力臂,达到省力
(2) 一手托肩,一手托膝,轻轻将患者推向对侧,使患者背向护士	● 意识不清者应拉起床栏,防止坠床
(3) 检查并安置患者肢体各关节处于功能位置	● 促进舒适,防止关节挛缩
◆ 两人帮助患者翻身术(图 12-15)	● 适用于体重较重或病情较重的患者
(1) 两人站在床的同一侧,一人托住患者颈肩部和腰部,另一人托住患者臀部和腘窝部,两人同时将患者抬起移向近侧	● 患者的头部应给予支持 ● 不可拖拉,以免擦伤皮肤
(2) 分别托扶患者的肩、腰、臀和膝等部位,轻推,使患者转向对侧	
(3) 检查并安置患者肢体各关节处于功能位置	
◆ 轴式翻身术	● 协助脊椎受损或脊椎手术后患者改变卧位,避免翻身时脊柱错位而损伤脊髓
(1) 患者去枕、仰卧,护士将大单铺于患者身体下	
(2) 两名护士站于病床同侧,分别抓紧靠近患者肩、腰背、髋部、大腿等处的大单,将患者拉至近侧,拉起床栏	
(3) 绕至病床另一侧,将患者近侧手臂移到头侧,另一手放于胸前,两膝间放一软枕	
(4) 护士双脚前后分开,两人双手抓紧患者肩、腰背、髋部、大腿等处近侧大单,由其中一人发口令,两人动作一致地将患者整个身体以圆滚轴式翻转至侧卧,使患者面向护士	● 扩大支撑面,降低重心,有利节力,且可防止护士的腰部发生职业性损伤 ● 翻转时,勿让患者身体屈曲,以免脊柱错位
6. 按侧卧位要求,用枕头将患者背部和肢体垫好,使患者舒适、安全;必要时使用床栏	● 扩大支撑面,确保患者卧位稳定、安全
7. 检查并安置患者肢体各关节处于功能位置	
8. 观察背部皮肤,进行背部护理,记录翻身时间、皮肤状况;做好交班	● 翻身间隔时间视病情及局部受压情况而定

Note:

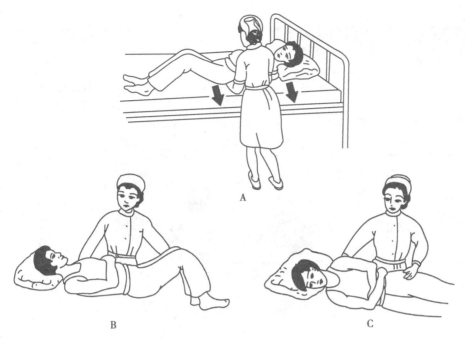

图 12-14 一人帮助患者翻身术

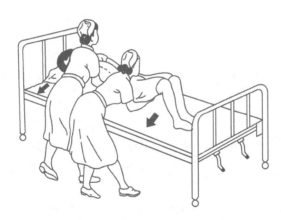

图 12-15 两人帮助患者翻身术

(二) 协助患者移向床头

1. 目的 协助滑向床尾而不能自己移动的患者移向床头,使患者感到舒适。

2. 实施

操作步骤	注意点与说明
1. 准备 向患者或家属解释执行护理措施的过程、目的,获得患者同意	● 确认、评估患者,使其建立安全感、取得合作
2. 洗手	
3. 固定床脚轮,将各种导管及输液装置安置妥当,必要时将盖被折叠至床尾或一侧	
4. 根据病情放平靠背架,将枕头横立于床头	● 避免撞伤患者
5. 移动患者	
◆ 一人扶助患者移向床头术(图 12-16)	● 适用于部分自理的患者
嘱患者仰卧屈膝,双手握住床头栏杆,双脚蹬床面;护士一手稳住患者双脚,另一手在臀部提供助力,使其移向床头	● 减少患者与床之间的摩擦力,避免组织受伤

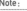

Note:

续表

操作步骤	注意点与说明
◆ **两人扶助患者移向床头术** 两人分别站在床的两侧,交叉托住患者颈肩部和臀部,同时行动,协调地将患者抬起,移向床头,或两人同侧,一人托住颈、肩部及腰部,另一人托住臀部及腘窝,同时抬起患者移向床头 6. 放回枕头,视病情需要摇起床头或支起靠背架,整理床铺	• 适用于不能自理的患者 • **不可拖拉,以免擦伤皮肤** • 患者的头部应予以支持

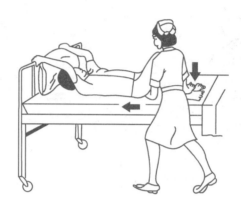

图 12-16　一人扶助患者移向床头

第三节　清洁与舒适

清洁是人类最基本的生理需要之一。具体的清洁是指去除身体的表面污垢,如排泄物、分泌物及有利于细菌繁殖的物质,保护皮肤的防御功能,促进血液循环。同时,清洁还可以改善自我形象,使人拥有自信和自尊,感觉舒适、安全及心情轻松愉快。健康人具有保持身体清洁的能力和习惯。当一个人患病时,可因年龄、疾病、治疗和精神心理因素等导致自我清洁能力障碍,因此,护士应根据患者的病情,对患者的清洁状况、清洁能力、清洁习惯和偏好进行评估,与患者共同探讨,制订合理、有效、安全的清洁计划并实施,使患者舒适,维护自尊,改善心情,促进其身心康复。

一、清洁的概述

（一）身体清洁的意义

1. 满足患者对清洁的身心需要。

2. 维持皮肤健康,减少感染机会。

3. 促进舒适,有助于睡眠。

4. 有利于维持关节、肌肉的功能。

5. 维护患者的自尊及自我形象。

6. 有利于建立良好的护患关系。

7. 有利于病情观察和健康教育。

（二）评估内容

1. 了解患者对清洁的知识、习惯和方法。

2. 观察患者的皮肤、口腔与黏膜、指(趾)甲、毛发等部位的清洁与健康状况。

3. 了解患者的一般状况、病情及目前的治疗方案。

4. 判断患者的自我照顾能力及活动受限程度。

5. 熟悉病区所能提供的清洁设施与器具。

（三）实施原则

1. 对一般患者应鼓励其早晚刷牙,梳理头发,经常沐浴或擦洗清洁身体。

2. 由于疾病而卧床者,可让其在床上刷牙、漱口,协助患者完成头发梳理和身体的清洁。

3. 对重症患者可为其进行口腔护理、头发护理及皮肤护理。

4. 在护理过程中,注意沟通交流,进一步了解和评估患者的口腔、皮肤、头发的状况,并给予相应的健康指导。

二、口腔护理

口腔由颊、硬腭、软腭及舌等组成,口腔内覆盖着由鳞状上皮组织构成的黏膜,并有牙齿及唾液腺等组织。口腔具有辅助说话、咀嚼食物、水解淀粉及分泌唾液等重要功能。由于口腔的温度、湿度和食物残渣适宜微生物的生长繁殖,使口腔内存在大量的微生物。另外,由于口腔与外界相通,也是病原微生物侵入人体的主要途径之一。当人体健康时,由于机体抵抗力强、唾液中溶菌酶的杀菌作用,以及经常进行饮水、进食、刷牙、漱口等活动,对过度生长的细菌和外侵的病原微生物起到了一定的清除作用而不致引起口腔感染。当人体抵抗力降低,饮水、进食量少,咀嚼及舌的动作减少,唾液分泌不足,自洁作用受影响时,病原体可乘机在湿润、温暖的口腔中迅速繁殖,造成口腔炎症、溃疡,腮腺炎、中耳炎等疾患;甚至通过血液、淋巴导致其他脏器感染,给全身带来危害;还可引起口臭,影响人与人之间的交往,并影响食欲和消化功能。因此,保持患者口腔清洁十分重要。护士应指导患者重视并掌握正确的口腔清洁技术;对昏迷、高热、禁食、血液病、口腔咽喉部疾患的患者,更应加强口腔护理（oral care）。

（一）评估

1. 全身状况与自理能力评估

（1）自主活动能力和口腔清洁自理能力。

（2）心理状态和合作程度。

2. 口腔的评估

（1）口唇的色泽、湿润度,有无干裂、出血及疱疹等。

（2）口腔黏膜的颜色、完整性,是否有溃疡、疱疹,是否有不正常的渗出液,如血液、脓液等。

（3）牙的数量是否齐全,有无龋齿、牙结石、牙垢,有无义齿及佩戴是否合适等。

（4）牙龈的颜色,是否有溃疡、肿胀、萎缩或出血等。

（5）舌的颜色、湿润度,有无溃疡、肿胀及舌面积垢等。

（6）腭部、腭垂、扁桃体等的颜色,是否肿胀,有无不正常的分泌物等。

（7）口腔气味:有无异常气味,如氨臭味、烂苹果味等。

3. 健康教育需要的评估

（1）个人对口腔卫生与口腔疾病、全身疾病的相关知识了解情况。

（2）个人对清洁口腔正确方法的认识和掌握程度,如刷牙的方法、口腔清洁用具的选择、合理的清洁次数等。

（二）一般口腔护理

适用于不能起床的患者。抬高床头,使患者取斜坡卧位,也可侧卧或头偏向一侧,取患者的干毛巾围于颌下,脸盆放于旁边接取漱口污水,备好牙刷、牙膏、漱口水,让患者自己刷牙。病情需要时,可由护士协助,刷牙后擦干面部,整理用物。

1. 指导刷牙 一般在晨起或晚上临睡前进行,正确的方法是上下颤动刷牙法。刷牙时,将牙刷毛面轻轻放于牙齿及牙龈沟上,刷毛与牙齿呈 45° 夹角,使刷毛进入牙龈沟和相邻牙缝内,快速环行来回震颤刷洗,每次只刷 2~3 颗牙齿,刷完一处再刷邻近部位。前排牙齿的内面,可用牙刷毛面的顶

端震颤刷洗;刷洗牙齿的咬合面时,将刷毛压在咬合面上,来回震颤刷洗,刷完牙齿后,再刷舌面(图
12-17)。另一种简便的方法是上下竖刷法,将牙刷毛面顺牙缝纵向刷洗,牙齿的内、外、咬合面都应刷
到。每次刷牙时间应不少于 3min。牙刷应尽量选用外形较小、刷毛软硬适中、表面平滑的尼龙牙刷,
牙刷应 3 个月更换一次。

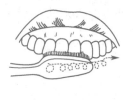 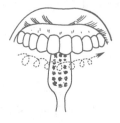 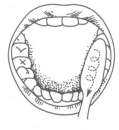 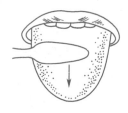

A. 牙齿外表面刷洗法　　B. 牙齿内侧面刷洗法　　C. 牙齿咬合面刷洗法　　D. 舌表面刷洗法

图 12-17　**刷牙方法**

2. **牙线剔牙法**　牙线多用丝线、尼龙线等。取牙线 40cm,两端绕于两手中指,指间留 14~17cm
牙线,两手拇指、示指配合动作控制牙线。用拉锯式轻轻将牙线越过相邻牙接触点,压入牙缝,然后用
力弹出,每个牙缝反复数次即可(图 12-18)。

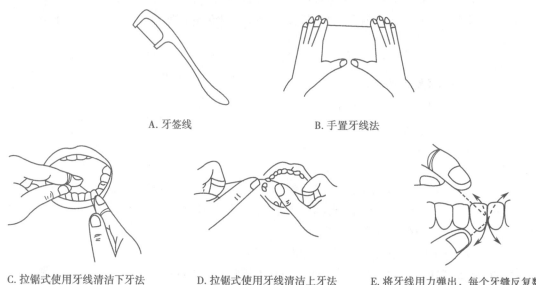

A. 牙签线　　　　　　　　　　　　　　B. 手置牙线法

C. 拉锯式使用牙线清洁下牙法　　D. 拉锯式使用牙线清洁上牙法　　E. 将牙线用力弹出,每个牙缝反复数次

图 12-18　**牙线剔牙法**

3. **义齿的护理**　义齿也会积聚食物碎屑,必须定时清洗。佩戴义齿者应白天持续佩戴,对增进
咀嚼功能、说话与保持面部形象均有利;晚间应卸下,可以减少对软组织与骨质的压力。卸下的义齿
浸泡在冷水中,以防遗失或损坏。不能自理者由护士协助。

(1) 操作前洗净双手,帮助患者取下上腭部分义齿,再取下面的义齿放在冷水杯中。

(2) 用牙刷刷洗义齿的各面,用冷水冲洗干净,让患者漱口后戴上义齿。

(3) 暂时不用的义齿,可泡于冷水杯中加盖,每日更换一次清水。不可将义齿泡在热水或乙醇
内,以免义齿变色、变形和老化。如遇义齿松动、脱落、破裂、折断,但未变形时,应将损坏的部件保
存好。

Note:

信 息 平 台

冲牙器的进展及应用

20世纪50年代,美国牙医Gerald Moyer和工程师John Mattingly发明了冲牙器,又称水牙线(water flosser),于1962年正式商品化推广。大量研究表明,刷牙结合冲牙器能够更有效地去除牙菌斑、减轻牙龈炎症,尤其适用于特定人群的口腔卫生维护,如牙周病、正畸、种植义齿、固定义齿修复以及糖尿病患者。冲牙器作为口腔清洁的重要辅助工具,其潜在应用价值日益凸显。

(三)特殊口腔护理

1. 目的

(1) 保持口腔清洁、湿润、舒适,预防口腔感染等并发症。

(2) 去除口臭,增进食欲,保持口腔正常功能。

(3) 观察口腔黏膜、舌苔的变化及有无特殊口腔气味,了解病情的动态变化。

2. 适应证 危重、禁食、高热、昏迷、胃插管、大手术后、口腔疾患及血液病等口腔清洁自理能力存在缺陷的患者。

3. 用物 治疗盘内备:

- 治疗碗 ·············· 2个
- 弯止血钳 ·············· 1把
- 压舌板 ·············· 1支
- 吸水管 ·············· 1根
- 治疗巾 ·············· 1块
- 开口器 ·············· 1个
- 外用药 ·············· 按需备
- 漱口溶液浸湿的棉球 ·············· 数个
- 镊子 ·············· 1把
- 弯盘 ·············· 1个
- 液体石蜡 ·············· 适量
- 小茶壶或杯内盛温开水 ·············· 1个
- 手电筒 ·············· 1个
- 漱口液 ·············· 适量

常用漱口溶液及口腔外用药见表12-1。

表12-1 口腔护理常用漱口溶液

溶液名称	浓度	作用
氯化钠溶液	0.9%	清洁口腔、预防感染
过氧化氢溶液	1%~3%	遇有机物时,放出新生氧,抗菌除臭
硼酸溶液	2%~3%	酸性防腐剂,抑菌
碳酸氢钠溶液	1%~4%	碱性药剂,用于真菌感染
呋喃西林溶液	0.02%	清洁口腔,广谱抗菌
醋酸溶液	0.1%	用于铜绿假单胞菌感染等
氯己定(洗必泰)	0.02%	清洁口腔,广谱抗菌
甲硝唑溶液	0.08%	用于厌氧菌感染
中药漱口液(金银花、一枝黄花、野菊花)		清热、解毒、消肿、止血、抗菌

常用药:锡类散、新霉素、口腔溃疡薄膜、制霉菌素甘油、西瓜霜、金霉素甘油、消炎散、口洁净等。

Note:

4. 实施

操作步骤	注意点与说明
1. 核对患者姓名、床号、腕带,向患者、家属解释进行口腔护理的目的、过程及合作方法	● 确认患者,评估病情,取得患者及家属的合作
2. 洗手,根据病情准备用物,将用物携至床边,再次核对患者	● 传染病患者用物须按消毒隔离原则准备、执行和处理 ● 对神志不清者可用止血钳夹紧1块小纱布,蘸生理盐水或其他漱口液,拧至半干按口腔护理的顺序操作,以代替用棉球擦洗法
3. 协助患者移近护士,侧卧,面向护士,治疗巾铺于颌下,弯盘放于口角旁(图12-19)	● 有利于护士操作时节力 ● 治疗巾用于保护枕头不被污物污染
4. 先湿润口唇,用压舌板轻轻撑开颊部,昏迷患者或牙关紧闭者用开口器打开并固定,借助手电筒的光线评估口腔情况	● 湿润口唇,防止开口时嘴唇裂开 ● 观察顺序:唇、齿、颊、腭、舌、咽 ● 对长期应用激素、抗生素者,应注意观察有无真菌感染 ● 如有活动义齿者应帮助其取下,清洁后再给患者戴上,暂时不用的义齿,浸泡于清水内备用
5. 协助患者用温开水漱口后,嘱患者咬合上下齿,用压舌板轻轻撑开一侧颊部,用弯血管钳夹持含有漱口溶液的棉球,纵向擦洗上牙列外侧面,从磨牙至门齿处,同法擦洗对侧;嘱患者张口,依次由内向外纵向擦洗上牙列内侧面、咬合面,下牙列内侧面、咬合面,再弧形擦洗颊部;同法擦洗对侧	● 昏迷患者口腔内分泌物较多时,可先行抽吸再清洁口腔,禁止漱口 ● 每擦洗一个部位,更换1个湿棉球。舌苔厚或口腔分泌物过多时,用压舌板包裹纱布擦净分泌物 ● 擦洗时应夹紧棉球,每次1个,防止棉球遗留在口腔内,棉球不宜过湿,以不能挤出液体为宜,以防患者将溶液吸入呼吸道 ● 擦洗时动作应轻巧,钳端应用棉球包裹,勿直接接触黏膜及牙龈,以免造成损伤和引起患者的不适感
6. 擦洗硬腭部、舌面及舌下,最后再擦洗口唇	● 勿触及咽部,以免引起恶心
7. 擦洗完毕,帮助患者漱口,用治疗巾拭去口角处水渍;清点棉球	● 避免棉球残留于口腔
8. 口腔黏膜如有溃疡,酌情涂药于溃疡处;口唇干裂者涂液体石蜡	● 对口腔秽臭的患者,除按上述方法进行口腔护理外,每日可用漱口水、中药藿香煎剂、口洁净、茶叶水等含漱半分钟后吐掉,一日多次漱口可除口臭,预防口腔炎症
9. 协助患者采取舒适卧位;整理床单位、清理用物	
10. 洗手,记录时间、评估情况及执行效果等	

三、头发护理

头发护理(hair care)是维持患者舒适的重要护理操作之一。清洁、整齐、外观美丽的头发与健康、自尊及自信密切相关。在湿热的环境下,头发容易出汗、油腻;生病或心情不佳时,头发的生长速度及发质都会改变。因此,人们要经常梳理、清洁头发,保持头发的健康,防止细菌感染或寄生虫滋生。

（一）评估

1. 头发及周围皮肤的评估　包括:头发的分布、长度、脆性与韧性、干湿度、清洁状况、光泽度、颜色、有无虱子等;

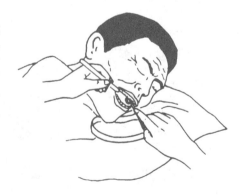

图12-19　口腔护理

Note:

周围皮肤是否油腻,有无瘙痒、破损、病变或皮疹等。

2. 患者自理能力及健康教育需要的评估　包括:洗发或梳发的需要、习惯,是否卧床,有无关节活动受限,有无肌肉张力减弱或共济失调,洗发或梳发时需要完全协助还是部分协助,个人对头发清洁及相关知识的了解程度等。

（二）目的

1. 维护头发整齐清洁,增进美观,促进舒适及维护自尊。

2. 去除头皮屑及污物,防止头发损伤,减少头发异味,减少感染的机会。

3. 刺激局部的血液循环,促进头发的代谢和健康。

（三）床上梳发术

以下床上梳发术(bed combing)内容以长发女患者为例。

1. 用物

- 梳子(可由患者自备)·················· 1 把
- 治疗巾·························· 1 块
- 30% 乙醇溶液················· 适量
- 发夹(可由患者自备)·················· 数支
- 纸袋······················ 1 个

2. 实施

操作步骤	注意点与说明
1. 核对患者姓名、床号、腕带,向患者及家属解释,评估患者头发状况	● 确认患者,取得配合,保证安全
2. 洗手,备齐用物携至患者床旁,再次核对患者	
3. 对卧床患者,铺治疗巾于枕头上,协助患者将头转向一侧。对可坐起的患者,协助患者坐起,铺治疗巾于肩上	
4. 将头发从中间梳向两边,左手握住一股头发,由发梢逐渐梳到发根。长发或遇有打结时,可将头发绕在示指上,慢慢梳理(图 12-20),如头发已纠集成团,可用 30% 乙醇溶液湿润后,再小心梳顺;同法梳理另一边	● 避免强行梳拉,造成患者疼痛
5. 根据患者需要编辫或扎成束	● 发辫不可扎得过紧,以免阻碍血液循环或造成患者疼痛,每天至少将发辫松开重新梳理一次
6. 将脱落头发置于纸袋中,撤下治疗巾	
7. 协助患者采取舒适卧位,整理床单位,清理用物	
8. 洗手,记录执行时间、评估情况及护理后的效果	

（四）床上洗头术

对于行动不便者可采用床上洗头术(bed shampoo)

1. 用物

① 治疗车··································· 1 辆

内备:

- 床上洗头盆(可用洗头车代替)·················1 个(台)
- 水桶························· 1 个
- 浴巾························· 1 条
- 橡胶中单或防水垫巾·············1 条
- 毛巾······················· 1 条
- 洗发剂····················· 适量
- 脸盆······················· 1 个

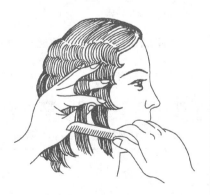

图 12-20　梳发术

● 冲洗壶或水杯·····················1 个　　● 水壶(内盛温水 40~45℃)·············2 个

② 治疗盘 ···1 个

内备：

● 干棉球·······························2 个　　● 纱布(可用眼罩代替)··············1 块(个)

● 梳子(可由患者自备)·············1 把　　● 发油或 30% 乙醇溶液 ·············适量

● 电吹风·····························1 个　　● 纸袋·····························1 个

③ 枕头(按需备)·················1~2 个　　④屏风(按需备)···················1 架

⑤ 便器及便器巾(按需备)···········1 套　　⑥护肤霜(按需备)···················适量

2. 实施

操作步骤	注意点与说明
1. 核对患者姓名、床号、腕带，向患者及家属解释，评估患者头发及病情	● 确认患者，保证安全，并取得合作
2. 洗手并备齐用物携至患者床旁，再次核对	● 过于虚弱的患者不宜洗发
3. 调节室温至 24℃ ±2℃，必要时使用屏风或隔帘，按需给予便器	● 防止患者受凉
4. 摇平床头、移去枕头，将橡皮中单及浴巾垫于患者头及肩下；松开患者衣领向内反折，将毛巾围于颈部，用别针固定	● 保护床单、枕头；浴巾用于擦干洗净的头发
5. 协助患者仰卧，移枕于肩下，患者屈膝，可垫枕于两膝下 ◆ **床上洗头盆洗发法**(图 12-21) 将洗头盆置于床头，洗头盆开口下放一污桶或污盆盛接污水；协助患者将头置于洗头盆内 ◆ **洗头车法**(图 12-22) 将洗头车置于床头侧边，安置患者斜角仰卧或侧卧，头部枕于洗头车的头托上或将接水盘置于患者头下	● 保证患者体位安全舒适
6. 用眼罩或纱布遮盖双眼，不吸水棉球塞入耳道，梳通头发	● 如有发结可用 30% 乙醇溶液辅助梳理
7. 洗发：试水温后，沾湿患者头发，询问患者感觉，确定水温合适后，用水壶倒热水或喷头冲淋，充分湿润头发；倒适量洗发剂于掌心，涂遍头发；用指腹部揉搓头皮和头发，方向由发际向头顶部；使用梳子，除去落发，置于纸袋中；用热水冲洗头发，直到洗净为止	● 揉搓力量适中，避免用指甲抓挠，以防抓伤头皮 ● 洗发过程注意观察患者的一般情况，注意保暖
8. 洗发后，解下颈部毛巾，包住头发，一手托患者头，一手撤去马蹄形卷或洗头车；除去耳内棉球及眼罩或纱布，擦干患者面部，酌情使用护肤霜	
9. 协助患者卧于床正中，将枕头、橡胶单、浴巾一起自肩下移至头部，用包头的毛巾揉搓头发，再用浴巾擦干或电吹风吹干头发，梳理成患者习惯的发型，撤去上述用物	● 及时擦干头发，防止患者受凉
10. 协助患者取舒适卧位，整理床单位，清理用物	
11. 洗手，记录执行时间及护理效果	

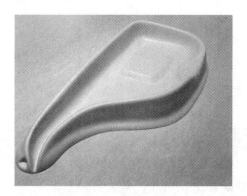

图 12-21 床上洗头盆

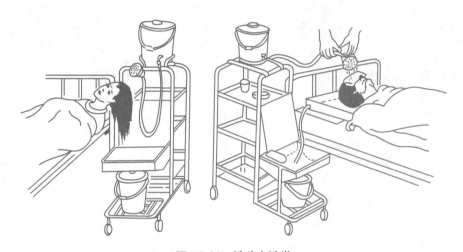

图 12-22 洗头车洗发

四、皮肤护理

皮肤可分为表皮、真皮和皮下组织三层,具有保护机体、调节体温、吸收、分泌、排泄及感觉等功能。完整的皮肤是抵御外界有害物质入侵的第一道屏障。皮肤新陈代谢迅速,其代谢产物(如皮脂、汗液、表皮碎屑等)与外界细菌及尘埃结合成污物,黏附在皮肤表面,如不及时清除,可刺激皮肤,降低皮肤抵抗力,以致破坏其屏障作用,成为细菌入侵的门户,易造成各种感染。因此,进行皮肤护理(skin care),保持皮肤清洁,是促进患者舒适与健康的一项重要措施。

(一) 评估

1. **皮肤的评估** 包括皮肤的完整性、颜色、温度、质地(柔软度、湿润度、弹性),有无破损、皮疹、水疱或结节,皮肤病灶的部位及分布、皮肤的感觉、皮肤的清洁度等。

2. **患者的评估** 包括患者的意识状况,是否瘫痪或软弱无力,有无关节活动受限,需要完全协助还是部分协助,清洁习惯及对清洁品的选择,患者对保持皮肤清洁、健康的相关知识了解程度及要求等。

(二) 目的

1. 清洁皮肤,预防皮肤感染。

2. 促进皮肤的血液循环,增强排泄功能,预防压力性损伤等并发症。

3. 活动肢体,防止肌肉挛缩和关节僵硬等并发症。

4. 满足患者对舒适和清洁的需要。

5. 观察和了解患者的一般情况。

Note:

(三) 协助患者更衣术

1. 用物

- 清洁衣裤 ·····················1 套
- 屏风 ·····························1 架
- 大单 ······························1 条
- 便器及便器巾(按需备)···············1 套

2. 实施

操作步骤	注意点与说明
1. 核对患者姓名、床号、腕带,向患者及家属解释,评估病情	● 确认患者,保证安全,取得配合
2. 洗手,准备用物并携至患者床旁,再次核对患者	
3. 围好屏风或隔帘,关闭门窗,调节室温至 24℃ ±2℃为宜;按需要给予便盆;将大单盖于患者身上	● 防止患者着凉,保护患者隐私
4. 协助患者脱上衣 ◆ 脱开襟上衣 (1) 解开患者上衣的纽扣或系带 (2) 先协助患者脱下近侧或健侧的衣袖 (3) 协助患者略微侧卧,将脱下的衣袖塞入背下至另一侧 (4) 协助脱下另一侧的衣袖 ◆ 脱套头上衣 (1) 先协助患者脱下近侧或健侧的衣袖,再协助其脱下另一侧的衣袖 (2) 从头颈部将整件衣服脱下	● 使护士操作时省力,减少患者脱衣服时患侧的不适
5. 协助患者脱裤子 (1) 解开患者裤子的纽扣、系带或拉链 (2) 嘱患者抬高臀部,将内、外裤一起往下拉,脱下	
6. 将脏衣、裤暂时放于床尾栏杆上或污衣袋内	● 不可放在地上,以免交叉感染
7. 协助患者穿衣服 ◆ 穿开襟衣服 (1) 先协助患者穿上远侧或患侧或输液侧衣袖,使患者侧身面向护士,将背部衣服整理后,再嘱患者平卧,协助其穿上近侧或健侧的衣袖 (2) 扣好纽扣或系上带子或拉链 (3) 整理、拉平衣服 ◆ 穿套头上衣 (1) 协助患者两手同时伸进衣袖或先穿患侧衣袖,再穿健侧衣袖 (2) 套下颈部的衣服,将衣服向下拉平	● 患侧或输液侧活动困难,后脱先穿患侧或输液侧衣袖可减少患侧活动与牵拉程度,避免疼痛和影响治疗 ● 使患者舒适,防止衣服皱褶磨损皮肤
8. 协助患者穿裤子 (1) 将内、外裤的左、右腿分别套上,先拉上远侧或患侧的裤管,再拉近侧或健侧的裤管,最后将两侧一齐拉近患者臀部 (2) 协助患者抬高臀部,将裤子拉至腰部;扣上扣子或拉上拉链,系上带子	
9. 为患者盖好被子,移去大单;协助患者取舒适卧位,整理床单位	
10. 取走换下的脏衣、裤或交还家属	
11. 洗手,记录执行时间及患者状况	

(四) 背部护理(back care)

1. 用物

- 清洁衣裤 ·····················1 套
- 脸盆(内盛 40~45℃温水)···········1 个
- 被套、大单 ······················1 套
- 浴巾 ·····························1 条

- 按摩油或膏··························适量
- 屏风(按需备)·····················1架
- 便器与便器巾(按需备)··········1套
- 毛巾(患者自备)·················1条
- 润滑剂·····························适量

2. 实施

操作步骤	注意点与说明
1. 核对患者姓名、床号、腕带,向患者及家属解释,评估病情	● 确认患者,保证安全,取得配合
2. 洗手,备齐用物并携至病床旁;再次核对患者;按需给予便盆	
3. 围好屏风或隔帘,关闭门窗,调节室温至24℃±2℃	● 保护患者隐私、防止患者着凉
4. 将盛有1/2~2/3盆温水的脸盆置于床旁桌或床旁椅上;移去枕头,将其立于床头或床尾,协助患者俯卧或侧卧,使背部靠近并朝向护士;浴巾一半铺于患者身下,一半盖于患者上半身	● 有利护士操作时省力 ● 避免床单位污湿和患者受凉
5. 清洁背部:露出患者的背部及臀部,**将小毛巾包裹于手上成手套状**(图12-23),将患者的颈部、肩部及背部、臀部依次擦拭干净	● 便于有效揉搓,防止操作者指甲戳伤患者
6. 按摩背部 (1) 全背按摩:两手或一手沾少许按摩油或膏,用手掌按摩;按摩者斜站在患者右侧,左腿弯曲在前,右腿伸直在后,从患者尾骶部开始,以环状动作沿脊柱旁向上按摩到肩部时手法稍轻,转向下至腰部;按摩后,手再轻轻滑至臀部及尾骨处;此时左腿伸直,右腿弯曲;如此有节奏地按摩数次;再用拇指指腹由尾骶部开始沿脊柱按摩至第7颈椎处(图12-24) (2) 受压处局部按摩:沾少许按摩油或膏,用手掌大、小鱼际部分紧贴皮肤,压力均匀地做向心方向按摩,**由轻到重,再由重到轻**,每次3~5min (3) 电动按摩器按摩:操作者持按摩器,根据不同部位,选择合适的按摩头,紧贴皮肤进行按摩	● 扩大支撑面,便于护士操作 ● 按摩的力量大小要足够刺激肌肉组织 ● 若局部出现压力性损伤的早期症状,则受损部位禁止按摩,可在受损部位外周用大拇指指腹以环状动作向外按摩
7. 按摩完毕,用浴巾将皮肤上过多的按摩油或膏拭去;撤去浴巾,协助患者穿衣并采取舒适卧位	
8. 整理床单位及用物	
9. 洗手,记录执行时间及护理效果	

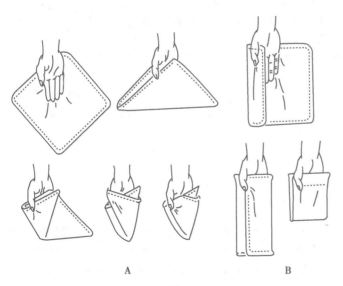

图 12-23 包小毛巾法

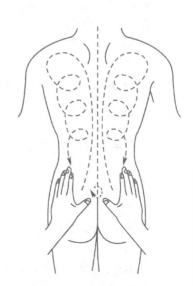

图 12-24 全背按摩法

Note:

(五) 沐浴术(bath)

1. 目的

(1) 去除皮肤污垢,保持皮肤清洁,使患者舒适。

(2) 促进皮肤的血液循环,增强其排泄功能,预防皮肤感染和压力性损伤等并发症。

(3) 观察和了解患者的一般情况,满足其身心需要。

(4) 评估患者全身皮肤有无异常,为临床诊治提供依据。

2. 淋浴和盆浴(shower and tub bath)

(1) 用物

- 浴皂(或沐浴液)··············1 块
- 毛巾·······························2 条
- 浴巾······························1 条
- 清洁衣裤························1 套
- 拖鞋······························1 双

(2) 实施

操作步骤	注意点与说明
1. 核对患者姓名、床号、腕带,向患者及家属解释,评估病情,确定沐浴方式和时间	● 确认患者,保证安全,取得配合 ● 妊娠 7 个月以上的孕妇禁用盆浴;衰弱、创伤和患心脏病需卧床休息的患者,均不宜盆浴和淋浴 ● 传染病患者的沐浴根据病种、病情,按隔离原则进行 ● 老年患者尽量避免使用肥皂或含乙醇及香精的沐浴露,以免引起皮肤干燥、瘙痒等不良反应 ● 饭后 1h 才能进行沐浴,以免影响消化
2. 调节室温至 24℃±2℃,水温 40~45℃	● 防止患者受凉或烫伤
3. 携带用物,送患者入浴室,向患者交代	● 浴室不闩门,可在门外挂牌示意,贵重物品如手表、钱包等应妥善存放
4. 有关事项	● 向患者说明信号铃的使用方法,勿用湿手接触电源开关
5. 盆浴时应扶持患者进入浴盆	● 浴室或浴盆内设安全栏杆、扶手和防滑垫等便于患者抓扶,防止滑倒,必要时可备浴室座椅方便患者休息 ● 防止滑倒 ● 注意患者入浴时间,时间过久应予以询问,防止发生晕厥、滑跌等意外 ● 如需帮助沐浴的患者,护士应进入浴室,协助患者脱衣、沐浴及穿衣等 ● 若遇患者发生晕厥,应迅速到位进行救治和护理
6. 患者沐浴后,应再次观察患者的一般情况,必要时做记录	

3. 床上擦浴术(bed bath)

(1) 用物

① 治疗车··1 辆

内备:

- 清洁衣裤、被服················1 套
- 小毛巾(患者自备)·············2 条
- 浴巾······························1 条
- 梳子······························1 把
- 浴皂(或沐浴液)·······1 块(适量)
- 按摩油或膏·····················适量
- 小剪刀···························1 把
- 脸盆······························2 只

- 润肤品 .... 适量
- 便器及便器巾(按需备)..................... 1 套
- 水桶(一只盛热水,水温 50~52℃,另一只盛污水)............................ 2 只
  ② 屏风(按需备)... 1 架
  (2) 实施

操作步骤	注意点与说明
1. 核对患者姓名、床号、腕带,向患者及家属解释,评估病情,确定擦浴时间	• 确认患者,取得配合 • 饭后不宜马上擦浴,因为热水会刺激皮肤血管扩张,血流重新分布,使消化系统血流量减少,影响消化器官正常功能
2. 洗手,备齐用物携至患者床旁;再次核对患者	
3. 关闭门窗,围好隔帘或屏风,调节病室温度至24℃±2℃;按需要给予便盆	• 防止患者受凉,保护患者隐私
4. 将脸盆放于床旁桌上,倒入热水至 2/3 盆,测试水温;根据病情放平床头及床尾支架,松开床尾盖被	
5. 将微湿小毛巾按图 12-23 包在右手上,左手扶托患者头顶部,为患者洗脸及颈部;先擦眼,由内眦向外眦擦拭,然后擦洗一侧额部、颊部、鼻翼、人中、耳后、下颌,直至颈部;同法擦洗另一侧,用较干毛巾再依次擦洗一遍	• 注意洗净耳后、耳郭等处
6. 按更衣术协助患者脱下衣服,在擦洗部位下铺浴巾,按顺序擦洗两上肢、胸、腹部;各部位先用涂浴皂的小毛巾擦洗,再用湿毛巾擦去皂液,清洗毛巾后再擦洗,最后用浴巾边按摩边擦干 (1) 上肢由远心端向近心端擦洗 (2) 擦洗乳房应环形用力 (3) 腹部以脐为中心,顺结肠走向擦洗	• 尽量减少翻身和暴露,每个部位擦洗毕,应及时用浴巾遮盖,以保护隐私和避免受凉 • 动作要敏捷,为取得按摩效果可适当用力 • 注意洗净腋窝(图 12-25)、指间 • 动作不宜过重,注意洗净乳房下皱褶处 • 注意洗净脐部 • 擦洗中应根据情况及时更换热水、脸盆及毛巾,以免患者受凉 • 擦洗过程中注意观察病情,若患者出现寒战、面色苍白等情况时,应立即停止擦洗,给予适当处理;擦洗时还应注意观察皮肤有无异常
7. 协助患者侧卧,背向护士,依次擦洗后颈部、背臀部,擦洗后进行背部按摩,协助患者穿好上衣	
8. 嘱患者平卧,协助其脱裤,擦洗下肢、会阴;将盆移于足下,盆下垫浴巾(图 12-26)(或将盆放于床旁椅上),洗净双足,擦干,穿好裤子	• 注意洗净腹股沟、趾间
9. 擦洗完毕,可在骨突处用按摩油或膏做按摩;根据需要修剪指(趾)甲,为患者梳发	
10. 整理床单位,按需更换床单,安置患者于舒适休位,开窗通风	
11. 清理用物,归还原处	
12. 洗手,记录执行时间及护理效果	

Note:

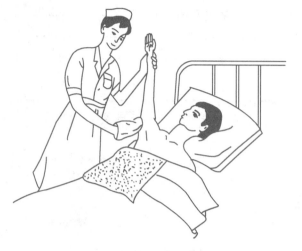

图 12-25　腋窝擦洗法

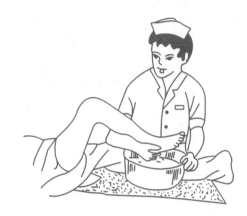

图 12-26　足浴

五、会阴部护理

会阴部护理(perineal care)包括清洁会阴及其周围部分。会阴部有许多孔道与外界相通,病菌常容易由此进入体内。患病时,机体抵抗力较弱,长期卧床,会阴部空气流通不畅,加上局部温暖、潮湿,皮肤表面毛发生长较密,致病菌易于繁殖,皮肤易破损。因此,会阴部的清洁护理十分必要。

（一）评估

1. 会阴部情况的评估　包括:会阴部有无异味、瘙痒,有无分泌物过多;局部皮肤有无破损、炎症、肿胀、触痛等;有无泌尿生殖系统或直肠手术等。

2. 排便、排尿异常情况的评估　包括:尿液有无异味、浓稠、颜色改变,排尿时有无灼热感、疼痛等不适症状;有无大、小便失禁、留置导尿管等情况。

3. 患者自理能力及健康教育需要的评估　包括:患者的意识状况,是否瘫痪或软弱无力,有无关节活动受限,需要完全协助还是部分协助,清洁习惯及对清洁品的选择,患者对保持会阴部清洁、健康相关知识的了解程度及要求等。

（二）目的

1. 去除异味,预防或减少感染。

2. 防止皮肤破损,促进伤口愈合。

3. 增进舒适,教导患者清洁的原则。

（三）给便器法

1. 用物

● 便器及便器巾 ························· 1套
● 软纸或布垫(必要时) ··········· 1块
● 屏风(按需备) ······················ 1架
● 卫生纸 ···························· 适量

2. 实施

操作步骤	注意点与说明
1. 便器上盖便器巾,携至病床边,向患者解释	● 取得患者合作 ● 便器应清洁、无破损,天冷时可用热水把便器温热
2. 用屏风遮挡或拉起隔帘	● 保护患者隐私,增进患者舒适
3. 帮助患者脱裤、屈膝	

Note:

续表

操作步骤	注意点与说明
4. 放置便器 （1）能配合的患者：一手托起患者腰骶部，同时嘱其抬高臀部，另一手将便器置于臀下，便器开口端向下放置（图12-27A） （2）无法配合的患者：先帮助患者侧卧，放置便器后，一手扶住便器，另一手帮助患者恢复平卧位（图 12-27B）或两人协力抬起臀部，放置便器	● **不可硬塞或硬拉便器**，必要时在便器边缘垫以软纸或布垫，以免损伤尾骶部皮肤
5. 检查患者臀部与便器位置是否适当；如患者不习惯于平卧姿势排便，在病情允许时可抬高床头	
6. 尊重患者的意愿，可守候在患者床旁，也可把卫生纸或呼叫器放于患者身边易取到的地方	
7. 排便完毕，必要时帮助擦净肛门，盖上便器巾，及时取走便器	● 减少不良刺激
8. 处理和清洁便器，注意观察患者大小便情况，以协助诊断和治疗	

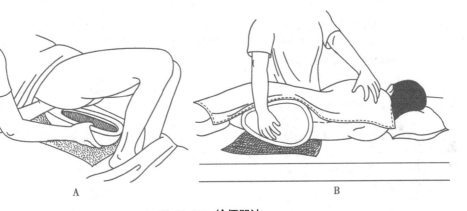

图 12-27　给便器法

（四）会阴部护理

1. 用物

① 治疗车·····························1 辆　　② 治疗盘·····························1 个

内备：

● 清洁剂或呋喃西林浸湿的棉球········数个　　● 治疗碗和弯盘·····················各 1 个

● 血管钳（或镊子）·····················2 把　　● 清洁手套·························1 副

● 小毛巾·····························1 条　　● 治疗巾·························1 块

③ 橡胶单或塑料单·····················1 块　　④ 浴巾·························1 条

⑤ 便器及便器巾（按需备）·············1 套　　⑥ 屏风·························按需备

⑦ 长棉签（按需备）·····················数根

⑧ 水壶（必要时，内盛 50~52℃的温水或专用会阴冲洗液）·····························1 个

2. 实施

操作步骤	注意点与说明
1. 核对患者姓名、床号、腕带，向患者解释，评估病情	• 取得患者合作
2. 洗手，备齐用物至患者床旁，调节病室温度至 24℃±2℃	
3. 关闭门窗，用屏风或拉起隔帘遮挡患者	• 保护患者的隐私
4. 根据男、女性会阴部特点进行会阴部护理 ◆ 女患者会阴部护理	
(1) 帮助患者脱去对侧裤腿，盖在近侧腿部，并盖上浴巾，对侧腿用盖被遮盖；患者取仰卧屈膝位，两腿略外展，露出外阴	• 尽量减少不必要的暴露，保护患者隐私，注意保暖
(2) 将橡胶单和治疗巾垫于患者臀下，治疗碗置于患者外阴旁	• 可用防水垫巾替代，保护床单免受污染
(3) 戴手套，右手持血管钳夹取清洁棉球由外向内、自上而下，依次用轻柔的手法擦拭阴阜、大阴唇；接着以左手分开大阴唇，同样顺序擦拭小阴唇、尿道口、阴道口和肛门口，污棉球置弯盘内	• 夹取棉球时应夹棉球中心部位，使棉球裹住钳间，避免擦拭时损伤组织 • 每擦洗一处，均应更换棉球 • 如患者有会阴部或直肠手术，应使用无菌棉球轻轻擦净手术部位及会阴部周围
(4) 若使用温水冲洗法，则置便器于患者臀下，一手持水壶，一手持长棉签或棉球按相同顺序边冲洗边擦拭会阴各部(图12-28)；冲洗后擦干各部位，撤去便器	• 温水一般以 43℃为宜，也可以根据患者需要做适当调整 • 每冲洗一处，均应更换棉球
◆ 男患者会阴部护理 (1) 患者取仰卧位，其余同女患者会阴部护理(1)~(2)	
(2) 戴手套，一手提起阴茎，一手取毛巾或用呋喃西林棉球从上到下、环行擦洗阴茎头部、下部和阴囊(图 12-29)；擦洗肛门时，可协助患者取侧卧位，一手将臀部分开，一手用毛巾或擦拭纸巾擦洗干净	• 包皮和冠状沟易留有污垢，应注意擦拭干净
5. 撤出患者臀下的橡胶单和治疗巾，放在治疗车下层，协助患者穿衣裤，整理床单位	
6. 清理用物，洗手并记录	

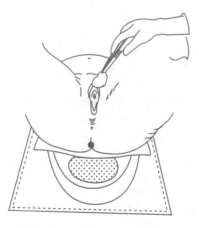

图 12-28　**女性患者会阴部护理**

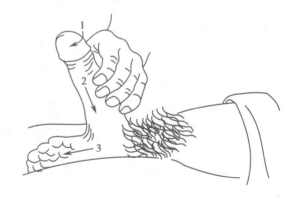

图 12-29　**男性患者会阴部护理**

六、指(趾)甲护理

指(趾)甲是四肢末端质硬、扁平状、有弹性的角质组织,是手背、脚背皮肤的延伸,对其所覆盖的甲床具有保护作用,同时指(趾)甲末端也是易受伤和易使微生物滋生的部位。因此,指(趾)甲的及时修剪和清洁护理非常重要。

(一) 评估

1. 指(趾)甲及周围皮肤的评估 包括指(趾)甲的颜色、形状、长度、质地(如柔韧、脆、厚)和血液循环状况;周围皮肤温度和汗毛生长是否正常,有无肿胀、炎症、硬块、擦破、干斑、伤口、鸡眼、足癣等。

2. 患者自理能力及健康教育需要的评估 包括洗手(脚)和修剪指(趾)甲的需要和习惯,是否卧床,有无视力障碍,有无关节活动受限或瘫痪、肌肉软弱无力等,需要完全协助还是部分协助,患者对指(趾)甲护理修剪和清洁护理知识的了解程度及要求等。

(二) 目的

1. 除去污垢,减少异味产生,排除感染源。

2. 使患者清洁、舒适,预防感染。

3. 防止指(趾)甲内翻、过长或有锯齿造成皮肤损伤。

(三) 指(趾)甲护理措施

指(趾)甲的基本护理包括清洁、修剪及磨平指(趾)甲。对有糖尿病和血液循环功能障碍的患者,指(趾)甲护理应特别谨慎,切勿损伤指(趾)甲和周围皮肤,以免引起感染后经久不愈。在实施指(趾)甲护理的过程中,根据患者具体情况给予相应的健康教育和指导。

1. 浸泡手足部 用温水浸泡手足部,可在沐浴时进行,也可单独进行,水温一般以45℃为宜。根据患者病情,能下床的患者可协助其坐在床旁椅上,卧床患者可取仰卧位,适当抬高床头,在足部床面上铺浴巾,在足下合适位置放置水盆,将双足浸泡于温水中。移跨床小桌于腿上部,调整其高度至膝部,置水盆于桌上,将双手浸泡于温水中,保持患者体位舒适,避免影响血液循环。浸泡手足时间以20~30min 为宜。

2. 清洁与修剪指(趾)甲 修剪指(趾)甲应使用指甲刀,修剪后应磨平,保持指(趾)甲适当长度,避免修剪过短。用指甲刀时切勿过分贴近皮肤,以防损伤组织。同时,要适当保持头部距离,防止指(趾)甲碎屑进入眼内。有倒刺应使用剪刀修去,不能用手撕,以免组织损伤引起甲沟炎。

七、晨晚间护理

昏迷、瘫痪、高热、大手术后或年老体弱等危重患者,由于病痛,自理能力丧失或减弱,需要护士根据患者的病情进行晨、晚间生活护理,以满足身心需要,促进舒适、休息与睡眠,有利于康复。

(一) 目的

1. 使患者清洁、舒适,预防压力性损伤及肺炎等并发症。

2. 观察和了解病情,满足其身心需要,促进护患沟通。

3. 保持病床和病室整洁。

(二) 内容

1. 晨间护理(morning care) 一般在清晨诊疗工作前完成。

(1) 问候患者并了解睡眠情况。

(2) 协助患者排便、漱口(口腔护理)、洗脸、洗手、梳发、翻身,检查患者皮肤受压情况,进行背部按摩等。

(3) 观察病情,按需进行心理护理和卫生宣教。

(4) 按"卧有患者床扫床术"整理床单位,需要时更换衣、被、大单等。

（5）酌情开窗通风，保持室内空气新鲜。

2. 晚间护理（evening care） 一般在晚上睡前完成。

（1）协助患者梳发、漱口（口腔护理）、洗脸、洗手。

（2）协助患者翻身，检查皮肤受压情况，用热水擦背，进行预防压力性损伤的护理。

（3）为患者洗脚，女患者清洗会阴。寝前协助患者排便。按"卧有患者床扫床术"整理床单位，根据气温增减盖被。

（4）酌情关闭门窗，保持病室安静，关病室顶灯，开地灯，使光线柔和，协助患者处于舒适卧位，使其易于入睡。

（5）经常巡视病房，了解患者睡眠情况，并酌情处理。

第四节 疼痛患者的护理

对于疼痛，每个人都有自己的切身体验。疼痛是最常见的临床症状之一，也是最常见、最严重的一种不舒适感觉。疼痛的发生往往提示个体的健康受到威胁，同时它与疾病的发生、发展与转归有着密切的联系，也是评价治疗与护理效果的重要临床表现之一。因此，护士应掌握有关疼痛的知识，帮助患者避免或减轻、解除疼痛，做好疼痛患者的护理。

一、疼痛概述

（一）疼痛的定义

疼痛（pain）是伴随现存的或潜在的组织损伤而产生的不愉快的主观感觉和情绪体验。

（二）疼痛的性质

疼痛不仅是某种特定刺激引起的一种单一感觉，而且是主观且高度个体化的感觉。在人类所有感觉经验中，疼痛是最具有特点的，它具有以下性质特点：

1. 疼痛是一种主观感受，很难加以评估。每个人的疼痛只有他个人能感受到，其他人无法感同身受。同时，区分生理或心理因素引起的疼痛也特别困难。因为由生理或心理因素引起的疼痛所感受到的体验和过程往往相同。

2. 疼痛常表示存在着组织损伤，可提示有治疗的必要。疼痛是一种重要的症状，但疼痛的强度不一定与组织损伤的严重程度和范围成正比。通常，疼痛可以反映组织损伤的速率，但它不能显示出组织损伤的严重性或组织损伤的数量。

3. 相同程度的疼痛，因个人对疼痛的耐受力不同，出现的反应也不同。

4. 疼痛的强度、持续时间、节律、性质随引起疼痛的原因或侵犯器官系统的不同而不同。

5. 疼痛存在一个明确的强度界限，即存在最大限度。只要疼痛强度达到一定的程度，其强度就不会再增加。疼痛的强度与神经传导有关。

6. 疼痛一般可以被治疗和治愈。

7. 疼痛是一种身体保护机制，是重要的危险警告信号。当机体碰到有害刺激（如遇到烫、热）时，通过回缩反射，以极快的速度避开；同时，内脏中的内分泌腺体通过内脏反射分泌激素，使机体在躲避有害刺激引起的疼痛时有足够的能量，并使躲避更敏捷；一旦有害刺激出现，经神经传导至大脑并开始分析，在确定疼痛刺激的同时辨别刺激的来源，并依照过去的经验决定该如何应对。因此，失去或缺少痛觉反应的人，比较容易受伤。

（三）疼痛的机制

目前，许多学者对疼痛机制进行了一系列的研究，较权威的有致痛释放学说和闸门控制理论。

1. 致痛释放学说 该学说认为，刺激作用于机体达一定程度时，机体组织受损，释放致痛物质，如组胺、缓激肽、5- 羟色胺、K^+、前列腺素等，作用于痛觉感受器。这些痛觉感受器存在于游离的神经末梢和细纤维组织中,分布在皮下及深部组织的小动脉周围,产生痛觉冲动,沿传入神经传入脊髓,随后沿脊髓丘脑束和脊髓网状束传入大脑皮质的某一区域,引起痛觉。

2. 疼痛的闸门控制理论　该理论认为,在脊髓后角、丘脑和边缘叶系统等部分有类似闸门的"装置",是一种调控疼痛冲动传输的闸。当 A-δ 和 C 神经元起主要作用时,它们释放 P 物质有助于冲动通过闸门装置,个体就会感觉到疼痛;相反,当机械感受器、较粗的快速 A-β 神经元的作用为主时,会释放起抑制作用的神经递质,关闭闸门装置,个体就不觉得疼痛。按摩可刺激机械感受器,因而有助于缓解疼痛。即使疼痛冲动上传到大脑,大脑皮质中枢也可调节个体对疼痛的感知。内源性阿片类物质,如机体产生的天然止痛药——内啡肽,可沿下行神经通路释放,通过阻滞 P 物质的释放而关闭闸门装置。促进内啡肽释放的方法有分散注意力、心理咨询和运动等。

(四)疼痛的类型

1. 病理分类　很难对疼痛进行精确的分类。从病理生理学角度,疼痛可分为躯体性疼痛(身体或内脏)和神经性疼痛两大类。

(1)躯体性疼痛:特点是刺激经正常路径传入,如果疼痛长期存在,可造成正常组织的损伤和潜在损伤,非阿片类和/或阿片类治疗有效。可分为身体痛和内脏痛,前者可发生于骨、关节、肌肉、皮肤或结缔组织,性质常为剧痛或跳动性疼痛,且常可清楚定位;后者可发生于内脏器官,如胃肠道和胰腺。实质性脏器被膜病变(如肿瘤)引起的疼痛往往剧烈并定位清楚,空腔脏器病变(如梗阻)所致疼痛常定位不清,且多为间歇性绞痛。

(2)神经性疼痛:特点为感觉冲动经由异常的外周或中枢神经系统传入,治疗通常需要辅助性的止痛药。可分为中枢神经性疼痛和周围神经性疼痛,前者又可分为传入性疼痛和交感神经源性疼痛,如幻痛可能意味着周围神经系统受损;后者又可分为多元神经痛和单一神经痛,如糖尿病性神经病变、乙醇中毒所致营养性神经病变引起的疼痛往往属于多元神经痛,三叉神经痛属于单一神经痛。

2. 临床分类　临床常提到 3 种疼痛:急性疼痛、慢性疼痛(又常称为慢性非恶性疼痛或慢性良性疼痛)和癌性疼痛。在临床护理中,单一性的或混合性的疼痛都很常见。

(1)急性疼痛:常发生于急性外伤、疾病或外科手术后,发作迅速且程度由中至重度不等。其持续时间较短,通常少于 6 个月。在受伤部位痊愈后,疼痛可经治疗消失,也可自愈。

(2)慢性疼痛:特征是持续时间较长(超过 6 个月)且程度不一。常发生于慢性非恶性疼痛,如关节炎、腰背痛、韧带痛、头痛和周围神经病变。可伴随疲乏、失眠、食欲减退、体重下降、抑郁、无助和愤怒等症状。

(3)癌痛:常为慢性疼痛。晚期癌症患者的疼痛发生率为 60%~80%,其中 1/3 的患者为重度疼痛。癌症疼痛的原因有:①肿瘤相关性疼痛;②抗肿瘤治疗相关性疼痛;③非肿瘤因素性疼痛。

(五)疼痛的原因及影响因素

1. 疼痛的原因

(1)温度刺激:过高或过低的温度作用于体表,均会引起组织损伤,如灼伤或冻伤。受伤的组织释放组胺等化学物质,刺激神经末梢可导致疼痛。

(2)化学刺激:化学物质(如强酸、强碱等)可直接刺激神经末梢引起疼痛或损伤组织而释放致痛物质,而后再次作用于游离神经末梢,引起疼痛。

(3)物理损伤:如刀割伤、针刺伤、肌肉受到挤压等可直接刺激游离神经末梢,引起疼痛。

(4)病理因素:某些疾病造成机体的组织缺血缺氧、空腔脏器的过度牵拉、平滑肌的痉挛等均可造成疼痛,如胃痉挛所致的疼痛。

(5)心理因素:有学者认为,疼痛是由感觉和情绪两种成分所组成,任何原因的负性心理活动往往首先产生情绪反应。情绪活动的中枢在脑边缘系统(包括扣带回、钩回等),并能影响下丘脑引起内分泌和自主神经系统变化,干扰免疫功能,使内源性抑痛物质减少,致痛物质和抗镇痛物质增加,在自主神经的作用下,使疼痛局限在某一部位,随着疼痛时间和强度的增加,最后使此部位发生生理学和病理学改变,形成伤害性痛源,从而又加重负性心理活动,形成负性心理 - 疼痛 - 病理 - 心理的循环机制。如紧张性头痛即由于紧张焦虑使肌肉紧张,供血量减少,代谢产物不能排出,刺激神经末梢引起疼痛,疼痛又加重焦虑,进一步加重肌肉紧张的恶性循环。

2. 影响疼痛的因素　疼痛是直觉、生理、感觉、情绪和其他反应的相互作用,与一连串的体验有关,因此影响疼痛的因素有很多,主要有以下几种:

(1) 年龄:个体对疼痛的敏感程度随年龄不同而不同。婴幼儿对疼痛的敏感程度低于成人,随着年龄的增长,对疼痛的敏感性也随之增长。老年人对疼痛的敏感性又随之下降。所以,在对不同年龄组患者进行护理时应注意其特殊性。例如,给老年患者应用热水袋取暖时温度不能太高,以避免因其疼痛敏感度下降而造成烫伤。

(2) 性别:通常,男性和女性对疼痛的反应无明显差异。对于性别是否是疼痛表达的影响因素尚不确定。但在某些地方,受性别文化的影响,医护人员在男女用药的选择上有差别。因此,在疼痛管理中应意识到自身可能存在的偏见,尽量避免。

(3) 社会文化背景:个体所生活的社会环境和多元文化的背景可影响其对疼痛的认知和评价,进而影响其对疼痛的反应。例如,发生在隐私部位的疼痛可能未得到正常表达;生活在鼓励忍耐和推崇勇敢的文化背景中的患者,往往更能耐受疼痛。

(4) 个人经历:个体以往对疼痛的经验可影响其对现存疼痛的反应。个体对任何单一刺激产生的疼痛都会受到以往类似疼痛体验的影响。如经历过手术疼痛的患者对再次手术的疼痛格外敏感。儿童对疼痛的体验取决于父母的态度,如父母对子女轻微外伤大惊小怪或泰然处之的态度,对子女成年后的疼痛体验有一定的影响。

(5) 注意力:个体对疼痛的注意程度会影响其对疼痛的感受程度。当注意力高度集中于其他事物时,痛觉可以减轻甚至消失。例如,运动员在赛场上受伤而无明显痛觉,常由于其注意力高度集中于比赛。松弛疗法、音乐疗法、看电视、愉快交谈等均可因分散患者注意力而减轻疼痛。

(6) 情绪:疼痛常与焦虑、不安、恐惧等情绪相联系。积极的情绪可减轻疼痛;消极的情绪可加重疼痛。如焦虑是神经衰弱患者产生头痛的重要原因。

(7) 疼痛的意义:患者对疼痛意义的理解可影响其对疼痛的体验和适应程度。例如,分娩妇女感受的疼痛与癌症患者感受的疼痛有很大的差异。并且,当患者将疼痛当作威胁、丧失、惩罚或挑战时,其表现也会有很大的区别。

(8) 个体差异:疼痛的程度和表达方式经常因个人性格的不同而不同。自控力以及自尊心较强的患者对疼痛的耐受力较强,善于表达感情的患者对疼痛的耐受力较弱。

(9) 疲劳:疲劳可提高对疼痛的感知,降低对疼痛的耐受力。这种情况在长期慢性疾病患者中尤其明显。当得到良好的休息后,疼痛会减轻;反之,疼痛会加重。

(10) 应对方式:应对方式可影响患者处理疼痛的能力。内控者认为环境和事情的结果(如疼痛)都在他们自己的掌控之中。相反,外控者依赖外部环境因素(如护士)来控制疼痛。应对方式也因此而有差异。护士应弄清患者的应对资源并将其纳入护理计划中,以支持患者或缓解疼痛。

(11) 患者的支持系统:有家属或亲人陪伴时可减少患者的孤独和恐惧感,从而减轻疼痛。

(12) 治疗及护理因素:许多治疗及护理操作因素可引起或加剧患者的疼痛。护士对疼痛的理论及实践掌握不够或评估方法不当,可影响对疼痛的判断与处理;护士缺少必要的药理知识,过分担心药物的副作用或成瘾性,会使患者得不到必要的镇痛处理。

二、疼痛的评估

虽然引发患者疼痛的原因和影响因素存在较大的个体差异,但仍可遵循一些评估内容和标准进行疼痛评估。护士在评估疼痛患者时,首先应相信患者并确定疼痛存在,从患者的疼痛表现及影响因素等多方面评估疼痛的程度,在此基础上,制订相应的疼痛护理计划。

（一）一般状况的评估

1. 患者过去疼痛的经历。

2. 身体运动情况,有无防卫性、保护性动作。

3. 思维感知过程和社交行为改变情况,如发泄行为、幻觉行为。

4. 生理改变　如有无痛苦面容、肌张力的改变,血压、呼吸、脉搏的改变,出汗、瞳孔扩大等。

（二）疼痛程度的评估

通过与患者的沟通和询问表 12-2 中的问题,明确以下几点:

表 12-2　描述疼痛咨询表

咨询问题
1. 您觉得是什么地方痛?
2. 什么时候开始痛?
3. 您觉得是怎样的痛? 尖锐的痛? 还是钝痛、抽痛? 还是规律的痛?
4. 您的痛有多严重或有多强烈?
5. 什么可以缓解您的疼痛?
6. 什么会让您觉得更痛?
7. 您曾试过什么方法来缓解疼痛? 哪些是有用的? 哪些是无效的?
8. 依照过去的经验,您若有疼痛时,您会怎么处理?
9. 您的痛是一直持续的吗? 若不是,一天或一星期痛几次?
10. 每一次疼痛持续多久?

1. 疼痛部位。

2. 疼痛的时间。

3. 疼痛的性质。

4. 疼痛时患者的反应。

5. 疼痛对患者的影响。

6. 区分生理性、心理性疼痛。

7. 疼痛的分级　对疼痛的分级比较困难,主要是通过患者对疼痛体验的描述,带有一定的主观性。目前,对疼痛的分级主要有以下几种方法:

（1）WHO 四级疼痛分级法（WHO pain grading standards）

0 级:无痛。

1 级（轻度疼痛）:有疼痛但不严重,可忍受,睡眠不受影响。

2 级（中度疼痛）:疼痛明显,不能忍受,睡眠受干扰,要求用镇痛剂。

3 级（重度疼痛）:疼痛剧烈,不能忍受,睡眠严重受干扰,需要用镇痛剂。

（2）评分法测量

1）文字描述评分法（verbal descriptors scale,VDS）:具体做法是把一条直线分成 5 等份,0= 无痛,1= 微痛,2= 中度疼痛,3= 重度疼痛,4= 剧痛,患者按照自身的疼痛程度选择合适的描述（图 12-30）。

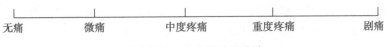

无痛　　　　微痛　　　　中度疼痛　　　重度疼痛　　　剧痛

图 12-30　文字描述评分法

Note:

2) 数字评分法(numerical rating scales, NRS):具体做法与 VAS 相似,在一条直线上分段,按 0~10 分次序评估疼痛程度,0 分表示无痛,10 分表示剧痛,让患者自己评分。适用于疼痛治疗前后效果测定对比(图 12-31)。

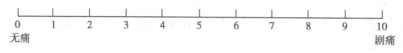

图 12-31 数字评分法

3) 视觉模拟评分法(visual analogue scale, VAS):具体做法是划一条长 10cm 直线,两端分别表示无痛和剧痛,让患者根据自我感觉画线记录,护士根据画线位置判定。0 表示无痛,轻度疼痛平均值 2.57 ± 1.04,中度疼痛平均值 5.18 ± 1.41,重度疼痛平均值 8.41 ± 1.35(图 12-32)。此量表比上述两个量表更敏感,因为它可使患者完全自由地表达疼痛的严重程度。

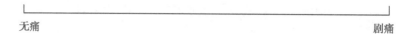

图 12-32 视觉模拟评分法

4) 面部表情评分法(faces pain scale-revised, FPS-R):适用于任何年龄,没有特定的文化背景要求及性别要求,各种急慢性疼痛的患者,特别是老人、小儿以及表达能力丧失者。该法最初是为了评估儿童疼痛而设计的,后在使用中因其实用性逐步扩大了使用范围(图 12-33)。它由 6 个脸谱组成,从微笑(代表不痛)到最后痛苦地哭泣(代表无法忍受的疼痛)。

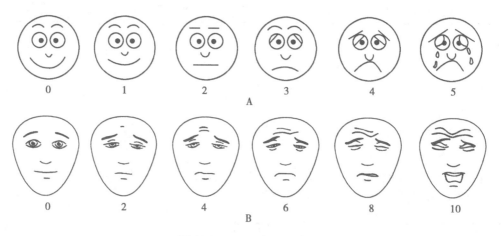

图 12-33 面部表情评分法

三、疼痛患者的护理措施

治疗和护理疼痛的原则是尽早、适当地解除疼痛。早期的疼痛比较容易控制,疼痛时间越长,患者对疼痛的感受越深,最后越难以用药物解除。因此,一旦确定患者存在疼痛,应及时制订护理计划,采取措施减轻疼痛。在治疗和护理疼痛上主要有以下措施:

(一)寻找原因、对症处理

应减少或消除引起疼痛的原因,解除疼痛的刺激源。对于外伤引起的疼痛,应先给予止血、包扎等处理,再行止痛措施。对于因胸腹部手术后引起的伤口疼痛,在术前应对患者进行健康教育,指导患者有效咳嗽、深呼吸以及协助患者按压伤口等来缓解患者的疼痛。

(二)给予止痛措施

1. 药物止痛 是最常用的止痛方法之一。护士应掌握药理知识,了解患者身体状况和有关疼痛治疗的情况,正确使用镇痛药物。镇痛药物的种类很多,在诊断未明确前不应随意使用镇痛药,以免掩盖真实的体征和症状,延误疾病的治疗。对于慢性疼痛的患者,应掌握疼痛发作的规律,最好在疼痛发作前给药,这比疼痛发生后投药量小、给药效果好。同时,还应将护理活动安排在药物起效的时间段内,使患者容易接受。当疼痛缓解或停止时应立即停药,以减少和防止副作用和耐药性的产生。对于长期应用可致成瘾性的药物,更应慎重使用。

(1)三阶梯疗法:对于癌症疼痛的药物治疗,目前临床普遍推行 WHO 所推荐的**三阶梯疗法**(three steps analgesic ladder)。其目的是:根据疼痛程度,合理使用不同级别的止痛药物,以达到缓解疼痛和减少药物副作用的目的。其原则为:按药效由弱至强使用药物;使用口服药;按时、联合服药;用药剂量个体化。大多数患者接受这种疗法后能达到满意止痛。其方法为:①第一阶梯:主要针对轻度疼痛的患者。选用非阿片类药物、解热镇痛药、抗炎类药,如阿司匹林、布洛芬、对乙酰氨基酚等。②第二阶梯:主要应用于中度疼痛的患者。若用非阿片类药物止痛无效,可用弱阿片类药物,如可卡因、氨酚可待因和曲马多。③第三阶梯:主要用于重度和剧烈癌痛的患者。选用强阿片类药,如吗啡、哌替啶和二氢埃托啡。在癌痛治疗中,常采取联合用药的方法,即加用一些辅助药以减少主药的用量和副作用。常用的辅助药有:非甾体抗炎药、抗焦虑药和抗抑郁药,如阿司匹林、地西泮、氯丙嗪和阿米替林等。

(2)患者自控镇痛法:**患者自控镇痛技术**(patient controlled analgesia,PCA)是指由患者根据其疼痛情况按压计算机控制的镇痛泵的启动键,自行给予由医生预先设定剂量的止痛药物的方法。此方法可满足不同患者、不同时刻、不同疼痛强度下的不同镇痛需求,并可使药物在体内持续保持最小镇痛药物浓度(minimum effective analgesic concentration,MEAC)。相比传统的大量低频给药法,PCA 这种小量频繁给药的方式镇痛效果更好,也更加安全。

2. 针灸止痛 根据疼痛的部位,采用不同的穴位行针法或灸法,使人体经脉疏通、气血调和来达到止痛目的。针灸止痛疗效显著,尤其对于神经系统引起的疼痛,疗效甚至超过药物治疗,如对神经性头痛、坐骨神经痛等都能获得理想的治疗效果。外科某些手术也常用针刺麻醉止痛。

3. 物理止痛 应用各种人工的物理因子作用于患病机体,引起机体的一系列生物学效应,促使疼痛缓解,有利于疾病康复。物理止痛常可应用冷、热疗法,如冰袋、冷湿敷或热湿敷、温水浴、热水袋等(详见第十五章第四节)。另外,推拿、按摩和理疗也是临床常用的物理止痛措施。

4. 经皮神经电刺激疗法(transcutaneous electrical nerve stimulation,TENS) 一种经皮肤将特定的低频脉冲电流输入人体,利用其所产生的无损伤性镇痛作用以缓解患者疼痛的电刺激疗法。其原理是采用脉冲刺激仪,在疼痛部位或附近放置 2~4 个电极,用微量电流对皮肤进行温和的刺激,使患者感觉有颤动、刺痛和蜂鸣等,以达到提高痛阈、缓解疼痛的目的。主要用于治疗各种头痛、颈椎病、肩周炎、腰腿痛、神经痛等病症。

(三)采取认知行为疗法

1. 松弛术 松弛是身心解除紧张或应激的一种状态。成功的松弛可带来许多生理和行为的改变,如血压下降,脉搏和呼吸减慢,氧耗减少,肌肉紧张度减轻,代谢率降低,感觉平静和安宁等。冥想、瑜伽和渐进性放松运动等都是松弛技术。这些技术可应用于非急性不适的健康或疾病任何阶段。

专 家 观 点

南丁格尔谈周围环境之于疼痛

对于遭受到疼痛突然袭击的人来说,要比那些神经上出了问题的人更注意周围的环境,因为在疼痛的间歇里,他们比较容易从周围的事物中寻找到安慰。我倾向于认为患者能够寻找到的大多数快乐都取决于这样一个事实,就是他们没有被牢牢关在一间屋子里。不管患者得的是什么病、遭受的是什么样的痛苦,对他们来说,绝大多数的压抑和沮丧都是来自于周围环境长期处于单调状态。

2. 引导想象　是利用对某一令人愉快的情景或经历的想象的正向效果来逐渐降低患者对疼痛的意识。例如，护士可描述一个绿草荫荫、溪水潺潺、花香馥郁的情景，使患者对此投以更多的注意，从而减少对疼痛的关注。

3. 分散注意力　网状激动系统在接受充足的或过度的感觉输入时可阻断疼痛刺激的传导。因此，通过向患者提供愉快的刺激，可以使患者的注意力转向其他事物，从而减轻对疼痛的意识，甚至增加对疼痛的耐受性。这种方法最适用于持续几分钟的短促剧烈的疼痛。唱歌、大声地描述照片或图片、听音乐、愉快地交谈、下棋和做游戏等都是分散注意力的方法。

4. 音乐疗法　音乐是一种有效的分散注意力的方法。通常应根据患者喜好进行选择音乐类型，如古典音乐或流行音乐。患者至少要听 15min 才有治疗作用。研究显示音乐对于减轻患者疼痛效果很好。

5. 生物反馈　生物反馈是一种行为治疗方法。操作时，告诉患者有关生理反应的信息（如血压或紧张）和对这些反应进行自主控制的训练方法以产生深部松弛的效应。此方法对肌肉紧张和偏头痛尤其有效。但学习使用这种方法可能需要几个星期的时间。

6. 其他　临床采用的认知行为疗法还包括安慰剂治疗、暗示疗法、催眠疗法等，可根据个体特点酌情选择。

（四）促进舒适

促进舒适是减轻和解除疼痛的重要措施。如帮助患者取合适的体位、提供舒适整洁的病床单位、保证良好的采光和通风、调节适宜的室内温度和湿度等都是通过促进患者舒适，以减轻或解除疼痛。

（五）健康教育

根据患者的具体情况，选择相应的健康教育内容。一般应包括疼痛的概念、疼痛的原因、如何面对疼痛、疼痛评估的方法、减轻或解除疼痛的各种技巧等。

四、疼痛护理效果的评价

疼痛护理效果的评价对于修改完善护理计划和促进更好地执行护理措施都有重要意义。评价主要从以下几个方面进行：

1. 患者在接受护理措施后能否重新参与正常的日常生活，与他人正常交往。

2. 患者感觉疼痛是否减轻，身体状态和功能是否改善，自我感觉是否舒适。

3. 患者的焦虑情绪是否减轻，休息睡眠质量是否良好。

4. 一些疼痛的征象是否减轻或消失。

5. 经过护理后，患者对疼痛的适应能力是否增强。

（赵　琦）

思考与练习

---

1. 什么是舒适？请列举舒适与不舒适的情形。

2. 相互练习、模拟各种卧位并说出感受，提出促进卧位舒适的措施。

3. 以下各种病情应安置何种卧位？

休克　左侧气胸　胃大部切除术后　甲状腺次全切除术后　支气管哮喘急性发作　右肺背段肺脓肿　跟骨牵引　胎膜早破　颈椎骨折　背部深Ⅱ度烧伤　胎儿臀位　产妇分娩

4. 刘女士，67 岁，患大叶性肺炎，高热昏迷 10d，持续给予大剂量抗生素治疗。近日发现其口腔黏膜破溃，创面上附着白色膜状物，拭去附着物可见创面轻微出血。

请问：

（1）该患者口腔病变的可能原因是什么？

Note:

(2) 为该患者进行口腔护理时可选用哪种漱口液?

(3) 为该患者进行口腔护理操作时应注意什么?

5. 秦某,男,68岁,因劳累过度突然摔倒在路旁,由路人送到急诊室留观。现患者可观察到的资料有:神志不清、生命体征平稳,外表很脏、瘦弱、皮肤干燥、手臂及小腿各有一处 1cm×2cm 和 2cm×3cm 的擦伤,牙齿和手指甲上都有污物,头发脏乱无光泽,头顶头发已脱落,医嘱卧床休息 2d,现右手前臂有静脉输液导管。

请问:

(1) 还需评估哪些资料?

(2) 秦先生有哪些清洁需要?

(3) 在为秦先生制订护理计划时,应考虑哪些原则?

(4) 写出秦先生的清洁护理计划及工作顺序。

(5) 如何评价对秦先生的护理效果?

6. 疼痛有哪些性质特点?

7. 影响疼痛的因素有哪些?

8. 王某,女,56岁,因体检示肺部毛刺样结节占位,收治入院,在完善各项检查后行胸腔镜下肺肿瘤切除术,现为手术后第一天,目前患者疼痛剧烈,难以入睡,呼吸频率较快,25 次 /min。

请问:

(1) 您作为责任护士,如何评估该患者的疼痛?

(2) 根据评价结果,可以采取哪些措施减轻患者的疼痛?

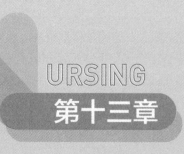

URSING

第十三章

休息与活动

13章 数字内容

--- 教 学 目 标 ---

识记:

1. 能准确复述睡眠周期的构成及各阶段的主要特征。

2. 能正确陈述影响休息与睡眠的因素、各种睡眠失调的临床表现,并能提供正确的护理措施。

3. 能正确陈述导致活动受限的原因,并阐述活动受限对患者身心和社会方面产生的影响。

4. 能准确阐述压力性损伤发生的原因、危险因素及易发部位。

理解:

1. 能用自己的语言正确解释下列概念:

休息 睡眠 昼夜性节律 压力性损伤 关节活动范围练习

2. 能比较睡眠的两种时相,指出两者之间的区别。

3. 能举例说明休息与活动在维持健康中所起的作用。

4. 能举例说明压力性损伤的高危人群及预防措施。

5. 能比较压力性损伤各期的临床表现,说明各期特点及治疗和护理的重点。

运用:

1. 能运用本章所学知识,为失眠患者制订一份护理计划。

2. 能运用本章所学知识,为患者制订一份合理的活动计划。

3. 能为模拟患者正确实施关节活动范围练习,做到态度认真、方法正确、动作轻柔、操作规范、患者舒适。

4. 能运用本章所学知识,准确识别患者的压力性损伤分期并提供适当的护理方法。

在正常人的生活中,休息与活动是必不可少的。个体通过休息恢复体力和精力,重新获得应付各种应激的能力。而活动能满足个体的多种需要,如饮食、学习、娱乐等,同时能够增强机体各个系统的功能,提高适应能力。正是休息与活动的共同作用,使机体维持在良好的健康状态。

对于个体来说,疾病是个很大的应激,需要动员全身心的力量来承受,因此患者往往需要更多的休息,以减少其他的消耗,增强对疾病的抵抗力,但同时,活动也不可缺少。缺乏活动的患者会面临更多的身心问题。由于疾病通常都会影响到患者的休息与活动,因此,评估护理对象休息与活动状况,解除疾病对休息和活动的影响,帮助患者维持休息和活动的动态平衡,就成为护士的重要职责之一。

第一节 休 息

休息(rest)是指在一定时间内相对地减少活动,使人从生理和心理上得到松弛,消除或减轻疲劳,恢复精力的过程。它代表了一种精神放松、没有焦虑且身心平静的状态。

一、休息的概述

(一) 休息的意义

休息是人类的基本生理需要,不论是对患者还是对健康人来说,都具有非常重要的意义。

1. 休息对健康人的意义 充足的休息是保障机体健康的必要条件。当一个人经历了较长时间的体力或脑力劳动之后就会出现疲倦和困乏、全身无力、注意力容易分散、思考问题变得迟钝、工作效率下降等现象,这些都表明机体未能处于最佳的功能和健康状态。此时,若机体再受外界因素的影响,很容易发生疾病。

2. 休息对患者的意义 充分的休息是促进患者康复的有效措施。疾病是一种应激,它要求患者发挥生理、心理两方面的潜能来应对。良好的休息有助于:①消除疲劳,促进体力和精力的恢复;②减少消耗,促进机体蛋白质的合成及组织修复;③提高治疗效果;④促进康复。患者因疼痛、发热、呼吸不畅等生理不适以及由于患病、对医院环境的不适应等而产生的焦虑、忧郁等身心不适,常导致不同程度的休息障碍。因此,解决以上问题,促进患者的休息,是护士的一项重要工作。

(二) 休息的形式与条件

休息的形式多种多样,包括了运动后的静止,或从工作中暂时解脱片刻。例如,对正在从事脑力劳动的人来说,他的休息方式可以是散步、打球、游泳等体力活动;而对于正从事这些活动的运动员,他的休息反而是读书、看报、听音乐等脑力活动。休息时,个体的智力、身体和精神处于一种更新、恢复的状态。

不论什么形式的休息,都必须具备两个先决条件,才能保证休息的质量:

1. 生理上的舒适 生理上的舒适对促进放松有重要的作用。对患者而言,去除不适的来源,减轻不适的感觉,如控制疼痛,对提高休息的质量有相当重要的作用。此外,满足个体的卫生需求、按摩肌肉、保暖等措施也可以提升个体的舒适度。

2. 心理上的安宁 个体的心理和情绪状态直接影响休息的质量。由于情绪激动、焦虑、紧张而造成的失眠屡见不鲜。住院患者会由于多种原因而产生焦虑和忧郁,此时,护理人员可通过与患者的良好沟通和交流,来增进双方的理解,帮助其达到心境平和、安宁的状态。良好休息的条件见表13-1。

Note:

表 13-1 良好休息的条件

条件	可行性措施	条件	可行性措施
生理上的舒适	去除身体刺激源 控制疼痛 控制室内温、湿度 保持恰当的体位或姿势 去除环境中的干扰因素 适当的通风	心理上的安宁	提供所需的有关健康问题和并发症的知识 增强对个人诊断治疗的参与 鼓励进行有规律的放松活动 确保环境安全

在休息的各种形式中,睡眠是最为常见也是最为重要的休息形式。充足的睡眠可以促进个体精神和体力的恢复,在患者的康复过程中具有非常重要的作用。住院患者常出现睡眠问题,因此,护士应了解睡眠的生理,应用多种措施解决患者的睡眠问题,促进患者的康复。

二、睡眠的生理

睡眠(sleep)是与觉醒交替循环的生理过程。早期人们相信,睡眠是一种绝对失去意识的状态,但目前人们认为:一个人在睡眠时,并非绝对失去意识,只是身体的活动、对周围环境的知觉及反应明显地减少而已。

(一) 睡眠的发生机制

现代生理学认为,睡眠是中枢神经系统内发生的主动过程,其中枢位于脑干尾端。睡眠中枢向上传导冲动,作用于大脑皮层(也称上行抑制系统)使人入眠。而位于脑干上端的网状结构上行激动系统控制觉醒状态;两者相互拮抗,以调节睡眠与觉醒的相互转化。

人们想睡觉时,就会闭上眼睛并采取放松的姿势,使传导到上行激动系统的刺激减少,刺激减少到一定程度时,延髓整合区就占主导地位,机体遂进入睡眠状态。

(二) 睡眠时相与周期

1. 睡眠时相 睡眠可分为两种时相:非快眼动睡眠(non-rapid eye movement sleep,NREM sleep)和快眼动睡眠(rapid eye movement sleep,REM sleep)。非快眼动睡眠又称慢波睡眠(slow wave sleep,SWS)或正相睡眠(orthodox sleep,OS),根据睡眠由浅入深又分为四期。快眼动睡眠又称快波睡眠(fast wave sleep,FWS)或异相睡眠(paradoxical sleep,PS)。决定睡眠质量的是 NREM 第四期和 REM 期睡眠。

睡眠各时相的特点见表 13-2。

表 13-2 睡眠各时相的特点

项目	NREM 期睡眠				REM 期睡眠
	第一期	第二期	第三期	第四期	
脑电图	低电压 α 节律,频率为 8~12 次 /s	宽大的梭状波,频率为 14~16 次 /s	梭状波与 δ 波交替出现	慢而高的 δ 波频率为 1~2 次 /s	去同步化快波
生理变化	生命体征与新陈代谢变慢,全身肌肉开始松弛	呼吸、心跳变慢体温下降,肌肉进一步放松	呼吸均匀,心跳缓慢,体温、血压下降,肌肉十分松弛	肌肉完全松弛脉搏、体温继续下降,呼吸缓慢均匀,生长激素分泌增多	1. 感觉功能进一步减退 2. 肌张力进一步减弱 3. 有间断的阵发性表现:心输出量增加,血压升高,呼吸加快且不规则,心率加快 4. 生长激素分泌减少
可唤醒度	很容易被唤醒	容易被唤醒	须有巨响才能唤醒	极难被唤醒	很难唤醒
合成代谢	人体组织愈合加快				脑内蛋白质合成加快
其他	第四期可发生夜尿和梦游				做色彩鲜艳、稀奇古怪的梦
功能	有利于个体体力的恢复				促进学习与记忆和精力的恢复

2. 睡眠周期　成人睡眠前通常有个入睡阶段，一般持续 10~30min，此时人只感到越来越困。入睡困难者，此阶段可能需要 1h 或以上。一旦入睡，个体平均每晚要经历 4~5 个 80~120min，平均 90min 的**睡眠周期**（sleep cycle）。睡眠周期的个数取决于个体的总睡眠时数。每个睡眠周期由不同的睡眠时相所构成，并按一定的顺序重复出现，从 NREM 第一期开始，经过第二期、第三期、第四期后，再返回 NREM 的第三期、第二期，再进入 REM 期，当 REM 完成后，再回到 NREM 的第二期，如此周而复始（图 13-1）。在每个周期中，各时相所占比例会随着睡眠的进行而有所改变。刚入睡时，NREM 第三期和第四期占睡眠周期的绝大部分；随着睡眠的进行，NREM 第三、四期缩短，而 REM 期延长。在最后一个睡眠周期中，REM 睡眠可达到 60min。

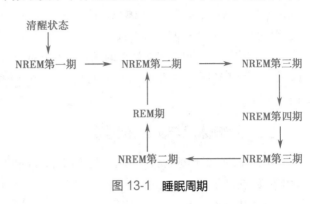

图 13-1　**睡眠周期**

在睡眠周期的任一时相唤醒个体，该周期即被打断，即使立即入睡也不可能回到原有的周期，而是从睡眠最初状态开始。因此，如果夜间患者的睡眠反复被打断，就不可能获得足够的深度睡眠和快波睡眠，其睡眠质量就会受到影响。

3. 睡眠与昼夜性节律

（1）昼夜性节律：人体的生理活动通常都是以一昼夜作为一个周期循环进行的，这就是**昼夜性节律**（circadian rhythm）。昼夜性节律影响着人体的主要生理和行为功能，如体温、心率、血压、激素分泌、感觉敏锐程度及情绪的变化等。

（2）睡眠与昼夜性节律的关系：睡眠 - 觉醒周期通常应呈昼夜性节律，并与其他生理节律同步，才能维持机体处于最佳的功能状态。以体温变化的昼夜性节律为例，睡眠最好在节律的低期，而清醒与活动则应在节律的高期（图 13-2）。

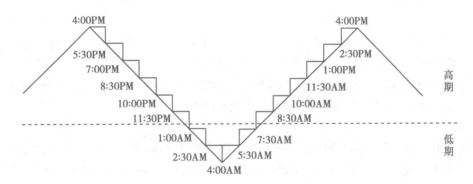

图 13-2　**依据体温变化绘制的昼夜性节律**

但对某一特定个体来说，其睡眠 - 觉醒周期并非固定不变，而是受到许多外界因素的影响，如光照、气温、职业的需要以及社交的影响等。一旦这些因素呈现稳定状态，机体就会形成新的生理节律，并与其他昼夜性节律同步化。

如果试图在已习惯的清醒和活动的时间内睡眠，或在习惯的睡眠时间内活动，就会造成"昼夜性节律去同步化"或称为"**节律移位**（phase shift）"。节律移位的睡眠是品质不良的睡眠，因为觉醒阈值在此期明显降低，容易被惊醒。这种睡眠可造成焦虑、沮丧、不安、躁动及工作时精确性（包括判断能力、反应能力）降低。

当睡眠时间表改变时，人体就必须进行"再同步化"。获得再同步化的时间因人而异，一般认为

Note：

至少需要 3d,常见的为 5~12d,此时常伴有慢性疲倦和不适,可降低维持正常生活品质的能力。

（三）正常睡眠的需求和形式

对睡眠的需求因人而异。通常个体睡眠的需要量与年龄成反比。新生儿的睡眠时间最长,可达每天 16h,以后逐渐减少,成人睡眠一般为 7~8h,进入老年期平均为 7h。夜间觉醒的次数也随年龄改变,婴幼儿和老年人夜间觉醒次数多。

除了睡眠的时间外,各个睡眠时相所占时间的百分比也随年龄变化。新生儿睡眠的 50% 为 REM 睡眠,以后 REM 睡眠逐渐下降,学龄期儿童的 REM 睡眠基本稳定在 20% 左右,到老年期,REM 睡眠进一步减少。

三、影响休息与睡眠的因素

休息和睡眠的问题常常不是由单一因素造成的,生理、心理和环境等许多因素都可影响到休息和睡眠的数量和质量。

（一）生理性因素

1. **年龄**　随着年龄的增长,对睡眠的影响主要表现为:①总的睡眠时间减少,其中首先是 NREM 第四期时相睡眠减少;②REM 睡眠减少;③夜间觉醒次数增多;④NREM 睡眠的第三、四期时相进行性减少,第一、二期时相增多。

2. **内分泌变化**　如妇女月经期常有嗜睡现象。

3. **疲劳**　适度的疲劳有助于入睡,但过度疲劳则会导致无法入睡。

4. **节律移位**　因夜间工作或航空时差导致昼夜性节律被扰乱时,会影响到睡眠。

5. **饮食**　晚餐吃得过多、过于油腻或辛辣会导致消化不良继而影响睡眠;睡前喝咖啡或饮酒可导致失眠;此外,食物过敏也会引起失眠。而摄入牛奶、干酪和肉类食物,因其内含有较多的 L- 色氨酸,有助于人们的睡眠。

6. **生活方式及寝前习惯**　生活不规律;长期处于紧张忙碌的工作状态,缺乏适当的休息和运动;生活环境单调乏味,缺少必要的刺激,都会影响睡眠的质量。睡眠前的习惯,如适当的锻炼、洗热水澡、听音乐、阅读书报等均有助于睡眠,如果这些习惯被改变,就有可能影响睡眠。

7. **身体疾患**　任何引起疼痛、躯体不适(如呼吸困难)或情绪问题(如焦虑或失望)的疾病都能引发睡眠问题,患者可能在入睡或维持睡眠上出现问题。例如,甲状腺功能亢进者入睡较困难;呼吸系统的疾病常常会阻碍睡眠;冠心病患者睡眠时常常频繁地发生觉醒和睡眠时相的改变,同时睡眠各时相的比例有明显变化;高血压患者常出现早醒和疲乏;在膀胱功能减退的老人或心脏病、糖尿病、尿道炎或前列腺炎患者中,频繁的夜尿会干扰到睡眠和睡眠周期。

（二）心理性因素

由疾病的压力或其他生活中的矛盾和困难所造成的恐惧、焦虑、喜悦、悲哀、激动、紧张等情绪状态都会影响睡眠。患者可能努力想睡却无法入睡,或出现睡眠周期中经常觉醒或睡眠过多的现象。持续性的情绪应激可导致不良睡眠习惯的形成。

（三）环境因素

睡眠的物理环境对睡眠的发动和维持有重要影响。良好的通风、柔和的光线、适宜的温湿度和安静的环境通常是高品质睡眠所必需的。此外,床的大小、软硬度、稳定性和位置也会影响睡眠的质量。睡眠环境的改变直接影响人的睡眠状况。对于住院患者而言,陌生、复杂、特殊的医院环境是影响其睡眠的重要因素之一。

（四）药物因素

药物会影响睡眠型态。一些药物如镇静药、止痛药等药物被认为是 REM 期睡眠的抑制剂,会影响入睡及睡眠时间。安眠药能加速睡眠,但长期不当地使用,可产生药物依赖或出现戒断反应,加重原有的睡眠失调。应用利尿剂可能会因为引起夜尿增多而影响睡眠。此外,乙醇和咖啡因也会影响睡眠,乙醇可加速入睡,但会干扰 REM 睡眠;咖啡因通常会延迟入睡,导致夜间觉醒。

信 息 平 台

世界睡眠日(World Sleep Day)

2001 年,国际精神卫生和神经科学基金会主办的全球睡眠和健康计划发起了一项全球性的活动,将每年 3 月 21 日定为"世界睡眠日",根据 WHO 对 14 个国家的 25 916 名患者的调查,发现有 27% 的人有睡眠问题,其中很多人未得到合理诊治。"世界睡眠日"的目的是要引起人们对睡眠重要性和睡眠质量的关注。2003 年,中国睡眠研究会把"世界睡眠日"正式引入中国。

为引导人们了解和关注睡眠的不同方面,历届睡眠日都有相应的主题。2001 年:睁开眼睛睡;2002 年:开启心灵之窗,共同关注睡眠;2003 年:睡出健康来;2004 年:睡眠,健康的选择;2005 年:睡眠与女性;2006 年:健康睡眠进社区;2007 年:健康睡眠与和谐社会;2008 年:健康生活,良好睡眠;2009 年:科学管理睡眠;2010 年:良好睡眠,健康人生;2011 年:关注中老年睡眠;2012 年:科学管理睡眠;2013 年:关注睡眠,关爱心脏;2014 年:健康睡眠,平安出行;2015 年:健康心理,良好睡眠;2016 年:美好睡眠,放飞梦想;2017 年:健康睡眠,远离慢病;2018 年:规律作息,健康睡眠;2019 年:健康睡眠,益智护脑;2020 年:动静之间,健康睡眠;2021 年:规律睡眠,健康未来。

四、患者睡眠的评估

(一) 评估的内容

1. 睡眠型态　包括每天睡眠的时长、就寝的时间,就寝前有无特殊习惯,入睡的时间,夜间醒来的时间、次数和原因,睡眠中是否有打鼾、呼吸暂停等异常情况,清晨醒来的时间,晨起后体力和精力的恢复状况,是否需要午睡及午睡的时间等。睡眠型态的评估有助于发现患者存在的睡眠问题并确定其严重程度。

2. 影响睡眠的因素　包括可能影响睡眠的疾病情况、生活事件、情绪与精神状况、环境的改变、治疗护理对睡眠的干扰、服用的药物等。

3. 患者的期望　护士应细致地评估患者睡眠的需要,经常询问患者对睡眠的期望。如目前是否采用助眠措施、这些措施是否有效、以及患者期望采用哪些措施改进睡眠和如何实施这些措施。

(二) 评估的方式

1. 患者的主诉　患者主诉是获取资料的最主要方式,儿童患者可由父母提供相关资料。

2. 睡眠监测和工具评估　睡眠监测常用于阻塞性睡眠呼吸暂停或类睡状态等睡眠障碍的评估。一些主观性睡眠评估工具可有助于睡眠的测评。如视觉模拟评分法,护士画一条长 10cm 的水平线段,并将"最佳睡眠"和"最差睡眠"分别写在线段的两端。测试时,请患者按其前晚睡眠情况和自己的判断在线段上标一点。测量此点距一端的长度,即得睡眠满意度的数值。另一个简便的方法是 0~10 级睡眠评价表,个体需要分别评定睡眠的数量和质量,测量时请患者分别以 0~10 中的一个数字代表其睡眠数量和质量,其中 0 代表最差睡眠,10 代表最佳睡眠。在详尽收集和分析患者的休息和睡眠资料的基础上,护士应确定患者是否有休息与睡眠的问题并找出原因,在此基础上制订体现个体化的护理计划。

(三) 睡眠失调的评估

睡眠失调(sleep disorders)是指如不治疗可导致夜间睡眠受到干扰,并造成失眠、睡眠中或夜间被唤醒后运动或感觉异常及白天过度睡眠的状况。

1. 睡眠失调的类型　睡眠失调主要分为睡眠障碍、类睡状态和与精神障碍有关的睡眠失调三类。

（1）睡眠障碍：是睡眠失调的主要类型，分为3类：①内源性睡眠障碍，指发动和维持睡眠障碍，包括各种类型的失眠和过度睡眠，如发作性睡病和阻塞性睡眠呼吸暂停；②外源性睡眠障碍，原因来自机体外部，如果去除相应因素则可解决睡眠紊乱问题，如药物依赖性睡眠紊乱等；③昼夜节律性睡眠障碍，指睡眠的时间安排与个体需要或社会常模不一致，如轮班性睡眠紊乱。

（2）类睡状态：指主要发生于睡眠期间的意外行为，包括觉醒混乱、部分觉醒或睡眠周期各时相间及睡眠到觉醒间转变的混乱，可表现为梦游、梦魇、遗尿等。

（3）与精神障碍有关的睡眠失调：包括与精神障碍、神经障碍有关的睡眠失调，如焦虑、精神错乱、帕金森病等。

2. 临床常见睡眠失调

（1）失眠（insomnia）：是一种个体长期存在入睡和维持睡眠困难（多醒、多梦、睡不深）、早醒或低质量睡眠的症状。国际疾病分类（ICD-10）对非器质性失眠的诊断标准包括：①主诉入睡困难，或难以维持睡眠，或睡眠质量差；②每周至少发生3次并持续1个月以上；③日夜专注于失眠，过分担心失眠的后果；④睡眠量和/或质的不满意引起明显的苦恼或影响社会及职业功能。

失眠可分为原发性的和继发性的。精神因素、环境因素及躯体不适均可引起失眠，故失眠可看作是生理或心理疾病的信号，在女性中发生频率较高。失眠患者的脑电波呈现NREM第三、四期睡眠减少，即深睡眠减少，因此，患者即使入睡，醒后仍会感觉困乏、疲倦，并伴有沮丧和忧虑。应激情境（如家庭、工作或学习方面的问题，倒时差，患病或丧亲）可能引起暂时性失眠。这种失眠可多次发生，但发作间歇期睡眠正常，患者会因担心和焦虑加重失眠，形成恶性循环，发展成为长期睡眠不足。失眠是临床最多见的睡眠失调，多数患者起因复杂，因此需要护士细致观察，采取综合措施适时干预，帮助患者改善问题。

（2）睡眠性呼吸暂停（sleep apnea）：是一种以睡眠期间发生的自我限制、10s以上没有呼吸的睡眠失调。它有三种类型：中枢性、阻塞性和混合性。混合性睡眠呼吸暂停包含了前两者所具有的特征。

阻塞性睡眠呼吸暂停（obstructive sleep apnea，OSA）常由局部解剖结构的异常，如鼻中隔异常、鼻息肉或扁桃体肥大诱发。睡眠时，患者咽部肌肉或结构松弛，张力降低，为确保气流能够持续进出呼吸道，上呼吸道和胸腔内的负压增加，在打鼾或喘息加大负压的情况下，发生了上呼吸道萎陷，造成OSA。因此OSA常出现在严重、频繁和用力的打鼾或喘息之后。当呼吸部分或完全消失时，横膈膜连续性运动逐次加强，直到解除阻塞。由于睡眠期间用力呼吸常造成从深睡眠转入NREM第二期时相，故患者深睡眠受到严重干扰。OSA患者最常见的主诉是白天过度睡眠，严重OSA患者可因白天嗜睡而干扰其日间活动。

中枢性睡眠呼吸暂停（central sleep apnea，CSA）由中枢神经系统功能紊乱造成。表现为呼吸冲动短暂消失，鼻腔气流和胸廓运动停止，血氧饱和度下降。其发生机制可能包括：①呼吸中枢受抑制；②中枢神经系统对低氧血症和其他病理状态下引起的呼吸反馈控制不稳定；③呼气与吸气转换机制异常等。CSA患者睡眠中容易唤醒，因此常主诉失眠和日间嗜睡。

两种类型的睡眠性呼吸暂停都可引起动脉血氧饱和度下降、低氧血症、高血压和肺动脉高压，而阻塞性呼吸暂停引起这些症状的程度，要远高于中枢性呼吸暂停。此外，由于上呼吸道和胸腔的高负压会刺激迷走神经继发性地引起心动过缓或心率减慢，严重时会导致心搏骤停。

（3）睡眠剥夺（sleep deprivation）：是指当睡眠受到干扰或被打断时，睡眠数量和质量的下降，以及睡眠时间安排的昼夜颠倒。疾病症状（如发热、呼吸困难或疼痛）、情绪应激、药物、环境干扰（如频繁的护理）及因轮班制工作而改变睡眠时间都可导致睡眠剥夺。住院患者，尤其是监护病房的患者，容易发生外源性和昼夜节律性睡眠紊乱从而导致睡眠剥夺。医护人员因常长时间工作和轮班，尤易发生睡眠剥夺。

个体对睡眠剥夺的反应差别很大，可产生多种生理和心理症状（表13-3）。症状的严重性与睡眠剥夺的持续时间有关。治疗睡眠剥夺最有效的措施是去除或纠正干扰的因素，护士在其中可起到重要作用。

表 13-3 **睡眠剥夺的症状**

类型	症 状	类型	症 状
生理症状	眼睑下垂、视力模糊 难以完成精细动作 反应能力下降 反应时间延长 推理和判断能力下降 听觉和视觉功能减退 心律不齐	心理症状	混乱和丧失方向感 疼痛敏感性增加 易怒,消沉,无兴趣 睡眠过度 焦虑不安 过度活跃 动机减少

五、满足患者睡眠的需要

(一) 创建良好的睡眠环境

应尽可能根据患者的习惯,为之创造清洁、通风、安静、温湿度适宜、光线幽暗、没有噪声的良好睡眠环境。护士可以将多人合住病室内患者之间的隔帘拉起,调暗病室灯光,有计划地安排护理工作,尽量减少打扰患者睡眠的情况,在查房时做到走路轻、开关房门动作轻,手电光源不要直接对着患者,并尽量减少晚间交谈以降低环境对睡眠的影响。

(二) 增进舒适

舒适有利于帮助患者放松,护士应积极采取措施增进患者的舒适,如保持床铺清洁、干燥,提供患者个人清洁卫生护理以增进舒适感。一些遭受病痛折磨的患者需要特殊的促进舒适的措施,如按摩、热敷、支撑性包扎或变换体位等,都有助于患者入睡。

(三) 控制生理失调

对于有躯体疾病的患者,可通过控制干扰睡眠的症状而改善睡眠。例如,可在呼吸系统疾病患者睡眠时提供两个枕头或取半卧位以减轻呼吸困难;为预防气道阻塞,可让患者睡前服用支气管扩张剂。有疼痛、恶心或其他反复发作症状的患者应按时应用相应的缓解症状的药物,以便药物在就寝时生效。

(四) 建立休息和睡眠周期

针对患者的情况,帮助患者建立适宜的休息和睡眠的周期。患者住院后,原有的休息和睡眠规律常常被打乱。由于日间缺乏足够的活动来使其保持清醒,卧床患者常处于短暂的、不连续的睡眠状态并导致夜间难以入睡,缺少高质量的睡眠。因此,应指导患者日间进行适当的活动,包括运动、娱乐和其他社交活动以保持日间的清醒。同时,尽量保证患者夜间有充足的休息和睡眠时间,在患者睡眠时避免因一些非必需任务而唤醒患者。此外,还应与其他辅助科室合作,协商安排患者的诊断性检查和治疗的时间,以保证患者的休息时间。如果患者因病情需行频繁监测,护士应统筹安排以延长患者的连续睡眠时间。

(五) 减轻或解除心理压力

根据评估结果,找出影响患者休息与睡眠的心理因素,通过有效沟通,正确引导,帮助患者消除恐惧、焦虑的情绪状态,恢复平静、稳定的心态,建立对治疗的信心,这都有利于提高休息和睡眠的质量。

(六) 使用行为治疗技术

催眠术、呼吸放松术、肌肉放松术等行为治疗法能够治疗失眠的问题。其中催眠术是利用暗示让患者放松并逐渐进入睡眠状态。

(七) 合理使用药物

药物可以用来改善睡眠,但不应作为首选方法,在使用中,护士应帮助患者了解药物的正确用法、应用的风险和可能的副作用,并避免长时间连续用药,防止患者产生药物依赖性和抗药性。

目前镇静催眠类药物首选苯二氮䓬类药物,包括地西泮(安定)、氯氮䓬(利眠宁)、硝西泮(硝基安定)、艾司唑仑(舒乐安定)等。作为镇静剂或催眠药使用时,该类药物不引起普遍的中枢神经系统抑制,相对比较安全,但滥用或大剂量长期使用可产生耐受性和依赖性,停药后可发生反弹性失眠以及烦躁、出汗、震颤等戒断症状,故不宜长期使用。老年人因新陈代谢变化容易受到抗焦虑药或催眠药的副作用影响,通常建议使用短效苯二氮䓬类药物并应严格限制剂量。此外,未满12岁的儿童、孕妇、哺乳期妇女以及肝肾功能不良者等应慎用。

在使用该类药物时,护士应告知患者用药的注意事项:①不宜饮酒和同时服用中枢抑制药物,以免加重中枢抑制;②不可饮用含咖啡因饮料,以免引起药理拮抗,降低药效;③不可吸烟,因吸烟可缩短药物在体内的半衰期。

(八) 睡眠失调的特殊护理

对睡眠过多的患者,应指导其控制饮食,减轻体重,并限制其睡眠时间,增加有益和有趣的活动。中枢神经系统兴奋剂可用于治疗发作性睡病。对于此类患者和梦游症的患者,还应注意保证其安全,防止意外发生。

对于睡眠性呼吸暂停的患者,护士应指导其采取侧卧位,避免压迫气道,保持其通畅,并在夜间加强巡视,随时消除呼吸道梗阻。睡眠性呼吸暂停通常可采用持续性正压气道通气或手术的方式进行治疗。

对存在类睡状态的患者,可依据其症状和原因分别处理。

(九) 健康教育

在社区健康保健机构和家庭中,护士有责任帮助患者发展有益于休息和放松的行为。措施包括:

1. 协助患者建立正确的认知,了解睡眠的基本生理知识。

2. 建立良好的睡眠习惯　①卧室及床只做睡眠用,不要在床上读报纸、看电视、读小说等;②不要躺在床上思考问题,真的有睡意了再上床;③尽可能定时就寝及定时起床,养成规律的睡眠型态;④找出自己最适当的睡眠时数;⑤寻找适合自己的某些帮助入睡的活动,如热水浴,做柔软操等;⑥每天适度运动,但不要在睡前做激烈运动;⑦避免就寝前饱餐,或饮用咖啡、茶等含咖啡因的饮品;避免过量饮酒。

3. 保持卧室的舒适,如灯光、声音、温度、通风、被褥等。

4. 教给患者自我评估睡眠的方法。

5. 教给患者放松的方法来改善失眠,避免使用安眠药物。

第二节　活　动

一、活动的意义

凡是具有生命的生物体均需要活动(activity),并都有着与生俱来的活动能力。而人类的活动更加全面,更加丰富。人们通过饮水、进食、排泄等活动来满足基本的生理需要;通过穿衣、修饰来满足美的需要;通过与人交往来满足爱与归属的需要;通过学习和工作来满足自我实现的需要等。同时活动也使人们的身心受益,例如:身体活动有助于呼吸、循环、消化、排泄及骨骼肌肉的正常功能;思维活动可以协助维持个人意识功能和智力发展,防止大脑功能退化。由此可见,活动是个体维持身心健康的最基本条件。

在人的多样化活动能力中,身体的可活动性(mobility)及从事日常生活活动(activity of daily living)的能力是最为基础的部分,它们与身体健康直接相关。受疾病的影响,患者的活动能力可能会下降或丧失,出现活动受限(immobility)的现象。而活动受限又会引发更多的身心健康问题,例如:被迫卧床不能活动的患者会产生关节僵硬、便秘、压力性损伤等问题;肢体残缺会导致患者的自我概念发生变化,产生自卑、抑郁、敏感等心理问题。而锻炼(exercise)作为一种有计划的、系统的、重复的身体活动,对增进神经和肌肉骨骼系统的协调性、柔韧性和强壮性,增加循环和呼吸系统的适应性发挥着重要的作用。因此,护士除了要帮助患者很好地休息之外,还要从患者身心需要出发,协助患者适当合理地活动和锻炼,以预防各种并发症,促进早日康复。

二、活动受限的原因

(一) 生理因素

生理因素是造成活动受限的最主要因素,因为身体各个可动部位的移动和控制能力都依赖于肌肉、骨骼、关节及分布于这些结构上的神经和血管的完整性,所以当身体发生损伤、疾病或因先天性的问题而影响到骨骼、肌肉、关节或相关的神经或血管时,就会限制机体正常的活动功能。

1. **疼痛** 剧烈的疼痛往往限制了相应部位的活动。例如类风湿性关节炎的患者,常因疼痛造成关节活动范围缩小。

2. **损伤** 肌肉、骨骼和关节的器质性损伤,如扭伤、挫伤、骨折、炎症等,必然会导致受伤肢体的活动受限。

3. **神经功能障碍** 重症肌无力的患者,以及脊髓损伤和脑卒中的患者,常由于运动神经无法支配相应肌肉而造成躯体的活动受限。

4. **无力** 因疾病造成严重营养不良、缺氧等引起全身无力而致活动受限。

5. **残障** 肢体的先天性畸形或其他残障及失明等,均可造成机体活动受限。

6. **治疗需要** 在对疾病进行治疗时常须对患者的活动做出限制,例如:骨折患者行牵引或石膏、绷带固定的过程中,会限制其活动范围;心力衰竭或大面积心肌梗死患者须严格卧床;因躁动可能造成自伤或他伤的患者,须使用约束用具等。

(二) 心理因素

1. **情绪** 当个人承受的情绪应激超过其适应范围时,就会发生情绪性活动能力下降。例如遭受突然丧子打击的母亲,在一段时间内会变得痴呆,无法活动,直到适应。

2. **精神疾病** 部分精神疾病可导致活动受限。如抑郁性精神分裂症患者、木僵患者和癔症性瘫痪的患者。

三、活动受限对机体的影响

由于活动受限,人在生理、心理、社会交往方面都会受到影响,活动受限的程度越重,影响越深(图 13-3)。

(一) 对骨骼肌肉系统的影响

骨骼肌肉系统结构的稳定和新陈代谢有赖于运动,活动受限可引起肌肉萎缩、骨质疏松和关节挛缩。

1. **肌肉萎缩** 机体活动完全受限后 48h 即开始出现肌肉萎缩,每周肌肉张力下降 10%~15%,其原因主要是失用和代谢改变。这种萎缩不仅表现为肌肉形态上变小,还包括其运动功能、强度、耐力和协调性变差。

2. **骨质疏松** 成骨细胞的功能依赖于活动和负重的刺激,以维持正常的造骨功能。如果机体活动完全受限,造骨细胞缺乏刺激停止造骨活动,但破骨细胞仍然继续其功能,造骨和破骨功能失去平衡,骨钙严重流失,骨骼结构发生改变。同时骨质内的磷和氮也在流失,骨质变得稀松、多孔,出现骨压缩或变形而容易发生骨折。此外,由于游离出的钙质在肾内和关节内沉积,还会造成肾结石和关节僵硬。

3. **挛缩** 活动受限使某关节长期处于某一位置是发生挛缩的主要原因。垂足、垂腕(图 13-4)以及髋关节外旋是常见的关节失用挛缩的表现。挛缩早期可通过锻炼和舒展关节予以纠正,但到了晚期,肌腱、韧带、关节囊已发生了病变时,挛缩即不可逆,只有通过手术才能纠正。因此护士应重视预

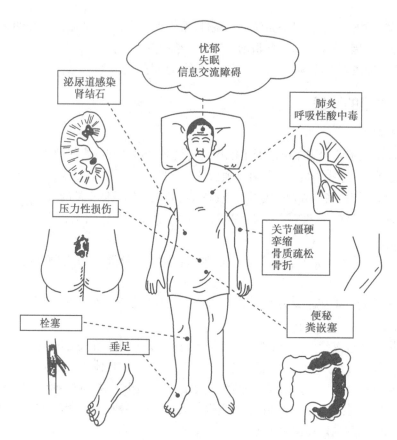

图 13-3 活动受限的并发症

防措施,注意保持患者关节的解剖功能位置,并定期进行活动。

（二）对心血管系统的影响

活动受限对心血管系统的影响主要包括直立性低血压(postural hypotension)、心脏负荷加重、深静脉血栓(venous thrombosis)形成。

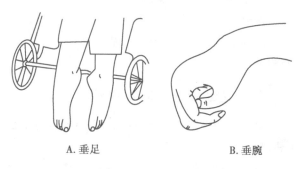

A. 垂足   B. 垂腕

图 13-4 垂足、垂腕

1. 直立性低血压 是患者从卧位到坐位或直立位时,或长时间站立时出现血压突然下降超过 20mmHg,并伴眩晕、视力模糊、乏力、恶心等现象。长期卧床患者第一次起床时常会发生。主要原因是全身肌肉张力下降,骨骼肌肉收缩时促进静脉血回流的能力降低,静脉血液滞留在下半身,循环血量减少;同时,由于神经血管反射能力降低,患者直立时,血管不能及时收缩以维持血压,机体出现交感神经兴奋,表现为低血压的症状。

2. 深静脉血栓形成 长期卧床可导致静脉血液淤积,脱水和血液中钙离子浓度增加,会提高血液凝固性。不恰当的体位或血管受外在压迫,例如侧卧位时两腿交叉,或仰卧位时膝下垫枕等,会造成静脉回流受阻或静脉血管内膜受损,导致血小板聚集在损伤部位,而形成血栓。血栓形成可引起肢体疼痛、肢端冰冷苍白,皮肤溃疡、水肿,严重时可造成坏疽。深静脉血栓一旦脱落进入血液循环,还可造成心、脑及肺血管的栓塞,后果严重。

（三）对呼吸系统的影响

活动受限对呼吸系统的影响主要包括呼吸运动减弱、呼吸道分泌物蓄积、缺氧和二氧化碳潴留等。

1. 呼吸运动减弱 长时间坐位或卧位使胸廓的扩张受阻,呼吸肌力量和协调性下降,呼吸运动

Note:

减弱,最终导致肺组织的顺应性和弹性回缩性下降。

2. 呼吸道分泌物蓄积 长期卧床患者呼吸道分泌物清除功能下降,脱水也会使患者呼吸道的分泌物变得黏稠不易咳出,因此很容易产生分泌物的蓄积,并引发气管炎、支气管炎和坠积性肺炎。坠积性肺炎是活动受限患者的常见并发症,也是导致患者死亡的常见原因之一。若分泌物阻塞细支气管,还可引起局部肺不张。老年卧床患者和手术后患者患肺不张的危险性增加。

3. 缺氧和二氧化碳潴留 呼吸运动功能下降,分泌物排出受阻,造成肺通气不足,进而影响肺泡与毛细血管间气体的弥散,再加上心血管功能的变化,机体可出现缺氧和二氧化碳潴留。

(四) 对皮肤的影响

长期卧床或躯体移动障碍可导致皮肤抵抗力下降,容易发生压力性损伤。有关压力性损伤的内容见本节第七部分。

(五) 对泌尿系统的影响

活动受限可引起排尿困难、尿潴留、尿道结石和泌尿道感染。

1. 排尿困难及尿潴留 平卧时,重力引流作用消失,膀胱逼尿肌张力下降,会阴部肌肉无法放松,可引起排尿困难。排尿困难长期存在,尿液积聚,膀胱逼尿肌过度伸展,机体对膀胱膨胀变得不敏感,逐渐形成尿潴留。

2. 泌尿道结石 活动受限后,尿液中的钙和磷酸盐增多,钙盐沉淀形成结晶,而形成尿结石。患者可出现绞痛、血尿,并可引起尿路梗阻。

3. 泌尿道感染 由于尿液潴留,正常排尿对尿道的冲洗作用减少,碱性的尿液环境利于细菌繁殖;同时,膀胱黏膜因为过度膨胀而形成小的伤口,给细菌的侵入提供了机会;再加上会阴护理不当、留置导尿管、尿液反流等因素都可使细菌由尿道口进入,引起感染。

(六) 对消化系统的影响

1. 食欲下降 由于活动量的减少,人体可出现食欲下降、营养摄入不足、蛋白质代谢紊乱、消化和吸收不良。

2. 便秘 活动受限导致胃肠蠕动减弱,辅助排便的腹部和会阴肌肉张力下降,加之纤维素和水的摄入减少,患者容易发生便秘;此外,床上排便使人产生困窘、失去隐私和独立性的感觉,而使患者延迟甚至忽略便意,排便姿势的改变也影响了正常的排便过程,造成便秘。

(七) 对心理社会方面的影响

活动受限可使患者产生情感、行为、感觉和应对方面的变化,以及家庭和社会功能的困难。

当人不能进行随意活动,对自己的照顾需要依赖他人的帮助时,自我价值感就会受到威胁。身体外观的改变、不能达到期盼角色的功能使患者的自我概念发生紊乱。日常生活的应激也会加重患者的情绪反应,一部分患者出现敌意、好斗、轻率、恐惧和焦虑等,还有一部分患者会变得胆怯、畏缩。由于缺乏对感官的刺激,患者会变得对事物缺乏兴趣。由于活动受限,患者的社会交往机会减少,正常的社会支持系统被剥夺,患者及其家庭的应对困难也非常普遍,这均会使患者出现消极和社会退化的态度,只是被动地接受他人的照顾,没有兴趣增加自己的独立性或参与自我照顾活动。

四、患者活动的评估

为减少由活动受限引发的各种并发症,指导并帮助患者进行适当的活动,护士需仔细评估患者的活动状况及其影响因素,并依据评估结果制订活动计划。评估的内容包括:

(一) 患者的一般资料

包括年龄、性别、文化程度、职业等。这些因素可以影响到患者对活动的需要及耐受程度、对运动和锻炼的态度以及对运动和锻炼方式的选择。

(二) 患者的活动能力

可通过观察患者的日常活动情况,如行走、穿衣、如厕,是否需要器械或他人协助等进行判断。活

Note:

动能力可以分为 5 级:

0 级:完全独立,可自由活动。

1 级:需要使用辅助器械。

2 级:需要他人的协助、监护或指导。

3 级:既需要他人的协助,也需要辅助器械。

4 级:完全不能活动,全部依赖他人。

(三)影响活动的生理和心理因素

评估患者的心肺功能,支配活动的神经、骨骼肌肉和关节的状况,患者的意识、心理状况等,以分析和判断导致患者活动障碍的原因。其中,健康的骨骼组织和良好的肌肉收缩力量是保证机体活动的重要条件。根据机体收缩特定肌肉群的能力来评估肌力,一般分为 6 级:

0 级:完全瘫痪,肌力完全消失。

1 级:可见肌肉轻微收缩但无肢体运动。

2 级:肢体可移动位置但不能抬起。

3 级:肢体能抬离床面但不能对抗阻力。

4 级:能作对抗阻力的运动,但肌力减弱。

5 级:肌力正常。

(四)活动问题的评估

对于已经出现活动问题的患者,护士必须评估活动问题的特征、开始时间、频率、已知的原因、严重程度、产生的症状,对日常功能的影响,以及已采取的治疗措施和效果,从而为后续的护理提供依据。

(五)患者的运动习惯和知识

护士应评估患者每日的运动量、运动方式,这可以通过观察或记录运动日记来获得。对于经常锻炼的患者,还应评估患者锻炼的类型、频率,以及每次锻炼的量和方式等。此外,护士还应了解患者及其家属对有关活动的知识的掌握情况和学习需求。

五、满足患者活动的需要

(一)协助患者活动

1. 取合适体位,进行翻身和床上移动　　神经、骨骼、肌肉组织功能障碍,或者过度虚弱、疲劳的患者,护士应根据其病情协助采取适当的体位。患者的任何体位如果持续时间太长,均会对人体产生伤害。经常变换体位可预防肌肉不适,防止压力性损伤形成,避免对表层神经血管造成损害,并可维持肌肉张力,刺激体位反射。定期更换体位还有利于肺膨胀,维持肺的弹性,有利于分泌物的排出。护士应根据患者的健康状况和活动能力,给予足够的帮助。患者如有一定的活动能力,护士应最大限度地让其发挥可动性;如患者不能自行或协助翻身时,最好由两个或两个以上的护士一起移动患者,以减少患者和护士肌肉和身体损伤的危险(参见第十二章)。

2. 关节活动范围练习　　关节活动范围练习可以让患者主动或被动地活动各个关节和肌肉,能够有效预防肌肉萎缩和关节僵硬等并发症(参见本节标题六)。

3. 呼吸运动　　深呼吸能增加肺的通气量,改善肺换气。卧床患者经常做深呼吸,能够预防发生二氧化碳潴留。无力做深呼吸的患者,护士应予以协助,将患者的上肢向头部方向抬举或做扩胸运动,可以取得深呼吸的效果。咳嗽有助于排出呼吸道的分泌物,避免发生坠积性肺炎。护士应教会患者有效的咳嗽方法。胸腹部有伤口的患者,咳嗽时护士应用双手轻按伤口两侧,以对抗咳嗽时腔内压力骤升对伤口造成的张力,避免伤口疼痛和开裂。

4. 排泄活动　　由于生理和心理两方面的作用,使得排泄困难成为活动受限患者最难解决的问题,通常需要较长时间才能解决。

保持患者良好的水合作用,预防尿液潴留、尿结石和泌尿道感染是维持泌尿系统最佳功能的有效护理措施。应鼓励患者每天饮水 2 000~3 000ml,以稀释尿液,增加尿量。尿失禁和尿潴留患者的护理参见第十八章。

活动受限患者还须建立一个在规定时间内排便的模式,以预防便秘。护士应经常观察和记录患者排便情况,鼓励患者摄入含水和高膳食纤维的食物,督促患者定时排便。如果患者已经发生便秘,可用软便剂、通便药或灌肠等措施解除便秘。

5. 日常生活活动　将日常活动化繁为简,分解成多个简单动作,便于患者掌握。例如:"坐在床上吃饭"的动作可分解成简单地从仰卧位变为坐位,维持坐位的平衡,抓握餐具,使用餐具摄取食物,将食物送入口中以及咀嚼和吞咽这些动作。护士可根据患者的不同情况。逐步加以训练,使患者能够逐渐自行完成日常生活活动。这不仅有利于患者日后独立生活,而且对于增强患者的自尊和自信、减轻自卑和无用感具有重要的意义。

6. 行走练习　患病或受伤后,人体活动耐力下降,走路时往往需要他人的协助。有暂时或永久性骨骼肌肉组织或神经系统损伤的患者,需要辅助器械帮助其行走。卧床患者也会因为多种原因发生行走困难,卧床的时间越长,独立行走的困难也就越大。

护士应根据患者的活动耐受量、协调性和平衡性、定位能力,确定其需要帮助的类型。为患者准备无障碍环境,如移开地面的障碍物,保持地面清洁干燥,设立休息地点等。患者行走练习所需要的协助程度取决于患者的年龄、健康状况、活动障碍的时间,可以是患者走路给其提供身体支持,或指导其正确使用辅助器械。

7. 协助患者进行室外活动　室外活动有助于开阔患者心胸,改善患者情绪。在住院期间,应协助活动不便的患者使用拐杖、轮椅等,进行适当的室外活动。室外活动应在良好的天气情况下进行,注意让患者适当添加衣物,避免受凉导致病情变化;同时控制活动时间,避免患者过于劳累。室外活动还可配合其他的集体活动进行,可以增加患者与他人的沟通,减少各种心理问题的产生。

(二) 健康教育

1. 向患者说明活动和锻炼的益处　有规律的身体活动和锻炼可以增强身体各器官系统的功能,降低骨质疏松、心血管疾病和糖尿病等疾病的发生率。长期锻炼还可使人体健康,感觉良好,对应激的耐受力增加。对活动障碍者,护士还应充分说明活动受限的可能并发症及其预防措施,最大限度防止此类并发症的产生。

2. 依据不同个体的需要,指导其选择适宜的运动形式　如游泳、慢跑等有氧运动可加快血流和心率,改善心血管功能,几乎适合所有年龄阶段的人。运动的频率可以是每周 3~5 次或隔日一次。对工作比较忙,没有多余时间运动的人,一些生活中的活动如爬楼梯也有锻炼身体的作用。

3. 做好活动准备,防止运动损伤　指导患者在运动前适度进行放松肌肉、关节的准备活动,可有效预防各种运动损伤。

六、关节活动范围练习

(一) 定义和目的

关节活动范围(range-of-motion,ROM),也称关节活动度,指关节运动时所通过的运动弧,常以度数表示。关节活动范围练习(range-of-motion exercise,ROM exercise),是指用以维持和恢复关节活动范围的练习。ROM 练习分为主动练习、主动辅助练习和被动练习。主动 ROM 练习时,患者可独立进行关节全范围运动(等张练习)。主动辅助练习指患者进行主动 ROM 练习,护士给予最低限度的协助。而在被动 ROM 练习时,患者不能移动关节,护士帮助患者进行关节全范围运动。主动和被动 ROM 练习均可改善关节的活动度,增加活动部位的血液循环;但只有主动练习时,才能增加肌肉的张力和强度,改善心肺功能。因此,只要患者的情况允许,尽可能让患者进行主动练习。关节活动范围练习有助于促进机体血液循环及刺激神经末梢,能够预防肌肉、肌腱、韧带和关节囊挛缩,维持关节的活动性,维持或增强肌肉的张力,从而避免关节僵硬、关节固着、挛缩等并发症的产生;通过练习,还能增强心、肺的功能,增加机体的耐力,避免因卧床不动而导致的虚弱、无力,并能减少患者因活动受限产生的一系列生理和心理问题。

（二）禁忌证

只要是患者的肢体活动能力丧失,就应尽早进行被动 ROM 练习。但若患者存在以下情况,则禁止进行练习,防止损伤加剧。

1. 急性关节炎、骨折、肌腱断裂、关节脱臼。

2. 心血管疾病患者应慎重进行运动,防止发生意外。

3. 中枢神经系统受损引起的肌肉痉挛患者,应在理疗师的指导下练习。

（三）用物

- 浴巾（大毛巾）·····················1 块
- 宽松衣物·····················1 套
- 用于维持姿势的枕头·····················3 个

（四）实施

操作步骤	要点与说明
1. 全面评估患者情况,包括病情、体力、关节活动能力、心理状态及合作程度	• 了解患者是否适合进行 ROM 练习及适合的程度,为制订运动的目的和计划作参考
2. 制订运动计划,向患者解释 ROM 练习的目的,介绍计划内容,说明运动的频率和方法	• 便于将来评价效果;让患者了解运动有利于增强主动性,以便能积极合作
3. 备齐用物,推至患者床旁,解释操作方法	• 消除恐惧,建立安全信任感,以取得合作
4. 协助患者采取自然放松姿势,向患者说明适当的体位和姿势的重要性	• 不良的姿势可能会限制患者的关节活动。自然的姿势能为患者的关节活动度提供参考
5. 保持患者被操作的部分靠近自己	• 避免操作者不必要的牵伸
6. 面对患者,观察患者的表现;当抬起患者的手脚时移动自己的重心,并使用腿的力量	• 维持有效的动作和运用正确的力学原理,保护自己免受损伤,并能观察到患者对操作的反应
7. 依次对患者颈部、肩、肘、腕、髋、膝、踝及指、趾关节做外展、内收、伸展、屈曲、内旋、外旋等(各动作的定义见表 13-4)的 ROM 练习(图 13-5),并对比两侧活动的情况;情况许可时,活动脊柱	• 对比两侧的情况有助于了解关节原来的活动情况,避免伤及关节
8. 每个关节应缓慢规律地做 5~10 个完全的 ROM 练习;操作时以手做成杯状或支架状来支撑患者关节远端的肢体(图 13-6)	• 避免受伤及发生并发症;适当的支托能较好地控制关节的活动,避免受伤和疼痛
9. 若肢体出现疼痛、痉挛、颤抖和持续的痉挛状态,应暂停,查明原因后加以去除,若不能去除则应停止操作	• 每个人的关节运动范围不同,应根据患者的反应来操作,勿造成患者疼痛或痉挛
10. 同时指导患者利用下列技巧以健侧肢体帮助患侧肢体运动 (1) 以健侧手抓住患侧手; (2) 以健侧腿或脚支托患侧; (3) 使用滑轮	• 增加患者的肌力及独立性;向患者说明从被动性 ROM 练习进展为协助性 ROM 练习及主动性 ROM 练习过程的重要性
11. 运动结束后测量生命体征,协助患者取舒适卧位休息,整理床单位	• 评估患者情况,避免发生意外
12. 洗手,记录	• 为今后的操作提供参考

表 13-4 关节活动范围练习各动作的定义

动作	定义	动作	定义
外展	移离身体中心	内旋	转向中心
内收	移向身体中心	外旋	自中心向外转
伸展	关节伸直,或头向后弯	伸展过度	超过一般的范围
屈曲	关节弯曲,或头向前弯		

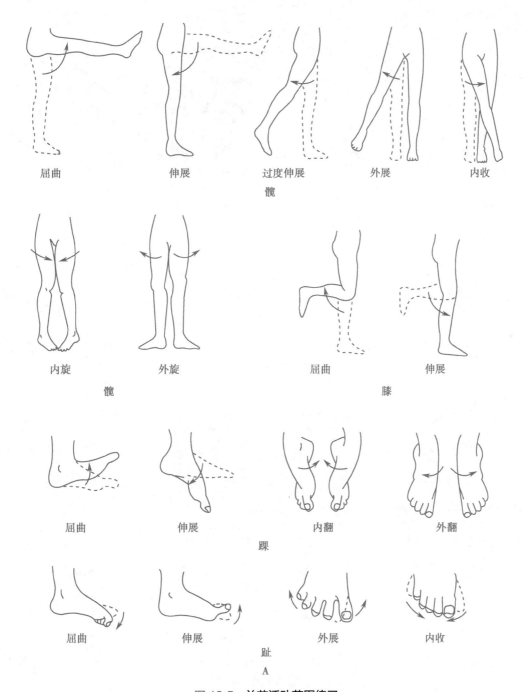

髋
屈曲　　伸展　　过度伸展　　外展　　内收

髋
内旋　　外旋

膝
屈曲　　伸展

踝
屈曲　　伸展　　内翻　　外翻

趾
屈曲　　伸展　　外展　　内收

A

图 13-5 关节活动范围练习
注:虚线表示动作开始的位置,箭头表示活动的方向。

Note:

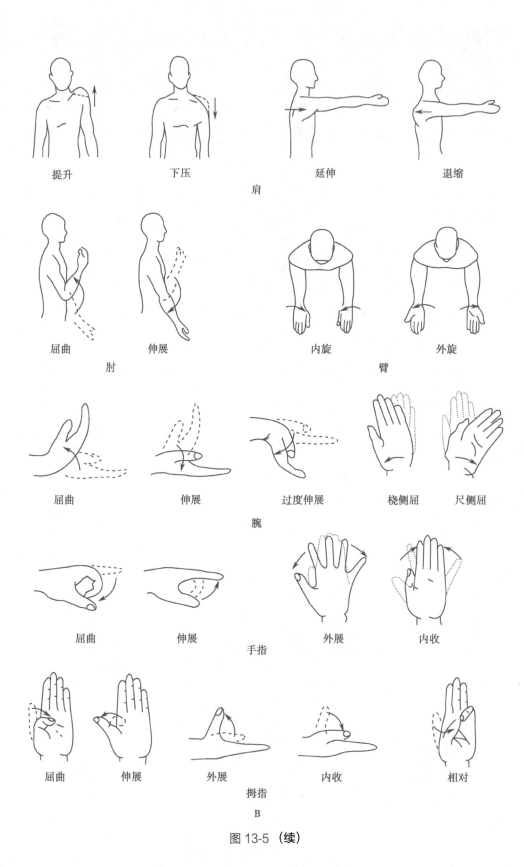

图 13-5（续）

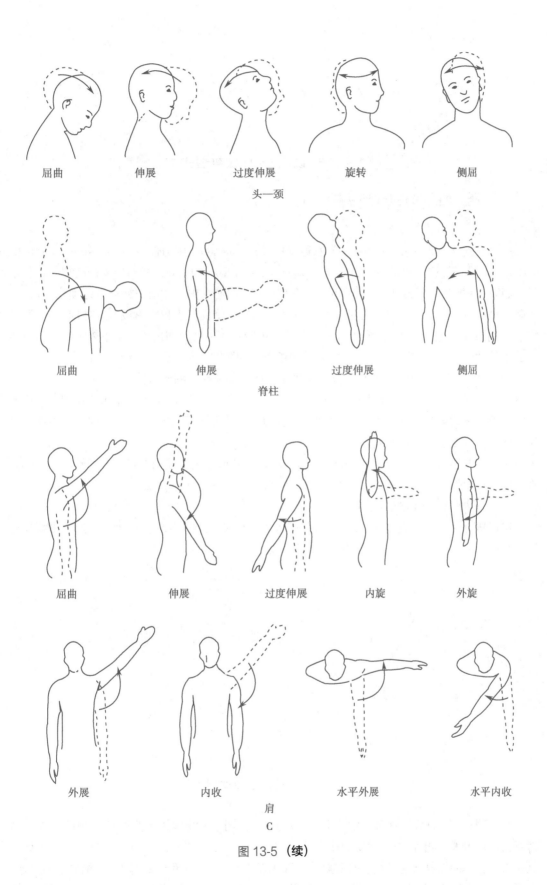

屈曲　　伸展　　过度伸展　　旋转　　侧屈

头—颈

屈曲　　伸展　　过度伸展　　侧屈

脊柱

屈曲　　伸展　　过度伸展　　内旋　　外旋

外展　　内收　　水平外展　　水平内收

肩

C

图 13-5（续）

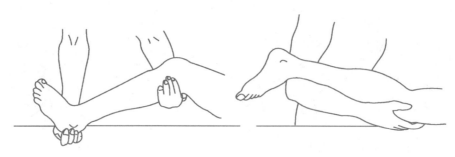

图 13-6　以手作杯状或支架支托腿部

七、压力性损伤的预防和护理

（一）压力性损伤的概念

压力性损伤（pressure injury，PI），原称压疮（pressure sore）、压力性溃疡（pressure ulcer）。2016 年 4 月美国国家压疮咨询委员会（National Pressure Ulcer Advisory Panel，NPUAP）对压疮概念进行了重新界定，将压疮更名为压力性损伤：是指发生在皮肤和 / 或潜在皮下软组织的局限性损伤，通常发生在骨隆突处或皮肤与医疗设备接触处。可表现为局部组织受损但表皮完整或开放性溃疡，并可能伴有疼痛。剧烈和 / 或长期的压力或压力联合剪切力可导致压力性损伤出现。皮下软组织对压力和剪切力的耐受性受环境、营养、灌注、合并症和软组织条件的影响。

NPUAP 新发布的压力性损伤定义中增加了与医疗器械相关的压力性损伤：

医疗器械相关压力性损伤（medical device related pressure injury）：是指由于使用用于诊断或治疗的医疗器械而导致的压力性损伤，损伤部位形状通常与医疗器械形状一致。这一类损伤可以根据压力性损伤分期系统进行分期。

黏膜压力性损伤（mucosal membrane pressure injury）：由于使用医疗器械导致相应部位黏膜出现的压力性损伤。由于这些损伤组织的解剖特点，通常无法进行分期。

（二）压力性损伤发生的机制

造成压力性损伤的直接因素是压力、剪切力等力学因素（图 13-7），其他因素是通过影响软组织对压力和剪切力的耐受性，而增加压力性损伤的风险。

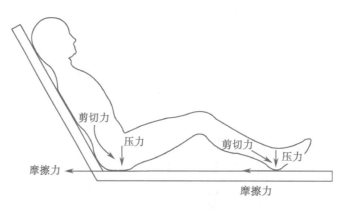

图 13-7　压力性损伤发生的力学因素

1. **压力**　当人坐、卧在某一物体上，人体的重力作用于该物体并产生对该物的压力，而物体也同时对人体产生大小相等、方向相反的压力，这种压力是引起压力性损伤的最主要原因。由于该力作用点是人与物体的接触点，接触点面积越小，局部压强越大，当压强超过皮肤内的毛细血管的压强值，便会导致毛细血管血流受阻。研究提示，若外界施与局部的压强超过终末毛细血管压的两倍，且持续在 1~2h，即可阻断毛细血管对组织的灌流，引起组织缺氧；若受压超过 2h 以上，组织则会发生不可逆损害,从而发生压力性损伤。

2. 剪切力 由两层物质相邻表面间的滑行,产生进行性的相对移位时所产生的一种力,叫剪切力。剪切力与卧位有密切的关系,如半卧位时,骨骼及深层组织由于重力的作用向下滑行,而皮肤和表层组织由于摩擦力作用仍停留在原位,两层组织发生相对性移位产生剪切力。组织血管拉长、扭曲、变形及断裂,形成血栓和真皮损害,进而发生深部组织坏死。

3. 摩擦力 摩擦力是指相互接触的两物体在接触面上发生的阻碍相对运动的力。摩擦力可直接损伤皮肤角质层,使皮肤抵抗力下降;同时,摩擦产生的应力可拉长或缩短到皮肤的肌肉穿支血管,导致继发性局部缺血坏死。患者在床上活动时,骶尾部、足跟等处经常与床面出现摩擦,造成擦伤,如果再受到汗液、尿液、粪便或渗出液的浸渍,更容易发生压力性损伤。

（三）压力性损伤发生危险性的评估

对于长期卧床的患者来说,压力性损伤是一个很容易发生但同时也是可以通过良好的护理减少发生的问题。为此护士应首先评估患者发生压力性损伤的危险性,再采取相应的措施。

1. 危险因素 评估患者发生压力性损伤的危险性,应主要考虑下列影响因素:

（1）活动受限:活动受限是发生压力性损伤的一个重要因素,许多研究表明活动障碍是发生压力性损伤的独立危险因素。正常人皮肤经受一定的压力时,机体产生不适的感觉,会采取措施缓解或避免压力,但有麻痹、极度无力、活动障碍者即使能感觉到压力也无法独立改变体位来缓解压力。被约束患者,无法自行翻身,某些疼痛患者为避免疼痛而采取强迫性体位,也可能造成局部长期受压。

（2）意识状态改变或感觉障碍:意识迷糊、神志不清的患者意识不到改变体位的需要,皮肤损伤的危险性增加。皮肤感觉功能障碍可使机体对痛觉、不舒适的症状不敏感,不会及时移动身体缓解压力。糖尿病、脊髓损伤等患者可发生感觉神经病变,因而容易发生压力性损伤。

（3）营养不良或水代谢紊乱:营养状况是影响压力性损伤形成的一个重要因素。长期营养不良,肌肉萎缩,皮下脂肪变薄,皮肤与骨骼间的充填组织减少,压力性损伤发生的危险性增加。机体脱水时皮肤弹性变差,在压力或摩擦力的作用下容易变形,而水肿的皮肤由于弹性、顺应性下降,更容易损伤,同时组织水肿使毛细血管与细胞间距离增加,氧和代谢产物在组织细胞的溶解和运送速度减慢,皮肤出现营养不良而容易发生压力性损伤。

（4）局部潮湿或排泄物的刺激:大小便失禁、伤口分泌物增多、出汗等使皮肤浸渍、松软,皮肤保护能力下降,细菌繁殖,皮肤容易发生破损和感染。

（5）体温升高:体温升高时,机体新陈代谢率增高,细胞对氧的需要增加。加之局部组织受压,使已有组织缺氧更加严重。此外,高热常引起大量出汗。因此,伴有高热的严重感染患者有组织受压的情况时,发生压力性损伤的几率升高。

（6）应用矫形器械:石膏固定和牵引限制了患者身体或肢体的运动,特别是石膏固定后对肢体产生压力,粗糙的表面摩擦皮肤,使患者容易发生压力性损伤。如果矫形器械固定过紧或肢体有水肿,容易使肢体血液循环受阻,而发生压力性损伤。

（7）药物影响:有些药物也可促成压力性损伤的形成。镇静、催眠药使患者嗜睡,机体活动性减少。镇痛药物的应用使患者对压力刺激不敏感;血管收缩药可使周围血管收缩,组织缺氧;类固醇类抗炎药物干扰了组织对压力性损伤的炎症反应。

（8）全身缺氧:慢性阻塞性肺疾病、CO 中毒等患者由于机体全身处于缺血、缺氧状态,局部组织受压后容易发生压力性损伤。

护士可采用压力性损伤危险因素评估工具来评估患者形成压力性损伤的高危因素,常用的工具有 Braden 量表(表 13-5)、Norton 量表(表 13-6)和 Waterlow 量表等。

Braden 量表包括 6 个条目,总分值范围为 6~23 分。评分越低,提示发生压力性损伤的危险性越高。评分 15~18 分为轻度危险,12~14 分为中度危险,<12 分为高度危险。

Note:

表 13-5 Braden 量表

项目	1	2	3	4
感觉	完全受限	高度受限	轻度受限	无受损
潮湿	持续潮湿	经常潮湿	偶尔潮湿	罕见潮湿
活动力	限制卧床	可以坐椅子	偶尔步行	经常步行
移动力	完全受限	重度受限	轻度受限	不受限
营养	重度摄入不足	可能摄入不足	摄入充足	摄入极佳
摩擦力和剪切力	现存问题	潜在问题	无明显问题	—

Norton 量表包括 5 个条目,总分值范围为 5~20 分。评分越低,提示发生压力性损伤的危险性越高。当评分≤14 分时,有发生压力性损伤的危险。

表 13-6 Norton 量表

项目	4	3	2	1
身体状况	好	一般	差	极差
精神状态	清醒	淡漠	模糊	昏迷
活动能力	可走动	需要帮助	依赖轮椅	卧床不起
灵活程度	移动自如	轻度受限	重度受限	完全受限
排泄失禁	无	偶然	经常	两便失禁

2. **高危人群** 易发生压力性损伤的高危人群包括:①老年人;②瘦弱、营养不良、贫血、糖尿病患者;③肥胖者;④意识不清、昏迷和服用镇静剂的患者;⑤水肿患者;⑥发热患者;⑦疼痛患者;⑧大小便失禁患者;⑨因医疗护理措施限制活动者,如行石膏固定、手术、牵引的患者;⑩瘫痪患者;⑪使用和皮肤、黏膜紧密接触的医疗器械的患者。对于高危人群应定时观察受压部位皮肤情况,并注意记录,同时采取预防措施。

3. **易发部位** 人平卧在平板上,身体只有某些部分与平板接触,整个身体的重力分散在这些接触点上,使接触点上的软组织受到压迫,承受压力大的部位即是压力性损伤容易发生的部位(图13-8)。这些部位多在受压和缺乏脂肪组织保护、无肌肉包裹或肌层较薄的骨骼隆突处,以及皮肤皱褶

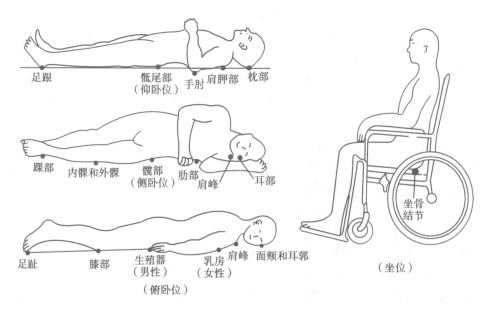

图 13-8 压力性损伤易发部位

处,其中以**骶尾部**最为多见,且与卧位有着密切的关系。

平卧位:易发生于枕部、肩胛、肘部、脊椎体隆突处、骶尾部、足跟及足趾部。

侧卧位:易发生于耳郭、肩峰、肋部、髋部、膝关节内外侧、足跟以及内外踝处。

俯卧位:易发生于面颊和耳郭部、肩部、女性乳房、男性生殖器,以及肋缘突出部、髂前上棘、膝部和足趾部等位置。

坐位:易发生于坐骨结节处。

其他易发部位包括医疗器械与皮肤、黏膜紧密接触的相关部位。

（四）压力性损伤的预防

预防压力性损伤的关键在于及早发现和消除危险因素,因此,要求护士在工作中做到**七勤**:勤观察、勤翻身、勤按摩、勤擦洗、勤更换、勤整理、勤交班。

1. 压力性损伤的风险评估　全面的风险评估是预防压力性损伤的重要环节。对新入院患者应尽早检查皮肤,进行压力性损伤危险性评估,并根据患者的病情和不同照护单元的性质定期评估风险,如 ICU 患者应每班评估,根据评估结果制订相应的护理计划。当患者病情变化时应随时评估。

2. 保护皮肤,避免局部组织长期受压

（1）定期翻身:鼓励和协助躯体移动障碍的患者至少每 2h 翻身一次,并视患者病情及局部受压情况及时调整。侧卧时采用 30° 侧卧位,以利于分散压力,可使用特制三角翻身枕(图 13-9)将角度维持在 30°,并用手检查患者的骶骨是否离开床面。为保证翻身的正确性和不间断,应建立翻身卡(图 13-10)。每次翻身后,应观察皮肤有无水肿、发热或发红。电动旋转床和翻身床可以较为轻便地帮助患者转换卧位,从而减轻护理人员的工作强度。

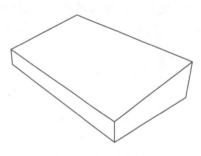

图 13-9　**三角翻身枕**

科别 _____　姓名 _____　床号 _____

日期 时间	卧位	皮肤情况及备注	执行者

图 13-10　**床头翻身卡片**

（2）保护骨隆突处和支持身体空隙处:特殊的床或床垫,如气垫褥、水褥、羊皮褥等可使支撑体重的面积加大而减少局部受压,达到预防压力性损伤的作用。但这些措施不能替代定期的翻身。用棉褥或软枕铺在床垫上留出空隙以使易受压处悬空的“架格法”(图 13-11),有利于保护骨骼隆起处皮肤。床上支架可撑起盖被减轻其对足部的压迫;对足跟有压力性损伤风险的患者,可用足跟悬挂装置、枕头或泡沫垫悬置足跟,使其减压。

（3）避免剪切力和摩擦力:在给患者翻身或搬运患者时,应将患者的身体抬离床面,避免拖、拉、推等动作,避免损伤皮肤。不使用脱瓷的便器,使用便器时避免拖、拉动作,可以在便器边沿垫柔软的布垫,避免皮肤直接接触瓷面。对长期卧床的患者,床头抬高不超过 30°,以减少剪切力的发生;半卧位时,注意防止身体下滑。坐骨结节、足跟、足踝等易受摩擦损伤处,可贴透明膜、皮肤保护膜等以保护皮肤,但对皮肤薄且脆弱者不适用。

（4）预防治疗措施造成的皮肤损伤:对使用石膏、夹板、牵引等治疗的患者,衬垫应平整、松软适度,尤其要注意骨隆突部位的衬垫,要仔细观察局部皮肤和肢端皮肤颜色改变的情况,认真听取患者反映,适当予以调节。

3. 保持皮肤清洁,避免局部刺激

（1）避免用肥皂、含乙醇的用品清洁皮肤,以免引起皮肤干燥或使皮肤残留碱性残余物。可适当使用润肤品,保持皮肤湿润,但不能太湿。排泄失禁者,应用温水及时清洗会阴和臀部,更换尿垫或床单,以减少尿液或粪便对皮肤的刺激。一次性塑料垫应放在软棉垫或中单之下使用。在骶尾部皮肤处贴可透湿、透气的皮肤保护膜也可减少排泄物对皮肤的刺激。高热出汗患者须及时擦干汗液,并更换衣物和床单。

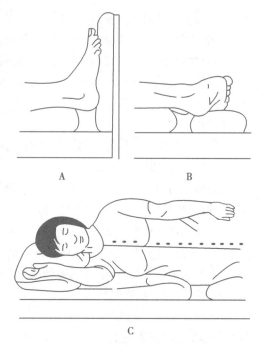

图 13-11　用枕头、软垫架空骨隆突处

（2）保持床单、被服清洁、干燥、平整、无皱褶、无碎屑,定期更换。及时更换污湿的单被。

4. 促进皮肤血液循环

（1）温水浴:不仅能清洁皮肤,还能刺激血液循环,但水温不能过高,以免损伤皮肤。

（2）按摩:可以促进血液循环以预防压力性损伤,但不适当的按摩可能造成深部组织的损伤。应避免对骨骼隆起处皮肤和已发红皮肤的按摩,以免加重皮肤的损伤。按摩方法详见第十二章第三节。

5. 改善机体营养状况　对易发生压力性损伤的患者应在病情允许的情况下,给予高蛋白质和富含维生素以及锌的饮食,以改善患者的营养状态。不能正常进食者应考虑胃肠外营养治疗。

6. 健康教育　患者及其家属的有效参与,是预防压力性损伤的重要措施之一。护士应帮助患者和家属了解压力性损伤预防的重要性,教给他们关于压力性损伤的基本知识,使其能够检查易发部位的皮肤状况并做出正确判断,能够利用简便可行的方法来减轻皮肤受压程度,并能够按计划进行身体的活动。

尽管预防措施非常有效,但一些高危个体仍然可能发生压力性损伤。

（五）压力性损伤的分期和临床表现

压力性损伤的发生为渐进性过程,根据其病理生理变化和临床表现,存在着不同的分期(文末彩图 13-12)。

1 期压力性损伤:局部皮肤完好,出现压之不变白的红斑。指压变白红斑或者感觉、皮温、硬度变化可能比观察到皮肤改变更先出现。此期的皮肤颜色改变不包括紫色或褐红色变化,否则提示可能存在深部组织损伤。

2 期压力性损伤:部分皮层缺失伴随真皮层暴露,表现为表浅、开放性、呈粉色或红色、湿润的伤口床,也可表现为完整的或破损的浆液性水疱,但脂肪及深部组织未暴露。无肉芽组织、腐肉、焦痂。该期损伤往往是由于骨盆皮肤微环境破坏和受到剪切力,以及足跟受到的剪切力导致。该期应与潮湿相关性皮肤损伤,比如失禁性皮炎,皱褶处皮炎,以及医疗黏胶相关性皮肤损伤或者创伤伤口(皮肤撕脱伤,烧伤,擦伤)鉴别。

压力性损伤与失禁相关性皮炎的鉴别要点

	压力性损伤(PI)	失禁相关性皮炎(IAD)
原因	压力、剪切力和摩擦力	潮湿的环境
部位	骨突处	皮肤皱褶处、肛周、会阴部
性状	单一、多呈圆形	多呈弥漫性、镜面性
深度	可达皮下组织、肌肉、筋膜等	多呈浅表性皮肤损伤
坏疽	可伴有黑色的坏疽	无坏疽
边缘	边缘清晰	边缘模糊、不规则
颜色	非苍白性发红、黑色坏疽、黄色腐肉	红色不均匀分布,周边皮肤粉、白相间

3期压力性损伤:全层皮肤缺损,常常可见脂肪、肉芽组织和伤口边缘内卷。可见腐肉和/或焦痂。不同解剖位置的组织损伤的深度存在差异,鼻梁、耳部、枕部和踝部没有皮下组织,可能较浅;而脂肪丰富的区域会发展成深部伤口,可能会出现潜行或窦道,但无筋膜、肌肉、肌腱、韧带、软骨和/或骨暴露。如果腐肉或焦痂掩盖组织缺损的深度,则为不可分期压力性损伤。

4期压力性损伤:全层皮肤和组织缺失,伴有溃疡面暴露,可见或可直接触及筋膜、肌肉、肌腱、韧带、软骨或骨骼。可见腐肉和/或焦痂。常常会出现创口边缘内卷,窦道和/或潜行。不同解剖位置的组织损伤的深度存在差异,鼻梁、耳部、枕部和踝部的损伤深度较浅,脂肪丰富的区域损伤可延伸到肌肉、筋膜、肌腱、韧带、软骨或骨骼,并可能导致骨髓炎。如果腐肉或焦痂掩盖组织缺损的深度,则为不可分期压力性损伤。

不可分期压力性损伤:全层皮肤组织缺失,溃疡的创面床完全被坏死组织和/或焦痂(黄色、灰色、黑色、灰绿色或棕褐色)所覆盖。只有彻底清除坏死组织和焦痂,暴露出创面基底部,才能确定压力性损伤的深度和分期。若足跟部焦痂是稳定的,可以作为身体的自然屏障,不应去除。

深部组织压力性损伤:完整或破损的局部皮肤出现持续的指压不变白的深红色、栗色或紫色,或表皮分离呈现黑色的伤口床或充血水疱。疼痛和皮肤温度变化通常先于皮肤颜色改变出现。该期伤口可迅速发展暴露组织缺失的实际程度,也可能溶解而不出现组织缺失。如果可见坏死组织、皮下组织、肉芽组织、筋膜、肌肉或其他深层结构,说明这是全皮层的压力性损伤(不可分期、3期或4期)。

发现压力性损伤时,护士应详细评估并记录压力性损伤发生的部位及其与骨突处的关系、压力性损伤的大小(包括长度、宽度和深度)、是否存在窦道及其方向、压力性损伤的分期、伤口底部的颜色以及是否有坏死组织、是否有感染的征象,以及压力性损伤周边皮肤的完整性等,从而为压力性损伤的后续治疗和护理提供依据。

(六) 压力性损伤的治疗和护理

1. 湿性愈合理论(moist healing theory)　1962年,英国动物学家温特(Winter GD)首次证实应用湿润且通透的伤口敷料所形成的湿润环境可加速伤口愈合过程。其基本原理有:①无痂皮形成,避免表皮细胞绕经痂皮下迁移而延长愈合时间;②湿润的创面能维持创缘到创面中央正常的电势梯度,促使更多的生长因子受体与生长因子结合,有利于保持细胞活力,促进修复细胞生长;③低氧或无氧、微酸的愈合环境可以抑制伤口细菌的生长,促进成纤维细胞的生长,刺激毛细血管增生;④保留的创面渗出液中含有组织蛋白溶解酶,有利于发挥酶学清创作用,促进纤维蛋白和坏死组织的溶解,加速创面愈合;⑤密闭状态下,有利于白细胞繁殖及增强功能,提高局部的免疫,防止细菌传播而造成的感染。

Note:

湿性伤口愈合疗法是在密封式敷料的支持下实现的,敷料将渗液全部或部分保持在创面上,造成一个接近生理状态的湿性愈合环境,同时敷料可防止液体和细菌透过,促使伤口快速愈合。随着该疗法的推广,各种湿性敷料相继问世,种类丰富,为临床各期压力性损伤治疗的选择性应用提供了方便(附 13-1)。使用湿性敷料应注意:①使用前应彻底清洗创面,并用无菌纱布或棉签擦干创周皮肤;②敷料大小合适,覆盖创面至边缘外围 1.5cm 处的健康皮肤,并使敷料边缘密闭、平整;③怀疑伤口有感染时,不能用密闭性湿性敷料。

2. 各期压力性损伤的治疗与护理　压力性损伤的治疗是一个多学科合作的过程,除了护士以外,医生、物理治疗师、营养师都可能需要参与其中。其治疗措施既包括对压力性损伤发生原因的治疗又包括对局部伤口的治疗。护士能够通过保持伤口湿润、防止感染、增加机体营养和水合,以及维持适当体位来促进压力性损伤的愈合。

(1) 1 期压力性损伤:此期护理的关键在于去除危险因素,避免压力性损伤进展,因而主要的措施是减压护理,如增加翻身次数、避免局部过度受压、避免摩擦力和剪切力等。可用皮肤保护膜、透明贴、水胶体敷料或泡沫类敷料贴敷在受损处,可减少摩擦,减轻局部压力,并有利于保持皮肤正常 pH 和维持适宜温度,促进受损处恢复。由于此时皮肤已经受损,故不可局部按摩,防止加重损害。

(2) 2 期压力性损伤:此期治疗护理重点在于保护创面,预防感染。除继续上述措施避免损伤继续发展之外,还须保护已受损皮肤,促进创面愈合。①水疱处理:小水疱可注意保护,防止破裂,可用水胶体敷料,促进水疱自行吸收;大水疱应用无菌注射器经消毒皮肤后,抽出疱内液体,用无菌纱布挤压干净疱液,早期保留疱皮,用透明贴或溃疡贴等水胶体敷料外敷。②渗液较少的创面:应用生理盐水清洗创面及创周皮肤后,用水胶体敷料,如透明贴、溃疡贴、安普贴等外敷。③渗液较多的创面:可采用藻酸盐敷料、泡沫敷料等外敷,以促进渗液的吸收。此期可每隔 3~5d 换药一次,也可根据渗液情况确定换药间隔时间。

(3) 3 期和 4 期压力性损伤:治疗护理原则为解除压迫,控制感染,去除坏死组织和促进肉芽组织生长。主要措施包括局部伤口的护理以及积极的全身支持措施,如增进营养、治疗原发病或给予抗感染、促进伤口愈合的药物以及减轻皮肤(尤其是伤口部位皮肤)的受压等。局部伤口护理的措施有:

1) 清洁伤口:可用的溶液包括无菌生理盐水、林格液或 3% 过氧化氢溶液等。0.5% 醋酸溶液适用于铜绿假单胞菌感染的创面。对有坏死组织的伤口,可以用含蛋白酶溶液清洗。清洁伤口时,动作要轻柔,避免损伤新生肉芽组织,杀菌溶液冲洗后还应用无菌生理盐水冲洗,减少对肉芽组织的刺激。

2) 换药和包扎:准确评估创面,根据不同创面选择相应敷料换药。①伤口基底呈黑色,可清创后充分引流,选用藻酸盐、水凝胶类敷料外敷,以溶解和软化坏死组织,外加透明敷料或凡士林油纱布覆盖,每 1~2d 换药 1 次。②创面坏死组织呈黄色,先剪除软化的坏死组织,再用上述敷料外敷,每 2~3d 换药 1 次。③创面基底呈红色,可选用水胶体敷料,每 3~5d 换药 1 次。④有腔隙和窦道的创面,渗出液多者可选用藻酸盐类敷料填充,外加高吸收性敷料或纱布覆盖;渗液少者可用水胶体敷料,外加吸收性敷料或纱布覆盖;肉芽过度生长以及中到大量渗液的伤口,可选用泡沫类敷料,结合使用弹力绷带,抑制肉芽组织的增生。

3) 其他:负压、超声、高压氧疗、高频电疗和直流电药物离子导入、氦 - 氖激光照射等都可作为治疗压力性损伤的手段。近年来,封闭负压引流法在临床压力性损伤治疗中因其简便、省力、耗材少、治疗效果好等优点而得到较广泛的应用。大面积压力性损伤或久治不愈者,可考虑手术清除坏死组织,行皮瓣重建、直接伤口闭合或植皮,以促使伤口愈合。

(4) 不可分期压力性损伤:清创是基本的治疗原则。只有彻底清除坏死组织,暴露伤口床底部,明确压力性损伤的深度和分期后,再采取相应的治疗和护理。足跟部有稳定的干痂,可作为身体的自然屏障而不必去除。

(5) 可疑深部组织损伤:应密切观察,不为表面现象所迷惑,并及时让患者或家属了解病情及预后;早期可采用水胶体敷料,促使表皮软化,创面严禁强烈和快速的清创。

此外,积极的全身支持治疗,如增强营养、治疗原发病或给予促进伤口愈合的药物等,也对促进压力性损伤的愈合有重要的意义。

(乔昌秀)

思考与练习

1. 人类一个完整的睡眠周期通常为多少时间? 整个睡眠周期是如何进行的?

2. 睡眠时相有哪两种? 两者有何区别?

3. 常见的睡眠失调有哪些? 应如何护理?

4. 张某,女,28岁,已婚,女儿2岁,因乳房肿块入院。已行组织切片检查,结果未知。患者主诉入院以来睡眠不佳,平均每晚睡眠4h,且常被夜间病区声响吵醒。请你分析此患者睡眠不佳的可能原因,并提供促进睡眠的方法。

5. 长期卧床对患者的呼吸系统、心血管系统、肌肉骨骼系统及排泄系统将产生怎样的影响?

6. 患者在平卧、侧卧和俯卧时,各有哪些部位易发生压力性损伤?

7. 如何判断压力性损伤分期? 各期压力性损伤有哪些处理原则与方法?

8. 刘某,男,45岁,脑外伤急诊入院,昏迷,高热,大、小便失禁。请判断该患者存在哪些易致压力性损伤的因素,并说明其预防措施。

9. 钱某,腰以下截瘫患者,长期坐轮椅致双侧坐骨结节处皮肤出现约2cm×2cm的暗红色斑块,压之不褪色,侧卧30min后,斑块不能消褪。

请问:

(1) 该患者是否发生了压力性损伤? 如果是压力性损伤,处于发展阶段的第几期?

(2) 为防止压力性损伤进展,可采取的措施有哪些?

10. 何谓湿性愈合理论? 试举例说明。

附13-1　新型压力性损伤治疗敷料

类型	作用机制	优点	缺点	产品
薄膜类敷料	一般由聚氨酯构成,具有高潮气通透率,采用低敏感性黏合剂,适用于早期压力性损伤	①防止水浸和细菌侵入,减少摩擦;②透气性强,保持湿润;③顺应性好,柔软、舒适,减少皮肤过敏反应,贴敷时间长;④结构透明,便于观察创面	无吸收性能,不适用有创面和渗液的伤口	3M薄膜、IV3000
水胶体敷料	由亲水性高分子构成,表面层是半透性的多聚膜结构;含软化纤维原成分,可将纤维蛋白软化清除;含有亲水性粒子,可与水作用产生胶膜;可活化多形核白细胞及巨噬细胞;适用于表浅伤口、少量至中量渗液的创面	①提供低氧、保温、湿润愈合环境;②软化黄色腐肉,支持自溶性清创;③吸收渗液,减少换药次数;④吸收渗液后形成凝胶,保护新生组织不受损伤;减少瘢痕的形成;⑤移除时无粘连,减轻疼痛,利于上皮移行及肉芽组织生长;⑥片状自粘,不需第二层敷料,阻止细菌的侵入及防水;⑦顺应性好,舒适,贴敷时间长,减少换药次数	①不透明,不易观察创面;②不适于感染创面和有肌腱、骨骼暴露的伤口;③溶解后有气味,易与感染混淆,移除时有棕色的残胶;④更换敷料时,影响周边脆弱的皮肤;⑤易浸渍皮肤,不适于渗液多的创面;⑥遇热及摩擦容易软化或变形	康惠尔透明贴、溃疡贴、安普贴、多爱肤、德湿可

Note:

类型	作用机制	优点	缺点	产品
水凝胶敷料	主要成分为羧甲基纤维素钠（CMC）、果胶、三仙胶、氯化钠、丙烯乙二醇、水等。使伤口湿润及促进多形核白细胞及巨噬细胞活化；适用于创面的自溶清创、有少至中量渗液的创面、骨膜或筋腱暴露的创面	①水化伤口，提供湿润环境；②促进自溶清创，用于黑痂清创；③利于上皮移行及肉芽生长，加速创面愈合；④不粘创面、减轻疼痛，更换敷料时，不损伤新生组织，并能填满腔隙伤口	①无细菌屏障；②容易导致周围皮肤浸渍；③需第二层敷料；④不适于多量渗液的伤口；⑤敷料会变绿色，易与铜绿假单胞菌感染混淆	冷凝康、清创胶、清得佳
藻酸盐敷料	主要成分为羧甲基纤维素钠、藻酸钙，是一类从天然海藻植物里提炼出来的天然纤维；伤口渗液中的钠离子和水分与敷料中的钙离子进行接触性离子交换，使藻酸钙变成凝胶，保持湿润；巨噬细胞受凝胶和藻酸钙的纤维激发而活化，去除感染组织和痂皮；促进生长因子的释放，促使纤维母细胞／角质层细胞的增生，刺激血小板的黏着／凝集及活化内在凝血因子；适用于大量渗液、有感染、空隙与窦道的创面	①高吸收性，吸收17~20倍的渗液；②具有止血和稳定生物膜作用；③在创面形成凝胶，提供湿性愈合环境，保护新生组织免受损伤，减轻疼痛，促进上皮再生；④与坏死组织形成水化物，促进伤口自溶清创；⑤增强创面抗感染能力；⑥顺应创面外形，用于有空隙和瘘管的创面；⑦使用和去除方便，无毒性，无过敏	①需第二层敷料；②不能用于少量渗液及干的焦痂的伤口；③凝胶可能会与感染混淆；④不易清除残留的敷料；⑤成本相对较高	优赛、液超妥、藻酸钙钠盐、德湿康
泡沫类敷料	多孔的泡沫结构具有良好的毛细管作用，可吸收大量渗出液，减少浸润；具有半通透性和一定厚度，提供湿润、温暖及密闭环境；适用于中至大量渗液、无感染的伤口	①隔热、保温、密闭的愈合环境，支持自溶性清创；②吸收中至大量渗液，减少渗液对创面的影响；③保持湿润环境，防水、防菌、透气；④有效缓冲创面局部压力；⑤柔软舒适，顺应性好，防止与肉芽组织粘连，容易去除，不伤皮肤	①不带粘边者需要外层敷料固定；②不透明，不能直接观察创面	美皮康、渗液吸收贴、痊愈妥、得湿舒
银离子敷料	带正电银离子对微生物、真菌及部分病毒有高度毒性，可阻碍细菌胞壁蛋白合成、细胞核DNA复制及破坏细菌的呼吸能量链的合成，使细菌胞壁破裂而死亡，达到抑菌、杀菌作用，杀菌效力保持3~7d；适用于严重感染伤、溃疡创面	①持续释放银离子；②广谱抗菌；③吸收创面渗液，保持湿润环境；④促进伤口愈合	①有些没有吸收渗液能力；②有创面着色现象；③银过敏者禁用；④不用于正做磁共振者；⑤价格昂贵；⑥使用时间不宜超过2周	德湿银、爱康肤银、康惠尔银离子抗菌敷料、泡沫银、优拓SSD

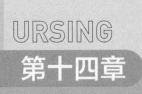

URSING

第十四章

饮食与营养

14章 数字内容

--- 教学目标 ---

识记：

1. 能正确说出七大营养素的种类。

2. 能准确说出医院饮食的类别、各类饮食的主要种类和适用范围。

3. 能准确说出基本饮食、治疗饮食的饮食原则及用法。

4. 能正确描述影响饮食与营养的因素和营养评估的方法。

5. 能正确说出患者饮食过程中的主要护理措施。

6. 能正确描述鼻饲术的适应证、禁忌证、操作过程及要点。

理解：

1. 能用自己的语言正确解释下列概念：

营养素　　治疗饮食　　试验饮食　　管饲饮食　　鼻饲术　　要素饮食

肠外营养　　标准体重　　体质指数

2. 能举例说明各种主要营养素的生理功能及正常供给量。

3. 能举例说明饮食、营养和健康、疾病痊愈的关系。

4. 能准确说出常用试验饮食的临床意义及应用方法。

5. 比较几种特殊饮食，分别说明各自的适应证、禁忌证、使用方法和护理要点。

运用：

1. 能为患下列疾病的患者确定正确的饮食种类和原则：

高热　　胆结石　　大面积烧伤　　肝硬化腹水　　急性肾炎　　便秘

2. 能正确计算患者的标准体重和体质指数。

3. 能在模拟人身上正确实施胃插管术，做到动作规范、步骤有序、过程完整，确保患者安全、舒适。

饮食是人的基本需求,营养是人体摄取、消化、吸收、代谢和利用食物中营养物质的生物学过程。**饮食与营养**(diet and nutrition)是维持机体正常生理功能、生长发育和新陈代谢等生命活动的基本条件,与健康和疾病有非常重要的关系。机体患病时,根据患者的病情科学合理地调配饮食,选择适宜的营养制剂和营养给予途径,可达到治疗或辅助治疗的目的,是促进患者康复的有效手段。特别是在现代治疗方法中,营养治疗越来越受到重视,甚至成为控制某些疾病发生、发展和治疗的重要手段。因此,护士必须具备一定的饮食与营养知识,以便能正确评估患者的营养状况和需要;指导患者选用合理饮食;并能采取有效护理技术满足患者的饮食和营养需要。

第一节 饮食与健康

一、人体对营养的需要

人体为了维持生命,保证正常的生长发育和活动,每日必须通过饮食摄取足够的营养物质。食物中能被人体消化、吸收和利用的成分称**营养素**(nutrients)。人体需要的营养素包括碳水化合物、蛋白质、脂肪、水、维生素和矿物质,主要功能是供给能量、构成及修补组织、调节生理功能等。

(一) 能量

能量(energy)是一切生物维持生命和生长发育及从事各种活动所必需的。人体所需要的能量是由食物在体内经酶的作用进行生物氧化所释放出来的,通常以焦耳(J)表示,营养学上常用兆焦(MJ)表示。碳水化合物、蛋白质和脂肪是提供能量的主要营养素,故此三者被称为**产能营养素**(calorigenic nutrients)。人体对能量的需要量视年龄、性别、劳动量、环境等因素的不同而各异。根据中国营养学会发布的《中国居民膳食营养素参考摄入量(DRIs)》,我国成年男子的能量供给量为 9.41~12.55MJ/d,成年女子为 7.53~10.04MJ/d。

信 息 平 台

《中国居民膳食营养素参考摄入量》修订进展

《中国居民膳食营养素参考摄入量(DRIs)》(2013 版)发布至今已有 7 年,随着营养素基础科学研究的发展、国民生活方式和饮食习惯的变化,中国营养学会计划对我国居民营养素推荐摄入标准进行全面梳理修订,推出更适合我国居民的新版膳食营养素参考摄入量标准。同时,《中国居民膳食营养素参考摄入量(DRIs)》(2013 版)的修订工作已被列入国务院《国民营养计划(2017—2030 年)》文件,凸显国家对国民健康的高度重视。《中国居民膳食营养素参考摄入量(DRIs)》(2013版)修订工作自 2020 年 5 月开始筹备;于 2021 年 3 月和 7 月,中国营养学会 DRIs 修订工作委员会召开两次全体会议;在整合国内外专家的意见,系统梳理 2013 年以来 DRIs 在概念和理论、营养素需要量研究、慢性病预防以及慢性病患者需要量相关的新发展、新进步和新变化的基础上进行修订,拟向健康中国和 2023 亚洲营养大会献礼。

理想状态下,人体的能量需要等于能量消耗。成人的能量消耗主要包括基础代谢、体力活动和食物热效应,人体每日摄入的能量应能满足这 3 个方面的需要,以此保证健康的体质和良好的工作状态。**基础代谢**(basal metabolism,BM)是维持生命的最低能量消耗,即人体在安静和恒温(18~25℃)条件下,禁食 12h 后,静卧、放松且清醒时的能量消耗。**食物热效应**(thermic effect of food,TEF)又称食物特殊动力作用,即在对食物中的营养素的消化、吸收和代谢转化等时额外消耗的能量。孕妇和乳母的能量消耗还包括胎儿生长、母体组织储备和哺乳所需的能量。儿童的能量消耗还包括生长发育所需的能量。患者受损组织的修复也需要能量。

限食与健康

限食是指在保证各种必需营养素充足供给的前提下,减少能量的摄入。源于我国道教的辟谷养生指的就是限食,成书于汉代的礼仪论著《大戴礼记·易本命》中记载:"食肉者勇敢而悍,食谷者智慧而巧,食气者神明而寿,不食者不死而神。"20 世纪 30 年代,美国营养学家克莱德·麦凯(McCay CM)通过试验发现限食能延长小鼠的寿命,即著名的"麦凯效应"。随后对限食的生物学效应及其机制的系统深入的研究也提示限食可延长寿命,延缓衰老、提高免疫力、减少外来化合物的毒性和致癌性、降低增生性及退行性疾病(包括癌症)的发病率。近年我国营养学家研究发现限食可提高动物的学习记忆能力、某些耐受力和抗氧化能力等。

（二）营养素（表 14-1）

表 14-1　各种营养素的功能、来源及供给量

营养素（nutrient)		生理功能	来源	每日供给量（成人）
碳水化合物（carbohydrate)		贮存和供给能量,构成机体组织,节约蛋白质,抗生酮作用	谷类、薯类、根茎类、豆类、食糖、水果等	占膳食总能量的 50%~65%
蛋白质（protein)		供给能量,参与构成和修复人体细胞、组织,构成酶、激素、免疫物质等,维持血浆胶体渗透压	禽、肉类、水产类、豆类、蛋类及乳类等	男性:65g 女性:55g 占膳食总能量的 10%~15%
脂肪（fat)		贮存和供给能量,参与构成机体组织,维持体温,保护脏器,增加饱腹感,促进脂溶性维生素的吸收	食用油、肉类、黄油及奶油等	占膳食总能量的 20%~30%
水（water)		构成人体组织,参与体内物质运输与代谢,调节体温,润滑作用,维持消化、吸收功能	代谢产生的水、食物中含有的水、饮用水	2~3L
维生素 vitamin	Vit A（视黄醇）	参与正常视觉活动和上皮生长,促进骨骼发育,过量可致中毒	动物肝脏、鱼肝油、鱼卵、奶制品、禽蛋类、胡萝卜、绿叶蔬菜、水果等	男性:800μg RAE 女性:700μg RAE（视黄醇当量）
	Vit D	调节钙磷代谢,促进钙磷吸收,过量可致中毒	鱼肝油、海鱼、动物肝脏、蛋黄、奶油、乳酪、日光照射等	10μg
	Vit E（生育酚）	抗氧化作用,保持红细胞完整性,参与 DNA 的合成	植物油、谷类、豆类、坚果类、绿叶蔬菜等	14mg α-TE（α-生育酚当量）
	Vit K	参与凝血因子的合成	菠菜、白菜等,肠道菌群可合成	80μg
	Vit B$_1$（硫胺素）	构成辅酶,参与碳水化合物代谢和能量生成,调节神经生理活动,维持心脏、神经及肌肉的正常功能	动物内脏、肉类、豆类、花生及未加工的谷类等	男性:1.4mg 女性:1.2mg
	Vit B$_2$（核黄素）	构成体内多种氧化酶,激活 VitB$_6$,与体内铁代谢有关	动物肝、肾、心、乳类、蛋类、豆类、蔬菜等	男性:1.4mg 女性:1.2mg

Note:

续表

营养素（nutrient）		生理功能	来源	每日供给量（成人）
	Vit B$_6$	参与多种酶系代谢，尤其是氨基酸代谢	禽类、动物肝脏、鱼类、坚果及豆类	1.4mg
	Vit B$_{12}$（钴胺素）	形成辅酶，提高叶酸利用率，促进红细胞发育和成熟	肉类、鱼类、禽类、蛋类、贝壳类	2.4μg
	Vit C（抗坏血酸）	促进胶原、抗体合成，参与胆固醇代谢，防治坏血病，保护细胞膜，治疗贫血，促进铁吸收	新鲜蔬菜和水果	100mg
	叶酸（folic acid）	参与各种代谢，促进红细胞生成以及 RNA、DNA、蛋白质的合成	绿叶蔬菜、肝、肾、蛋、牛肉、菜花及土豆等	400μg DFE（膳食叶酸当量）
矿物质（mineral）	钙（calcium）	构成骨骼和牙齿，维持肌肉、神经的正常兴奋性，激活酶反应，血液凝固，调节激素分泌	乳及乳制品、豆类、芝麻酱、小虾米、海带、鱼、硬果类	800mg
	磷（phosphorous）	是构成骨骼、牙齿、软组织的重要成分，调节能量释放，参与多种酶、辅酶的合成，调节酸碱平衡	瘦肉、禽、蛋、鱼、坚果、海带、紫菜、豆类	720mg
	铁（ferrum）	构成血红蛋白、肌红蛋白、细胞色素 A 的成分，与红细胞形成和成熟有关，促进抗体的产生及药物在肝脏的解毒	动物内脏、动物全血、禽类、肉类及鱼类	男性：12mg 女性：20mg
	碘（iodine）	主要参与甲状腺素合成，若缺乏可致克汀病（呆小病）或地方性甲状腺肿	海产品、碘盐	120μg
	锌（zinc）	酶的组成成分或酶的激活剂，促进生长发育和组织再生，促进食欲，促进 VitA 代谢，参与免疫功能	贝壳类海产品、红色肉类及其内脏、蛋类、豆类及坚果类	男性：12.5mg 女性：7.5mg
	硒（selenium）	参与体内蛋白质、酶和辅酶的合成，与酶蛋白结合发挥抗氧化作用，提高机体免疫力，螯合重金属等毒物，降低毒物毒性作用	食用菌、肉类、禽蛋、西蓝花、紫薯、大蒜等食物	60μg

　　注：本表主要营养素供给量采用中国营养学会发布的《中国居民膳食营养素参考摄入量（2013 版）》中 18~49 岁成年居民膳食营养素参考摄入量标准。

（三）膳食纤维

　　膳食纤维（dietary fiber）是植物性食物或原料中糖苷键 >3、不能被人体小肠消化和吸收、对人体有健康意义的不消化碳水化合物。包括部分非淀粉多糖（纤维素、半纤维素、木质素、植物黏质、果胶等）、抗性淀粉、葡聚糖以及其他部分低聚糖等。膳食纤维被营养学界称为"第七营养素"。

　　服食膳食纤维虽然不能被人体消化吸收，但它在体内具有重要的生理作用，是维持人体健康必不可少的一类营养素。膳食纤维在人类的饮食营养中具有如下功能：

　　1. 延迟胃的排空，产生饱腹感，从而避免进食过量。

　　2. 增进肠蠕动，通过促进排便，减少有害代谢产物和外源食入的有害物质与肠壁接触的机会，预防大肠癌。

3. 经结肠细菌酵解后可产生短链脂肪酸,提供结肠黏膜所需能量,并可调节胃肠道神经系统功能、平衡激素水平、刺激消化酶分泌,控制血糖浓度,调节脂质代谢,降低血胆固醇,预防胆结石。

4. 影响肠内细菌代谢,维持肠道菌群的动态平衡,改善肠道环境。

膳食纤维主要存在于谷、薯、豆类及蔬菜、水果等植物性食物中。植物成熟度越高则膳食纤维含量就越多,谷类加工越精细则膳食纤维含量就越少。个体每日膳食纤维摄入量为 25~30g。

二、饮食、营养与健康的关系

合理的饮食与营养是人体维持健康的重要物质基础。而饮食不当、营养不足或过剩都可能损害健康,并导致某些疾病的发生与加重。如饮食单调或食物短缺可造成缺铁性贫血、佝偻病等营养缺乏性疾病,而营养过剩则可导致肥胖、糖尿病、心脑血管疾病等。因此,饮食和营养对维持机体的健康有着十分重要的作用。

(一) 饮食和营养对维持健康的作用

1. 促进生长发育　科学的饮食、合理的营养对人的身体和精神发育起着决定性的作用,是维持生命活动的重要物质基础。人体不同时期对营养的需求是不同的(表 14-2)。

表 14-2　人体不同时期营养需求

时期	生理特点	营养需要特点	特殊问题
婴儿期	生长速度快,代谢旺盛,但消化吸收功能尚不完善	需要高能量、高蛋白、高维生素、高矿物质饮食,以乳类为主	母乳喂养的婴儿需要补充维生素 D 和其他营养素,如维生素 K、铁和氟化物;不应给 1 岁以内婴儿食用蜂蜜,以防止造成致命性中毒
幼儿期(1~3 岁)与学龄前期(3~6岁)	生长速度减慢,需要的能量减少,但蛋白质需要量增加,一般 1 岁半时食欲会下降	幼儿需要谷类为主,奶、蛋、鱼、禽、肉、蔬菜、水果为辅的混合饮食,牛奶应坚持喝到两岁;学龄前儿童的饮食需要与幼儿相似,需要充足的钙,营养素的浓度比数量更重要	注意避免吃零食、挑食、偏食或暴饮暴食、饥饱不均等不良饮食习惯
学龄期儿童(6~12岁)	生长速度处于比较慢且稳定的状态,每千克体重需要的能量减少	饮食应富含蛋白质、矿物质、维生素 A 和维生素 B$_2$;早餐食量应相当于全日量的 1/3,常可食用一些含高脂肪、高糖的点心作为早餐	据统计,学龄儿童期有肥胖增加的趋势,需要健康教育的介入
青春期	需要增加能量以满足生长过程中代谢的需要,碳水化合物是能量的主要来源	蛋白质、钙的需要量增加;需要复合维生素 B 来支持高代谢活动;碘能提高甲状腺的功能,应食用含碘盐以确保碘的摄入	女孩需要铁来补充月经所丢失的量;男孩的肌肉发育也需要足够的铁;节食可能导致青春期女孩出现营养素缺乏
青年与中年期	随着生长过程的结束,对多数营养素和能量的需要都会减少	铁和钙的摄入很重要;某些生理变化期,如女性的孕期和哺乳期,对一些营养素的需求量会大大增加,如蛋白质、钙、铁、维生素等	如果活动量减少,此期可能产生肥胖问题
老年期	代谢率下降,对能量的需要量也下降,但是对于维生素和矿物质的需要量保持不变	保证蛋白质、钙、铁的摄入,脂肪、胆固醇摄入不宜过多,减少甜食的摄入,长期喝牛奶对于老年人也很重要	有些老年人由于某些症状、牙齿脱落或使用假牙而造成进食困难;老年人口渴感觉可能会下降,易导致液体摄入不足或脱水,应鼓励多饮水

Note:

2. 构成机体组织 各种营养素是构成机体组织的物质基础。例如,蛋白质是构成人体细胞的重要成分,糖脂、磷脂是构成细胞膜的重要成分,糖类参与构成神经组织,维生素参与合成酶和辅酶,钙、磷是构成骨骼的主要成分等。

3. 供给能量 人体的各种生命活动都需要消耗能量,这些能量来源于产能营养素。每克碳水化合物、脂肪、蛋白质在体内氧化后分别产生 16.74kJ(4kcal)、37.66kJ(9kcal)、16.74kJ(4kcal)的能量。

4. 调节人体功能 人体功能活动是在神经系统、内分泌系统及各种酶的共同调节下完成的,各种营养素是构成上述调节系统的物质基础。任何一种人体所需营养素的缺乏都会影响机体的正常功能和新陈代谢等生命活动的正常进行,如维生素 B_{12} 的缺乏可影响红细胞的发育和成熟,导致巨幼红细胞贫血的发生。此外,人体的代谢活动需要一个较为恒定的内环境,包括体液、酸碱度、电解质、渗透压等的平衡,适量的蛋白质、水和矿物质中的各种离子对此起重要的作用。

(二) 中国居民平衡膳食宝塔

平衡膳食、合理营养是健康饮食的核心。平衡膳食(balanced diet)是指膳食中所含的营养素种类齐全、数量充足、比例恰当,所供给的营养素与机体的需要保持平衡。为提供基本、准确的膳食信息,指导人们合理营养,保持健康,2007 年中国营养学会正式发布了《中国居民膳食指南》并不断修订,如2016 年修订的《中国居民膳食指南》中的平衡膳食宝塔直观地告诉人们食物分类的概念和每日各类食物的合理摄入量(文末彩图 14-1)。

三、饮食、营养与疾病痊愈的关系

人体患病时常有不同程度的代谢变化和营养不良,而患者的营养状况可对其治疗效果和转归产生影响。因此,合理的饮食与营养是治疗疾病、促进康复的重要措施。

1. 补充额外损失和消耗的营养素 机体处在疾病应激状态时,会出现营养素或能量的消耗增加以及某些特定营养素的额外损失,针对性的饮食治疗可有效改善这一状态,及时、合理地调整营养素摄入量可增强机体的抗病能力,促进疾病痊愈和创伤组织修复、愈合。例如,大面积烧伤患者能量消耗增加,蛋白质、水分大量丢失,因此,给予高能量、高蛋白饮食并保证足够水分的摄入,可有效改善机体的营养状态,促进伤口愈合。

2. 辅助诊断和治疗疾病 临床上,可通过调整饮食辅助疾病诊断,如试验饮食;为了配合治疗,可控制患者饮食中某些营养素的摄入量,以减轻脏器负荷、控制疾病的发展。例如,糖尿病患者必须控制糖类的摄入量;心力衰竭患者应限制水与钠的摄入量。通过选择符合饮食治疗原则的食品、恰当的烹调方法或提供特殊饮食,如要素饮食、肠外营养等,可有效地供给足够的、科学的营养,为其他治疗(如手术、化疗等)和疾病康复创造有利的条件。

第二节 医 院 饮 食

医院饮食(hospital patient diet)可以分为基本饮食、治疗饮食及试验饮食,分别适应患者不同病情的需要。

一、基本饮食

基本饮食(routine diet)是其他饮食的基础,它包括普通饮食、软质饮食、半流质饮食及流质饮食四种(表 14-3)。基本饮食是医院中一切膳食的基本烹调形式,其他各种膳食均由此四种基本膳食变化而来。

表 14-3　基　本　饮　食

类别	适用范围	饮食原则	用法
普通饮食 （regular diet）	消化吸收功能正常、无饮食限制、体温正常者病情较轻或疾病恢复期	与正常人饮食基本相同；易消化、无刺激性，保证能量充足、营养素齐全、比例恰当，美观可口；限制油煎、坚硬、胀气食物及强刺激调味品	每日 3 餐，总能量为 9.20~10.88MJ/d（2 200~2 600kcal/d），蛋白质 70~90g/d
软质饮食 （soft diet）	咀嚼困难、胃肠功能紊乱、老人及幼儿、低热、术后恢复期患者	同上，以细软、无刺激性、易消化食物为主；限制煎炸食物、粗纤维多的蔬菜、硬果；可选用面条、馒头等主食，菜、肉应切碎煮烂	每日 3~4 餐，总能量为 9.20~10.04MJ/d（2 200~2 400kcal/d），蛋白质为 60~80g/d
半流质饮食 （semi-liquid diet）	口腔和胃肠道疾患及术后患者、中等发热	少食多餐，主食定量；无刺激、易咀嚼和吞咽、营养素齐全，膳食纤维含量少；食物呈半流体状，如米粥、面条、馄饨、肉末、菜末、豆腐等	每日 5 餐，总能量为 7.53MJ/d（1 800kcal/d）左右，主食≤300g/d，蛋白质为 50~70g/d
流质饮食 （liquid diet）	口腔疾病、肠道术前准备及大手术后患者、急性胃肠道疾病、重症、高热	易吞咽和消化，呈液体样，如牛奶、豆浆、肉汤、米汤、菜汁、果汁等；注意甜咸相间；因所含能量及营养素不足，故只能短期使用	每日 6~7 餐，每餐液体量为 200~250ml，总能量为 3.35MJ/d（800kcal/d）左右，浓流质可达 6.69MJ/d（1 600kcal/d），蛋白质 40~50g/d

注：1MJ=239kcal，1kcal=4.184kJ。

二、治疗饮食

治疗饮食（therapeutic diet）是指根据疾病治疗的需要，在基本饮食基础上适当调整总能量和某种营养素，从而达到辅助治疗目的的一类饮食（表 14-4）。

表 14-4　治　疗　饮　食

类别	适用范围	饮食原则及用法
高能量饮食 （high calorie diet）	能量消耗较高的患者，如结核病、大面积烧伤、肝炎、甲状腺功能亢进、高热、体重不足及产妇等	在基本饮食的基础上加餐 2 次，如牛奶、鸡蛋、蛋糕、水果及巧克力等，产妇每餐应有汤；总能量为 12.55MJ/d（3 000kcal/d）
高蛋白饮食 （high protein diet）	长期消耗性疾病（如结核病）、营养不良、贫血、烧伤、恶性肿瘤、大手术前后、肾病综合征、低蛋白血症、孕妇、哺乳期妇女等	在基本饮食基础上增加高蛋白的食物如肉类、鱼类、乳类、蛋类、豆类等；摄入的蛋白质总量为 1.5~2.0g/（kg·d），但总量不超过 120g/d；总能量为 10.46~12.55MJ/d（2 500~3 000kcal/d）
低蛋白饮食 （low protein diet）	限制蛋白质摄入的患者，如急性肾炎、尿毒症、肝昏迷等	成人饮食的蛋白质总量为 0.5g/（kg·d），总量根据病情一般限制在 20~40g/d（包括动植物蛋白），在限量范围内尽量选用优质蛋白，如乳类、禽蛋、鱼类等
低盐饮食 （low salt diet）	高血压但水肿较轻、充血性心力衰竭、腹水、先兆子痫、急或慢性肾炎及各种原因所致的水钠潴留患者	成人食盐的总量限制在 <2g/d 或酱油 <10ml/d，但不包含食物中自然存在的氯化钠；禁食腌制食品，如咸菜、皮蛋、火腿、咸肉、杏肠、虾米等
无盐低钠饮食 （salt free and low sodium diet）	同适用低盐饮食但水肿较重者	无盐饮食指除食物中自然含钠量外，不放食盐烹饪。低钠饮食除无盐外，还须控制食物中自然存在的钠盐含量在 0.5g/d 以下；两者均禁止食用腌制品及含钠高的食物和药物，如含碱食品（油条、挂面、汽水等）和碳酸氢钠等药物；烹调时可采用糖、醋、无盐酱油、少钠酱油等调味

Note：

续表

类别	适用范围	饮食原则及用法
低脂肪饮食 (low fat diet)	肝、胆、胰疾患、高脂血症、动脉硬化、冠心病、肥胖症等患者	脂肪占膳食总热量<30%或者脂肪摄入量<50g/d（肝、胆、胰疾病患者<40g/d），在限量范围内提倡选用植物油（椰子油除外），禁用肥肉、奶油、蛋黄、动物脑、煎炸食物
低胆固醇饮食 (low cholesterol diet)	高胆固醇血症、动脉粥样硬化、高血压、冠心病患者	摄入胆固醇的总量<300mg/d；限制高胆固醇食物如蛋黄、动物内脏、鱼子、肥肉、动物油等
少渣或无渣饮食 (low residue or residue free diet)	腹泻、肠炎、伤寒、痢疾、风湿热、咽喉部和胃肠道术后、食管胃底静脉曲张、直肠及肛门手术后等患者	禁用或限用含纤维素多的食物如粗粮、竹笋、韭菜等，不用坚硬带碎骨的食物
高膳食纤维饮食 (high dietary fiber diet)	肠蠕动减弱、便秘、肥胖症、糖尿病、高脂血症等患者	选用含纤维素多的食物，如韭菜、芹菜、卷心菜、粗粮及豆类等，多食水果，多饮水

三、试验饮食

试验饮食（test diet）亦称诊断饮食，指在特定时间内，通过对饮食内容的调整，以协助疾病的诊断和提高实验检查结果正确性的一种饮食（表14-5）。

表 14-5　试验饮食

类别	适用范围	饮食原则及用法
隐血试验饮食 （occult blood test diet）	用于大便隐血试验准备，以协助诊断有无消化道出血	试验期3d，试验期间主食不受限制，但禁止食用易造成隐血试验假阳性结果的食物，如肉类、禽类及含铁丰富的药物、食物及绿色蔬菜等。可进食牛奶、豆制品、白菜、土豆、冬瓜、粉丝、萝卜、米、馒头等食品。第4d留取患者粪便做隐血试验
肌酐试验饮食 （creatinine test diet）	用于协助检查、测定肾小球的滤过功能	试验期3d，试验期间患者禁食肉类、禽类、鱼类，禁喝茶与咖啡，限制蛋白质的摄入。全日主食在300g以内，蛋白质总摄入量<40g/d，以排除外源性肌酐的影响。蔬菜、水果、植物油不限，能量不足可添加藕粉和含糖的甜点心等。第3d留取24h尿液测尿肌酐清除率，并留取抗凝血2ml测血浆肌酐含量
甲状腺 ^{131}I 试验饮食 （^{131}I thyroid uptake test diet）	用于协助放射性核素检查甲状腺的功能，排除外源性摄入碘对检查结果的干扰，明确诊断	试验期2周，患者在试验期间禁食含碘食物及其他一切影响甲状腺功能的药物和食物，如海带、海蜇、虾、紫菜、加碘食盐，并且禁止用碘消毒皮肤，2周后作 ^{131}I 功能测定

第三节　一般饮食护理

护士在正确评估患者的身体状况、饮食状况和营养状况的基础上，结合疾病的特点，为患者制订有针对性的营养计划，并根据计划进行相应的饮食护理，促进患者的康复。

一、营养状况的评估

（一）影响饮食和营养的因素

影响饮食与营养的因素很多，包括生理因素、病理因素、心理因素及社会因素等。

1. 生理因素

(1) 年龄：年龄可影响个人对食物的喜好,还可影响每日所需的食物量和特殊营养素的需要。如处于生长发育期的婴幼儿、青少年需摄入足够的蛋白质、各种维生素、矿物质等,而老年人因新陈代谢减慢,对热能的需要量就会逐渐减少,但是对钙的需要量增加。

(2) 身高和体重：一般情况下,体格健壮、高大的人对营养需要量较高。

(3) 活动量：日常活动量大的人所需的能量及营养素一般高于活动量小的人。

(4) 特殊生理状况：妊娠及哺乳期妇女营养需要量明显增加,并可有饮食习惯的改变。

2. 心理因素

(1) 食欲(appetite)：是指个体想要并期待进食的一种心理反应。当食欲获得满足时,个体会产生愉快、满足的体验。影响食欲的因素很多,其中饿感是一个最基本的因素。饿感是身体对食物的需要所激发的一种生理反应,饿感可激起食欲,但有时在摄取足够的食物后仍可有食欲。

(2) 感官因素：各种感官因素(包括视、听、味、嗅等)均可影响机体对饮食和营养需要。如食物的感观性质,包括食物的形状、软硬度、新鲜与否、冷热度、生熟、色、香、味等,均可影响机体对食物的选择。

(3) 认知因素：个体对食物的理解、认识和分析以及具备的饮食、营养知识是一个影响饮食、营养需要的高级心理活动过程。它可来源于个人的饮食体验、社会或家庭留下的饮食传统和理解等。

(4) 情绪因素：不良的情绪状态如焦虑、抑郁、痛苦与悲哀等会使机体的食欲减退、进食量减少甚至厌食;愉悦的情绪状态如快乐、激情等会促进食欲。

(5) 个人喜好：个人对食物的喜好各有不同,它受味觉、对味道的偏爱、家庭文化背景、宗教传统等因素的影响。随着环境的变化,个人对食物的喜好可发生全部或局部的变化。

3. 病理因素

(1) 疾病影响：疾病可改变机体对饮食和营养的需要,主要表现为对能量和营养素的需要发生改变,摄取、消化、吸收、排泄障碍,进食形态异常等。

(2) 食物过敏或不耐受：食物过敏常与免疫因素有关,一般是指在体外异种抗原的作用下所出现的异常组织反应,如有的患者食入虾蟹可出现腹泻和哮喘。对食物不耐受则很少与免疫因素有关,它往往引起对特定食物的厌恶,一般是由于体内某种特定酶的遗传缺陷而产生对食物色素、添加剂或食物中天然含有的物质不耐受。例如,有的患者空肠的乳糖酶缺乏,引起对乳及乳制品不耐受,食用乳制品后可发生腹泻及酸性便等。

4. 环境因素

(1) 自然环境：不同地域和气候环境等都会影响人们对食物的选择,并可由此形成特定的饮食文化。例如,我国南方许多地区喜食辣味,北方许多地区饮食偏咸,有的地区人们喜食腌制品等。

(2) 社会环境：食物常常成为许多社交活动的辅佐物,如人们常喜欢用聚餐的方式来交流情感,表达愉快心情并享受饮食的乐趣。反之,住院患者单独用餐,可出现食欲不佳而影响进食。此外,社会环境还通过媒体宣传等引导人们的饮食方式。

(3) 进食环境：进食环境整洁、空气新鲜、无不良刺激、餐具洁净等均可促进食欲。

5. 社会文化因素

(1) 饮食习惯：指个体或群体在一定生活环境中逐渐形成的、自己特定的选择食物和餐具、进餐时间和方式等的习惯。饮食习惯受许多因素的影响,如对营养知识的了解、家庭饮食习惯、经济条件、地域等因素。一般饮食习惯在幼年时期即已养成。

(2) 经济状况：经济状况的好坏直接影响人们对食物的购买力和饮食习惯。经济状况好,能够满足人对饮食的需求,但有可能发生营养过剩;经济状况差,轻者影响饮食及营养的质量,重者会发生营养不良等问题。

(3) 生活方式：生活方式影响着人们的饮食、营养需要和习惯,如家庭的小型化及工作的高效率、

Note:

快节奏使得接受快餐、速食食品的人越来越多。

（4）宗教信仰：不同宗教信仰的人对食物的种类、制作及进食的时间、方式等常有特殊的要求。

6. 应用药物和饮酒 长期应用药物或饮酒，对食欲和摄食有很大影响。长期大量饮酒可使食欲减退，导致营养不良。药物对饮食的影响则是多方面的，有的药物可增加食欲和胃纳；有的药物可降低食欲；有的药物可影响营养素的吸收等。如：盐酸赛庚啶可增加饥饿感，从而促进食欲和胃纳；苯妥英钠则可干扰维生素 D 的吸收和代谢，引起钙的吸收不良等。

（二）营养评估的方法

营养评估的目的是确定患者是否有现存或潜在的营养问题。营养评估主要包括饮食营养调查、体格检查、人体测量及实验室检查四个方面的内容。

1. 饮食营养调查 饮食调查的数据可用于患者个体化分析，对其进行营养素需要量的确定和整体营养情况的评估。调查的内容主要包括：①年龄、性别及活动水平；②用餐情况，如每日进餐次数、方式、时间及规律性；③食物的种类及摄入量、补品的种类及摄入量；④对食物的特殊喜好、饮酒嗜好、偏食及食物过敏情况；⑤食欲及体重变化；⑥影响进食的因素，如咀嚼或吞咽功能减弱、身体残疾等；⑦影响食物选择的文化与宗教信仰；⑧经济状况；⑨综合健康状况和疾病史等。

2. 体格检查 体格检查除可发现明显的体重变化之外，还可发现营养不足或过剩。检查的重点是那些增生快速的组织，比如皮肤、头发、指甲、眼睛和黏膜，同时与正常值做比较。有关营养不良的征象见表 14-6。

表 14-6 营养不良的临床征象

体检部位	营养不良征象
外貌与活力	缺乏兴趣、倦态、易疲劳
体重	体重超重或过低
皮肤	干燥、有鳞屑易脱落、苍白或色素沉着、皮下脂肪缺乏
指甲	变脆、甲床苍白、纵脊或舟状甲
头发	干燥、无光泽、稀疏、焦脆
眼睛	结膜苍白或充血、干燥、角膜软化、角膜混浊
口唇	肿胀、口角裂隙
舌	肿胀、猩红或紫红色、光滑、肥大或缩小
齿龈	松肿、发炎、易出血
肌肉	不发达、消瘦、软弱
胃肠道系统	食欲减退、消化不良、腹泻、便秘

3. 人体测量 通过对身体相关部位的测量，以达到根据个体的生长发育情况了解其营养状况的目的。测量的内容主要包括身高、体重、皮褶厚度、围度（包括上臂围、胸围、腰围和臀围等）和握力等。人体测量所反映的是营养状态的慢性变化。以下主要介绍体重测算和皮褶厚度：

（1）体重测算：准确测算患者的当前体重（current body weight，CBW）和 标准体重（ideal body weight，IBW）是很有必要的，标准体重提供的是对个体应有的体重范围的估计。

1）标准体重的计算公式：

我国常用的标准体重的计算公式为 Broca 公式的改良公式

男性：标准体重（kg）= 身高（cm）–105

女性：标准体重（kg）= 身高（cm）–105–2.5

2）计算体重增加与减少的百分比：

Note:

$$体重减少的百分比 = \frac{标准体重 - 当前体重}{标准体重} \times 100\%$$

$$体重增加的百分比 = \frac{当前体重 - 标准体重}{标准体重} \times 100\%$$

正常体重的范围是标准体重 ±10%;增加 10%~20% 为过重,超过 20% 为肥胖;减少 10%~20% 为消瘦,低于 20% 为明显消瘦。

3) 体质指数(body mass index,BMI):又称体重指数,是用体重千克数除以身高米数平方得出的数值,是目前国际上常用的衡量人体胖瘦程度以及是否健康的一个标准。计算公式是:BMI= 体重(kg)/ 身高(m)^2。我国成人 BMI 评价标准为:健康体重:18.5≤BMI<24;体重过轻:BMI<18.5;超重:24≤BMI<28;肥胖:BMI≥28。

(2) 皮褶厚度:反映人体内脂肪的储藏情况,是利用皮褶计测量一定部位的皮褶厚度,用来表示或计算脂肪含量,又称皮下脂肪厚度(简称皮脂厚度)。体内脂肪存积多少与能量供给关系密切,通过对皮下脂肪厚度的评估测量有助于早期确定脂肪组织的存积情况,从而为改变生活方式和饮食习惯提供依据。测量皮脂厚度的部位有肱三头肌部、肩胛下部、腹部等处,测定 3 次取平均值。最常测量部位为肱三头肌部,其标准值为:男 12.5mm,女 16.5mm。所测数值与同年龄的正常值相比较,较正常值少 35%~40% 为重度消耗,较正常值少 25%~34% 为中度消耗,较正常值少 24% 以下为轻度消耗。

4. **实验室检查** 生化检验可以测定人体内各种营养素水平,是评价人体营养状况的较客观指标,可以早期发现亚临床营养不足。免疫功能测定可了解人体的免疫功能状况,间接反映机体营养状况。生化检验常用方法有测量血、尿中某些营养素或排泄物中代谢产物的含量,如血、尿、粪常规检验,血清蛋白、血清转铁蛋白、血脂、血清钙的测定,电解质、pH 等的测定,亦可进行营养素耐量试验或负荷试验,或根据体内其他生化物质的检查间接推测营养素水平等。

二、病区的饮食管理

病人入院后,由病区负责医生根据患者病情开出饮食医嘱,确定患者所需的饮食种类。护士根据医嘱填写入院饮食通知单,送交营养室,并填写在病区的饮食单上,同时在患者的床尾或床头注上相应标记,作为分发饮食的依据。

因病情需要而更改饮食时,如半流质饮食改为软质饮食、手术前需要禁食或病愈出院需要停止饮食等,需由医生开出医嘱。护士按医嘱填写饮食更改通知单或饮食停止通知单,送交订餐人员或营养室,由其做出相应处理。

三、患者的饮食护理

(一) 患者进食前的护理

1. **做好饮食指导** 良好的饮食教育能使患者理解并愿意遵循饮食计划。护士应根据患者所需的饮食种类对患者进行解释和指导,说明意义,明确可选用和不宜选用的食物及进餐次数等,取得患者的配合。饮食指导时应尽量符合患者的饮食习惯,根据患者的年龄、疾病种类、个人喜好及经济状况等进行指导,帮助患者摄取合理的饮食,尽量用一些患者容易接受的食物代替限制食物,使用替代的调味品或佐料,以使患者容易适应改变后的饮食。

2. **进食环境的准备** 优美整洁的环境、适宜的温湿度、空气清新、整洁美观的餐具都是增进食欲的条件,因此患者用餐环境应保持清洁、卫生、整齐、空气新鲜、气氛轻松愉快。

(1) 去除不良气味及不良视觉影响。

(2) 暂停非紧急的治疗、检查和护理。

(3) 如有病危或呻吟的患者,可用隔帘或屏风遮蔽。

(4) 如有条件可安排患者在病室餐厅共同进餐,以增加轻松、愉快的气氛。

3. 患者的准备

(1) 解除那些易造成患者食欲减退的症状,减轻焦虑、抑郁等不良情绪。

(2) 确定患者是否需要大小便,需要时,协助其去卫生间或提供便器。

(3) 协助患者洗手、漱口,必要时进行口腔护理。

(4) 协助患者采取舒适的进餐姿势,不便下床者,可安排坐位或半坐卧位,放置床上桌;卧床患者安排侧卧位或仰卧位(头转向一侧),并给予适当支托。

(5) 取得患者同意,将治疗巾或餐巾围于患者胸前,以保护衣服和被服的清洁。

4. 护士的准备

(1) 洗净双手,衣帽整洁。

(2) 核对患者及饮食单,根据饮食单上不同的饮食种类,协助配餐员分发食物。

(3) 掌握好当天当餐的特殊饮食要求,并仔细核对,防止差错。对于有特殊饮食需要的患者,应说明原因,给予指导,尽量提供患者所熟悉并喜爱的食物,如食用自备食物,需经护士检查。对于需禁食、延食的患者,应告知原因,以取得配合,根据需要在床尾挂上标记,并做好交接班。

(二) 患者进食中的护理

1. 核对患者及饮食单,并检查患者的饮食类型,避免发错饮食。

2. 督促和协助配餐员及时将热饭、热菜分发给每位患者。

3. 鼓励患者自行进食,并协助将餐具、食物放到易取处。对于特殊患者,应根据情况提供协助:

(1) 进流质者,可用吸管吸吮。

(2) 不能自行进食者给予喂食。为避免呛咳,应将患者头部稍垫高并偏向一侧。喂食要求耐心,温度适宜,速度适中,饭和菜、固体和液体食物应轮流喂食。

(3) 对失明患者或双眼被遮盖的患者,除遵循上述喂食要求外,还应告知喂食内容以增加进食的兴趣,促进消化液的分泌。如患者要求自行进食,可按时钟平面图放置食物,并告知方向、食品名称,利于患者取用食物。例如,饭放在6点的位置,汤放在9点的位置,菜放在12点、3点的位置等,并帮助患者确认(图14-2)。

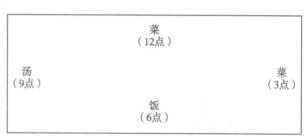

图 14-2 失明患者食物摆放位置平面图

4. 巡视病房,观察患者进食情况,鼓励患者进食。督促治疗饮食、试验饮食的实施并检查落实情况,评估患者饮食营养需要是否得到满足,教育、纠正不良饮食习惯及违医饮食行为,征求患者对饮食制作的意见。

专 家 观 点

南丁格尔谈饮食护理

细心观察过患者的人将会相信这样一个说法,每年都有数以千计的患者在食物供应充足的情况下饿死了,原因是他们没有得到合适的饮食方面的照顾——没有人注意到那唯一能够让他们吃下食物的办法。有的人总是想让患者去做那些他们无法做到的事情,这些人往往对如何找到让患者吃饭的办法没有什么考虑,而患者本身却常常会拒绝做那些本来他们很容易就能做到的事情。

对患者的食物再怎么注意都不为过。如果护士是一个非常聪明而善于动脑筋的人,而不是一个食物的搬运工,仅仅是把食物送到患者面前的话,她就应该在这些事情上面多留意。

5. 及时处理患者进食过程中发生的特殊问题

（1）恶心呕吐：若患者进食过程中出现恶心，可嘱患者暂停进食，鼓励其做深慢呼吸或张口呼吸。若发生呕吐，应迅速协助患者将头偏向一侧，防止呕吐物进入气道；清除呕吐物，更换污染被服；协助患者漱口或给予口腔护理，以去除口腔异味；开窗通风，去除室内不良气味；让患者休息片刻后再询问患者是否继续进食。对不愿继续进食者，可将剩余食物保存，待其需要时再提供。同时，注意观察呕吐物性质和量，做好记录。

（2）呛咳和噎食：护士应嘱患者，特别是儿童和老年患者，进食要细嚼慢咽，不可边进食边说话或走动。发生呛咳时，可轻拍患者背部；若出现严重呛咳、呼吸困难、面色青紫、表情惊惧、双手乱抓或抽搐，提示噎食，护士须争分夺秒清除口腔内积存食物；意识清楚的患者，鼓励其用力咳出或吐出食物，或置患者侧卧位，头低45°，拍击其胸背部，协助吐出食物。若患者出现窒息状态，对意识清醒的患者应立即采取膈下腹部冲击法（Heimlich maneuver，即海姆利克手法）急救：成年意识清醒的患者可取立位、坐位，护士站在患者背后，双臂环抱患者腰部，一手握拳，使拇指掌关节突出点顶住患者腹部正中线脐上部位，另一只手的手掌压在拳头上，连续快速向内上方推压冲击6~10次。若无效可几秒钟后重复一次；若患者意识不清，可置患者侧卧位，护士骑跨于患者髋部或跪于患者背侧，以同样手法操作。同时，应通知医生，做好其他相应急救准备。

（三）患者进食后的护理

1. 进餐结束后，督促和协助患者洗手、漱口或做口腔护理。

2. 及时收回餐具，整理床单位。

3. 评价患者进食内容和进食量是否达到营养要求，根据需要做好出入量的记录。

4. 对于未进食患者，应了解原因，并通知其责任护士以便于改变饮食或采取其他护理措施。对暂需禁食、延食的患者，应做好交接班。

第四节　特殊饮食护理

对于不能正常摄入饮食的患者，可以采取特殊方式进行营养支持，包括肠内营养和肠外营养等，以提高危重患者的救治成功率。

肠内营养（enteral nutrition，EN）是指经胃肠道提供人体所需营养素的方法。根据供给方式，可将肠内营养分为口服营养和管饲营养；根据氮的来源，可将肠内营养制剂分为非要素制剂、要素制剂和组件制剂。

肠外营养（parenteral nutrition，PN）是指经静脉途径提供人体所需营养素的方法。根据满足患者营养需要的程度，可将肠外营养分为完全肠外营养（total parenteral nutrition，TPN）和部分肠外营养（partial parenteral nutrition，PPN）；根据置管方式，可分为中心静脉营养和周围静脉营养。

一、管饲饮食

管饲饮食（tube feeding）是指通过导管（包括鼻胃管、鼻肠管、口胃管或造口导管）将营养制剂灌入胃肠道内，是一种既安全又经济的营养支持方法。管饲饮食的营养液在营养素组成及营养密度方面有很大不同，其种类包括标准蛋白质配方、水解蛋白质配方、特殊疾病配方等。标准蛋白质配方适用于消化和吸收功能未改变者；水解蛋白质配方适用于消化与吸收功能较弱者；特殊疾病的管饲饮食营养液是在某些营养素的组成或能量密度方面有所改变。几乎所有的管饲饮食营养液配方都不含乳糖。鼻饲术是实施管饲饮食最常用的方法。

鼻饲术（nasogastric gavage）是将导管经鼻腔插入胃肠道内，从管内输注流质食物、水和药物，以维持患者营养和治疗需要的技术。

Note:

（一）适应证与禁忌证

1. 适应证

（1）不能经口进食者，如昏迷、口腔疾患、口腔手术后、有吞咽和咀嚼困难的患者；不能张口的患者，如破伤风患者。

（2）早产儿及病情危重的患者。

（3）拒绝进食的患者。

2. 禁忌证

（1）食管、胃底静脉曲张患者。

（2）食管癌和食管梗阻患者。

（二）用物

1. 一次性使用胃管包·····························1个

内备：

- 胃管 ····························· 1 根
- 弯盘或置物盘 ····················· 1 个
- 镊子 ····························· 1 把
- 压舌板 ··························· 1 支
- 治疗巾 ··························· 1 块

- 纱布 ····························· 2 块
- 手套 ····························· 1 副
- 灌注器或注射器 ···················· 1 个
- 内置石蜡油棉球（润管用）············· 1 袋

2. 治疗盘·····························1个

内备：

- 鼻饲液（温度 38~42℃）··········· 200ml
- 棉签 ····························· 1 包
- 调节夹或血管钳（夹管用）············· 1 把
- 听诊器 ··························· 1 副
- 治疗巾 ··························· 1 块
- 餐巾纸 ··························· 适量

- 温开水 ··························· 适量
- 胶布 ····························· 1 卷
- 别针 ····························· 1 枚
- 水温计 ··························· 1 支
- 手电筒 ··························· 1 支
- 漱口或口腔护理用物 ················ 1 套

3. 拔管盘·····························1个

内备：

- 75% 乙醇溶液（按需备）············· 适量
- 棉签 ····························· 1 包
- 治疗巾或餐巾 ····················· 1 块
- 弯盘 ····························· 1 个
- 无菌手套 ························· 1 副

- 松节油（按需备）··················· 适量
- 纱布 ····························· 数块
- 餐巾纸 ··························· 适量
- 漱口或口腔护理用物 ················ 1 套

（三）实施

操作步骤	注意点与说明
1. 洗手，戴口罩，备齐用物，携至患者床旁，根据医嘱查对患者的姓名、床号及腕带	● 认真执行查对制度，确认患者
2. 向患者解释操作目的、过程及配合方法	● 减轻患者的焦虑，取得理解并能配合护士完成操作
3. 患者准备	
（1）询问是否需用便器及隔帘	
（2）如戴眼镜或义齿，应取下妥善放置	● 插管刺激可致流泪，取下眼镜便于擦拭 ● 取下义齿可防止脱落误吞

Note:

续表

操作步骤	注意点与说明
(3) 根据病情,协助患者取半卧位或坐位,无法坐起者取右侧卧位,头颈部自然伸直	• 半卧位或坐位可减轻胃管通过鼻咽部时的呕吐反射,使之易于插入;如果患者呕吐,也可防止窒息 • 右侧卧位可借体位使胃管易于进入胃内
(4) 观察鼻腔,选择通畅一侧,用棉签清洁	• 如有鼻腔疾患,应选择健侧
4. 准备插管	
(1) 备胶布 2~3 条	• 用于固定胃管
(2) 打开胃管包,将治疗巾围于患者颌下,并将弯盘置于口角旁,将餐巾纸放在便于取用处,戴手套,用空注射器注入少量空气	• 防止污染被服和患者衣物 • 随时用餐巾纸擦净面部以维持患者自尊 • 防止手弄污胃管,如不戴手套须用镊子夹持胃管 • 检查胃管是否通畅
(3) 测量胃管插入长度,并作一标记	• 自前额发际至剑突的距离,或自鼻尖经耳垂至剑突的距离(图 14-3),或参照胃管上刻度,保证胃管前端达到胃内,一般成人插入长度为 45~55cm
(4) 用石蜡油棉球润滑胃管的前端,用血管钳或调节夹夹闭胃管末端	• 减轻插管时的摩擦力 • 防止胃内容物较多时发生反流 • 如为一次性末端带盖胃管,应关闭管盖

5. 插胃管

操作步骤	注意点与说明
(1) 左手用纱布托住胃管,右手持镊子夹住胃管前端,沿选定侧鼻孔先稍向上平行,再向后下缓缓插入	• 鼻腔内有丰富的海绵状静脉组织,易损伤出血,插管要轻、慢,尤其应注意避开鼻中隔前下部的"易出血区" • 向后下缓慢推进可避免刺激咽后壁而引起恶心
(2) 插入至 10~15cm(咽喉部)时,嘱患者做吞咽动作,同时顺势将胃管轻轻插入	• 吞咽时软腭上举,关闭鼻咽部;会厌肌、提咽肌收缩及舌体后缩使会厌覆盖喉入口;喉上提,声门关闭,胃管越过会厌经梨状窝进入食管 • 吞咽动作可帮助胃管顺利进入食管,并且减轻患者对操作的恐惧 • 不能配合做吞咽动作的患者可饮少量温开水以利胃管顺利进入食管
(3) 如果患者出现剧烈恶心、呕吐,可暂停插入,嘱其深呼吸或张口呼吸	• 降低迷走神经兴奋性,减轻胃肌收缩 • 插入不畅时可用手电筒及压舌板检查患者的咽部,了解胃管是否盘在口咽部 • 如果患者出现咳嗽、呼吸困难或脸色发绀等现象,表明胃管误入气管,应立即停止插入并撤出胃管,休息片刻再重新插入
(4) 继续插入至预定长度,如遇阻力可将胃管抽回一小段,再小心插入	• 通过食管 3 个狭窄处易遇阻力:食管入口处,距切牙约 15cm;平气管分叉处,距切牙约 25cm;穿过膈肌的食管裂孔处,距切牙约 40cm • 减少不舒适及对患者造成的损伤
(5) 为昏迷患者插管:插管前先协助患者去枕、头向后仰,当胃管插入约 15cm 时,左手将患者头部托起,使下颌靠近胸骨柄,将胃管沿后壁滑行缓缓插入至预定长度(图 14-4)	• 头向后仰便于胃管沿咽后壁下行,以免误入气管 • 下颌靠近胸骨柄可增大咽喉部通道的弧度,便于胃管顺利通过会厌部 • 颈椎骨折患者禁用此法
(6) 验证胃管是否在胃内:①用注射器抽吸,见胃内容物;②向胃管内注入 10ml 空气,用听诊器在左上腹部听到气过水声(图 14-5);③将胃管末端置于盛水治疗碗内,无气泡逸出	

Note:

操作步骤	注意点与说明
（7）用胶布将胃管固定在鼻翼及面颊部	• 防止胃管移动或滑出
（8）脱去手套	
6. 鼻饲	
（1）接注射器于胃管末端，先回抽，见有胃内容物抽出，再注入少量温开水	• 每次鼻饲前应确定胃管在胃内 • 了解有无胃潴留与导管堵塞 • 温开水可湿润管腔，防止食物黏附于管壁 • 鼻导管吸氧患者，勿将胃管与吸氧管混淆
（2）遵医嘱缓慢灌入鼻饲液或药物	• 避免灌入速度过快 • 一次鼻饲量不超过 200ml，时间间隔不少于 2h • 药物应研碎、溶解后注入 • 避免鼻饲液过热或过冷 • 新鲜果汁与奶液应分别灌入，避免产生凝块
（3）每次用注射器抽吸鼻饲液时，应反折胃管末端，灌注前应排尽注射器内空气	• 防止导管内容物反流或空气进入造成腹胀 • 如为一次性末端带盖胃管，每次可关闭管盖
（4）鼻饲毕，应再次注入少量温开水	• 冲净胃管，避免食物积存于管腔中干结变质，造成胃肠炎或堵塞管腔
（5）将胃管末端反折，或关闭胃管末端管盖并用纱布包好，用别针将之固定于大单、枕旁或患者衣领处	• 防止食物反流 • 防止胃管脱出
（6）洗净注射器，放入治疗盘内，盖好	• 所有用物应每日消毒或更换 1 次
（7）清洁患者口腔、鼻腔，撤去用物，整理好床单位，嘱患者维持原卧位 30min	• 保持口鼻清洁，增加舒适感 • 维持原卧位以防呕吐 • 避免搬动患者或可能引起误吸的操作 • 长期鼻饲者应给予口腔护理，2 次 /d • 长期鼻饲者应每日用油膏涂拭鼻腔黏膜，边涂擦边轻轻转动鼻胃管 • 阻止微生物的交叉传播
（8）洗手，记录插管时间、患者反应、胃潴留情况、鼻饲液种类及量	
7. 拔管	• 用于停止鼻饲或长期鼻饲需要更换胃管时 • 长期鼻饲者应每周或根据胃管种类定期更换胃管；晚间拔管，次晨再从另一侧鼻孔插入
（1）准备工作同插胃管	
（2）将弯盘置于患者颌下，夹紧胃管末端置于弯盘内，轻轻揭去固定的胶布	• 防止拔管时管内液体反流 • 如为带盖胃管，应关闭管盖
（3）戴手套，用纱布包裹近鼻孔处胃管，嘱患者深呼吸，在患者呼气时拔管，边拔管边用纱布擦拭胃管，到咽喉处快速拔出	• 至咽喉部时快速拔出胃管，以免液体滴入气管
（4）将胃管置于弯盘中，移出患者视线	• 防止弄污被服和减轻对患者的感官刺激
（5）清洁患者口、鼻、面部，擦去胶布痕迹，协助患者漱口	• 维持患者清洁 • 可用松节油擦去胶布痕迹，再用乙醇溶液将松节油擦去
（6）脱手套，协助患者取舒适卧位，整理床单位，清理用物	
（7）洗手，记录拔管时间和患者反应	

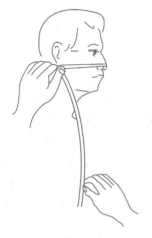

图 14-3 测量胃管插入长度

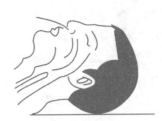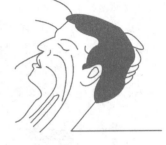

图 14-4 昏迷患者插管方法

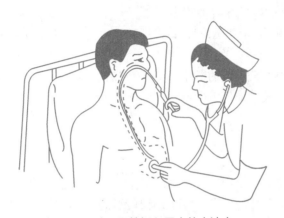

图 14-5 验证胃管插入胃内的方法之一

(四) 管饲饮食的主要并发症及护理措施(表 14-7)

表 14-7 管饲饮食的主要并发症及护理措施

并发症	主要护理措施
误吸	● 管饲前检查管道的位置 ● 评估胃潴留情况,残留多时延迟或暂停输注 ● 在管饲时及管饲后 2h 抬高床头 30°~45° ● 持续、缓慢地输注营养液或变换胃肠内营养的方式
腹泻	● 袋中的营养液悬挂不超过 4~8h ● 每日更换输注装置 ● 控制营养液的浓度、温度和输注速度 ● 检查胰腺的功能是否良好,用低脂肪、不含乳糖的营养液持续喂养
便秘	● 选择含有纤维素的营养液 ● 监测患者的活动能力,与医生合作为患者制订活动计划
管道堵塞	● 在给鼻饲液前后用 20ml 温开水冲洗管道 ● 在管饲前摇匀营养液 ● 将药丸研碎溶解再输注,勿将药物直接溶于营养液,防止凝块

Note:

二、要素饮食

要素饮食(elemental diet)又称元素膳或单体膳,是一种人工精制、营养素齐全、以各种营养素的单体为基础、由无渣小分子物质组成的水溶性营养合成剂。常用于临床营养治疗,可提高危重患者的能量及氨基酸等营养素的摄入,促进伤口愈合,改善患者营养状况,以达到治疗及辅助治疗的目的。其特点是:①营养全面,体积小,质量高;②不需消化即可直接被小肠吸收;③成分明确,可根据需要增减某些成分,以达到治疗目的;④不含或少含残渣;⑤适用于特殊患者,如不含蛋白质则可用于食物过敏患者,不含乳糖则可用于乳糖不耐受者;肝功能损害患者可应用高支链氨基酸低芳香族氨基酸要素饮食;⑥不含纤维素,对肝、胆、胰及消化道黏膜刺激性小;⑦多为干粉制剂,携带方便,易于保存。

(一)适应证与禁忌证

1. 适应证

(1) 超高代谢患者,如严重烧伤、严重创伤、严重化脓性感染、多发性骨折等。

(2) 某些手术前准备或术后营养不良患者。

(3) 肠炎及其他腹泻患者、消化道瘘患者、慢性胰腺功能不全及短肠综合征等消化和吸收不良的患者。

(4) 肿瘤或其他消耗性疾病引起的慢性营养不良患者。

(5) 其他,如脑外伤、免疫功能低下患者。

2. 禁忌证

(1) 3 个月内婴儿。

(2) 消化道出血患者。

(3) 糖尿病和胰腺疾病患者慎用。

(4) 胃切除术后患者大量使用要素饮食可引起倾倒综合征,应慎用。

(二)应用方法

根据患者病情需要供给适宜的要素饮食,可通过口服、鼻饲、经胃或空肠造瘘处滴入(图 14-6)的方式供给患者。临床应用要素饮食提供能量需达到的要求是:①一般为6.8~8.4MJ/d,多适用于营养不良患者;②最高可达 12.6~16.7MJ/d,用于超高代谢和消化道瘘患者;③辅助时为 2.09MJ/d 左右,用于慢性疾病和恶性肿瘤患者的放疗、化疗期间。使用时按病情需要将粉状要素膳食按比例添加水(视需要可用蒸馏水、生理盐水、温开水),配制成5%、10%、15%、20% 或 25% 等浓度的液体,一般有 4 种投给方法。

1. 口服 口服剂量 50ml/ 次,渐增至100ml/ 次,6~10 次 /d,一般要素饮食因口味欠佳不易被患者接受,可酌情添加橘子汁、菜汤等调味。适用于病情较轻且能经口进食的患者。

2. 分次注入 将配制好的要素饮食或现成制品用注射器通过鼻胃管注入胃内,250~400ml/ 次,4~6 次 /d。适用于非危重患者,

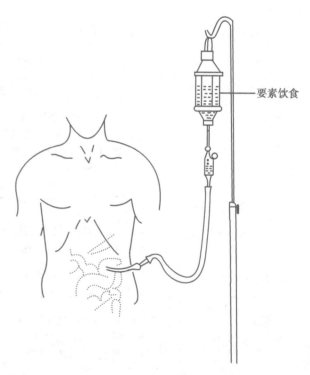

要素饮食

图 14-6 空肠造瘘滴注饮食

经鼻胃管或造瘘管行胃内喂养者。

3. **间歇滴注**　将配制好的要素饮食或现成制品放入有盖吊瓶内,经输注管缓慢注入,400~500ml/次,4~6次/d,每次输注持续时间30~60min。多数患者可耐受。

4. **连续滴注**　装置与间歇滴注相同,在12~24h内持续滴注,或用输注泵保持恒定滴速。速度宜从60~80ml/h开始,逐渐递增至120ml/h,最高可达150ml/h,浓度亦可由5%逐渐调至25%,并保持温度在41~42℃,可用增温器加热保温。适用于经空肠喂养的危重患者。

（三）护理要点

1. 严格执行无菌操作,所用器具均需灭菌后使用。

2. 由临床医师、责任护士和营养师共同商议,根据患者的具体病情决定每一种要素饮食的具体营养成分、浓度、用量、滴入速度。一般原则是由低、少、慢开始,逐步增加,待患者耐受后,再稳定配餐标准、用量和速度。

3. 已配制好的溶液应存放于4℃以下冰箱内,24h内用完,防止放置时间过长而变质。

4. 口服温度为38℃左右,鼻饲及经造瘘口注入时的温度宜为41~42℃。

5. 输注前后都应用温开水冲净管腔,以防食物积滞而腐败变质。

6. 输注过程中应注意观察患者,如发现恶心、呕吐、腹胀、腹泻等症状,应及时查明原因,按需要调整速度、温度。反应严重者可暂停输注。

7. 定期检查血糖、尿糖、血尿素氮、电解质、肝功能等指标,观察尿量、大便次数及性状,并记录体重,做好营养评估。

8. 长期使用者应补充维生素和矿物质。

9. 停用时需逐渐减量,以防止低血糖反应。

10. 消化道瘘或短肠综合征患者宜先采用全胃肠外营养后逐渐过渡到要素饮食。

三、肠外营养

肠外营养是广泛应用于临床危重患者营养支持、疾病治疗、恢复健康的重要措施。肠外营养可按照患者的需要提供足够的能量、碳水化合物、氨基酸、脂肪、电解质、维生素和微量元素。它不受患者食欲和消化功能的影响,在患者不能进食、没有消化酶参与的情况下,仍能使患者得到所需营养,并可减少体内蛋白质消耗、消化液的分泌、胃肠蠕动,使消化道处于休息状态,从而维持机体正常功能,达到正氮平衡,促进伤口愈合和机体康复。

（一）适应证和禁忌证

1. **适应证**

（1）超高代谢患者:如大面积烧伤、严重创伤、严重感染等。

（2）不能或不宜经消化道进食的患者:如消化道瘘、肠梗阻、重症急性胰腺炎、食管胃肠道先天畸形、短肠综合征等。

（3）消化道需要休息或消化、吸收不良的患者:如长期腹泻、消化道大出血、严重胃肠水肿、克罗恩病、溃疡性结肠炎等。

（4）补充治疗:如营养不良患者的术前准备、慢性感染、吸收不良综合征等。

（5）恶性肿瘤患者接受化疗、放疗期间和接受骨髓移植的患者。

（6）其他:如急性肝功能衰竭、急性肾衰竭、急性心力衰竭、妊娠剧吐、神经性厌食症等患者。

2. **禁忌证**

（1）严重呼吸、循环衰竭患者。

（2）严重水电解质平衡紊乱、酸碱失衡患者。

（二）应用方法

1. **营养液配制**　肠外营养液是一种混合液,包括能量物质（糖类、脂类）、氨基酸、维生素、矿物

Note:

质和微量元素。应在洁净环境并按无菌原则配制营养液,有层流罩装置则更为理想。配制好的营养液最好选用一次性 3L 袋盛装,减少滴注过程中的换液次数,以减少污染机会。营养液应现用现配,若暂不使用,应储存于 4℃冰箱内,滴注前 30~60min 取出置于常温下复温后再用,24h 内用完。

2. 营养液输入途径 可通过周围静脉和中心静脉输入体内。预计营养治疗时间在 2 周以内的患者可选用周围静脉,多选上肢末梢静脉,营养液的渗透压应低于 600mOsm/L,以减少血栓性静脉炎等静脉损害。预计营养治疗时间需 2 周以上的患者可选用中心静脉,尤其适用于高浓度和高渗(>900mOsm/L)营养液,常经锁骨下静脉、颈内静脉和颈外静脉将导管送入上腔静脉,或采用经外周中心静脉置管(PICC)。

(三)护理要点

肠外营养护理应达到 3 个目标:①患者无感染,无代谢和水、电解质平衡紊乱发生;②能良好耐受肠外营养;③肠外营养输注系统安全、通畅。

1. 严格无菌操作 穿刺置管时应严格执行无菌操作,防止污染,所有用具均应灭菌后使用,营养大袋及滴注导管应每日更换 1 次。

2. 置管护理 参见第二十章第一节。

3. 导管护理

(1)保持导管进皮处干燥,并观察有无红肿,每日或隔日更换敷料 1 次,每周做 1 次细菌培养。

(2)静脉导管与滴注导管接头应牢固连接,并用无菌敷料包裹,防止导管脱落与污染。

(3)禁忌经静脉营养管道抽血、输血、监测中心静脉压等。

(4)每次滴注结束时,应在静脉导管内推注肝素封管,防止导管内残余血液凝固而堵塞管腔。

4. 滴注过程的观察与护理

(1)肠外营养液含糖高,开始滴注速度宜慢,逐渐加快速度,一般在几小时或一天内达到目标速率,以防发生高血糖症。一般成人首日输液速度为 60ml/h,次日 80ml/h,第三日 100ml/h。

(2)保持滴注速度恒定,不可突然大幅度改变滴入速度或突然换用无糖溶液,以免发生低血糖,一般用输液泵来管理营养液。

(3)经常巡视液体滴入情况,防止导管扭曲、堵塞,营养大袋内液体不可滴空,防止空气栓塞。

(4)如发现患者出现寒战、高热或恶心、心慌、出汗、胸闷等症状时,应及时查明原因,报告医生,给予相应处理。

5. 监测

(1)观察患者有无脱水、水肿、发热、黄疸等情况。

(2)定期检查血糖、尿糖、电解质、血气分析、肝肾功能等项目,以便根据体内代谢变化及时调整营养液配方,防止并发症。

(3)定期做好营养状况的评估,如体重、血清蛋白、转铁蛋白、氮平衡等。

(4)评估患者胃肠道功能的恢复情况,如病情允许,可少量多次给予进食,刺激胃肠道尽早恢复功能,逐步由肠外营养转向肠内营养。

(四)常见并发症的预防及护理

1. 技术并发症 即与中心静脉穿刺置管有关的并发症,常见的有气胸、血胸、胸导管损伤、血肿、空气栓塞、臂丛神经损伤、颈动脉或锁骨下动脉损伤、导管扭曲或折断等。护士应熟悉穿刺部位组织的解剖结构,熟练掌握正确的穿刺技术,在滴注过程中加强巡视,及时发现异常情况。

2. 代谢并发症 长期应用完全肠外营养可导致一些与代谢有关的并发症,如高血糖症、低血糖

Note:

症、脂肪代谢异常、氨基酸代谢异常、水和电解质失衡、微量元素缺乏症、肝脏毒性损害等，其中以高血糖症和低血糖症最为严重。

（1）**高血糖症的预防及处理**：输入葡萄糖总量过多、速度过快或机体的糖利用率下降可导致高血糖症。表现为血液内高浓度的葡萄糖引起渗透性利尿和细胞内脱水，造成水、电解质紊乱和中枢神经系统功能失常，严重时发展为高渗性非酮性昏迷。

1）预防：①逐渐增加葡萄糖液的浓度，使机体有一个适应过程，以分泌足够的胰岛素；②用脂肪乳剂满足部分能量需求，以减少葡萄糖的用量；③输注高渗营养液时，应根据血糖、尿糖监测结果，适当应用外源性胰岛素。

2）处理：一旦发生高血糖症，应立即换用 5% 葡萄糖溶液或等渗（或低渗）盐水溶液，加适量胰岛素，并监测血糖、电解质，调整营养液的组成和滴注速度。

（2）**低血糖症的预防及处理**：外源性胰岛素用量过大或营养液滴注突然中断、速度突然减慢常可导致反跳性低血糖反应。表现为发抖、心悸、多汗及饥饿感等症状，严重时出现运动失调、昏迷或抽搐等。

1）预防：①不要突然中断或减慢营养液的滴注，如病情需要，应采取其他途径补给葡萄糖或逐步减量；②外源性胰岛素的应用要根据血糖、尿糖的监测予以及时调整，尤其对一些应激状态解除的情况应更加注意。

2）处理：①立即停用外源性胰岛素；②轻者进食糖水或糖果，重者静脉注射 50% 葡萄糖 50~100ml，严重者除静脉注射 50% 葡萄糖外，还需继续给予 5%~10% 葡萄糖静脉滴注。

3. 感染并发症 感染是完全肠外营养最为严重的并发症之一，主要为导管性脓毒症，常见原因有插管时无菌操作不严格、导管护理不当、营养液被污染、中心静脉导管一管多用等。当发现患者突发寒战、高热而又无明确诱因时，应立即更换输液器和营养液，同时分别抽血和取营养液作细菌培养；若观察 8h 仍无缓解，则应拔除导管，更换穿刺部位，同时剪下导管头做培养，作为选用抗生素的参考。长期肠外营养也可发生肠源性感染。

4. 肠道并发症 主要是肠道黏膜萎缩，它可导致肠道内细菌移位而发生内源性感染性并发症。预防肠道并发症的措施是尽早恢复肠道营养，促使萎缩的黏膜增生，以保持肠道正常功能。

（许金仙）

思考与练习

1. 一位健康的老年男性（体重 70kg）患者，其对营养的需要有什么特点？每日应摄取的营养素有哪些？各为多少？

2. 医院饮食分为哪几类？各类医院饮食的适用范围及饮食原则是什么？

3. 患者，宋某，男性，58 岁，以糖尿病并发慢性肾衰竭入院，有轻度水肿，呈现"尿毒症"面容。护士为其进行饮食指导，告知其应食用低盐、低蛋白饮食。

请问：

（1）患者及家属不明白什么叫低盐、低蛋白饮食，作为责任护士，应该如何进行指导？

（2）随着病情进展，患者出现下肢水肿并加重，根据目前情况，护士应如何协助患者调整饮食计划？

4. 患者，张某，女，48 岁，因"消瘦、烦躁 4 个月"主诉入院，入院诊断为"甲状腺功能亢进？"

请问：

（1）若病人需要进一步做 ^{131}I 试验，护士如何帮助患者通过调整饮食完成 ^{131}I 试验？

（2）若病人行甲状腺大部分切除术治疗，麻醉清醒后应采用哪种饮食，这种饮食有什么要求？

5. 患者，赵某，男，68 岁，因脑出血昏迷入院，住院 3d。需鼻饲以维持其营养需要。

请问：

(1) 鼻饲插胃管前,应为病人摆放何种体位?

(2) 插管至 15~20cm 时,应注意什么?

(3) 证实胃管在胃内的方法有哪些?

(4) 灌注食物时,注意事项有哪些?

请问：

(1) 鼻饲插胃管前,应为病人摆放何种体位?

体　温

15章　数字内容

── 教 学 目 标 ──

识记：

1. 能正确描述正常情况下体热的产生和散失。

2. 能正确描述下丘脑在体温调节中所产生的作用。

3. 能准确说出体温计的种类、构造及使用时的注意事项。

4. 能准确说出发热程度的划分标准。

5. 能准确说出用热术、用冷术的禁忌。

理解：

1. 能用自己的语言正确解释下列概念：

　　稽留热　弛张热　间歇热　不规则热　体温过高　体温过低　继发性效应

2. 能举例说明当外界温度变化时，机体维持温度恒定的机制。

3. 能比较各种体温的测量部位，正确说明它们对测量值产生的影响以及适用范围。

4. 能用实例解释用热术、用冷术后身体出现的反应及其治疗作用。

运用：

1. 能运用所学知识，为体温异常患者制订护理措施。

2. 分析影响体温测量的因素，能对不同患者或在不同情况下采用正确的测量方法。

3. 能准确地测量和记录体温，做到态度认真、解释合理、操作规范、数值准确，体现对患者的人文关怀。

4. 能分析影响用热术、用冷术的因素，正确完成下列操作：

　　热水袋热敷　烤灯照射　热湿敷　热水坐浴　冰袋冷敷　冷湿敷　温水擦浴

人体具有一定的温度,这就是体温(body temperature)。根据生理功能上所作的体温分布区域,又可分为体核温度和体表温度。**体核温度**(core temperature)指人体内部——胸腔、腹腔和中枢神经的温度,因受到神经、内分泌系统的精细调节,通常比较稳定且较体表温度高。**体表温度**(shell temperature)指人体表面——皮肤、皮下组织和肌肉的温度,因受环境温度和衣着情况等影响,通常不太稳定,且一般低于体核温度。一般所说的**体温**是指身体深部的平均温度。正常情况下,人的体温保持在相对恒定的状态,当机体受到致热原的作用或体温调节中枢的功能发生障碍时,体温可发生变化失去平衡。由于动态平衡的体温是身体进行新陈代谢和正常生命活动的必要条件,因此,体温被视为观察生命活动的重要体征之一。

第一节　体温的生理调节与变化

一、体热的产生与散失

人体不断地产热,同时也在不断地散热,以此保持体温的动态平衡,满足正常生命活动的需要。

(一) 体热的产生

1. 产热过程　热的产生称为**生热作用**(thermogenesis)。人体摄入食物后,食物中的糖、脂肪、蛋白质经胃肠道消化吸收后,在身体的内脏器官氧化产生热量。因此,机体的热量来自体内所进行的生物化学反应。机体内营养物质代谢所释放出的化学能,其中 50% 以上以热能的形式用于维持体温,其余的化学能经过能量转化与利用,最终也变成热能。

机体的总产热量主要包括基础代谢、食物特殊动力作用和肌肉活动所产生的热量。安静状态下,主要由内脏器官代谢产热,占总热量的 56%,其中肝脏产热最多;活动状态下,主要由骨骼肌的收缩产热,占总热量的 90%。食物特殊动力作用所产生的热量则是机体在进食后额外产生的热量。

2. 产热方式

(1) **非寒战产热**:维持生命的各种活动,如呼吸、心跳、维持肌肉张力及细胞的代谢等,时刻都在产热。这种产热与基础代谢成正比,即基础代谢率越高,体内产热就越多,且不会因为身体内部体温调节的需求而有所改变。

(2) **寒战性产热**:当机体突然暴露于寒冷的环境时,一方面,肾上腺素和甲状腺素释放增加,两者均可提高全身细胞的代谢率,从而使产热增加,以适应寒冷环境;另一方面,局部或全身的骨骼肌发生不随意的、节律性的收缩,即寒战(shivering),这是机体遇冷时的一种不自主的反射性产热,是维持体温恒定的调节性活动。

(二) 体热的散失

1. 散热途径　热的散失称为**散热作用**(thermolysis)。由于散热作用的存在,才能使机体的体温维持在正常水平。而机体的热量绝大部分是经皮肤散失到周围环境中去,其余的一小部分热量则随着呼吸、排泄等生理活动而散失。

2. 散热方式　人体散热的方式有辐射、传导、对流和蒸发四种。

(1) **辐射**(radiation):是指机体以热射线形式将热量传给外界温度较低物体的一种散热方式。它是人体安静状态下处于气温较低环境中主要的散热形式。辐射散热量受两方面因素的影响:①皮肤与外界环境之间的温度差:当皮肤温度高于环境温度时,温度差值越大,散热量越多;反之,机体不仅不能散热,反而会吸收周围的热量(如在高温环境下作业)。②机体有效辐射面积:有效辐射面积越大,散热越多。由于四肢的表面积较大,因而在辐射散热中起着重要作用。如肢体伸展时要比蜷曲时多暴露约 25% 的体表面积,故前一种姿势比后一种姿势辐射散热量更多。

(2) **传导**(conduction):是指机体的热量直接传给与它接触的温度较低物体的一种散热方式。传导散热量与物体接触面积、温差大小及导热性有关。如棉、毛织物是热的不良导体,其散热量小,故能保温;而水的导热性能好,其散热量大,故临床上常采用冰袋、冰帽、冷湿敷等方法为高热患者降温。

(3) **对流**(convection):是指通过空气或液体的流动交换热量的一种散热方式。人体的对流散热必须先将体热传导给空气或液体,再由对流的空气或液体带走,因此,对流是传导散热的一种特殊形式。对流散热与气体或液体流动速度、有效面积、温差大小有关。如穿棉、毛织物,由于衣服覆盖在皮肤表面,在棉、毛纤维间的空气不易流动,这样着衣就能减少对流,抵御寒冷。临床上开窗通风、使用电风扇等可有效调节温度。

(4) **蒸发**(evaporation):是指水分是由身体表面和呼吸道蒸发散失体热,蒸发 1g 水可散失 2.4kJ 热量。蒸发散热有两种方式:①不感蒸发:无论环境温度高低,从皮肤和呼吸道渗出的水分一直持续地被蒸发掉,其中皮肤水分的不感蒸发与汗腺活动无关,又称不显汗。人体 24h 的不感蒸发量为 400~600ml,其中一半是呼吸道蒸发的,另一半是由皮肤的组织间隙直接渗出而蒸发的。②发汗:当环境温度超过 30℃以上时,汗腺开始分泌汗液,称为发汗。发汗是可意识到的汗液分泌。发汗速度受环境温度和湿度影响。环境温度越高,发汗速度越快。但当温度高、湿度大时,则汗液不易蒸发,体热因而不易散失。临床上对高热患者采用乙醇擦浴方法,就是利用乙醇的蒸发作用,达到降温效果。

在四种散热方式中,前三种方式的散热,只有在环境温度低于体温的情况下才能发挥作用;当环境温度等于或高于体温时,蒸发是散热的唯一方式。

二、体温的调节

人属于恒温动物,有完善的体温调节机制。人的体温在体温调节中枢的控制下,通过增加皮肤的血流量、发汗、寒战等生理调节反应,使体温维持在一个相对稳定的水平,称为**自主神经性体温调节**(autonomic thermoregulation);为了保温或降温所采取的一些有意识的行为活动,如增减衣被、改变躯体活动状态等,称为**行为性体温调节**(behavioral thermoregulation)。行为性体温调节是以自主神经性体温调节为基础的,是对其的补充。通常意义上的体温调节是指自主神经性体温调节。

1. **温度感受器** 温度感受器(temperature sensors)可分为外周温度感受器和中枢温度感受器。外周温度感受器存在于人体皮肤、黏膜和内脏中的游离神经末梢;中枢温度感受器存在于脊髓、延髓、脑干网状结构及下丘脑的神经元。它们都能感受冷热温度的变化,并将所接受的冷热信息传送到大脑皮质和体温调节中枢,前者使人产生温度变化的感觉,后者对这些信息做出相应的调节反应。

2. **体温调节中枢** 体温调节中枢位于下丘脑。视前区 - 下丘脑前部(PO/AH)是体温调节中枢整合的关键部位。当体温调节中枢接受传入的温度变化信息后,调节中枢通过整合作用,从三条途径发出指令来调节体温:①通过自主神经系统调节皮肤血流量、竖毛肌和汗腺活动。②通过躯体神经调节骨骼肌的活动,如寒战等。③通过内分泌系统,如甲状腺和肾上腺髓质的激素分泌活动的改变来调节机体的代谢率。通过上述复杂的调节过程,使机体在外界环境温度改变时,能维持体温的相对恒定。

3. **体温调定点学说** 体温调节中枢保持体温相对恒定的机制可用调定点(set point)学说来解释。该学说认为,体温的调节类似于恒温器的调节,下丘脑的体温调节中枢设定了一个调定点,即规定数值(如 37℃)。如果体温偏离此规定数值,则由反馈系统将信息输送到控制系统,然后经过对受控系统的调整来维持体温的恒定。在这个生物自动控制系统(图 15-1)中,下丘脑体温调节中枢属于控制系统,产热器官和散热器官属于受控系统,温度感受器属于反馈系统。

三、影响体温的因素

人的体温会受一些因素的影响而出现生理性的变化,但其变化范围很小,一般不超过 0.5~1.0℃。

1. **昼夜差异** 人的体温在 24h 内呈周期性波动,一般清晨 2~6 时体温最低,下午 2~8 时最高。

Note:

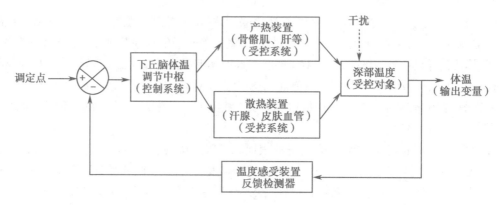

图 15-1　体温调节自动控制示意图

这种昼夜的节律波动,可能与人体活动、代谢的相应周期性变化有关。如长期从事夜间工作者,可出现夜间体温上升、日间体温下降的现象。一般情况下,体温的生理节奏不随年龄而变化。

2. **年龄**　新生儿因体温调节中枢尚未发育完善,体温调节的能力差,易受环境温度影响而变化,因此需要加强护理,如衣服增减适当,避免暴露于过热或过冷的环境。儿童由于代谢率高,体温可略高于成人。随着年龄的增长,体温有下降的趋势,大约每增长 10 岁,体温约降低 0.05℃,到 14~16 岁的青春期,体温与成人接近。老人代谢率较低,血液循环慢,加上活动量减少,因此体温偏低。

3. **性别**　一般女性的皮下脂肪比男性厚,所以女性的体温会稍高于同年龄、体型差不多的男性,约高 0.3℃。成年女子的基础体温随月经周期而发生变动,即在月经期和月经后的前半期较低,排卵日最低,排卵后升高 0.3~0.6℃,排卵后体温升高可能是孕激素作用的结果。

绝经期妇女体温会发生一些变化。停经后妇女可经历明显的身体发热、出汗,一般持续 30s 到 5min,此时皮肤温度可增加 4℃,这种现象称潮热,主要是由于血管舒缩功能异常所致。

4. **饮食**　饥饿、禁食时,体温会下降;进食后体温可升高。

5. **肌肉活动**　劳动或运动时,肌肉剧烈活动,骨骼肌紧张并强烈收缩,致产热量增加,可致体温升高。

6. **情绪**　情绪激动、精神紧张都可使交感神经兴奋,促使肾上腺素和甲状腺素释放增多,加快代谢速度,增加产热量,从而使体温升高。

此外,药物、环境温度的变化等都会对体温有影响,在测量体温时,应加以考虑。

第二节　体温的评估与体温异常患者的护理

一、正常体温

正常体温是一个温度范围,而不是一个具体体温点。由于体核温度不易测量,临床上常以口腔、腋窝、直肠等处测量的温度来代表体温。这三个部位测得的温度略有不同,口腔温度居中,直肠温度较高,腋下温度较低。三个部位的温差一般不超过 1.0℃,其中以直肠温度最接近于人体深部温度。正常体温的范围见表 15-1。

表 15-1　成人体温平均值及正常范围

测温部位	平均温度	正常范围
口腔(口温)	37.0℃	36.3~37.2℃
直肠(肛温)	37.5℃	36.5~37.7℃
腋下(腋温)	36.5℃	36.0~37.0℃

二、体温过高

(一) 体温过高的分类

根据引起体温过高的原因,可分为两类。

1. **发热** 机体在致热原作用下,体温调节中枢的调定点上移而引起调节性体温升高,当体温上升超过正常值的0.5℃或一昼夜体温波动在1.0℃以上时,称为发热(fever)。

发热原因甚多,根据致热原的性质和来源不同,可以分为感染性发热和非感染性发热两类。感染性发热较多见,主要由病原体引起;非感染性发热由病原体以外的各种因素引起,目前越来越引起人们的重视。

2. **过热** 体温调节系统失去调控或发生调节障碍所引起的被动性体温升高,称为过热(hyperthermia)。如颅脑伤等所致中枢神经系统损伤而引起的体温调节功能障碍、甲状腺功能亢进引起的产热量异常增多,大面积烧伤后形成的广泛瘢痕、先天性汗腺缺乏症所引起的皮肤散热障碍;外界环境温度过高引起的中暑等。过热一般没有典型发热的三阶段过程表现。

(二) 发热的程度

以口腔温度为例,发热程度可划分为:低热37.3~38.0℃;中等热38.1~39.0℃;高热39.1~41.0℃;超高热41.0℃以上。

学 习 助 手

体温过高对人体的影响

体温过高对人体的危害较大,尤其是持续的高热,使人体代谢增强增快,导致人体各个器官组织的调节功能失常,尤其会使生物酶的活性受到了抑制,同时高热使大脑皮层处于过度兴奋或者高度抑制的状态,常导致高热惊厥的出现,尤其是年龄较小的儿童,更容易发生高热惊厥的现象。

人体能耐受的体温为40.6~41.1℃,直肠温度持续超过41.0℃,可引起永久性脑损伤;高热持续42.0℃以上2~4h,可引起休克及严重并发症;体温高达43.0℃,会导致蛋白质变性,人体则很少能够存活。

(三) 发热过程及临床表现

一般发热过程可分为3个阶段(图15-2)。

1. **体温上升期** 在致热原的作用下,体温调节中枢的调定点上移,为了与上移的调定点相适应,在中枢调节下,机体产热大于散热,使体温不断上升,形成体温上升期。体温上升的高度,取决于新的调定点水平。体温上升有两种方式:骤升和渐升。骤升是体温突然升高,在数小时内升至高峰,常伴有寒战,多见于肺炎球菌肺炎、疟疾等;渐升是体温逐渐升高,在数日内达高峰,无明显寒战,多见于伤寒等。此期患者主要表现是皮肤苍白、畏寒无汗、疲乏无力,严重者伴有寒战。

2. **发热持续期** 当体温达到新的调定点水平时,散热与产热在高于正常水平上保持相对平衡,体温维持在比正常高的水平上。由于分解代谢增强,产热较正常时增多;同时由于皮肤血管从收缩转为舒张,血流量增加,散热也相应增加。此期患者主要表现为皮肤灼热、颜面潮红、口唇干燥、呼吸和脉搏加快、全身乏力、食欲缺乏等。小儿易出现惊厥,超高热时可出现大脑功能损害。发热持续数小时、数天甚至数周,可因疾病及治疗效果而异。

3. **退热期** 当病因消除,致热原的作用逐渐减弱或消失时,体温调节中枢调定点逐渐回归正常水平。此时,血液温度高于调定点阈值,体温调节中枢发出降温指令,使皮肤血管进一步扩张,汗腺分泌增加,导致散热大于产热,体温下降,直至恢复正常。此期患者主要表现为大量出汗和皮肤温度降

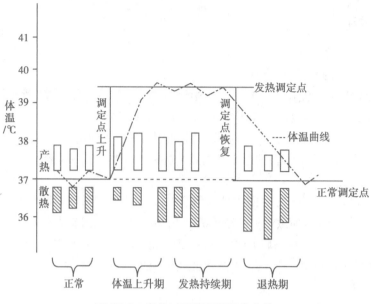

图 15-2　发热过程体温调节的变化

低。退热的形式有骤退和渐退两种：骤退型者体温突然下降，在数小时内降至正常水平。由于大量出汗，丧失较多体液，年老体弱及患有心血管疾病者，易出现血压下降、脉搏细数、四肢冰冷等虚脱现象，应注意观察。渐退型者体温逐渐下降，在 2~3d 内恢复正常水平。体温下降后，疾病症状也随之消退。

（四）常见热型

将不同时间内测得的体温数值分别记录在体温单上，然后将这些测得的数值点依次连接就形成了体温曲线，具有一定特征的体温曲线形态称为热型（fever type）。不同的发热性疾病可表现出不同的热型，对协助疾病诊断，了解疾病转归具有重要的临床意义。常见的热型有以下 6 种：

1. 稽留热（continuous fever）　指体温维持在 39~40℃，持续数天或数周，24h 波动范围不超过 1℃。常见于肺炎球菌性肺炎、伤寒等（图 15-3）。

2. 弛张热（remittent fever）　指体温在 39℃以上，波动幅度大，24h 体温差可达 1℃以上，但最低体温仍高于正常。常见于败血症、风湿热、严重化脓性感染（图 15-4）。

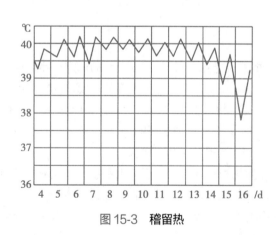

图 15-3　稽留热

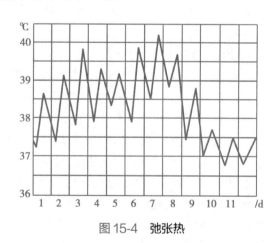

图 15-4　弛张热

3. 间歇热（intermittent fever）　指体温骤然升高至 39℃以上，持续数小时或更长时间，然后又迅速降至正常，经过一天或数天间歇后体温又升高，高热期与无热期（间歇期）有规律地交替出现，反复发作。常见于疟疾、急性肾盂性肾炎等（图 15-5）。

4. 回归热（relapsing fever）　指体温急骤上升达 39℃以上，持续数天后骤降至正常水平，数天后又出现高热,如此规律地交替出现。即高热期与无热期各持续若干天后规律性交替一次。见于回归热、霍奇金病等(图15-6)。

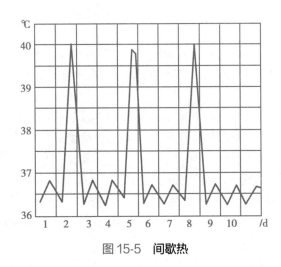

图 15-5　间歇热

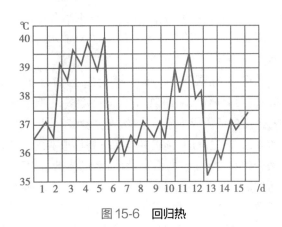

图 15-6　回归热

5. **波状热**(undulant fever)　指体温逐渐升高达39℃以上,持续数日后逐渐降至正常水平,数天后又逐渐上升,如此反复多次。常见于布鲁氏菌病(图15-7)。

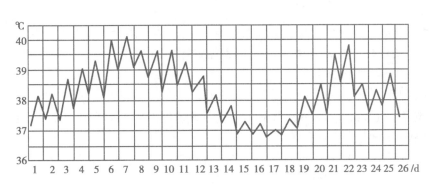

图 15-7　波状热

6. **不规则热**(irregular fever)　指发热无一定规律,且持续时间不定。见于结核病、风湿热、支气管肺炎、流行性感冒、癌性发热等(图15-8)。

(五) 高热患者的护理

发热是许多疾病的一种反应,它对机体产生两方面的作用:一方面,发热可使血中白细胞增多并促进白细胞的吞噬作用,加强机体的防卫功能;另一方面,如果发热过高,时间持续较久,则会对机体产生不良影响,如引起全身不适、厌食、代谢率增高,甚至直接损伤组织细胞。因此,对高热患者应加强护理。

1. **观察病情**　高热患者应每4h测量1次体温;体温降至38.5℃ (口腔温度) 以下时,改为每天测量4次;体温降至正常水平3d后,改为每天测量1~2次。在测量体温的同时要观察患者的面色、脉搏、呼吸及出汗等体征,如有异常,应立即与医生联系。

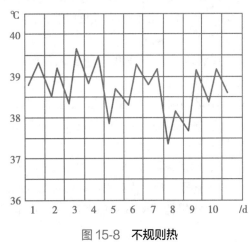

图 15-8　不规则热

2. **促进散热,降低体温**　发热持续期,可选用物理降温或药物降温方法。物理降温有局部和全

Note:

身冷疗两种方法。体温超过 39℃,选用局部冷疗,可采用冷湿敷、冰袋、化学致冷袋等,通过传导方式散热;体温超过 39.5℃,选用全身冷疗,可采用乙醇擦浴、温水擦浴等方式达到降温目的。使用药物降温应注意药物的剂量,尤其对年老体弱及心血管疾病者应防止退热时大量出汗出现虚脱或休克现象。采取降温措施 30min 后应测体温 1 次,做好记录与交班。

3. 维持水、电解质平衡　高热时因呼吸加快,皮肤蒸发水分增多,使体内水分大量丧失。应鼓励患者多饮水,每日应摄入 2 500~3 000ml 水,以促进代谢产物排除,帮助散热。尤其是药物降温后会导致大量出汗,更应及时补充水分和电解质。

4. 补充营养　高热时,迷走神经兴奋性降低,使胃肠蠕动减弱,消化液分泌减少,影响消化和吸收;同时,分解代谢加强,能量消耗增多,易导致机体消瘦、衰弱和营养不良。因此,应给予营养丰富、易消化的流质或半流质饮食,宜少量多餐,并注意食物色、香、味。

5. 增进舒适,预防并发症　高热患者由于消耗多,进食少,体质较虚弱,故应卧床休息。由于唾液分泌减少,口腔黏膜干燥,加之机体抵抗力下降,易引起口腔炎和黏膜溃疡,应做好口腔护理,预防口腔内感染。患者退热大量出汗时,应及时擦干汗液,更换衣服及床单,保持皮肤清洁,防止受凉感冒。

6. 加强心理护理　经常询问患者,关心了解患者的感受,耐心解释体温的变化,给予患者心理上的安慰和支持,缓解其焦虑、紧张的情绪。

三、体温过低

体温过低(hypothermia)是指机体温度持续低于正常,体温在 35℃以下者。体温过低可影响体内葡萄糖等物质的代谢,损害脑细胞,甚至造成心跳减慢和心律失常。体温过低是一种危险的信号,常常提示疾病的严重程度和不良预后。

(一) 常见原因

1. 散热过多　机体长时间暴露在低温环境中,保暖措施不足以御寒;在寒冷的环境中大量饮酒,使血管过度扩张而致机体散失过多热量。

2. 产热减少　严重的营养不良,使机体不能产生足够的热量;甲状腺功能减退、各种疾病导致的全身衰竭,使机体代谢率降低,从而产热减少。

3. 体温调节中枢受损　脑出血、颅脑外伤、脊髓受损以及某些药物中毒(使用麻醉剂、镇静剂过量)均可使体温调节中枢受损,而导致体温调节障碍。

(二) 体温过低的程度

以口腔温度为例,体温过低划分为:轻度低温 32.1~35.0℃;中度低温 30.0~32.0℃;重度低温 <30.0℃,出现瞳孔散大,对光反射消失;致死温度 23.0~25.0℃。

(三) 临床表现

患者体温不升,皮肤苍白冰冷,呼吸减慢,血压降低,脉搏细弱,心律不齐,尿量减少,感觉和反应迟钝,甚至昏迷。

1. 环境温度　迅速提高环境温度,保持室温在 24~26℃。室内避免有对流的冷空气。

2. 保暖措施　给予电热毯加温或热水袋热敷,注意加温速度不宜过快,以免引起血管扩张;加温时应注意防止烫伤。

3. 加强监测　加温过程中,必须密切观察患者的体温变化和其他病情变化。

4. 病因治疗　去除引起体温过低的原因,使体温恢复正常。

5. 积极指导　教会患者避免导致体温过低的因素,如营养不良、衣服穿着过少、供暖设施不足等。

第三节　测量体温的技术

一、体温计的种类

1. **玻璃汞柱式体温计**　又称水银体温计,是由内部装有汞的真空毛细玻璃管和外套玻璃棒制成。玻璃壁上标有刻度,管的一端为贮汞槽,当贮汞槽受热后,汞膨胀沿毛细管上升,其上升的高度与受热程度成正比,在毛细管和贮汞槽之间有一凹陷,防止汞柱遇冷时下降,故可通过玻璃管的刻度值推测体温。体温计测量的温度范围为 35~42℃,每一小格为 0.1℃,在0.5℃和 1℃的刻度处用较长的线标记,便于辨认体温度数。玻璃汞柱式体温计根据测温部位不同,分为口表、肛表和腋表 3 种(图 15-9)。口表和肛表的玻璃管呈三棱柱状,腋表的玻璃管则呈扁平状;口表和腋表的贮汞槽细而长,肛表的贮汞槽粗而短。

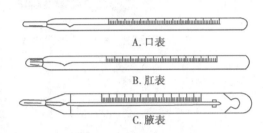

A. 口表

B. 肛表

C. 腋表

图 15-9　玻璃汞柱式体温计

2. **电子体温计**　此种体温计由电子感温器及显示器等部件组成,采用电子感温探头来测量体温,测得的温度可直接由数字显示器显示。为适应不同需要,有笔式、奶嘴式(图 15-10)等。使用时,将探头插入塑胶护套中置于测量部位,当体温计发出蜂鸣声,再持续 3s 后,即可读取所显示的体温值,塑胶护套为一次性使用,用毕按一次性用物处理。

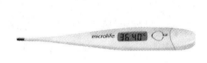

A. 笔式电子体温计　　　　　　B. 奶嘴式电子体温计

图 15-10　电子体温计

3. **化学点式体温计**　此种体温计为一特殊的纸板条,其上有一定范围的体温坐标点,每个点上都有相对应的化学感温试剂(图 15-11)。当体温计受热后,化学点的颜色由白色变为绿色或蓝色,最后的色点,即为测得的体温值。此种体温计为一次性用物,适用于测量口腔温度,放在口内测量1min,即可测得体温。

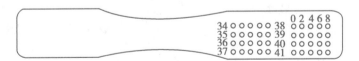

图 15-11　化学点式体温计

4. **红外线测温仪**　红外线测温的原理是用红外透镜组成光学系统,将被测目标辐射的红外线汇集在高灵敏的红外探测器上,再对探测器输出的电信号放大、处理、校准成被测目标的温度值。红外线体温计具有非接触、快速测温、减少感染概率的优点,但受体表下血液循环及周围环境导热状况的影响极大。因耳道深部的温度接近人体深部温度且受影响因素少,故耳道红外线测温仪(图 15-12)较体表测温仪(图 15-13)准确率高。

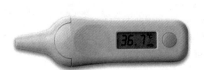

图 15-12 耳式红外线测温仪

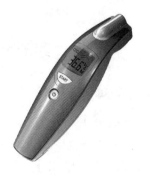

图 15-13 额式红外线测温仪

医 药 史 话

体温计的发明与发展

19 世纪,临床医学家开始探讨温度计在人体上的应用。意大利科学家桑克托里斯(Sanctorius)改进了温度计的形状,并首次用于临床。1858 年德国医生文德利希(Wunderlich C)用 1 英尺长的温度计为 25 000 患者测试腋温,出版了《关于疾病的体温:医用温度测量法指南》一书,明确了人的正常体温范围,超出这个范围即患有疾病。在当时,能如此精确地测量体温是非常了不起的事情,但温度计太大,使用很不方便。真正使体温计得到普遍采用的是英国医生奥尔伯特(Allbutt TC),他于 1866 年设计了一根 6 英寸长的体温计,5min 内就能测得体温。它的出现是医学的重大进步,被认为是世界上第一个现代医用体温计。不久他又将体温计缩短到 3 英寸,从此测试体温逐渐成为临床诊断和病情观察的一个常规。

二、测量体温的部位

通常在口腔、腋下、肛门三个部位测量体温。一般成人多在口腔和腋下测量体温,小儿测量肛温。对同一患者,测量部位应固定,以利于准确观察体温变化。

在不同部位测量体温时,会受到不同因素的影响,如口腔测温易受经口呼吸、进食和饮水等的影响,而体温计放置在口腔内的位置不同所测量得出的体温值也有所不同(图 15-14),如热袋(heat pocket)的温度最高;腋下测温易受环境温度、出汗和测量姿势的影响;直肠测温易受下肢温度影响,当下肢冰冷时,由于下肢血液回流至髂静脉时血液温度较低,会降低直肠温度。

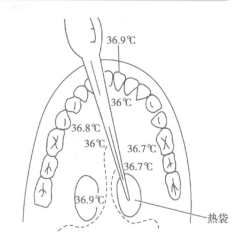

图 15-14 口腔内不同位置所测温度值的比较

三、测量体温的技术

(一)用物(以水银体温计为例)

- 有盖方盒 ·······1 个
- 治疗盘(内衬纱布) ·······1 个
- 弯盘(内衬纱布) ·······1 个
- 消毒液纱布 ·······若干
- 盛有消毒液容器(75% 乙醇、含氯消毒液) ······2 个
- 体温计(置于有盖方盒内) ·······若干支
- 有秒针的表 ·······1 只
- 记录本 ·······1 本
- 笔 ·······1 支
- 若测肛温,另备润滑剂、棉签、卫生纸

（二）实施

操作步骤	注意点与说明
◆ 水银体温计	
1. 根据测量部位的不同，请患者在测量体温前 30min 避免下列活动：进食、喝水、热敷、洗澡、灌肠及剧烈运动	● 进行此类活动，易影响测量体温的准确性，须过 30min 后，才能消除影响
2. 洗手，根据需测体温患者的人数准备体温计，检查是否完好，汞柱是否在 35℃ 以下，放置于治疗盘内	● 清点体温计数目，便于回收时复核，以免将体温计遗留在患者处 ● 测量体温前，体温计汞柱必须甩至 35℃ 以下，以免测量结果有误 ● 由于体温计贮汞槽玻璃薄脆，用力不当易致破碎，应轻拿轻放
3. 开灯或拉开窗帘	● 使室内光线充足
4. 备齐用物携至床旁，核对患者姓名、床号和腕带，将体温计递到患者手中，向患者说明测量的部位和测量方法。必要时，协助患者测量	● 确认患者并取得合作 ● 确保准确测量
5. 测体温	● 根据患者情况选择测量部位
（1）测口温	
1）将口表贮汞槽端斜置于患者舌下热袋处	● 因热袋靠近舌动脉，故较能反映出体内温度
2）嘱患者紧闭口唇含住体温计，用鼻呼吸，必要时用手扶住体温计	● 勿用牙咬体温计，勿说话，防止体温计滑落或咬断；若不慎咬破体温计，首先应立即清除玻璃碎屑，以免损伤口腔及消化道黏膜；再口服蛋清或牛奶，保护消化道黏膜并延缓汞的吸收；若病情允许，可进食粗纤维食物，加快汞的排出
3）测量 3min	● 至少需要测量 3min，才能测出体温最高值 ● 可利用此时间测量脉搏、呼吸
（2）测肛温	● 适用于婴幼儿、精神异常及意识不清的患者 ● 禁用于腹泻、直肠或肛门手术患者；心肌梗死患者不宜测肛温，以免刺激肛门引起迷走神经反射，导致心动过缓
1）为成年患者围起隔帘或屏风	● 维护患者隐私
2）协助患者取侧卧、俯卧或屈膝仰卧位，暴露测温部位；婴儿可取仰卧位，以一手抓住其两脚踝部并提起，露出肛门（图 15-15）	● 抓婴儿脚踝部时，应将食指放在两踝之间，以免婴儿皮肤受摩擦
3）用棉签蘸润滑剂润滑肛表汞槽端	● 避免肛表摩擦引起不适或损伤组织，也便于插入
4）用手分开臀部，将肛表旋转并缓慢地插入肛门 3~4cm；婴幼儿只需将贮汞槽插入肛门即可，并用手扶持固定肛表	● 插入肛表时勿用力，以免导致肛门及直肠黏膜的损伤 ● 为小儿测量肛温时，应给予安慰，免除其恐惧心理，并嘱其勿动或将其身体固定住，尤其应注意固定肛表，以防肛表滑落或插入太深
5）测量 3min	
6）取出肛表后，用卫生纸擦拭肛门处遗留的润滑剂及污物	● 肛门口的润滑剂可使患者感觉不适
（3）测腋温	
1）协助患者取舒适卧位并暴露腋下	

续表

操作步骤	注意点与说明
2）如果腋下有汗液,用干毛巾轻轻擦干	● 腋下有汗液,易于散热,影响所测体温的准确性 ● 勿用力擦拭,以免摩擦生热,也不可用冷或热的湿毛巾擦,以免测量温度不准确
3）将体温计汞槽端置于患者腋下,紧贴皮肤,嘱患者屈臂过胸,夹紧体温计(图 15-16)。不能合作者,应协助其夹紧上臂	● 夹紧腋窝,形成人工体腔,保证测量准确性;否则测到的只是腋下皮肤的温度 ● 夹紧腋窝可防止体温计滑落
4）测量 10min	● 腋下温度达到与机体内部温度相接近,需要较长的时间
6. 取出体温计,用消毒液纱布擦拭	● 擦去口表上的唾液或肛表上的污物和润滑剂,便于看清体温值
7. 旋转体温计,检视读数后,将体温计汞柱甩至 35℃以下(也可采用离心机操作),放置在弯盘内	● 捏紧体温计前端,以前臂带动腕部用力向下甩,注意避开墙壁、桌子、床栏及衣扣等硬物,以防体温计碰碎
8. 体温值记录于记录本上	● 体温与病情不符合,应重复测量;确有异常,应及时与医生联系
9. 协助患者穿好衣、裤,取舒适体位,整理床单位	
10. 体温计全部收回核数后,应进行消毒处理并甩表	● 避免引起交叉感染,每次使用完毕,均应按消毒技术规范进行消毒 ● 清洗体温计前先消毒,以避免致病微生物污染环境 ● 口表、腋表和肛表应分别消毒和清洗
11. 洗手;将所测得的体温值绘制于体温单上	● 具体记录方法见第二十三章第二节体温单的内容
12. 定期进行体温计准确性检查	● 将全部体温计甩至 35℃以下,于同一时间放入已测好的 40℃温水中,3min 后取出检视,凡误差在 0.2℃以上,玻璃管有裂缝、汞柱自行下降,则不能使用 ● 切忌用 40℃以上的热水浸泡体温计,以免汞过度膨胀,引起体温计爆裂
◆ 耳式红外线测温计	
1. 患者在测量体温前 30min 避免下列活动:室外暴露、洗澡、剧烈运动。刚睡醒的患者有耳朵被压情况	● 进行此类活动,易影响测量体温的准确性,须过 30min 后才能消除影响
2. 洗手,准备测温计等物品	● 测温计在测量的场所放置 30min,使测温计与室温相一致,保证测量结果正确
3. 核对患者,向患者说明测量的部位和测量方法	
4. 安装探测器保护罩	● 防止交叉感染 ● 当听到"咔"声音,表示安装完毕
5. 患者耳道有分泌物时用棉签给予清理	● 保证测量值准确
6. 按下"电源/测量"按钮	● 观察测温计,若显示"AA"符号,表示不能进行测量;若显示"℃"符号闪烁,表示可以开始测量
7. 一只手向上向后轻提患者耳郭,另一只手将探测器(探头)朝鼓膜方向尽可能深地插入耳内	● 耳道拉直,才能使体温计探头对直鼓膜测量
8. 探测器插入耳道后约 1s,测温计发出"嘀"的一声	● 表示可以开始测量
9. 按下"电源/测量"按钮,当听到"嘀嘀嘀"声表示测温结束,测温计显示屏上显示测量的结果	● 最短只需 1s ● 1min 内显示屏电源将自动关闭
10. 取下探测器保护罩,按一次性用物处理	
11. 同水银体温计(11)	

Note:

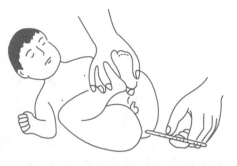

图 15-15　婴儿仰卧测量肛温的方法

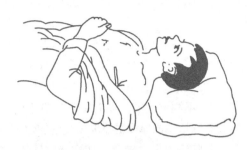

图 15-16　测量腋温的方法

第四节　冷热的应用

一、机体对冷热应用的反应

皮肤上存在着冷觉感受器(冷点)和温觉感受器(热点),分别感受冷热温度变化的刺激。将冷或热作用于人体表面,通过皮肤的感受和体温调节活动,引起局部与全身血液分布的变化及温度的变化,从而产生一定的治疗作用。

（一）用冷用热术的生理效应

用冷用热术虽然都是从皮肤表面实施的,但却可以引起局部和全身的反应。

用热术(heat application)产生的生理效应有:①增加机体的基础代谢率,使体温升高。②扩张局部血管,使血流量增加,血液循环速度加快。③增加微血管的通透性。④增加白细胞的数量和活动度。⑤使肌肉组织和结缔组织的伸展性增强,柔韧性增加。⑥降低关节腔滑液的黏稠度。⑦加快神经传导速度。

用冷术(cold application)产生的生理效应与用热术产生的生理效应正好相反。

（二）机体对冷热应用反应的特点

1. 感受器的适应　在皮肤上用热或用冷时,冷热刺激会引起温度感受器产生强烈反应,但在几秒钟后,对温度的感受就会逐渐减弱,这种现象称感受器的**适应**(thermal receptors adaptation)。这种适应现象有时会造成严重的问题,如患者不能感受到过热或过冷的刺激,就有可能使机体组织遭受过冷或过热的损伤。

2. 继发性效应　用冷或用热超过一定时间,产生与生理效应相反的作用,称为**继发性效应**(secondary responses)。如用热可使小动脉扩张,但持续用热 1h 后,却引起小动脉收缩;同样,用冷可使小动脉收缩,但持续用冷 30min 至 1h 后,却引起小动脉扩张。继发性效应是机体为了避免长时间用热或用冷引起局部组织损伤的防御反应。因此,用冷用热术应有适当的时间,一般以 20~30min 为宜,如需反复使用,中间必须给予 1h 的休息时间,让组织有一个复原过程,避免产生继发效应而抵消应有的生理效应。

二、影响冷热应用的因素

1. 方法　冷热应用分为湿法和干法两大类。一般来说,**湿热法的效果优于干热法**,这是由于水的传导能力比空气强。因此,使用干热法的温度应比湿热法高一些,使用干冷法的温度应比湿冷法低一些,才会达到较好的效果。

2. 面积　冷热应用产生的效应与应用面积的大小有关。应用面积越大,产生的效应就越强;应用面积越小,效应就越弱。但须注意使用面积越大,患者的耐受性越差,且易引起全身反应。

3. 时间　冷热应用需要有一定的时间才能产生效应,而此效应是随着时间的延长而增强的。但

Note:

应用时间过长,则会发生继发效应,反而抵消治疗效应,有时还可引起不良反应,如疼痛、麻木、烫伤和冻伤等。

4. 温差　用冷用热的温度与机体体表的温度相差越大,机体对冷热的刺激反应越强烈;反之则对冷热刺激反应越小。其次,环境温度也可能影响冷热效应,如室温过低,则散热过快,热效应降低;室温过高,则冷效应降低。

5. 部位　不同层次的皮肤对冷热反应不同,冷觉感受器较温觉感受器浅表且数量也多,故浅层皮肤对冷较敏感。不同厚度的皮肤对冷、热反应的效果不同,如足底、手心皮肤较厚,对冷热刺激的耐受力强,冷、热疗法效果也较差;前臂内侧、颈部、眼睑、面颊皮肤较薄,对冷热刺激的敏感性强,冷、热疗法效果也较好。此外,血液循环良好的部位,可增强冷、热疗法的效果,因此临床上为高热患者物理降温,将冰袋、冰囊放置在颈部、腋下、腹股沟等体表大血管流经处,以增加散热。

6. 个体差异　不同的机体状态、精神状态、年龄、性别、局部皮肤对冷热的耐受力以及神经系统对冷热刺激的调节功能均有所差异。因此,用同一强度的温度刺激,会产生不同的效应。如老年人的感觉功能减退或消失,故对冷热刺激的反应较迟钝;婴幼儿的体温调节中枢发育不完善,对冷热的刺激反应较为强烈。

三、用热术

(一) 作用

1. 促进炎症的消散和局限　用热使局部血管扩张,血液循环加速,促进组织中毒素、废物的排出;同时血量增多,白细胞数量增多,吞噬能力增强和新陈代谢增加,使机体局部或全身的抵抗力和修复力增强。因而炎症早期用热,可促进炎性渗出物吸收与消散;炎症后期用热,可促进白细胞释放蛋白溶解酶,溶解坏死组织,使炎症局限。适用于睑腺炎、乳腺炎等患者。

2. 减轻疼痛　用热可增加肌肉组织和结缔组织的伸展性,增加关节的活动度,从而减轻因肌肉痉挛、关节强直所引起的疼痛。同时,由于血液循环的改善,加速了组胺等致痛物质的排出和炎性渗出物的吸收,解除了对神经末梢的刺激和压迫,缓解疼痛。适用于腰肌劳损、肾绞痛、胃肠痉挛等患者。

3. 减轻深部组织充血　用热使皮肤血管扩张,使平时大量呈闭锁状态的动静脉吻合支开放,皮肤血流量增多。由于全身循环血量的重新分布,可减轻深部组织的充血。

4. 促进创面愈合　用热可促进局部新陈代谢,改善局部血液循环,使组织得到更多的氧及营养物质,有助于肉芽组织的生长,加速伤口的愈合。

5. 保暖与舒适　用热可使局部血管扩张,促进血液循环,将热带至全身,使体温升高,并使患者感到舒适。适用于年老体弱、早产儿、危重、末梢循环不良患者。

(二) 禁忌证

1. 急腹症未明确诊断前　用热虽可减轻疼痛,但易掩盖病情真相而贻误诊断和治疗。

2. 面部危险三角区感染　因该处血管丰富,面部静脉无静脉瓣,且与颅内海绵窦相通,用热可使该处血管扩张,血流量增多,导致细菌和毒素进入血液循环,促进炎症扩散,造成颅内感染或败血症。

3. 软组织损伤或扭伤 48h 内　用热可促使局部血管扩张,通透性增高,加重皮下出血和肿胀,从而加重疼痛。

4. 出血性疾病　用热会加重出血倾向。

5. 细菌性结膜炎　用热使局部温度升高,有利于细菌繁殖和分泌物增多而加重眼病。

6. 金属移植物部位　因金属是热的良好导体,用热容易造成烫伤。

7. 感觉功能损伤、意识不清者　应慎用。

Note:

(三) 方法

1. 热水袋的使用(the use of hot-water bags)

(1) **目的**:保暖、解痉、镇痛、舒适。

(2) **用物**

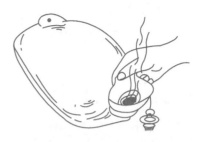

- 热水袋·······························1个
- 干毛巾·······························1条
- 热水·································1壶
- 布套·································1个
- 水温计·······························1支

图 15-17　灌热水时手持热水袋的方法

(3) **实施**

操作步骤	注意点与说明
1. 评估患者	● 确保安全
2. 洗手,准备用物	
(1) 检查热水袋有无破损,热水袋及塞子是否合适	● 以防漏水
(2) 测量水温,并调节至所需温度	● 一般水温调节至 60~70℃,对意识不清、老人、婴幼儿、麻醉未清醒、感觉迟钝、末梢循环不良等患者,水温应调至 50℃,以防烫伤
(3) 放平热水袋,去塞,一只手持热水袋袋口的边缘,另一只手灌水,边灌边提高热水袋(图 15-17);灌至热水袋容积的 1/2~2/3 满时,逐渐放平热水袋,驱尽袋内空气,旋紧塞子,用毛巾擦干热水袋外壁水渍,倒提并轻轻抖动,检查无漏水后装入布套内,系紧带子,携至患者处	● 热水袋灌得过满或袋内有较多空气,使热水袋膨胀变硬,降低其对身体的顺应性,影响舒适;空气是热的不良导体,影响传热 ● 装入布套内可避免热水袋与患者皮肤直接接触,并可吸收潮气
3. 核对患者,向患者解释目的和过程	● 确认患者,建立其安全感并取得合作
4. 将热水袋放于患者所需部位	● 意识不清、感觉迟钝的患者使用热水袋时,应再包一块大毛巾或放于两层毯之间,并定时检查用热部位皮肤情况,以防烫伤
5. 放置时间不超过 30min	● 以防继发性效应影响治疗效果
6. 观察效果与反应、热水温度等	● 一旦出现皮肤潮红、疼痛等反应,应立即停止使用,并在局部涂凡士林以保护皮肤 ● 严格执行交接班制度,并叮嘱患者及其家属不得自行调节热水袋水温
7. 用毕,撤去热水袋,将热水倒空,倒挂热水袋,晾干后向袋内吹入少量空气,旋紧塞子,存放阴凉处备用;热水袋布套洗净晾干备用	● 防止热水袋两层橡胶粘连
8. 洗手,记录使用部位、时间、效果、患者反应	

2. 烤灯的使用(the use of hot lamps)

(1) **目的**:消炎、解痉、镇痛,促进创面干燥、结痂及肉芽组织生长。

(2) **用物**

- 红外线灯或鹅颈灯 ···············1盏
- 有色眼镜(按需备) ···············1副

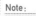

（3）实施

操作步骤	注意点与说明
1. 评估患者	• 确保安全
2. 检查烤灯的性能,根据需要选用不同功率的灯泡,将用物携至患者床旁	• 胸、腹、腰、背部选用 500~1 000W;手、足部选用 250W,鹅颈灯选用 40~60W
3. 核对并做好解释,指导或协助患者取适当卧位	• 确认患者并取得合作 • 解释目的、方法及注意事项
4. 暴露患处,必要时用隔帘遮挡	• 覆盖患者身体其他部位以保暖
5. 将烤灯对准患处,并保持适当的安全距离	• 调节灯距,一般为 30~50cm,温热为宜,可用手试温
6. 接通电源,打开开关,照射治疗	• 照射面颈部及前胸部,用湿纱布遮盖患者眼睛或让患者戴有色眼镜,以保护眼睛
7. 照射时间为 20~30min;在照射过程中,随时观察照射部位效果及反应	• 若有过热、心慌、头昏感觉应调整灯距或停止治疗,皮肤出现桃红色为合适温度,如出现紫红色则应立即停止照射,并涂凡士林保护皮肤
8. 照射完毕,关闭开关	
9. 协助患者穿好衣服,取舒适卧位,整理床单位	• 嘱患者 15min 后方可外出,防止感冒
10. 切断电源,将烤灯放回原处备用	
11. 洗手,记录治疗时间、部位、距离及患者的反应、皮肤状况	

3. 热湿敷术（hot compress）

（1）目的:消炎、消肿、解痉、止痛。

（2）用物

- 治疗盘 ·························· 1 个
- 敷钳 ·························· 2 把
- 棉签 ·························· 1 包
- 敷布(略大于患处面积) ·········· 2 块
- 凡士林 ·························· 1 瓶
- 纱布 ·························· 1 块
- 塑料纸(略大于敷布) ·········· 1 张
- 棉垫 ·························· 1 块
- 锅(内盛热水) ·················· 1 只
- 电炉 ·························· 1 只
- 水温计 ·························· 1 支
- 小橡胶单 ·························· 1 条
- 热水袋(按需备) ·················· 1 个
- 治疗巾 ·························· 1 块

（3）实施

操作步骤	注意点与说明
1. 评估患者	• 确保安全
2. 洗手,准备用物,携至患者处	• 若患处为开放性创口,使用的敷布、敷钳、凡士林及溶液均应是无菌物品
3. 核对并向患者解释目的、方法及注意事项	• 确认患者并取得合作
4. 指导或协助患者取适当卧位,暴露患处,下垫橡胶单和治疗巾,必要时用隔帘遮挡	• 保护床单不潮湿
5. 将敷布放于热水锅内,浸透;将锅放在电炉上,水温保持在 50~60℃	• 敷布必须浸透,方可使温度平均分散在敷布上
6. 用棉签在受敷部位涂上薄层凡士林,上盖一层纱布	• 涂凡士林范围要大于热敷面积,以保护皮肤免于烫伤

续表

操作步骤	注意点与说明
7. 用敷钳取出敷布,拧至不滴水并抖开,放在手腕内侧试温,以不烫手为宜,敷于患处,依次盖上塑料纸、棉垫	● 保湿、保温,因为湿热的穿透性强,热敷效果好
8. 每3~5min更换一次敷布,并注意观察患者局部皮肤状况	● 谨防烫伤皮肤
9. 若患者感觉过热时,可将敷布一角揭开散热	
10. 持续湿热敷15~20min	● 如果病情需要,并且患处不忌压迫时,也可将热水袋放置在棉垫上,以维持温度
11. 热敷完毕,揭开纱布,轻轻擦去凡士林,局部保暖;撤去橡胶单与治疗巾;做面部热敷后,嘱患者30min后再外出	● 热敷使局部皮肤血管扩张,如不注意保暖,易受凉感冒
12. 协助患者穿好衣服,取舒适卧位,整理床单位	● 伤口部位热敷后,按换药法处理伤口
13. 清理用物,洗手,记录热敷部位、时间、效果、患者的反应	● 用物清洁消毒后备用

4. 坐浴(sitz bath)

(1) 目的:消炎、消肿、止痛,使局部清洁、患者舒适,用于会阴部、肛门疾病及手术后。

(2) 用物

- 消毒坐浴盆⋯⋯⋯⋯⋯⋯⋯⋯⋯⋯⋯⋯1个
- 大浴巾⋯⋯⋯⋯⋯⋯⋯⋯⋯⋯⋯⋯⋯⋯1条
- 药液(遵医嘱)⋯⋯⋯⋯⋯⋯⋯⋯⋯⋯适量
- 水温计⋯⋯⋯⋯⋯⋯⋯⋯⋯⋯⋯⋯⋯⋯1支
- 坐浴椅(图15-18)⋯⋯⋯⋯⋯⋯⋯⋯1张
- 换药用物(按需备)⋯⋯⋯⋯⋯⋯⋯⋯1套
- 无菌纱布⋯⋯⋯⋯⋯⋯⋯⋯⋯⋯⋯⋯⋯2块
- 屏风(按需备)⋯⋯⋯⋯⋯⋯⋯⋯⋯⋯1架
- 热水瓶⋯⋯⋯⋯⋯⋯⋯⋯⋯⋯⋯⋯⋯⋯1个

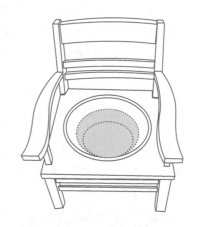

图15-18 坐浴椅

(3) 实施

操作步骤	注意点与说明
1. 评估患者	● 确保安全
2. 洗手,准备用物,携至患者处	● 若有伤口,坐浴盆及药液均应无菌;女性经期、妊娠后期、产后2周内、阴道出血及盆腔急性炎症不宜坐浴,以免引起感染
3. 核对并向患者解释目的、方法及注意事项	● 确认患者并取得合作
4. 嘱患者排尿、排便,洗净双手	● 热水可刺激肛门、会阴部,易引起排尿、排便反射
5. 坐浴盆置于椅架上;将配制药液倒入盆内至1/2满,调节水温	● 根据医嘱配制药液,若为高锰酸钾溶液,其浓度是1∶5 000 ● 水温40~45℃
6. 用隔帘遮挡患者	● 维护患者隐私
7. 嘱患者脱裤至膝部,协助患者慢慢坐入浴盆内,用浴巾盖住患者大腿部	● 须使臀部完全泡入水中。若患者一开始不适应水温,可用纱布蘸水清洗外阴部,待适应后,再坐入浴盆中

Note:

续表

操作步骤	注意点与说明
8. 坐浴 15~20min,随时调节水温	● 添加热水时,嘱患者臀部偏离浴盆,以免烫伤
9. 坐浴过程中经常询问患者感受,观察患者面色、脉搏、呼吸有无异常	● 坐浴时,由于受热面积大,血管扩张引起血液重新分布作用明显,加上坐姿的重力作用,使回心血量减少,容易引起头晕、乏力、心慌等症状;一旦患者有以上主诉,应立即停止坐浴,扶患者上床休息
10. 坐浴完毕,用纱布擦干臀部,协助穿裤,卧床休息	● 若有伤口,坐浴完毕,按换药法处理
11. 清理用物,洗手,记录坐浴时间、所用药液、伤口情况及患者反应等	

5. 其他方法

(1) 电热垫热敷:电热垫(electric heating pads)能持续供热,质轻,顺应性好,外有绝缘防水层,使用安全、方便。电热垫通常有高、中、低三种温度的设定,可根据需要进行温度调节。使用时,将电热垫装入布套内,盖于或裹于需热敷的部位。使用时应注意:①防触电:不可将电热垫敷在湿敷料上,不可用别针固定电热垫。②防烫伤:不可躺在电热垫上,以免身体重量压迫影响散热。

(2) 化学加热袋:化学加热袋(chemical heating packs)是密封的塑料袋,内盛铁粉、活性炭、食盐、硅藻土等化学物质,揉搓后混合发生化学反应而产热,可持续使用 2h 左右,最高温度可达 76℃,平均温度为 56℃。化学加热袋为一次性使用物品,有不同规格,可根据需要选用。使用前,揉搓加热袋,使其产热,用布包裹,置于需热敷的部位。使用过程中,应注意观察皮肤状况,避免发生烫伤。

学 科 进 展

肿瘤热疗——肿瘤综合治疗手段之一

1866 年,德国医生 Busch 首先报道了 1 例面部晚期肉瘤患者 2 次感染丹毒高热后肿瘤消失的现象。近年来,随着临床热疗技术的发展,肿瘤热疗进入一个新的发展时期。首先,从全身热疗迈向局部热疗(如超声热疗、微波热疗、射频热疗、内生场热疗等),从低温热疗发展到高温热疗,提高了热疗对局部尤其是深层肿瘤的疗效。其次,现代电子技术和医学影像学的发展,使得热疗过程中的精确控温和体内精确定位成为可能。

肿瘤热疗杀灭肿瘤细胞的机制与对肿瘤细胞直接杀伤作用、抑制肿瘤血管生成、引起肿瘤细胞的凋亡、提高机体免疫力、影响热休克蛋白等因素有关。

四、用冷术

(一) 作用

1. 降低体温　冷直接与皮肤接触,通过传导与蒸发作用散热,降低体温;头部降温,可降低脑细胞的代谢,提高脑组织对缺氧的耐受性,减少脑细胞损害。因而适用于高热、中暑及防治脑水肿。

2. 减轻局部充血或出血　冷疗可使局部血管收缩,毛细血管通透性降低,减轻局部充血;同时冷疗还可使血流速度减慢,血液的黏稠度增加,有利于血液凝固而控制出血。因而适用于局部软组织损伤的初期、扁桃体摘除术后、鼻出血等。

3. 控制炎症扩散　冷疗可使局部血管收缩,血流减少,降低细胞的活力和代谢,在炎症早期用冷,可抑制炎症扩散。

4. 减轻组织肿胀和疼痛　冷疗可抑制组织细胞的活动,减慢神经冲动的传导,降低神经末梢的敏感性而减轻疼痛;同时冷疗可使血管收缩,毛细血管的通透性降低,渗出减少,减轻由于组织肿胀压迫神经末梢引起的疼痛。因而适用于急性损伤初期、牙痛、烫伤等。

（二）禁忌证和禁忌部位

1. 局部血液循环明显不良　用冷会加重血液循环障碍，可出现组织变性及坏死。

2. 慢性炎症或深部化脓性病灶　用冷可使局部血流量减少，妨碍炎症吸收。

3. 冷过敏、心脏病、昏迷、感觉异常及体质虚弱者　应慎用。

4. 禁忌部位　①枕后、耳郭、阴囊处：用冷易引起冻伤；②心前区：用冷易引起反射性心率减慢、心律不齐；③腹部：用冷易引起腹痛、腹泻；④足底：用冷可引起反射性的冠状动脉收缩。

（三）方法

1. 冰袋的使用（the use of ice bags）

（1）目的：降温、止血、消炎、止痛。

（2）用物

- 冰袋或冰囊·····················1 个
- 毛巾·····························1 条
- 布套·····························1 个
- 勺子·····························1 个
- 冰块·····························适量
- 脸盆（内盛适量冷水）···········1 个
- 木槌·····························1 把
- 帆布袋···························1 个

（3）实施

操作步骤	注意点与说明
1. 评估患者	• 确保安全
2. 洗手，准备用物	
（1）检查冰袋有无破损，冰袋夹子能否夹紧	• 以防冰融化后漏水
（2）将冰块放入帆布袋内，用木槌敲成核桃大小，放入脸盆内用冷水冲去冰的棱角	• 避免冰块棱角引起患者不适及损坏冰袋
（3）用勺子将冰块装入冰袋 1/2~2/3 满，排气后夹紧袋口，用毛巾擦干冰袋外壁水渍	• 空气可加速冰块的融化
（4）倒提冰袋，检查无漏水后装入布套内	• 冰袋装入布套，避免与患者皮肤直接接触，也可吸收冷凝水汽
3. 携用物至患者床旁，核对并向患者解释用冰袋的目的、方法及注意事项	• 确认患者并取得合作
4. 将冰袋放置所需部位	• 高热降温时，冰袋置于前额（图 15-19A）、头顶部或体表大血管经过处，如颈部两侧、腋窝、腹股沟等处；放置前额时，也可将冰袋悬吊在支架上，以减轻局部压力，但冰袋必须与前额皮肤接触（图 15-19B）
5. 根据不同目的，掌握使用时间：用于治疗不超过 30min；用于降温，30min 后测量体温，当体温降至 38℃以下，取下冰袋	• 以防继发性效应影响治疗效果 • 测量体温时不宜测量腋下温度，以免影响测量体温的准确度
6. 冰袋内冰块融化后，及时更换	
7. 随时观察用冷效果及反应	• 一旦发现患者局部皮肤发紫、有麻木感，应立即停止使用冰袋，防止冻伤
8. 用毕，撤掉冰袋，协助患者取舒适卧位，整理床单位	
9. 将冰袋内冰水倒空，倒挂晾干，吹入少量空气，夹紧袋口，存放阴凉处，布套洗净备用	• 防止内层橡胶粘连
10. 洗手，记录使用部位、时间、效果、反应；降温后的体温应记录在体温单上	

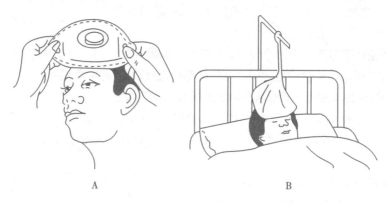

图 15-19　冰袋使用方法

2. 冰帽、冰槽的使用（the use of ice caps or ice trough）

（1）目的：头部降温，防治脑水肿，减轻脑细胞损害。

（2）用物（以冰帽为例）

- 冰帽……………………………………1个
- 海绵……………………………………3块
- 冰块……………………………………适量
- 毛巾……………………………………1条
- 帆布袋…………………………………1个
- 小枕……………………………………1个
- 治疗巾…………………………………1块
- 勺子……………………………………1个
- 一次性单（防水垫巾）………………1条
- 水桶……………………………………1个
- 肛表……………………………………1支
- 木槌……………………………………1把
- 脸盆（内盛适量冷水）…………………个

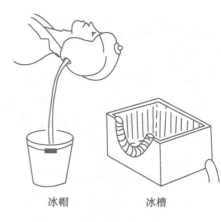

冰帽　　　　冰槽

图 15-20　冰帽、冰槽

（3）实施

操作步骤	注意点与说明
1. 评估患者	● 确保安全
2. 洗手，按冰袋法准备用物，携至患者处	
3. 核对并向患者和家属解释用冰帽的目的、方法及注意事项	● 确认患者并取得合作
4. 去枕，铺一次性单于患者头下；铺治疗巾于冰帽内	● 保护床单不潮湿
5. 将患者头部置于冰帽内，用海绵衬垫于患者的两耳郭处及后颈部；将小枕垫放于患者肩下，排水管置于水桶内（图 15-20）	● 以防冻伤耳郭与枕部 ● 有利于保持呼吸道通畅
6. 每30min测量1次体温，维持肛温33℃左右	● 肛温不宜低于30℃，以防心室颤动等并发症发生
7. 及时添加冰块	● 确保降温效果
8. 持续应用时间，依患者病情而定，将每次测量的体温记录在特别护理记录单上	● 具体记录方法见第二十三章第二节特别护理记录单内容

Note:

续表

操作步骤	注意点与说明
9. 用毕,撤掉冰帽、一次性单,协助患者取舒适卧位,整理床单位	
10. 清理用物,按冰袋法处理冰帽	
11. 洗手,记录时间、效果、患者反应	

3. 冷湿敷术(cold compress)

(1) 目的:高热患者头部降温、止血、消炎、止痛。

(2) 用物

- 脸盆(内省冰块及水少许)···············1 个
- 敷钳··2 把
- 敷布(略大于患处面积)·················2 块
- 凡士林·······································1 瓶
- 棉签··1 包
- 纱布··1 块
- 小橡胶单(防水垫巾)·····················1 条
- 治疗巾·······································1 块
- 干毛巾·······································1 条

(3) 实施

操作步骤	注意点与说明
1. 评估患者	● 确保安全
2. 洗手,准备用物,携至患者处	● 患处为开放性创口,使用的物品均应无菌
3. 核对并向患者解释目的、方法及注意事项	● 确认患者并取得合作
4. 指导或协助患者取适当卧位,必要时用隔帘或屏风遮挡;暴露患处,铺橡胶单、治疗巾于受敷部位下方,用棉签在受敷部位涂上薄层凡士林后盖一层纱布	● 以维护患者隐私 ● 保护床单不潮湿 ● 涂凡士林范围要大于冷敷面积,保护皮肤免受过冷刺激
5. 将敷布置于冰水内浸透,再用敷钳将敷布拧至不滴水,抖开,敷于患处;高热患者降温敷于前额部	● 敷布须浸透,方可使温度平均分散在敷布上
6. 每3~5min 更换一次敷布	● 确保冷敷效果
7. 持续冷敷15~20min;用于降温时,则于冷湿敷30min后测量体温,降至38℃以下,停用	● 注意观察局部皮肤情况、全身反应
8. 冷敷完毕,撤去纱布与敷布,轻轻擦去凡士林,用干毛巾擦干皮肤,撤去橡胶单与治疗巾	
9. 协助患者穿好衣服,取舒适卧位,整理床单位	
10. 清理用物,洗手,记录冷敷的部位、时间、效果、患者反应,降温后的体温记录在体温单上	

4. 温水擦浴术(tepid water sponge bath)

(1) 目的:全身用冷,为高热患者降温。

(2) 用物

- 治疗盘·······································1 个
- 小毛巾·······································2 块
- 浴巾··1 条
- 衣裤··1 套
- 便盆、便巾(按需备)·····················1 套
- 脸盆(内盛 2/3 满的 32~34℃温水)··········1 个
- 热水袋级布套······························各 1 个
- 冰袋及布套···································各 1 个
- 屏风(按需备)·······························1 架

（3）实施

操作步骤	注意点与说明
1. 评估患者	● 确保安全
2. 洗手,准备用物,携至患者处	
3. 核对并向患者解释目的、方法及注意事项	● 确认患者并取得合作
4. 用隔帘遮挡患者	● 温水擦浴系全身用冷,须暴露患者,应尊重患者的自尊,维护患者隐私
5. 揭开盖被,协助患者排空大小便	
6. 置冰袋于患者头顶部,置热水袋于足底部	● 头部放冰袋,以助降温和防止头部充血而致头痛;足底放热水袋,使患者感觉舒适,促进下肢血管扩张,利于散热
7. 全身擦浴顺序	
（1）协助患者脱去上衣,将浴巾垫于擦拭部位的下面,将小毛巾浸入温水内,再拧至半干,缠于手上呈手套状,以离心方向边擦边按摩;从近侧颈部开始,沿手臂外侧擦至手背,再从腋下沿手臂内侧擦至手心,重复数次;擦拭毕,用浴巾擦干皮肤;更换小毛巾,以同法擦拭对侧	● 保护床单不受潮 ● 用毛巾套擦拭有舒适感 ● 利用传导散热,达到散热降温的目的 ● 腋窝和肘窝等有大血管经过的浅表处,应多擦拭片刻,以促进散热
（2）协助患者侧卧,露出背部,下垫浴巾;更换小毛巾,用同样手法从颈部向下擦拭全背;再用浴巾擦干皮肤,更换上衣,协助患者仰卧	
（3）协助患者脱去近侧裤腿,露出下肢,下垫浴巾;更换小毛巾,自其髂骨处沿腿外侧擦至足背,再自腹股沟沿腿内侧擦至内踝,再自股下经腘窝擦至足跟;重复数次,擦拭毕,用浴巾擦干皮肤;更换小毛巾,以同法擦拭对侧;全部擦拭完毕,更换裤子	● 腹股沟和腘窝处多擦拭片刻 ● 擦浴全程应控制在 20min 内
8. 擦拭过程中,应注意观察患者病情变化	● 由于全身用冷,血管的收缩和扩张反应较强烈,容易发生病情变化;一旦患者出现寒战、面色苍白、脉搏和呼吸异常等情况,应立即停止擦浴,与医生联系,给予相应处理 ● 禁擦胸前区、腹部及足底,这些部位对冷的刺激较敏感,可引起不良反应
9. 擦浴毕,取下热水袋,协助患者取舒适卧位,整理床单位	
10. 清理用物,洗手,记录擦浴时间、患者反应	● 清洁消毒后备用
11. 擦浴后 30min,测量体温并记录于体温单上;如果体温降至 39℃ 以下,应取下头部冰袋	

5. 乙醇擦浴（alcohol sponge bath） 乙醇一种挥发性的液体,擦浴时在皮肤上迅速蒸发,吸收和带走机体大量的热,而且乙醇又具有刺激皮肤血管扩张的作用,因而散热能力较强。适用于高热患者降温。

乙醇擦浴的浓度为 25%~35%,其余用物同温水擦浴。操作步骤参见温水擦浴。

6. 化学制冷袋的使用 化学制冷袋（chemical cooling bag）可代替冰袋,具有方便、实用的特点。有两种类型:一种是一次性的,为特制密封的聚乙烯塑料袋,用隔离夹分为两个独立的部分,分别装入十水碳酸钠和硝酸铵。当两种物质混合时发生化学反应,温度迅速下降至 0℃ 左右,可持续使用

30~60min。使用前,取出袋中间的隔离夹,将两种物质充分混匀,3min后温度降至0℃,用两层布包裹,置于需冷敷的部位。有不同的形状和大小,以满足身体不同部位治疗的需要。使用中,每10~15min更换一次冷敷部位,以免发生冻伤。应用时须随时观察塑料袋有无漏液现象,一旦嗅到氨味,应立即更换。如果药液外渗,使皮肤受到刺激,可酌情给予食醋外敷或外科换药处理。另一种可反复使用,又称超级冷袋,内装凝胶或其他冰冻介质,将其放入冰箱内4h,其内容物由凝胶状态变为固态,使用时取出,在常温下吸热,又由固态变为凝胶状态(可逆过程)。使用后,冷袋外壁用消毒液擦拭,置冰箱内,可再次使用。

7. 冰毯机的使用 医用冰毯全身降温仪,简称冰毯机(hypothermia blankets)是利用半导体制冷原理,将水箱内蒸馏水冷却后通过主机工作与冰毯内的水进行循环交换,促使毯面接触皮肤进行散热,以达到降温目的。冰毯机上连有肛温传感器,可设定肛温的上下限,根据肛温的变化自动切换"制冷"开关,将肛温控制在设定的范围内。使用时,在毯面上覆盖中单,协助患者脱去上衣,将冰毯置于患者整个背部。在使用过程中,应密切观察患者的病情变化。冰毯机应用有单纯降温法和亚低温治疗法两种,前者适用于高热及其他降温效果不佳的患者,后者适用于重型颅脑损伤患者。

(李春卉)

思考与练习

1. 当人体分别处于0℃、20℃、38℃的环境中时,产热和散热的方式有什么不同?

2. 讨论各种影响体温的因素,以及如何在体温测量的过程中排除这些因素的影响。

3. 归纳发热过程中各阶段的临床表现及护理要点。

4. 常见的热型有哪几种? 各自特点是什么? 常见于什么疾病?

5. 测量体温的方法有哪几种? 各适用于哪些患者?

6. 患儿,男,8岁。测口温时不慎将体温计咬碎,护士应怎样处理?

7. 患者,男,33岁。3d前突然发热,自测体温40.1℃,未做处理,于数小时后恢复正常。1d后体温又升至39.8℃,如此反复发作,就诊后以"发热待查"收入院。体格检查:T 39.7℃,P 124次/min,R 28次/min,BP 130/80mmHg。

请问:

(1) 患者属于何种发热热型?

(2) 判断其发热程度。

(3) 为该患者应提供哪些护理措施?

8. 身体对用冷用热会产生什么样的反应? 冷热应用时间过长会产生什么影响? 为什么?

9. 用冷用热术均可以减轻疼痛,请分析各自的作用机制。

10. 患者,男,23岁。在操场踢足球时不慎扭伤膝关节,2h后,膝关节肿胀,疼痛难忍,其同学拿湿热毛巾给予热敷。

请问:

(1) 这种做法对吗? 为什么?

(2) 正确的处理方法是什么?

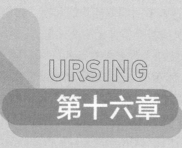

N URSING

第十六章

呼 吸

16章 数字内容

教 学 目 标

识记:

1. 能正确叙述呼吸评估的主要内容。

2. 能正确陈述缺氧的类型、程度和给氧的适应证。

3. 能正确说出氧气表的结构与功能。

4. 能正确阐述标本采集的基本原则及常规痰标本、24h 痰标本的采集方法。

理解:

1. 能用自己的语言正确解释下列概念:

   呼吸 潮式呼吸 间断呼吸 呼吸困难 呼吸过速 呼吸过缓

   深度呼吸 体位引流 吸痰法 氧气疗法 氧中毒

2. 能举例说明影响呼吸变化的因素和各种异常呼吸的常见原因。

3. 比较各种给氧方法,说明各自的特点和适用范围。

4. 能举例说明用氧安全应注意的事项和氧疗的副作用及其预防方法。

应用:

1. 能够准确识别异常呼吸并提出针对性的护理措施。

2. 能运用所学知识,根据患者的具体情况正确实施呼吸测量术、吸痰术、痰标本采集,做到态度认真、方法正确、操作规范、过程完整、关爱患者。

3. 能正确换算氧浓度、氧流量和氧气筒内氧的可供时数。

4. 能正确协助患者进行呼吸训练和排痰,做到态度认真、方法正确、操作规范、过程完整、确保患者舒适。

5. 能运用所学知识正确安装与拆卸氧气表,并根据患者的病情正确给氧,做到态度认真、方法正确、操作规范、步骤有序、过程完整、患者舒适。

机体与外环境之间的气体交换过程,称为**呼吸**(respiration)。通过呼吸,机体不断从外界环境中摄取新陈代谢所需的氧气(O_2),排出自身代谢产生的二氧化碳(CO_2)。呼吸是机体维持正常代谢和生命活动所必需的基本功能之一。各种原因所致的机体功能紊乱或器质性病变都可不同程度地影响呼吸功能。因此,呼吸不仅是生命存在的重要基础,异常的呼吸型态也提供了机体状况的许多信息,如发病征兆、患病种类、疾病进程、机体对手术或药物治疗的反应、是否存在并发症、疾病所处阶段及其凶险程度等。所以,护士必须能正确地观测呼吸,为准确诊断疾病、制订合适的治疗和护理计划提供依据。同时,及时发现患者濒危呼吸征象,熟练、迅速地采取呼吸支持技术也是护士应掌握的基本技能。

第一节 呼吸的生理调节与变化

一、呼吸的过程

呼吸过程包括三个相互衔接并同时进行的环节,即外呼吸、气体运输和内呼吸,见图 16-1。外呼吸(external respiration),即肺呼吸,是肺毛细血管血液与外界环境之间气体交换过程,包括肺通气和肺换气两个过程。气体运输(gas transportation)是衔接内外呼吸的中间环节,指通过血液循环将氧由肺运送到组织细胞,同时将二氧化碳由组织细胞运送到肺。内呼吸(internal respiration),也称组织换气,是指组织毛细血管血液与组织、细胞之间的气体交换过程。

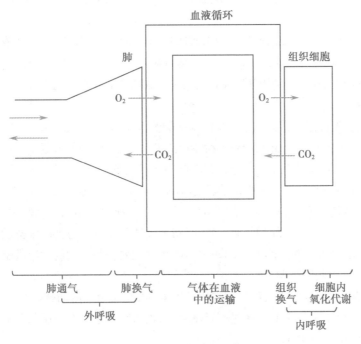

图 16-1 **呼吸全过程示意图**

二、呼吸运动

呼吸运动(respiratory movement)指呼吸肌收缩和舒张引起的胸廓节律性扩大和缩小,包括吸气运动(inspiratory movement)和呼气运动(expiratory movement)。平静呼吸时,吸气运动由吸气肌(主要是膈肌和肋间外肌)收缩产生,是主动的过程;呼气运动是吸气肌的舒张引起的,呼气肌没有参与,是被动的过程。但用力呼吸时,吸气运动和呼气运动都是主动的过程,吸气时除吸气肌收缩外,辅助吸气肌也参与,从而进一步扩大胸腔,增加吸气量;呼气时除吸气肌舒张外,呼气肌也收缩,导致胸廓进一步缩小,加深呼气。呼吸运动时伴有腹壁的起伏和胸壁的活动。以膈肌舒缩活动为主引起的、以腹壁起伏为主要表现的呼吸运动称为腹式呼吸(abdominal breathing);以肋间外肌舒缩活动为主引起的、以胸壁运动为主要表现的呼吸运动称为胸式呼吸(thoracic breathing)。通常情况下,成年人的两种呼吸同时存在,只有在胸部或腹部活动受限时才会出现某种单一的呼吸型态。例如妊娠后期、胃肠道胀气、腹腔炎症等情况下,膈肌运动受限,可出现较明显的胸式呼吸;胸膜炎或胸腔积液时,胸部因疼痛而活动受限,出现较明显的腹式呼吸。

专家观点

腹式深呼吸的保健作用

　　唐代名医孙思邈特别推崇腹式深呼吸,因为它不仅弥补了胸式呼吸的缺陷,使中下肺叶的肺泡在换气中得到锻炼,保持良好的弹性,延缓了肺部老化,而且提高了肺活量,使机体获得充足的氧供,从而精力充沛;同时,极好地调节胃肠道,促进胃肠道蠕动,利于消化和加快粪便的排出,预防老年人习惯性便秘等疾病。许多大腹便便人士,如能坚持做腹式深呼吸,可锻炼腹肌,消除腹部脂肪堆积,防范多种代谢性疾病。

三、呼吸的调节

呼吸运动通过神经和化学途径进行调节以维持血液中 O_2、CO_2 和 H^+ 的正常浓度。

（一）中枢性神经调节

呼吸中枢是指中枢神经系统内产生和调节呼吸运动的神经元细胞群,分布于脊髓、延髓、脑桥、间脑、大脑皮层等部位。在呼吸运动调节过程中,各级呼吸中枢发挥各自不同的作用,相互协调和制约。脑干的延髓和脑桥产生基本的呼吸节律,大脑皮层可控制随意的呼吸运动。

（二）反射性调节

呼吸中枢可接受来自呼吸器官本身和其他系统的传入冲动,通过反射来影响呼吸运动。

1. 化学感受性反射(chemoreceptor reflex)　指动脉血液、组织液或脑脊液中 CO_2、H^+、O_2 的浓度变化对呼吸频率和深度的调节。化学因素对呼吸运动的调节是一种反射性活动。

（1）化学感受器:化学感受器分中枢化学感受器(central chemoreceptor)和外周化学感受器(peripheral chemoreceptor)。前者位于延髓,对 CO_2 浓度敏感;后者位于颈动脉体和主动脉体。受动脉血中 CO_2 浓度、H^+ 浓度升高和 O_2 浓度下降的刺激后,可兴奋神经调节器改善通气以维持动脉血气正常水平。化学感受器主要在运动和某些疾病状态下发挥作用,因此它是一种短期的适应机制。

（2）CO_2、H^+ 和 O_2 对呼吸的调节

1）CO_2:是调节呼吸运动最重要的生理性化学因素。在一定范围内动脉血 CO_2 分压($PaCO_2$)升高,呼吸加深加快;但若 CO_2 堆积,$PaCO_2$ 超过一定限度时,则对呼吸中枢有抑制和麻醉效应,发生呼吸困难、头痛、头昏,甚至昏迷,出现 CO_2 麻醉。

2）H^+:动脉血的 H^+ 浓度升高,呼吸加深加快,肺通气增加;H^+ 浓度降低,呼吸受到抑制。

3）O_2:吸入气 O_2 分压(PaO_2)降低时,肺泡血、动脉血 PaO_2 也随之降低,使呼吸加深、加快,肺通气增加。但一般在 $PaO_2 < 80\text{mmHg}$(10.64kPa)时肺通气的增加才可觉察到,因而 PaO_2 对正常呼吸调节作用不大,当机体严重缺氧时才有意义。低 O_2 对呼吸运动的刺激作用完全是通过外周化学感受器实现的。

CO_2、H^+ 对呼吸的调节是通过外周化学感受器和中枢化学感受器实现的,它们与低 PaO_2 不同,只要略有升高,通气就明显增大,$PaCO_2$ 的作用尤为突出。这三种因素间相互影响、相互作用。

2. 肺牵张反射　由肺扩张或肺萎陷引起的吸气抑制或兴奋的反射,称为肺牵张反射(pulmonary stretch reflex),包括肺扩张反射或肺萎陷反射,属于一种负反馈调节机制。肺扩张时,可抑制吸气过

程,加速吸气及时向呼气转换;肺萎陷时,增强吸气活动或促进呼气转换为吸气,从而维持正常的呼吸节律。

3. **呼吸肌本体感受性反射**　肌梭和腱器官是骨骼肌的本体感受器。当吸气中枢的下行冲动引起膈肌、肋间外肌等呼吸肌收缩时,也兴奋了这些肌肉的本体感受器,后者的传入冲动可反射性地调节膈肌和肋间外肌的收缩。当呼吸肌负荷增大时,呼吸运动也相应增强,以维持机体需要的通气量。

4. **防御性呼吸反射**　主要的防御性反射是咳嗽反射和喷嚏反射。当呼吸道受到机械或化学刺激时,防御性呼吸反射可起到排除呼吸道刺激物和异物及保护呼吸道的作用。

5. **其他内外感受性反射**　突发的冷热、疼痛、血压变化可刺激机体的内、外感受器,导致呼吸运动发生增强或减弱。

四、正常呼吸及生理变化

(一) 正常呼吸

正常成人在安静状态下呼吸为 12~20 次 /min,节律规则,频率与深浅度均匀平稳,呼吸无声且不费力。呼吸与脉率之比约为 1:4。

(二) 生理变化

1. **年龄**　年龄越小,呼吸频率越快。如新生儿呼吸频率可波动于 30~60 次 /min。

2. **性别**　同年龄的女性呼吸频率比男性稍快。

3. **血压**　血压大幅度变动时可以反射性地影响呼吸。血压升高,呼吸减弱减慢;血压降低,呼吸加深加快。

4. **温度**　体温上升(发热或剧烈运动后),呼吸频率加快;体温下降,呼吸变深变慢。

5. **情绪**　强烈的情绪变化,会引起呼吸系统的活动改变。例如,突发惊惧会导致呼吸临时中断,狂喜或悲痛会导致呼吸痉挛。心理学家还发现吸气与呼气的时间比会随情绪的变化而改变。

6. **运动**　运动时机体代谢增高,呼吸加深加快,肺通气量增大以适应机体的代谢需要。

7. **气压**　机体处于高山或飞机上的高空低氧环境时,吸入的氧气不足以维持机体的氧耗量,呼吸便代偿性地加深加快。

第二节　呼吸的评估

一、呼吸异常的评估

(一) 常见呼吸系统症状和体征

1. **呼吸困难(dyspnea)**　是指患者感到空气不足,呼吸费力,并有呼吸频率、节律和深浅度的异常及呼吸肌加强收缩的表现。引起呼吸困难最常见的原因是气道阻塞、肺扩张受限、肺实变、肺不张及心力衰竭等。根据呼吸困难发生的时相临床上又可将其分为三种类型:

(1) 吸气性呼吸困难:由于上呼吸道部分梗阻,气流进入肺部不畅导致肺内负压极度增高,患者吸气费力,吸气时间显著长于呼气,辅助呼吸肌收缩增强,出现三凹征(three depressions sign)(胸骨上窝、锁骨上窝和肋间隙或腹上角凹陷)。见于喉头水肿、喉头异物等患者。

(2) 呼气性呼吸困难:由于下呼吸道部分梗阻时,气流呼出不畅,导致患者呼气费力,呼气时间显著长于吸气。多见于支气管哮喘、阻塞性肺气肿等患者。

(3) 混合性呼吸困难:由于广泛性肺部病变,导致患者吸气和呼气均感费力,呼吸表浅、频率增加。多见于重症肺炎、重症肺结核、大量胸腔积液积气和气胸等患者。

2. **咳嗽、咳痰**　咳嗽是一种防御反射。通过咳嗽可排出气管、支气管和肺内的异物和分泌物。左、右主支气管分叉处是产生咳嗽最敏感的区域。根据咳嗽是否伴有痰液排出,可将咳嗽分为干咳和咳痰。患者咳嗽时，护士须评估咳嗽的频率和程度、痰液的量、颜色、气味和黏稠性、是否有脓或血液，必要时留取痰标本。如果患者有咯血，还需评估咯血是否与咳嗽有关，了解血液是否来自鼻窦、上呼吸道或者胃肠道。另外还需评估咯血的量、颜色、持续时间、是否与痰液混合。

3. 喘息　是由于高速气流通过狭窄的气道引起呼吸时伴高调的声音。哮喘、急性支气管炎、肺炎等可出现喘鸣音。喘鸣音可发生在吸气期、呼气期或吸呼两期均存在。护士应评估其诱发因素，如是否存在致敏原、剧烈活动、呼吸道感染或压力大等。

4. 胸痛　胸痛的评估包括疼痛的位置、持续时间、频率、放射情况。骨骼、肌肉受损引起的胸痛多发生在锻炼、肋骨骨折、咳嗽后，吸气时加重。胸膜受到刺激引起的胸痛可向肩胛区放射，吸气运动，如吸气、叹气、打哈欠时疼痛加剧。胸膜炎引起的疼痛呈刺痛，持续 1min 至数小时，与吸气运动有关。

5. 发绀　是由于血液中还原血红蛋白增多，使皮肤与黏膜等部位呈蓝紫色，在口唇、鼻尖、颊部、耳郭、甲床等处较易观察到。

（二）异常呼吸型态

1. 频率异常

（1）呼吸过速：成人在安静状态下呼吸频率大于 20 次 /min，称为呼吸过速（tachypnea）。常见于发热、贫血、甲亢、疼痛及心功能不全等患者。一般体温升高 1℃，呼吸大约增加 4 次 /min。

（2）呼吸过缓：成人在安静状态下呼吸少于 12 次 /min，称为呼吸过缓（bradypnea）。常见于颅内压增高、麻醉药或镇静剂过量、脑肿瘤等呼吸中枢受到抑制的患者。

2. 深浅度异常

（1）浅快呼吸：见于呼吸肌麻痹、严重腹胀、腹水，以及肺部、胸膜、胸壁疾病或外伤，如肺炎、胸膜炎、胸腔积液、气胸、肋骨骨折等患者。若呼吸浅表不规则且呈叹息样，多见于濒死患者。

（2）深快呼吸：见于剧烈运动、情绪激动或过度紧张时，导致过度通气，可引起呼吸性碱中毒。

（3）深度呼吸：又称库斯莫尔呼吸（Kussmaul's respiration），表现为深大而规则的呼吸，可伴有鼾音。常见于尿毒症酸中毒、糖尿病酮症酸中毒等患者。

3. 节律异常

（1）潮式呼吸：又称陈 - 施（Cheyne-Stokes）呼吸，是一种由浅慢逐渐到深快，达到高潮后再由深快逐渐到浅慢，随之出现一段时间的呼吸暂停（5~30s），之后又开始重复以上变化过程的周期性呼吸。由于呼吸运动呈潮水般涨落，故称潮式呼吸（tidal respiration）。其周期 30s~2min。其原因是由于呼吸中枢兴奋过低或严重缺氧时，血中正常浓度的 CO_2 不能刺激化学感受器兴奋呼吸中枢，导致呼吸逐渐减弱以致暂停；当呼吸暂停时，CO_2 停止呼出，在体内积聚，引起血中 $PaCO_2$ 增高，达到一定浓度后，可刺激化学感受器从而兴奋呼吸中枢再次引起呼吸；随着呼吸的进行，当积聚的 CO_2 呼出后呼吸中枢又失去了有效的刺激，呼吸又再次减弱，进而暂停。多见中枢神经系统疾病，如颅内压增高、脑炎、脑膜炎、巴比妥类药物中毒及濒死的患者。

（2）间断呼吸：又称毕奥呼吸（Biot respiration），其特点是有规律地呼吸几次后，突然停止，间隔一段较短时间后又开始呼吸，如此反复交替。有的可为不规则的深度及节律改变。其发生机制同潮式呼吸，但预后更严重，常在呼吸完全停止前发生。

（3）叹气样呼吸：其呼吸特点为在一段正常呼吸节律中插入一次深大呼吸且伴有叹息声。多见于神经衰弱、精神紧张或抑郁症，反复发作时则是临终前的表现。

正常呼吸与异常呼吸见表 16-1。

4. 音响异常

（1）蝉鸣样呼吸（strident respiration）：指吸气时发出一种高音调的音响，多因细支气管、小支气管堵塞，导致空气进入发生困难所致，见于喉头水肿、喉头异物、支气管哮喘等患者。

（2）鼾声呼吸（stertorous respiration）：指呼气时发出粗大的鼾声，是由于气管或支气管内有较多的分泌物积聚所致，见于昏迷或神经系统疾病的患者。

表 16-1　正常呼吸与异常呼吸

呼吸类型	频率（次/min）	形态	临床意义
正常呼吸	12~20		正常
呼吸过速	>20		发热、焦虑等引起；呼吸衰竭；
呼吸过缓	<12		睡眠；呼吸抑制；药物过量；中枢神经系统损伤
深度呼吸	16~20 规则		通常由糖尿病酮症酸中毒、代谢性酸中毒、肾衰竭等引起；也可因焦虑或疼痛所致
浅快呼吸	不规则		见于呼吸肌麻痹，胸膜、胸壁疾病或外伤；濒死患者
潮式呼吸	不固定		药物引起的呼吸抑制，充血性心力衰竭，多发生于中枢神经系统疾病
间断呼吸	不固定		颅内压增高，药物引起的呼吸抑制，间断呼吸较潮式呼吸更为严重，预后多不良，常在临终前发生
叹气样呼吸	不固定		见于神经衰弱、精神紧张的患者，也可见于缺氧和临终患者

5. 形式异常

（1）胸式呼吸减弱、腹式呼吸增强：正常女性以胸式呼吸为主。当有肺、胸膜或胸壁疾病，如胸膜炎、胸壁外伤等，会产生剧烈疼痛，可使胸式呼吸减弱、腹式呼吸增强。

（2）腹式呼吸减弱、胸式呼吸增强：正常男性及儿童以腹式呼吸为主。当腹部疾患导致腹腔内压力增高、膈肌下降受限，如腹膜炎、大量腹水、腹腔巨大肿瘤等，可使腹式呼吸减弱、胸式呼吸增强。

二、测量呼吸的技术

（一）目的

测量患者每分钟呼吸次数，观察患者呼吸状况，协助诊断并为预防、治疗、康复和护理提供依据。

（二）用物

- 疗盘 ························1 个
- 秒表 ························1 只
- 笔 ························1 支
- 记录本 ························1 本
- 棉签（必要时）························1 包

（三）实施

操作步骤	注意点与说明
1. 评估患者 2. 洗手、戴口罩，备齐用物携至患者床旁，核对患者姓名、床号和腕带	● 确认患者
3. 协助患者取舒适体位并助其放松，观察患者的表情、肤色（尤其注意有无发绀）及胸、腹部起伏状况	● 尽量去除影响呼吸的生理因素，在患者放松的状态下测量
4. 在测量脉搏后，仍保持诊脉姿势，将手按在诊脉部位似数脉搏状，观察患者胸部或腹部的起伏，或在测量心率后，将听诊器继续放置于患者胸部，接着观察呼吸	● 由于呼吸受意识控制，计数呼吸时应避免被患者察觉 ● 幼儿因测量肛温常哭闹从而会影响呼吸型态，宜先测量呼吸，再测其他生命体征

续表

操作步骤	注意点与说明
5. 观察患者胸腹的起伏,以一起一伏(即一吸一呼)为1次,计数 30s,所得数值乘以 2,即得呼吸频率	● 呼吸不规则者及婴儿应测 1min
6. 患者呼吸微弱不易观察时,可用少许棉花置于患者鼻孔前,观察棉花纤维被吹动的次数,计数 1min	
7. 同时观察呼吸深度、节律、有无异常声音等	● 准确评估患者呼吸的整体状况
8. 记录测量结果	
9. 洗手、脱口罩,将所测数值绘制在体温单上	● 注意将此次测得数值与以往数值进行对比,以了解病情的动态变化;发现异常应及时与医生联系,以便进一步诊断和治疗

三、痰标本采集术

(一)标本采集的一般原则

1. 采集标本前

(1)采集各种标本均应根据医嘱实施。医生填写检验申请单,签署全名。护士应及时核准、仔细核实后才可执行。

(2)了解检验目的,根据检验要求选择适宜容器,贴上注明患者姓名、科别、床号、性别、检验目的及送检日期的标签,以便识别。

(3)了解患者病情,向患者解释采集标本的目的、方法、要求,以消除患者顾虑,获取其信任与配合。

2. 采集标本时

(1)再次检查标本容器,容器应无破损,符合检验目的及要求。

(2)采集方法、采集量和采集时间要准确,符合检验要求。

(3)操作规范,避免无菌标本受到污染。

3. 采集标本后

(1)标本应尽快送检,不应放置过久,以免影响检查结果的准确性。

(2)特殊标本需注明采集时间。

(3)及时查收检验报告单,按规定整理入病历,若发现异常检验结果,应尽快通知医生。

(二)痰标本采集的目的

1. 常规痰标本　检查痰液的一般性状,涂片检查痰内细胞、细菌、虫卵等,以协助诊断某些呼吸系统疾病。

2. 痰培养标本　检查痰液内有无致病菌,为治疗提供依据。

3. 24h 痰标本　检查 24h 痰液的量、性状,协助诊断。

(三)用物

● 标本容器······················按检验要求备

● 消毒液····························适量

● 集痰器(必要时)····················1 个

● 无菌手套(必要时)··················1 副

● 无菌生理盐水(必要时)·············适量

● 无菌吸痰管(必要时)···············数根

● 95% 乙醇溶液或 10% 甲醛············适量

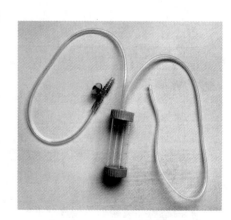

图 16-2　一次性无菌集痰器

Note:

（四）实施

操作步骤	注意点与说明
1. 评估患者	● 确保安全
2. 按医嘱填写检验单,选择符合检验要求的标本容器,将标签贴于其上	● 防止差错发生 ● 标签有条形码和检验单附联两种,若为后者,需在其上注明病室、床号、姓名
3. 洗手、戴口罩,备齐用物携至患者床旁,核对患者,向患者解释留取痰标本的目的、方法和需配合的事项	● 确认患者,建立信任感,以取得合作,保证正确收集痰标本
4. 收集痰标本 ◆ 常规标本 (1) 能自行排痰者:嘱患者晨起后漱口,深呼吸数次后用力咳出气管深处痰液(晨起后第一口痰液),吐入痰盒中	 ● 去除口腔中杂质 ● 深呼吸有助于患者咳出痰液 ● 如查癌细胞,应立即送检,或用 95% 乙醇溶液或 10% 甲醛固定后送检
(2) 无法咳痰或不合作者:协助患者取适当卧位,由下向上叩击患者背部,戴无菌手套,将集痰器(图 16-2)接管端连接吸引器,按吸痰法用另一端吸痰管将痰液吸入集痰器内,取下集痰器上端带管的瓶盖,旋下尾端瓶盖盖在集痰器上	● 协助患者排痰
◆ 培养标本 清晨起床后先用漱口溶液漱口,再用清水漱口,深呼吸数次后用力咳出气管深处痰液,吐入无菌集痰器内,昏迷患者可用无菌吸痰法吸取	● 清除口腔内细菌 ● 严格无菌操作,避免污染标本
◆ 24h 痰标本 (1) 在容器内先加一定量的水,注明留痰起止时间 (2) 嘱患者从早晨醒来(7am)漱口后第一口痰开始留取,至次晨醒来(7am)漱口后第一口痰作为结束,将 24h 痰液全部吐入容器内	 ● 水在计算总量时扣除 ● 嘱患者不可将唾液、漱口水、鼻涕等混入
5. 按需协助患者漱口或口腔护理	● 促进患者舒适
6. 洗手、脱口罩和手套,记录痰液外观和性状,24h 痰标本应记录总量	
7. 及时送检	

四、咽拭子标本采集术

（一）目的

从咽部或扁桃体采集分泌物作细菌培养或病毒分离,协助临床诊断。

（二）用物

● 咽拭子培养管·······················1 根

● 消毒压舌板·······················1 支

● 火柴·································1 盒

● 手电筒·······························1 支

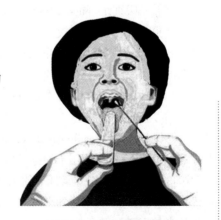

图 16-3　咽拭子标本采集

Note:

（三）实施

操作步骤	注意点与说明
1. 评估患者	● 确保安全
2. 核对医嘱,填写检验单,并将标签贴于培养管上	● 避免差错
3. 洗手、戴口罩,备齐用物携至患者床旁,核对患者并解释操作目的和配合方法	● 以取得患者合作
4. 嘱患者张口发"啊"音,暴露咽喉(必要时用压舌板下压舌部)	● 充分暴露咽部,便于采集标本
5. 用培养管内消毒长棉签(咽拭子),以轻快的动作擦拭两侧腭弓、咽扁桃体上的分泌物(图 16-3)	● 注意棉签不可触及其他部位 ● 做真菌培养时,须在口腔溃疡面取分泌物
6. 将棉签插入试管,塞紧	● 防止标本污染,影响检验结果
7. 洗手、脱口罩,记录,送检	

第三节 改善呼吸功能的技术

一、呼吸训练的技术

呼吸训练(breathing exercise)用于改善和控制通气、减少呼吸做功,以纠正呼吸功能不足。常用于胸廓扩张受限的患者,如慢性阻塞性肺病或胸部手术后的患者。

（一）深呼吸训练

深呼吸训练(deep breathing exercise)常用于克服肺通气不足。训练时,指导患者用鼻缓慢深吸气,然后用嘴慢慢呼气。训练时间根据患者呼吸功能和一般情况确定,一般每日训练 4 次,每次 5~10min。

（二）腹式呼吸训练

腹式呼吸训练(diaphragmatic breathing exercise)可用于慢性阻塞性肺病患者,以减慢呼吸频率、增加潮气量,减少功能残气量。训练时,患者取放松体位,将一手或双手轻放于腹部,随腹部呼吸运动而移动。用鼻缓慢吸气时,腹部尽可能扩张。膈肌尽量下降;然后逐渐收紧腹部肌肉,缩唇将把肺内的气体尽量呼出,呼气与吸气之间要均匀、连贯、缓慢。如此反复训练 1min,休息 2min,每天训练数次。经过反复训练,呼吸可变成自动的腹式呼吸。

（三）缩唇呼吸训练

缩唇呼吸训练(pursed-lip breathing exercise)即通过训练呼吸肌,延长呼气时间,增加呼气时气道压力,防止呼气时小气道过早闭陷,以利肺泡内气体排出,减少残余气量。患者闭嘴用鼻吸气(计数计到 3),然后收紧腹部肌肉,通过缩唇(吹口哨状或口含吸管状)缓慢、均匀地呼气(计数计到 7)。患者走路时也可练习,吸气时走 2 步,呼气时按同样步伐走 4 步,如此反复。感觉呼吸困难的患者可采用此训练,并可逐渐增加训练次数,每天 4 次,每次 5~10min。

（四）激励呼吸法

激励呼吸法(breathing with incentive spirometry)即通过提供患者吸入气量的视觉反馈以鼓励其自主深呼吸的一种方法,用于促进术后患者进行深呼吸以预防和治疗肺不张。训练时让患者深呼吸,在深吸气后屏气并注视肺量计上的结果。可预防肺泡塌陷,利于气体交换和排出分泌物。术后患者由于伤口疼痛,其吸气量达到平时的 1/2 或 3/4 即可。必要时可遵医嘱适当地应用镇痛药物以减少深呼吸带来的疼痛。

二、协助患者咳嗽排痰术

(一) 咳嗽技术

慢性肺部疾病及术后患者应鼓励其在清醒时每2h深呼吸和咳嗽一次。咳嗽技术(coughing techniques)包括深呼吸、术后咳嗽和暴发性咳嗽。

1. **术后咳嗽**　又称分段咳嗽,适用于胸腹部手术后的患者。操作时,护士将双手掌压置于患者手术切口缝线的两侧,嘱患者连续小声咳嗽,在患者咳嗽的瞬间护士双手向切口中心部位适当用力按压。此种咳嗽排痰效果不佳,但可抵消或对抗咳嗽对切口局部的牵拉,减轻患者疼痛。

2. **暴发性咳嗽**　咳嗽时,患者先深吸气、屏气数秒,然后张嘴呼气,同时猛咳一声将痰液咳出。

(二) 辅助排痰技术

1. **叩击(percussion)**　是用手叩打胸背部使呼吸道分泌物松脱而易于排出体外的技术。方法如下:①协助患者取仰卧位或俯卧位,操作者将手固定成背隆掌空状(即握杯姿势,图16-4)。②操作者放松腕、肘和肩部,有节奏地从下往上叩击需引流的肺段(图16-5),胸部和背部交替进行。③叩击力度适中,叩打时可听见空洞声,患者应无疼痛感觉。④不可在裸露的皮肤上叩击,患者可穿单层内衣;不得在纽扣、拉链上叩击;不得叩击脊柱、乳房、肋骨以下的部位,以免损伤组织。⑤每天叩击数次,每次30~60s,痰液黏稠的患者不能超过5min。

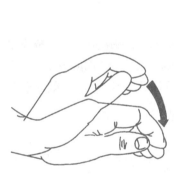
图16-4　叩击手法

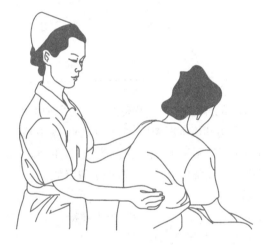
图16-5　背部叩击

2. **震颤(vibration)**　常在胸部叩击后或与叩击交替使用。方法如下:①操作者将手放于患者需引流的部位,手掌朝下,另一手重叠放置(手指交叉、伸直)或并排放置。②嘱患者深吸气,用鼻或噘嘴缓慢呼气。③患者呼气时,操作者收缩手和手臂肌肉,用手掌做手部震颤。患者吸气时,停止震颤。每个部位震颤5次,所有部位完成后,嘱患者咳嗽以排出痰液。

3. **体位引流(postural drainage)**　是将患者置于特殊的体位,借重力作用将肺及支气管所存积的分泌物引流至较大的气管,通过咳嗽排出体外的过程。引流的部位不同,采取的卧位也不同。在体位引流之前常做胸部震颤或叩击。具体步骤如下:①将痰盂和卫生纸放在旁边,为患者咳嗽、排痰做准备;②协助患者根据引流肺段取合适体位(图16-6):肺上叶引流时取高坡位;肺上叶后段引流时取半俯卧位,左右侧交替;右侧肺引流时,取左侧卧位,胸下垫枕头;肺下段引流时,取头低脚高位;③每日晨起饭前和夜晚睡眠前各做1次,每次20~30min,当患者感觉疲乏或虚弱时,停止引流;④同时可辅以叩击等,以促进痰液排出;⑤监测患者的耐受程度,评估其生命体征,尤其是脉搏、呼吸的稳定性。若患者出现脸色苍白、出冷汗、呼吸困难或感觉疲劳应停止引流。

Note:

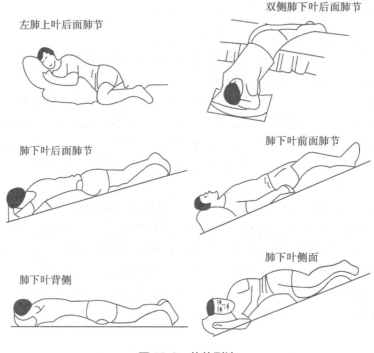

左肺上叶后面肺节

双侧肺下叶后面肺节

肺下叶后面肺节

肺下叶前面肺节

肺下叶背侧

肺下叶侧面

图 16-6　体位引流

三、吸痰术

当患者不能通过咳嗽排出痰液时,可通过吸痰术帮助患者保持呼吸道通畅。吸痰术(sputum suctioning)是指利用负压作用,用导管经口、鼻腔或人工气道将呼吸道分泌物吸出,以保持呼吸道通畅的一种方法。适用于年老体弱、新生儿、危重、麻醉未醒、气管切开等不能进行有效咳嗽者。临床上常用电动吸引器吸痰和中心负压吸引装置吸痰。

(一) 目的

1. 清除呼吸道分泌物,保持呼吸道通畅。

2. 促进呼吸功能,改善肺通气。

3. 预防肺不张、坠积性肺炎等肺部并发症。

(二) 电动吸引器吸痰法

1. **电动吸引器**

(1) 构造:主要由马达、偏心轮、气体滤过器、压力表、安全瓶、贮液瓶、连接管等组成。安全瓶和贮液瓶是两个容量为 1 000ml 的容器,瓶塞上有两个玻璃管,通过橡胶管相互连接(图 16-7)。

(2) 作用原理:接通电源后,马达带动偏心轮,从吸气孔吸出瓶内空气,然后由排气孔排出,如此循环转动,使瓶内呈负压状态,将痰液吸出。

(3) 维护

1) 使用前,应检查电源的电压和吸引器电压是否相符,各管连接是否正确。

2) 贮液瓶内液体达 2/3 满时,应及时倾倒,以免液体过多,被吸入马达内损坏机器。

3) 电动吸引器不宜长时间连续使用,每次不可超过 2h。

4) 贮液瓶内应放少量消毒液,使吸出液不至于黏附于瓶底,便于清洗消毒。

5) 吸引器应有专人管理,定期检查效能、做好清洁保养,搬运时不可剧烈震动。

2. **用物**

① 电动吸引器 ┈┈┈┈┈┈┈┈┈ 1 台　　② 吸痰盘 ┈┈┈┈┈┈┈┈┈┈┈ 1 套

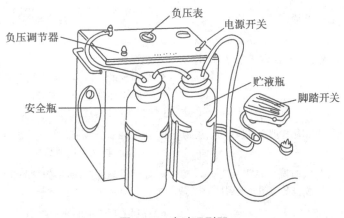

图 16-7　电动吸引器

内置：

- 有盖罐（盛无菌生理盐水）··············2 只
- 无菌纱布·····························适量
- 无菌碗·····························1 个
- 无菌手套···························1 副
- 痰标本容器·······················按需备
- 型号合适的一次性无菌吸痰管··············数根
- 无菌生理盐水························1 瓶
- 治疗巾····························1 块
- 弯盘·····························1 个
- 开口器、压舌板、舌钳·················按需备

3. 实施

操作步骤	注意点与说明
1. 评估患者呼吸和痰液阻塞情况，确定是否需要吸痰	• 只有当患者呼吸道有分泌物积聚，出现痰鸣音、肺部有湿啰音、呼吸音低、呼吸频率加快或排痰不畅时需要吸痰
2. 洗手、戴口罩，备齐用物携至患者床边，向患者或家属解释吸痰的目的、方法及可能引起的不适，如恶心、咳嗽和喷嚏等	• 消除紧张情绪，以取得良好的合作
3. 接通电源，打开开关，检查吸引器性能是否良好，连接是否正确	• 根据患者情况及痰液黏稠状况调节负压（成人 −400~−300mmHg；儿童 −300~−250mmHg），负压过大可损伤呼吸道黏膜
4. 将患者头部转向操作者一侧，使其张口，铺治疗巾于患者胸前	• 减少微生物传播，保护衣物不被污染
5. 准备吸引用物	
（1）用无菌技术打开吸痰管	• 保持无菌，减少微生物传播
（2）备好无菌碗，倒入 100ml 无菌生理盐水	• 润滑吸痰管，并用于每次吸引时冲洗吸痰管
6. 戴无菌手套，持吸痰管的手必须保持无菌，另一手可保持清洁	• 避免将微生物带入呼吸道，同时自我保护
7. 一手连接负压管，另一手持吸痰管，试吸少量的生理盐水	• 检查管道是否通畅，润滑导管前端
8. 吸引	
◆ 口咽吸引	
（1）嘱患者将舌前伸，必要时用纱布包裹协助	• 昏迷患者可用压舌板、开口器协助张口

Note:

操作步骤	注意点与说明
(2) 一手反折吸痰管末端,另一手持吸痰管前端,从口腔的一侧将导管插入 10~15cm 进入咽部,同时鼓励患者咳嗽	• 插管时不可使用负压,以免导管吸附呼吸道黏膜引起损伤 • 从口腔的一侧插入导管可预防恶心 • 咳嗽可促使下呼吸道分泌物进入口腔或上呼吸道,便于吸出
(3) 放松导管末端,使用负压吸引,吸净口咽部分泌物	• 若鼻腔、口腔和气管切开处均需吸痰,应先吸气管切开处,再吸鼻腔或口腔
(4) 更换吸痰管,在患者吸气时顺势将吸痰管插入气管一定深度(约 15cm),松开导管开始吸引	• 如痰液黏稠,可叩拍胸背部或行雾化吸入后再吸痰
(5) 手法:左右旋转,自深部向上提拉吸净痰液	• 有利于呼吸道的充分吸引 • 吸痰动作应轻柔,每次吸引时间 <15s,以免造成患者缺氧 • 每根吸痰管只用一次,不可反复上下提插 • 吸痰过程中注意观察患者面色、呼吸、吸出物性状
(6) 吸痰管退出时,抽吸生理盐水冲洗导管,根据患者情况必要时重复吸引	• 以防痰液阻塞吸痰管 • 观察气道是否通畅,如一次未吸尽,隔 3~5min 重吸,应更换吸痰管,再次吸引,如此反复,直至吸引干净
(7) 若痰液污染面部皮肤,应协助患者洗脸	• 如自口腔吸痰有困难,可由鼻腔吸引(插管长度约为 25cm;小儿吸痰时,宜选择质地柔软的吸痰管,吸力宜小;有人工气道者,可直接从人工气道内吸引;可从人工气道内滴入 α-糜蛋白酶或溴己新,以稀释痰液,便于吸出
◆ 鼻咽和经鼻气管吸引 (1) 用拇指和示指夹住导管轻快地插入鼻腔,并在患者吸气时沿鼻腔壁向深处插入	• 鼻咽吸引插入导管的长度:从患者鼻尖至耳垂的距离,成人约为 16cm,儿童 8~12cm,婴幼儿 4~8cm • 经鼻气管内吸引时,插入导管的长度:成人约为 20cm,儿童 14~20cm,婴幼儿 8~14cm
(2) 其他操作方法同口咽吸痰	
◆ 经气管内插管或气管切开套管吸引 (1) 情况许可时,可在吸引前给患者过度通气或提高吸氧浓度数分钟,再调至原先水平	• 减轻吸引所致低氧血症和肺不张
(2) 移开给氧或湿化装置,不带负压将吸痰管插入人工气道,遇到阻力或患者咳嗽时,往外提出 1cm	• 回提导管可刺激患者咳嗽,并可促使导管口离开气管壁
(3) 间歇使用负压吸引,手法同口咽吸引,鼓励患者咳嗽;观察患者有无呼吸窘迫的表现	
(4) 连接吸氧装置;若可能,鼓励患者深呼吸	
(5) 观察患者呼吸道通畅情况,有无吸引所致并发症,必要时重复吸引	• 两次吸引间应至少间隔 1min,以便患者进行通气和氧合
9. 吸痰毕,关闭吸引器,取下吸痰管和负压管,处理一次性用物,清洗和消毒重复使用的用物,为下次吸引做准备;脱手套,洗手	• 严格无菌操作,吸痰盘内物品应每班消毒和更换
10. 帮助患者取舒适卧位;听诊患者呼吸音	• 判断患者呼吸道是否已通畅、痰液是否吸引干净
11. 口腔护理	• 分泌物过多时,刺激黏膜,患者感觉不适
12. 记录吸引情况、分泌物的量和性状以及患者吸引前后的呼吸情况	• 准确记录有利于正确评估病情

（三）中心吸引装置吸痰法

一般的大医院均设有中心负压吸引装置,吸引管道连接到各病床单位,使用时只需要连接贮液瓶和吸痰管,打开开关即可使用。具体吸痰的方法和要求同电动吸引器吸痰术。

（四）注射器吸痰法

在紧急状态下,没有负压吸引装置时可采用此方法吸痰。可采用50~100ml的注射器连接吸痰管进行抽吸。

四、氧气吸入术

氧气吸入术（oxygen inhalation）是常用的改善呼吸的技术之一。通过给患者吸入高于空气中氧浓度的氧气,提高动脉血氧分压、氧饱和度及氧含量以纠正低氧血症（hypoxemia）,确保对组织的氧供应,达到缓解组织缺氧的目的。

（一）缺氧的分类和程度

1. 缺氧的分类　根据缺氧原因和血氧变化特征可将缺氧分为4类（表16-2）。在这4种类型的缺氧中,氧疗对低张性缺氧的患者疗效最好,能迅速提高动脉血氧分压（PaO_2）、动脉血氧饱和度（SaO_2）和动脉血氧含量（CaO_2）。氧疗对心功能不全、休克、严重贫血、一氧化碳中毒等患者也有一定的疗效。

表16-2　缺氧类型及其特点

类型	动脉血氧分压 （PaO_2）	动脉血氧饱和度 （SaO_2）	动-静脉氧压差 （$Pa-vO_2$）	常见原因
低张性缺氧	↓	↓	↓ 或 N	吸入气氧分压过低、外呼吸功能障碍、静脉血分流入动脉等,如高山病、慢性阻塞性肺病、先天性心脏病
血液性缺氧	N	N	↓	贫血、CO中毒、高铁血红蛋白血症、输入大量库存血
循环性缺氧	N	N	↑	休克、心功能不全、血管意外
组织性缺氧	N	N	↑ 或 ↓	氰化物、硫化物、砷化物等所致中毒;大量放射线照射、高温、严重缺乏维生素

2. 缺氧程度与给氧标准　缺氧程度是判断是否需要给氧的重要依据（表16-3）。

表16-3　缺氧的程度与症状

程度	发绀	呼吸困难	神志	血气分析	
				氧分压（PaO_2）/mmHg	动脉血氧饱和度（SaO_2）/%
轻度	不明显	不明显	清楚	>50	>80
中度	明显	明显	正常或烦躁不安	30~50	60~80
重度	显著	严重、三凹征明显	昏迷或半昏迷	<30	<60

轻度缺氧:一般不需给氧,若患者呼吸困难可给予低流量氧气（1~2L/min）。中度缺氧:需给氧。重度缺氧:是给氧的绝对适应证。当患者PaO_2<50mmHg,均应给氧。慢性阻塞性肺病并发冠心病患者PaO_2<60mmHg时即需给氧。

（二）吸氧适应证

各种原因导致的低氧血症及组织缺氧。

1. 肺活量减少　因呼吸系统疾患而影响肺活量者,如哮喘、支气管肺炎或气胸等。

2. 心、肺功能不全　使肺部充血而致呼吸困难者,如心力衰竭。

Note:

3. 各种中毒引起的呼吸困难者　使氧不能由毛细血管渗入组织而产生缺氧,如巴比妥类药物中毒、麻醉剂中毒或 CO 中毒等。

4. 昏迷患者　如脑血管意外或颅脑损伤。

5. 其他　如某些外科手术前后患者、大出血休克患者、分娩时产程过长或胎心异常者等。

(三) 供氧装置

供氧装置包括氧气筒和管道供氧装置。

1. 中心供氧装置　通过中心供氧站提供氧气,氧气经管道输送至各病区床单位、门诊、急诊科。中心供氧站通过总开关进行管理,各用氧单位在墙壁上的管道出口处连接特制的流量表(图 16-8),以调节氧流量。使用方便。

2. 氧气筒供氧装置　无管道供氧时,可用氧气筒(图 16-9)供氧。

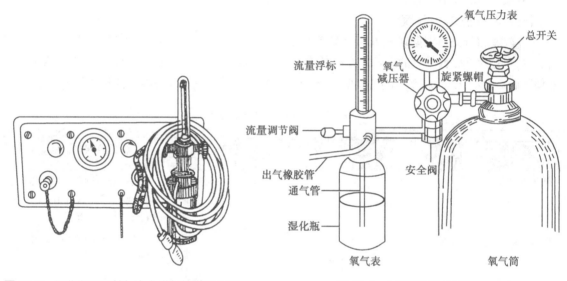

图 16-8　湿化瓶及导管与中心供氧管道的连接　　　　图 16-9　氧气筒及氧气表

(1) 氧气筒:为圆柱形无缝钢筒。标准的氧气筒充满氧气时,筒内压力可达 150kg/cm²,容纳氧气 6 000L。

1) 总开关:位于氧气筒顶部,控制氧气的排放。使用时,将总开关向逆时针方向旋转 1/4 周,即可放出氧气;不用时,应沿顺时针方向将总开关旋紧。

2) 气门:位于氧气筒颈部的侧面,与氧气表相连,是氧气自筒中输出的途径。小的氧气筒可在家庭、转运、紧急情况时使用。

(2) 氧气表:由以下几部分组成:

1) 压力表:显示筒内氧气的压力或量。从指针所指数值(单位 kg/cm²)能测知筒内氧气的压力。压力越大说明氧气贮存量越多。

2) 减压器:是一种弹簧自动减压装置,将来自氧气筒内的气体压力减至 2~3kg/cm²,使氧气流量平稳,保证安全,便于使用。

3) 流量表:用来测量每分钟氧气的流出量,单位 L/min。流量表内有浮标,当氧气通过流量表时,即将浮标吹起,从浮标上端平面所指刻度,可以测知每分钟氧气的流出量。

4) 湿化瓶:一般瓶内盛 1/3~1/2 灭菌水用来湿化氧气,通气管须没在水中。急性肺水肿患者可选用 20%~30% 乙醇溶液作为湿化液,以降低肺泡内泡沫的表面张力,扩大气体与肺泡壁接触面积而使气体易于弥散,改善气体交换。

5) 安全阀:当氧气流量过大、压力过高时,安全阀的内部活塞即自行上推,将过多的氧气通过四周小孔排出,以保证安全。

（3）氧气筒架:用于搬运和固定氧气筒,以防止氧气筒
倾倒(图16-10)。

（4）装表法

1）吹尘:将氧气筒置于架上,竖直放置,取下氧气筒
帽,将总开关逆时针部分打开,使小量气体从气门处流出,
随即迅速关上总开关,以吹除气门处灰尘。

2）接流量表:将氧气表的旋紧螺口与氧气筒气门处的
螺丝接头衔接,用手按顺时针方向初步旋紧,再用扳手旋
紧,使氧气表直立于氧气筒旁。

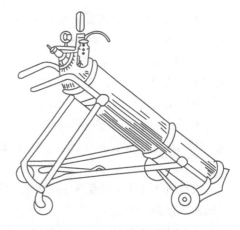

3）接湿化瓶:连接通气管和湿化瓶。

图16-10　氧气筒及支架

4）检查:确认流量表处于关闭状态,打开氧气筒总开
关,再打开流量表的流量调节阀,检查氧气流出是否通畅,有无漏气。关紧氧气表开关,备用。

（5）卸表法

1）将总开关旋紧,打开流量调节阀开关,放出余气,再关闭调节阀。卸下湿化瓶。

2）一手拿表,一手用扳手将表的螺帽旋松,然后再用手旋开,将表卸下。

（6）氧气筒内氧气量计算方法

氧气筒内氧气供应时间可按以下公式计算:

$$氧气供应时间 = \frac{氧气筒容积(L) \times \left[压力表所指压力(kg/cm^2) - 应保留压力5(kg/cm^2) \right]}{氧流量(L/min) \times 60(min/h) \times 1个大气压(kg/cm^2)}$$

（四）用氧安全

氧气是助燃气体,氧气筒内的氧气压力很高,氧气在高浓度和高压情况下容易引起火灾和爆炸。因
此用氧过程中,护士必须严格遵循操作规程,确保用氧安全,切实做到"四防":防火、防油、防热、防震。

1. 氧气筒的安全使用

（1）在氧气装置上悬挂"四防"安全标志。

（2）将氧气筒放置在阴凉处,周围严禁烟火和易燃品,氧气表及螺旋处不可抹油,搬运时避免倾倒
和震动,以防引起爆炸。

（3）氧气筒内氧气不可全部用尽,当压力表上指针降至5kg/cm^{2}时即不可再用,以防灰尘进入筒
内,再次充氧时引起爆炸。对未用或已用空的氧气筒,应分别标明"满"或"空"的字样,避免急用时搬
错而影响抢救。

（4）氧气筒外应有明显标记,平时应有固定放置地点,切不可与其他气体钢筒并放一起,以防急用
时搬错。

2. 用氧过程中的安全

（1）指导患者及探视者用氧时禁止吸烟。

（2）确保电器(如电剃刀、助听器、电视、电热毯等)处于正常工作状态,避免电器短路产生火花而
引起火灾。

（3）避免使用易产生静电的材料,如毛毯、合成纤维等。患者和照顾者最好穿棉质衣物。

（4）使用氧气时,应先调节流量后再连接鼻导管(鼻塞)。停用氧气时,先拔管,关流量调节阀。中
途改变流量,先分离给氧管与湿化瓶连接处,调节好流量再接上。以免一旦开关出错,大量氧气进入
呼吸道而损伤肺部组织。用氧过程中,应加强监测。

（5）工作人员应熟悉灭火器的位置,掌握使用方法。

（五）氧浓度与氧流量的换算

1. 氧流量(oxygen flow rate) 指调节的供患者使用的氧气流量,单位为 L/min。应根据患者

状况和用氧途径调节氧流量的大小。由于氧气的渗漏及与大气的混合,氧流量并不完全等于患者实际吸入的氧浓度。更精确地描述氧气吸入量的方法可用吸氧浓度。

2. 吸氧浓度(inspired oxygen concentration)　即氧在吸入空气中所占的百分比。根据吸氧浓度的高低,可分为:①低浓度吸氧:吸入氧浓度 <35%;②中浓度吸氧:吸入氧浓度为 35%~50%;③高浓度吸氧:吸入氧浓度 >50%。

3. 氧浓度和氧流量的换算

(1) 鼻导管、鼻塞等方法给氧浓度计算:

$$吸氧浓度(\%)=21+4\times 氧流量(L/min)$$

慢性阻塞性肺病患者鼻导管给氧时能耐受的氧流量为 2L/min。此类患者吸氧时,需要密切观察动脉血气分析的结果。

(2) 面罩给氧浓度计算:吸氧浓度与氧流量的关系如表 16-4 所示。面罩给氧时,氧流量必须 >5L/min,以免呼出气体在面罩内被重复吸入,导致 CO_2 蓄积。吸氧浓度随氧流量增加而增加,但氧流量超过 8L/min 则吸氧浓度增幅很小;若需要提高吸氧浓度,可在面罩后接一贮气囊。

表 16-4　面罩给氧时氧流量和吸氧浓度的关系

给氧方法	氧流量	吸氧浓度近似值
开放式面罩	5~6L/min	40%
	6~7L/min	50%
	7~8L/min	60%
密闭式(加贮气囊)	6L/min	60%
	7L/min	70%
	8L/min	80%
	9L/min	90%
	10L/min	99%

(3) 简易呼吸器给氧:若氧流量为 6L/min,吸氧浓度为 40%~60%。

(4) 呼吸机(定容型)给氧浓度计算:

$$吸氧浓度 = \frac{80\times 氧流量(L/min)}{通气量(L/min)}+20$$

(六) 氧气吸入方法

1. 鼻导管和鼻塞法　此类方法的特点是简单、经济、方便、易行。吸氧浓度一般能达到 40%~50%,氧流量一般 <6L/min。

(1) 单侧鼻导管:即将鼻导管从一侧鼻腔插入至鼻咽部(长度约鼻尖至耳垂的 2/3)供氧(图 16-11)。

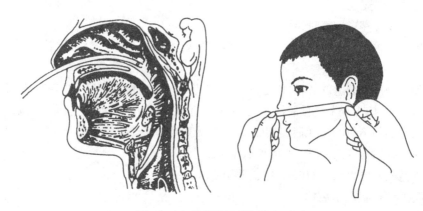

图 16-11　单侧鼻导管插入长度

此法供氧效果可靠,节省氧气,但对鼻腔黏膜刺激性大,且由于鼻导管压迫鼻腔并可被分泌物堵塞,所以需要每8h更换1次导管,因此在临床不常用。

(2) 双侧鼻导管:双侧鼻导管有两根短管,可分别插入两个鼻腔(图16-12)。该方法简单,且不会干扰患者进食和说话,并允许患者有一定的活动度,因此患者相对比较舒适、耐受性也较好,是目前临床常用给氧方法。该法可给最高氧流量为6L/min。用氧时护士需观察患者耳部、鼻翼的皮肤黏膜情况,防止因导管太紧引起皮肤破损。

(3) 鼻塞(图16-13):是一种用塑料制成的球状物,使用时将鼻塞塞入鼻前庭内即可。此方法对鼻黏膜刺激性小,患者感觉较舒适,且使用方便,临床使用广泛。鼻塞法吸氧浓度一般<50%。

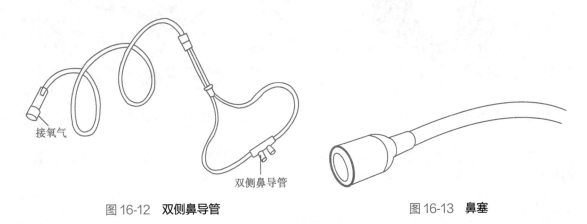

图 16-12　**双侧鼻导管**　　　　　　　　　　　图 16-13　**鼻塞**

2. 面罩法　将特制面罩置于患者的口鼻部给氧,氧气自下端输入,呼出的气体从面罩的侧孔排出。有两种给氧面罩:

(1) 开放式面罩(图16-14):无活瓣装置,利用高流量氧气持续喷射所产生的负压,吸入周围空气以稀释氧气,面罩底部连接一中空管,管上有一阀门,可通过阀门,调节空气进入量,从而调节吸氧浓度。呼出气体可由面罩上呼气口排出。

(2) 密闭式面罩(图16-15):面罩上设有单向活瓣,将吸气与呼气通路分开,吸氧浓度可达60%以上。

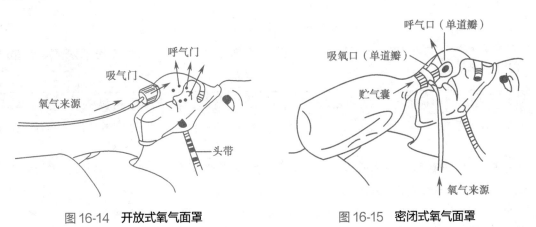

图 16-14　**开放式氧气面罩**　　　　　　图 16-15　**密闭式氧气面罩**

面罩给氧对气道黏膜刺激小,给氧效果好,简单易行,患者感觉舒适。其缺点是患者进食、咳痰时需要去掉面罩,中断给氧。

3. 氧气头罩法　给患者吸氧时,将其头部置于头罩内,罩面上有多个孔,可以保持罩内一定的氧浓度、温度和湿度(图16-16)。注意保持头罩和颈部适当的空隙,以防CO_2滞留及重复吸入。此法主要用于小儿。

Note:

4. 氧气枕法 氧气枕是一长方形橡胶枕,枕的一角有一橡胶管,上有调节器可调节氧气流量(图16-17)。氧气枕内充入氧气,接上湿化瓶、导管即可使用。在家庭氧疗、危重患者的抢救或转运途中,氧气枕可作为临时供氧装置使用。

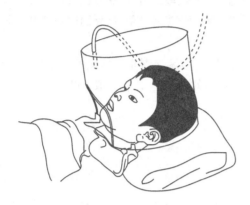

图 16-16 氧气头罩给氧

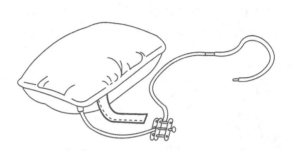

图 16-17 氧气枕

新氧气枕的枕内含有粉粒,充气前应洗净。可用自来水灌满氧气枕,在枕外用手揉捏放水,再灌水揉捏,如此反复多次,直到放出水洁净为止。

(七) 给氧用物

① 供氧装置 ·· 按需备
② 治疗盘 ·· 1个

内备:

- 鼻导管 ··· 1根
- 棉签 ··· 1包
- 胶布 ··· 1卷
- 弯盘 ··· 1个
- 小药杯(内盛冷开水) ···································· 1只
- 纱布 ··· 数块
③ 给氧设备 ·· 1套
④ 输氧卡及笔 ·· 1套

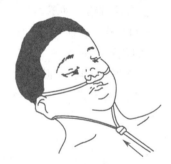

图 16-18 双侧鼻导管固定法

(八) 实施

操作步骤	注意点与说明
1. 评估患者病情,呼吸及缺氧情况	● 若患者痰量较多,可采用变换体位、叩背等方法先协助患者排痰,必要时行吸痰术
2. 核对医嘱,包括给氧方法及氧流量	● 确保按医嘱给氧
3. 洗手、戴口罩,备齐用物,携至患者床旁,核对患者	● 确认患者
4. 向患者解释操作目的和方法,告知患者及周围人员安全用氧的有关知识	● 减轻患者焦虑,取得良好的合作
5. 连接给氧装置,打开氧气开关,检查设备功能是否正常,管道有无漏气	● 确保管道密闭、功能完好
6. 给氧	
◆ 双侧鼻导管给氧	
(1) 检查鼻孔,并用湿棉签清洁鼻孔	● 检查有无痛肿或生理性异常及通气情况

续表

操作步骤	注意点与说明
(2) 将鼻导管与湿化瓶的出口连接,打开流量调节阀,确定氧气流出通畅后,调节至所需氧流量	● 检查氧气流出是否通畅可用以下方法:①将导管末端放入洁净水中,看有无气泡逸出;②将管口靠近手背,感觉有无气流冲出
(3) 将鼻导管末端轻轻插入患者双侧鼻腔1cm,再将导管环绕患者耳部向下放置,根据患者情况调整其松紧度(图16-18)	● 固定导管,不宜太紧,以免引起皮肤破损
◆ 面罩给氧 将面罩置于患者口鼻部,用松紧带固定,再将氧气接于面罩上的氧气进口,调节氧流量	● 面罩所需最小氧气流量是 6L/min ● 用带贮气囊的面罩时,贮气囊至少应保持 1/3 充盈
◆ 鼻塞给氧 擦净鼻腔,将鼻塞连接通气管,调节氧流量,将鼻塞塞入鼻孔内	● 一般置鼻塞于鼻前庭,切勿塞入过深 ● 鼻塞大小以恰能塞满鼻孔为宜
7. 记录吸氧时间、流量、患者反应	● 以便评价及保证护理的连续性
8. 给氧期间常规观察患者病情、缺氧症状改善程度,定时观察氧流量、湿化瓶内水量,检查用氧设备工作状态是否良好、供氧管道是否通畅,确保用氧安全	● 观察内容有:患者焦虑状况、皮肤颜色及呼吸情况;有无缺氧、心跳过速、意识障碍、呼吸困难、烦躁不安、发绀等表现;动脉血气分析结果;鼻腔有无堵塞或黏膜红肿;必要时用水溶性润滑剂保护鼻黏膜
9. 停用氧气时,先取下给氧装置,关流量调节阀,放出余气后,再关流量表。协助患者取舒适体位	● 以免错误打开开关,导致大量氧气突然冲入呼吸道而损伤肺部组织
10. 清洁消毒用物,记录给氧时间和停止时间、用氧后患者呼吸改善情况	● 预防交叉感染

(九) 吸氧副作用及预防

1. 呼吸道分泌物干燥　供氧装置流出的氧气是干燥的,吸入后可使呼吸道黏膜干燥,分泌物黏稠,不容易排出且有损纤毛运动。预防的关键是加强吸入氧气的湿化,定期进行雾化吸入。

2. 呼吸抑制　低氧血症时,PaO_2 的降低可刺激周围化学感受器,反射性兴奋呼吸中枢,增加肺部通气。若患者长期依靠此反射性兴奋维持呼吸(如肺源性心脏病、Ⅱ型呼吸衰竭的患者),吸入高浓度氧后引起 PaO_2 升高可消除这一反射机制,导致患者自主呼吸抑制,甚至出现呼吸停止。因此,此类患者吸氧应低流量、低浓度并监测 PaO_2 的变化,使患者 PaO_2 维持在 8kPa 即可。

3. 吸收性肺不张　患者吸入高浓度氧气后,可大量置换肺泡内氮气(不能被吸收)。一旦支气管阻塞,其所属肺泡内的氧可被循环血流迅速吸收,导致肺泡塌陷,引起肺不张。患者表现为烦躁不安、呼吸心跳加快、血压升高、呼吸困难、发绀等表现,甚至昏迷。预防的关键是防止呼吸道阻塞,具体措施包括鼓励患者深呼吸和咳嗽、加强排痰、经常变换体位、降低吸氧浓度(<60%)等。使用呼吸机的患者,可加用呼气末正压通气(PEEP)来预防。

4. 晶状体后纤维组织增生(retrolental fibroplasia)　给予高浓度氧后,过高的动脉氧分压($PaO_2>140mmHg$)可引起新生儿(特别是早产儿)晶状体后纤维组织增生,引起透明的晶状体后血管增生,最后纤维化,出现不可逆转的失明。因此新生儿吸氧浓度应视病情需要而定,初始给氧浓度不宜超过40%,10~20min 后根据氧分压和血氧饱和度进行调整。

谁夺走了我的光明

一夫妇期盼已久的小生命在医院提前降生了。和所有的早产婴儿一样,该早产儿接受了吸氧治疗。17d 后,孩子出院了,全家尽情享受着孩子带来的幸福。然而,快乐是如此短暂,6 个月后,外婆意外发现孩子的眼睛不对劲,用手在孩子面前招呼,一点反应没有。夫妇俩慌忙带孩子到医院检查,诊断为早产儿视网膜病变,建议手术。然而等他们带着孩子赶到眼科医院时,等待他们的却是一个噩耗:因为发现太晚,孩子的眼睛已失去了手术的机会。

吸氧是救治早产儿的基本措施,但治疗过程中,应注意监测氧疗效果,及时调整给氧浓度和方式,并提醒家长在 1 个月内到医院做该病的筛查。

5. **氧中毒** 氧为生命活动所必需,但 0.5 个大气压以上的氧对任何细胞都有毒性作用,可引起氧中毒(oxygen intoxication)。长时间高浓度给氧,肺泡气和动脉血的氧分压升高,使血液与组织细胞之间氧分压差升高,氧弥散加速,组织细胞因获氧过多而中毒。氧中毒有两种类型:

(1) 肺型氧中毒:吸入 1 个大气压左右的氧 8h 后,患者可出现胸骨后锐痛、烧灼感、刺激性咳嗽,继而出现呼吸困难、恶心、呕吐、烦躁不安、头痛,3d 后可有肺不张,晚期表现为肺间质纤维化及多脏器功能受损,甚至死亡。

(2) 脑型氧中毒:吸入 2~3 个大气压以上的氧,可在短时间内引发脑型氧中毒。患者出现视觉和听觉障碍,恶心、抽搐、晕厥等神经症状,严重者可昏迷、死亡。

预防氧中毒的主要措施是控制吸氧浓度与时间。在维持目标氧饱和度(94%~98%)的前提下,吸氧浓度越低越好。应尽量避免长时间高浓度给氧(>50%),给氧期间应经常监测动脉血 PaO_2 和氧饱和度,密切观察给氧效果和有无氧疗副作用发生。

规范氧疗——国际氧疗指南简介

氧疗应用于临床 200 多年,几乎无人怀疑氧气的治疗作用,却少有人想到氧疗也有副作用,甚至可危及生命。近 20 年,大数据和荟萃分析的大量研究结果证实了高流量吸氧的危害,氧疗的安全性引起临床重视,美、英、澳等国均制定了氧疗指南。概括这些指南的主要内容如下:

(1) 把氧气视为药品,应有规范的处方和科学的临床路径。

(2) 氧疗目的:改善缺氧组织的氧供,保证细胞有氧代谢正常进行。

(3) 氧疗指征:只适合缺氧患者,不能解决非缺氧呼吸困难者的治疗问题。

(4) 氧疗处方:包括给氧的目标、流量和连接方式。

(5) 目标氧疗(target oxygen therapy):即根据患者情况制订给氧目标,是保证疗效和安全性的最佳临床指标。

(6) 所有重症患者氧疗目标达到或接近正常血氧水平,即 SaO_2 94%~98%;慢阻肺和有高碳酸血症呼吸衰竭风险患者,推荐目标 SaO_2 为 88%~92%。

(7) 监测是必须的:所有氧疗场所必须配备血氧监测装置,给氧后要观察 SaO_2,情况改变,根据目标氧及时调整 FiO_2,维持血氧在目标水平。

(张迎霞)

思考与练习

1. 如果患者的呼吸频率出现异常,护士首先应排除哪些生理因素的影响,才能进一步确定其为病理性异常?

2. 王某,男性,50岁。因使用农药敌百虫不当中毒,目前意识模糊,呼吸微弱、浅慢。

请问:

(1) 护士应采取什么方法测量患者呼吸频率?

(2) 根据医嘱,护士为患者吸氧,此时如何进行湿化?

3. 请阐述潮式呼吸、吸氧后呼吸抑制、吸收性肺不张、氧中毒的发生机制。

4. 吸氧的指征是什么?给氧过程中,护士应采取哪些措施来确保疗效和患者的安全?

5. 请比较各种常用给氧方法的优缺点和适用范围。

6. 采用一次性双侧鼻导管为患者给氧,所需吸氧浓度为33%。请问氧流量应调节为多少?

7. 陈某,女,58岁,子宫颈癌行子宫切除术后并发肺部感染,痰多不易咳出。医嘱:必要时吸痰。

请问:

(1) 如何判断患者是否需吸痰?

(2) 操作前应如何向患者解释?

(3) 为患者吸痰时应注意哪些事项?

(4) 若患者痰液黏稠不易咳出,可采取哪些措施帮助患者咳痰?

8. 患者,男性,63岁;反复咳嗽、咳痰20年,每年发作累计超过3个月,6年前出现活动时气短,治疗后可缓解。1周前因受凉上述症状再次出现,并出现双下肢水肿、少尿、轻度嗜睡,自服利尿药不见好转而入院。体检:T 38.7℃,R 22次/min,P 130次/min,BP 135/85mmHg,呈嗜睡状,皮肤红润,颈静脉怒张,桶状胸,双下肢水肿,血气分析:pH 7.30,$PaCO_2$ 80mmHg,PaO_2 50mmHg,入院诊断为:慢性阻塞性肺疾病,呼吸衰竭。

请问:

(1) 该患者的缺氧类型和程度。

(2) 应如何给该患者供氧?

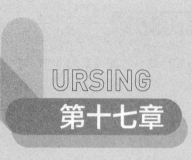

NURSING
第十七章

脉搏与血压

17章 数字内容

教 学 目 标

识记:

1. 能迅速准确说出脉搏、血压的正常值范围。

2. 能迅速正确说出高血压、低血压、速脉、缓脉的划分标准。

3. 能准确陈述脉搏、血压的评估内容。

4. 能正确陈述异常脉搏的种类及其临床意义。

理解:

1. 能用自己的语言正确解释下列概念:

血压 脉搏 收缩压 舒张压 脉压 平均动脉压 间歇脉 绌脉 脱落脉 交替脉 奇脉

2. 能举例说明脉搏、血压的生理性变化。

3. 比较不同的血压计,说明它们各自的构造及使用特点。

运用:

1. 能运用所学知识正确归纳准确测量血压应注意的问题及理论依据。

2. 能正确测量血压、脉搏,做到态度认真、方法正确、解释恰当、操作规范、测量值准确,并体现对患者的关心。

3. 能正确识别脉搏、血压的异常变化并采取相应的护理措施。

脉搏、血压是反映人体循环系统功能的重要测量指标,它们和体温、呼吸共同被称为生命体征(vital signs),能显示机体内在的活动状况并能灵敏地反映病情,是衡量机体功能的客观而重要的指标。护士必须掌握脉搏、血压的测量技术,并通过对血压、脉搏动态变化的分析以了解疾病的发生、发展、转归与危险征象,从而为预防、治疗和护理工作提供依据。

第一节　脉　　搏

一、脉搏的概念与特性

(一) 脉搏的定义

随着心脏节律性的收缩和舒张,动脉内的压力也发生周期性的波动,这种周期性的压力变化可引起动脉血管发生节律的扩张与弹性回缩。这种动脉管壁随着心脏的舒缩而出现周期性的起伏搏动即形成动脉脉搏,临床简称为脉搏(pulse,P)。动脉搏动沿动脉系统传播,如波浪式向前推进,可以用手指按在人体的皮肤表面触及浅表动脉的搏动。脉搏是左心室及主动脉搏动的延续,通过测量脉搏可以了解心脏的动力状态、心率、心律、心输出量、动脉的可扩张性及外周阻力,因而测量脉搏是观察病情的传统的、客观的、简便易行的重要方法。

(二) 脉搏的一般特性

1. 脉率(pulse rate)　即每分钟脉搏搏动的次数。正常成人在安静、清醒的状态下脉率为60~100 次 /min,它可随多种生理性因素而发生一定范围的波动。一般新生儿、幼儿的脉率较快,成人后逐渐减慢(表 17-1)。同年龄的女性脉率较男性稍快,身材细高者常比矮胖者脉率慢,进食、运动和情绪激动时可使脉率暂时增快,休息和睡眠时则较慢。在正常情况下,脉率和心率是一致的。脉率是心率的指示,当脉率微弱得难以测定时,应测心率。

表 17-1　各年龄组的平均脉率

单位:次 /min

年龄	平均脉率	
出生 ~1 个月	120	
1~12 个月	120	
1~3 岁	100	
3~6 岁	100	
6~12 岁	90	
	男	女
12~14 岁	85	90
14~16 岁	80	85
16~18 岁	75	80
18~66 岁	72	
65 岁以上	75	

2. 脉律(pulse rhythm)　即脉搏的节律性,是心搏节律的反映。正常的脉搏节律均匀规则,间歇时间相等。但正常儿童、青少年和部分成年人可出现脉律随呼吸改变,即吸气时增快,呼气时减慢,称窦性心律不齐,一般无临床意义。

3. 脉搏的强度(pulse force)　即血流冲击血管壁的力量强度的大小,也可称脉量。正常情况下每搏强弱相同。脉搏的强弱取决于心搏输出量、脉压和外周血管阻力的大小,也与动脉壁的弹性有关。

4. 脉搏的紧张度(pulse tensity) 与血压(主要是收缩压)高低和动脉硬化的程度有关。检查时,可将两个手指的指腹置于桡动脉上,近心端手指用力按压阻断血流使远心端手指触不到脉搏,通过施加压力的大小及感觉的血管壁弹性状态判断脉搏的紧张度。

5. 动脉壁的状态(condition of arterial wall) 正常人动脉壁光滑、柔软,并有一定弹性。动脉硬化时管壁可变硬,失去弹性,呈条索状、迂曲或结节状。测量时可用近心端处和远心端处手指同时压迫桡动脉,阻断血流后用中间手指感知未被扩张的动脉壁的状态。

二、脉搏的评估

(一) 脉率异常

1. 速脉(tachycardia) 指成人在安静状态下脉率超过 100 次/min,见于高热、大出血、贫血、疼痛、甲状腺功能亢进、心力衰竭、休克、心肌炎等患者。正常人可有窦性心动过速,为一过性的生理现象。

2. 缓脉(bradycardia) 指成人在安静状态下脉率低于 60 次/min。颅内压增高、病态窦房结综合征、房室传导阻滞、甲状腺功能减退、低温、血钾过高,或服用某些药物如地高辛、利血平、β 受体阻滞剂等患者可出现缓脉。正常人可有生理性窦性心动过缓,多见于运动员。

在脉搏的诸多特性中,脉率最易测量也最易发现异常。护士应根据不同病情做出相应的脉率评估,对危险的脉率异常要及时发现,及时与医生联系,对生理性的窦性心动过速或窦性心动过缓,应对患者做出适当解释,给予心理安慰以稳定其情绪。

(二) 脉律异常

脉搏的搏动不规则,间隔时间时长时短,称为脉律异常。

1. 间歇脉(intermittent pulse) 指在一系列正常均匀的脉搏中出现一次提前而较弱的脉搏,其后有一较正常延长的间歇(即代偿性间歇),亦称期前收缩。如每隔一个或两个正常搏动后出现一次期前收缩,前者称二联脉(律)(bigeminal pulse),后者称三联脉(律)(trigeminal pulse)。间歇脉可见于各种器质性心脏病或洋地黄中毒等患者。正常人在过度疲劳、精神兴奋、体位改变时也偶尔出现间歇脉。如果期前收缩的次数≥30 次/h,或≥6 次/min,应与医生联系并及时处理。

2. 脱落脉(dropped pulse) 即指当 Ⅱ 度房室传导阻滞时,心房的激动不能下传至心室,使心搏出现脱落,脉搏也相应脱落,表现为在正常脉搏之后出现一个长间歇。脉搏可在 2 次、3 次……6 次、7 次中脱落一次,成为有规则的脱落脉。

3. 绌脉(deficient pulse) 指在同一单位时间内脉率少于心率,亦可称短绌脉。绌脉是由于心肌收缩力强弱不等,有些心输出量少的搏动可发出心音,但不能引起周围血管搏动,导致脉率少于心率。触诊时可感知脉搏细数,极不规则;听诊时心律完全不规则,心率快慢不一,心音强弱不等。常见于心房颤动的患者,当病情好转时,绌脉消失。对绌脉持续发作者必须严密观察其心率、脉率和病情,并随时根据医嘱采取相应措施。

(三) 脉搏强度的异常

1. 洪脉(full pulse) 指当心输出量增加,周围动脉阻力较小,脉搏充盈度和脉压较大时,脉搏强大有力。见于高热、甲亢、主动脉瓣关闭不全等患者。

2. 丝脉(thready pulse) 指当心输出量减少,周围动脉阻力较大,动脉充盈度降低时,脉搏细弱无力,扪之如细丝,亦可称细脉(small pulse)。见于大出血、主动脉瓣狭窄和休克、全身衰竭的患者,是一种危险脉象。

3. 水冲脉(water hammer pulse) 指脉搏骤起骤落,犹如潮水涨落,是由于周围血管扩张,血流量增大,或存在分流、反流所致。常见于主动脉瓣关闭不全、先天性动脉导管未闭、动静脉瘘、甲状腺功能亢进、严重贫血等。检查方法是将患者前臂高举过头,检查者用手紧握患者手腕掌面,可明显感知犹如水冲的急促而有力的脉搏冲击。

4. 交替脉（pulsus alternans）　指节律正常而强弱交替出现的脉搏。交替脉是左心室心力衰竭的重要体征之一。常见于高血压性心脏病、急性心肌梗死、主动脉瓣关闭不全等患者。

5. 奇脉（paradoxical pulse）　指吸气时脉搏明显减弱甚至消失的现象，又称"吸停脉"。其产生机制是由于左心室排血量减少所致。可见于心包积液、缩窄性心包炎、心脏压塞的患者。明显的奇脉在触诊时即可感知，不明显的奇脉可在听诊血压时发现吸气时收缩压较呼气时低 10mmHg 以上。

6. 脉搏消失　主要见于两种情况：①严重休克时，血压测不到，脉搏触不到，必须立即行心肺复苏术；②多发性大动脉炎时，由于某一部位大动脉闭塞，相应部位的脉搏触不到，临床上称为无脉病（pulseless）。护士若在某一部位测不到脉搏时，需再测其他部位，以鉴别无脉病和因休克而出现的脉搏消失。

（四）动脉管壁异常

正常动脉用手指压迫时，其远端动脉管不能触及，若仍能触到者，提示动脉硬化。早期硬化仅可触知动脉壁弹性消失，呈条索状；严重时动脉壁不仅硬，且有迂曲和呈结节状，诊脉犹如按在琴弦上。

三、测量脉搏的技术

（一）目的

1. 判断脉搏有无异常。

2. 动态监测脉搏变化，间接了解心脏情况。

3. 为诊断、治疗和护理提供依据。

（二）部位

凡靠近骨骼的浅表大动脉均可用于诊脉。**桡动脉是最常用和最方便的诊脉部位**，患者也最乐于接受。其次为颞动脉、颈动脉、肱动脉、腘动脉、足背动脉、胫后动脉和股动脉等（图 17-1）。如果怀疑

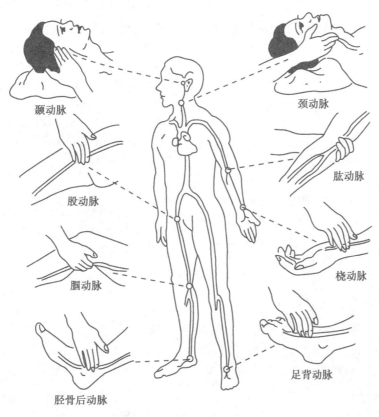

颞动脉　　颈动脉

股动脉　　肱动脉

腘动脉　　桡动脉

胫骨后动脉　　足背动脉

图 17-1　常用诊脉部位

患者心搏骤停或休克时,应选择大动脉为诊脉点,如颈动脉、股动脉。

（三）用物

- 有秒针的表·················1 只
- 记录本·····················1 本
- 笔·······················1 支
- 听诊器（必要时）···········1 副

（四）实施

操作步骤	注意点和说明
1. 洗手、备齐用物	
2. 携用物至患者床旁,核对患者姓名、床号及腕带,向患者解释,并了解其前 30min 的活动情形	<ul><li>确认患者,并取得其合作</li><li>评估患者,了解其有无影响脉搏测量的因素存在,若测量脉搏前患者有剧烈活动、紧张、恐惧、哭闹等,应让其休息 15~30min 后再测量</li><li>测量婴幼儿的脉搏应于测量体温和血压前进行,避免小儿哭闹致脉率增快</li></ul>
3. 测量脉搏	<ul><li>一般选择桡动脉为测量部位</li></ul>
（1）协助患者取仰卧位或坐位,手臂放于舒适位置,腕部伸展	<ul><li>如取仰卧位,患者前臂伸直置于身体旁边,或交叉置于胸部下部,或上腹部。如是坐位,患者手臂自然下垂,屈肘呈 90°,下臂搭在护士的臂上作以支撑</li><li>偏瘫患者应选择健侧肢体测脉</li></ul>
（2）将示指、中指、无名指的指端按压在桡动脉表面（图 17-2）,压力大小以能清楚地触及脉搏搏动为宜	<ul><li>不可用拇指诊脉,因为拇指小动脉的搏动易与患者的脉搏相混淆</li><li>测同一位置的脉搏,最好固定触诊部位,因为动脉大小或位置不同,脉搏的性质也会有差异</li></ul>
（3）计数:正常脉搏测 30s,将所测脉搏数乘以 2,即为脉率	<ul><li>异常脉搏、危重患者应测 1min</li><li>当脉搏细弱而触摸不清时,可用听诊器测心率 1min 代替诊脉。以测量心率代替测脉搏的情况常见于:心脏病、心律不齐或使用洋地黄类药物的患者、2 岁以下儿童等</li><li>测量脉率的同时,还应注意脉搏的节律、强弱、紧张度、动脉管壁的弹性等情况,发现异常要及时报告医生并详细记录</li></ul>
（4）记录测量数值	
4. 测量心率	<ul><li>若发现患者有细脉,应同时测量心率</li><li>听心率时保持环境安静,并注意心脏节律、强弱等情况</li></ul>
（1）协助患者取平卧位或半卧位	
（2）用手掌摩擦听诊器胸件的膜面,使之温暖	
（3）将听诊器放在左锁骨中线第五肋间处	
（4）两名护士同时测量,一人听心率,一人测脉率;由听心率者发出"始""停"口令,计数 1min（图 17-3）	
（5）记录测量结果	<ul><li>先记录在记录本上,再转录到患者的体温单上</li><li>细脉以分数式记录:心率 / 脉率,如 180/60 次 /min</li></ul>

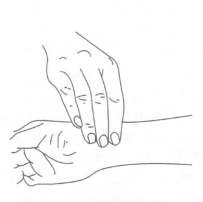

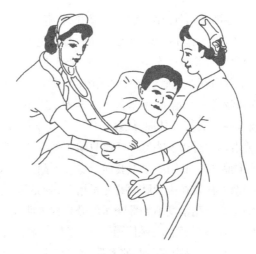

图 17-2 桡动脉测量法 　　　　　　图 17-3 绌脉测量方法

第二节 血 压

一、血压的概念

(一) 血压的定义

血压(blood pressure,BP)是指血液在血管内流动时对血管壁的侧压力。一般指动脉血压,如无特别注明,均指肱动脉的血压。

在一个心动周期中,动脉血压随着心室节律性的收缩和舒张而发生周期性的变化。

1. **收缩压(systolic pressure)** 指心室收缩时,主动脉压急剧升高,至收缩中期达到动脉血压的最高值。

2. **舒张压(diastolic pressure)** 指心室舒张时,主动脉压下降,至心舒末期达动脉血压的最低值。

3. **脉压(pulse pressure)** 指收缩压和舒张压之差,亦称脉搏压。

4. **平均动脉压(mean arterial pressure)** 指一个心动周期中每一瞬间动脉血压的平均值。简略估算方法:平均动脉压 = 舒张压 +1/3 脉压

(二) 计量单位

血压以 mmHg(毫米汞柱)或 kPa(千帕斯卡)为计量单位。两者换算公式为:1mmHg=0.133kPa;1kPa=7.5mmHg。

二、血压的形成

循环系统内有足够的血液充盈是形成血压的首要因素,充盈的程度取决于血量和循环系统容量之间的相对关系;其次心脏射血和外周阻力是形成血压的基本因素;此外,大动脉的弹性对血压的形成也有重要的作用。在外周阻力存在的情况下,心室肌收缩时所释放的能量一部分用于克服阻力推动血液在血管中流动,是血液的动能;另一部分则形成对血管壁的侧压,导致血管壁扩张,这部分是势能,形成较高的收缩压。在心舒期,主动脉和大动脉管壁发生弹性回缩,将一部分贮存的势能转变为推动血液的动能,使血液在血管中继续向前流动,同时维持一定高度的舒张压。

三、影响血压的因素

1. **心脏每搏输出量** 在心率和外周阻力不变时,每搏输出量增大,射入主动脉的血量增多,管壁

Note:

所受的张力也随之增加,则收缩压明显升高,舒张压的升高并不显著,脉压增大。反之,每搏输出量减少,则收缩压降低,脉压减少。因此,在一般情况下,收缩压的高低主要反映心脏每搏输出量的多少。

2. **心率** 若其他因素不变时,心率加快,则心舒期缩短,在心舒期内从外周回流的血量减少。心舒期末主动脉内存留的血量增多,舒张压升高。在心舒末期大动脉内血容量增加的基础上,心缩期动脉系统内血量进一步增加,故收缩压也升高,但由于动脉血压升高可使血流速度加快,因此在心缩期内可有较多的血液流至外周,故收缩压的升高不如舒张压的升高显著,脉压随之减小。反之,心率减慢时,主要表现为舒张压降低幅度比收缩压降低的幅度大,脉压增大。因此,心率主要影响舒张压。

3. **外周阻力** 心输出量不变而全身外周阻力增大时,心舒期内血液流入毛细血管和静脉的速度减慢,心舒期末存留在主动脉中的血量增多,舒张压升高;在心缩期,由于动脉血压升高使血流速度加快,故收缩压的升高幅度不如舒张压的升高幅度明显,脉压减小。反之,当外周阻力减小时,舒张压的降低比收缩压的降低明显,脉压增大。因此,一般情况下,舒张压的高低主要反映外周阻力大小。外周阻力的改变主要是由于骨骼肌和腹腔器官阻力血管口径的改变引起的。另外,血液黏滞度也影响外周阻力。

4. **主动脉和大动脉的弹性贮器作用** 由于主动脉和大动脉的弹性贮器作用,动脉血压的波动幅度明显小于心室内压的波动幅度。动脉管壁硬化时,大动脉的弹性贮器作用减弱,收缩压升高,舒张压降低,脉压增大。

5. **循环血量和血管容量的比例** 循环血量和血管系统容量相适应,才能使血管系统足够地充盈,产生一定的体循环平均充盈压。如发生循环血量减少,而血管系统容量不变,或者循环血量不变而血管系统容量增加,都会造成血压下降。

上述这些因素可单独发生变化,影响动脉血压;也可同时发生改变,形成各种因素相互作用、综合影响血压的结果。

四、血压的评估

(一) 正常血压的范围

正常成人在安静状态下的血压范围为,收缩压 90~139mmHg(12.0~18.5 kPa),舒张压 60~89mmHg(8.0~11.9 kPa),脉压 30~40mmHg(4.0~5.3 kPa),平均动脉压 75~100mmHg(10.0~13.3 kPa)。

(二) 血压的生理性变化

正常人的血压经常在一个较小的范围内波动,保持着相对的恒定。但可因各种因素的影响而有所改变,并且以收缩压的改变为主。

1. **年龄和性别** 血压随年龄的增长而增高,但收缩压的升高比舒张压的升高更为显著。青春期前男女之间血压差异较小,女性在更年期前血压略低于男性,更年期后差别较小(表 17-2)。

表 17-2 **各年龄组的平均血压**

年龄	血压 /mmHg(kPa)	年龄	血压 /mmHg(kPa)
1 个月	84/54(10.6/6.1)	14~17 岁	120/70(16/9.3)
3 岁	90/60(12/8)	成年人	120/80(16/10.6)
6 岁	105/65(14/8.7)	老年人	(140~160)/(80~90)
10~13 岁	110/65(14.6/6/8.6)		(18.6~21.3/10.6~12)

2. **昼夜和睡眠** 一般清晨血压最低,白天逐渐升高。通常至傍晚血压最高。过度劳累或睡眠不佳时,血压稍增高。

3. **情绪** 紧张、恐惧、兴奋、焦虑、发怒等情形下,收缩压可升高,舒张压一般无变化。

4. **体形** 通常高大、肥胖者血压较高。

5. 体位　一般卧位时收缩压比立位时低 8~13mmHg(1.1~1.7kPa),这主要与重力引起的代偿机制有关。但是对于长期卧床、贫血或者在使用某些降压药物的患者,若是从卧位改成立位时,可能会出现直立性低血压,表现为收缩压明显地下降 20mmHg(2.6kPa)以上,且伴头晕、昏厥等。

6. 温度　遇冷时血管收缩,血压可上升,遇热则血管扩张,血压下降。所以血压在冬天高于夏天,洗热水澡易使血压下降。

7. 疼痛　疼痛可使血压上升,但若剧烈疼痛使机体大量出汗,则导致血压下降。

8. 身体部位　正常情况下,一般右臂比左臂血压(主要是收缩压)高 10~20mmHg(1.33~2.67kPa),主要原因是左侧肱动脉来自主动脉的第三大分支左锁骨下动脉,而右侧肱动脉来自主动脉弓的第一大分支无名动脉,使得右侧能量消耗较大且血压测量值高;由于股动脉的管径较肱动脉粗、血流量大,因此下肢血压比上肢血压高 20~40mmHg(2.67~5.33kPa),而左右下肢的血压基本相等。若两上肢血压相差 20mmHg(2.67kPa)以上,见于多发性动脉炎、先天性动脉畸形、血栓闭塞性脉管炎等。若下肢血压等于或低于上肢血压,应考虑主动脉缩窄,或胸腹主动脉型大动脉炎。

此外,剧烈运动、吸烟可使血压升高。饮酒、摄盐过多、药物对血压也有影响。

(三) 异常血压

1. 高血压(hypertension)

(1) 定义:未服用降压药物的情况下,安静状态下,1~4 周内至少 3 次非同日测量血压,成人收缩压≥140mmHg 和 / 或舒张压≥90mmHg。患者既往有高血压史,目前正在服用抗高血压药,血压虽低于 140/90mmHg,也应诊断为高血压。

(2) 分类:2020 年《国际高血压实践指南》对血压水平进行分类(表 17-3),该分类适用于 18 岁以上成人,分类中将血压(130~139)/(85~89)mmHg 列为正常高值血压。血压处在此范围内者,应认真改变生活方式,及早预防,以免发展为高血压。

表 17-3　成人血压水平的分类和定义

分级	收缩压 /mmHg		舒张压 /mmHg
正常血压	<130	和	<85
正常高值	130~139	和 / 或	85~89
高血压	≥140	和 / 或	≥90
1 级高血压	140~159	和 / 或	90~99
2 级高血压	≥160	和 / 或	≥100

注:若患者收缩压与舒张压属于不同级别时,则以较高的分级为准。

2. 低血压(hypotension)　收缩压低于 90mmHg(12.0kPa),舒张压低于 60mmHg(8.0kPa)。持续的低血压状态多见于严重病症,如休克、心肌梗死、急性心脏压塞等,患者会出现明显的血容量不足的表现,如脉搏细速、心悸、头晕等。低血压也可有体质的原因,患者自诉一贯血压偏低,一般无症状。

3. 脉压变化

(1) 脉压减小:指脉压 <30mmHg(3.9kPa),主要见于主动脉瓣狭窄、心力衰竭、心包积液等。

(2) 脉压增大:指脉压 >40mmHg(5.3kPa),主要见于主动脉瓣关闭不全、动脉导管未闭、甲亢等。

五、血压异常患者的护理

1. 测得血压异常时,护士应保持神态镇静,将测得的患者血压值与其基础血压值对照后,给患者合理的解释和安慰。密切观察患者其他症状,及时与医生联系并协助处理。

2. 如患者血压较高应让其卧床休息,减少活动,保证充足的睡眠时间。按医嘱给予降压药物,并定时监测血压的变化,观察药物的不良反应,为药物治疗提供依据。同时,注意有无潜在并发症的

Note:

发生。

3. 如患者血压过低,应迅速安置患者于仰卧位,针对病因给予应急处理,同时密切观察血压变化,直至血压恢复正常。

4. 根据血压的高低调整饮食中盐、脂肪、胆固醇的摄入,避免辛辣等刺激性食物。

5. 稳定患者情绪,生活作息规律。嘱患者戒烟戒酒、保证大便通畅。

医药史话

血压测量的历史由来

1733 年,英国牧师 Stephen Hales 使用尾端接有金属管的玻璃管插入一匹马的颈动脉,血液进入玻璃管内,高达 270cm,提示马的颈动脉血压是 270cm 血柱高度,且会随马的心跳而变化:心脏收缩时血压升高,心脏松弛时血压下降,从而揭开了人类历史上血压测量的首页。1828 年,法国生理学家 Jean-Louis-Marie Poiseuill 采用 U 形水银柱替代了使用不方便的长铜管测量动脉血压。1856 年法国外科医生 Faivre 将患者切断的肱动脉和 1 名患者的股动脉接到水银测压计上,首次测量到人的动脉血压。然而,此时的血压测量都是侵入性的直接测定法。1896 年前后,意大利 Sciopione Riva-Rocci 等分别发明了带袖带的水银血压计。测量方法的重大突破则是俄国医师科罗特科夫(Korotkoff NS)于 1905 年发明的袖带加压法,并革命性地认识到脉搏音与收缩压、舒张压之间的关系。至此,血压的测定从设备、方法和知识上都得到完善。

六、测量血压的技术

(一) 测量血压的目的

1. 判断血压有无异常。

2. 动态监测血压变化,间接了解循环系统的功能状况。

3. 为诊断、治疗和护理提供依据。

(二) 测量血压的途径

2011 年《中国血压测量指南》指出:血压测量主要有三种途径:诊室血压测量、家庭血压监测和动态血压监测。

1. 诊室血压测量 是医护人员在诊室按照统一规范进行测量,它是评估血压水平和临床诊断的标准方法和主要依据。测量时选择定期校准的水银柱血压计或者经过标准验证的电子血压计。

2. 动态血压监测 通常采用经验证合格的动态血压检测仪,按设定的间隔时间,24h 连续地记录血压。由于测量次数较多,可准确地评估血压变化程度、短时变异和昼夜节律。此外,该种方法还可避免血压测量的白大衣效应。

3. 家庭血压监测 一般由被测者自行完成或由家庭成员等协助完成,可监测数日、数周甚至数月、数年血压的长期变异或降压治疗效果,也可了解患者生活常态下的血压状况,有助于鉴别白大衣高血压,识别发现隐匿性高血压。

学习助手

白大衣高血压(white coat hypertension,WCH)

指有些患者在医生诊室测量血压时血压升高,但在家中自测血压或 24h 动态血压监测(由患者自身携带测压装置,无医务人员在场)时血压正常。这可能是由于患者见到穿白大衣的医生后精神紧张,血液中出现过多儿茶酚胺,使心跳加快,同时也使外周血管收缩,阻力增加,产生所谓

"白大衣效应",从而导致血压上升。流行病学调查发现,在高血压患者中,WCH 占 9%~16%,目前研究发现 WCH 可能是处于正常血压与持续性高血压之间的一种中间状态,年轻、女性、非吸烟人群中的发病率较高。因此这种"白大衣高血压"应加强随访观察。

(三) 测量血压的方法

1. 直接测量法　即经皮穿刺将导管由周围动脉(如桡动脉)内插入,导管末端接监护测压系统,自动显示血压数值。此法优点是测量实时,测得的血压数值准确,又可直接观察压力波形。缺点是需用专门设备,且有一定创伤,故仅适用于危重和大手术患者。

2. 间接测量法　即目前广泛采用的应用血压计测量的袖带加压法。其优点是简便易行,适用于任何患者。缺点是易受多种因素影响,尤其是周围动脉舒缩变化的影响,数值有时不够准确。间接测量法是护士必须掌握的基本技术。

(四) 血压计的种类和构造

血压可用血压计间接测量,血压计是根据血液通过狭窄的血管管道形成涡流时发出响声的原理而设计的。

1. 血压计的种类　常用的血压计有汞柱式血压计(台式和立式)、表式血压计(弹簧式)和电子血压计三种。

2. 血压计构造　血压计主要由三部分组成。

(1) 输气球及调节空气压力的阀门。

(2) 袖带为长方形扁平的橡胶袋,外层是布套。为保证测量准确,袖带内的橡胶袋长度和宽度分别至少为被测肢体围长的 80% 和 40%。通常,上肢袖带橡胶袋长 24cm,宽 12cm;布套长 48cm。下肢袖带长约 135cm,比上肢袖带宽 2cm。小儿袖带宽度要求为:新生儿长 5~10cm,宽 2.5~4cm;婴儿长 12~13.5cm,宽 6~8cm;儿童长 17~22.5cm,宽 9~10cm。橡胶袋上有两根橡胶管,其中一根连输气球,另一根与压力表相接。

(3) 测压计

1) 汞柱式血压计(图 17-4):又称水银血压计,分台式和立式两种,立式血压计高度可调节。在血压计盒盖内壁上固定有一根玻璃管,管面刻度为 0~300mmHg(0~40kPa),采用双刻度,最小分度值分别为 2mmHg 和 0.5kPa。玻璃管上端和大气相通,其下端和汞槽相通,汞槽内装有汞。在输气球送入空气后,汞由玻璃管底部上升,汞柱顶端的中央凸起可指出压力的刻度。使用汞柱式血压计测量血压的方法为听诊法。汞柱式血压计应定期校验,准确定标,误差不可超过 3mmHg(0.39kPa),一般每半年校准 1 次。汞柱式血压计的优点是测得的数值较准确可靠,但它较笨重且玻璃管易破裂。

2) 表式血压计:又称弹簧式血压计、压力表式血压计或无液血压计(图 17-5)。外形似表,呈圆盘状,正面盘上标有刻度及读数,盘中央有一指针,以指示血压数值。其优点为体积小,便于携带;但应

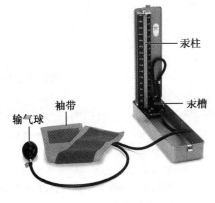

图 17-4　**汞柱式血压计**

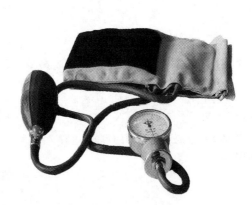

图 17-5　**表式血压计**

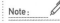

Note:

定期和汞柱式血压计校验。

3）电子血压计（图17-6）：常见的有臂式和腕式电子血压计。袖带内有一换能器，可自动采样，微电脑控制数字运算、自动放气程序。用电子血压计测血压时，无需用听诊器听诊。血压值可以mmHg、kPa两种单位显示在液晶显示屏上，清晰直观、使用方便，也可排除测量者听觉不灵敏、噪声干扰等造成的误差，但欠准确。对严重心律不齐或心力衰竭者、处于急救或手术后的重症监护患者、手臂过细或过短的婴幼儿不适用。电子血压计每半年应校准1次。

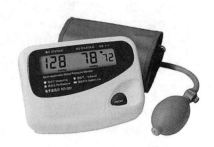

图17-6　电子血压计

信　息　窗

智能血压计

智能血压计是利用多种通信手段（蓝牙、USB线、GPRS、WiFi等），将电子血压计的测量数据通过智慧化处理上传到云端，实现实时或自动定时测量并记录用户血压值，智能分析血压变化情况，及时对高血压患者及并发疾病进行连续动态监测的一种智能医疗设备。

大多数智能血压计都可以将数据传送到系统终端，如电脑、手机、平板电脑等，可用于辅佐卫生保健工作和用药提醒警报，除了必需的数据统计和分析的功能外，还可以提供许多增值服务。比如测量、服药、锻炼提醒功能。医生可根据血压变化给予健康指导，将建议发送至患者或其家属手机。

（五）测量血压的部位

测量血压的部位在上肢肱动脉或下肢腘动脉。

（六）用物（以台式汞柱式血压计为例）

- 血压计····················1台
- 听诊器····················1副
- 记录单····················1张
- 笔························1支

（七）实施

操作步骤	注意点与说明
◆ 台式汞柱式血压计	
1. 洗手，检查血压计，选择合适患者的袖带，备齐用物	● 检查血压计：汞柱有无裂隙或是否保持在"0"点处；橡胶管和输气球有无漏气；玻璃管上端是否与大气相通 ● 若袖带太宽，测得的血压值偏低；袖带太窄，测得的血压值偏高 ● 必要时用乙醇棉球擦拭清洁耳件和听诊器膜片，防止医源性感染
2. 携物至患者处，核对患者姓名、床号及腕带，询问患者活动情况，必要时休息片刻后再测	● 确认患者 ● 评估患者，一般测量血压前要求患者安静休息5~10min；若患者运动、洗澡、吸烟、进食、情绪激动、紧张等，须让其休息30min后行血压测量，避免测得的血压值偏高
3. 向患者解释及家属测量血压的目的、过程、注意事项和配合方法	● 取得其合作，并帮助患者建立安全感，使其保持平静、松弛，以确保血压测量值的准确 ● 病房内宜保持安静，以便清楚地听诊患者的血压 ● 为保证血压测量的准确性和可比性，应做到四定：定时间、定部位、定体位、定血压计

Note:

续表

操作步骤	注意点与说明

4. 选择血压测量部位,测血压

◆ 肱动脉

(1) 协助患者取舒适的坐位或仰卧位,卷衣袖充分露出一侧上臂

- 一般选择右上臂。偏瘫、肢体外伤或手术的患者应选择健侧肢体,因患侧肢体肌张力减低和血循环障碍,不能真实反映血压变化
- 勿选择静脉输液一侧肢体,以免影响液体输入
- 必要时脱袖,以免衣袖过紧影响血流,导致测得的血压值不准确

(2) 请患者将被测肢体的肘臂伸直并稍外展,掌心向上;坐位时,被测手臂位置平第4肋;卧位时,被测手臂位置平腋中线,以使被测肢体(肱动脉)与心脏处于同一水平

- 若被测手臂位置高于心脏水平,测得的血压值偏低;被测手臂位置低于心脏水平,测得的血压值偏高

(3) 放平血压计于被测上臂旁,开启汞槽开关,驱尽袖带内的空气,将袖带平整地缠于上臂中部,松紧以能放入一指为宜,袖带下缘距肘窝2~3cm,将末端平整地塞入里圈内(图17-7)

- 袖带过紧使血管在未充气前已受压,导致测得的血压值偏低;袖带过松使橡胶袋呈球状,以致有效的测量面积变窄,导致测得的血压值偏高;袖带不平整也使测得的血压值偏高

(4) 戴好听诊器,先触及肱动脉搏动,再将听诊器胸件置于肱动脉搏动最强处,用一手稍加固定(图17-8),另一只手握气球,关闭气门,充气至肱动脉搏动音消失,再升高20~30mmHg(2.6~4.0kPa)

- 听诊器胸件的整个膜面要和皮肤紧密接触,但不可压得太重。勿将胸件塞入袖带内,以免局部受压较大和听诊时出现干扰声
- 充气不可过猛、过快,以免汞溢出和患者不适,而且因为肱动脉充盈不够而得不到正确的收缩压;充气不足也会影响测量结果
- 肱动脉搏动音消失表示袖带压力大于心脏收缩压,血流阻断

(5) 以每秒4mmHg(0.5kPa)左右的速度放气,使汞柱缓慢下降,同时双眼平视汞柱所指刻度并注意肱动脉搏动音的变化

- 避免放气过快或过慢。放气太快,可导致来不及听诊到正确血压读数;放气太慢,可引起静脉充血,导致舒张压测量值偏高
- 视线低于汞柱,可使血压读数偏高;视线高于汞柱,血压读数偏低

(6) 在听诊器听到第一声搏动音时,汞柱所指刻度为收缩压读数;当搏动音突然变弱或消失时,汞柱所指刻度为舒张压读数

- 第一声搏动音出现表示袖带内压力降至与心脏收缩压相等,血流能通过受阻的肱动脉
- 当听不清肱动脉搏动音的变化或测量到异常血压时,应保持镇静,以免引起患者的紧张焦虑,并重测一次,以确定血压值。重测时,先将袖带内气体驱尽,使汞柱降至"0"点,稍等片刻再行第二次测量;一般连测2~3次,取其最低值;若仍有异常,则马上通知医生,并采取相应措施,必要时行双侧肢体血压测量对照

◆ 腘动脉(图17-9)

(1) 患者取仰卧、俯卧或侧卧位,露出大腿部

(2) 将下肢袖带缠于大腿下部,其下缘距腘窝3~5cm;将听诊器胸件置于腘动脉搏动处

(3) 其余操作同肱动脉

5. 测量后,排尽袖带内空气,关闭气门,整理袖带,放入盒内,将血压计盖右倾45°,使汞全部回流到汞槽内,关闭汞槽开关,关上盒盖,平稳放置

- 输气球应放于盒内固定处,避免玻璃管被压碎而致汞漏出

Note:

续表

操作步骤	注意点与说明
6. 记录:以分数式表示:即收缩压/舒张压 mmHg (收缩压/舒张压 kPa)	● 当舒张压的变音与消失音之间有差异时,可记录两个读数,即变音(消失音)所对应的数值,如 180/(90~40) mmHg〔24/(12~5.3)kPa〕 ● 腘动脉测得的血压,记录时应注明下肢血压
7. 协助患者取舒适卧位,整理床单位	● 必要时协助穿衣裤
8. 将用物携回护理站并洗手	
9. 记录测得的血压值于体温单的血压栏内	
◆ 臂式电子血压计	
1~3 同台式汞柱式血压计	
4. 选择血压测量部位,测血压	
◆ 肱动脉	
(1)~(2)同台式汞柱式血压计肱动脉	● 患者手心向上,上臂自然下垂
(3) 放平血压计于被测上臂旁,驱尽袖带内的空气,将袖带平整地缠于上臂中部,松紧以能放入一指为宜,袖带下缘距肘窝 2~3cm,将末端平整地塞入里圈内	
(4) 按下"开始"键,机器自动加压,并逐步呈现数值	● 嘱患者保持安静,手臂放松,手掌张开,测量过程中不要说话,移动身体 ● 连续测量同一人时,应松开袖带,使手臂休息 3~5min ● 不同型号的血压计测量时间有所不同
(5) 读取数值,进行记录	● 等待测量结束后,液晶屏幕上将显示测量的数值
5. 按下停止按键,关闭血压计	
6. 其余操作同台式汞柱式血压计肱动脉	

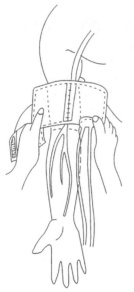

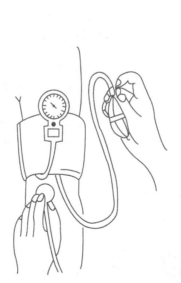

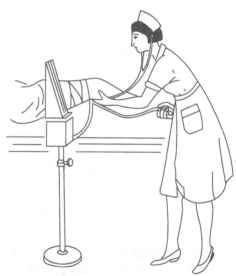

图 17-7　袖带与手臂位置　　　　图 17-8　听诊器胸件位置　　　　图 17-9　下肢血压测量方法

学习助手

血压测量时听诊的 Korotkoff 5 期法

是由俄国医师科罗特科夫(Korotkoff NS)于 1905 年发明的血压测定法。利用放在肱动脉上的听诊器可以听到当袖袋压小于肱动脉血压血流冲过被压扁动脉时产生的湍流引起的振动声(科罗特科夫声,简称科氏声)来测定血压值。

第 1 期:放气后首先听到的响亮拍击声,此时汞柱所指刻度为收缩压读数。

第 2 期:之后听到的柔和吹风样杂音。

第 3 期:由于压力进一步降低而动脉血流量增加后,拍击声重新出现。

第 4 期:音调突然变得沉闷。

第 5 期:声音消失。一般声音突然变弱或消失时,汞柱所指刻度为舒张压读数。

(崔　静)

思考与练习

1. 人体哪些部位可测量脉搏? 怎样辨别异常脉搏?

2. 患者方某,男,68 岁,因"心悸、胸闷、四肢乏力一月余"入院。入院后护士为其测脉时发现脉搏细数、不规则,听诊:心率快慢不一,心律完全不规则,心音强弱不等。

请问:

(1) 该患者属于哪种异常脉搏?

(2) 护士如何正确测量?

3. 血压测量要做到哪"四定"? 为什么?

4. 请归纳血压值产生误差的可能原因和预防措施。

5. 如何指导有循环系统疾病或接受相关药物治疗的患者及其家属自行监测脉搏和血压?

6. 王某,女,25 岁,已婚,停经 3 个月,因突发腹部疼痛入院,血压 120/90mmHg。医嘱:测血压、脉搏 1 次/30min×4。第 1 次测得血压值为 90/60mmHg。

请问:护士是否继续按医嘱每 30min 测量 1 次,为什么?

7. 李某,男,70 岁,血压 150/90mmHg,该患者血压是否正常? 判断依据是什么?

8. 练习用汞柱式血压计测量血压,并说出这种血压计的使用和保养方法。

Note:

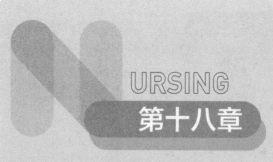

URSING

第十八章

排 泄

18章 数字内容

教 学 目 标

● 识记：

1. 能准确说出粪便、尿液观察的主要内容。

2. 能准确列举影响排尿、排便的因素。

3. 能正确说出粪便标本和尿标本采集的注意要点。

4. 能说出留置 24h 尿标本常用防腐剂的名称、作用及用法。

● 理解：

1. 能用自己的语言正确解释下列概念：

便秘　粪便嵌塞　腹泻　排便失禁　肠胀气　排便改道　灌肠术

多尿　少尿　无尿　尿潴留　尿失禁　导尿术

2. 比较不同的灌肠术，说出它们各自的特点、所用溶液及操作方法方面的不同点。

3. 正确解释肛管排气术、简易通便术以及口服全肠道清洁术的操作过程和注意要点。

4. 比较男女尿道的解剖特点，正确说明男、女患者导尿术的异同点。

● 运用：

1. 根据所学知识，能识别异常排便、排尿活动和异常粪便、尿液状况。

2. 能正确进行排便和排尿活动的评估。

3. 能正确分析引起便秘、粪便嵌塞、腹泻、排便失禁、肠胀气、排便改道、尿潴留、尿失禁的原因，并为患者制订有针对性的护理计划。

4. 能针对患者情况，制订有关排尿、排便的健康教育计划。

5. 能正确指导患者进行排便功能训练。

6. 能运用所学知识，实施不保留灌肠术，做到态度认真、方法正确、解释合理、动作连贯、过程完整有序，体现对患者的人文关怀。

7. 能为模拟患者实施导尿术，做到态度认真、严格执行无菌操作、方法正确、解释合理、动作连贯、过程完整有序，体现对患者的人文关怀。

8. 能为留置导尿管的患者制订预防尿路逆行感染的护理计划。

排泄是机体将新陈代谢产生的废物排出体外的生理活动,是人体的基本生理需要之一。排泄的主要活动方式是排便和排尿。正常的排便、排尿活动对维持机体内环境相对稳定、保证机体正常生命活动起着很大作用,但许多健康问题会直接或间接地影响人体的排便、排尿功能,粪便和尿液的质与量也相应发生异常变化。因此,护士应仔细观察患者排便、排尿情况,为诊断、治疗和护理提供资料。护士还应理解正常排泄及其促进因素、阻碍因素,导致排泄改变的原因等,以便更好地处理患者的排泄问题,指导和帮助患者维持正常的排泄活动,并熟练运用有关护理技术,满足患者排泄的需要。

第一节　排便的护理

一、与排便有关的解剖和生理

1. **大肠的解剖**　人体参与排便活动的主要器官是大肠。大肠全长 1.5~1.8m,分为盲肠、结肠、直肠和肛管四部分,其中结肠又分为升结肠、横结肠、降结肠和乙状结肠四个部分,从右髂窝至左髂窝呈"M"形排列。直肠全长 12~15cm,从矢状面上看,有 2 个弯曲:骶曲和会阴曲。骶曲是直肠在骶尾骨前面下降形成凸向后方的弯曲,会阴曲是直肠绕过尾骨尖形成凸向前方的弯曲。肛管上续直肠,下止于肛门,长约 4cm,为肛门内外括约肌所包绕,肛门内括约肌为平滑肌,有协助排便作用,对控制排便作用不大;肛门外括约肌为横纹肌,是控制排便的重要肌束。

2. **排便的生理**　当食物由口进入胃和小肠进行消化吸收后,其残渣贮存于大肠内,除一部分水分被大肠吸收外,其余均经细菌发酵和腐败作用后形成粪便。粪便中还包括脱落的大量肠上皮细胞、细菌以及机体代谢后的废物,如胆色素衍生物和钙、镁、汞等盐类。粪便在大肠内停留时间越长,水分被吸收越多。

正常人的直肠腔除排便前和排便时通常无粪便。当肠蠕动将粪便推入直肠时,刺激直肠壁内的感受器发出冲动,经盆神经和腹下神经传至脊髓腰骶段的初级排便中枢,同时上传到大脑皮层,引起便意和排便反射。如果环境、条件许可,皮层发出下行冲动到脊髓初级排便中枢,通过盆神经传出冲动,使降结肠、乙状结肠和直肠收缩,肛门内括约肌扩张;同时,阴部神经冲动减少,肛提肌收缩,肛门外括约肌舒张。此外,由于支配腹肌和膈肌的神经兴奋,腹肌、膈肌收缩,腹内压增加,使粪便排出体外。排便活动受大脑皮层的控制,如果个体经常有意识地抑制便意,就会使直肠渐渐失去对粪便压力刺激的敏感性,加之粪便在大肠内停留过久,水分吸收过多而干结,就会造成排便困难,这是产生便秘的最常见原因。

二、排便的评估

排便活动受诸多因素影响,护士应了解这些因素并对其进行分析,以明确患者排便方面的健康问题。

（一）影响排便的因素

1. **年龄**　人的成长过程可影响肠道的排泄功能。3 岁以下的婴幼儿由于神经肌肉系统发育不全,常不能控制排便。老年人随着年龄增加,腹壁肌肉张力下降,胃肠蠕动减慢,盆底肌和肛门括约肌松弛,导致肠道排泄控制力减弱而出现排便功能异常。

2. **饮食**　每天均衡的饮食和足量的水分是维持正常排便的重要因素。富含纤维的食物可保证必要的粪便容积,刺激肠蠕动,加速食糜通过肠道,减少水分在大肠的再吸收,使粪便柔软而易排出。如果摄食量过少、食物中缺乏纤维或摄入液体量不足等均会引起排便困难或便秘。

3. **活动**　活动能维持肌肉的张力,刺激肠蠕动,有助于维持正常的排便活动。各种原因所致长期卧床、缺乏活动的人,可因腹部或盆底肌肉张力减退而导致排便困难。

4. **心理因素**　心理因素是影响排便的重要因素。精神抑郁可导致身体活动减少,自主神经系统

Note:

冲动减慢,肠蠕动减少,从而引起便秘。情绪焦虑、紧张、恐惧和愤怒,可导致迷走神经兴奋,肠蠕动增加,消化吸收不良而致腹泻。

5. 个人习惯 生活中,许多人都有自己习惯的排便姿势,固定的排便时间,使用某种固定的便具,排便时从事某种活动,如阅读等。当这些习惯由于环境的改变而无法维持时,正常排便就受到影响。

6. 社会文化因素 社会文化因素影响个体的排便观念。大多数的社会文化都接受排便是个人隐私的观念。当个体因健康问题需要他人协助排便因而丧失隐私时,就可能压抑排便的需要而造成便秘等问题。

7. 疾病因素 消化系统本身的疾病(如胰腺癌、肠癌、结肠炎等)以及其他系统的疾病(如脊髓损伤、脑卒中等)都会影响正常排便。

8. 药物 有些药物可直接影响肠活动,如缓泻剂和导泻剂可软化粪便,刺激肠蠕动,促使排便。但过量使用泻药可使肠道水分吸收减少,肠蠕动加剧,导致肠道激惹,引起严重的腹泻。长期使用缓泻剂可降低肠道感受器的敏感性,导致慢性便秘。长时间服用抗生素,可干扰肠道正常菌群而导致腹泻。镇静剂可减慢肠蠕动,减弱肠活动而导致便秘。

9. 治疗和检查 某些治疗和检查可影响个体的排便活动。例如,腹部、肛门部手术会因肠壁肌肉的暂时麻痹或伤口疼痛而造成排便困难。胃肠道的诊断性检查常需灌肠或服用钡剂,这些都可影响正常排便。

(二) 排便活动的评估

正常情况下,人的排便活动受意识控制,自然,无痛苦,无障碍。一般成人每天排便 1~3 次,量为 100~300g,腹部无胀气。但许多因素会影响肠的活动,进而导致排便、排气活动异常。

1. 便秘(constipation) 指正常的排便形态改变,排便次数减少,排出过于干硬的粪便,且排便不畅、困难。

(1) 原因:①排便习惯不良,常抑制便意;②饮食结构不合理,以低纤维、高动物脂肪饮食为主;③饮水量不足;④长期卧床或缺乏规律性锻炼;⑤滥用缓泻剂、栓剂、灌肠导致正常排泄反射消失;⑥某些药物不合理的使用;⑦某些器质性和功能性疾病,如肠道疾病、甲状腺功能减退、低血钙和低血钾等;神经系统功能障碍导致神经冲动传导受阻;⑧各类直肠、肛门手术;⑨精神抑郁、情绪消沉。

(2) 症状和体征:腹痛、腹胀、消化不良、乏力、食欲不佳、舌苔变厚、头痛等。粪便干硬,触诊腹部较硬实且紧张,有时可触及包块。

医 药 史 话

粪菌移植的前世今生

追溯源远流长的中国医学史,有关粪菌移植的最早记录是在公元 300 年至 400 年间东晋时期,葛洪在《肘后备急方》中记载,用人粪清治疗食物中毒、腹泻、发热并濒临死亡的患者。述"饮粪汁一升,可活",可见有奇效。

现代医学史上最早的粪菌移植报道于 1958 年,美国外科医生 Eiseman 等用粪菌移植成功治愈了 4 例伪膜性肠炎。近年来,粪菌移植治疗的应用逐渐增加。2013 年,粪菌移植治疗方案被列入美国治疗复发性难辨梭状芽孢杆菌感染的临床指南。目前粪菌移植已可用来治疗顽固性便秘或腹泻、克罗恩病、溃疡性结肠炎、严重菌群失调、难治性肠道过敏、急慢性艰难梭菌感染、消化道感染性疾病、肠易激综合征等,甚至对肥胖、糖尿病(合并肠道疾病)、代谢综合征等肠道菌群相关性疾病也能发挥作用。

便秘在某些情况下,可能给患者带来危险,如心脏病患者用力排便可能诱发心绞痛和心肌梗死。

2. **腹泻（diarrhea）**　指正常的排便形态改变，频繁排出稀薄、不成形的粪便甚至水样便，是消化道消化、吸收和分泌功能紊乱的表现。任何原因引起的肠蠕动增加，肠内容物迅速通过肠道，水分和营养物质不能及时在肠道内被吸收；同时，由于肠道激惹，肠液分泌增加，均可使粪便变得稀薄。暂时性腹泻是一种保护性反应，有助于机体排出肠道内刺激性和有害物质。**但持续严重的腹泻，可造成体内大量水分和消化液丧失，导致水、电解质和酸碱平衡紊乱**。严重腹泻还可使机体无法吸收营养物质，导致营养不良。

（1）原因：①肠道感染或疾患；②饮食不当或食物过敏；③泻剂使用过量；④消化系统发育不成熟；⑤某些内分泌疾病如甲亢等；⑥情绪紧张、焦虑。

（2）症状和体征：腹痛、肠痉挛、疲乏、恶心、呕吐，肠鸣音活跃、亢进，有急于排便的需要和难以控制的感觉，粪便不成形或呈水样便。

3. **排便失禁（fecal incontinence）**　指肛门括约肌不受意识的控制而不自主地排便。

（1）原因：生理方面多见于神经肌肉系统的病变或损伤，如瘫痪、消化道疾患；心理方面多见于情绪失调、精神障碍等。

（2）症状和体征：患者不自主地排出粪便。

4. **粪便嵌塞（fecal impaction）**　指粪便持久滞留堆积在直肠内，坚硬不能排出。常见于难以缓解的慢性便秘者。

（1）原因：便秘未能及时解除，粪便滞留在直肠内，水分被持续吸收，粪便变得坚硬，而从乙状结肠排下来的粪便又不断加入，最终粪块变得又大又硬不能排出。

（2）症状和体征：典型体征是少量粪水从肛门渗出，尽管患者反复有排便冲动，但却不能排出粪便。常伴有食欲差，腹部胀痛，直肠肛门疼痛，十分痛苦。直肠指检可触及粪块。

5. **肠胀气（flatulence）**　指肠道内有过量气体积聚，不能排出，肠壁牵张膨胀。正常情况下，胃肠道内的气体约有150ml，胃内的气体可通过口腔嗳出，肠道内的气体部分在小肠被吸收，其余通过肛门排出。

（1）原因：食入过多的产气性食物、吞入大量空气、肠蠕动减少、肠道梗阻及肠道手术等。

（2）症状和体征：腹部胀满、膨隆、痉挛性疼痛、嗳逆。腹部叩诊呈鼓音。当肠胀气压迫膈肌和胸腔时，可导致呼吸困难。

6. **排便改道（bowel diversions）**　指因为疾病治疗的需要，将肠道的一部分外置于腹部表面，在腹壁建立暂时性或永久性的人工肠造口，以排泄粪便，也称人造肛门。排便改道分暂时性和永久性两种：**暂时性肠造口**是指原有肛门被保存，建立暂时性的人工造口，使末端的肠道得以恢复，然后安全地施行肠道重接手术，恢复原来肛门的排便功能。**永久性肠造口**是指原有肛门不可能被保留或已失去功能，建立一个永久性的人工肛门来取代它，陪伴患者终身。

最常见的肠造口有回肠造口和结肠造口，造口的位置决定了粪便的性质。回肠造口的粪便呈液态，并持续地从造口排泄出来，而结肠造口的粪便呈固态成形。根据不同的造口手术，有的患者能控制造口的粪便，有的则不能。

对排便改道的患者，要重点评估造口处粪便流出的频率、粪便的特性、造口处有无红肿和炎症、使用器具的类型和控制造口功能的方式等。

（三）粪便的评估

通常情况下，粪便的性质与性状可以反映整个消化系统的功能状况。因此，护士必须观察和记录有关患者粪便的评估资料，报告和记录任何异常情况（表18-1）。

三、排便异常患者的护理

（一）便秘患者的护理

首先应确定患者的便秘是非器质性的，在此基础上可采取以下护理措施：

Note:

表18-1　粪便的特性

特性	正常情况	异常情况	原因
次数	因人而异 成人:1~3 次 /d 婴幼儿: 4~6 次 /d(母乳喂养) 1~3 次 /d(人工喂养)	成人:>3 次 /d 或 <3 次 / 周 婴幼儿:>6 次 /d 或 <1 次 /1~2d	肠道活动性增强或减弱, 如消化不良、急性肠炎等
量	排便量的多少与膳食种类、数量,摄入液体量、大便次数及消化器官的功能有关,成人排便量约 100~300g/d		
形状	成形,类似直肠的直径	粪便常呈扁条形或带状	肠道部分梗阻或直肠狭窄,快速肠蠕动
硬度	软便	粪便坚硬、呈栗子样	便秘
		稀便或水样便	腹泻;急性肠炎; 消化吸收不良
颜色	婴儿:粪便呈黄色 成人:粪便呈黄褐色或棕黄色	白陶土色	胆道梗阻
		黑色	摄入动物血或铁制剂
		柏油样便	上消化道出血
		暗红色血便	下消化道出血
		粪便表面粘有鲜红色	痔疮出血或肛裂
		果酱样便	肠套叠、阿米巴痢疾
		白色“米泔水”样便	霍乱
		暗绿色	食用大量绿叶蔬菜
内容物	食物残渣、死菌、脂肪、胆色素、细胞膜、肠黏膜和水	粪便中混入或粪便表面附有血液、脓液或肉眼可见的黏液	消化道有感染或出血、肠癌等
		粪便中检出寄生虫	肠道寄生虫疾病
气味	粪便气味因膳食种类而异	恶臭	严重腹泻
		酸臭味	消化吸收不良
		腐臭味	下消化道出血或恶性肿瘤
		腥臭味	上消化道出血

1. **健康教育**　帮助患者及家属认识到维持正常排便习惯及获得有关排便知识的重要性。

2. **帮助患者重建正常的排便习惯**　指导患者选择适合自身的排便时间,理想的排便时间是晨起或餐后 2h 内(早餐后最佳),每天固定在此时间排便,不随意使用缓泻剂及灌肠等方法。

3. **合理安排饮食**　多食富含纤维素的食物,如蔬菜、水果、豆类和谷类制品,每日摄入膳食纤维 20~35g。养成多饮水的习惯,若病情许可,液体摄入量不少于 1.5~2L/d,以促进肠蠕动,刺激排便。

4. **鼓励患者适当运动**　除了运动受限外,根据身体状况拟订规律的运动计划并协助患者进行运动,如散步、太极拳等。便秘患者运动项目的频次和程度无严格限制,一般推荐运动量为 30~60min/d,至少 2 次 / 周。适当增加运动量可能对日常运动较少或老年便秘患者更有效。指导患者进行增强腹肌和会阴部肌肉的锻炼:患者取仰卧位,向内收紧腹部肌肉,并保持 10s,然后放松,反复 5~10 次,根据患者的健康状况,每天进行这样的肌肉运动 4 次,有助于增强肠蠕动和肌张力,促进排便。

5. **提供适当的排便环境**　当患者有便意时,应为患者提供私密的环境和充足的时间。患者排便时,应避免干扰。若患者必须在病室内使用便器,则应围起隔帘以遮挡,请探视者暂时离开,打开窗户和收音机(或电视机),并喷洒芳香剂除臭,以消除患者紧张,保持精神松弛。对于虚弱的患者,护士应守护在患者身边,以提供必要的帮助,因为虚弱患者用力排便时,其心血管系统可能无法维持脑部适当的血供,有发生晕厥的危险。

6. **选择适当的排便姿势** 蹲姿可有助于腹肌收缩,增加腹内压,促进排便。大多数人使用厕所便器时,身体向前倾斜。若患者较矮,应在便器前放置脚凳让患者踩着以增加髋部屈曲。若患者使用床上便器排便,病情允许时,可取坐位或抬高床头,以借重力的作用增加腹内压,促进排便。对需绝对卧床或某些术前患者,应有计划地训练其在床上使用便器。

7. **腹部环形按摩** 患者在排便时,应进行环形按摩,沿结肠解剖位置由右向左再向下环形按摩,可促使降结肠的内容物向下移动,并可增加腹内压,促进排便。

8. **其他方法** 遵医嘱可用生物反馈、口服缓泻剂、针刺疗法、服用中药、灌肠、肛门用栓剂等方法。儿童应选择作用温和的泻剂,慢性便秘的患者可遵医嘱选用容积性、渗透性、刺激性泻药或促动力药等。但应注意,长期使用缓泻剂或灌肠,可导致肠道失去正常排便功能,造成慢性便秘。

(二) 腹泻患者的护理

1. **去除病因** 如为肠道感染引起的腹泻,遵医嘱给予抗生素治疗。

2. **心理护理** 腹泻是令人窘迫的问题,护士应意识到患者需要情感支持,及时应答患者的呼叫。腹泻患者往往难以控制便急,必要时置便器于患者易取处。及时更换被粪便污染的衣裤、床单和被套,以维持患者自尊;开窗通风,保持室内空气清新,使患者感到舒适。

3. **卧床休息** 注意腹部保暖,以减少肠蠕动。

4. **饮食护理** 鼓励患者饮水,酌情给予清淡的流质或半流质食物,以助于吸收,严重腹泻时可暂禁食。

5. **防治水和电解质的紊乱** 必要时按医嘱给予止泻剂、口服补盐液或静脉输液。

6. **维持皮肤完整性** 特别是肛周的皮肤,保持清洁和干燥,每次便后用软纸轻擦肛门,温水清洗,必要时在肛周涂润肤霜、油膏和爽身粉,保护局部皮肤。

7. **密切观察病情** 记录排便的性质、次数等,必要时留取标本送检。

8. **健康教育** 向患者及家属讲解有关腹泻的知识,指导注意饮食卫生,养成良好的卫生习惯。

(三) 排便失禁患者的护理

1. **心理护理** 排便失禁的患者心情紧张而窘迫,感到自卑和自尊丧失。护士应给予心理疏导和情感支持。开窗通风,去除异味,使患者感觉安适。

2. **维持皮肤完整性** 床上铺不透水尿垫,及时更换被粪便污湿的衣裤、床单和被套;每次便后用温水洗净肛周和臀部皮肤,保持皮肤清洁干燥。密切观察骶尾部皮肤变化,预防压力性损伤的发生。

3. **帮助患者重建正常排便控制能力** 了解患者排便规律,定时给予便器,如没有发现规律,可定时(如每隔数小时)送便器促使患者按时自己排便。与医生协调定时应用导泻栓剂或灌肠,以刺激定时排便;教会患者进行肛门括约肌及盆底部肌肉收缩锻炼等(见本章第二节)。

4. **健康教育** 指导患者实施排便功能训练计划。

(四) 粪便嵌塞患者的护理

1. 早期可使用栓剂、口服缓泻剂来润肠通便。

2. 必要时,先行油类保留灌肠,2~3h 后再做清洁灌肠。

3. 灌肠无效者可进行人工取便。由于人工取便易刺激迷走神经,心脏病、脊椎受损者应慎用,若患者出现心悸、头昏,应立刻停止操作。

4. **健康教育** 向患者及家属讲解有关排便的知识,形成合理的饮食结构。协助患者建立并维持正常的排便习惯,防止便秘的发生。

(五) 肠胀气患者的护理

1. 指导患者养成细嚼慢咽的良好饮食习惯。

2. 去除引起肠胀气的原因,如勿食产气食物和饮料,积极治疗肠道疾患。

Note:

3. 鼓励患者适当活动,卧床患者可做床上活动或变换体位。病情允许时,可协助患者下床活动。活动可刺激肠蠕动,排出积气,促进肠毛细血管对气体的再吸收。

4. 轻微胀气时,可行腹部热敷或腹部按摩、针刺疗法。严重胀气时,遵医嘱给予药物治疗或行肛管排气。

（六）排便改道患者的护理

1. 造口及皮肤护理 来自造口的粪便常含有消化酶,会刺激造口周围皮肤。因此,每次更换结肠袋时,应洗净排泄物,并指导患者用清水或中性肥皂清洗造口周围皮肤,保持造口处引流彻底、周围皮肤清洁和干燥。

2. 适时更换造口袋 回肠造口往往不能控制排便,会不时有液态粪便流出,造口袋必须经常排空、冲洗和更换。结肠造口粪便是成形的,通常每天排便 1~2 次,无须时常更换造口袋。一次性的造口袋一般可使用 5~7d,以舒适、无异味和保护好周围皮肤为准,但有流出物漏至周围皮肤时,需立即更换（图 18-1）。

3. 心理护理 肠造口可造成患者严重的体像改变,粪便的渗出和难以控制的排便以及难闻的气味都可使患者自尊下降。因此,护士应注重给患者情感支持和心理疏导。

4. 健康教育

（1）指导患者选择和使用合适型号的造口袋。合适有效的造口袋能保护局部皮肤、储存粪便、避免臭味,使患者感觉舒适而不显眼。

（2）教会患者肠造口的自我护理,指导患者以灌洗造口（图 18-2）来建立肠道排泄规律。

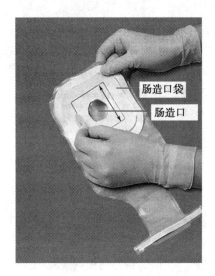

图 18-1 肠造口袋

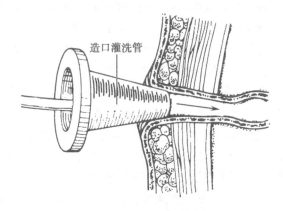

图 18-2 肠造口灌洗

（3）给予饮食指导,帮助患者保持适当的饮食习惯和在规定的时间进食,从而控制排便的适当时间。

四、与排便有关的护理技术

（一）粪便标本采集术

粪便标本的检验结果有助于评估患者的排泄功能及准确诊断疾病。粪便标本的采集（fecal specimens collection）方法根据不同的检验目的各有不同,且与检验结果关系密切。护士应学会正确留取及运送各类粪便标本。

1. 目的

（1）常规标本:检查粪便的性状、颜色、细胞等。

（2）培养标本:检查粪便中的致病菌。

（3）隐血标本：检查粪便内肉眼不能察觉的微量血液。

（4）寄生虫标本：检查粪便中的寄生虫、幼虫以及虫卵计数。

2. 用物

常规标本	● 标本容器（蜡纸盒、小瓶、塑料盒）⋯⋯⋯⋯⋯⋯⋯⋯⋯1个	
	● 检便匙或竹签⋯⋯⋯⋯⋯⋯⋯⋯⋯⋯⋯⋯⋯⋯⋯⋯⋯⋯⋯⋯⋯1支	
	● 清洁便器⋯⋯⋯⋯⋯⋯⋯⋯⋯⋯⋯⋯⋯⋯⋯⋯⋯⋯⋯⋯⋯⋯⋯1个	
培养标本	● 无菌蜡纸盒⋯⋯⋯⋯⋯⋯⋯⋯⋯⋯⋯⋯⋯⋯⋯⋯⋯⋯⋯⋯⋯⋯1个	
	● 无菌检便匙或竹签⋯⋯⋯⋯⋯⋯⋯⋯⋯⋯⋯⋯⋯⋯⋯⋯⋯⋯1支	
	● 消毒便器⋯⋯⋯⋯⋯⋯⋯⋯⋯⋯⋯⋯⋯⋯⋯⋯⋯⋯⋯⋯⋯⋯⋯1个	
隐血标本	● 蜡纸盒⋯⋯⋯⋯⋯⋯⋯⋯⋯⋯⋯⋯⋯⋯⋯⋯⋯⋯⋯⋯⋯⋯⋯⋯⋯1个	
	● 检便匙或竹签⋯⋯⋯⋯⋯⋯⋯⋯⋯⋯⋯⋯⋯⋯⋯⋯⋯⋯⋯⋯⋯1支	
寄生虫或虫卵标本	● 带盖容器或便器⋯⋯⋯⋯⋯⋯⋯⋯⋯⋯⋯⋯⋯⋯⋯⋯⋯⋯⋯⋯1个	
	● 检便匙或竹签⋯⋯⋯⋯⋯⋯⋯⋯⋯⋯⋯⋯⋯⋯⋯⋯⋯⋯⋯⋯⋯1支	
	● 透明胶带，载玻片⋯⋯⋯⋯⋯⋯⋯⋯⋯⋯⋯⋯⋯⋯⋯⋯⋯⋯适量	

3. 实施

操作步骤	注意点与说明
1. 查对医嘱、检验单、标签（或条形码）；洗手，戴口罩；根据检验目的，准备符合检验要求的标本容器，贴检验单标签（或条形码）于标本容器上，携用物至床旁	● 注意查对，防止发生差错
2. 核对患者床号、姓名、腕带，向其解释采集标本的目的和方法	● 确认患者，得到患者的理解和合作
3. 隔帘遮挡，让患者在排便前排尿	● 避免粪便标本中混有尿液
4. 收集粪便标本	
◆ 常规标本 　　嘱患者排便在清洁便器内，用检便匙取粪便中央部分或黏液脓血部分 5g，或水样便 15~30ml 放入标本容器	● 5g 左右粪便约蚕豆大小
◆ 培养标本	● 保证检验结果为非污染菌
（1）嘱患者排便于消毒便器内	
（2）用无菌的检便匙取中央部分粪便或脓血部分的粪便 2~5g，置于无菌标本容器内	
（3）患者无便意时，用无菌长棉签蘸无菌生理盐水，插入肛门 6~7cm，轻轻旋转后退出，将棉签置于无菌培养管内	
◆ 寄生虫及虫卵标本	
（1）检查寄生虫卵 　　在粪便不同部位取带血或黏液部分 5~10g 送检	● 做血吸虫孵化检查或服用驱虫药后，应留全部粪便
（2）检查蛲虫	
1）在患者睡前或清晨患者刚清醒，排便前，将透明胶带贴在肛门周围处	● 蛲虫常在午夜或清晨时爬到肛门处产卵
2）取下并将粘有虫卵的透明胶带面粘贴在载玻片上	
3）立即送检	
（3）检查阿米巴原虫	
1）将便器加温至接近人的体温	● 保持阿米巴原虫的活动状态
2）排便后，将标本在 30min 内连同便器送检	● 防止阿米巴原虫死亡
	● 在收集标本前几天，不应给患者服钡剂、油质或含金属的泻剂，以免金属制剂影响阿米巴虫卵或胞囊的显露
◆ 隐血标本 　　按常规标本留取	● 饮食注意事项见第十四章第二节

Note：

续表

操作步骤	注意点与说明
5. 消毒、清洁便器、洗手	● 防止病原微生物传播
6. 记录相关资料	

（二）灌肠术

灌肠术（enema）指将一定量的溶液通过肛管由肛门经直肠灌入结肠的技术，以帮助患者清洁肠道、排便、排气或由肠道供给药物，达到确定诊断和治疗的目的。灌肠可分为保留灌肠和不保留灌肠。不保留灌肠分为大量不保留灌肠、小量不保留灌肠和清洁灌肠。

1. 大量不保留灌肠（large volume non-retention enema）

（1）目的

1）软化和清除粪便，驱除肠内积气。

2）清洁肠道，为手术、诊断性检查或分娩做准备。

3）稀释或清除肠道内的有害物质，减轻中毒。

4）灌入低温液体，为高热患者降温。

（2）禁忌证：妊娠、急腹症、消化道出血、严重心血管疾病。

（3）常用灌肠溶液

1）0.1%~0.2% 的肥皂液：降低水的表面张力，使水迅速渗入粪便，从而稀释、软化粪便，并刺激肠蠕动，使粪便易于排出。但肥皂液不宜过浓，以免刺激损伤肠黏膜。肝性脑病患者禁用肥皂液灌肠。

2）生理盐水：充血性心力衰竭、水钠潴留患者禁用。

（4）常用溶液量和温度

1）溶液量：成人 500~1 000ml/ 次；小儿 200~500 ml/ 次；1 岁以下小儿 50~100ml/ 次。

2）溶液温度：以 39~41℃为宜，降温时用 28~32℃；中暑时用 4℃。

（5）用物

① 一次性灌肠器包···1 个

包内有：

● 灌肠袋、引流管、肛管（图 18-3）········1 套	● 血管钳（或调节夹）··············1 把（或 1 个）
● 垫巾···1 块	● 洞巾···1 块
● 卫生纸···数张	● 肥皂冻···1 包
● 手套···1 副	
② 量杯盛灌肠溶液·················按医嘱配制	③ 便器及便巾·······································1 套
④ 棉签···1 包	⑤ 输液架···1 个
⑥ 弯盘···1 个	⑦ 润滑剂···适量
⑧ 水温计···1 支	

（6）实施

操作步骤	注意点与说明
1. 评估患者的年龄、病情、临床诊断、意识、心理状况、排便情况、理解配合能力	● 选择合适的灌肠溶液、量、灌肠方式
2. 洗手，戴口罩；备齐用物携至患者床旁，核对患者床号、姓名、腕带，向患者解释操作目的和方法	● 确认患者，避免差错 ● 消除紧张、恐惧心理，取得合作
3. 关闭门窗，隔帘遮挡患者	● 保护患者隐私，使之精神放松
4. 协助取患者左侧卧位，双腿屈曲，褪裤子至膝部，臀部移至床沿，打开一次性灌肠包，取出垫巾铺在患者臀下，洞巾铺在患者臀部，暴露肛门，弯盘放在患者臀部旁边，不能自我控制排便的患者可取仰卧位，臀下垫便器；盖好盖被，只暴露臀部	● 该姿势使乙状结肠、降结肠处于下方，利用重力作用使灌肠液顺利流入乙状结肠和降结肠 ● 保持床单清洁 ● 防止患者受凉，维护患者自尊

续表

操作步骤	注意点与说明
5. 关闭灌肠袋导管上的止水阀,将灌肠液倒入灌肠袋内,将灌肠袋挂于输液架上,袋内液面高于肛门40~60cm	● 保持一定灌注压力和速度。灌肠袋越高,压力越大,液体流入速度也越快,溶液不易保留,且易造成肠道损伤 ● 伤寒患者灌肠时袋内液面不得高于肛门30cm,液体量不得超过500ml
6. 戴手套,在肛管前端涂润滑剂,打开引流管上的止水阀,排尽管内气体,见液体流出后,关闭止水阀	● 使肛管易于插入,避免引起直肠的疼痛和损伤 ● 排气后插管防止气体进入直肠
7. 用左手垫卫生纸分开臀部,暴露肛门口,嘱患者张口深慢呼吸,用右手将肛管轻轻插入直肠(成人7~10cm,小儿4~7cm),固定肛管,打开止水阀,开放引流管,使液体缓缓流入(图18-4)	● 深呼吸可促使肛门外括约肌放松,转移注意力,便于插入肛管 ● 插管时应顺应直肠生理弯曲,勿用强力,以防损伤肠黏膜,如插入受阻,可退出少许,旋转肛管再插
8. 观察袋内液面下降和患者的反应,若液体流入受阻,可前后旋转移动肛管或挤捏肛管;如患者感到腹胀或有便意,可告知患者是正常感觉,嘱患者张口深慢呼吸,放松腹肌并适当降低灌肠筒的高度,减慢流速或关闭开关,暂停灌肠30s,再缓慢进行灌肠	● 使阻塞肛管孔的粪块脱落 ● 使患者放松,减轻腹压 ● 缓慢灌肠和暂时停止灌肠可降低肠痉挛,防止溶液过早被排出 ● 如患者出现面色苍白、出冷汗、剧烈腹痛、心慌气急、脉速,应立即停止灌肠。与医生联系给予处理
9. 待灌肠液即将流尽时,关闭止水阀,左手持卫生纸抵住肛门,右手轻轻拔出肛管,用纸巾包裹肛管放入弯盘内	● 避免空气进入肠道,灌肠液和粪便随管流出
10. 擦净肛门,嘱其平卧,保留5~10min后再排便,不能下床者,给予便器,将卫生纸、呼叫器置于易取处	● 以利粪便充分软化,容易排出 ● 降温灌肠,液体应保留30min,排便30min后,测量体温并记录
11. 排便后及时取出便器,清洁肛门,协助患者穿裤,整理床单位,开窗通风	● 保持病房的整齐,去除异味
12. 观察大便性状,必要时留取标本送检	
13. 消毒、清理用物	● 防止病原微生物传播
14. 洗手,记录灌肠的情况,包括溶液种类、保留时间,以及排出粪便的量、颜色和性状、腹胀的解除情况等	● 记录方法见第二十三章第二节

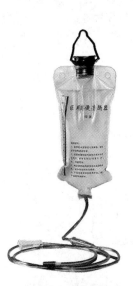

图18-3　灌肠袋和肛管

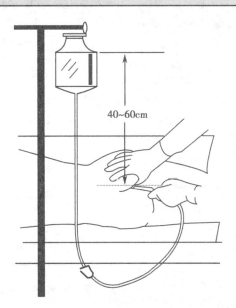

图18-4　大量不保留灌肠

40~60cm

Note:

2. 小量不保留灌肠（small volume non-retention enema）

（1）目的

1）软化粪便,解除便秘。

2）排出肠道内的气体,减轻腹胀。

（2）适应证:由于灌入溶液量小,对肠道刺激性小,常用于腹部或盆腔手术后患者、危重患者、年老体弱者、小儿、孕妇等。

（3）常用溶液

1）"1.2.3"溶液:50% 硫酸镁 30ml、甘油 60ml、温开水 90ml。

2）甘油 50ml 加等量温开水。

（4）用物

① 治疗盘 ···1 个

内备:

- 消毒注洗器（图 18-5）或小容量灌肠袋 ···1 个
- 消毒肛管（22~24 号）··············1 根
- 灌肠溶液 ···················按医嘱备
- 棉签 ·····························1 包
- 水温计 ··························1 支
- 温开水 ·····················5~10ml
- 血管钳（或调节夹）血管钳（或调节夹）·········· ·························1 把（或 1 个）
- 弯盘 ····························1 个
- 润滑剂 ·························适量
- 手套 ····························1 副
- 卫生纸 ·························适量
- 量杯 ····························1 个

② 一次性中单 ···················1 块　③ 便器及便巾 ···················1 套

（5）实施

操作步骤	注意点与说明
1. 准备工作同大量不保留灌肠 1~4	● 同大量不保留灌肠 ● 保持溶液温度为 38℃
2. 戴手套,将弯盘置于患者臀边,用注洗器抽吸灌肠溶液,连接肛管,润滑肛管前端,排气夹管	● 减少插管时的阻力和对肠黏膜的刺激
3. 一手分开肛门,暴露肛门口,嘱患者深呼吸,另一手将肛管轻轻插入直肠 7~10cm（图 18-6A）	
4. 固定肛管,松开血管钳,缓缓注入溶液,注毕夹管,取下注洗器再吸取溶液,松夹后再行灌注,如此反复直至溶液注完	● 注入速度不得过快过猛,以免刺激肠黏膜,引起排便反射,造成溶液难以保留 ● 更换注洗器时,要防止空气进入肠道 ● 如用小容量灌肠筒,液面距肛门低于 30cm（图 18-6B）
5. 注入温开水 5~10ml,抬高肛管尾端,使管内溶液全部灌入,夹管或反折肛管,按大量不保留灌肠术拔管,擦净肛门	● 防止空气进入肠道,引起腹胀
6. 嘱患者平卧,尽量保留溶液 10~20min 再行排便	● 灌肠液有足够的作用时间,以软化粪便
7. 余步骤同大量不保留灌肠 11~14	● 同大量不保留灌肠

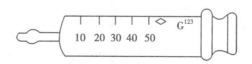

图 18-5　注洗器

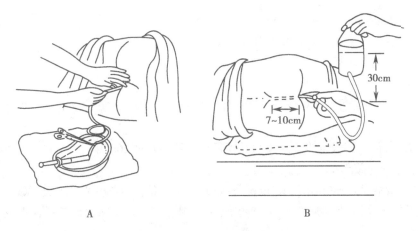

图 18-6 小量不保留灌肠

3. 保留灌肠（retention enema）

（1）目的：灌入药液，保留在直肠或结肠内，通过肠黏膜吸收达到治疗的目的，常用于镇静、催眠、治疗肠道感染。

（2）常用溶液：根据治疗目的不同有多种。

1）镇静催眠：10% 水合氯醛等。

2）肠道抗感染：2% 小檗碱液、0.5%~1% 新霉素液或其他抗生素溶液。

（3）用物

1）同小量不保留灌肠，选择较细肛管（20 号以下）。

2）灌肠溶液（按医嘱备）·· 200ml 以下

（4）实施

操作步骤	注意点与说明
1. 准备工作同大量不保留灌肠	● 同大量不保留灌肠 ● 肠道疾病以晚间睡眠前进行为宜，此时活动减少，药液易于保留吸收
2. 嘱患者先排便排尿	● 以减轻腹压，清洁肠道，利于药物保留 ● 排便后休息 30~60min，再行灌肠
3. 根据病情为患者安置不同的卧位，臀部抬高 10cm	● 慢性细菌性痢疾病变部位多在直肠或乙状结肠，取左侧卧位；阿米巴痢疾病变多在回盲部，取右侧卧位 ● 抬高臀部可防止药液溢出，利于药物保留，提高疗效
4. 嘱患者深慢呼吸，同样手法轻轻插入肛管 15~20cm，按小量不保留灌肠操作方法注入药液和 5~10ml 温开水	● 为保留药液，减少刺激，应做到肛管细、插入深、注入药液速度慢、量少，液面距肛门不超过 30cm
5. 药液注入完毕，拔出肛管，用卫生纸在肛门处轻轻按揉片刻，嘱患者卧床休息，尽量忍耐，保留药液在 1h 以上	● 使药液充分被吸收
6. 整理床单位，清理用物，观察患者反应和治疗效果，并做好记录	

4. 清洁灌肠（cleaning enema）

（1）目的

1）彻底清除滞留在结肠中的粪便，为直肠、结肠检查和手术做肠道准备。

2）协助排除体内毒素。

（2）常用溶液：生理盐水、0.1%~0.2% 肥皂液。

（3）用物：同大量不保留灌肠。

（4）实施

1）反复多次使用大量不保留灌肠，首次用肥皂水，以后用生理盐水，直至排出液澄清，无粪质为止。

2）注意每次灌肠的溶液量约 500ml，液面距肛门高度不超过 40cm。

（三）口服全肠道清洁术

口服全肠道清洁术（oral bowel cleansing）是通过口服等渗或高渗性等溶液，以有效增加肠道内体液成分，从而软化粪便，刺激肠蠕动，加速排便，达到清洁肠道的技术。此法操作方便，易于被患者接受。

1. 常用溶液　复方聚乙二醇电解质散、甘露醇、硫酸镁、蓖麻油、番泻叶液等。

2. 适应证　直肠、结肠检查和手术前肠道准备。

3. 方法　患者术前 1d 进流质饮食配合口服全营养素制剂或静脉营养。

（1）复方聚乙二醇电解质散：目前临床上运用较广，患者术前 12~24h 口服复方聚乙二醇电解质散约 2 000~3 000ml，首次服用约 500ml，以后每隔 10~15min 服用 1 次，一次约 250ml，一般服后 1h，即可反复自行排便直至排出水样清便。

（2）甘露醇：患者术前 1d 下午 2~4 时口服甘露醇 1 500ml（20% 甘露醇 500ml+5% 葡萄糖盐水 1 000ml）。一般服后 15~20min，即可反复自行排便。

（3）硫酸镁：患者术前 3d 每晚口服 50% 硫酸镁 10~30ml，术前 1d 下午 2~4 时口服 25% 硫酸镁 200ml（50% 硫酸镁 100ml+5% 葡萄糖盐水 100ml），然后再口服温开水 1 000~1 500ml。一般服后 15~30min，即可反复自行排便，2~3h 内可排便 2~5 次。

护士应观察患者的一般情况，注意排便次数及粪便性质，确定是否达到清洁肠道的目的，并记录。

（四）简易通便术

简易通便术（defecation with cathartic suppositories）是一种采用通便剂协助患者排便的简单易行、经济有效的技术。经过护士指导，患者及其家属也可自行完成。常用于老年、小儿、体弱患者。

1. 常用通便剂　由高渗液和润滑剂制成，具有吸收水分、软化粪便、润滑肠壁、刺激肠蠕动的作用。

（1）开塞露：用甘油或少量山梨醇制成，装于塑料胶壳内。

（2）甘油栓：由甘油和硬脂酸制成，为无色透明或半透明栓剂，呈圆锥形，密封塑料袋内冷藏。

（3）肥皂栓：将普通肥皂削成圆锥形（底部直径 1cm，长 3~4cm）。

2. 用物

① 治疗盘 ···1 个

内备：

● 通便剂 ··················按医嘱备
● 剪刀（用开塞露时）···········1 把
● 卫生纸 ···················适量
● 温开水（用肥皂栓时）········适量

● 手套 ·····················1 副
● 弯盘 ·····················1 个
● 纱布 ·····················1 块
② 便器及便巾 ···············1 套

3. 实施

操作步骤	注意点与说明
1. 评估患者	● 确保安全
2. 洗手,戴口罩;准备物品,携至患者床旁,核对患者床号、姓名、腕带,向患者说明操作目的、方法,遮挡患者	● 认真执行三查八对制度 ● 确认患者,取得合作,维护患者自尊
3. 患者取左侧卧位,褪下裤子至膝部,暴露肛门	
4. 戴手套,置入通便剂 ◆ 开塞露 (1) 取下塑料囊顶端帽盖,先挤出少许药液润滑开口处 (2) 捏住塑料囊膨大部位,将胶囊颈部轻轻全部插入肛门,将药液全部挤入(图18-7B) (3) 取出塑料囊,包于卫生纸内,嘱患者保留 5~10min 后排便 ◆ 甘油栓 　嘱患者张口呼吸,操作者捏住栓剂底部轻轻插入肛门至直肠,用示指推入 6~7cm(图18-8),并用纱布抵住,轻轻按揉,嘱患者尽量保留栓剂 ◆ 肥皂栓 　将削好的肥皂栓蘸热水后插入肛门,其余同甘油栓通便法	● 如开塞露为无盖密封型,用剪刀剪去塑料囊顶端(图 18-7A),剪开处应尽量光滑,无锐角,避免损伤肛门、直肠黏膜 ● 药液量:成人 20ml,小儿 10ml ● 必须插至肛门内括约肌以上,并确定栓剂靠在直肠黏膜上;若插入粪块,则不起作用 ● 有肛门黏膜溃疡、肛裂及肛门剧烈疼痛者,不宜用肥皂栓通便
5. 协助患者穿裤,取舒适卧位,整理床单位;不能下床者,将便器、卫生纸、呼叫器放于易取处	
6. 整理用物,观察通便效果,洗手并记录	

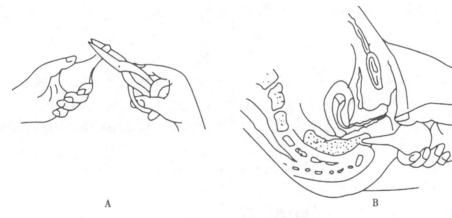

图 18-7　**开塞露简易通便术**
A. 将顶端圆弧形剪去;B. 把药液全部挤入直肠。

（五）按摩通便术(abdominal massage for constipation)

1. **目的**　通过按摩腹部,刺激肠蠕动,促进排便。

2. **方法**　用右手示、中、无名指稍用力按压腹部,自右下腹盲肠部开始,依结肠蠕动方向,经升结肠、横结肠、降结肠、乙状结肠做环形按摩,或在乙

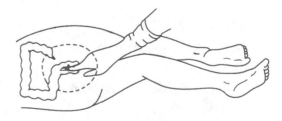

图 18-8　**甘油栓简易通便术**

Note:

状结肠部由近心端向远心端做环形按摩,每次 10~15min,2 次 /d。可由护士操作或指导患者自己进行。

（六）人工取便术

人工取便术(digital removal of fecal impaction)是指用手指插入直肠,破碎并取出嵌顿粪便的方法。常用于粪便嵌塞的患者采用灌肠等通便术无效时,以解除患者痛苦。

1. 用物

① 治疗盘 ································1 个

内备:

- 手套 ····························1 副
- 润滑剂 ·························适量
- 弯盘 ····························1 个
- 2% 利多卡因 ················1 支
- 卫生纸 ·························适量

② 一次性中单 ··················1 块

③ 便器及便巾 ··················1 套

2. 实施

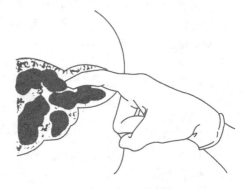

图 18-9 人工取便

操作步骤	注意点与说明
1. 评估患者	● 确保安全
2. 洗手,戴口罩;备齐用物携至床旁,核对患者床号、姓名、腕带,解释操作目的和合作方法	● 确认患者,避免差错的发生 ● 消除紧张、恐惧心理,取得合作
3. 关闭门窗,隔帘遮挡患者	● 保暖,维护患者自尊,使之精神松弛
4. 帮助患者取左侧卧位,双腿屈曲,背向护士	● 便于护士操作 ● 人工取便使患者疲惫,因此患者需躺在床上
5. 盖好盖被,只暴露肛门	● 保暖,维护患者自尊
6. 患者臀下铺一次性中单,便器放置在床旁	● 保持床单清洁
7. 戴手套,在右手示指端倒 1~2ml 的 2% 利多卡因,插入肛门停留 5min	● 人工取便可引起疼痛,利多卡因对肛管和直肠起麻醉作用,减少刺激
8. 右手示指指套上涂以润滑油	● 勿使用器械掏取粪便,以免损伤肠黏膜
9. 嘱患者张口呼吸,轻轻插入肛门,沿着直肠壁进入直肠	● 避免直肠黏膜的损伤,使刺激降至最小
10. 手指轻轻摩擦,碾松粪块,取出粪块,放入便器,反复进行(图 18-9)	● 动作轻柔,避免损伤肠黏膜或引起肛周水肿
11. 取便过程中注意观察患者的生命体征和反应,如发现面色苍白、出汗、疲惫等表现,应暂停,休息片刻	● 若患者心率明显下降或节律改变,应立即停止操作
12. 取便毕,清洗且擦干臀部和肛门,病情允许可行热水坐浴	● 促进局部血液循环,减轻疼痛
13. 整理消毒用物,洗手并做记录	● 防止病原微生物传播

（七）肛管排气术

肛管排气术(flatulence decreasing through the rectal tube)是将肛管从肛门插入直肠以排除肠腔内积气的技术。

1. 目的 排出肠腔积气,减轻腹胀。

2. 用物

① 治疗盘 ···1 个

内备：

- 肛管（26 号）·······················1 根
- 橡胶管·····························1 根
- 玻璃接头···························1 个
- 棉签·······························若干
- 胶布·······························1 卷
- 润滑油·····························适量
- 弯盘·······························1 个
- 别针·······························1 枚
- 卫生纸·····························适量
- 瓶口系带···························1 条
- ② 玻璃瓶（内盛水 3/4 满）···········1 个

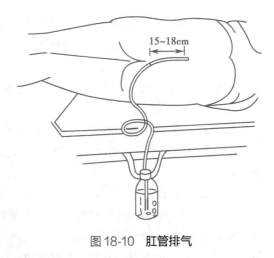

15~18cm

图 18-10　肛管排气

3. 实施

操作步骤	注意点与说明
1. 评估患者	● 确保安全
2. 洗手、戴口罩；备齐用物，携至患者床旁，核对患者床号、姓名、腕带，解释操作目的和过程	● 确认患者，避免差错的发生 ● 消除紧张、恐惧心理，取得合作
3. 关闭门窗，隔帘遮挡患者	● 保暖，维护患者自尊，使之精神松弛
4. 协助患者取侧卧位或平卧位，盖好盖被，只暴露肛门	
5. 将玻璃瓶系于床边，橡胶管一端与肛管相连，另一端插入玻璃瓶液面下	● 防止空气进入直肠内，加重腹胀
6. 润滑肛管前端，嘱患者张口呼吸，将肛管轻轻插入直肠 15~18cm	● 减少肛管对直肠黏膜的刺激，使肛门括约肌松弛
7. 用胶布将肛管固定于臀部，橡胶管留出足够长度用别针固定在床单上（图 18-10）	● 便于患者活动
8. 观察排气情况，如排气不畅可协助患者更换体位或按摩腹部	● 气体排出时，可见瓶内液面下有气泡逸出以助气体排出
9. 保留肛管不超过 20min	● 长时间留置肛管，会降低肛门括约肌的反应，甚至导致肛门括约肌永久性松弛
10. 拔出肛管，清洁肛门	
11. 协助患者取舒适的体位，询问患者腹胀是否缓解，整理床单位	● 必要时 2~3h 后，再行肛管排气
12. 消毒、清理用物	● 防止病原微生物传播
13. 洗手，记录	

第二节　排尿的护理

一、与排尿有关的解剖和生理

（一）与排尿有关的解剖

泌尿系统由肾脏、输尿管、膀胱及尿道组成。

1. 肾脏　肾脏是成对的实质性器官，位于脊柱两侧，贴于腹后壁，右肾略低于左肾。肾脏的实质由 170 万~240 万个肾单位组成，每个肾单位包括肾小球和肾小管两部分。血液通过肾小球的滤过作

Note:

用生成原尿,再通过肾小管的重吸收和分泌作用生成终尿,经肾盂排向输尿管。

2. 输尿管 输尿管为细长的肌性管道,左右各一,是连接肾脏与膀胱之间的尿液通道。成人全长 25~30cm,有 3 个狭窄,即起始部、跨入骨盆入口缘和穿膀胱壁处,输尿管结石常嵌顿在这些部位。输尿管通过平滑肌的蠕动和尿液的重力作用,将尿液不断输送到膀胱,此时尿液是无菌的。

3. 膀胱 膀胱位于小骨盆内、耻骨联合的后方。空虚时,其顶部不超过耻骨联合上缘。

膀胱为储存尿液的囊状肌性器官,其形状、大小、位置均随尿液充盈的程度而变化。膀胱的肌层由 3 层纵横交错的平滑肌组成,称为膀胱逼尿肌。一般膀胱内储存的尿液在 300~500ml 时,才会产生尿意。

4. 尿道 尿道是尿液排出体外的通道,由膀胱的尿道内口开始,末端直接开口于体表。

尿道内口周围有平滑肌环绕,形成**膀胱括约肌**(内括约肌);尿道穿过尿生殖膈处有横纹肌环绕,形成**尿道括约肌**(外括约肌)。临床上将尿道穿过尿生殖膈的部分称为前尿道,未穿过的部分称为后尿道。男、女性尿道有很大不同。**男性尿道长 18~20cm**,有 3 个狭窄,即尿道内口、膜部和尿道外口;2 个弯曲,即耻骨下弯和耻骨前弯。耻骨下弯固定无变化,而耻骨前弯则随阴茎位置不同而变化,如将阴茎向上提起,耻骨前弯即可消失。**女性尿道长 4~5cm**,较男性尿道短而直,富于扩张性,尿道外口位于阴蒂下方,呈矢状裂,与阴道口、肛门相邻。由于尿道解剖结构的特点,女性比男性更容易发生尿道感染。

(二) 排尿的生理

肾脏生成尿液是一个连续不断的过程,而膀胱的排尿则是间歇进行的。只有当尿液在膀胱内储存并达到一定量时,才能引起排尿反射,若条件许可,发生排尿动作,使尿液经尿道排出体外。

膀胱受副交感神经紧张性冲动的影响处于轻度收缩状态,其内压经常保持在 10cmH_2O。由于膀胱平滑肌具有较大的伸展性,故在尿量开始增加时,膀胱内压并无明显升高。当膀胱充盈时(成人尿量增加至 400~500ml、儿童 50~200ml 时),膀胱内压才超过 10cmH_2O 而明显升高,并出现尿意。如果尿量增加至 700ml,膀胱内压随之升高至 35cmH_2O 时,膀胱逼尿肌便出现节律性收缩,但此时还可有意识地控制排尿。当膀胱内压达到 70cmH_2O 以上时,便出现明显的痛感,以致不得不排尿。

排尿活动是一种反射活动。当膀胱内尿量充盈超过 500ml 时,膀胱壁的牵张感受器受到刺激而兴奋,冲动沿盆神经传入至骶髓的排尿反射初级中枢;同时,冲动也到达脑干和大脑皮层的排尿反射高级中枢,产生排尿欲。排尿反射进行时,冲动沿盆神经传出,引起逼尿肌收缩,内括约肌松弛,尿液进入后尿道。此时,尿液刺激尿道感受器,使冲动再次沿盆神经传至骶髓排尿反射初级中枢,以加强排尿并反射性抑制阴部神经,使尿道括约肌开放,于是尿液被强大的膀胱内压驱出。在排尿时,腹肌、膈肌、尿道海绵体肌的收缩均有助于尿液的排出。

排尿受到大脑皮层的控制,如果环境不适宜,排尿反射将受到抑制。但小儿大脑发育不完善,对初级排尿中枢的抑制能力较弱,所以小儿排尿次数多,且易发生夜间遗尿现象。

二、排尿的评估

(一) 影响排尿的因素

正常情况下,排尿受意识控制,无痛苦,无障碍,可自主随意进行。但诸多因素可以影响排尿活动。

1. 心理因素 心理因素对排尿的影响很大。例如,当无排尿的合适环境和机会时,排尿反射活动就会受到大脑皮层的抑制;当处于焦虑或紧张的应激情境中,可能出现尿频、尿急,也可能出现尿潴留;另外,排尿也会受到暗示的影响,任何听、视或躯体感觉的刺激,均能引起排尿反射的增强或抑制,如有的人听见流水声就想排尿。

2. 个人习惯 个体习惯性的排尿姿势有助于排尿反射活动的完成。当姿势改变后,排尿有可能受阻。大多数人在潜意识里会建立一些排尿时间习惯,如早晨起床第一件事是排尿,晚上就寝前也排

Note:

空膀胱。儿童时期的排尿训练对成年后的排尿型态也有影响。

3. **社会文化因素**　社会文化的影响会形成人的一定行为规范。例如,排尿最基本的行为规则是需要隐蔽的环境。当个体在缺乏隐蔽的环境中,就会产生许多压力,影响正常排尿。

4. **液体和饮食的摄入**　液体的摄入量直接影响到尿量,摄入得多,尿量就多,尿量同时又影响了排尿的频率。摄入液体的种类也影响排尿,如咖啡、茶、酒类饮料,有利尿作用,使尿量增多,排尿次数也增多。有些食物的摄入也会影响排尿,如含水量多的水果、蔬菜等可增加液体摄入量,使尿量增多。摄入含盐较高的饮料或食物则会造成水钠潴留在体内,使尿量减少。

5. **气候因素**　夏季炎热,身体出汗量大,血浆晶体渗透压升高,可引起抗利尿激素分泌增多,促进肾脏的重吸收功能,导致尿液浓缩和尿量减少;冬季寒冷,身体外周血管收缩,循环血量增加,反射性地抑制抗利尿激素的分泌,而使尿量增加。

6. **治疗和检查**　外科手术、外伤均可导致失血、失液,若补液不足,机体处于缺水状态,尿量减少。术中使用麻醉剂可干扰排尿反射的进行,有些患者会出现尿潴留。某些诊断性检查前要求患者禁食禁水,因而体液减少影响尿量。有些检查可能造成尿道损伤、水肿与不适,导致排尿型态改变。某些药物直接影响排尿,如利尿剂增加尿量,止痛剂、镇静剂影响神经传导而干扰排尿。

7. **疾病因素**　神经系统的损伤和病变,使排尿反射的神经传导和排尿的意识控制障碍,出现尿失禁;肾脏的病变使尿液生成障碍,出现少尿或无尿;泌尿系统的肿瘤、结石或狭窄等都可导致排尿障碍,出现尿潴留;老年男性前列腺肥大压迫尿道,可出现排尿困难。

8. **其他因素**　妇女在妊娠时,可因子宫增大压迫膀胱致使排尿次数增多;老年人因膀胱肌肉张力减弱,出现尿频;婴儿因大脑发育不完善,其排尿不受意识控制,2~3 岁后才能自我控制。

(二) 排尿活动的评估

成人排尿每天 3~5 次,夜间 0~1 次,每次尿量 200~400ml,24h 尿量 1 000~2 000ml。异常排尿活动常见以下几种:

1. **多尿**　24h 尿量经常超过 2 500ml 者为多尿(polyuria)。常见原因:①正常情况下大量饮水;②妊娠;③疾病:如糖尿病患者,血糖浓度超过肾糖阈,大量葡萄糖从肾脏排出,引起渗透压升高而致多尿;又如尿崩症患者,由于脑神经垂体抗利尿激素分泌不足,使肾小管重吸收发生障碍,也表现为多尿。

2. **少尿和无尿**　成人尿量少于 400ml/24h 或 17ml/h 者为少尿(oliguria);24h 尿量少于 100ml 或 12h 内无尿者为无尿(anuria)或尿闭(urodialysis)。少尿多见于心脏、肾脏、肝衰竭和休克患者,无尿多见于严重休克和急性肾衰竭患者。

3. **尿潴留**　尿液大量存留在膀胱内而不能自主排出称尿潴留(urinary retention)。当尿潴留时,膀胱容积可增大至 3 000~4 000ml,膀胱高度膨胀,可至脐部。患者主诉下腹胀痛、排尿困难。体检可见耻骨上膨隆,扪及囊样包块,叩诊呈实音,有压痛。引起尿潴留的原因见于:

(1) 机械性梗阻:膀胱颈部或尿道有梗阻性病变,如前列腺肥大或肿瘤压迫尿道,造成排尿受阻。

(2) 动力性梗阻:由于排尿功能障碍引起,而膀胱、尿道并无器质性梗阻病变,如外伤、疾病或使用麻醉剂所致控制排尿的中枢或周围神经受损,导致膀胱逼尿肌无力或尿道括约肌痉挛等。

(3) 其他:各种原因引起的不能用力排尿或不习惯卧床排尿,包括某些心理因素,如焦虑、窘迫使得排尿不能及时进行。由于尿液存留过多,膀胱过度充盈,致使膀胱收缩无力,造成尿潴留。

4. **尿失禁**(urinary incontinence)　是指尿液从尿道口不自主流出的一种排尿失常状况。尿失禁可分为:

(1) 压力性尿失禁:指当腹内压突然增高(如咳嗽、喷嚏、大笑、举重或运动等)时,使膀胱内压超过尿道阻力,少量尿液不自主地由尿道流出。原因有:尿道括约肌张力减低、盆底肌肉及韧带松弛、肥胖,多见于中老年女性,这类尿失禁多在直立体位时发生,对其身心健康及社会人际交往有较大的影响。

Note:

(2) 急迫性尿失禁:指尿急或突然出现无法控制的强烈尿意时尿液的不自主流出。通常继发于膀胱炎、神经源性膀胱等,这类尿失禁可能由膀胱的不随意收缩引起。

(3) 混合性尿失禁:指同时具有压力性尿失禁和急迫性尿失禁的症状,症状间具有相互影响相互加重的倾向,是膀胱和尿道功能失调的综合结果。混合性尿失禁是初诊患者中最常见的尿失禁之一。

(4) 持续性尿失禁:指尿液持续地从膀胱或尿道瘘中流出,几乎没有正常的排尿,膀胱呈空虚状态。常见的原因为外伤、手术或先天性疾病引起的膀胱颈和尿道括约肌的损伤。多见于妇科手术、产伤所造成的膀胱阴道瘘。也可见于前列腺手术引起的尿道外括约肌损伤,先天性异位输尿管开口于尿道、阴道或外阴前庭等。

(5) 充溢性尿失禁:指膀胱功能完全失代偿,膀胱呈慢性扩张,当膀胱充盈达到一定压力时,即可不自主地溢出少量尿液。当膀胱内压力降低时,流尿活动即行停止,但膀胱仍呈胀满状态而不能排空。常见原因有:①神经系统病变,如脊髓损伤早期的脊髓休克阶段、脊髓肿瘤等导致的脊髓瘫痪;②下尿路梗阻,如前列腺增生、膀胱颈梗阻或尿道狭窄等。

5. 膀胱刺激征　主要表现为尿频、尿急、尿痛,三者同时出现。单位时间内排尿次数增多,成人排尿次数昼夜≥8 次,夜间≥2 次,平均每次尿量 <200ml 时考虑为**尿频**(frequent micturition),是由膀胱炎症或机械性刺激引起,严重时几分钟排尿一次,每次排尿仅几毫升;患者突然有强烈尿意,不能控制需立即排尿称**尿急**(urgent micturition),起因于膀胱三角或后尿道的刺激,造成排尿反射活动特别强烈。排尿时膀胱区及尿道疼痛称**尿痛**(dysuria),为病损区域受刺激所致。有膀胱刺激征时常伴有血尿。

(三) 尿液的评估

1. 尿量和次数　尿量是反映肾脏功能的重要指标。尿量和排尿次数受多方面因素的影响而有所变动。

2. 颜色　正常新鲜尿液呈淡黄色,是由尿胆原和尿色素所致。尿色可受某些食物或药物的影响,如进食大量胡萝卜或服用维生素 B_2,尿液的颜色呈深黄色。在病理情况时,尿色可有以下变化:

(1) 血尿:血尿颜色的深浅,与尿液中所含红细胞量多少有关,尿液中含红细胞量多时呈洗肉水色。见于急性肾小球肾炎、输尿管结石、泌尿系统肿瘤、结核及感染。

(2) 血红蛋白尿:大量红细胞在血管内破坏,形成血红蛋白尿,呈红葡萄酒色或酱油色。见于血型不合的输血、恶性疟疾和阵发性睡眠性血红蛋白尿。

(3) 胆红素尿:尿液呈深黄色或黄褐色,振荡尿液后泡沫亦呈黄色。见于阻塞性黄疸和肝细胞性黄疸。

(4) 乳糜尿:因尿液中含有淋巴液,尿液呈乳白色。见于丝虫病。

3. 透明度　正常新鲜尿液透明,放置后可出现微量絮状沉淀物,系黏蛋白、核蛋白、盐类与上皮细胞凝结而成。蛋白尿不影响尿液的透明度,但振荡时可产生较多且不易消失的泡沫。新鲜尿液发生混浊可见于以下情况:

(1) 尿盐析出:尿盐含量高时,尿液冷却后,可发生尿液混浊,但加热、加酸或加碱后,尿盐溶解,尿液澄清。

(2) 脓尿:尿中含有大量脓细胞、细菌或炎性渗出物时,排出的新鲜尿液即呈白色絮状混浊,此种尿液在加热、加酸或加碱后,其混浊度不变。

4. 酸碱反应　正常人尿液呈弱酸性,一般尿液 pH 为 4.5~8.0,平均为 6.5。不同种类的膳食可影响尿液的 pH,如进食大量蔬菜,尿液可呈碱性;进食大量肉类,尿液可呈酸性。酸中毒患者的尿可呈强酸性,严重呕吐患者的尿液可呈强碱性。

5. 比重　成人正常情况下,尿比重波动于 1.015~1.025,一般尿比重与尿量成反比。尿比重的高低主要取决于肾脏的浓缩功能。若尿比重经常固定于 1.010 左右的低水平,提示肾功能严重障碍。

6. **气味**　正常尿液气味来自尿液中的挥发性酸。尿液久置后,因尿素分解产生氨,故有氨臭味。若新鲜尿液有氨臭味,应考虑是否有泌尿道感染。糖尿病酮症酸中毒时,因尿中含有丙酮,故有烂苹果味。

以上是对尿液的一般性评估,为获得更全面、更准确的资料数据以判断排尿功能,常须留取尿标本,进行实验室检查。

三、排尿异常患者的护理

(一) 尿潴留患者的护理

应了解和分析尿潴留的原因,如属机械梗阻,须在治疗原发疾病的基础上,给予对症处理;如属其他原因,可采用以下护理措施:

1. **心理护理**　安慰患者,消除焦虑和紧张情绪,排尿时应给予患者足够的时间放松自己,以减轻其心理压力。

2. **提供隐蔽的排尿环境**　为患者创造一个有利于排尿的环境,关闭门窗,隔帘遮挡,请无关人员回避,适当调整治疗和护理时间,使患者有足够的时间,不受他人影响,安心排尿。

3. **调整体位和姿势**　协助患者取适当体位,如扶患者坐起或抬高上身,尽可能使患者以习惯姿势排尿。对需绝对卧床的手术患者,应事先有计划地训练床上排尿,以免因不适应排尿姿势的改变而导致尿潴留。

4. **利用条件反射诱导排尿**　如听流水声或用温水冲洗会阴;亦可采用针刺中极、曲骨、三阴交穴或艾灸关元、中极穴等方法,刺激排尿。

5. **热敷和按摩放松肌肉,促进排尿**　若患者病情允许,可用手按压膀胱协助排尿,即用手掌自患者膀胱底部向尿道方向推移按压,直至耻骨联合。按压时,用力均匀,逐渐加力,一次按压到底。若未排尿,可重复操作,直至排尿为止。**切记不可强力按压,以防膀胱破裂。**

6. **药物治疗**　必要时根据医嘱肌内注射氯化卡巴胆碱等。

7. **导尿**　经上述处理均不能解除尿潴留时,可采用导尿术。

8. **健康教育**　帮助患者和家属了解维持正常排尿的重要性,取得主动合作。指导患者养成定时排尿的习惯,学会正确的自我放松方法。对需手术患者,可术前训练患者床上排尿,以避免术后因不适应卧床排尿的姿势而导致尿潴留。

医 药 史 话

中国古代导尿术的起源

晋朝葛洪在《肘后方》中曰:"小便不通,土瓜根捣汁,入少水解之,筒吹入下部。"这是最早的导尿术的中医文献。然而,早期文献中数孙思邈的记载最精细。相传,一次,孙思邈在路上被人拦住,告知其家人排不出尿,肚子胀痛难忍。孙思邈诊视后断定服药排尿已晚,正苦思治法时,见一小儿拿着葱管吹着玩,遂受启发,立即找来一根葱管,切去一角,小心插进患者的尿道,然后用嘴对着葱管吹气,尿液随即顺着葱管流出。孙思邈在《千金要方》中,对此法做了具体的描述:"津液不通,以葱叶除尖头,内阴茎孔中深三寸,微用口吹之,胞胀津液大通,便愈。"由此可见,晋至唐时期是中医导尿术的开创期,此期的导尿术以口吹式为标志,导尿工具以葱管为主。

(二) 尿失禁患者的护理

无论是哪一种原因引起的尿失禁,都会给患者造成很大的心理压力,如精神苦闷、丧失自尊,也给生活带来不便。所以,对于尿失禁患者,除应进行内外科的治疗加以矫正外,还应做好以下护理工作:

1. **心理护理**　尊重患者人格,给予安慰和鼓励,使其树立信心,积极配合治疗和护理。

2. 外部引流　必要时应用接尿装置引流尿液。女患者可用女式尿壶紧贴外阴部接取尿液;男患者可用尿壶接尿,也可用阴茎套连接集尿袋,接取尿液,但此法不宜长时间使用,每天要定时取下阴茎套和尿壶,清洗会阴部和阴茎,并暴露于空气中,评估局部有无红肿、破损。

3. 皮肤护理　注意保持皮肤清洁干燥,经常清洗会阴部皮肤,勤换衣裤、床单、衬垫等。

4. 重建正常的排尿功能

(1) 摄入适当的液体:由于患者的饮水量或进食量会直接影响其排尿的次数及容量,甚至影响肾功能,如无禁忌,嘱患者每天摄入液体量 2 000ml。膀胱训练期间制订正确的饮水计划至关重要,于 6:00~20:00 平均分配饮水量,每次不超过 400ml,入睡前 3h 尽量避免饮水,以减少夜间尿量。

(2) 持续膀胱功能训练:向患者和家属说明膀胱功能训练的目的,说明训练的方法和所需时间,以取得患者和家属的配合。安排排尿时间,定时开放留置尿管、间歇导尿或定时使用便器,建立规则的排尿习惯,促进排尿功能的恢复。初始白天每隔 1~2h 放尿或使用便器一次,夜间每隔 4h 一次。以后逐渐延长间隔时间,以促进排尿功能恢复。使用便器时,用手按压膀胱,协助排尿。

(3) 锻炼肌肉力量:指导患者进行骨盆底部肌肉的锻炼,以增强控制排尿的能力。具体方法:患者取立位、坐位或卧位,收缩骨盆底肌肉 5s(即让患者做收缩肛门、同时收缩尿道的动作),开始可只收缩 2~3s,逐渐延长时间至 10s。放松盆底肌肉 10s(放松肛门、尿道),休息 10s,即完成 1 次盆底肌训练。连续做 15~30min,每天重复 3 组或每天做 150~200 次。以不觉疲乏为宜,最短为期 3 个月。同时,训练间断排尿,即在排尿过程中暂停排尿 3~5s 后再继续将尿液排出以及在任何"尿失禁诱发动作"(如咳嗽、弯腰等)之前收缩盆底肌,从而达到抑制不稳定的膀胱收缩,减轻排尿紧迫感程度、频率和溢尿量。病情许可,鼓励患者做抬腿运动或下床走动,以增强腹部肌肉张力。

5. 健康教育　通过对尿失禁患者及其家属进行有目的、有计划的健康教育,促进患者对疾病知识、治疗训练方法的了解,提高患者的自我管理能力,减少并发症,最大限度地恢复身心、社会功能,提高生活质量。

四、与排尿有关的护理技术

(一) 尿标本采集术

1. 目的　尿标本采集术(urine specimen collection)的目的是采集尿液标本,通过实验室检查,以了解病情、协助诊断或观察疗效。

(1) 尿常规标本:检查尿液的颜色、透明度、有无细胞及管型,测定比重,并做尿蛋白及尿糖定性检测等。

(2) 尿培养标本:收集未被污染的尿液作细菌学检查。

(3) 12h 或 24h 尿标本:进行尿的各种定量检查,如钠、钾、氯、17- 羟类固醇、肌酐、肌酸及尿糖定量或尿浓缩查结核分枝杆菌等。

2. 用物

(1) 尿常规标本

- 标本容器(50ml 或 100ml)······1 个

(2) 尿培养标本

- 有盖培养试管······1 支
- 无菌纱布······2 块
- 无菌棉签······1 包
- 导尿包(必要时)······1 个
- 无菌手套······1 副
- 外阴消毒液······适量
- 消毒液棉球(置治疗碗内)······数个
- 试管夹······1 个
- 便器及便巾······1 套

(3) 12h 或 24h 尿标本

- 有盖便器······1 个
- 防腐剂(依检验项目而定)······适量

Note:

3. 实施

操作步骤	注意点与说明
1. 查对医嘱、检验单、标签（或条形码）；根据检验目的，选择适当容器，检查标本容器有无破损，携用物至床旁	● 避免发生差错和损坏标本
2. 洗手、戴口罩；将容器携至患者处，核对患者床号、姓名、腕带，向患者解释留取标本的目的及过程	● 确认患者，取得合作
3. 收集尿标本 ◆ 尿常规标本 (1) 嘱患者将晨起第一次尿留于标本容器内；除测定尿比重需留尿 100ml 外，其余检验留尿 30ml 即可 (2) 对不能自理的患者应协助其留尿 (3) 留取标本后贴上检验单标签（或条形码） ◆ 尿培养标本 (1) 中段尿留取法 1) 嘱患者晨起先用消毒液清洗外阴，男患者须将包皮翻开清洗，再用无菌纱布擦干外阴 2) 戴无菌手套，分开女性患者阴唇或持住男性患者阴茎，用消毒棉球消毒尿道口 3) 用试管夹夹住试管管身 4) 嘱患者排尿，弃去前段尿，以试管接取中段尿 5~10ml 5) 随即盖紧试管，贴好检验单标签（或条形码） 6) 清洁外阴，协助患者穿裤、整理床单位，清理用物 (2) 导尿术留取法 通过插入导尿管的方法将尿液引出，留取标本，具体步骤见导尿术 ◆ 12h 或 24h 尿标本 (1) 取有盖便器，贴上检验单标签（或条形码），注明起止日期、时间 (2) 嘱患者于晨 7 时或晚 7 时排空膀胱，弃去尿液后开始留尿，至次晨 7 时留完最后一次尿，将 24h 或 12h 的全部尿液于容器中送检 (3) 及时送验标本，并记录	● 晨尿浓度较高，未受饮食影响，所得检验结果较准确 ● 不可将粪便混于尿液中，女患者月经期不宜留取尿标本，以免影响检验结果的准确性 ● 防止外阴部杂菌污染尿培养标本 ● 应在晨间患者膀胱充盈时留尿 ● 以防杂菌污染标本 ● 患者应持续不停顿排尿，前段尿起到冲洗尿道的作用 ● 标本不得倒置，以免受污染 ● 适用于危重、昏迷患者等 ● 留 12h 尿标本，时间为晚上 7 时至次晨 7 时 ● 留 24h 尿标本，时间为早晨 7 时至次晨 7 时 ● 不得将粪便混于尿液中 ● 盛尿容器加盖置阴凉处，并根据检验要求加入防腐剂（表 18-2），避免尿液久放变质 ● 必须是全部的尿液，检验结果才可靠

表 18-2 **常用防腐剂的作用及用法**

名称	作用	用法	举例
甲醛	固定尿中有机成分，防腐	24h 尿液加 40% 甲醛 1~2ml	爱迪计数
浓盐酸	防止尿中激素被氧化，防腐	24h 尿液加 5~10ml	内分泌系统的检查，如 17-酮类固醇、17-羟类固醇等
甲苯	保持尿液的化学成分不变，防腐	每 100ml 尿液加 0.5%~1% 甲苯 2ml（甲苯应在第一次尿液倒入后再加，使形成薄膜覆盖于尿液表面，防止细菌污染）	尿蛋白定量、糖定量、钠、氯、肌酐、肌酸等

(二) 导尿术

导尿术（catheterization）指在严格无菌操作下，用导尿管经尿道插入膀胱引出尿液的技术。

1. 目的

(1) 为尿潴留患者引流出尿液，以减轻痛苦。

Note:

（2）协助临床诊断,如留取未受污染的尿标本作细菌培养,测量膀胱容量、压力及残余尿,进行尿道或膀胱造影等。

（3）为膀胱肿瘤患者进行膀胱内化疗。

2. 用物

① 治疗车 ....1 辆
② 一次性导尿包 ....1 个
（包括初步消毒、再次消毒和导尿用物）

内置初步消毒用物有：

● 小方盘 ·····················1 个	● 镊子 ·····················1 把
● 纱布 ·····················2 块	● 手套 ·····················1 只
● 消毒液棉球袋 ·············1 袋	

再次消毒及导尿用物有：

● 弯盘 ·····················1 个	● 气囊导尿管 ···············1 根
● 内盛 4 个消毒液棉球袋 ·····1 袋	● 镊子 ·····················2 把
● 内盛无菌液体的 10ml 注射器 ·····1 具	● 润滑油棉球袋 ·············1 袋
● 标本瓶 ···················1 个	● 集尿袋 ···················1 个
● 纱布 ·····················2 块	● 方盘 ·····················1 个
● 洞巾 ·····················1 块	● 手套 ·····················1 副
③ 手消毒液 ·················1 瓶	● 外包治疗巾 ···············1 块
⑤ 一次性中单 ···············1 块	④ 弯盘 ·····················1 个
⑦ 浴巾 ·····················1 条	⑥ 便器及便巾 ···············1 套

3. 实施

操作步骤	注意点与说明
1. 评估患者的年龄、病情、临床诊断、导尿目的、意识、心理状态、合作程度、会阴部皮肤黏膜及清洁程度等	● 选择合适的导尿方式,确保患者安全
2. 洗手,戴口罩;准备物品,将用物置治疗车上层,便器置治疗车下层,推至患者处	● 仔细检查导尿包是否过期,有无破损、潮湿,确保无菌物品合格,预防尿路感染
3. 核对患者床号、姓名、腕带,向患者解释导尿的目的和过程	● 确认患者;通过解释,消除患者紧张和窘迫的心理,以取得配合
4. 关闭门窗,隔帘遮挡患者	● 保护患者的隐私
5. 嘱咐或帮助患者清洗外阴部	● 保持外阴部清洁,减少尿路逆行感染的机会
6. 根据男、女性尿道解剖特点行导尿术	● 严格执行无菌技术
◆ 女患者导尿术 （1）操作者站在患者右侧,帮助患者脱去对侧裤腿,盖在近侧腿部,并盖上浴巾,对侧腿用盖被遮盖;患者取仰卧屈膝位,两腿略外展,露出外阴	● 尽量少暴露患者,以减少患者的窘迫感,注意保暖
（2）将一次性中单铺于患者臀下,弯盘置于患者外阴旁,消毒双手,核对检查并打开导尿包,取出初步消毒用物,将消毒液棉球倒入小方盘内	● 保护床单免受污染,也可用防水垫巾 ● 弯盘内放置污物
（3）左手戴手套,右手持镊子夹取消毒液棉球由外向内,自上而下,依次初步消毒阴阜、大阴唇;接着以左手分开大阴唇,同样顺序消毒小阴唇和尿道口,消毒完毕,脱下手套置弯盘内,污物放到治疗车下层,将弯盘和小方盘移至床尾	● 每只棉球限用一次 ● 夹取棉球时应夹取棉球中心部位,使棉球裹住镊尖,避免消毒时损伤组织

续表

操作步骤	注意点与说明
(4) 用洗手消毒液消毒双手后,将导尿包放在患者两腿之间,按无菌技术操作原则打开治疗巾	● 嘱患者勿移动肢体,保持原有体位,以免污染无菌区
(5) 戴无菌手套,铺洞巾,使洞巾和治疗巾内层形成一无菌区,按操作顺序整理用物,取出导尿管,用润滑棉球润滑导尿管前端,根据需要将导尿管和集尿袋的引流管连接,取消毒液棉球放于弯盘内	● 扩大无菌区域,便于操作,避免污染 ● 润滑尿管,便于插入尿道,减少刺激和损伤
(6) 用左手拇指、示指分开并固定小阴唇,右手持镊子夹取消毒棉球,由内向外,自上而下依次消毒尿道口、两侧小阴唇,最后在尿道口处加强消毒一次;污棉球、弯盘和消毒用的镊子放于床尾弯盘内	● **每只棉球只用一次**,确保消毒过的部位不受污染 ● 消毒尿道口时停留片刻,使消毒液与尿道口黏膜接触,达到消毒目的
(7) 左手继续固定小阴唇,右手将方盘置于洞巾口旁,嘱患者张口呼吸,用另一镊子夹持导尿管对准尿道口轻轻插入尿道 4~6cm,见尿液后再插入 1~2cm,松开左手,下移固定导尿管,将尿液引入集尿袋或弯盘内(图18-11)	● 继续固定小阴唇,可避免尿道口受污染,又可充分暴露尿道口,便于插管 ● 插管时,患者张口呼吸,减轻腹肌和尿道括约肌的紧张,有助于插管 ● 插管动作要轻柔,避免损伤尿道黏膜 ● 老年女性尿道口回缩,插管时应仔细辨认 ● 如果导尿管误插入阴道,应更换重新插入
(8) 若不连接集尿袋,弯盘内尿液盛满后,可用镊子夹住导尿管末端,将尿液倒入便器内,再打开导尿管继续放尿。注意询问患者的感觉,观察患者的反应	● 若尿液引流不畅,可用手轻轻按压膀胱,以助膀胱排空 ● 对膀胱高度膨胀且又极度虚弱的患者,第一次放尿不应超过 1 000ml,因为大量放尿,使腹腔内压突然降低,血液大量滞留于腹腔血管内,可导致血压下降而虚脱;而膀胱内突然减压,会导致膀胱黏膜急剧充血而发生血尿
(9) 如需作尿培养,用无菌试管接取尿液 5~10ml,盖好瓶盖,放置合适处	
(10) 导尿毕,轻轻拔出导尿管,撤下洞巾,擦净外阴,脱去手套置弯盘内,撤出患者臀下的一次性中单,放在治疗车下层;协助患者穿裤,整理床单位	
(11) 清理用物,测量尿量,尿标本贴检验单标签(或条形码)后送检	● 尿培养标本须及时送检
(12) 洗手、记录导尿时间、尿量、尿液颜色及性质、患者反应等情况	
◆ 男患者导尿术 (1) 协助患者仰卧,脱下裤子退至腿部,露出外阴部,两腿平放略分开;上身及腿部分别用被子及浴巾盖好	● 男性尿道长而弯曲,必须根据解剖特点,进行导尿,以免造成尿道的损伤和导尿失败
(2) 将一次性中单铺于患者臀下,弯盘置患者右腿外侧,消毒双手,核对检查并打开导尿包,取出初步消毒包,将消毒液棉球倒入小方盘内	
(3) 左手戴手套,用纱布裹住阴茎略提起,将包皮向后推,暴露尿道外口,右手持镊子夹取消毒液棉球自尿道口向外向后旋转擦拭消毒尿道口、龟头及冠状沟数次。污棉球、纱布置弯盘内;消毒完毕后将弯盘及小方盘移至床尾	● 包皮和冠状沟易留有污垢,应注意擦拭干净 ● 每只棉球限用一次,确保消毒部位不受污染
(4) 在患者腿间打开导尿包,按女患者导尿术操作步骤(4)(5)进行操作	

Note:

续表

操作步骤	注意点与说明
(5) 左手用纱布裹住阴茎并提起,使之与腹壁呈 60° 角(图 18-12),将包皮向后推以露出尿道口,用消毒棉球如前法消毒尿道口及龟头;污棉球置弯盘内	● 当阴茎上提时,尿道的耻骨前弯可被拉直,便于插管
(6) 左手固定阴茎,右手将小方盘置洞巾口旁,嘱患者张口呼吸,用另一镊子夹持导尿管前端,对准尿道口轻轻插入 20~22cm,见尿液流出后,再插入 1~2cm,将尿液引入急尿袋或方盘内	● 男性尿道较长,又有 3 个狭窄处,插管时会略有阻力。当插管受阻时,应稍停片刻嘱患者深呼吸,再徐徐插入导尿管;切忌用力过猛而损伤尿道
(7) 其余步骤同女患者(8)~(12)	

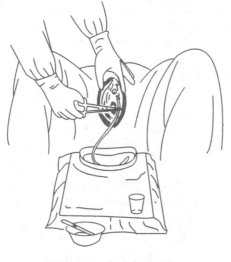

图 18-11　女患者导尿术

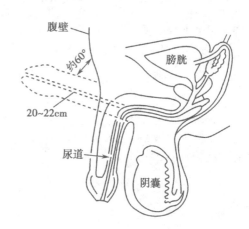

图 18-12　男患者导尿术

(三) 导尿管留置术(retention of catheterization)

1. 目的

(1) 抢救危重患者时准确记录每小时尿量,测量尿比重,以密切观察病情变化。

(2) 在盆腔脏器手术中,保持膀胱空虚,避免术中误伤。

(3) 某些泌尿系统疾病手术后留置导尿管,便于引流和冲洗,并可减轻手术切口的张力,有利于愈合。

(4) 为尿失禁或会阴部有伤口的患者引流尿液,保持会阴部清洁干燥。

(5) 为尿失禁患者行膀胱功能训练。

2. 用物　同导尿术。另备:

● 橡皮圈⋯⋯⋯⋯⋯⋯⋯⋯⋯⋯⋯1 个　　● 别针⋯⋯⋯⋯⋯⋯⋯⋯⋯⋯⋯⋯⋯1 枚

3. 实施

操作步骤	注意点与说明
1. 评估患者;洗手、戴口罩;准备物品,置治疗车上、推至患者处	
2. 核对患者床号、姓名、腕带,向患者解释导尿及留置导尿管的目的和过程	● 确认患者,消除患者紧张和窘迫的心理,以取得配合
3. 关闭门窗,隔帘遮挡患者	● 维护患者的隐私
4. 嘱咐或帮助患者清洗外阴	● 清洁外阴,减少逆行感染的机会

续表

操作步骤	注意点与说明
5. 按男、女患者导尿术操作步骤(1)~(7)进行操作,见尿后再插入5~7cm	● 严格执行无菌技术
6. 夹住导尿管末端,脱去手套	
7. 固定导尿管,连接注射器根据导尿管上注明的气囊容积注入等量的无菌生理盐水,轻拉导尿管有阻力感,证实导尿管已固定于膀胱内(图18-13)	● 硅胶导尿管与组织有较好的相容性,留置期间可减轻对组织的刺激;并且双腔管的一个腔可注入空气或液体至前端的气囊内,使导尿管固定存留于膀胱内,不致滑出 ● 膨胀的气囊不宜卡在膀胱下口(尿道内口),应向内推约2cm,以免气囊压迫造成损伤和不适
8. 移开洞巾,将导尿管末端与集尿袋的引流管接头处相连,用橡皮圈和安全别针将集尿袋的引流管固定在床单上(图18-14)	● 引流管应留出足够长度,以防止翻身时牵拉,使导尿管滑脱
9. 将集尿袋置于低于膀胱高度的位置固定	● 以防尿液回流引起尿路感染
10. 撤除导尿用物,协助患者穿裤,取舒适卧位,整理床单位,清理用物	
11. 洗手,记录操作情况及患者反应	

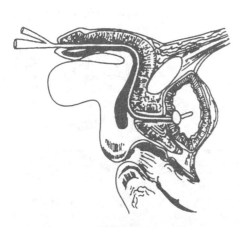

图18-13　双腔气囊导尿管固定法

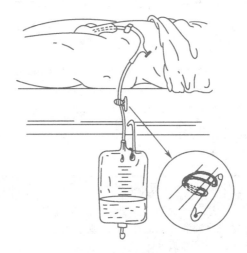

图18-14　集尿袋的应用

4. 留置导尿管患者的护理

(1) 向患者及其家属解释留置导尿管的护理方法,使其认识到预防泌尿道感染的重要性,并主动参与护理。

(2) 鼓励患者每日摄入足够的液体,使尿量维持在2 000ml以上,达到自然冲洗尿路的目的,以减少尿路感染和结石的发生。

(3) 保持引流通畅,避免导尿管受压、扭曲、堵塞。

(4) 防止泌尿系统逆行感染:①保持尿道口清洁:女性患者用消毒棉球擦拭外阴及尿道口,男性患者用消毒棉球擦拭尿道口、龟头及包皮,1~2次/d;②每周更换集尿袋1~2次:若有尿液性状、颜色改变,需及时更换,定时排空集尿袋,并记录尿量;③定期更换导尿管:导尿管的更换频率通常根据导尿管的材质决定,一般为1~4周更换1次。

(5) 患者离床活动时,应用胶布将导尿管远端固定在大腿上,集尿袋不得超过膀胱高度,防止尿液逆流。

Note:

(6) 采用间歇性夹管方式,训练膀胱反射功能。夹闭导尿管,每 3~4h 开放 1 次,使膀胱定时充盈和排空,促进膀胱功能的恢复。

(7) 倾听患者主诉,并观察尿液,若发现尿液混浊、沉淀、有结晶,应做膀胱冲洗,尿常规检查 1 次/周。

(四) 膀胱冲洗术(bladder irrigation)

1. 目的

(1) 清除膀胱内的血凝块、黏液、细菌等异物,预防感染。

(2) 治疗某些膀胱疾病,如膀胱炎、膀胱肿瘤。

(3) 对留置导尿管的患者,保持其尿液引流通畅。

2. 常用冲洗溶液
①生理盐水;②0.02% 呋喃西林溶液;③3% 硼酸液;④氯己定溶液;⑤0.1% 新霉素溶液。

3. 用物
同导尿术和导尿管留置术(可选用三腔导尿管),另备:

① 无菌治疗盘内置无菌物品:

* 治疗碗 ·····················2 个
* 消毒液棉球(置治疗碗内)············数个
* 镊子(置治疗碗内)···············1 把
* 纱布 ·····················1 块

② 无菌膀胱冲洗装置 ···············1 套

③ 冲洗液 ··················按医嘱备

④ 输液架 ·····················1 个

⑤ 开瓶器 ·····················1 个

⑥ 便器及便巾 ··················1 套

4. 实施

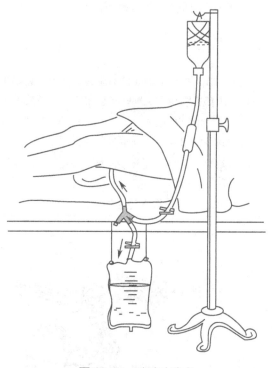

图 18-15 膀胱冲洗术

操作步骤	注意点与说明
1. 评估患者,洗手,戴口罩;准备物品和冲洗溶液,仔细检查冲洗液有无混浊、沉淀或絮状物;备齐用物,携至患者床边	• 遵医嘱准备冲洗液 • 除特殊需要外,冲洗液应加温至 38~40℃,以防低温刺激膀胱
2. 核对患者床号、姓名、腕带,向患者解释操作目的和过程	• 确认患者,取得配合
3. 按导尿术为患者插入三腔导尿管,按导尿管留置术固定导尿管	• 严格执行无菌操作技术
4. 排空膀胱	• 降低膀胱内压,便于冲洗液顺利滴入膀胱 • 有利于药液与膀胱内壁充分接触,并保持有效浓度
5. 准备冲洗膀胱	
(1) 启开冲洗液瓶盖中心部分,常规消毒瓶塞,打开膀胱冲洗装置,将冲洗导管针头插入瓶塞,将冲洗液瓶倒挂于输液架上,排气后关闭导管	• 使用原装密闭瓶插入冲洗导管进行膀胱冲洗
(2) 消毒导尿管冲洗管口,将膀胱冲洗导管与三腔导尿管的冲洗腔连接,导尿管引流腔与集尿袋连接	• 如用双腔导尿管时,分开导尿管与集尿袋引流管接头连接处,消毒导尿管口和引流管接头,将导尿管和引流管与"Y"形管的 2 个分管相连接,"Y"形管的主管连接冲洗导管,将引流管的接头用无菌纱布包裹

Note:

续表

操作步骤	注意点与说明
6. 冲洗膀胱	
(1) 夹闭引流管,开放冲洗管,使溶液滴入膀胱,调节滴速;待患者有尿意或滴入溶液 200~300ml 后,关闭冲洗管,放开引流管,将冲洗液全部引流出来后,再关闭引流管(图 18-15)	● 瓶内液面距床面约 60cm,以便产生一定的压力,使液体能够顺利滴入膀胱 ● 滴速一般为 60~80 滴 /min,滴速不宜过快,以免患者尿意强烈,膀胱收缩,迫使冲洗液从导尿管侧溢出尿道外 ● 如滴入治疗用药,须在膀胱内保留 30min 后再引流出体外
(2) 按需要量,如此反复冲洗,冲洗过程中,经常询问患者感受,观察患者反应及引流液性状	● 若流出液量少于注入量,可能系导尿管内有脓块或血块阻塞,可增加冲洗次数或更换导尿管 ● 若患者出现不适或有出血情况,应立即停止冲洗,并与医生联系
7. 冲洗完毕,取下冲洗管,消毒导尿管口与引流管接头并连接	
8. 清洁外阴部,固定好导尿管,位置低于膀胱	● 如系注入药物,可根据治疗需要拔除导尿管
9. 协助患者取舒适卧位,整理床单位,清理物品	
10. 洗手,记录冲洗液名称、冲洗量、引流量、引流液性质,冲洗过程中患者的反应	

(陈明霞)

思考与练习

1. 尿失禁有哪几种情况？各应如何护理？

2. 列出需要行导尿术和导尿管留置术的适应证,并说明理由。

3. 制订膀胱功能训练、排便功能训练计划各 1 份。

4. 哪些因素会影响排尿、排便？这对你评估患者排泄情况有何帮助？

5. 哪些因素会引起尿潴留和便秘？如何预防尿潴留和便秘的发生？

6. 请为下列患者选择适宜的通便技术,并说明在实施时需注意的问题。

(1) 明天行腹部平片检查。

(2) 门脉高压、食管静脉曲张破裂出血。

(3) 慢性细菌性痢疾。

(4) 右心衰竭伴便秘的患者。

(5) 高热 40℃的 4 岁幼儿。

(6) 子宫全切术后第 2d,腹胀,未排气排便。

7. 患者王某,男,65 岁,因前列腺肥大、排尿困难行导尿术,并留置导尿管。第 3d,发现引流出来的尿液混浊。

请问：

(1) 该患者发生了什么问题？

(2) 应采取哪些有效的护理措施？

8. 患者张某,女,48 岁,为明确诊断,需留取 24h 尿标本作蛋白定量测定,护士应如何正确留取标本？

9. 患者李某,男,65 岁,主诉腹胀、腹痛,3d 未排便,触诊腹部较硬实、紧张,可触及包块,肛检可

 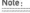

触及粪块。医嘱大量不保留灌肠 1 次。

请问：

(1) 为该患者灌肠的目的是什么？

(2) 灌肠筒内液面距肛门高度是多少？肛管插入直肠的深度是多少？

(3) 当液体灌入 200ml 时患者感觉腹胀并有便意，正确的处理措施是什么？

(4) 灌肠中如患者出现面色苍白、出冷汗、剧烈腹痛、心慌气急，说明患者可能出现了什么情况？正确的处理措施是什么？

NURSING

第十九章

给 药

19章　数字内容

教学目标

识记：

1. 能正确叙述影响药物作用的因素。

2. 能准确写出常用药物的种类及常用给药医嘱的外文缩写。

3. 能正确陈述给药途径、给药原则和给药评估的主要内容。

4. 能正确复述注射原则，各种注射术的定义、目的、常用部位及定位方法。

5. 能正确描述舌下给药、滴入给药、栓剂给药、皮肤给药的目的和方法。

6. 能正确说出常用过敏试验液的配制浓度、注入剂量和试验结果判断。

7. 能正确说出青霉素过敏反应的原因和预防措施。

8. 能正确陈述破伤风抗毒素脱敏注射的原理和方法。

理解：

1. 能用自己的语言正确解释下列概念：

　口服给药术　注射术　皮内注射术　皮下注射术　肌内注射术　静脉注射与采血术
　超声雾化吸入术　氧气雾化吸入术　舌下给药　药物过敏反应

2. 能举例说明药物的保管要求。

3. 能举例说明服用不同性能药物的注意事项。

4. 能举例说明静脉注射失败的常见原因。

5. 能比较不同类型的血标本，说明它们各自的采集目的、方法及标本容器的不同之处。

6. 能比较超声雾化吸入术、氧气雾化吸入术，说明各自在工作原理、作用特点、使用范围和方法
　上的区别。

运用:

1. 能根据治疗单完成摆药、发药操作,做到态度认真负责、严格查对、方法正确、步骤有序、解释合理、过程完整、无差错。
2. 能以正确手法完成药物抽吸和各种注射术的操作,并做到态度认真负责,关爱患者,遵循注射原则,备物齐全,方法正确、动作连贯,步骤有序,过程完整,注射部位、进针角度、进针深度及剂量准确。
3. 能正确配制青霉素皮内试验液并正确判断试验结果。
4. 能正确识别青霉素过敏性休克的临床表现,并配合医生进行救治。
5. 运用所学知识,根据患者不同情况正确实施雾化吸入术,态度认真,方法正确,过程完整,关心患者。

　　给药(administering medication)是临床最常用的一种治疗方法。通过不同途径的给药,可以达到预防疾病、协助诊断、减轻不适、维持正常生理功能和治疗疾病的目的。护士是各种药物治疗的实施者,也是用药过程的监护者,为了保证合理、准确、安全、有效地给药,护士必须了解药理学的相关知识,做好药品的管理工作,掌握正确的给药方法和技术,正确评估患者用药后的疗效和反应,指导患者合理用药,使药物治疗达到最佳的效果。

第一节　给药的基本知识

一、影响药物作用的因素

　　药物的治疗效果不仅与药物本身的性质与剂量有关,也与机体内、外多种因素的影响有关。护士应该熟悉和掌握这些影响因素,以便及时采取相应的护理措施,防止和减少不良反应的发生,使药物更好地发挥作用,达到最佳的疗效。

　　(一) 药物的因素

　　1. **药物剂量**　剂量指用药量。药物剂量不同,机体的反应也不同。一般而言,在一定范围内,剂量愈大,药物在体内的浓度愈高,药效也就愈强。临床上规定的药物的治疗量或有效量,是指能对机体产生明显效应而不引起毒性反应的剂量,也是适用于大多数人使用的常用量;若药物剂量超过一定限度,则引起毒性反应。

　　2. **药物剂型**　不同剂型的同一药物由于吸收量与速度不同,从而影响药物作用的速度和强弱。一般而言,注射药物比口服药物吸收快,因而作用往往较为显著。在注射剂中,水溶液比混悬液、油剂吸收快;在口服制剂中,溶液比片剂、胶囊容易吸收。

　　3. **给药途径**　不同的给药途径可以影响药物的吸收和分布,从而影响药物效应的强弱。常用的给药途径有消化道给药(口服、舌下给药、直肠给药)、注射给药(肌内注射、皮下注射、静脉注射、动脉注射)、呼吸道吸入给药、皮肤黏膜用药。静脉注射或动脉注射是将药液直接注入静脉或动脉进入血液循环,因而吸收速度最快,其次为吸入给药,吸收速度最慢的是皮肤给药。

　　同种药物采用不同给药途径可产生不同的效应。如硫酸镁,口服具有导泻与利胆作用,注射给药具有镇静和降压作用,而局部湿敷则具有消炎去肿作用。

　　4. **给药时间**　给药的间隔时间应以药物的半衰期作为参考依据,尤其是抗生素类药物更应注意维持药物在血中的有效浓度。若肝、肾功能不良者可适当调整给药间隔时间,给药间隔时间短易导致蓄积中毒,给药间隔时间长则血药浓度波动增大。

　　5. **联合用药**　联合用药指为了达到治疗目的而采取的 2 种或 2 种以上药物同时或先后应用。联合用药可发生体内或体外药物之间的相互作用,导致药物的吸收、分布、生物转化、排泄及作用效应等各方面的相互干扰,从而改变药物的效应和毒性。若联合用药后使原有的效应增强称为**协同作用**(synergistic effect);若联合用药后使原有的效应减弱称为**拮抗作用**(antagonist effect)。临床上联合用药的目的是发挥药物的协同作用,增强治疗效果,避免和减轻药物不良反应。

（二）机体的因素

1. 生理因素

(1) 年龄:《中华人民共和国药典》规定,用药剂量 14 岁以下为儿童用药剂量,14~60 岁为成人剂量,60 岁以上为老人剂量。儿童剂量和老人剂量应以成人剂量为参考剂量酌情减量,这与儿童和老人的生理功能与成人比较存在较大差异有关。

儿童时期各个器官和组织正处于发育、生长时期,年龄越小,器官和组织的发育越不完全。药物使用不当可引起器官和组织发育障碍,甚至发生严重不良反应,造成后遗症。例如,儿童血脑屏障和脑组织发育不完善,对中枢抑制药和中枢兴奋药非常敏感,使用吗啡、哌替啶极易出现呼吸抑制,而应用尼可刹米、氨茶碱、麻黄碱等又容易出现中枢兴奋而致惊厥。儿童的肝、肾功能发育不健全,药物代谢和排泄的能力较低,易造成毒性反应,如氨基糖苷类抗生素所致的耳毒性。儿童对水盐的调节能力差,使用利尿剂后容易出现血钾和血钠降低等电解质紊乱。

老年人的组织器官及其功能随年龄增长而出现生理性衰退,在药效学和药动学方面出现改变,肝、肾功能的减退使药物代谢和排泄速率相应减慢,对药物的耐受性降低,且常伴有老年性疾病,因而对某些药物的敏感性增高。

(2) 性别:虽然性别不同对药物的反应一般无明显的差异,但女性在用药时应注意"三期",即月经期、妊娠期和哺乳期对药物作用的影响。在月经期、妊娠期,子宫对泻药、子宫收缩药及刺激性较强的药物较敏感,容易造成月经过多、痛经、流产、早产。在妊娠期,某些药物可通过胎盘进入胎儿体内,对胎儿生长发育和活动造成影响,严重的可导致胎儿畸形。根据美国食品及药物管理局(Food and Drug Administration,FDA)的标准,按药物的安全性由高到低依次分为 A、B、C、D、X 五类。A 类药,如维生素 B、维生素 C;B 类药,如氨苄西林、头孢拉定等;C 类药,如异烟肼、氢化可的松等;D 类药,如金霉素、链霉素等;X 类药为妊娠期禁用药物,如沙利度胺(反应停)、己烯雌酚、氟西泮(氟安定)等药物。在分娩期,使用镇静药要注意时机,避免吗啡等镇静药对新生儿呼吸产生抑制作用。在哺乳期,某些药物可经乳腺排泌进入婴儿体内引起中毒。

(3) 营养状况:患者的营养状况也能影响药物的作用。营养不良者,对药物作用较敏感,对药物毒性反应的耐受性也较差。

2. 病理状态　疾病可影响机体对药物的敏感性,也可改变药物的体内过程,因而影响药物的效应。例如,正常人对常用的解热镇痛药无降温反应,而对发热者则可出现明显的解热退烧作用;治疗量的强心苷类药物不引起正常心输出量增加,而心力衰竭者则会明显增加。

肝、肾功能是影响药物作用的重要因素。肝脏是机体进行解毒及药物代谢的重要器官,肾脏则是药物排泄的主要器官。肝功能不良者,药物的吸收、分布、代谢和排泄等环节均受到不同程度的影响,主要表现为首过消除降低,经肝脏代谢的药物消除变慢,药物与血浆蛋白结合减少及经胆汁排泄的药物转运减慢,可使药物的药理效应和不良反应增强,甚至蓄积中毒。一方面可加重肝脏功能的损害,另一方面可引起其他的药源性疾病。常见的肝毒性药物包括:抗精神失常药、抗癫痫药,如氯丙嗪、苯妥英钠;解热镇痛药,如水杨酸类药;抗生素、抗结核药,如红霉素、利福平;激素类药,如苯丙酸诺龙等。肾功能减退时,主要经肾脏排泄的药物消除变慢,药物半衰期延长,药物蓄积体内,致使药物作用增强,甚至产生毒性反应;肾功能减退者伴有低蛋白血症,使得弱酸性药物与血浆蛋白结合率降低,游离药物浓度增加,血药浓度增加,药物不良反应也增加。常引起肾毒性的药物有磺胺类药、四环素类抗生素、氨基糖苷类抗生素、解热镇痛抗炎药等。

3. 心理因素　心理因素在一定程度上影响药物的效应,尤其是患者的精神状态、对药疗的信赖程度、医护人员的语言等因素更为明显。

Note:

（1）精神状态：患者的精神状态可影响药物效应。乐观、愉快的情绪能提高机体的功能，如增加消化道分泌、加强胃肠道蠕动和吸收、提高脑功能，使呼吸、循环、内分泌、体温、代谢等功能趋于稳定，在此基础上进行药物治疗能使药物更好地发挥疗效。若患者有悲观、忧郁、悲哀、恐惧、焦虑、愤怒等不良情绪，则可使患者产生应激反应，如交感神经活动增强等，影响药物疗效，甚至还可诱发或加重疾病。

（2）对药物的信赖程度：患者对药物的信赖程度可影响药物的疗效。患者如认为某药物不起作用，不但自觉疗效不高，甚至采取不配合态度；相反，患者对药物信赖，则可提高疗效。如"安慰剂"疗效正是心理因素影响的结果。

（3）医护人员的语言：在患者接受药物治疗时，医护人员的语言可影响患者的情绪及对药疗的信赖程度。因而，医护人员应从社会和心理角度了解患者的心理需求，给予同情与理解，分析患者的求医行为，重视语言沟通的艺术和技巧在药物治疗中的作用，在药物治疗的同时给予患者情感上的满足。

（三）饮食的影响

饮食可以影响药物的体内过程，对药物的作用产生影响。

1. 干扰药物吸收的饮食会降低疗效　服用铁剂时不能与茶水、高脂饮食同时服用，因茶叶中的鞣酸与铁结合形成铁盐妨碍铁的吸收；脂肪抑制胃酸分泌，也影响铁的吸收。在补钙时不宜同食菠菜，因菠菜中含大量草酸，草酸与钙结合形成草酸钙，影响钙的吸收，使疗效降低。

2. 促进药物吸收的饮食会增强疗效　酸性食物可增加铁剂的溶解度，促进铁吸收；高脂饮食可促进脂溶性维生素 A、维生素 D、维生素 E 的吸收，因而维生素 A、维生素 D、维生素 E 宜餐后服用，以增强疗效；粗纤维食物可促进肠蠕动，增强驱虫剂的疗效。

3. 改变尿液 pH 的饮食会影响疗效　鱼、肉、蛋等酸性食物在体内代谢产生酸性物质；牛奶、蔬菜、豆制品等碱性食物在体内代谢形成碳酸氢盐，它们排出时会影响尿液的 pH，从而影响药物疗效。如氨苄西林、呋喃妥因在酸性尿液中杀菌力强，因此用其治疗泌尿系统感染时宜多吃荤食，使尿液呈酸性，增强抗菌作用；而应用氨基糖苷类、头孢菌素、磺胺类药时，则宜多吃素食，以碱化尿液，增强抗菌作用。

二、给药原则

给药原则（principles of administration）是一切用药的总则。在执行药疗工作中必须严格遵守。

（一）根据医嘱给药

给药属于非独立性的护理操作，必须严格根据医嘱给药。护士应具有一定的药理知识，熟悉常用药物的作用、副作用、用法、毒性反应，了解患者的健康状况，对有疑问的医嘱，应及时向医生提出，不可盲目执行，也不得擅自更改医嘱。

（二）严格执行查对制度

认真做到"三查八对（the three checks and eight rights）"，才能达到"五个准确"，即将准确的药物（right drug），按准确的剂量（right dose），用准确的方法（right way），在准确的时间（right time），给予准确的患者（right client）。

1. 三查　操作前、操作中、操作后查（查八对内容）。

2. 八对　对床号、姓名、药名、浓度、剂量、方法、时间、药品有效期（图 19-1）。

同时注意检查药物质量，对疑有变质的药物，不能使用。

（三）安全正确给药

1. 合理掌握给药次数和时间　应以维持有效血药浓度和发挥最大药效为最佳选择，同时考虑药物的特性及人体的生理节奏。医院常用给药的外文缩写见表 19-1。

2. 掌握正确的给药方法与技术　不同给药方法有其相应的操作规程，熟练掌握给药技术是护士胜任药疗工作的必备条件。护士应运用正确的给药方法，使药物进入机体内准确及时地生效。

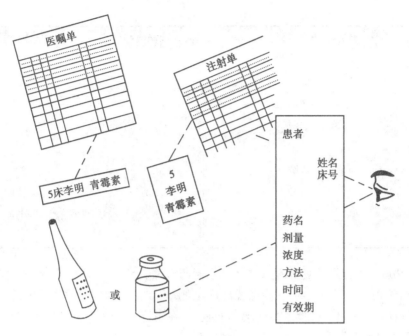

图 19-1 八对示意图

表 19-1 医院常用给药的外文缩写及中文译意

外文缩写	中文译意	外文缩写	中文译意
Aq	水	qod	隔日 1 次
（Ag）Agdest	蒸馏水	qd	每日 1 次
Co	复方	qm	每晨 1 次
Liq	液体	qn	每晚 1 次
Mist	合剂	qh	每小时 1 次
Ol	油	q6h	每 6h 1 次
Pulv	粉剂	bid	每日 2 次
Syr	糖浆剂	tid	每日 3 次
Tinct,Tr	酊剂	qid	每日 4 次
Caps	胶囊剂	12n	中午 12 点
Tab	片剂	12mn	午夜 12 点
Pil	丸剂	biw	每周 2 次
Ung	软膏	am	上午
Sup	栓剂	pm	下午
aa	各	ac	饭前
gtt	滴、滴剂	pc	饭后
ad	加至	hs	临睡前
C	与或和	St（start）	即刻
Rp、R	处方、请取	prn	必要时（长期）
po	口服	sos	需要时（限用 1 次,12h 内有效）
ID	皮内注射	Dc	停止
H	皮下注射	kg	公斤,千克

Note:

续表

外文缩写	中文译意	外文缩写	中文译意
IM 或 im	肌内注射	g	克
IV 或 iv	静脉注射	mg	毫克
ivgtt	静脉滴注	μg	微克
OD	右眼	b	磅
OS	左眼	L	升
OU	双眼	ml	毫升
AD	右耳	IU,iu	国际单位
AS	左耳	U	单位
AU	双耳		

备好的药物应及时分发或使用,避免久置而引起药物污染或药效降低。给药前应向患者解释,以取得合作,并给予相应的用药指导,提高患者自我合理用药的能力。对易发生过敏反应的药物,使用前应了解过敏反应史,做过敏试验,结果阴性方可使用,在用药过程中应加强观察。

(四)密切观察用药后反应

给药后护士应密切观察患者的病情变化,动态评估药物的疗效,及时发现药物的不良反应,并做好记录,为调整治疗计划及临床护理提供依据。

(五)指导患者合理用药

合理用药可使药物治疗符合安全性、有效性、经济性、适当性的标准。安全性是选择药物的首要前提,力求在获得最大治疗效果的同时,让患者承担最小的治疗风险。有效性是用药的首要目标,即药物的治疗效果必须明确。经济性是合理用药的基本要素,经济性并不意味着用药越便宜、越少越好,而是指消耗最小的成本追求最大的效果。适当性是实现合理用药的基本保证,它表现在用药的各个方面,一般指在用药时必须做到药物选择正确、剂量适当、给药途径适宜、合并用药合理,目的是充分发挥药物的作用,尽量减少药物的毒副作用,迅速有效地控制疾病的发展,使人体恢复健康。因而,护士有责任在指导患者合理用药前明确患者的病因及诊断,了解其他并存的疾病、过敏史及药物之间联合用药时的相互作用;向患者说明所用药物的作用、用法及药物可能引起的不良反应;告知患者不可随意加大剂量或过早停药。同时,注意患者对药物的信赖程度与情绪反应,有无药物依赖、滥用或不遵医嘱等行为,并予以相应的指导。

三、给药的护理评估

(一)给药前护理评估

给药前必须对患者进行评估,主要了解:

1. **患病史**　了解患者的患病史,从中获得用药的适应证和禁忌证。临床上有些疾病会因使用某些药物而更具危险性,如消化性溃疡的患者服用阿司匹林,有可能引起出血。

2. **用药史**　了解患者以往用过的药物(处方或非处方)、持续时间和剂量;是否有效,有无出现不良反应;是否了解所用药物的相关知识;对用药的态度。

3. **过敏史**　了解患者对药物和食物的过敏情况,并予以记录。

4. **基本生理状况**　了解患者的年龄、体重、生命体征、意识状况、肝肾功能、胃肠功能,是否处于月经、妊娠、哺乳期以及有无遗传性疾病等。这些生理状况可对药物的选择和给药的剂量、途径、时间产生重要影响。

5. **给药部位状况**　评估给药部位局部状况,如口服给药者评估患者的吞咽功能,有无口腔疾患;注射给药者除评估注射部位皮肤状况外,肌内注射应注意有无硬结,静脉注射应评估静脉充盈度及

Note:

弹性。

6. 心理 - 社会因素　了解患者的文化程度、职业、经济状况,精神状态,对用药的态度、有无药物依赖,患者和家属对给药计划的了解和认知程度等。

(二) 给药期间的护理评估

护士在给药过程中,应随时对患者进行评估,以决定是否需调整给药方案或给予必要的指导。

1. 给药方案落实情况　护士应了解患者是否按时、按量服用药物,用药方法是否正确等,评估后及时给予必要的指导与帮助,以确保药物治疗达到预期效果。

2. 药物疗效及毒副反应　护士应随时观察患者用药后原有症状是否缓解,有无过敏性症状、体征或肝肾功能损害的迹象。如有不良反应或症状未能改善,应及时和医生联系,调整给药方案并酌情处理。

3. 患者是否学会自我正确给药　患者出院后需继续用药,护士实施用药指导后,应了解患者及其家属是否掌握相关用药知识,以保证患者出院后药物治疗的连续性与效果。

四、病区药品管理

(一) 药物的种类

根据给药的途径不同可分为:

1. 内服药　分为固体剂型和液体剂型,前者包括片剂、丸剂、散剂、胶囊等;后者包括溶液、酊剂、合剂等。

2. 注射药　溶液、油剂、混悬液、结晶、粉剂等。

3. 外用药　软膏、溶液、酊剂、粉剂、搽剂、洗剂、滴剂、栓剂、涂膜剂等。

4. 新颖剂型　粘贴敷片、植入慢溶药片、胰岛素泵等。

学 科 进 展

透 皮 贴 剂

　　透皮贴剂(transdermal patches)是指将原料药物与适宜的材料制成供粘贴在皮肤上的一种薄片状制剂,可将药物透过人体皮肤表层,非侵入性递送到皮肤深部或循环系统,产生局部或全身性作用。具有操作简便、安全快捷、无创伤、提高患者顺应性,并可避免药物与胃肠道不相容和首过代谢,减少消化道和肝的负担,提高药物生物利用度等优点。但也存在一些尚待解决的问题,如用药部位的皮肤反应、需寻找更好的促渗方法让药物更有效地透过皮肤。

(二) 药物的领取

药物的领取方法各医院规定不一,住院患者的药物领取有:

1. 病区　病区内设有药柜,备有一定数量的常用药物,由专人负责,按时进行领取和补充,以确保药物的正常使用。患者使用的贵重药、特殊药物,凭医生处方领取。剧毒药、麻醉药,病区内备有固定数量,使用后凭医生处方和空安瓿领取补充。

2. 中心药房　医院内设有中心药房,中心药房工作人员负责病区患者的日间用药。

患者用药从医生开出医嘱,到医嘱处理、药物计价、登账、药品的消耗结算等均实行电子计算机联网管理,从而提高药品管理效率。

(三) 药物的保管

1. 药柜放置　药柜应放在通风、干燥、光线明亮处,并避免阳光直射。保持药柜的整洁,由专人负责,定期检查药品的质量及有效期,以确保安全。

2. 分类保管　按内服、外用、注射、剧毒药等分类保管。并按有效期的先后顺序排列,先领先用,以防失效。贵重药、麻醉药、剧毒药应有明显标记,加锁保管,专人负责,专本登记,严格交班。

3. 标签明显 药瓶上应贴有明显标签:内服药标签为蓝色边,外用药标签为红色边,剧毒药标签为黑色边。标签上要清楚标明药名(中、英文对照)、浓度、剂量。

4. 定期检查 药物要定期检查,如有变色、混浊、沉淀、异味、潮解、霉变或标签脱落、难以辨认、药品过期等情况,均不可使用。

5. 妥善保存 根据药物的性质采取相应的保管方法。

(1) 易挥发、潮解或风化的药物:如乙醇、过氧乙酸、碘酊、糖衣片、酵母片等,须装瓶盖紧保存。

(2) 易被热破坏的某些生物制品、抗生素:如抗毒血清、疫苗、胎盘球蛋白、益生菌、胰岛素、干扰素等,置于干燥阴凉(约20℃)处或冷藏2~10℃保存。

(3) 易燃、易爆的药物:如乙醚、乙醇、环氧乙烷等,应单独存放,须密闭瓶盖并置于阴凉处,远离明火。

(4) 易氧化和遇光变质的药物:如维生素C、氨茶碱、盐酸肾上腺素、硝酸甘油等,应装在有色瓶中或放在黑纸遮光的纸盒内,置于阴凉处。

(5) 易过期的药物:如各种抗生素、胰岛素等,应定期检查,按有效期的时限,有计划地使用,避免药物过期造成浪费。

(6) 各类中药:置于阴凉干燥处,芳香性药品应密盖保存。

(7) 个人专用药物:单独存放,并注明床号、姓名。

第二节 口服给药术

口服给药(administering oral medication)是临床常用给药方法之一,药物经口服后被胃肠道黏膜吸收进入血液循环,从而发挥局部或全身的治疗作用。口服给药具有方便、经济、安全的特点。然而,口服给药吸收较慢,产生疗效的时间较长,且药效易受胃肠功能及胃内容物的影响,因而不适于急救、意识不清、呕吐频繁、禁食等患者。

一、药物准备的类型

1. 中心药房摆药 中心药房设在医院内且距离病区适中的地方,负责全院各病区患者的日间用药。中心药房工作人员根据医嘱执行单使用全自动摆药机或人工摆药摆放患者一天的药物并送至病区,病区护士在发药前再核对一次,然后分发给患者。

2. 病区摆药 由病区护士在病区负责准备自己病区患者的所需药品。以下操作以病区摆药为例。

二、用物

- 药柜 ················1个
- 药盘 ················1个
- 药杯 ················数只
- 量杯 ················1个
- 药匙 ················1只
- 滴管 ················1支
- 包药纸 ················数张
- 水壶(内盛温开水) ················1个
- 研钵 ················1个
- 服药本 ················1本
- 湿纱布 ················1块
- 小药卡 ················数个
- 治疗巾 ················1块
- 饮水管 ················适量
- 发药车 ················1辆
- 速干手消毒剂 ················1瓶

三、实施

操作步骤	注意点与说明
1. 评估患者	● 确保安全
2. 备药	
(1) 根据服药本查看药柜的药物是否齐全	● 及时添加药柜内药物
(2) 洗手、戴口罩,取出药盘等物品放于适宜的位置	● 便于操作
(3) 依床号、姓名填写小药卡,按顺序插入药盘内,放好药杯	● 严格执行查对制度
(4) 依据不同药物剂型采取不同的取药方法	● 一个患者的药摆好后再摆第二个患者的药 ● 先备固体药,再配液体药(水剂或油剂)
◆ 固体药(片剂、胶囊等) 　一只手持药瓶,瓶签朝向自己(核对),另一只手用药匙取出所需药量,放入药杯(核对),将药瓶放回药柜(核对)	● 用药匙取药 ● 粉剂、含化片用纸包好,放入药杯 ● 单一剂量包装药品,则在发药给患者时才拆开包装 ● 不同固体药倒入同一药杯内 ● 若需碾碎的药物,可将药物在研钵内碾碎,以药匙盛入药杯内
◆ 液体药	● 用量杯量取
1) 检查药物性质	● 若有变质,应立即更换
2) 将药液摇匀	● 避免药液内溶质沉淀而影响给药浓度
3) 打开瓶盖(核对),将瓶盖内面朝上放置	● 保持瓶盖内面清洁
4) 一只手持量杯,拇指置于所需刻度,举起量杯,使所需刻度和视线平;另一只手将药瓶有标签的一面朝上,倒药液至所需刻度处(图 19-2)	● 量杯刻度与药液水平面同高,保证药量准确 ● 标签向上,防止倒药液时沾污标签
5) 将药液倒入药杯(核对)	
6) 药液不足 1ml 或油剂,先在药杯内倒入少许温开水,用滴管吸取所需药液量,滴管尖与药液水平面成 45°角,将药液滴入药杯内	● 以免药液黏附于杯壁,影响服用剂量 ● 1ml 以 15 滴计算,若药液不宜稀释时,可将药液滴于饼干或面包上,嘱患者及时服下
7) 用湿纱布擦净瓶口,将药瓶放回药柜原处(核对)	● 以便取用
8) 更换药液品种时,洗净量杯	● 以免更换药液时发生化学变化 ● 不同的药液应分别倒入不同的药杯内
(5) 摆完全部药物后,将物品归还原处,并根据服药本再核对一遍;盖上治疗巾	● 发药前须经另一人核对,方可发给患者,确保备药准确无误
3. 发药	
(1) 洗手,携带服药本,备温开水,送药至患者床前	● 按规定时间发药,确保药物有效浓度 ● 若遇特殊检查或术前禁食者,暂不发药;若患者发生呕吐,应查明情况后,再行处理
(2) 核对姓名、床号及腕带、药名、剂量、浓度、方法、时间(图 19-3)	● 应让患者自己说出姓名 ● 同一患者的药物应一次取离药车,不同患者的药物,不可同时取离药车,以免发生差错 ● 若患者不在病室或因故暂不能服药,应将药物取回,适时再发或交班
(3) 协助患者坐起,向患者或家属解释服药的目的、方法及注意事项	● 取得合作,并建立安全感

续表

操作步骤	注意点与说明
(4) 倒温开水或使用饮水管,帮助患者服药,视患者服下方可离开	• 宜 40~60℃温开水服药,不用茶水、牛奶、果汁替代 • 若患者拒绝服药,应了解原因并及时向主管医师反映 • 增加或停用药物,应及时告诉患者;当患者提出疑问时,应重新核对 • 危重患者应喂服,鼻饲患者应将药粉用水溶解后,从胃管灌入,再以少量温开水冲洗胃管
(5) 根据药物特性进行用药指导	• 健胃药、增进食欲的药物,宜饭前服 • 助消化药、刺激性药,宜饭后服 • 止咳糖浆对呼吸道黏膜起安抚作用,服后不宜立即饮水,以免冲淡药物,降低药效;若同时服用多种药物,应最后服止咳糖浆 • 磺胺类药物和发汗类药物服用后宜多饮水。磺胺类药物由肾脏排出,尿少时易形成结晶,堵塞肾小管 • 服用强心苷类药物前应先测脉率(心率)及节律,脉率 <60 次 /min 或节律不齐时,则不可服用并告知医生 • 对牙齿有腐蚀作用或使牙齿染色的药物,如酸剂或铁剂,用饮水管吸服,避免与牙齿直接接触,服药后及时漱口 • 缓释片、肠溶片、胶囊整个吞服,不可嚼碎
(6) 药杯放回时再次查对	• 确保药物准确无误
(7) 协助患者取舒适卧位,整理床单位	• 使患者舒适,便于休息
(8) 发药完毕,推车至治疗室,整理、清洁药盘,清洗消毒药杯,小药卡放回药柜	• 一次性药杯按规定处理
(9) 洗手、脱口罩,必要时做记录	• 观察药物疗效及不良反应 • 若有异常,及时与医生联系

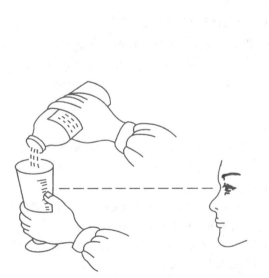

图 19-2　倒药液法

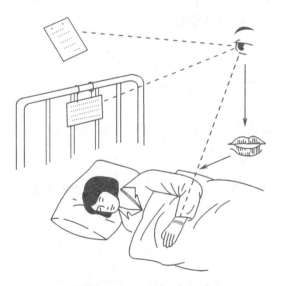

图 19-3　操作中查对示意图

Note:

第三节 注 射 术

注射术(injection)是将一定量的无菌药液或生物制品用无菌注射器注入体内,使其达到预防、诊断、治疗目的的技术。

常用注射术有皮内注射、皮下注射、肌内注射及静脉注射。注射给药药物吸收快,血药浓度迅速升高,吸收剂量也较准确,因而适用于需要药物迅速发挥作用、因各种原因不能经口服给药、某些药物易受消化液影响而失效或不能经胃肠道黏膜吸收等情况。但注射给药可能会造成一定程度的组织损伤,引起疼痛,产生感染等并发症,又由于药物吸收快,某些药物的不良反应出现迅速,加大了处理难度。

一、注射原则

注射原则是施行一切注射术都必须遵循的原则。

(一) 严格执行查对制度

1. 严格执行"三查八对" 确保药物准确无误给予患者。

2. 仔细检查药物质量 发现药液有变质、沉淀、混浊、过期,安瓿、密封瓶有裂痕,密封瓶盖有松动等现象,则不能使用。

3. 注意药物配伍禁忌 需要同时注射几种药物,应确认无配伍禁忌方可备药。

(二) 严格遵守无菌操作原则

1. 环境 清洁,无尘埃飞扬,符合无菌操作的基本要求。

2. 操作者 注射前必须修剪指甲、洗手、戴口罩、衣帽整洁,必要时戴手套。

3. 注射器 空筒内壁、乳头、活塞和针头的针尖、针梗、针栓内壁必须保持无菌。

4. 注射部位 按要求进行消毒,并保持无菌。

皮肤消毒方法:取无菌棉签蘸取安尔碘或 0.5% 碘伏,以注射点为中心,由内向外螺旋式旋转涂擦2 遍,直径应在 5cm 以上,待干后即可注射。若选用 2% 碘酊,同法涂擦消毒一遍,待干(约 20s)后,用75% 乙醇以同样方式脱碘,待乙醇挥发后即可注射。

(三) 严格执行消毒隔离制度

1. 一人一套物品 注射时,要做到一人一套物品,包括注射器、针头、止血带、垫巾。

2. 按规定处理用物 一次性用物及其他用物,按消毒隔离制度和医疗废物处理规范处置,不可随意丢弃。

(四) 选择合适的注射器及针头

根据药液量、黏稠度和刺激性的强弱以及给药途径选择合适的注射器和针头,注射器应完整无裂缝,不漏气;针头应锐利,型号合适,无钩,无弯曲;注射器和针头的衔接必须紧密;一次性注射器的包装应密封,且在有效期内。

(五) 选择合适的注射部位

注射部位应避开神经、血管(动、静脉注射除外)处,切勿在有炎症、硬结、瘢痕、皮肤受损及患皮肤病处进针。对需长期进行注射的患者,应经常更换注射部位。

(六) 掌握合适的进针角度和深度

1. 各种注射法有不同的进针角度和深度,要求护士熟练掌握。

2. 进针时不可把针梗全部刺入注射部位,以防不慎断针时增加处理难度。

(七) 注射药液现配现用

药液在规定注射时间临时抽取,即时注射,即现抽现用或现配现用,以免放置时间过长,药物被污染或药物效价降低。

Note:

（八）排尽空气

注射前,应排尽注射器内空气,以免空气进入血管形成空气栓塞。排气时,也应防止药液的浪费。

（九）检查回血

进针后,注射药液前,应抽动活塞,检查有无回血。动、静脉注射必须见有回血后方可注入药液。皮下、肌内注射时,抽吸无回血才可注入药液;如抽吸有回血,须拔出针头重新进针,不可将药液注入血管内。

（十）掌握无痛注射技术

1. 做好解释,解除患者思想顾虑,分散注意力,指导并协助患者取合适体位,使肌肉松弛,易于进针。

2. 选择正确的注射部位,待消毒液干后绷紧皮肤进针;注射时做到二快一慢(进针、拔针快,推药液慢),推药速度要均匀。

3. 对刺激性强的药物,应选择细长针头,且进针要深,以免引起疼痛和硬结。如需同时注射数种药物,需注意配伍禁忌,一般应先注射无刺激性或刺激性弱的药物,再注射刺激性强的药物。

二、注射用物

（一）注射盘

常规放置下列物品:

1. 皮肤消毒溶液 常用 0.5% 碘伏、安尔碘、2% 碘酊和 75% 乙醇。

2. 无菌棉签、砂轮、开瓶器、无菌持物钳或镊(放在无菌持物罐内)、静脉注射另备止血带、小垫枕及一次性垫巾等。

（二）注射器及针头(图 19-4)

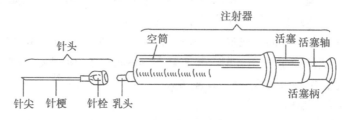

图 19-4 注射器及针头的构造

1. **注射器** 注射器(syringe)由空筒(barrel)和活塞(plunger)两部分组成。空筒前端为乳头,空筒上标有容量刻度,活塞后部为活塞轴、活塞柄。其中空筒内壁、乳头、活塞须保持无菌,不得用手接触。注射器的规格及用途见表 19-2。

表 19-2 注射器规格及主要用途

规格	主要用途
1ml	皮内试验,注射小剂量药液
2ml、5ml	皮下注射,肌内注射,静脉采血
10ml、20ml、30ml、50ml、100ml	静脉注射或做各种穿刺

2. **针头** 针头(needle)分针尖(bevel)、针梗(shaft)和针栓(hub)三部分。除针栓外壁以外,其余部分须保持无菌,不得用手接触。针头的规格及用途见表 19-3。

（三）注射药物

根据医嘱准备。

表 19-3　针头规格及主要用途

型号	针径 /mm	针长 /mm	主要用途
4$\frac{1}{2}$ 号	0.45	16	皮内注射
5 号	0.50	20	皮内注射、皮下注射
6 号	0.60	30	肌内注射、静脉注射
7 号	0.70	32	肌内注射、静脉注射
8 号	0.80	33	静脉注射
9 号	0.90	40	静脉注射
12 号	1.20	38	输血、采血及各种穿刺
16 号	1.60	38	输血、采血及各种穿刺

（四）注射单（卡）或注射本

根据医嘱准备，作为药物注射的依据。

（五）其他

弯盘、速干手消毒剂，锐器盒和盛放废弃物的污物桶 2 个（医疗垃圾桶、生活垃圾桶，置治疗车下层）。

三、药液吸取术

操作步骤	注意点与说明
1. 查对	● 严格执行查对制度
2. 洗手、戴口罩，铺盘，按医嘱吸取药液	● 在治疗盘内铺无菌治疗巾
◆ 自安瓿内吸取药液	
(1) 消毒及折断安瓿：将安瓿尖端药液弹至体部（图 19-5），在安瓿颈部用砂轮划一锯痕，用 75% 乙醇棉签消毒后折断安瓿	● 使药液集中到体部 ● 安瓿颈部若有蓝色标记，则不需划痕 ● 避免用力过度而捏碎安瓿上段
(2) 抽吸药液：将针头斜面向下放入安瓿内的液面下，持活塞柄，抽动活塞，进行吸药（图 19-6、图 19-7）	● 针头不可触及安瓿外口 ● 针尖斜面向下，有利于吸取药液 ● 抽吸药液时不能用手握住活塞，以免污染药液
◆ 自密封瓶内吸取药液	
(1) 除去铝盖中心部分，依次消毒铝盖橡胶部分、铝盖及铝盖周围，待干	● 由内向外依次消毒瓶塞
(2) 注射器内先吸入与欲抽吸药量相等的空气，将针头穿过瓶盖中心刺入瓶内，并将空气注入	● 增加瓶内压力，便于吸药
(3) 转药瓶及注射器，使针尖在液面下，稍抽动活塞，药液即会流入注射器内，待吸至所需量后，示指固定针栓，迅速拔出针头（图 19-8）	● 注射器刻度面向操作者，针尖须在液面内，以免吸入空气，影响药量的准确 ● 结晶或粉剂，用无菌氯化钠溶液或专用溶剂充分溶解后抽吸 ● 混悬液摇匀后立即抽吸；油剂可稍加温或双手对搓药瓶（遇热变质的药液不可加温）后，再抽吸，应选用口径较粗的针头
3. 排尽空气　将针头垂直向上，轻拉活塞，使针头中的药液流入注射器内，并使气泡聚集在乳头口，稍推活塞，驱出气体（图 19-9）	● 如注射器乳头偏向一侧，驱气时，应使注射器乳头朝上倾斜，使气泡集中于乳头根部处 ● 避免药液浪费
4. 保持无菌　排气完毕，针梗全部套入空安瓿或插入密封瓶内，再次查对后放入无菌巾内备用	● 以免污染 ● 也可套针头套，将空安瓿或空药瓶放于一边，以备查对

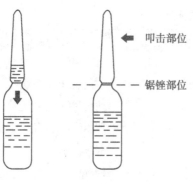

图 19-5 安瓿用前处理

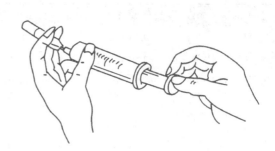

图 19-6 自小安瓿内吸取药液

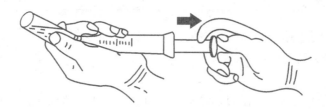

图 19-7 自大安瓿内吸取药液

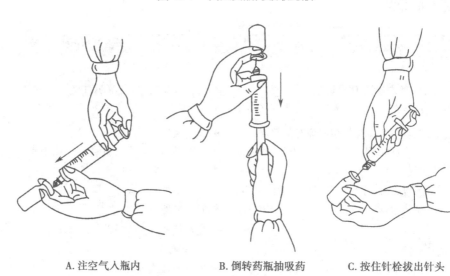

A. 注空气入瓶内   B. 倒转药瓶抽吸药   C. 按住针栓拔出针头

图 19-8 自密封瓶内吸取药液

四、常用注射术

(一) 皮内注射术

皮内注射术(intradermic injection, ID)是将小量药液或生物制品注入真皮层的技术。

1. 目的

(1) 进行药物过敏试验,以观察有无过敏反应。

(2) 预防接种。

(3) 局部麻醉的先驱步骤。

2. 用物

● 注射盘·······························1 套

● 1ml 注射器·······················1 副

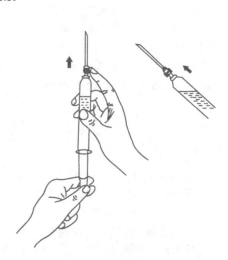

图 19-9 自注射器内驱出气泡

Note:

- 针头(4½~5 号)·····················1 枚
- 药液·····················按医嘱备
- 弯盘·····················1 个
- 锐器盒·····················1 个
- 0.1% 盐酸肾上腺素及注射器(过敏备)·····················1 套
- 注射单或注射卡·····················1 份
- 无菌巾包·····················1 包
- 速干手消毒剂·····················1 瓶
- 污物桶·····················2 个

3. 部位

(1) 皮内试验:常选用前臂掌侧下段,因该处皮肤较薄,易于注射,且此处皮色较浅,易于辨认局部反应。

(2) 预防接种:常选用上臂三角肌下缘。

(3) 局部麻醉:需实施局部麻醉处的皮肤。

4. 实施(以药物过敏试验为例)

操作步骤	注意点与说明
1. 评估患者	● 确保安全
2. 洗手、戴口罩,铺盘,按医嘱备药	● 严格执行查对制度和无菌操作规程
3. 携用物至患者处,核对并向患者解释操作的目的、方法和注意事项;详细询问用药史、过敏史、家族史	● 确认患者,建立信任与安全感,以取得合作 ● 若患者有该药物的过敏史,应停止进行过敏试验并报告医生
4. 选择注射部位,以 75% 乙醇消毒皮肤,再核对,并排尽注射器内空气	● 忌用碘类消毒剂,以免影响局部反应的观察 ● 若病人对乙醇过敏,可选择 0.9% 生理盐水进行皮肤清洁
5. 左手绷紧局部皮肤,右手以平执式(图 19-10)持注射器,使针尖斜面向上与皮肤呈 5° 角刺入皮内(图 19-11)	● 进针角度过大易注入皮下
6. 待针尖斜面全部进入皮内后,放平注射器,左手拇指固定针栓,右手注入药液 0.1ml 使局部形成一皮丘(图 19-12)	● 针尖斜面必须全部进入皮内,以免药液漏出 ● 注入药量须准确 ● 标准皮丘:圆形隆起,皮肤变白,毛孔变大
7. 注射完毕,迅速拔针,看表计时	● 切勿按揉
8. 再次核对,交代注意事项	● 确保无误 ● 嘱咐患者:不可用手拭去药液,不可按揉皮丘;20min 内不可离开病房或注射室、不可剧烈活动;如有不适及时报告
9. 清理用物,整理床单位	● 使患者舒适 ● 用物严格按消毒隔离原则处理
10. 洗手、脱口罩,按时观察反应,并记录	● 20min 后观察结果 ● 若需做对照试验,应在另一侧前臂相同部位,注入 0.1ml 生理盐水做对照 ● 将过敏试验结果记录在病历上,阴性用蓝笔或黑笔标记"-",阳性用红笔标记"+",并告知患者或家属,不能再次使用该药物

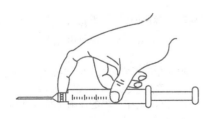

图 19-10 平执式持注射器

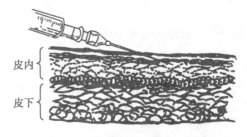

皮内

皮下

图 19-11 皮内注射针头进针深度示意图

（二）皮下注射术

皮下注射术（hypodermic injection，H）是将少量药液或生物制品注入皮下组织的技术。

1. 目的

（1）需在一定时间内产生药效，而不能或不宜用口服给药时。

（2）预防接种。

（3）局部麻醉用药。

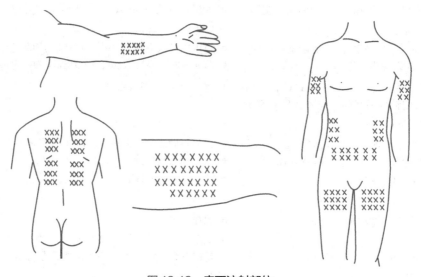

图 19-12 皮内注射

2. 用物

- 注射盘·······························1 套
- 针头（5$\frac{1}{2}$~6 号）··················1 枚
- 药液·····························按医嘱备
- 弯盘·······························1 个
- 锐器盒·····························1 个

- 注射器（1~2ml）··················1 副
- 注射单或注射卡···················1 份
- 无菌巾包···························1 包
- 速干手消毒剂·····················1 瓶
- 污物桶·····························2 个

3. 部位

上臂三角肌下缘、腹部、后背、大腿前侧及外侧（图 19-13）。

图 19-13 皮下注射部位

4. 实施

操作步骤	注意点与说明
1. 评估患者	• 确保安全
2. 洗手、戴口罩，铺盘、按医嘱备药	• 对皮肤有刺激作用的药物一般不作皮下注射 • 操作过程严格执行查对制度和无菌操作规程
3. 携用物至患者处，核对并向患者解释操作目的、方法及注意事项	• 确认患者，建立信任与安全感，以取得合作
4. 选择注射部位，常规消毒皮肤，待干	• 三角肌下缘注射时，针头稍向外侧，以免损伤神经
5. 再次核对，排尽注射器内空气，左手绷紧局部皮肤（过瘦者提起皮肤），右手以平执式持注射器，示指固定针栓，针尖斜面向上，与皮肤呈 30°~40°角快速刺入皮下，进针约 1/2 或 2/3（图 19-14），松开左手，抽吸无回血后，缓慢推注药液	• 持针时，手不可触及针梗以免污染 • 针头刺入角度不宜超过 45°，以免刺入肌层 • 经常注射者，应更换部位，建立轮流交替注射部位的计划，以达到在有限的注射部位，吸收最大药量的效果 • 药液 <1ml，须用 1ml 注射器

Note:

续表

操作步骤	注意点与说明
6. 注射毕,用干棉签轻压针刺处,快速拔针	● 减轻疼痛,并防止药液外溢
7. 再次核对,协助患者取舒适卧位,整理床单位	● 确保无误 ● 使患者舒适
8. 回治疗室整理用物,洗手、脱口罩,必要时做记录	● 观察治疗效果 ● 用物严格按消毒隔离原则处理 ● 记录注射时间,药物名称、浓度、剂量,患者的反应

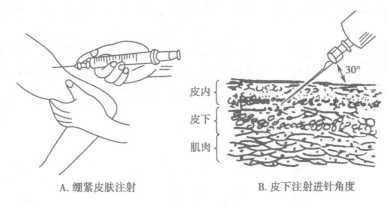

A. 绷紧皮肤注射　　　　B. 皮下注射进针角度

皮内　皮下　肌肉

图 19-14　皮下注射

知 识 拓 展

低分子肝素钙注射

低分子肝素钙是20世纪70年代发展起来的一种新型抗凝药,在临床上主要用于预防和治疗深静脉血栓等。传统的低分子肝素钙注射是采取与皮肤呈30°~40°角皮下注射,注射部位易出现小血肿、硬结、疼痛甚至大片淤青、皮肤坏死等不良反应。根据专家共识建议:采用垂直皱褶注射法,即左手拇指、示指相距5~6 cm,提捏皮肤成一皱褶,右手持注射器以执笔姿势,于皱褶最高点垂直穿刺进针。此种注射法有利于药物吸收、减少对腹壁皮下组织损伤、防止针头刺入肌层引起疼痛和出血等优点。若想了解更多低分子肝素钙注射的知识,请阅读抗凝剂皮下注射护理规范专家共识。

(三) 肌内注射术

肌内注射术(intramuscular injection,IM)是将一定量药液注入肌肉组织的技术。

人体肌肉组织有丰富的毛细血管网,药液注入肌肉组织后,可通过毛细血管壁进入血液循环,作用于全身,起到治疗作用。由于毛细血管壁是多孔的类脂质膜,药物透过的速度较透过其他生物膜快,故吸收较完全而迅速。

1. 目的

(1) 用于需在一定时间内产生药效而不能或不宜口服的药物。

(2) 药物不能或不宜口服或静脉注射,要求比皮下注射更迅速发生疗效时采用。

(3) 注射刺激性较强或药量较大的药物。

2. 用物

● 注射盘······1 套　　● 注射器(2~5ml)······1 副

● 针头(6~7 号)······1 枚　　● 注射单或注射卡······1 份

- 药液·······················按医嘱备
- 弯盘·························1个
- 锐器盒·······················1个
- 无菌巾包·······················1包
- 速干手消毒剂·······················1瓶
- 污物桶·······················2个

3. **部位** 一般选择肌肉较厚,远离大神经、大血管的部位。如臀大肌、臀中肌、臀小肌、股外侧肌及上臂三角肌,其中最常用的部位是臀大肌。2 岁以下婴幼儿不宜选用臀大肌注射,因其臀大肌尚未发育好,注射有损伤坐骨神经的危险。

(1) 臀大肌注射定位法:臀大肌起自髂骨翼外面和骶骨背面,肌纤维束斜向外下,止于髂胫束和股骨的臀肌粗隆。坐骨神经起自骶丛神经,自梨状肌下孔出骨盆至臀部,在臀大肌深部,约在坐骨结节与大转子之间中点处下降至股部,其体表投影:自大转子尖至坐骨结节中点向下至腘窝。臀大肌定位方法有 2 种:

1) **十字法**:从臀裂顶点向左或右侧作一水平线,然后从髂嵴最高点作一垂直线,将臀部分为 4 个象限,选其外上象限并避开内角(髂后上棘至股骨大转子连线),即为注射区(图 19-15A)。

2) **连线法**:取髂前上棘和尾骨连线的外上 1/3 处为注射部位(图 19-15B)。

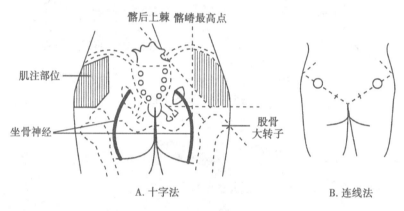

A. 十字法　　　　　　　　　B. 连线法

图 19-15 **臀大肌注射定位法**

(2) 臀中肌、臀小肌的注射定位法:该处血管、神经较少,且脂肪组织也较薄,故目前使用广泛。其定位方法有 2 种:

1) **构角法**:以示指尖和中指尖分别置于髂前上棘和髂嵴下缘处,这样在髂嵴、示指、中指之间构成一个三角形区域,此区域即为注射部位(图 19-16)。

2) **三指法**:髂前上棘外侧三横指处(以患者的手指宽度为标准)。

(3) **股外侧肌注射定位法**:取大腿中段外侧,膝关节上 10cm,髋关节下 10cm 处,宽约 7.5cm。此区大血管、神经干很少通过,且注射范围较广,适用于多次注射,尤其 2 岁以下幼儿注射(图 19-17)。

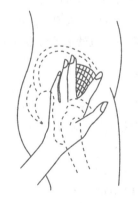

图 19-16 **臀中肌、臀小肌注射定位法**

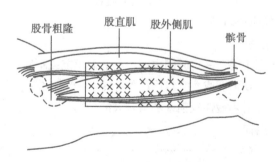

图 19-17 **股外侧肌注射定位法**

Note:

（4）上臂三角肌注射定位法：上臂外侧、肩峰下 2~3 横指处（图 19-18）。此区肌肉不如臀部丰厚，只能做小剂量注射。

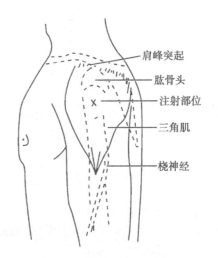

图 19-18 **上臂三角肌注射定位法**

4. 实施

操作步骤	注意点与说明
1. 评估患者	● 确保安全
2. 洗手、戴口罩，铺盘、按医嘱备药	● 操作过程严格执行查对制度和无菌技术规程
3. 携用物至患者处，核对并向患者解释操作目的、方法和注意事项	● 确认患者，建立信任与安全感，以取得合作
4. 围起隔帘，协助患者取舒适卧位，选择注射部位且正确定位	● 提供私密环境 ● 为使臀部肌肉松弛，可取下列体位： 　侧卧位：上腿伸直，下腿稍弯曲 　俯卧位：足尖相对，足跟分开 　仰卧位：两腿伸直，常用于危重患者及不能翻身者 　坐位：坐位要稍高，便于操作
5. 常规消毒注射部位皮肤，待干	● 防止感染
6. 再次查对；排气，以左手拇指、示指错开并绷紧局部皮肤，右手以执笔式持注射器（图 19-19）；用前臂带动腕部的力量，将针头迅速垂直刺入肌肉，一般刺入 2.5~3cm（图 19-20，图 19-21A、B），固定针头	● 切勿将针梗全部刺入，以防针梗从根部衔接处折断，无法取出 ● 消瘦者及患儿，进针深度应酌减 ● 若针头折断，应嘱患者保持局部与肢体不动，用止血钳夹住断端取出，如全部埋入肌肉，须请外科医师诊治
7. 松开左手，抽动活塞，观察无回血后，缓慢推药（图 19-21C、D），同时观察患者的反应	● 若有回血，酌情处理，如拔出少许或进针少许再试抽，一定要无回血方可推药 ● 注射油剂应注意固定针栓，以防用力过度使针头和注射器分离 ● 注射混悬液，须先摇匀药液抽吸，进针后快速推药，以免药物沉淀堵塞针头
8. 注药完毕，用干棉签轻压进针处，迅速拔针（图 19-21E），并按压	● 减轻疼痛，防止药液外溢与渗出
9. 再核对，协助患者穿好衣裤，取舒适卧位，整理床单位	● 长期注射者，若出现局部硬结，可采用热敷、理疗或外敷活血化瘀的中药如蒲公英、金黄散等
10. 回治疗室整理用物，洗手、脱口罩，必要时做记录	● 观察治疗效果 ● 用物严格按消毒隔离原则处理 ● 记录注射时间，药物名称、浓度、剂量，患者的反应

Note:

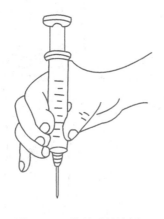

图 19-19 执笔式持注射器

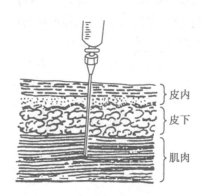

图 19-20 肌内注射针头进针深度示意图

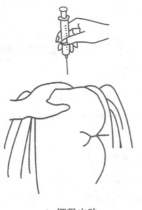

A. 绷紧皮肤

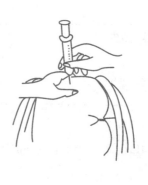

B. 进针

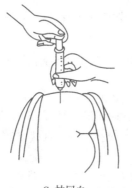

C. 抽回血

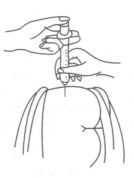

D. 推药

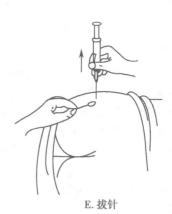

E. 拔针

图 19-21 肌内注射

5. 病区内集中进行肌内注射 在同一时间为多个患者肌内注射,可节约人力和时间。

(1) 治疗车上层放置注射盘、注射单或注射卡、铺有无菌巾的治疗盘、注射小牌、速干手消毒剂。治疗车下层放置盛放废弃物的锐器盒和污物桶。

(2) 根据注射单吸取药液,针梗全部插入安瓿或密封瓶内,放于无菌盘中,活塞柄对准注射小牌,将余下的安瓿放于注射器后面,以备查对,最后盖上治疗巾(图 19-22)。

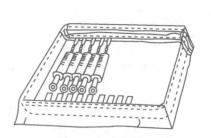

图 19-22 集体肌内注射盘

Note:

（3）另一人核对无误后，按床号顺序准确地进行注射。每为一个患者注射后，操作者均应用消毒液洗手后，再为下一位患者注射，以免交叉感染。

（4）全部注射完毕，再次核对无误后，清理消毒用物。

6. 留置气泡技术 留置气泡技术（air-lock technique）用于肌内注射。其方法是：用注射器抽吸适量药液后，再吸入0.2~0.3ml的空气。注射时，气泡在上，当全部药液注入后，再注入空气。其特点是：将药物完全注入肌肉组织而不留在注射器死腔中（每种注射器的死腔量依针头的型号及注射器大小来决定，其范围从0.07~0.3ml），以保证药量的准确，防止拔针时，药液渗入皮下组织引起刺激，产生疼痛，并可将药液限制在注射肌肉局部而利于组织的吸收。

（四）静脉注射与采血术

静脉注射与采血术（intravenous injection，IV and blood sampling）是自静脉注入无菌药液或抽取血标本的技术。

1. 目的

（1）静脉注射

1）注入药物：用于不宜口服、皮下或肌内注射，或需迅速发挥药效。

2）诊断性检查：由静脉注入药物，做某些诊断性检查。如肝、肾、胆囊等X线摄片。

3）输液或输血。

4）静脉营养治疗。

（2）采集血标本

1）全血标本：测定血沉及血液中某些物质（如血糖、尿素氮、肌酐、尿酸、肌酸、血氨）的含量。

2）血清标本：测定肝功能、血清酶、脂类、电解质等。

3）血培养标本：培养检测血液中的病原菌。

2. 用物

- 注射盘 ……………………… 1套
- 注射单或注射卡 ……………… 1份
- 药液 ………………………… 按医嘱备
- 注射小垫枕 ………………… 1个
- 输液贴（按需备）……………… 1块
- 弯盘 ………………………… 1个
- 无菌手套（按医嘱备）………… 1副

- 注射器（按药量或采血量准备）…………… 1副
- 针头或头皮针头（6½，7~9号）………… 1~2枚
- 止血带 ……………………… 1根
- 无菌巾包 …………………… 1包
- 速干手消毒剂 ……………… 1瓶
- 锐器盒 ……………………… 1个
- 污物桶 ……………………… 2个

采集血标本另备：

- 真空采血管或标本容器（干燥试管、抗凝管、血培养管）…………… 按需备

- 无菌纱布（按需备）…………… 1块
- 真空采血针 ………………… 1副

3. 部位

（1）四肢浅静脉：常用肘部浅静脉（贵要静脉、肘正中静脉、头静脉）以及腕部、手背、足背部浅静脉（图19-23）。

（2）小儿头皮静脉：小儿头皮静脉极为丰富，分支甚多，互相沟通交错成网，且静脉浅表易见，不易滑动而易于固定，尤其在冬天选用头皮静脉，患儿不易着凉，故目前患儿多采用头皮静脉穿刺法。常用的头皮静脉有：额静脉、颞浅静脉、耳后静脉、枕静脉等（图19-24）。需注意头皮静脉与头皮动脉的鉴别（表19-4）。

（3）股静脉：股静脉位于股三角区，在股神经和股动脉内侧（图19-25）。

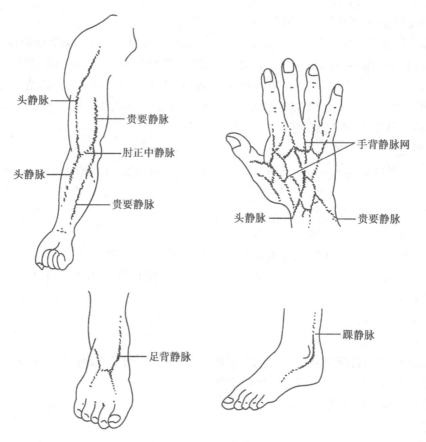

图 19-23　四肢浅静脉

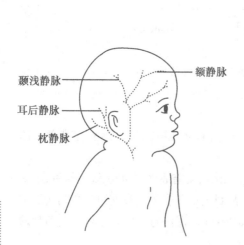

图 19-24　小儿头皮静脉分布

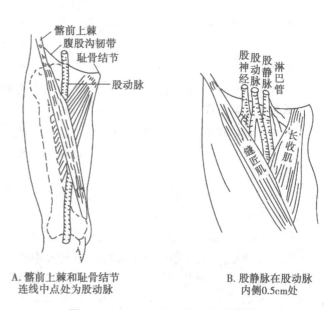

图 19-25　股动脉、股静脉的解剖位置

表 19-4　头皮静脉与头皮动脉的鉴别

特征	头皮静脉	头皮动脉
颜色	微蓝	深红或与皮肤同色
搏动	无	有
管壁	薄、易压瘪	厚、不易压瘪
血流方向	多向心	多离心
血液颜色	暗红	鲜红
注药	阻力小	阻力大,局部血管树枝状突起,颜色苍白,患儿疼痛,尖叫

4. 实施

操作步骤	注意点与说明
◆ 四肢静脉注射术	
1. 评估患者	● 确保安全
2. 洗手、戴口罩,铺盘,按医嘱备药	● 操作过程严格执行查对制度和无菌操作规程
3. 携用物至患者处,核对,向患者解释操作目的、方法和注意事项	● 确认患者,建立信任与安全感,以取得合作
4. 选择合适静脉,以手指探明静脉方向及深浅,在穿刺部位的肢体下垫小枕	● 应选择粗直、弹性好、不易滑动而易固定的静脉,避开关节及静脉瓣 ● 需长期静脉给药者,为保护静脉,应有计划地由小到大,由远心端到近心端选择血管
5. 在穿刺部位上方(近心端)约 6cm 处扎紧止血带,常规消毒局部皮肤,待干。若为上肢注射,嘱患者握拳	● 使静脉回流受阻,远心端静脉充盈,以利穿刺 ● 止血带末端向上,以防污染无菌区域
6. 查对,排气或连接头皮针后排尽空气;以左手拇指绷紧静脉下端皮肤,使其固定,右手持针,针尖斜面向上,并与皮肤呈 15°~30° 角,由静脉上方或侧方刺入皮下(图 19-26),再沿静脉方向潜行刺入静脉	● 穿刺要沉着,如未见回血,可平稳地将针头退至刺入口下方,略改变方向,再尝试穿刺;一旦出现局部血肿,应立即拔出针头,按压局部,另选其他静脉注射 ● 对组织有强烈刺激的药物,应另备一盛有生理盐水的注射器,注射时先作穿刺,穿刺成功后先注入少量生理盐水,证实针头确在血管内后,再取下注射器(针头留置),调换另一抽有药液的注射器进行推药,以免药液外溢引起组织坏死
7. 见回血,证明针头已入静脉,应再顺静脉进针 0.5~1cm,松开止血带,嘱患者松拳,必要时用输液贴固定针头,缓慢注入药液(图 19-27),同时观察患者反应	● 根据患者的年龄及药物性质,掌握注入药物的速度,并随时听取患者的主诉,观察局部及病情变化 ● 推注药液的过程中,若局部疼痛、肿胀、抽吸无回血时,提示针头脱出静脉,应拔出针头,更换部位、重新注射
8. 注射毕,将干棉签放于穿刺点上方,迅速拔出针头,用棉签按压片刻或嘱患者屈肘	● 防止渗血或皮下血肿
9. 再核对,协助患者取舒适卧位,整理床单位	● 确保无误 ● 患者舒适
10. 回治疗室整理用物,洗手、脱口罩,必要时做记录	● 观察治疗效果 ● 用物严格按消毒隔离原则处理
◆ 静脉采血术	
1. 核对医嘱、检验单上的姓名、床号、住院号、检验项目,检查标本容器有无破损,是否符合检验要求,贴上标签	● 避免发生差错及标本损坏 ● 采集标本的方法、量、时间必须正确 ● 作生化检验,应在空腹时采集血标本,因此时血液的各种化学成分处于相对恒定状态,检验结果比较正确,因此事先应告知患者有关事项

Note:

操作步骤	注意点与说明
2. 洗手,戴口罩,准备用物	● 严格执行查对制度和无菌操作规程
3. 核对患者并向患者解释目的和方法	● 确认患者,解除患者的思想顾虑,取得合作
4. 选择合适的采血部位,协助患者取舒适体位	● 严禁在输液、输血的针头处抽取血标本,以免影响检验结果 ● 乳腺癌术后患者,应在对侧手臂采血
5. 选择合适的静脉,在穿刺部位的肢体下垫小枕,在穿刺部位上方 6cm 处扎紧止血带;常规消毒局部皮肤,待干,嘱患者握拳	● 一般取肘部浅静脉为采血点 ● 使静脉充盈
6. 取下真空采血针护套,手持采血针按静脉注射术将针头刺入静脉,如见回血,证明针头已入静脉,将采血针另一端护套拔掉,刺入真空采血管,采血至所需量	● 可根据需要选择不同类型的真空采血管(附 19-1) ● 如需采多管血,应根据采血管的类型合理安排采集顺序(附 19-2) ● 为保证采血量的充足以及正确的血液与添加剂的比例,应采血至管内真空耗竭、血流停止时。一般血培养取血 5ml,亚急性细菌性心内膜炎患者取血 10~15ml ● 血清标本:普通试管,不可摇动,以免破坏血球,造成溶血 ● 全血标本:抗凝管,应立即轻轻转动试管,使血液和抗凝剂混匀,防止血液凝固 ● 培养标本:无菌培养管
7. 抽血毕,松开止血带,嘱患者松拳,迅速拔出针头或真空采血针,用干棉签按压穿刺点上方;嘱患者屈肘按压进针点片刻	● 防止渗血或皮下血肿 ● 凝血功能障碍或使用抗凝药的患者应延长按压时间
8. 采血完毕,再次核对,协助患者取舒适卧位,整理床单位,处理用物	● 用物严格按消毒隔离原则处理
9. 将血标本连同检验单及时送到检验室,并记录执行时间	● 血标本应在使用抗生素前采集,如已使用应在检验单上注明 ● 特殊标本注明采集时间
◆ 头皮静脉注射术	
1. 备药、查对,同四肢静脉注射	● 严格执行查对制度和无菌操作原则
2. 选择静脉,消毒皮肤,待干	● 患儿取仰卧或侧卧位,必要时剃去注射部位头发
3. 由助手固定患儿头部,术者一只手拇指绷紧静脉远端皮肤,使静脉固定,另一只手持头皮针小柄,沿静脉向心方向,针头与皮肤呈 15°~20° 角,由静脉上方或侧方刺入皮下,再沿静脉方向潜行刺入静脉,见回血后推药少许,如无异常,用输液贴固定针头,缓慢推注药液	● 注药过程中,注意约束患儿,防止其抓捏注射部位 ● 如局部疼痛或肿胀隆起,抽吸无回血,提示针头滑出静脉,应拔出针头,更换部位,重新穿刺 ● 应用刺激性药物,可先推注少量生理盐水,无异常才换上药物注射
4. 注射毕,拔出针头,按压局部,再次核对,整理用物	● 用物严格按消毒隔离原则处理
◆ 股静脉注射与采血术	● 常用于急救时加压输液、输血或采集血标本
1. 备药、查对,同四肢静脉注射	● 严格执行查对制度和无菌操作规程
2. 协助患者仰卧,下肢伸直,并略外展,确定注射部位,常规消毒局部皮肤,待干;同时,施术者戴手套或消毒术者左手示指和中指	

续表

操作步骤	注意点与说明
3. 于股三角区扪及股动脉搏动最明显的部位或以髂前上棘和耻骨结节连线中点作为股动脉的定位,并用左手示指加以固定,右手持注射器,使针尖与皮肤呈 90° 或 45° 角,在股动脉内侧 0.5cm 处刺入,抽动活塞或慢慢边抽边上提注射器,见抽出暗红色血,提示针头已进入股静脉,固定针头,根据需要注射药物或采取血标本(同静脉采血术)	● 若抽出鲜红色血液,即提示刺入股动脉,应立即拔出针头,紧压穿刺处 5~10min 直至无出血为止
4. 注射完毕或抽血后,再次核对,局部用无菌纱布加压止血 3~5min,确认无出血,方可离开	● 以免引起出血或形成血肿
5. 协助患者取舒适体位,整理床单位	
6. 回治疗室整理用物,必要时做记录,血标本及时送检	● 用物严格按消毒隔离原则处理

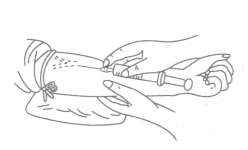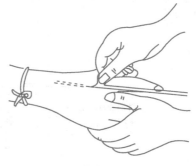

A. 注射器进针法　　　　　　B. 头皮针进针法

图 19-26　**静脉注射进针**

5. 不同患者四肢静脉的穿刺要点

(1) 肥胖患者:皮下脂肪多,静脉较深,静脉显露不明显,但较固定,摸准血管后再行正面刺入,进针角度应稍大(30°~40°)。

(2) 消瘦患者:皮下脂肪少,静脉较滑动,但静脉较明显,穿刺时须固定静脉,正面或侧面刺入。

(3) 水肿患者:静脉不明显,可按静脉走行的解剖位置,用手指压迫局部,以暂时驱散皮下水分,显露静脉后迅速穿刺。

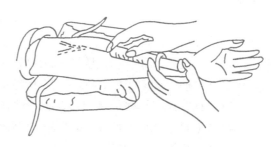

图 19-27　**静脉注射推药**

(4) 脱水患者:静脉萎陷,充盈不良,可作局部热敷、按摩,待血管扩张显露后再穿刺。

(5) 老年患者:皮肤松弛,静脉多硬化,脆性增强,血管易滑动,针头不易刺入。可采用手指固定穿刺段静脉上下两端后,在静脉上方直接穿刺。

6. 静脉注射失败的常见原因

(1) 针头未刺入血管内:刺入过浅,或因静脉滑动,针头未刺入血管,表现为抽吸无回血,推注药液局部隆起、有疼痛感(图 19-28A)。

(2) 针头(尖)未完全进入血管内:针头斜面部分在血管内,部分尚在皮下,表现为可抽吸到回血,但推注药液可有局部隆起、疼痛(图 19-28B)。

(3) 针头(尖)刺破对侧血管壁:针头斜面部分在血管内,部分在血管外,表现为抽吸有回血,推注

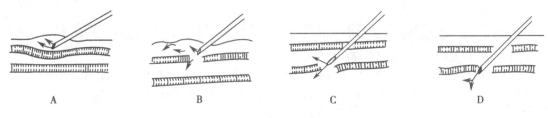

图 19-28 静脉穿刺失败原因示意图

少量药液局部可无隆起,但有疼痛感(图 19-28C)。

(4) 针头(尖)穿透对侧血管壁:针头刺入过深,穿透下面的血管壁,表现为抽吸无回血,推注药液无局部隆起、但有疼痛感(图 19-28D)。

7. 微量注射泵的应用 微量注射泵(microinjector)是将小剂量药液持续、均匀、定量输入人体静脉的注射装置。临床上常用于:重症监护病房(intensive care unit,ICU)或冠心病监护病室(coronary care unit,CCU)的液体药剂连续低流量注射;连续注射麻醉剂、抗癌剂或抗凝剂;早产儿或新生儿营养剂的连续注射,低流量注射、输血;各种激素的连续注射。现以 JMS-SP-500 型注射泵(图 19-29)为例,介绍其使用方法。

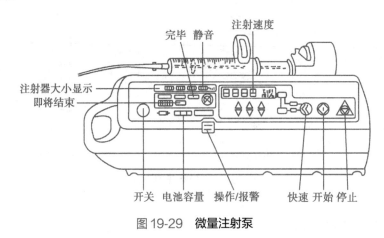

图 19-29 微量注射泵

(1) 检查仪器各部件完好,插好电源,打开开关。

(2) 将已抽吸药液的注射器排尽空气后稳妥地固定在注射泵上。

(3) 根据医嘱或患者的具体情况与药物的作用性质设定注射速度。

(4) 按常规穿刺静脉,将注射器与静脉穿刺针连接。

(5) 按"开始"键,注射开始。

(6) 当药液即将注射完毕时,"即将结束"键闪烁并报警,注射继续进行。

(7) 药液注射完毕,机器自动停止,"完毕"键闪烁并发出连续铃声。

(8) 按压"静音"键,停止铃声;再次按压"静音"键,关闭"完毕"和"操作"灯。

(9) 拔出针头,或松开注射器与静脉穿刺针的连接。

(10) 取出注射器,关闭微量注射泵,切断电源。

在微量注射泵应用过程中,应观察患者的反应和药液输入情况。

(五) 动脉注射与采血术

动脉注射与采血术(arterial injection and blood sampling)是自动脉内注入无菌药液或抽取血标本的技术。

1. 目的

(1) 采集动脉血标本:做血液气体分析。

Note:

（2）施行某些特殊检查：注入造影剂,施行某些特殊检查,如脑血管造影、下肢动脉造影等。

（3）施行某些治疗：如注射抗癌药物作区域性化疗。

（4）抢救重度休克：经动脉加压输入血液,以迅速增加有效血容量。

2. 用物

- 注射盘·····················1 套
- 注射单或注射卡·················1 份
- 无菌纱布···················1~2 块
- 无菌手套（按需备）···············1 副
- 速干手消毒剂··················1 瓶
- 锐器盒·····················1 个

采集血标本另备：

- 标本容器····················按需备
- 动脉血气针···················1 副

- 注射器（按需准备）··············1 副
- 针头（7~9 号）·················1 枚
- 药液······················按医嘱
- 弯盘······················1 个
- 污物桶·····················2 个

- 无菌软木塞···················1 个

治疗或造影：根据需要备药及其他用物。

3. 部位 穿刺点应选择动脉搏动最明显处。采集血标本常用桡动脉、股动脉。区域性化疗时,头面部疾患选用颈总动脉；上肢疾患选用锁骨下动脉或肱动脉；下肢疾患选用股动脉。

4. 实施

操作步骤	注意点与说明
1. 评估患者	● 确保安全
2. 洗手,戴口罩,备药	● 有出血倾向者,谨慎应用动脉穿刺术
3. 携物品至患者处,核对并向患者解释操作目的、方法和注意事项	● 确认患者,建立信任与安全感,以取得合作
4. 选择注射部位	● 桡动脉穿刺点位于掌侧腕关节上 2cm,股动脉穿刺点见图 19-25
5. 协助患者取适当卧位	● 患者仰卧,股动脉穿刺者,下肢稍屈膝外展,以充分暴露穿刺部位
6. 核对,局部皮肤消毒,范围大于 5cm,待干	● 严格执行无菌技术,以防感染
◆ 动脉注射	
（1）术者立于穿刺侧,戴手套或消毒左手示指和中指,在已消毒的范围内摸到欲穿刺动脉搏动最明显处,固定于两指间	
（2）右手持注射器,在两指间垂直或与动脉走向呈 40° 角刺入动脉,见有鲜红色回血,右手固定穿刺针的方向及深度,左手以最快的速度注射药液	● 注意针头固定,防止针尖在管腔内移动而损伤血管内壁,造成血管栓塞
◆ 动脉血气针采血	
（1）取出并检查动脉血气针,将血气针活塞拉至所需血量的刻度	● 血气针筒自动形成吸引等量血液的负压
（2）穿刺动脉,方法同上,见鲜红色回血后,固定血气针,待血气针自动抽取所需血量	● 血气分析采血量一般为 0.5~1ml
7. 操作完毕,迅速拔出针头,局部加压止血 5~10min	● 凝血功能障碍或使用抗凝药的患者应延长按压时间
8. 采血作血气分析时,针头拔出后立即刺入软塞以隔绝空气,然后用手搓动注射器以使血液与抗凝剂混匀,避免凝血	● 注射器内不可留空气,若标本中混入空气,将影响检验结果
9. 协助患者取舒适体位,整理床单位	
10. 如有血标本,连同检验单及时送检,并记录执行时间	● 保证检验结果的准确性及便于查对
11. 回治疗室整理用物,洗手、脱口罩,必要时记录	● 用物严格按消毒隔离原则处理

Note:

无针注射

您听到过"打针不用针"吗？这就是日前悄然兴起的"温柔注射"。无针注射（needle-free injection 或 needleless injection）又称射流注射，指的是利用机械装置（如高压气体或弹簧）产生的瞬间高压，推动药剂（液体或冻干粉）经过一个很细的喷嘴，形成高压射流，高速穿过皮肤直接弥散到皮下组织中。其射流速度极快，对神经末梢的刺激很小，因此，一般不像有针注射器那样有明显的刺痛感；同时，注射的药物能在一定范围内呈弥散状分布。因而具有无针、无痛、无交叉感染、便捷、微量、高效、安全、使用方便等优点。特别适合于长期自我给药治疗的患者（如糖尿病、慢性肝炎、肿瘤患者等）、有恐针感的患者和儿童的日常给药。

第四节 其他给药术

一、雾化吸入术

雾化吸入术（nebulization）是应用雾化装置将水分或药液分散成细小的雾滴以气雾状喷出，经鼻或口由呼吸道吸入的方法。雾化吸入用药不仅具有湿化呼吸道黏膜、祛痰、解痉、抗炎等呼吸道局部作用外，还可通过肺组织的吸收产生全身性疗效，具有奏效快、用药量小、不良反应较轻的特点。常用的雾化吸入术有超声雾化吸入术、氧气雾化吸入术、手压式雾化器雾化吸入术和压缩雾化吸入术4种。

（一）超声雾化吸入术

超声雾化吸入术（ultrasonic nebulization）是应用超声波声能产生高频振荡，将药液变成细微的雾滴，由呼吸道吸入的方法。

1. 超声雾化吸入器

（1）构造（图 19-30）

1）超声波发生器：通电后输出高频电能，其面板上有电源开关、雾量调节和定时开关旋钮。

2）水槽与晶体换能器：水槽盛冷蒸馏水，其底部有一晶体换能器，接受超声波发生器输出的高频电能，将其转化为超声波声能。

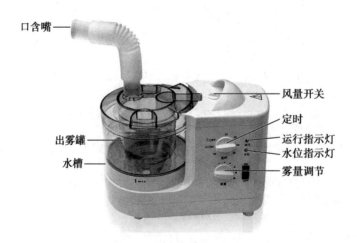

图 19-30 超声雾化吸入器

3）雾化罐与透声膜：雾化罐盛药液，其底部是半透明的透声膜，声能可透过此膜与罐内药液作用，产生雾滴喷出。

4）螺纹管和口含嘴或面罩。

由于构造的特点，超声雾化吸入器的清洗消毒较困难，临床使用时应特别注意防止交叉感染。

（2）作用原理：超声波发生器通电后输出的高频电能，通过水槽底部晶体换能器转换为超声波声能；声能震动并透过雾化罐底部的透声膜作用于罐内的药液，破坏药液表面张力而形成细微雾滴，通过螺纹管随患者的深吸气进入呼吸道而达到治疗作用。

（3）作用特点：①雾量大小可以调节；②雾滴小而均匀（直径通常在 $5\mu m$ 以下），药液可随深而慢的吸气到达终末支气管和肺泡；③雾化器电子部分产热，能对雾化液轻度加温，使患者吸入的气雾温暖舒适。

2. 目的

（1）湿化呼吸道：常用于呼吸道湿化不足、气管切开术后等。

（2）稀释和松解黏稠的分泌物：常用于痰液黏稠、帮助祛痰。

（3）解除支气管痉挛：常用于支气管哮喘、喘息性支气管炎等患者。

（4）减轻呼吸道炎症反应、预防和控制呼吸道感染：常用于咽喉炎、支气管炎、支气管扩张、肺炎、肺脓肿、肺结核患者，也可作为胸部手术前后常规治疗手段。

3. 常用药物

（1）控制呼吸道感染、消除炎症：庆大霉素、卡那霉素等抗生素。

（2）解除支气管痉挛：氨茶碱、沙丁胺醇（舒喘灵）等。

（3）稀释痰液、帮助祛痰：α-糜蛋白酶、沐舒坦、乙酰半胱氨酸等。

（4）减轻呼吸道黏膜水肿：地塞米松等。

4. 用物

- 超声雾化器 ················ 1个
- 治疗卡或治疗单 ·········· 1份
- 水温计 ····················· 1支
- 弯盘 ························· 1个
- 锐器盒 ····················· 1个
- 速干手消毒剂 ············· 1瓶
- 冷蒸馏水 ···················· 适量
- 药液（按医嘱备）········· 30~50ml
- 注射器 ······················ 1副
- 治疗巾（按需备）·········· 1块
- 污物桶 ······················ 2个
- 生理盐水 ···················· 适量

5. 实施

操作步骤	注意点与说明
1. 评估患者	● 确保安全
2. 洗手，戴口罩，备药	● 操作过程严格执行查对制度 ● 使用前检查雾化器各部件，确保完好
3. 准备用物 （1）水槽内加冷蒸馏水（约250ml）浸没雾化罐底部的透声膜 （2）核对药液，将药液用生理盐水稀释至30~50ml加入雾化罐内 （3）正确连接雾化器各部件	● 水槽内无水不可开机工作，以免烧毁机芯 ● 水槽和雾化罐内切忌加温水或热水，以免损坏机器 ● 水槽底部的晶体换能器和雾化罐底部的透声膜薄而质脆，易破碎，操作中小心保护
4. 携用物至患者处，核对并向患者解释操作目的和指导使用方法	● 确认患者，建立信任与安全感，以取得合作

Note:

续表

操作步骤	注意点与说明
5. 协助患者取舒适卧位,必要时铺治疗巾于患者的颌下	● 半坐位或坐位
6. 接通电源,打开电源开关(指示灯亮),预热 3~5min	● 操作前先开电源开关
7. 打开定时开关设定雾化时间,打开雾化调节旋钮,调节雾量	● 一般每次雾化时间 15~20min ● 雾化调节旋钮按顺时针方向分 3 档:最大雾化量 ≥3ml/min,最小雾化量约 1ml/min,一般调节至中等量
8. 将口含嘴放入患者口中或将面罩妥善固定,指导患者紧闭口唇做深吸气、鼻呼气	● 在使用过程,要始终维持水槽内有足够的冷水;水温不超过 50℃,若水温超过 50℃或水量不足,应关机更换或加入冷蒸馏水
9. 治疗毕,再次核对,取下口含嘴或面罩,关雾化旋钮,再关电源开关	● 以防损坏电子管 ● 连续使用雾化器时,中间须间隔 30min
10. 协助患者擦净面部,取舒适卧位,交代注意事项	● 根据病情协助其叩背、有效咳嗽等,以增加疗效
11. 整理用物;放掉水槽内的水,将雾化罐、螺纹管浸泡于消毒液内 1h,再洗净晾干备用	● 防止交叉感染
12. 洗手、脱口罩,记录及观察	● 记录雾化开始时间及持续时间,患者反应及效果等

(二)氧气雾化吸入术

氧气雾化吸入术(oxygen nebulization)是借助氧气高速气流,破坏药液表面张力,使药液形成雾状,随吸气进入呼吸道的方法。

1. 氧气雾化吸入器(图 19-31)

(1) 构造:由贮药瓶、吸嘴、T 形接头、输气管、喷嘴等部分组成。

(2) 作用原理:氧气雾化器也称射流式雾化器,借助高速气流通过毛细管并在管口产生负压,将药液由邻近的小管吸出;所吸出的药液又被毛细管口高速的气流撞击成细小的雾滴,形成气雾喷出。

2. 目的

(1) 改善通气功能,解除支气管痉挛。

(2) 预防、控制呼吸道感染。

(3) 稀释痰液,减轻咳嗽。

临床上常用于咽喉炎、支气管炎、支气管扩张、支气管哮喘、肺炎、肺脓肿、肺结核等患者。

3. 药物 同超声雾化吸入术。

4. 用物

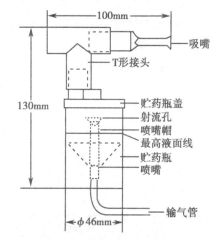

图 19-31 氧气雾化吸入器

- 氧气雾化吸入器 ⋯⋯⋯⋯⋯⋯⋯⋯ 1 个
- 治疗卡或治疗单 ⋯⋯⋯⋯⋯⋯⋯⋯ 1 份
- 注射器 ⋯⋯⋯⋯⋯⋯⋯⋯⋯⋯⋯⋯⋯ 1 副
- 速干手消毒剂 ⋯⋯⋯⋯⋯⋯⋯⋯⋯ 1 瓶
- 锐器盒 ⋯⋯⋯⋯⋯⋯⋯⋯⋯⋯⋯⋯⋯ 1 个
- 氧气装置 ⋯⋯⋯⋯⋯⋯⋯⋯⋯⋯⋯ 1 套
- 药液 ⋯⋯⋯⋯⋯⋯⋯⋯⋯⋯⋯ 按医嘱备
- 弯盘 ⋯⋯⋯⋯⋯⋯⋯⋯⋯⋯⋯⋯⋯⋯ 1 个
- 治疗巾(按需备) ⋯⋯⋯⋯⋯⋯⋯⋯ 1 块
- 污物桶 ⋯⋯⋯⋯⋯⋯⋯⋯⋯⋯⋯⋯⋯ 2 个

Note:

5. 实施

操作步骤	注意点与说明
1. 评估患者	● 确保安全
2. 洗手,戴口罩,按医嘱备药	● 操作过程严格执行查对制度 ● 使用前检查雾化器各部件,确保完好
3. 抽取药液,稀释,注入雾化器药杯内	● 不超过规定刻度
4. 携用物至患者处,核对,向患者解释操作目的和方法,教会患者使用雾化吸入器	● 确认患者,建立信任与安全感 ● 取得患者合作,提高患者自护能力,确保治疗顺利进行
5. 协助患者取舒适卧位,必要时铺治疗巾于患者的颌下	● 半坐位或坐位
6. 连接氧气装置和雾化器,调节氧气流量至 6~8L/min	● 氧气湿化瓶内勿放水或者不用湿化瓶,以防液体进入雾化吸入器内使药液稀释
7. 指导患者手持雾化器,将吸嘴放入口中,紧闭口唇深吸气,用鼻呼气,如此反复,直至药液吸完为止	● 深长吸气,使药液充分达到细支气管和肺内,然后屏气 1~2s,再鼻呼气,以增加疗效 ● 如患者感到疲劳,可关闭氧气,休息片刻,再行吸入
8. 再次核对,取出雾化器,关闭氧气开关	● 用氧过程中注意"四防"
9. 协助患者清洁口腔,取舒适卧位,整理床单位,交代注意事项	● 根据病情协助其叩背、有效咳嗽等,以增加疗效
10. 整理用物;将雾化器浸泡于消毒液内 1h,再洗净晾干备用	● 防止交叉感染
11. 洗手、脱口罩,记录及观察	

(三) 手压式雾化器雾化吸入术

手压式雾化器雾化吸入术是利用拇指按压雾化器顶部,使药液从喷嘴喷出,形成雾滴作用于口腔及咽部气管、支气管黏膜的治疗方法。

1. 手压式雾化器

(1) 构造(图 19-32)

(2) 作用原理:手压式雾化吸入器是将药液置于由适当的抛射剂制成的送雾器中,送雾器内腔为高压,将其倒置,用拇指按压顶部时,其内阀门即打开,药液便从喷嘴喷出。由于药液喷出速度极快,而雾滴的平均直径为 2.8~4.3μm,故 80% 的雾滴会直接喷到口腔及咽部,经黏膜吸收。

2. 目的 解除支气管痉挛。主要通过吸入拟肾上腺素类药、氨茶碱或沙丁胺醇等支气管解痉药,改善通气功能,适用于支气管哮喘、喘息性支气管炎的对症治疗。

3. 用物

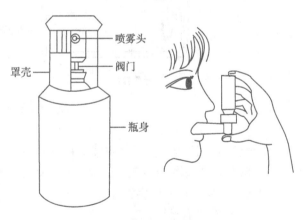

图 19-32 **手压式雾化器雾化吸入术**

● 手压式雾化器(含药物) ·················1 个
● 速干手消毒剂 ·································1 瓶

4. 实施

操作步骤	注意点与说明
1. 评估患者	● 确保安全
2. 洗手,戴口罩,按医嘱备药	● 操作过程严格执行查对制度
3. 携用物至患者处,核对并向患者解释操作目的和使用方法	● 使用前检查雾化器各部件,确保完好 ● 确认患者,建立信任与安全感,以取得合作
4. 协助患者取舒适卧位	
5. 取下雾化器保护盖,充分摇匀药液	● 保证充分雾化
6. 将雾化器倒置,接口端放入患者两唇间,嘱患者紧闭口唇	● 保证药液充分进入呼吸道
7. 患者吸气开始时,按压雾化器顶部,喷药,患者屏气、呼气,反复 1~2 次	● 深吸气,然后尽可能延长屏气(10s),再呼气,以增加疗效
8. 再次核对,取出雾化器	● 观察治疗效果
9. 协助患者清洁口腔,取舒适卧位,整理床单位,交代注意事项	● 喷雾器使用后放在阴凉处保存,外壳定期清洁 ● 两次使用间隔时间不少于 3~4h
10. 洗手、脱口罩,记录及观察	

(四) 压缩雾化吸入术

压缩雾化吸入术是利用压缩空气将药液变成细微的气雾(直径 3μm 以下),使药物直接被吸入呼吸道的方法。

1. 压缩雾化吸入器

(1) 构造(图 19-33)

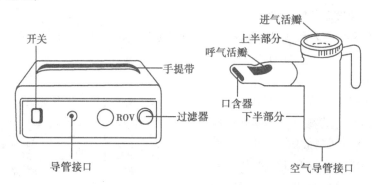

图 19-33　压缩雾化吸入器

1) 空气压缩机:通电后可将空气压缩。其面板上有电源开关、过滤器及导管接口。

2) 喷雾器:其下端有空气导管接口与压缩机相连,上端可安装进气活瓣(如使用面罩,则不须安装),中间部分为药皿,用以盛放药液。

3) 口含器:带有呼气活瓣。

(2) 作用原理:空气压缩机通电后输出的电能将空气压缩,压缩空气作用于喷雾器内的药液,使药液表面张力破坏而形成细微雾滴,通过口含器随患者的呼吸进入呼吸道。

2. 目的　同氧气雾化吸入术。

3. 药物　同超声雾化吸入术。

4. 用物

● 压缩雾化吸入器 ……………………………1 个　　● 治疗卡或治疗单 ……………1 份

- 药液 ·····················按医嘱备
- 注射器 ·····················1 副
- 弯盘 ·····················1 个
- 锐器盒 ·····················1 个
- 纱布 ·····················1 块
- 治疗巾(按需备) ·····················1 块
- 速干手消毒剂 ·····················1 瓶
- 污物桶 ·····················2 个

5. 实施

操作步骤	注意点与说明
1. 评估患者	● 确保安全
2. 洗手,戴口罩,按医嘱备药	● 操作过程严格执行查对制度 ● 使用前检查雾化器各部件,确保完好
3. 抽取药液,注入雾化器药杯内	● 不超过规定刻度
4. 携用物至患者处,核对并解释操作目的与方法	● 确认患者,建立信任与安全感,以取得合作 ● 压缩机应放置在平整稳定的物体上,勿放于地毯或毛织物上等软物上
5. 协助患者取舒适卧位,必要时铺治疗巾于患者的颌下	● 半坐位或坐位
6. 连接口含嘴,打开电源开关	
7. 指导患者手持雾化器,将口含嘴放入口中,紧闭嘴唇深吸气,用鼻呼气,如此反复,直至药液吸完为止	
8. 再次核对,取出口含嘴,关闭电源开关	
9. 协助患者清洁口腔,取舒适卧位,整理床单位,交代注意事项	● 根据病情协助其叩背、有效咳嗽等,增加疗效
10. 整理用物;将口含嘴、喷雾器浸泡于消毒液内 1h,再洗净晾干备用	● 一次性用物按规定统一处理
11. 洗手、脱口罩,记录及观察	

二、舌下给药术

舌下给药术(sublingual administration)是将药物置于舌下,通过舌下口腔黏膜丰富的毛细血管吸收,经颈内静脉到达心脏或其他器官。由于舌下含服术不存在胃肠道吸收时的首过消除,也不存在药物被胃酸或消化酶破坏的危险,因而具有药物吸收迅速、生物利用度高的特点。

目前,常用的药物有抗心绞痛药硝酸甘油,因硝酸甘油的化学结构中具有酯键,口服后极易被水解,以致药物在进入血液循环前即失效,而舌下给药,迅速奏效,2~5min 即可发挥作用。

实施(以硝酸甘油为例):

操作步骤	注意点与说明
1. 评估患者	● 确保安全
2. 洗手、戴口罩,备药	● 操作过程严格执行查对制度
3. 携物品至患者处,核对并向患者解释操作目的和指导具体方法	● 确认患者,建立信任与安全感,以取得合作,并提高患者的自护能力
4. 协助患者取半卧位	● 冠心病患者舌下给药法的最佳卧位 ● 半卧位时,可使回心血量减少,减轻心脏负担,使心肌供氧相对满足自身需要,从而缓解心绞痛

续表

操作步骤	注意点与说明
5. 嘱患者张口翘舌,将药片置于患者舌下唾液多的部位,待其自然溶解;口腔干燥的患者可先让其饮适量水后再置入药片	• 不要将药片放在舌上(舌上给药),因舌表面有舌苔和角化层,很难吸收药物 • 以利于药物的溶解吸收 • 不得咀嚼药片
6. 再次核对,观察疗效,如不见效,隔 5min 再含化 1 片可连续应用 3 次	• 3 片无效应考虑急性心肌梗死
7. 必要时做记录	

三、滴入术

(一)目的

滴入术(instillation)是将药液滴入眼、耳、鼻等处,以达到局部或全身的治疗作用,或做某些诊断性检查。

(二)用物

- 治疗单或治疗卡 ····················· 1 份
- 药液 ························· 按医嘱备
- 治疗巾(按需备)··············· 1 块
- 速干手消毒剂···················· 1 瓶
- 滴管或盛有药液的滴瓶 ···················· 数个
- 消毒干棉球罐 ···················· 1 个
- 弯盘 ···················· 1 个

(三)实施

操作步骤	注意点与说明
1. 评估患者	• 确保安全
2. 洗手、戴口罩,按医嘱备药	• 操作过程严格执行查对制度和无菌操作规程
3. 携用物品至患者处,核对并向患者解释操作目的及过程	• 确认患者,建立信任与安全感,以取得合作
4. 给药 ◆ 滴眼药术	• 将药液滴入结膜囊,具有杀菌、收敛、消炎、麻醉、扩瞳、缩瞳等作用
(1)协助患者取仰卧位或坐位,头略后仰,操作者站于患者身旁或身前	• 体位合适,可使药液更易滴入,且可减少药液进入泪道
(2)用干棉球拭去眼部分泌物,嘱患者双眼上视	• 由内眼角向外眼角擦拭,可预防微生物进入泪道
(3)操作者一只手取一干棉球置于欲滴入药液侧眼的下眼睑处,并用示指固定上眼睑,拇指将下眼睑轻轻向下牵拉	• 一般先滴右眼后滴左眼,以免错滴。若左眼病轻,则先左后右,以免交叉感染 • 向下牵拉下眼睑,以暴露出结膜下穹部
(4)另一只手持滴瓶或滴管,以小指固定于患者前额上	• 以免滴瓶晃动,刺伤患者的眼睛
(5)滴瓶口距眼睑 1~2cm,将药液滴入结膜下穹中央 1 滴(图 19-34)	• 滴瓶与眼距离不可过远,以免药液滴下时压力过大;不可过近,以免滴管触及患者眼睛而被污染 • 角膜为眼结构中最敏感的部位,故不可将药直接滴于角膜上 • 正常结膜囊容量为 0.02ml,故滴入药液 1 滴即可,以免药液外溢 • 易沉淀的混悬液应摇匀后再滴,以免影响药效
(6)涂眼药膏者,则将眼药膏挤入下穹部约 1cm(图 19-35),最后以旋转方式将药膏膏体离断	• 若眼药水与涂眼药膏同用时,应先滴药水后涂眼药膏 • 若数种药物同时使用,必须间隔 2~3min,并先滴刺激性弱的药,后滴刺激性强的药

Note:

续表

操作步骤	注意点与说明
(7) 轻提上眼睑,复盖眼球,并嘱患者闭双眼,转动眼球	● 使药液充满整个结膜囊内
(8) 以干棉球拭去外溢药液,并用棉球压迫泪囊区 2~3min	● 以免药液经泪囊流至鼻腔被吸收引起全身反应 ● 角膜有溃疡、眼部有外伤或眼球术后,滴药后不可压迫眼球,也不可拉高上眼睑
◆ 滴鼻药术	● 将药液滴入鼻腔,起到消炎、减轻鼻塞等症状
(1) 嘱患者先排出鼻腔内分泌物,清洁鼻腔	
(2) 协助患者取合适卧位	
仰头位:在患者肩下垫枕,使患者头垂直后仰或头悬垂于床缘,前鼻孔向上	● 适用于单侧鼻窦炎或伴有高血压者
侧头位:嘱患者向患侧卧,肩下垫枕,使头偏向患侧并下垂	● 侧卧位应将药液滴入下方鼻孔
(3) 操作者一只手持一干棉球,轻推鼻尖,暴露鼻腔;另一只手持滴瓶距鼻孔 2cm 处向鼻孔滴入药液,每侧 2~3 滴(图 19-36)	● 滴管不可触及鼻孔,以免污染
(4) 轻捏鼻翼或嘱患者头部略向两侧轻轻摇动	● 使药液分布均匀并到达鼻窦口,充分发挥作用
(5) 保持原位 3~5min,然后捏鼻坐起	
◆ 滴耳药术	● 将药液滴入耳道,发挥作用
(1) 协助患者侧卧,患耳向上;或坐位,头偏向一侧肩部,使患耳向上	
(2) 用小棉签清洁外耳道	● 若系软化耵聍则不必清洁耳道
(3) 操作者一手持干棉球,向上向后轻提患者耳郭,使耳道变直	● 3 岁以下小儿,则向下向后轻牵拉耳垂
(4) 另一手持滴管,手腕固定在患者额头,将药液自外耳孔顺耳后壁缓缓滴入 3~5 滴,并轻轻提耳郭或在耳屏上加压,使气体排出,药液易流入;将棉球塞入外耳道口(图 19-37)	● 以防患者移动时,滴管不慎插入耳道而造成损伤 ● 勿将药液直接滴在耳鼓膜上 ● 软化耵聍者,滴入药量以不溢出耳道为度;滴药后会出现耳部发胀不适,应向患者做好解释;两侧均有耵聍者不宜同时进行 ● 若系昆虫类异物进入耳道,可选用油类药液,滴后 2~3min 便可取出
(5) 嘱患者保持原位 3~5min	● 使药液保留于耳道内
(6) 用干棉球拭去外流的药液	● 耳内不必擦拭

5. 再次核对,观察滴药后患者的情况,整理患者床单位

6. 回治疗室整理用物、洗手、脱口罩,必要时做记录

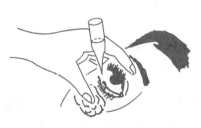

图 19-34　滴眼药

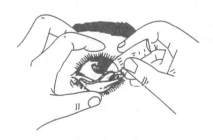

图 19-35　涂眼药膏

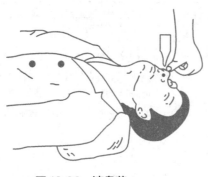

图 19-36　滴鼻药

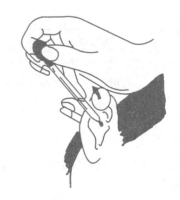

图 19-37　滴耳药

四、栓剂给药术

栓剂是药物与适宜基质制成的供腔道给药的固体制剂,其熔点为 37℃左右,插入体腔后栓剂缓慢融化而产生药效。常用的栓剂有直肠栓剂和阴道栓剂。

(一) 目的

栓剂给药术(suppository)是将药液栓剂塞入身体腔道内,由黏膜吸收,达到局部或全身治疗的效果。

(二) 用物

- 一次性垫巾……………………1 块
- 治疗单或治疗卡…………………1 份
- 弯盘……………………………1 只
- 清洁手套或指套…………………1 只
- 药物(栓剂)…………………… 按医嘱备
- 卫生棉垫…………………………适量
- 速干手消毒剂……………………1 瓶
- 栓剂置入器(按需备)……………1 个

(三) 实施

操作步骤	注意点与说明
1. 评估患者	• 确保安全
2. 洗手、戴口罩,按医嘱备药	• 操作过程严格执行查对制度和无菌操作规程
3. 携用物至患者处,核对并解释操作目的和方法	• 确认患者,建立信任与安全感,以取得合作
4. 给药 ◆ 直肠栓剂给药术(参见第十八章第一节) ◆ 阴道栓剂给药术	
(1) 拉起隔帘,协助患者取屈膝仰卧位,分腿露出会阴部,铺一次性垫巾于会阴下	• 提供私密环境 • 充分暴露阴道口,便于操作 • 注意保暖
(2) 一只手戴手套或指套取出栓剂	
(3) 以示指或置入器将栓剂以向下向前的方向置入阴道内 5cm(图 19-38),并协助患者平卧 15min 以上	• 必须看清阴道口后才能置药,避免误入尿道 • 成年女性阴道长约 10cm,故必须置入 5cm 以上深度,以防滑出 • 以利药物扩散至整个阴道组织,有利吸收
5. 取出一次性垫巾,脱下手套或指套放于弯盘内	• 可教患者操作方法,以便自行操作
6. 再次核对,整理床单位,助患者放置卫生棉垫	• 防止药物或阴道分泌物污染内裤,并保持患者舒适
7. 回治疗室整理用物,洗手、脱口罩,必要时做记录	• 观察用药效果

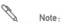
Note:

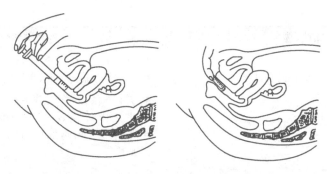

图 19-38　阴道栓剂置入示意图

五、皮肤给药术

(一) 目的

皮肤给药术(skin application)是将药液直接涂于皮肤,达到防腐、消炎、止痒、保护皮肤的目的。皮肤给药的常用剂型有溶液、软膏、粉剂、糊剂、乳膏剂、搽剂、酊剂和醑剂等。

(二) 用物

- 治疗单或治疗卡·······················1 份
- 药液······························ 按医嘱准备
- 消毒纱布····························适量
- 无菌棉签·····························1 包
- 弯盘·······························1 个
- 治疗巾·····························1 块
- 速干手消毒剂························1 瓶
- 手套(按需备)·····················1 副

(三) 实施

操作步骤	注意点与说明
1. 评估患者	● 确保安全
2. 洗手、戴口罩,按医嘱备药	● 操作过程严格执行查对制度
3. 携用物品至患者处,核对并向患者解释操作目的和方法	● 确认患者,建立信任与安全感,以取得合作 ● 解释目的、方法及注意事项
4. 用药前用温水与中性肥皂或浴液清洁皮肤	● 有皮炎则用清水清洁 ● 有破损,注意无菌操作
5. 选用药物制剂	
(1) 溶液:涂擦或湿敷给药 治疗巾置于患处下,无菌棉签沾湿药液涂擦患处,或数层消毒纱布,浸湿略拧干,置于创面上,保持纱布清洁和潮湿	● 具有清洁、消炎等作用 ● 主要用于急性皮炎伴大量渗液或继发感染
(2) 软膏:涂擦给药 软膏置于无菌棉签或手上,轻轻涂抹患处,2~3 次 /d	● 具有润肤、软化痂皮、保护作用 ● 主要用于慢性皮炎、过度角化及溃疡等 ● 不宜用于急性或亚急性伴急性渗出、糜烂时 ● 不可涂抹过厚
(3) 粉剂:扑撒给药 将粉剂均匀地扑撒在皮损处,每日数次	● 具有保护、收敛作用 ● 主要用于急性或亚急性皮炎而无渗液的创面 ● 多次应用粉剂后常有粉块形成,可用生理盐水湿润后除去
(4) 糊剂:涂擦给药 用无菌棉签将糊剂直接涂擦于患处或将糊剂涂在纱布上敷于患处并包扎	● 具有保护、收敛、消炎等作用 ● 主要用于亚急性皮炎,有少量渗液或轻度糜烂 ● 不宜涂得太厚
(5) 乳膏剂:涂擦给药 用无菌棉签将乳膏剂涂抹患处,每日数次	● 具有保护、消炎、润肤、止痒等作用 ● 主要用于亚急性、慢性皮炎或瘙痒症

Note:

续表

操作步骤	注意点与说明
（6）搽剂：涂擦给药 　　用无菌棉签将搽剂涂抹患处，每日数次	● 具有消炎、止痒、杀菌等作用 ● 主要用于瘙痒性急、慢性皮炎
（7）酊剂和醑剂：涂擦给药 　　用无菌棉签蘸药涂于患处	● 具有杀菌、消炎、止痒的作用 ● 主要用于慢性皮炎苔藓样变 ● 不宜用于有糜烂面的急性皮炎，黏膜以及眼、口周围

6. 观察用药后患者反应

7. 整理用物、洗手、脱口罩，必要时记录

第五节　药物过敏试验

临床上使用的某些药物，常可引起不同程度的过敏反应，甚至发生过敏性休克，危及生命。为了合理使用药物，充分发挥药效，防止过敏反应的发生，在使用某些高致敏药物前，应详细询问用药史、过敏史、家族史，并做药物过敏试验。在做过敏试验的过程中，要求准确配制药液，严格掌握方法，认真观察反应，正确判断结果，且事前做好急救的准备和熟知急救措施。

一、药物过敏反应概述

药物过敏反应（anaphylactic reaction）也称变态反应或超敏反应，属于异常的免疫反应。药物过敏反应的基本原因是抗原抗体的相互作用，药物作为一种抗原，进入机体后，有些个体体内会产生特异性抗体（IgE、IgG、IgM），使 T 淋巴细胞致敏，当再次应用同类药物时，抗原抗体在致敏淋巴细胞上作用，引起过敏反应。药物过敏反应具有以下特点：

1. **仅发生于用药人群中的少数**　虽然各种药物引起过敏反应的发生率有高有低，但一般发生于用药人群中的少数人，不具有普遍性。

2. **很小剂量即可发生过敏反应**　一旦患者对药物过敏，即使用很小的剂量也足以引起过敏反应，因此可作为与药物中毒反应相鉴别的重要依据。

3. **与正常药理反应或毒性无关**　药物过敏反应是在用法、用量都正常的情况下发生不正常反应，其临床表现与正常药理反应或毒性无关。

4. **一般发生于再次用药**　药物过敏反应的发生需有致敏阶段，即过敏原的获得来源于过敏发生前的多次药物接触。因此，药物过敏反应通常不发生在首次用药，一般在再次用药后发病。

5. **过敏的发生与体质因素有关**　药物过敏反应的发生与过敏体质有关，因此是对某些药物"质"的过敏，而不是"量"的中毒。

二、青霉素过敏试验

青霉素是从青霉菌培养液中获取的一种具有抗菌作用的药物，主要用于革兰氏阳性球菌、革兰氏阴性球菌和螺旋体感染的治疗，是目前常用的抗生素之一，具有疗效高、毒性低，但较易发生过敏反应的特点。对青霉素过敏的人接触该药后，无论是任何年龄、性别、给药途径（注射、口服、外用等）、剂量和制剂（钾盐、钠盐、长效、半合成青霉素等）均可发生过敏反应。因此，在使用各种剂型的青霉素制剂前，必须先做过敏试验（hypersensitive test）。试验结果阴性方可用药。试验结果为阳性者禁用青霉素，并应在医嘱单、病历卡、体温单、床头卡、注射卡、门诊卡上醒目标明"青霉素阳性"，同时告知患者本人及家属。

Note:

医 药 史 话

20 世纪 8 大医学发明之一 ——青霉素

　　1928 年的一天,英国细菌学家弗莱明度假返回实验室,发现工作台上的葡萄球菌培养皿因未盖好,长出一团团青绿色霉花,令他惊讶的是,在青霉花的周围出现一圈空白,原来生长茂盛的葡萄球菌不见了。这个偶然的发现吸引了他,经过多次试验证明葡萄球菌的克星是青霉素。次年,弗莱明报告了他的发现,但未引起重视。1935 年,英国牛津大学的病理学家弗洛里和生物化学家钱恩对弗莱明的发现大感兴趣。他们共同进行了青霉素的抗菌效果和药物纯化研究,提炼出高纯度的青霉素,并在二次大战中用于治疗伤口的感染化脓,挽救了成千上万名战士的生命。为表彰这一造福人类的贡献,1945 年弗莱明、弗洛里、钱恩共同获得诺贝尔医学和生理学奖。

（一）皮内试验法

1. 青霉素皮内试验液的配制及试验方法

（1）皮内试验液的配制:皮内试验药液为每毫升含 200~500U 的青霉素等渗盐水,以 0.1ml（含 20~50U）为注入标准。各地对注入剂量的规定不一,以 20U 或 50U 为例,具体配制方法见表 19-5。

（2）试验方法:皮内注射青霉素试验液 0.1ml（含 20U 或 50U）,20min 后观察结果。

2. 皮内试验结果判断

（1）阴性:皮丘无改变,周围无红肿、红晕,无自觉症状。

表 19-5　青霉素皮肤试验液的配制

青霉素钠	加生理盐水	青霉素含量	要点与说明
40 万 U	2ml	20 万 U/ml	用 5ml 注射器,6~7 号针头
取上液 0.1ml	0.9ml	2 万 U/ml	用 1ml 注射器,6~7 号针头
取上液 0.1ml	0.9ml	2 000U/ml	每次配制时均需将溶液混匀
取上液 0.1ml 或 0.25ml	0.9ml 或 0.75ml	200U/ml 或 500U/ml	配制完毕换接 $4\frac{1}{2}$ 号针头,妥善放置

（2）阳性:局部皮丘隆起,出现红晕硬块,直径大于 1cm,或周围出现伪足,有痒感。严重时,可有头晕、心慌、恶心,甚至出现过敏性休克。

（二）青霉素过敏反应

1. 发生机制　青霉素过敏反应（penicillin anaphylaxis）是抗原和抗体在致敏细胞上相互作用而引起。青霉素 G 本身与其所含的高分子聚合体（6- 氨基青霉烷酸）、青霉素的降解产物（青霉烯酸、青霉噻唑酸）以及某些霉菌（青霉菌）均可成为半抗原。这些物质进入人体后与蛋白质或多肽分子结合成全抗原,可使 T 淋巴细胞致敏,从而作用于 B 淋巴细胞的分化增殖,使 B 淋巴细胞转变成浆母细胞和浆细胞,而产生相应的抗体,即 IgE。IgE 黏附于某些组织,如皮肤、鼻、咽、声带、支气管黏膜等处微血管壁周围的肥大细胞上及血液中的嗜碱性粒细胞表面,使机体对抗原处于致敏状态;当人体再次接触抗原时,肥大细胞和嗜碱性粒细胞表面的 IgE 即与之结合,导致这些细胞破裂,释放组胺、白三烯、缓激肽等血管活性物质,这些物质分别作用于效应器官,使平滑肌收缩,毛细血管扩张及通透性增高,从而产生荨麻疹、哮喘、喉头水肿、休克等一系列过敏反应的临床表现（图 19-39）。

2. 临床表现　过敏反应的临床表现与生物活性物质有关,根据所产生的生物活性物质不同,出现不同的症状。

（1）生物活性物质的作用

1）组胺:作用特点是扩张小动脉、毛细血管、小静脉,增强血管通透性,刺激支气管、胃肠道等处平滑肌收缩,促使黏膜、腺体分泌增多。因此,当组胺作用于体表时,可使皮肤、黏膜充血、水肿或出现

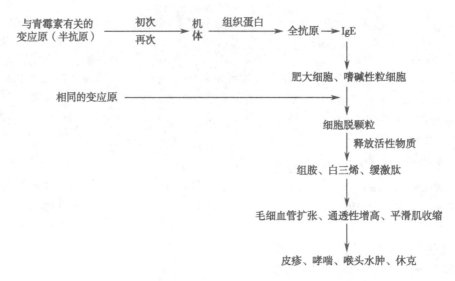

图 19-39　青霉素过敏性休克（Ⅰ型变态反应）机制

荨麻疹;作用于呼吸道时,引起鼻塞、流涕、支气管哮喘;作用于胃肠道时,引起恶心、呕吐、腹痛、腹泻等。严重者可导致有效循环血量减少而发生血压下降和休克。

2) 白三烯:作用特点是使支气管平滑肌强烈而持久地收缩(比组胺作用强 100~1 000 倍),是引起支气管哮喘的主要生物活性物质;增加毛细血管通透性,促进黏膜、腺体分泌。

3) 缓激肽:作用特点是刺激平滑肌收缩,使支气管痉挛,血管扩张,毛细血管通透性增强,作用强度超过组胺;刺激末梢神经引起疼痛。

(2) 临床表现

1) 过敏性休克(allergic shock):属于Ⅰ型变态反应。多在用药后 5~20min,甚至在用药后数秒内发生;既可发生于青霉素皮内过敏试验过程中,也可发生于初次肌内注射或静脉注射时(皮内过敏试验结果阴性),甚至也有极少数患者发生于连续用药的过程中。临床表现有:①呼吸系统症状:由于喉头水肿、支气管痉挛和肺水肿引起,表现为胸闷、气促、哮喘、呼吸困难等;②循环系统症状:由于周围血管扩张导致有效循环血量不足引起,表现为面色苍白、冷汗、发绀、脉细弱、血压下降等;③中枢神经系统症状:由于脑组织缺氧引起,表现为头晕眼花、四肢麻木、意识丧失、抽搐、大小便失禁等。

2) 血清病型反应:属于Ⅲ型变态反应,亦称免疫复合物型变态反应。它的发生遵循Ⅲ型变态反应的发展规律。即参与变态反应的抗体是 IgG 或 IgM,病变发生的基础是免疫复合物(中等大小可溶性免疫复合物)的形成,激活补体,趋化中性粒细胞引起吞噬反应,并在一定条件下导致组织损伤。一般于用药后 7~12d 发生症状,临床表现和血清病相似,有发热、关节肿痛、皮肤发痒、荨麻疹、全身淋巴结肿大、腹痛等。

血清病型反应一般经过良好,只要停用药物,多能自行缓解,必要时可用抗组胺类药。

3) 各器官或组织的过敏反应:①皮肤过敏反应:主要有瘙痒、荨麻疹,严重者发生剥脱性皮炎;②呼吸道过敏反应:可引起哮喘或促发原有的哮喘发作;③消化系统过敏反应:可引起过敏性紫癜,以腹痛和便血为主要症状。

(三) 青霉素过敏反应的预防

1. 用药前应详细询问用药史、过敏史和家族史　对有青霉素过敏史者应禁止做过敏试验,对有其他药物过敏史或变态反应疾病史者应慎用。凡初次用药、停药 3d 后再用,以及在使用中更换青霉素批号时,必须按常规重新做过敏试验。

2. 试验结果为可疑阳性应做对照试验　可疑阳性表现为皮丘不扩大,周围有红晕,但直径小于 1cm;或皮试部位皮肤呈阴性表现,但患者有胸闷、头晕等全身症状。对可疑阳性患者,应在对侧手臂

Note:

皮肤相同部位用 0.9% 氯化钠注射液做对照试验,如出现同样结果,说明前者不是阳性。确定青霉素皮试结果阴性方可用药。

3. 药液应现用现配　青霉素水溶液极不稳定,放置时间过长,除药物被污染或药物效价降低外,还可分解产生各种致敏物质引起过敏反应,因此使用**青霉素应现用现配**。配制试验液或稀释青霉素的等渗盐水应专用。

4. 不宜空腹进行皮内试验或药物注射　个别患者因空腹用药,或晕针、疼痛刺激等,产生头晕眼花、出冷汗、面色苍白、恶心等反应,易与过敏反应相混淆,应注意区别,因此不宜空腹进行皮内试验或药物注射。

5. 在皮内试验和用药过程中严密观察过敏反应　很多严重的药物过敏反应发生于药物注射后 5~15min 内,应让患者注射后在室内停留 20min(尤其首次注射青霉素者),如无不良反应再离开,以免患者在途中发生意外,造成救治困难。

皮试观察期间嘱咐患者:不可用手拭去药液和按压皮丘;20min 内不可离开、不可剧烈活动;如有不适及时联系。

6. 配备急救药物和设备　皮内试验及注射青霉素时均应备好急救药物和设备,如盐酸肾上腺素注射液、异丙肾上腺素气雾剂、氧气等,以防万一。

(四) 青霉素过敏性休克的急救

一旦发生过敏性休克必须争分夺秒、迅速及时、就地抢救。

1) 立即停药,协助患者平卧,报告医生,进行抢救。

2) 立即皮下注射 0.1% 盐酸肾上腺素 0.5~1ml,患儿酌减:此药是抢救过敏性休克的首选药物。它具有收缩血管,增加外周阻力,升高血压,兴奋心肌,增加心输出量及松弛支气管平滑肌的作用。如症状不缓解,可每隔 30min 皮下或静脉注射该药 0.5ml,直至脱离危险。同时应严密监测心率及心律的变化。

3) 维持呼吸:给予氧气吸入。呼吸受抑制时,肌内注射尼可刹米(可拉明)或洛贝林(山梗菜碱)等呼吸兴奋剂。喉头水肿影响呼吸,可行气管插管或气管切开术。

4) 抗过敏:根据医嘱,立即给予地塞米松 5~10mg 静脉注射或氢化可的松 200~400mg 加入 5%~10% 葡萄糖液 500ml,静脉滴注。应用抗组胺类药,如肌内注射异丙嗪 25~40mg 或苯海拉明 20mg。

5) 补充血容量:静脉滴注 10% 葡萄糖溶液或平衡液扩充血容量。如血压下降不回升,可用低分子右旋糖酐,必要时可用多巴胺、间羟胺(阿拉明)等升压药物。

6) 纠正酸中毒。

7) 若发生呼吸心搏骤停,立即进行复苏抢救,如施行胸外心脏按压、人工呼吸或气管内插管等。

8) 密切观察患者体温、脉搏、呼吸、血压、尿量及其他病情变化,并做好病情动态记录。

三、破伤风抗毒素过敏试验

(一) 过敏反应的原因

破伤风抗毒素(tetanus antitoxin,TAT)是用破伤风类毒素免疫马血清经物理、化学方法精制而成,能中和患者体液中的破伤风毒素。常在救治破伤风患者时应用,有利于控制病情发展,并常用于有破伤风潜在危险的外伤患者,作为被动免疫预防注射。

破伤风抗毒素对人体而言是一种异种蛋白,具有抗原性,注射后也容易出现过敏反应,因此用药前应先做过敏试验。曾用过破伤风抗毒素超过 1 周者,如再使用,仍须重做皮内试验。

(二) 皮内试验法

1. 皮内试验液的配制及试验方法

(1) 皮内试验液的配制:用每支 1ml 含 1 500IU 的破伤风抗毒素药液,取 0.1ml,加生理盐水稀释到 1ml(每 ml 含 150IU)即得。

(2) 试验方法:取破伤风抗毒素试验液 0.1ml(含 15IU),做皮内注射,20min 后观察结果。

2. 皮内试验结果判断

(1) 阴性:局部皮丘无变化,全身无反应。

(2) 阳性:局部皮丘红肿硬结,直径大于 1.5cm,红晕超过 4cm,有时出现伪足、痒感。全身反应同青霉素过敏全身反应。

试验结果阴性者,可将余液 0.9ml 和皮试剩余剂量做肌内注射。

当试验结果不能肯定时,应在另一只手的前臂内侧用生理盐水做对照试验。若对照试验为阴性者,可将余液 0.9ml 和皮试剩余剂量做肌内注射;若对照试验结果为阳性者,须用脱敏注射法。

3. 阳性患者脱敏注射法 若遇 TAT 皮内试验呈阳性反应时,可采用小剂量多次脱敏注射疗法。其机制是:小量抗原进入体内后,与吸附于肥大细胞或嗜碱性粒细胞上的 IgE 结合,使其逐步释放出少量的组胺等活性物质。而机体本身释放的组胺酶可使组胺分解,不致对机体产生严重损害,临床上可不出现症状。经过多次小量的反复注射后,可使细胞表面的 IgE 抗体大部分甚至全部被结合而消耗,最终可以达到全部注入所需药量而不发生过敏反应。脱敏注射步骤见表 19-6。

表 19-6　破伤风抗毒素脱敏注射法

次数	抗毒血清	加入生理盐水	注射法
1	0.1ml	0.9ml	肌内注射
2	0.2ml	0.8ml	肌内注射
3	0.3ml	0.7ml	肌内注射
4	余量	稀释至 1ml	肌内注射

每隔 20min 注射 1 次,每次注射后均需密切观察。在脱敏过程中,如发现患者有全身反应,如气促、发绀、荨麻疹或过敏性休克时,应立即停止注射,并迅速对症处理。如反应轻微,待反应消退后,酌情将注射的次数增加,剂量减少,以达到顺利注入全量的目的。

4. 其余同青霉素。

学科进展

人破伤风免疫球蛋白

人类应用 TAT 防治破伤风已近百年,在我国也有半个多世纪的历史,但 TAT 为马免疫血清,可引起过敏反应。为此,欧美各国相继研制出人破伤风免疫球蛋白(human tetanus immunoglobulin,HTIG),它是预防和治疗破伤风的一种新制剂。HTIG 含有高效价破伤风抗体,具有中和破伤风毒素的作用,尤其适宜于对 TAT 有过敏反应者。HTIG 是经乙肝疫苗接种后再经破伤类毒素免疫的具有高效价破伤风抗体的血浆,经低温乙醇分离提纯,并经病毒灭活处理的特异性人免疫球蛋白,无致敏性,所以不需皮试,并可重复使用。临床应用时一般剂量为 250IU,若创伤或创面污染严重者应加倍使用;以臂部肌内注射为首选;禁用静脉注射。

四、普鲁卡因过敏试验

普鲁卡因为一种常用的局部麻醉药,凡首次应用普鲁卡因,或注射普鲁卡因青霉素者均须做过敏试验。

(一) 皮内试验液的配制及试验方法

1. 试验液的配制 以每毫升试验液含普鲁卡因 2.5mg(0.25%)为标准。如为 1% 的普鲁卡因溶液,取 0.25ml 稀释至 1ml 即可;如为 2.5% 的普鲁卡因溶液,取 0.1ml 稀释至 1ml 即可。

2. 试验方法 取 0.25% 普鲁卡因试验液 0.1ml(含普鲁卡因 0.25mg),做皮内注射,20min 后观察结果。

（二）皮内试验结果判断和过敏反应的处理

同青霉素过敏试验及过敏反应的处理。

五、碘过敏试验

碘造影剂是临床上常用的 X 线造影剂之一,其不良反应多属过敏反应。为避免发生过敏反应,凡首次用药者应在造影前 1~2d 做过敏试验,结果为阴性时方可做碘造影检查。

（一）试验方法

1. 口服法 口服 5%~10% 碘化钾 5ml,3 次 /d,共 3d,观察结果。

2. 皮内注射法 取碘造影剂 0.1ml,做皮内注射,20min 后观察结果。

3. 静脉注射法 取碘造影剂(30% 泛影葡胺)1ml,于静脉内缓慢注射,5~10min 后观察结果。

在静脉注射造影剂前,必须先行皮内注射,然后再行静脉注射,如为阴性方可进行碘剂造影。

（二）结果判断

1. 口服者 出现口麻、头晕、心慌、恶心、呕吐、流泪、流涕、荨麻疹等症状为阳性。

2. 皮内注射者 局部有红肿硬块,直径超过 1cm 为阳性。

3. 静脉注射者 观察有无全身反应,如有血压、脉搏、呼吸和面色等改变为阳性。

有少数患者过敏试验阴性,但在注射碘造影剂时发生过敏反应,故造影时仍需备好急救药品。过敏反应的处理同青霉素。

六、链霉素过敏试验

链霉素主要对革兰氏阴性细菌及结核分枝杆菌有较强的抗菌作用。由于链霉素本身的毒性作用及所含杂质(链霉素胍和二链霉胺)具有释放组胺的作用,可引起中毒反应和过敏反应,故在使用链霉素前,应做皮肤过敏性试验。

1. 皮内试验液的配制 以每毫升试验液含链霉素 2 500U 为标准,具体配制方法见表 19-7。

表 19-7 链霉素皮内试验液的配制

链霉素	加生理盐水	链霉素含量	要点与说明
100 万 U	3.5ml	25 万 U/ml	用 5ml 注射器,6~7 号针头
取上液 0.1ml	0.9ml	2.5 万 U/ml	用 1ml 注射器,6~7 号针头
取上液 0.1ml	0.9ml	2 500U/ml	每次配制时均需将溶液混匀,配制完毕换接 41/2 号针头,妥善放置

注:链霉素 100 万 U,用生理盐水 3.5ml 溶解后溶液体积为 4ml,每 ml 含 25 万 U。

2. 试验方法 取链霉素试验液 0.1ml(含 250U)做皮内注射,观察 20min 后判断结果。

3. 结果判断同青霉素。

4. 过敏反应的临床表现同青霉素过敏反应,但较少见,轻者表现为发热、皮疹、荨麻疹,重者表现为过敏性休克。毒性反应有全身麻木、肌肉无力、抽搐、呼吸困难、眩晕、耳鸣、耳聋等。

5. 过敏反应的急救措施同青霉素过敏。若患者有抽搐,可用 10% 葡萄糖酸钙或 5% 氯化钙,静脉缓慢推注,小儿酌情减量。患者若有肌肉无力、呼吸困难,宜用新斯的明皮下注射或静脉注射。

（赵 莉）

思考与练习

---

1. 归纳影响药物作用的因素。

2. 医院病房里有这些药物:氨茶碱、维生素 C、胰岛素注射液、胎盘球蛋白、哌替啶、乙醇、硫糖铝糖衣片。

请问:

(1) 这些药物的性质如何?

(2) 如何保管?

3. 责任护士小黄,在分管的患者中有人口服如下药物:磺胺甲基异噁唑(SMZ)、地高辛、硫酸亚铁、复方甘草合剂、阿司匹林。

请问:

(1) 作为责任护士,应如何对患者进行用药指导?

(2) 服药过程中还有哪些应注意的事项?

4. 简述给药原则和注射原则。

5. 比较皮内、皮下、肌内、静脉注射的异同点。

6. 患者女性,27 岁,因停经 6 周,阴道少量出血就诊,诊断为先兆流产入院治疗。医嘱:黄体酮 10mg IM qd。

请问:

(1) 肌内注射的常用部位有哪些?

(2) 臀大肌注射如何定位?

(3) 为减轻患者注射时的疼痛,可采取哪些措施?

7. 患者男性,46 岁,静脉注射 50% 葡萄糖,推注过程中患者主诉疼痛,局部肿胀,抽吸无回血。

请问:

(1) 请判断发生了什么情况?

(2) 应如何处理?

(3) 还有哪些原因可引起静脉注射失败?

8. 请归纳各种皮试液的浓度。

9. 患者女性,40 岁,大叶性肺炎,需行抗感染治疗。青霉素皮内过敏试验后,自述喉头发紧、胸闷不适,继而面色苍白、出冷汗,查体:脉搏 110 次 /min,血压 80/60mmHg,患者神志清楚。

请问:

(1) 患者发生了什么情况?

(2) 应如何处理?

10. 患者男性,28 岁,建筑工人,工伤后须注射破伤风抗毒素。行破伤风抗毒素皮内试验后,出现局部皮丘红肿,直径 1.6cm,全身无不适反应。

请问:

(1) 请对皮内试验的结果作出判断。

(2) 你应如何处理?

11. 患者张某,男,75 岁,因反复咳嗽、咳痰 13 年,活动后气促 5 年,加重 2d 入院,诊断为慢性阻塞性肺疾病急性加重期。医嘱:生理盐水 2ml+ 布地奈德混悬液 2ml+ 乙酰半胱氨酸溶液 3ml,超声雾化吸入,一天 2 次。

请问:

(1) 超声雾化吸入的目的是什么?

Note:

（2）如何正确实施超声雾化吸入操作？

12. 归纳舌下给药、滴入给药、栓剂给药、皮肤给药术的操作特点及需注意的问题。

附 19-1　真空负压采血管类型及适用检测范围

试管类型（管盖颜色）	管内添加剂	适用检测范围
无添加剂的试管（白色）	无	临床生化、临床免疫学检测
促凝管（红色）	血凝活化剂	临床生化、临床免疫学检测、交叉配血
血清分离管（深黄色）	血凝活化剂、分离凝胶	临床生化、临床免疫学检测
肝素锂抗凝管（深绿色）	肝素锂	血氨、血液流变学检测
血浆分离管（浅绿色）	肝素锂、分离凝胶	临床生化检测
肝素钠抗凝管（棕色）	肝素钠	临床生化检测、细胞遗传学检测
乙二胺四乙酸二钾或乙二胺四乙酸三钾抗凝管（紫色）	乙二胺四乙酸二钾（EDTA-K$_2$）或乙二胺四乙酸三钾（EDTA-K$_3$）	血液学检测、交叉配血
草酸盐或乙二胺四乙酸或肝素/氟化物（浅灰色）	氟化物和抗凝剂	葡萄糖检测
凝血管（浅蓝色）	柠檬酸钠 1∶9	凝血功能、血小板功能检测
红细胞沉降率管（黑色）	柠檬酸钠 1∶4	红细胞沉降率检测
ACD 管（黄色）	柠檬酸、葡萄糖	HLA 组织分型、亲子鉴定、DNA 检测等
CPDA 管（黄色）	柠檬酸、磷酸、葡萄糖、腺嘌呤	细胞保存
微量元素检测管（深蓝色）	乙二胺四乙酸或肝素锂或血凝活化剂	微量元素检测

附 19-2　不同采血管的采集顺序

a）血培养瓶；

b）柠檬酸钠抗凝采血管（浅蓝色、黑色）；

c）血清采血管，包括含有促凝剂和/或分离胶（红色、深黄色）；

d）含有或不含分离胶的肝素抗凝采血管（深绿色、浅绿色、棕色）；

e）含有或不含分离胶的 EDTA 抗凝采血管（紫色）；

f）葡萄糖酵解抑制采血管（浅灰色）。

用于分子检测的采血管宜置于肝素抗凝采血管前采集，避免可能的肝素污染引起 PCR 反应受抑制。用于微量元素检测的采血管（深蓝色）宜充分考虑前置采血管中添加剂是否含有所检测的微量元素，必要时单独采集；不宜使用注射器采集。

Note:

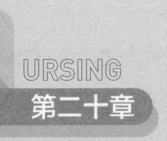

NURSING
第二十章

静脉输液和输血

20章 数字内容

———— 教 学 目 标 ————

- **识记:**

  1. 能正确描述静脉输液的目的、常用的静脉输液类型、常用溶液的种类及其作用。

  2. 能正确陈述静脉输血的目的和适应证。

  3. 能准确说出输血前评估与准备的内容。

- **理解:**

  1. 能正确解释下列概念:

  静脉输液　经外周置入中心静脉置管输液术　输液微粒　ABO 血型　Rh 阳性

  交叉配血试验　成分输血　自体输血

  2. 能正确解释临床补液与输血原则。

  3. 比较一般静脉输液法与静脉留置针输液法,说明它们的不同点。

  4. 能举例说明输液微粒污染及其防护措施。

  5. 比较不同血液制品的特点和适应证。

  6. 能举例说明成分输血的护理要点。

  7. 能正确解释自体输血的方法、适应证和禁忌证。

- **运用:**

  1. 能独立完成密闭式周围静脉输液术的操作,做到态度认真、关爱患者、动作连贯、操作规范、过程完整、效果确实。

  2. 能在指导下正确实施间接静脉输血术的操作,做到严格查对、方法正确、步骤完整。

  3. 能正确判断和处理输液中的常见故障。

  4. 能运用公式计算输液速度和时间。

  5. 能正确区分输液泵的种类,在指导下使用输液泵进行输液治疗。

  6. 能正确鉴别和处理常见的输液和输血反应。

正常情况下，人体内水、电解质、酸碱度均保持在一定的范围内，以维持机体内环境的相对平衡状态，保证机体正常生理功能。但在疾病和创伤时，体液平衡易发生紊乱，破坏内环境稳态。静脉输液和输血是临床治疗和抢救的重要措施，可以迅速、有效地补充机体丧失的体液和电解质，增加血容量，恢复内环境稳态，还可通过静脉输注药物，达到治疗疾病的目的。因此，护士必须熟练掌握静脉输液与输血的知识和技术，以保证患者的治疗、抢救安全有效。

第一节　静脉输液

静脉输液（intravenous infusion）是利用大气压和液体静压形成的输液系统内压高于人体静脉压的原理，将一定量的无菌溶液或药液直接输入静脉的治疗方法。

一、输液目的及常用溶液

（一）输液目的

1. 补充水和电解质，预防和纠正水、电解质和酸碱平衡失调。常用于各种原因引起的脱水、酸碱平衡失调者，如禁食、腹泻、剧烈呕吐、大手术患者。

2. 增加血容量，改善微循环，维持血压。常用于治疗严重烧伤、大出血、休克等患者。

3. 输注药物，达到解毒、控制感染、利尿和治疗疾病的目的。常用于中毒、各种感染、脑及各种组织水肿以及各种需经静脉输入药物的治疗。

4. 补充营养物质，促进组织修复，维持正氮平衡。常用于慢性消耗性疾病、胃肠道吸收障碍及不能经口进食（如昏迷、口腔疾病）的患者。

（二）常用溶液

1. 晶体溶液（crystalloid solutions）　由结晶物质（如葡萄糖和氯化钠）溶于水而形成的溶液。由于晶体的分子小，其溶液在血管内存留时间短，对维持细胞内外水分的相对平衡有重要作用，可有效纠正体内的水、电解质失调。常用晶体溶液包括：

（1）葡萄糖溶液：用于补充水分和热量，减少组织分解，防止酮体产生，减少蛋白消耗及促进钾离子进入细胞内。常用的溶液有 5% 葡萄糖溶液和 10% 葡萄糖溶液，进入人体后迅速分解，一般不产生提高血浆渗透压作用和利尿作用，常用作静脉给药的载体和稀释剂。

（2）等渗溶液：溶液渗透压与血浆渗透压相同，不引起细胞内外液体交换。用于补充水分和电解质，维持体液和渗透压平衡。常用的溶液有 0.9% 氯化钠溶液、复方氯化钠溶液（林格等渗溶液）及 5% 葡萄糖氯化钠溶液。

（3）碱性溶液：用于纠正酸中毒、维持酸碱平衡。常用碳酸氢钠溶液和乳酸钠溶液。

1）碳酸氢钠溶液：碳酸氢钠进入人体后，解离成钠离子和碳酸氢根离子，碳酸氢根离子可以和体液中过剩的氢离子结合生成碳酸；碳酸氢钠还可直接提高血中二氧化碳结合力。其优点为补碱迅速，且不易加重乳酸血症，但碳酸氢钠在中和酸以后生成的碳酸，须以二氧化碳形式经肺呼出，因此对呼吸功能不全的患者，此溶液不宜使用。临床常用 5% 和 1.4% 碳酸氢钠溶液。

2）乳酸钠溶液：乳酸钠进入人体后，可解离为钠离子和乳酸根离子，钠离子在血液中与碳酸氢根离子结合形成碳酸氢钠，乳酸根离子可与氢离子结合生成乳酸。休克、肝功能不全、缺氧、右心衰竭的患者或新生儿，由于对乳酸的利用能力差，易加重乳酸血症，故不宜使用。临床常用 11.2% 和 1.84% 乳酸钠溶液。

（4）高渗溶液：溶液渗透压高于血浆渗透压，可在短时间内提高血浆渗透压，回收组织水分进入血管内，可用于消除水肿，降低颅内压，改善中枢神经系统的功能。常用的溶液有 20% 甘露醇、25% 山梨醇及 25%~50% 葡萄糖溶液。

2. 胶体溶液（colloid solutions）　指一定大小的固体颗粒药物或高分子化合物分散在溶媒中

所形成的溶液。由于其分子量大,在血管内存留时间长,能有效维持血浆胶体渗透压,增加血容量,改善微循环,提高血压。常用的溶液有:

(1) 右旋糖酐:为水溶性多糖类高分子聚合物,常用的溶液有中分子右旋糖酐(平均相对分子量为7.5万左右)和低分子右旋糖酐(平均相对分子量为4万左右)。中分子右旋糖酐能提高血浆胶体渗透压,扩充血容量;低分子右旋糖酐能降低血液黏稠度,减少红细胞凝聚,改善微循环,防止血栓形成。

(2) 代血浆:为化学合成的多糖类聚合物,化学结构与低分子右旋糖酐基本相同,扩容作用良好,输入后使循环血量和心输出量增加,在体内停留时间较右旋糖酐长,且过敏反应少,急性大出血时可与全血共用。临床常用羟乙基淀粉(706代血浆)、氧化聚明胶、聚维酮等。

(3) 血液制品:能提高胶体渗透压,增加循环血容量(1g蛋白吸收20~25ml的水),补充蛋白质和抗体,有助于组织修复和增强机体免疫力。常用的有5%清蛋白和血浆蛋白等。

3. 静脉高营养溶液(parenteral nutrition solutions) 凡不能经消化道供给营养或营养摄入不足者均可通过静脉输注静脉高营养溶液的方法来维持营养的供给。高营养溶液能供给热量,补充蛋白质,维持正氮平衡,且能补充各种维生素和矿物质。其成分主要由氨基酸、脂肪酸、维生素、矿物质、高浓度葡萄糖或右旋糖酐以及水分组成。常用的溶液有复方氨基酸、脂肪乳剂等。

二、临床补液原则

输入溶液的种类和量应根据患者体内水、电解质及酸碱平衡紊乱的程度来确定,一般遵循以下原则:

1. 先晶后胶、先盐后糖 补充血容量通常先采用晶体溶液(平衡溶液)。但晶体溶液扩容作用短暂(1h左右),而胶体溶液分子量大,不易透过血管壁,扩容作用持久,所以在查明患者情况后应尽快补充胶体溶液。糖溶液经体内代谢后成为低渗液,扩容作用相对减小。

2. 先快后慢 早期输液速度应快,以初步纠正体液失衡,待病情基本稳定后逐步减慢。一般在开始的4~8h内输入补液总量的1/3~1/2,余量24~48h内补足。根据药物的性质、患者的病情、年龄以及心肺肾功能调节输液速度。

3. 宁少勿多 一般先初步纠正失液,然后1~2d内继续补液直至完全纠正。监测每小时尿量和尿比重,估计补液量是否足够。当每小时尿量为30~40ml,比重为1.018时,说明补液量恰当。

4. 补钾四不宜 静脉补钾时应注意:**不宜过早**,见尿补钾;**不宜过浓**,浓度不超过0.3%;**不宜过快**,成人30~40滴/min;**不宜过多**,成人每天总量不超过5g,小儿每天不超过0.1~0.3g/kg。

三、输液部位

静脉输液时,应根据患者的病情缓急、所输药物的性质和量、疗程长短、患者的年龄、神志、体位、血管状况、即将进行的手术部位及合作程度等情况选择适宜的静脉输液途径。常用的输液途径与部位有:

(一) 周围浅静脉输液

周围浅静脉是指分布于皮下的肢体末端的静脉,容易暴露,操作方便,是最常用的输液途径。

1. 上肢浅静脉 常用输液部位有手背静脉网、肘正中静脉、头静脉和贵要静脉,其中,**手背静脉网是成人输液的首选部位。**

2. 下肢浅静脉 常用的输液部位有足背静脉网、大隐静脉和小隐静脉。因下肢静脉有静脉瓣,容易形成血栓,故下肢浅静脉不作为静脉输液时的首选部位。

3. 小儿头皮静脉 分布多,表浅易见,且不易滑动,便于固定,因此常用于新生儿和幼儿输液。常用的输液部位有颞浅静脉、额静脉、耳后静脉及枕静脉。

对于需要较长时间周围静脉输液的患者,应有计划地使用静脉穿刺部位,先从四肢远心端静脉开始穿刺,逐渐向近心端移动。

（二）中心静脉置管输液

对于长期输液者、危重患者等可将输液导管尖端置入中心静脉，如上腔静脉进行输液，常用以下两种途径：

1. **经外周置入中心静脉导管输液术（peripherally inserted central catheter, PICC）** 是将输液导管由外周静脉（贵要静脉、肘正中静脉、头静脉）插入，将导管尖端置于上腔静脉的深静脉置管输液技术（图 20-1）。因血管选择的范围较大，不需要手术放置，可在床旁由 PICC 专科护士操作，穿刺成功率高，临床应用较多。PICC 主要适用于：①需要中长期静脉输液治疗；②输注高渗、刺激性药液，如静脉营养液、化疗药物等；③外周静脉输液受限者。

2. **深静脉置管输液** 对于危重患者、需要短时间内输入大量液体而缺乏周围静脉输液条件的患者，可建立中心静脉置管用于血流动力学检测和药物输注。通常经锁骨下静脉、颈内静脉、股静脉置管至上腔或下腔静脉，首选锁骨下静脉。这些静

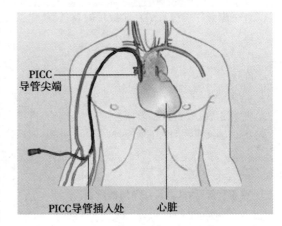

图 20-1　经外周置入中心静脉导管

脉较粗大，血流丰富，当输入大量高渗溶液或刺激性较强的药物时，注入的药物迅速被稀释，对血管壁的刺激性较小。然而由于容易引起感染并发症，留置时间不宜过长，一般为 2~4 周。深静脉置管需由有资质的医生完成操作。

拓 展 视 野

血管可视化技术

血管可视化技术是借助一种医疗器械，让人体皮下血管清晰可见，使护理人员在疑难静脉穿刺前选择血管由传统的依靠触觉转变为更直观的视觉，对血管走向一目了然，以提高穿刺成功率，减轻病人痛苦。目前在浅静脉穿刺中常用的血管可视化技术包括血管成像仪、荧光静脉留置针、手背浅静脉显示仪、LED 静脉观察仪等；在深静脉穿刺中常用的血管可视化技术包括超声技术和 X 线技术。血管可视化技术具有显影清晰度高、使用方便，对人体损害小等特点，能显著提高穿刺成功率，缩短穿刺时间，减少穿刺并发症，并能动态观察针头、置管位置，提高诊治效率和水平，在临床逐渐得到推广应用。

四、常用静脉输液术

（一）周围静脉输液术（peripheral superficial vein intubation）

1. 用物

- 注射盘 ·······················1 套
- 止血带 ·······················1 根
- 注射器 ·······················1 支
- 弯盘 ··························1 只
- 输液贴或胶布 ··················适量
- 输液器 ·······················1 副
- 秒表 ··························1 块
- 输液溶液及药物 ···············按医嘱备
- 输液巡视卡 ····················1 张
- 小夹板及绷带 ··············视需要备
- 速干手消毒剂 ···················1 瓶
- 输液架及网套 ···················1 套
- 锐器盒 ·······················1 个
- 小垫枕（按需备）················1 个

- 无菌手套(按需备)‥‥‥‥‥‥‥‥1 副
- 笔‥‥‥‥‥‥‥‥‥‥‥‥‥‥‥‥‥‥1 支
- 输液瓶贴‥‥‥‥‥‥‥‥‥‥‥‥1 张
- 污物桶‥‥‥‥‥‥‥‥‥‥‥‥‥‥‥‥2 个

2. 实施

操作步骤	注意点与说明
1. 评估患者并向患者解释输液目的及过程,嘱患者排尿	- 尤其注意静脉情况和合作程度评估 - 消除患者顾虑,取得患者配合,并避免输液后如厕不便
2. 准备 (1) 洗手、戴口罩	
(2) 根据医嘱,核对输液卡,准备药物及用物,将核对好的输液瓶贴倒贴于输液袋(瓶)上	- 静脉输液需按医嘱执行,医嘱应包括药液名称、剂量、浓度、给药途径及时间 - 严格执行查对制度,防止差错 - 注意输液卡勿覆盖输液瓶原有的标签
(3) 检查药液、输液器及注射器的质量	- 检查名称、剂量、有效期、瓶口有无松动,瓶身有无裂缝,包装有无破损,药液有无变质,将瓶上下摇动几次,对光检查药液有无混浊、沉淀、絮状物等;核查输液器、注射器是否在有效期内,包装有无破损
(4) 按无菌技术操作要求配制药液,瓶装液体须开启铝盖中心部分,常规消毒瓶塞后按医嘱加入药物,加药毕检查、签全名	- 根据医嘱、治疗原则、病情缓急及药物半衰期,合理分配用药,安排液体输入顺序,并注意药物间的配伍禁忌
(5) 取出输液器,将输液导管和通气管针头同时插入瓶塞至针头根部,关闭调节器	- 将粗针头全部插入,保持无菌。
(6) 备齐用物,携至患者床前,核对患者姓名、床号、腕带及所用药液	- 操作前查对,杜绝差错
3. 排气 (1) 消毒手,备输液贴或胶布,将输液袋(瓶)倒挂于输液架上	
(2) 一手将茂菲滴管倒置,提高滴管下端输液管,另一手打开调节器,使溶液流入茂菲滴管内,当达到1/3~1/2 满时,迅速转正滴管,使液体缓慢下降。待液体流入头皮针内,输液管下段无气泡时关闭调节器(图 20-2)	- 排除输液器及针头内空气,防止发生空气栓塞
(3) 检查确认输液管内无气泡,妥善放置输液管末端	- 注意保持导管接头的无菌状态
4. 选择静脉并消毒 (1) 协助患者取舒适卧位,选择静脉,手指探明静脉走向及深浅	- 根据病情、药物性质和患者的合作情况选择合适的静脉,避开关节和静脉瓣处静脉 - 注意保护和合理使用静脉,一般从远端小静脉开始穿刺
(2) 将小垫枕置于输液肢体下方,在穿刺点上方6~10cm 处扎止血带,止血带的尾端向上	- 使静脉充盈便于穿刺 - 松紧度以能阻断静脉血流而不阻断动脉血流为宜 - 连续扎止血带时间不宜过长,以免引起肢体末端血液循环障碍
(3) 以穿刺点为中心常规消毒皮肤 2 遍,消毒范围直径在 5cm 以上	- 保证穿刺点及周围皮肤无菌,预防感染

续表

操作步骤	注意点与说明
5. 静脉穿刺	
（1）再次核对	● 操作中查对，确保安全给药
（2）取下护针帽，打开调节器，再次排气后关闭调节器	● 排液于弯盘内，确认输液导管内无气泡
（3）嘱患者握拳，左手绷紧皮肤，右手持针，以 15°~30°角沿静脉走向进针，见回血后将针头平行送入血管少许	● 可以从静脉上方直接进针，也可从静脉旁先刺入皮下，再刺入血管 ● 使针头斜面全部进入血管
（4）固定好针柄，松开止血带和调节器，嘱患者松拳	
（5）待液体滴入通畅、患者无不适后，用输液贴或胶布固定针柄、针眼处和头皮针软管（图 20-3）	● 注意不要干扰观察局部输液状况 ● 必要时夹板固定输液肢体
（6）根据患者病情、年龄、药物性质及心肺肾功能调节输液滴速	● 一般成人 40~60 滴/min，儿童 20~40 滴/min ● 对心、肺、肾功能不良者、年老体弱、婴幼儿及输注刺激性较强的药物、含钾药物、高渗性药物或血管活性药物等，应减慢滴速 ● 对严重脱水、血容量不足，心肺功能良好者输液速度可适当加快
6. 操作后整理与指导	
（1）再次核对	● 操作后查对，确保无误
（2）取出止血带和小垫枕，协助患者取舒适体位，整理床单位	
（3）向患者及家属交代输液中的注意事项，将呼叫器置于患者易取处	● 不可随意调节滴速，注意保护输液部位，不要按压、扭曲输液导管；如有输液部位肿胀、疼痛或全身不适及时报告
（4）清理用物，洗手，在输液巡视卡（图 20-4）上记录患者姓名、床号、药名、输液的时间、滴速、患者全身及局部情况，签全名	● 用物严格按消毒隔离原则处理 ● 以便各班护士巡视查对
（5）输液过程中加强巡视，倾听患者主诉，观察输液反应和输液部位情况，及时处理输液故障，并填写输液巡视卡	● 观察滴速、余液量，防止液体滴尽，及时更换输液瓶 ● 保持输液通畅，防止针头堵塞及滑出 ● 密切观察有无输液反应，如有心悸、畏寒、持续咳嗽等情况，应立即减慢滴速或停止输液，并通知医生，及时处理
7. 更换液体	● 对 24h 持续输液者，每天更换输液器
（1）如为多袋连续输入，则在前一袋液体输尽前准备下一袋液体	● 药物现用现配 ● 及时换瓶，以防滴管下端进入空气，形成空气栓塞
（2）换液体前核对液体，确保无误	
（3）先常规消毒输液袋插针口（瓶塞），将前一袋中的输液粗针头拔出，插入下一液体袋插针口	● 更换时注意无菌操作，以防污染
（4）检查滴管液面高度是否合适、输液管中有无气泡，观察输液通畅后方可离开	● 避免第二瓶中有负压对输液产生影响
8. 停止输液	● 输液结束后应及时拔针，以防空气进入导致空气栓塞
（1）确认全部药液输完毕后，关闭调节器，轻揭胶布，用输液贴或无菌干棉签轻压穿刺点上方，迅速拔针，按压 1~2min（至无出血）	● 拔针时按压用力不可过大，以免引起疼痛和损伤血管 ● 按压部位稍靠皮肤穿刺点以压迫静脉进针点，防止皮下出血

Note:

续表

操作步骤	注意点与说明
(2) 协助患者取舒适卧位,整理床单位	
(3) 清理用物,洗手,记录	● 针头应该放在防渗漏的防护容器中 ● 严格按消毒隔离原则处理,防止病原微生物传播

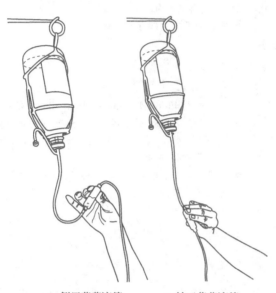

A. 倒置茂菲滴管　　B. 转正茂菲滴管

图 20-2　静脉输液排气法

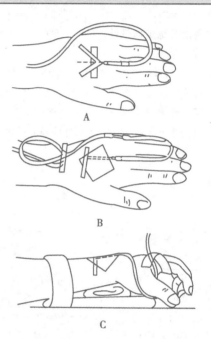

图 20-3　静脉输液固定法

静脉输液巡视卡

科别：　　　床号：　　　姓名：　　　日期：

时间	药名	剂量	滴速	余液量	患者情况	签名

图 20-4　静脉输液巡视卡

(二)静脉留置针输液术

静脉留置针 (venous retention needles)又称套管针,因质地柔软,对血管内膜机械刺激小,在血管内留置时间长,一般可保留 3~5d,避免了反复的血管穿刺给患者造成的痛苦,在临床广泛使用。型号有 14~24G,需根据患者的年龄、静脉情况,在满足治疗需求的情况下,选择较短、较细的导管,通常成人用 18~22G,小儿用 22G、24G。

1. 留置针结构　分为开放式留置针(图 20-5A)和密闭式留置针两类,密闭型留置针又分为直型留置针和 Y 形留置针(图 20-5B),后者可连接两条输液通路。密闭式留置针的主要结构包括:

Note:

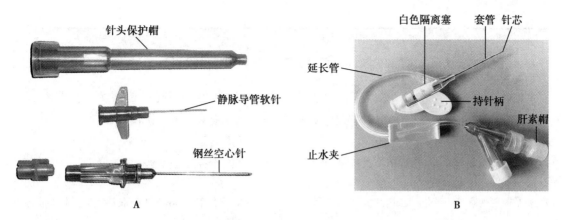

图 20-5　静脉留置针
A. 开放式留置针（直型）；B. 密闭式留置针（Y 形）。

（1）针头部：为软硅胶导管后接硬塑回血室，内有不锈钢针芯，针芯尖端突出于软硅胶导管的针头部。穿刺时将其一同刺入血管中，抽出针芯，将外套软管留在血管中进行输液。

（2）隔离塞：当撤出针芯后可自动密封，避免外渗和回血。

（3）肝素帽：前端是硬塑活塞，后端有橡胶帽封闭，帽内有腔和中空管道，可容纳肝素。

（4）止水夹：用于留置针封管。

2. 用物

（1）同周围静脉输液术。

（2）另备

● 静脉留置针·······························1 套　　● 无菌透明敷贴································1 贴

● 封管液·······························适量

3. 实施

操作步骤	注意点与说明
1. 同周围静脉输液术步骤 1~3	
2. 连接留置针与输液器	
（1）检查静脉留置针质量	● 检查产品的有效期、包装是否完好与型号
（2）取出静脉留置针，消毒留置针胶塞，将输液器上的头皮针插入肝素帽内至针头根部	● 或使用正压接头进行无针连接
3. 选择静脉：协助患者取舒适卧位，选择穿刺静脉，肢体下方垫小枕	● 选择粗、直、弹性好、走向清晰、避开关节处静脉，便于置管
4. 静脉穿刺	
（1）再次核对，打开无菌透明敷贴外包装	● 操作中查对，安全给药
（2）在穿刺点上方 10cm 处扎止血带并常规消毒穿刺部位皮肤	● 静脉充盈，便于穿刺 ● 消毒范围直径 8cm 以上
（3）取下针套，旋转松动外套管（图 20-6），调整针头斜面，并排尽留置针内的空气	● 消除套管与针芯的粘连，检查针尖斜面及套管边缘，斜面无倒钩、边缘无毛刺方可使用
（4）嘱患者握拳，左手绷紧皮肤，右手持留置针，针尖斜面向上，与皮肤呈 15°~30° 角进针，见回血调整穿刺角度为 10° 左右，顺静脉走向将留置针推进 0.5~1cm	● 固定静脉，便于穿刺 ● 确保外套管在静脉内
（5）固定留置针，撤针芯 0.5cm 后，将外套管全部送入静脉内	● 避免针芯刺破血管
（6）左手固定 Y 形接口处，右手迅速将针芯抽出，松开止血带和调节器，嘱患者松拳	● 避免将外套管带出 ● 使静脉恢复通畅，利于药液顺利流入血管内

Note:

续表

操作步骤	注意点与说明
(7) 用无菌透明敷贴密闭式固定留置针,并注明置管日期和时间(图 20-7);用胶布固定留置针延长管、肝素帽内的头皮针头	● 避免穿刺点及周围被污染,且便于观察穿刺点的情况 ● 作为置管时间的依据
(8) 根据患者年龄、病情及药物性质调节滴速,再次查对	● 操作后查对,确保无误
5. 操作后整理与指导	● 同周围静脉输液术步骤 6
(1) 协助患者取舒适卧位,清理用物,将呼叫器置于患者易取处	● 按规定分类处理用物
(2) 经常巡视观察穿刺部位,及时发现早期并发症	● 注意保护置有留置针的肢体,尽量避免肢体下垂,防止回血堵塞针头
6. 暂停输液时封管 (1) 关闭调节器,分离留置针与输液器 (2) 将抽有封管液的注射器与输液针头相连,	● 注意无菌操作 ● 常用封管液:①无菌生理盐水,5~10ml/ 次,每隔 6~8h 冲管一次。②稀释肝素溶液:10~100U/ml,2~5ml/ 次
(3) 向静脉内缓慢推注封管液,边推注边退针,当封管液推剩至 0.1~0.2ml 时,用止水夹卡住延长管后拔出针尖	● 静脉内脉冲式推注封管液,边推注边退针 ● 确保正压封管
7. 再次输液:常规消毒肝素帽的橡胶塞,确保管路通畅后,把排好气的静脉输液针插入肝素帽内进行输液	● 每次输液前后检查穿刺部位及静脉走向有无红、肿、热、痛及静脉硬化;询问患者有无不适,如有异常及时拔除导管 ● 检查透明敷贴,若有卷边、浸湿应给予更换,在新的敷贴上应标注原穿刺日期
8. 拔除留置针 (1) 停止输液时,关闭调节器,揭开无菌透明敷贴,将无菌干棉签置于穿刺点上方 (2) 迅速拔出留置针,按压穿刺点至无出血为止	
9. 协助患者取舒适卧位,整理床单位	
10. 清理用物,洗手,记录	● 用物严格按消毒隔离原则处理

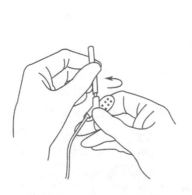

图 20-6 旋转松动外套管

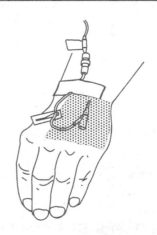

图 20-7 静脉留置针固定法

(三) 头皮静脉输液术(scalp vein intubation)

1. 用物

(1) 同周围静脉输液术。

Note:

(2) 另备 4~5$\frac{1}{2}$ 号头皮针。

2. 实施

操作步骤	注意点与说明
1. 评估患儿,并向患儿家属解释输液目的及过程,请家属协助患儿排尿	● 尤其注意静脉情况和合作程度评估 ● 消除顾虑,取得配合,并避免输液后如厕不便
2. 准备　同周围静脉输液术步骤 2	
3. 选择静脉并消毒	
(1) 协助患儿取仰卧或侧卧位,必要时剃去局部头发,选择静脉	● 注意需与动脉相鉴别:静脉外观呈微蓝色,无搏动,管壁薄,易被压瘪,较易固定,不易滑动,血液多呈向心方向流动(见表 19-4)
(2) 用 75% 乙醇消毒局部皮肤 2 遍、待干	● 限用 75% 乙醇,范围不小于 5cm
4. 静脉穿刺	
(1) 再次核对	● 操作中查对,安全给药
(2) 用 5ml 注射器抽取适量生理盐水,接上头皮针头,排尽空气	● 备穿刺时用
(3) 由助手固定患儿肢体及头部,操作者立于患儿头侧,用左手拇指、示指分别固定静脉两端,右手持头皮针沿静脉向心方向平行刺入	● 避免穿破血管
(4) 见回血后,缓慢推入少量生理盐水,如无异常,用输液贴固定针头,接上输液导管	● 固定方法同周围静脉输液术
(5) 根据病情、年龄及药物性质调节滴速	● 一般不超过 20 滴 /min
5. 其余操作同周围静脉输液术	

(四) 经外周中心静脉置管输液术(peripherally inserted central venous catheters,PICC)

1. 用物

(1) 同周围静脉输液术。

(2) 一次性 PICC 置管包 ⋯⋯⋯⋯⋯⋯⋯⋯⋯⋯⋯⋯⋯⋯⋯⋯⋯⋯⋯⋯⋯⋯⋯⋯⋯⋯⋯⋯⋯1 个

内含:

● 无菌洞巾 ⋯⋯⋯⋯⋯⋯⋯⋯⋯1 块
● 无菌无粉手套 ⋯⋯⋯⋯⋯⋯⋯2 副
● 无菌治疗巾 ⋯⋯⋯⋯⋯⋯⋯⋯2 块
● 止血钳 ⋯⋯⋯⋯⋯⋯⋯⋯⋯⋯1 把
● 镊子 ⋯⋯⋯⋯⋯⋯⋯⋯⋯⋯⋯1 把
● 纱布 ⋯⋯⋯⋯⋯⋯⋯⋯⋯⋯适量
● 肝素帽或无针正压接头 ⋯⋯1 个
● 10cm × 12cm 无菌透明敷贴 ⋯⋯1 张
● 手术剪 ⋯⋯⋯⋯⋯⋯⋯⋯⋯⋯1 把
● 止血带 ⋯⋯⋯⋯⋯⋯⋯⋯⋯⋯1 条
● 大棉球 ⋯⋯⋯⋯⋯⋯⋯⋯⋯数个
● 治疗碗 ⋯⋯⋯⋯⋯⋯⋯⋯⋯⋯1 个
● 大单 ⋯⋯⋯⋯⋯⋯⋯⋯⋯⋯⋯1 条
● 弯盘 ⋯⋯⋯⋯⋯⋯⋯⋯⋯⋯⋯1 个
● 一次性隔离衣 ⋯⋯⋯⋯⋯⋯⋯1 件

(3) 无菌物品

● PICC 导管及导入针 ⋯⋯⋯⋯1 套
● 注射器(1ml) ⋯⋯⋯⋯⋯⋯⋯⋯1 个
● 注射器(10~20ml) ⋯⋯⋯⋯3 个
● 无菌棉签 ⋯⋯⋯⋯⋯⋯⋯⋯⋯1 包

(4) 液体和药物

● 100ml 生理盐水 ⋯⋯⋯⋯⋯⋯1 袋
● 肝素盐水(0~10U/ml) ⋯⋯⋯适量
● 2% 利多卡因 ⋯⋯⋯⋯⋯按需备

(5) 皮尺 ⋯⋯⋯⋯⋯⋯⋯⋯⋯⋯⋯1 条

2. 实施

操作步骤	注意点与说明
1. 患者准备	
(1) 评估患者：出凝血指标、血管情况、有无上腔静脉压迫、依从性等	● 确保安全 ● 消除患者顾虑，取得患者配合
(2) 向患者及家属讲明置管意义、目的、注意事项、操作过程和并发症，与患者/家属签署知情同意书，协助患者进入治疗室	● 履行知情同意原则
2. 物品准备　同周围静脉输液术步骤 2	
3. 操作者准备　洗手、戴口罩和帽子	
4. 置体位　协助患者取平卧位，手臂外展与躯干呈 45°~90°角	● 充分暴露注射部位
5. 选择穿刺静脉　首选右侧贵要静脉	● 该静脉直、短且静脉瓣少，其次为肘正中静脉、头静脉
6. 选择穿刺点　常规首选肘横纹下两横指处或应用超声引导系统在上臂穿刺	● 穿刺点不可过高或过低，过低因血管相对较细易导致回流受阻或导管与血管发生摩擦而出现并发症；过高易损伤淋巴系统或神经系统，且上臂静脉瓣较多
7. 测量导管置入长度　用皮尺测量从预穿刺点沿静脉走向至右胸锁关节再向下至第三肋间	● 插入过深，导管尖端进入右心房可能引起心律失常、心肌损伤、心脏压塞等，过浅，易堵管或静脉血栓形成
8. 测量臂围　于肘横纹上 10cm 处测量，左右臂均测并记录	● 用于监测可能发生的并发症，如渗漏、栓塞等
9. 建立无菌区　打开 PICC 穿刺包，戴无菌手套，助手抬起患者穿刺手臂，操作者铺治疗巾于患者手臂下	● 注意患者的手臂外展 90 度放置
10. 穿刺点消毒　以穿刺点为中心环形消毒皮肤，上下径 20cm，整段手臂；先用 75% 乙醇清洁脱脂 3 遍，待干后，再用 2% 葡萄糖酸氯己定醇或碘附消毒 3 遍	● 消毒范围要大，避免感染
11. 穿隔离衣，更换手套	
12. 铺巾　助手协助用大单遮盖患者，抬起患者穿刺手臂，操作者在手臂下铺无菌治疗巾，放止血带，将患者手臂放回原位，再铺无菌洞巾，暴露穿刺点	● 扩大无菌区，建立最大无菌屏障
13. 将置管物品按需准备，顺序放于无菌区	
14. 置管	● 置管前检查导管的完整性
(1) 预冲导管：用无菌生理盐水预冲导管并湿化导丝	● 使导管内充满液体，防止空气进入血管内 ● 浸润导管，减轻导管与血管的摩擦
(2) 修剪导管：剥开导管护套，后撤导丝至比预计长度短 0.5~1cm 处，将 PICC 导管插入相应型号的切割孔中，按预计导管长度切去多余部分导管	● 注意剪切导管时不可切到导丝，否则导丝将损坏导管，伤害患者
(3) 扎止血带，使静脉充盈	
(4) 取下穿刺针上的保护套，活动套管，以 15°~30° 角进针，见回血后降低角度，再进针 0.5~1cm 后送导入鞘，确保导入鞘进入血管	
(5) 将针芯撤出，左手示指固定导入鞘，避免移位，中指压在导入鞘尖端所处的血管上，减少血液流出，嘱患者松拳，松开止血带	

续表

操作步骤	注意点与说明
(6) 用平镊夹住导管尖端,以轻柔、均速动作将导管逐渐送入静脉;注意观察送入长度,估计导管进入肩部时,嘱患者头偏向穿刺侧,下颌贴肩	• 镊子夹持导管不宜过紧,以免损坏导管 • 防止导管上行误入颈静脉
(7) 撤出导入鞘:送管至预计长度后,在导入鞘末端处压迫止血并固定导管,撕开并拔出导入鞘,用 10ml 生理盐水注射器抽回血并注入无菌生理盐水冲管,确认通畅	
(8) 撤出导丝:将导管与导丝的金属柄分离,轻压穿刺点上方,以保持导管位置,轻柔、缓慢、分段撤出导丝,再次确定长度	• 注意禁止暴力抽去导丝
(9) 抽回血确认成功后,用 20ml 生理盐水脉冲式冲管,导管末端连接无针输液接头并用肝素盐水 2~3ml 正压封管	• 如无回血可退导管 2~4cm(置入过长) • 先关闭封管夹,再分离注射器 • 不得采用 10ml 以下的注射器以免造成高压至导管破裂
15. 固定导管　确认导管通畅后,再次消毒穿刺点及周围皮肤,将体外导管放置呈"S"状或"L"形弯曲,用无菌小纱布及无菌透明敷贴覆盖固定穿刺点并妥善固定导管连接器部位和导管	• 保证穿刺点周围处于无菌状态,减少污染
16. 标注导管　在透明敷料上注明导管的种类、规格、置管深度,日期和时间、操作者姓名;根据患者情况选择使用弹力绷带加压包扎	
17. 脱手套、隔离衣,调节滴速,最后再次查对	• 根据患者年龄、病情及药物性质调节滴速 • 操作后查对,确保无误
18. 清理用物,向患者交代注意事项,观察患者无不适反应后,送回病房休息	• 医疗垃圾分类处理、按消毒隔离原则处理 • 穿刺部位防水、防牵拉;置管手臂尽量少下垂姿势,不得过度用力或提重物,衣袖不可过紧,不可测血压和静脉穿刺
19. 记录操作者姓名及 PICC 放置日期、导管的类型、型号、导管尖端位置、置入长度及外露长度、所穿刺静脉名称、穿刺过程是否顺利、固定情况等	
20. 请医生开具 X 线检查以确认导管头端位置	• 导管头端应位于上腔静脉的中下 1/3 段为正确、位于右心房入口处为理想,解剖位置在第 5~7 胸椎水平
21. 维护	
(1) 经常观察穿刺部位有无异常、患者有无不适	• 如穿刺口局部有渗血或穿刺侧肢体肿胀及患者感心慌不适时,应及时予以处理
(2) 更换敷贴:置管后 24h 内更换 1 次,以后每周更换 1~3 次	• 如果穿刺点有红肿分泌物及敷料潮湿卷边时及时更换
1) 由下至上揭开透明敷贴,观察穿刺点并记录导管体内外刻度	• 注意防止导管脱出
2) 以穿刺点为中心用 75% 乙醇溶液和碘伏消毒皮肤及导管 3 遍,范围大于贴膜	
3) 无张力覆盖透明敷贴,并注明导管的种类、规格、置管深度、日期和时间、更换贴膜时间	
(3) 冲封管	• 输液毕要进行冲封管 • 短期内不输液者每周冲管 1 次,管内发现有回血时及时冲管

续表

操作步骤	注意点与说明
1) 安尔碘或碘伏消毒肝素帽接口 2) 抽回血确认导管在血管内,并询问患者有无不适 3) 用 2 倍于导管和延长管容积的封管液正压封管	● 肝素帽或无针接头取下、污染、有血迹时必须更换 ● 确保 PICC 导管没有移位 ● 输入黏稠性大的药物应选用无菌生理盐水 10ml 缓慢推注后再行封管
22. 再次输液时,常规消毒肝素帽的橡胶塞,把排好气的输液针插入肝素帽内进行输液	
23. 拔管　停止输液时,关闭调节器,揭开无菌透明敷贴,消毒穿刺点,将无菌纱布置于穿刺点上方,沿静脉走向轻柔拔出导管,按压穿刺点,局部覆盖无菌透明敷料	● 拔管后应对照穿刺记录以确定有无残留,防止导管残留静脉内引起栓塞 ● 透明敷料覆盖 72h 至穿刺点愈合,防空气栓塞及局部感染
24. 协助患者取舒适卧位,整理床单位	
25. 清理用物,洗手,记录	

五、输液速度调节

在输液过程中,应根据患者的年龄、病情以及治疗需要等调节适当的输液速度。

(一) 调节输液速度的依据

1. 患者年龄　患者年龄不同对输液速度的耐受不同,一般成年人不超过 5ml/min,老年人、儿童适当减慢,新生儿则控制在 1ml/min 以下。

2. 患者病情　对于中重度脱水患者,早期输液速度宜快;若心肺功能不良,则要严格控制输液速度,一般每小时不超过 100ml。

3. 药物作用　某些药物发挥治疗作用对输液速度有特殊要求,如输注 20% 甘露醇用于脱水剂时通常以 10ml/min 的速度输入,以达到渗透性利尿的作用;为避免血钾浓度升高带来的不良影响,输入氯化钾溶液时浓度要低于 0.3%,且滴速宜慢,成年人滴速为 2ml/min 左右。

(二) 输液速度与时间计算

每毫升溶液的滴数(滴/min)称该输液器的点滴系数。常用静脉输液器的点滴系数有 10、15、20 三种型号,以生产厂家输液器袋上标明的点滴系数为准。静脉点滴的速度和时间可按下列公式计算:

1. 已知每分钟滴数与液体总量,计算输液所需的时间

$$输液时间(h) = \frac{液体总量(ml) \times 点滴系数}{每分钟滴数 \times 60(min)}$$

例如:某患者需输入 1 000ml 液体,每分钟滴数为 50 滴,所用输液器的滴系数为 15,问需用多长时间输完?

$$输液时间(h) = \frac{1\ 000 \times 15}{50 \times 60} = 5(h)$$

2. 已知输入液体总量与计划需用时间,计算每分钟的滴数

$$每分钟滴数 = \frac{液体总量(ml) \times 点滴系数}{输液时间(min)}$$

例如:某患者需输液体 1 000ml,要求 5h 输完,点滴系数为 15,问每分钟滴数?

$$每分钟滴数 = \frac{1\ 000 \times 15}{5 \times 60} = 50(滴/min)$$

六、输液故障及处理

输液过程中应及时巡视患者，及时发现输液故障，分析原因，并做出适当处理：

（一）液体输入不畅

1. 针头滑出血管外　表现为输液局部有肿胀、疼痛，多为针头滑出血管外，药物注入皮下组织。应拔出针头，更换针头另选血管重新穿刺。

2. 针头阻塞　轻轻挤压滴管下端靠近针头处的输液管，若感觉有阻力，松手无回血，则提示针头阻塞。应更换针头，另选血管重新穿刺。切忌强行挤压导管或用溶液冲注针头，以免凝血块进入静脉造成栓塞。

3. 压力过低　可致液体输入不畅或不滴，可适当抬高输液瓶或放低患者肢体位置。

4. 针头斜面紧贴血管壁　可致液体输入不畅或不滴，可调整针头位置或适当变换肢体位置，直到滴注通畅为止。

5. 静脉痉挛　穿刺肢体在冷环境中暴露时间过长或输入液体温度过低引起静脉痉挛，致液体输入不畅，可在穿刺局部热敷、保暖，以缓解静脉痉挛。

（二）茂菲滴管内液面过高

1. 滴管侧壁有调节孔　夹住滴管上端的输液管，打开调节孔，待滴管内液体降至露出液面，见到点滴时，关闭调节孔，松开上端的输液管即可。

2. 滴管侧壁无调节孔　将输液瓶从输液架上取下，倾斜输液瓶，使瓶内的针头露出液面，但须保持输液管点滴通畅，必要时用手挤压输液导管上端，瓶内空气即进入输液导管内，待滴管内液面缓缓下降，直至滴管露出液面，再将输液瓶挂于输液架上继续输液。

（三）茂菲滴管内液面过低

1. 滴管侧壁有调节孔　夹住滴管下端的输液管，打开调节孔，待滴管内液面升高至适当水平时，关闭调节孔，松开滴管下端的输液管即可。

2. 滴管侧壁无调节孔　夹住滴管下端的输液管，用手挤压滴管，待滴管内液面升高至适当水平时，停止挤压，松开滴管下端的输液管即可。

（四）茂菲滴管内液面自行下降

输液过程中，若滴管内液面自行下降，应检查滴管上端输液管和滴管的衔接是否松动、漏气或裂隙，必要时更换输液管。

七、输液反应及防治

（一）发热反应（febrile reaction）

1. 原因　因输入致热物质（致热原、死菌、游离的菌体蛋白、药物成分不纯等）引起。多由于用物清洁灭菌不彻底，输入的药液制剂不纯、灭菌保存不良、输液过程中未能严格执行无菌技术操作原则等所致。

2. 症状　多发生于输液后数分钟至 1h。患者表现为发冷、寒战和发热。轻者体温在 38℃左右，停止输液后数小时内体温可自行恢复正常；重者初起寒战，继之高热，体温可达 40℃以上，并伴有头痛、恶心、呕吐、脉速等全身症状。

3. 护理措施

（1）预防：①输液前认真检查药液质量，输液用具的包装及灭菌有效性；②严格无菌技术操作。

（2）处理：①反应轻者，立即减慢输液速度或停止输液，通知医生，注意观察体温变化。②反应重者，应立即停止输液，保留剩余药液和输液器具，必要时送检验室做微生物培养，查找原因。③对症处理：寒战患者，给予保温；高热患者，给予物理降温。④观察生命体征的变化。⑤遵医嘱给予抗过敏药物或激素治疗。

Note：

（二）循环负荷过重（circulatory overload）

1. 原因　①因输液速度过快，在短时间内输入过多液体，使循环血容量急剧增加，致心脏负荷过重而引起。②患者原有心肺功能不良，尤其是急性左心功能不全者。

2. 症状　患者突然出现呼吸困难、胸闷、咳嗽、咳粉红色泡沫样痰，严重时痰液可由口鼻涌出，听诊肺部布满湿啰音，心率快且节律不齐。

3. 护理措施

（1）预防：①评估患者基本信息、输液计划和患者对输液治疗的理解及配合程度；②输液过程中，密切观察患者情况；③老年人、婴幼儿及心肺功能不良者输液时，应控制滴注速度不宜过快，液量不可过多。

（2）处理：①立即停止输液并迅速通知医生，进行紧急处理。如病情允许，协助患者取端坐位，双腿下垂，以减少下肢静脉回流，减轻心脏负荷。②给予高流量氧气吸入（6~8L/min），以提高肺泡内氧分压，增加氧的弥散，改善低氧血症。在湿化瓶内盛 20%~30% 乙醇溶液，以减低肺泡内泡沫的表面张力，使泡沫破裂、消散，从而改善肺部气体交换，减轻缺氧状态。③遵医嘱给予药物治疗，包括镇静、平喘、强心、利尿和扩血管药物。以扩张周围血管，加速液体排出，减少回心血量，减轻心脏负荷。④必要时进行四肢轮扎，用止血带或血压计袖带适当加压四肢以阻断静脉血流，而动脉血仍可通过为准，每 5~10min 轮流放松一个肢体上的止血带，减少回心血量。待症状缓解后，逐渐解除止血带。⑤安慰患者，以解除其紧张情绪。

（三）静脉炎（phlebitis）

1. 原因　①长期输入高浓度、刺激性较强及腐蚀性的药液。②静脉内放置刺激性较大的留置导管或置管时间过长，引起局部静脉壁发生化学炎性反应。③输液过程中无菌操作不严，导致局部静脉感染。

2. 症状　输液速度变慢，穿刺部位出现发红、肿胀、灼热、疼痛，沿静脉走向出现条索状红线，可伴有畏寒、发热等全身症状。

3. 护理措施

（1）预防：①根据患者基本信息、治疗方案、输液工具和留置导管部位，评估发生静脉炎的风险因素；②严格执行无菌操作；③有计划地更换输液部位，以保护静脉；④选择粗大的静脉输入高渗溶液；对血管壁有刺激性的药物应充分稀释后再应用，并减慢输液速度，防止药液溢出血管外；⑤能满足输液治疗的情况下，用最短、最细的留置导管，且留置时间不宜过久；⑥密切观察穿刺部位，根据静脉炎临床分级标准识别静脉炎征象。

（2）处理：①停止在此部位输液，抬高患肢并制动；②局部用 95% 乙醇溶液或 50% 硫酸镁溶液湿敷，每天 2 次，每次 20min；③超短波理疗，每天 1 次，每次 15~20min；④中药外敷：如意金黄散加醋调成糊状，局部外敷，每天 2 次，达到收敛、消炎及止痛的作用；⑤如合并感染，则需根据医嘱应用抗生素。

（四）空气栓塞（air embolism）

1. 原因

（1）输液导管内空气未排尽，导管连接不紧密或有漏缝；连续输液过程中，更换溶液袋不及时导致气体进入下段输液导管，未及时排尽空气。

（2）加压输液、输血时无人守护，液体输完未及时更换药液或拔针。

（3）拔除中心静脉留置导管时，穿刺点封闭不严密。

进入静脉的空气形成气栓，随血流首先进入右心房，然后进入右心室。如空气量少，则随着心脏的收缩被右心室压入肺动脉并分散到肺小动脉内，最后经毛细血管吸收，对身体没有影响或损害较小；如空气量大，则空气在右心室内阻塞肺动脉入口（图 20-8），使血液不能进入肺内，气体交换发生障碍，引起机体严重缺氧而导致患者死亡。

2. 症状 患者突然感到胸部异常不适或胸骨后疼痛,随即出现呼吸困难和严重发绀,有濒死感。心前区听诊可闻及响亮、持续的"水泡声",心电图表现为心肌缺血和急性肺源性心脏病的改变。

3. 护理措施

(1) 预防:①输液前认真检查输液器的质量,并排尽输液管内的空气;②输液过程中加强巡视,及时更换输液瓶或添加药物,尤其近胸腔中心静脉如锁骨下静脉输液者;加压输液、输血时,专人守护;③输液完毕及时拔针;④拔除较粗、近胸腔的深静脉导管时,必须严密封闭穿刺点。

(2) 处理:①立即采取措施阻止气体继续进入静脉内;②立即置患者于左侧头低足高位,此体位在吸气时可增加胸内压力,减少空气进入静脉;同时,使肺动脉的位置处于右心室的下部,利于气泡向上漂移至右心室,避开了肺动脉入口(图 20-9),随着心脏的舒缩,较大的气泡破碎成泡沫,分次小量进入肺动脉内,逐渐被吸收;③给予高流量氧气吸入,提高患者的血氧浓度,纠正缺氧状态;④有条件者,可通过中心静脉导管抽出空气;⑤严密观察患者病情变化,发现异常及时处理。

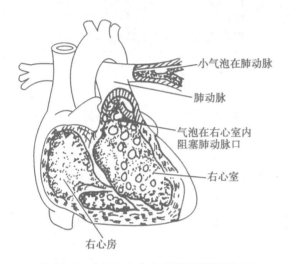

图 20-8 空气在右心室内阻塞肺动脉入口

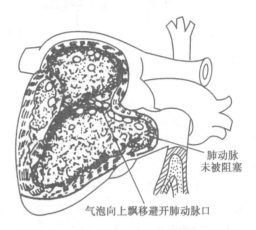

图 20-9 置患者于左侧头低足高位,使气泡避开肺动脉口

(五) 药物渗出 / 外渗(infiltration/extravasation of drug)

1. 原因 穿刺时刺破血管或输液过程中针头或留置导管滑出血管外,使非腐蚀性 / 腐蚀性药液进入静脉管腔以外的周围组织。常见的腐蚀性药物包括:化疗药物,如阿霉素、环磷酰胺、氟尿嘧啶、顺铂等;血管活性药,如多巴胺、间羟胺、去甲肾上腺素等。

2. 症状 局部组织肿胀、苍白、疼痛,输液不畅,如药液有腐蚀性或强刺激性,可引起严重的组织坏死。

3. 护理措施

(1) 预防:①输注腐蚀性药液不用一次性静脉输液钢针;②牢固固定针头,避免移动;③减少输液肢体的活动;④推注腐蚀性、刺激性药液时,注意观察回血情况,确保导管在静脉管腔内;⑤加强巡视,观察局部反应,检查输液是否通畅。

(2) 处理:①立即停止该部位输液,更换肢体和针头重新穿刺;②抬高患肢以促进静脉回流、减轻水肿;③非腐蚀性药液渗出可以局部热敷,促进渗出液的吸收,减轻疼痛和水肿;④蒽环类抗癌药物外渗后禁用热敷,可遵医嘱采用相应拮抗剂,从原静脉通路注入或在外渗局部皮肤皮下注射,如碳酸氢钠可用于比生群类药物外渗;⑤透明质酸酶可用于植物碱类药物(如长春新碱、紫杉醇、长春酰胺等)外渗。

八、输液泵的应用

输液泵(infusion pump)是机械或电子的输液控制装置(图 20-10),通过作用于输液导管达到控制

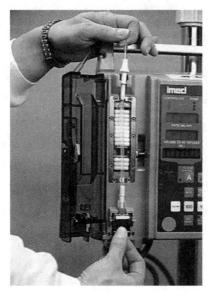
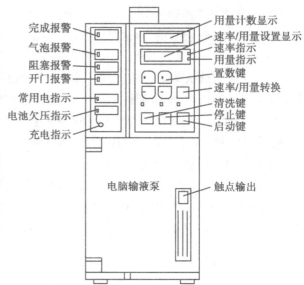

完成报警
气泡报警
阻塞报警
开门报警
常用电指示
电池欠压指示
充电指示

用量计数显示
速率/用量设置显示
速率指示
用量指示
置数键
速率/用量转换
清洗键
停止键
启动键

电脑输液泵

触点输出

图 20-10　输液泵

输液速度的目的。常用于需要均匀、精确、持续地控制输液速度和药量的情况,如危重患者、心血管疾病患者的抢救与治疗;应用升压药物、抗心律失常药物和静脉麻醉药物时。

（一）输液泵的分类与特点

按输液泵的控制原理可将其分为活塞型注射泵和蠕动滚压型输液泵,后者又可分为容积控制型（ml/h）和滴数控制型（滴/min）。

1. 活塞型注射泵　又称微量注射泵,其特点是输注药液流速平稳、均衡、精确;调节幅度为0.1ml/h,且体积小方便携带、充电系统好、便于急救中使用。

2. 蠕动滚压型输液泵

（1）容积控制型输液泵:它只测实际输入的液体量,不受溶液的浓度、黏度及导管内径的影响,输注剂量准确。速率调节幅度为1ml/h,速度控制范围在1~90ml/h。实际工作中只需选择所需输液总量及每小时的速率,输液泵便自动按设定的方式工作,并能自动进行各参数的监控。

（2）滴数控制型输液泵:是利用控制输液的滴数调整注入的输液量,可以准确计算滴数,但液滴的大小受输注溶液的黏度、导管内径的影响,故输入量不够精确。

（二）输液泵的应用方法

输液泵的种类虽多,但基本应用方法大致相同:

1. 将输液泵固定在输液架上或放置于床旁稳妥处。

2. 连接电源,检查机器性能。

3. 按密闭式输液法准备液体,选择与输液泵配套的输液管,并排净管内空气。

4. 打开输液泵门,将输液管安装在输液泵的管道槽中,关闭泵门。

5. 打开输液器调节器,打开电源开关,泵自动通过检测后进入初始状态。

6. 遵医嘱设定输液量、速度及所需其他参数。

7. 按输液法穿刺静脉成功后,确认输液泵设置无误,按压“开始/停止”键,启动输液。

8. 核对药物及输液速度,执行单签字。

9. 当输液量接近预先设定值时,输液量显示键闪烁,提示输液即将结束,再次按压“开始/停止”键,停止输液。

10. 按压“开关”键,关闭输液泵,打开泵门,取出输液管。

11. 输液泵清洁消毒,存放于固定地点备用。

Note:

（三）应用输液泵的注意事项

1. 了解输液泵的工作原理，熟练掌握其应用方法。

2. 应用输液泵过程中，应加强巡视，如输液泵出现报警，应查找可能的原因，如有空气、输液管堵塞或输液结束、电量不足、注射器或输液器安装不当等，并能做出相应的处理。

3. 对患者或家属进行正确指导

（1）输液泵出现报警，应及时通知护士，以便及时处理出现的问题。

（2）不随意搬动输液泵，防止输液泵电源线因牵拉而脱落。

（3）输液肢体不得剧烈活动，防止输液管道因牵拉而脱出。

（4）患者如需如厕，可请求护士协助，暂时拔掉电源线。

4. 应定期对输液泵的性能、流量、容量和堵塞压力进行测试。

九、输液微粒污染及防护

输液微粒（infusion particles）是指输入液体中的非代谢性颗粒杂质，其直径一般 1~15μm，少数大的可达 50~300μm。输液微粒污染是指在输液过程中，输液微粒随液体进入体内，对机体造成严重危害的过程。

（一）输液微粒的来源

1. 药液生产制作工艺环节不完善，使微粒混入，如空气、水、原材料的污染等。

2. 盛装药液容器不洁净或液体存放时间过久，容器内壁和橡胶塞被药液浸泡时间过长，腐蚀剥脱而形成输液微粒。

3. 输液器具及输液环境不洁净，致输液微粒污染，如切割安瓿、开瓶塞未除尘除屑、反复穿刺溶液瓶塞等。

（二）输液微粒污染的危害

输液微粒对人体的危害主要取决于微粒的大小、形状、化学性质、阻塞血管的部位、血流阻断的程度及人体对微粒的反应等因素。肺、脑、肝、肾等是最易受损的器官，其危害包括：

1. 直接堵塞血管，造成局部供血不足，组织缺血、缺氧甚至坏死。

2. 微粒随液体进入血管后，红细胞聚集在微粒上形成血栓，引起血管栓塞和静脉炎。

3. 微粒本身作为抗原，可引起过敏反应和血小板减少症。

4. 微粒进入肺毛细血管，可引起巨噬细胞增殖，包围微粒形成肺内肉芽肿。

5. 微粒刺激组织而产生炎症或形成肿块。

（三）输液微粒污染的防护措施

1. 制剂生产方面 ①严格药物制剂生产环境管理，如安装空气净化装置，防止空气中悬浮尘粒与细菌污染。②严格药物制剂生产过程管理，如工作人员穿工作服、工作鞋，戴口罩、帽子，必要时戴手套；选用优质溶剂与注射用水，采用先进生产工艺，提高检验技术，确保药液质量。

2. 输液操作方面

（1）选用含终端滤过器的密闭式一次性医用塑料输液（血）器，可有效减少微粒污染。

（2）输液前严格检查输入液体质量、透明度、溶液瓶有无裂痕、瓶盖有无松动和有效期等。输入药液现用现配，避免污染。

（3）洁净输液环境：①净化治疗室空气，有条件者在超净工作台进行输液前配药准备。②净化病室空气，有条件医院可在病室内安装空气净化装置，减少病原微生物和尘埃的数量，使输液环境洁净。

（4）严格无菌技术操作，遵守操作规程，正确切割玻璃安瓿，割锯痕长应小于颈段的 1/4 周，割痕越长，碎屑越多；在开启安瓿前，用 75% 乙醇擦拭颈段减少微粒污染，切忌用镊子等物品敲开安瓿，以免局部产生玻璃碎屑进入药液。抽吸药液的空针不能反复多次使用，因使用次数越多，微粒的数量也越多。

Note：

拓 展 视 野

静脉输液包装容器演变

为了提高治疗效果和给药安全性,静脉输液包装形式经历了三次重大演变:开放式、半开放式、全密闭式。20世纪20~30年代使用开放式广口玻璃瓶为主;20世纪30~50年代,演变为半开放式玻璃瓶和塑料瓶,需要通过进入空气排空液体。20世纪70年代后,密闭式静脉输液系统在全球范围内确立了临床地位。它采用可压缩的软袋,在输液过程中通过容器的自身收缩将液体输入人体内,可显著预防和降低血流感染,特别是国际主流的双管双阀的非PVC输液软袋,加药口和输注口分开,避免了交叉感染,提升了操作和使用的安全性。目前许多北美和欧洲国家制定的静脉输液治疗指南要求全密闭的输液系统。我国输液产品的生产技术、包装材料较发达国家尚存一定差距,临床输液治疗仍有不少使用半开放式输液系统,全密闭输液系统则在大中城市的三甲医院得到大量推广使用。密闭式静脉输液系统的药物稳定性、安全性、便捷性优势显而易见,将是我国静脉输液治疗的趋势。

第二节　静 脉 输 血

静脉输血(intravenous blood transfusion)是将全血或血液成分通过静脉输入体内的方法,是临床抢救和治疗疾病的重要措施。

一、输血目的和适应证

(一) 目的

1. **补充血容量**　增加有效循环血量,提高血压,增加心输出量。

2. **纠正贫血**　增加红细胞、血红蛋白含量,提高红细胞携氧能力,改善组织器官的缺氧状况。

3. **补充抗体和补体**　增加机体抵抗力,提高机体抗感染能力。

4. **补充凝血因子和血小板**　改善凝血功能,有助于止血。

5. **补充血浆蛋白**　增加蛋白质,改善营养状况,维持血浆胶体渗透压,减少组织渗出和水肿。

(二) 适应证

1. **出血**　手术、创伤及各种原因引起的急性出血。成人一次出血量在500ml以内不需输血,大量出血超过1 000ml者,应及时输血,补充血容量,预防和治疗休克。

2. **贫血、低蛋白血症**　血液系统疾病引起的严重贫血患者、某些慢性消耗性疾病患者以及严重烧伤引起低的蛋白血症患者。

3. **重症感染**　全身性严重感染或脓毒症、恶性肿瘤化疗后致严重骨髓抑制继发难治性感染者等。

4. **凝血功能障碍**　各种出血性疾病导致的凝血异常,如血友病、血小板减少症等。可根据引起凝血异常的原因补充相关的血液成分。

二、血液制品的种类

(一) 全血

全血指采集后除加入适量抗凝剂外未做任何加工处理而保存备用的血液。分为新鲜血和库存血两类。

1. **新鲜血**　指在4℃环境下保存不超过1周的血液,它基本保留了血液的所有成分,多用于血液病患者。

2. 库存血 在4℃环境下保存2~3周的血液。通常为每袋200ml,保存液50ml。主要成分为红细胞和血浆蛋白,用于各种原因的大出血患者。库存血中的各种有效成分随保存时间的延长而发生变化,其中红细胞平均每天损坏率为1%左右;白细胞仅能存活3~5d;血小板易凝集破坏,24h后逐渐减少,3d后无治疗价值。由于红、白细胞逐渐破坏,细胞内钾离子外溢,使血浆中钾离子浓度升高。通常,含保存液的血液pH值为7.0~7.25,随着保存时间延长,葡萄糖分解,乳酸增高,pH值逐渐下降,保存到21d时,pH值约为6.8。因此,大量输库存血时,要警惕高钾血症和酸中毒的发生。

(二)血液成分制品

将血液中的成分进行分离提纯,制成较高浓度、较高纯度的制品,临床上可以根据患者病情需要,有针对性地为其输注相应血液成分。常用的血液成分制品包括血细胞、血浆和血浆蛋白成分三大类。

1. 血细胞成分 包括红细胞、白细胞和血小板三类。除红细胞制品以每袋100ml为1个单位外,其余制品(如白细胞、血小板、凝血因子等)每袋规格均以25ml为1个单位。

(1)红细胞制品:是从离心的全血分离血浆后的制品。红细胞制品的使用量是成分输血水平的重要标志。红细胞制品因浓度和加工方法不同可分为:

1)浓缩红细胞:是全血去除血浆后余下的部分,仍含有少量血浆,可直接输入,也可加等渗盐水配成红细胞悬液使用。适用于急性失血、慢性贫血和心肺功能不全的患者。4℃保存,根据采集全血时保存液的不同,有效期在21~35d。

2)洗涤红细胞:红细胞经生理盐水洗涤3次后,再加入适量生理盐水制成,含抗体物质少,适用于对白细胞凝集素有发热反应以及肾功能不全不能耐受库存血之高血钾患者。4℃保存,24h内有效。

3)冷冻红细胞:借助于冷冻保护剂于低温保存的红细胞。–65℃条件下在含甘油媒介中可保存3年,解冻后24h内输注。适应证同洗涤红细胞。

4)红细胞悬液:提取血浆后的红细胞加入等量的红细胞保养液制成。保存条件同浓缩红细胞,适用于战地急救及中小手术的患者。

(2)白细胞浓缩悬液:新鲜全血离心后取其白膜层的白细胞,于4℃环境保存,48h内有效,用于粒细胞缺乏伴严重感染的患者。但由于输注后并发症多,现已较少应用。

(3)血小板浓缩悬液:新鲜全血离心所得,22℃保存,24h内有效。主要用于血小板减少或功能障碍的出血患者。

2. 血浆成分 是全血经分离后所得的液体部分,主要成分是血浆蛋白,不含血细胞和凝集原。输用时无需交叉配血试验,血型相容即可。用于补充血容量、蛋白质和凝血因子。常用的血浆制剂有以下三种:

(1)新鲜液体血浆:是采血后立即分离的血浆,含有全部凝血因子,4℃条件下保存24h。适用于凝血因子缺乏的患者。

(2)冷冻血浆:根据制备方法不同可分2种:①新鲜冷冻血浆是将抗凝全血于采血后6~8h内在4℃条件下离心分离出血浆,并迅速在–30℃以下冷冻而成。含有全部凝血因子,特别是易变因子(V因子和Ⅷ因子),主要用于各种凝血因子缺乏症患者的补充治疗。要求–20℃以下条件保存,有效期1年。新鲜冷冻血浆是目前临床应用最多的血浆。②普通冷冻血浆是全血在保存期以内或过期5d以内经自然沉降或离心后分出血浆,立即放入–30℃冰箱冷冻而成。含有全部稳定的凝血因子,但缺乏不稳定的凝血因子V和Ⅷ,主要用于凝血因子V和Ⅷ以外的因子缺乏症患者的治疗。要求–20℃以下条件保存,有效期5年。冷冻血浆使用前须在37℃温水中融化,并在6h内输入。

(3)冷沉淀:是新鲜冷冻血浆在4℃溶解时不溶的沉淀物。每袋25ml左右,于–20℃以下条件保存,有效期1年。冷沉淀主要含有5种主要成分:凝血因子Ⅷ、ⅩⅢ、纤维蛋白原、血管性假血友病因子(vW因子)和纤维结合蛋白,适用于特定凝血因子缺乏引起的疾病,如血友病、先天性或获得性纤维蛋白原缺乏症及ⅩⅢ因子缺乏症等。

3. 血浆蛋白成分　包括白蛋白制剂、免疫球蛋白及浓缩凝血因子。

（1）白蛋白制剂：有5%、20%和25%三种浓度。常用20%的浓缩白蛋白液，可在室温下保存。当稀释成5%溶液应用时，不但可提高血浆蛋白水平，还可补充血容量。用于治疗营养不良性水肿、肝硬化或其他原因所致的低蛋白血症患者。

（2）浓缩凝血因子：包括抗血友病因子（AHF）、凝血酶原复合物（Ⅸ因子复合物）、浓缩Ⅷ、Ⅺ因子及ⅩⅢ因子复合物、抗凝血酶Ⅲ和纤维蛋白原制剂等。用于治疗血友病及各种凝血因子缺乏症。

（3）免疫球蛋白：含多种抗体，可增加机体免疫力。包括正常人免疫球蛋白（肌内注射用）、静脉注射免疫球蛋白和针对各种疾病的免疫球蛋白（抗乙肝、抗破伤风及抗牛痘等）。肌注免疫球蛋白多用于预防病毒性肝炎等传染病，静脉注射丙种球蛋白用于低球蛋白血症引起的重症感染。

三、血型与输血原则

（一）血型

血型（blood types）是指红细胞膜上特异性抗原的类型。由于此类抗原能促成红细胞凝集，又称为凝集原。根据红细胞所含凝集原的不同，可将人的血型分为若干类型，与临床关系最密切的是ABO血型系统和Rh血型系统。

1. ABO血型　根据人的红细胞膜上所含A、B凝集原的不同，人的血液分为A、B、AB和O型四型（表20-1）。A型血的红细胞含有A凝集原，B型血的红细胞含有B凝集原，AB型血的红细胞含有A凝集原和B凝集原，O型血的红细胞不含A、B凝集原。不同血型的血清中含有不同的抗体（又称为凝集素），但不会含有与自身红细胞抗原相对应的抗体。A型血的血清中含有抗B凝集素，B型血的血清中含有抗A凝集素，O型血的血清中含有抗A和抗B凝集素，AB型血的血清中不含抗A和抗B凝集素。

表20-1　ABO血型系统

血型	红细胞内抗原（凝集原）	血清中抗体（凝集素）
A	A	抗B
B	B	抗A
AB	A和B	—
O	—	抗A和抗B

2. Rh血型　人类红细胞除含有A、B抗原外，还有C、c、D、d、E、e六种抗原，称为Rh抗原。因D抗原的抗原性最强，医学上通常将红细胞膜上含有D抗原者称为Rh阳性，而红细胞膜上不含D抗原者称为Rh阴性。中国人99%为Rh阳性，Rh阴性者不足1%。Rh阴性者接受Rh阳性的血液后，体内会产生抗Rh抗原的免疫性抗体，通常于输血后2~4个月血清中抗Rh抗体达到高峰。因此，Rh阴性的受血者第一次接受Rh阳性的血液时，一般不会产生明显的溶血反应，但当再次输入Rh阳性血时会引起抗原-抗体的反应，输入的红细胞会被破坏而发生溶血。另外，Rh系统的抗体主要是IgG，因其分子量小，可以通过胎盘。因此，孕妇血清中如果含有抗Rh抗体，可以通过胎盘进入胎儿的血液，使胎儿的红细胞发生溶血，造成新生儿溶血性疾病。因此，若Rh阴性的母亲分娩出Rh阳性的婴儿，在分娩后72h内，必须注射抗Rh的γ球蛋白，以免其对Rh抗原产生永久的活动性免疫反应。

（二）交叉配血试验

为了确保输血安全，输血前除做血型鉴定外，还必须做**交叉配血试验**（cross-matching test），以检验其他次要抗原与其相应的抗体反应情况，包括直接交叉配血试验和间接交叉配血试验（表20-2）。

1. 直接交叉配血试验（direct cross-matching test）　将受血者血清和供血者红细胞进行配合试验，检查受血者血清中有无对抗供血者红细胞的抗体。检查结果要求绝对不能有凝集或溶血现象。

表 20-2　交叉配血试验

	直接交叉配血试验	间接交叉配血试验
血清	受血者	供血者
红细胞悬液	供血者	受血者

2. 间接交叉配血试验（indirect cross-matching test）　再将供血者血清和受血者红细胞进行配合试验,检查供血者血清中有无对抗受血者红细胞的抗体。

直接交叉和间接交叉配血试验均没有凝集反应,称为**交叉配血试验阴性**,为配血相合,可以进行输血。

（三）输血原则

1. 合理应用血液　输血是一项重要的治疗措施,但在起到治疗效果的同时,还会给患者带来一系列的副作用及风险,因此临床上应根据患者的治疗需要和预计的输血风险严格掌握输血的适应证。

2. 提倡成分输血　成分输血（blood component transfusion）是根据患者的病情需要输注所需血液成分的方法。成分输血能够有针对性的输给患者需要的血液成分,不仅可以一血多用,节约血源。同时鉴于成分血高浓度、高纯度的特点,还可减少输注体积,显著提高疗效,最大限度避免输血不良反应的发生。

3. 同型血输血　无论是输全血还是成分血,必须选用同型血输注。在准备输血时,首先必须保证供血者与受血者的 ABO 血型相合,因为这一系统的不相容输血常引起严重的反应。对于在生育年龄的妇女和需要反复输血的患者,还必须使供血者与受血者的 Rh 血型相合,以避免受血者在被致敏后产生抗 Rh 的抗体。

4. 交叉配血相合方可进行输注　①输注全血、红细胞制剂、浓缩白细胞以及手工分离浓缩血小板患者,要求交叉配血试验阴性方可输注。如果直接交叉配血试验有凝集反应,则为配血不合,不能输血;如果直接交叉配血试验无凝集反应,而间接交叉配血试验有凝集反应,只能在应急情况下少量输血,全血控制在 400ml 以内,红细胞制剂不超过 2 个单位,并密切观察,如发生输血反应,应立即停止输注。②输注机器单采血小板时,无须交叉配血试验,要求 ABO 血型同型输注。

四、静脉输血技术

目前,临床上采用的静脉输血术,包括间接静脉输血术和直接静脉输血术。目前临床上均采用密闭式输血术,包括间接静脉输血术和直接静脉输血术。**间接静脉输血术**（indirect venous blood transfusion）是将血液通过输血器按静脉输液术输注给患者的方法,是临床上最常用的静脉输血方法。**直接静脉输液术**（direct venous blood transfusion）是将供血者血液抽出后,立即输给患者的方法,适用于无库存血而患者又急需输血时,也适用于婴幼儿的少量输血。

（一）输血的评估

1. 病史　评估患者的病情、治疗情况及既往输血史。主要包括评估患者的年龄、疾病诊断、需要输血的场所和原因、所需血或成分血的种类和数量、输血反应史以及输血所需的必备条件等。

2 生理方面　输血前应测量患者的基础生命体征,并做好记录。还应评估穿刺部位皮肤和血管状况,根据病情、输血量、患者年龄选用静脉。一般采用四肢浅静脉,急需输血时采用肘部静脉,周围循环衰竭时采用颈外静脉和锁骨下静脉。若患者已进行输液,护士应评估静脉穿刺部位有无感染和渗出,检测输液针头和导管是否适合输血。

3. 心理方面　应评估患者的心理状态及接受能力,对输血有无恐惧。首次接受输血的患者缺乏相关知识因而感到紧张。曾经历过输血反应的患者会害怕再次输血。

4. 患者知情同意　输血前,应确认患者理解并同意接受输血,已签署输血治疗同意书。

Note：

（二）输血前准备

1. 备血 主治医生根据患者治疗的需要，开具输血申请单和输血医嘱。护士根据医嘱抽取患者血标本 2ml，与输血申请单和配血单一起送血库，作血型鉴定和交叉配血试验。

2. 取血 护士根据输血医嘱，凭提血单到血库取血，与发血者共同进行"三查八对"。三查包括：血液有效期、血液质量、输血装置是否完好。血液质量检查应注意确认：①血袋完整无破漏和裂缝；②库存血一般可分两层，上层为淡黄色的血浆，下层为暗红色的红细胞，两者边界清楚，无红细胞溶解；③血液无变色、混浊，无血凝块、气泡和其他异常物质。八对包括：患者姓名、床号、病区、住院号、血袋号、血型、交叉配血试验结果、血的种类和血量。经过上述核对无误后，护士在配血单上签名后方可取血。

3. 取血后 血液取出后，勿剧烈震荡，以免红细胞大量破坏造成溶血。如为库存血，可在室温下放置 15~20min 后再输入。切勿加温，以免血浆蛋白凝固变性而引起反应。从血库取回的血液应尽快输注，不得自行贮存。

4. 核对 输血前须由 2 人再次核对确定无误。

5. 备物

（1）间接静脉输血

- 静脉输液用物（含 9 号或以上针头）⋯⋯⋯⋯⋯⋯⋯⋯⋯⋯1 套
- 一次性输血器⋯⋯⋯⋯⋯⋯⋯⋯1 套
- 血液或血制品⋯⋯⋯⋯⋯⋯⋯⋯按医嘱备
- 生理盐水⋯⋯⋯⋯⋯⋯⋯⋯⋯⋯⋯适量

（2）直接静脉输血

- 静脉注射用物⋯⋯⋯⋯⋯⋯⋯⋯1 套
- 3.8% 枸橼酸钠溶液⋯⋯⋯⋯⋯适量
- 50ml 注射器（含 9 号或以上针头）⋯⋯数副
- 血压计袖带⋯⋯⋯⋯⋯⋯⋯⋯⋯⋯1 副

一次性输血器装置与密闭式输液器基本相同，只是用滤血器替代茂菲氏滴管，滤血器的网孔，可去除大的细胞碎屑和纤维蛋白微粒，而血细胞、血浆等均能通过滤网。

（三）实施

操作步骤	注意点与说明
◆ 间接静脉输血术	
1. 评估患者	· 确保安全
2. 准备 （1）护士洗手，戴口罩，按照医嘱与另一位护士进行输血"三查八对"，确认无误后输血袋上注明姓名、床号。备齐用物携至患者床旁	· 遵循无菌原则，减少微生物的交叉感染 · 防止差错发生
（2）核对患者床号、姓名，向患者解释输血的目的、过程和注意事项	· 以取得患者合作
3. 建立静脉输液通路 采用一次性输血器、9 号以上粗针头，按周围静脉输液技术进行操作，穿刺成功后，先输入少量生理盐水	· 选用 9 号以上粗针头，有利于红细胞的通过，避免红细胞破坏而引起溶血 · 生理盐水可避免溶血产生，是唯一适用于血液制品使用的溶液
4. 输血 （1）再次按照医嘱由 2 位护士进行三查八对	· 防止差错发生
（2）以手腕旋转动作将血袋内血液轻轻摇匀	· 避免剧烈振荡
（3）常规消毒血袋开口处胶塞（管），将输血器粗针头插入胶管内，将血袋倒挂于输液架上	
（4）打开调节器，开始输血	· 输血时茂菲氏滴管的液面要保持在 1/3~1/2，若液面过低，血液成分冲击输血器滤网，破坏血细胞；而液面过高，则不便于观察滴速

Note:

续表

操作步骤	注意点与说明
(5) 开始输血 15min 内输血速度宜慢,观察患者情况,如无不良反应,根据病情调节滴速	● 不超过 20 滴 /min ● 比较严重的输血反应多发生于开始输血 15min 内,这段时间减慢速度可以减轻输血反应 ● 一般成人输血 40~60 滴 /min,儿童酌减;年老体弱、严重贫血、心衰患者应谨慎,速度宜慢
(6) 再次查对:输血三查八对	● 防止差错发生
(7) 向患者及家属进行输血知识的健康教育,说明有关注意事项,将呼叫器置于患者易取处,告知患者如有不适及时反映	● 以便发生输血反应时能得到及时处理,减轻不良反应程度
(8) 如果需要输入两袋以上的血液,前一袋血输尽时用生理盐水冲洗输血器后,再接下一袋血继续输注	● 避免两袋血之间接触发生反应
5. 输血毕处理	
(1) 输血完毕,再继续滴入少量生理盐水,直到输血器内的血液全部输入体内,再拔针	● 使输血器内的血液全部输入患者体内,保证输血量准确 ● 输血针头较粗,拔针后穿刺部位按压时间应长些
(2) 整理床单位,正确处理用物,洗手	● 防止病原微生物传播 ● 用物严格按消毒隔离原则处理
(3) 在执行单上签字,记录输血的时间、种类、量、血型、血袋号、滴速、生命体征和输血过程有无输血反应	
◆ 直接静脉输血术	
1. 准备工作同间接静脉输血术 1~2	
2. 向供血者和患者解释目的和过程	● 解除患者顾虑以取得合作
3. 认真核对受血者和供血者姓名、血型、交叉配血试验结果	● 防止差错发生
4. 请供血者和患者分别卧在床上,露出一侧手臂	● 方便操作
5. 在注射器内加入抗凝剂	● 每 50ml 血中加入 3.8% 枸橼酸钠溶液 5ml
6. 将血压计袖带缠于供血者上臂并充气	● 压力维持在 100mmHg 左右,使静脉充盈
7. 选择粗大静脉,常规消毒皮肤,用加有抗凝剂的注射器抽取供血者的血液,立即静脉注射给受血者。抽血和推注血液时速度不可过快,并注意观察供血者和受血者反应,询问有无不适	● 抽取供血者血液时不可过快过急,并注意观察其面色,询问有无不适 ● 给受血者输入血液时不可过快,并注意观察患者有无不适和病情变化 ● 连续抽血时,可更换注射器而不需拔出针头,同时放松袖带,用手压迫穿刺部位,减少出血
8. 三人协作　一人采血,一人传递,另一人输注	
9. 输血完毕,拔出针头,用小纱布按压穿刺点至无出血,以纱布覆盖穿刺点,胶布固定	
10. 其余操作同密闭式输血术 5	

五、成分输血和自体输血

(一) 成分输血

血液采集后制成的各类血浆成分制剂,根据不同疾病选择不同血液成分,更合理地利用血液资源,减轻患者和家庭的经济负担和社会压力,并避免不必要的输血反应,降低输血传播疾病的风险。

1. 成分输血的护理

(1) 输注冷冻血浆的护理:①血库工作人员在 37℃的水浴条件下融化冷冻血浆;②融化后的冷冻

血浆应尽快输注,如不能及时输注,应保存在 4℃ 的冰箱中,保存时间不超过 24h;③成人输注速度为 4~10ml/min,儿童输注速度为 10~20ml/(kg·h);④密切观察是否出现输血不良反应。

(2) 输注红细胞的护理:①输注 1 单位的悬浮红细胞应在 90~120min 内完成,严禁超过 4h;②洗涤红细胞最好在 2h 内输注完成,不能及时输注时,应保存在 4℃ 环境中不超过 24h;③成年人的输注速度为 2~3ml/min,年老体弱、严重贫血和心功能不全的患者,一般 0.5~1ml/min。

(3) 输注血小板的护理:①输注前观察血小板制剂外观,有无肉眼可见的聚集现象;②血小板制剂领取后,应尽快输注,如不能及时输注,应存放于血小板恒温震荡保存箱中;③成人以患者能耐受的最快速度输注,一般 4~10ml/min,新生儿、婴儿和儿童输注速度控制在 10~20ml/(kg·h)。

(4) 输注冷沉淀的护理:①血库融化冷沉淀后,应在 4h 内输注完成;②一般采用 10~20ml/(kg·h) 的速度进行输注;③严密观察冷沉淀的止血效果及不良反应,避免大量输注引起肺水肿。

2. 成分输血的注意事项

(1) 输注红细胞制剂和血小板制剂前需要做血型鉴定和交叉配血试验。

(2) 成分输血时,一次输入多个供血者的成分血,需在输血前服用抗过敏药物,减少过敏反应的发生。

(3) 成分输血时间较快,护士需全程守护患者,严密监护,避免危险。

(4) 成分血和全血同时输注时,应先输成分血,后输全血,以保证成分血发挥最好的效果。

(二) 自体输血

自体输血(autologous blood transfusion)是指采集患者体内血液或手术中收集自体失血,经过洗涤、加工,再回输给患者的方法,即回输自体血。自体输血是最安全的输血方法,无须做血型鉴定和交叉配血试验,不会产生任何过敏反应,避免了因输血而引起的疾病传播。

1. 自体输血的方法　目前常用以下三种方法:

(1) 预存式自体输血:指在预定输血期(如手术)前的数周内分次采集患者自身血液或血液成分,并妥善保存,待需要时再回输给患者的方法。适用于择期手术估计术中出血量较大需要输血者。在术前 1 个月开始采集自体血,每 3~4d 一次,每次 300~400ml,直至手术前 3d 为止,存储采得的血液以备手术之需。术前自体血预存者应每日补充铁剂、维生素 C、叶酸和给予营养支持。

(2) 稀释式自体输血:指手术日手术开始前从患者一侧静脉采血,同时从另一侧静脉输入与采血量等量或多于采血量的晶体或胶体溶液,维持患者血容量不变,降低血中红细胞比容,使血液处于稀释状态,减少了术中红细胞的损失。采血量取决于患者状况和术中可能的失血量,每次可采 800~1 000ml,一般以血细胞比容不低于 25%、清蛋白 30g/L 以上、血红蛋白 100g/L 左右为限。采血速度约 40ml/min,采得的血液备术中回输用。待手术中失血量超过 300ml 即可开始回输自体血。一般应先输最后采的血,因为最先采取的血液中含红细胞和凝血因子的成分最多,宜在最后输入。

(3) 回收式自体输血:指将收集到的创伤后体腔内积血或手术过程中的失血,经抗凝、过滤后再回输给患者的方式。适用于外伤性脾破裂、异位妊娠输卵管破裂等造成的腹腔内出血;大血管、心内直视手术及门脉高压症手术时的失血回输等。目前多采用血液回收机收集失血,经自动处理去除血浆和有害物质后,得到浓缩红细胞,然后再回输。回收式自体输血除了可以避免异体输血的大量并发症,回收的洗涤红细胞的变形能力和携氧能力也要远强于库血,回输后可以立刻起到氧传递的生理作用。

2. 适应证与禁忌证

(1) 适应证:①预计术中出血量在 1 000ml 以上的择期手术患者;②突然发生的体腔内大量出血者,如大动脉瘤破裂、脾破裂、异位妊娠患者等;③稀有血型患者,难以找到供血者时。

(2) 禁忌证:①血液已受胃肠道内容物、消化液或尿液污染;②血液可能受肿瘤细胞污染;③合并心脏病、阻塞性肺部疾病、肝肾功能不全及贫血者;④有脓毒血症和菌血症患者;⑤凝血因子缺乏者;⑥胸腹腔开放性损伤达 4h 以上者。

输自己的血,最安全、最温暖

　　患者袁晓以"急性主动脉夹层"诊断而急诊入院,根据病情,必须立即进行外科手术才能挽救生命,可是血库没有患者需要的血液。如此大的主动脉手术不输血,实在是一项几乎不可能的事情。然而,医院当即为患者进行了手术,手术持续6h,患者没有接受1滴异体输血,而其血色素却一直保持在92g/L。奇迹的创造得益于患者自己的血液,手术中使用血液回收装置回收了患者的出血,进行分离、洗涤、净化后再次回输给了患者。袁晓顺利康复后感慨地说"原来我自己的血还能救我的命!"由于异体输血常伴有各种风险,加上血源供需的矛盾,自体输血已上升到重要的位置。在欧美等发达国家择期手术中使用非常广泛,约60%的择期手术患者采用自体输血,尤其是稀有血型患者择期手术,自体输血几乎是备血唯一方式。

六、输血的管理

　　当医生下达输血治疗医嘱后,须由护士实施具体输血治疗,因此,如何将血液制品正确安全的输入患者体内对患者的治疗效果具有重要的意义。

　　1. 血液制品必须保存在指定的血库冰箱内,温度应保持在4℃。保存温度不当可能导致血细胞破坏或细菌感染。血液自血库取出后应在30min内输入,若输血延迟,必须将血液归还血库保存。

　　2. 严格遵守无菌操作原则和技术规程。

　　3. 严格执行查对制度。

　　4. 根据医嘱进行输血,应向患者解释输血的过程,要求患者及时报告不良反应。

　　5. 输注2个以上供血者的血液时,应间隔输入少量等渗盐水,避免产生免疫反应。

　　6. 输入血液中不可加入其他药品和高渗性或低渗性溶液,以防血液凝集或溶血。

　　7. 输血过程中密切观察输血部位有无异常,保持输血的通畅,1个单位的全血或成分血应在4h内输完。

　　8. 输血过程中密切观察输血反应,尤其是输血开始的前15min,护士应监测患者的生命体征和皮肤变化,密切观察有无先兆输血反应的症状和体征,并及时处理。若出现严重的输血反应,立即停止输血,输入生理盐水,余血和输血器送血库分析原因,并通知医生。

七、输血反应及护理

(一) 发热反应

　　发热反应(febrile reaction)是最常见的早期输血并发症之一,发生率为2%~10%,多见于输血开始后15min~2h。

　　1. **原因** ①免疫反应:常见于经产妇或多次接受输血者,体内产生了白细胞或血小板抗体,当再次输血时可与输入的白细胞或血小板发生抗原抗体反应而引起发热。②细菌污染和溶血:输血时无菌操作不严格,造成污染,早期或轻度细菌污染和溶血可仅表现为发热。③致热原:致热原污染血液、保养液、血袋或输血器,随血输入体内后引起发热反应,目前此类反应已少见。

　　2. **临床表现** 主要表现为畏寒、寒战和高热,体温可上升至39~41℃,同时伴有头痛、出汗、恶心、呕吐及皮肤潮红。轻者症状持续1~2h后逐渐缓解。

　　3. **护理措施**

　　(1) 预防:①严格管理血液保养液和输血用具,有效预防致热原,严格执行无菌操作。②对于多次接受输血患者或经产妇应输注不含白细胞和血小板的成分血(如洗涤红细胞)。

Note:

(2) 处理:①发热反应出现后,应首先分析可能的病因。②对反应轻者减慢输血速度,症状可自行缓解;反应严重者立即停止输血,密切观察患者生命体征变化,通知医生并给予对症处理。③畏寒与寒战时应注意保暖,高热时给予物理降温,必要时遵医嘱给予解热镇痛药物和抗过敏药物。④将输血装置、剩余血连同贮血袋送血库检验。

(二) 过敏反应

过敏反应(anaphylactic transfusion reactions)多发生在输血数分钟后,也可在输血中或输血后发生,发生率约为 3%。

1. 原因　①患者为过敏体质,输入血中的异体蛋白质,与患者机体的蛋白质结合形成完全抗原而致敏;②输入血中含致敏物质;③患者接受多次输血后,血浆中产生过敏性抗体,当再次输血时,抗原抗体相互作用发生过敏反应;④供血者的变态反应性抗体输入患者体内,一旦与相应的抗原作用就发生过敏反应。

2. 临床表现

(1) 轻度反应:出现皮肤瘙痒、荨麻疹;轻度血管神经性水肿,多见于颜面部,表现为眼睑水肿、口唇水肿。

(2) 中度反应:可发生喉头水肿而致呼吸困难、支气管痉挛、胸痛,肺部听诊哮鸣音。

(3) 重度反应:过敏性休克乃至昏迷、死亡。

3. 护理措施

(1) 预防:①正确管理血液和血制品;②选用无过敏史的供血者;③对有过敏史者,输血前根据医嘱给予抗过敏药物。

(2) 处理:按反应轻重给予处理:①对于轻度过敏者,仅表现为局限性皮肤瘙痒或荨麻疹时,可酌情减慢输血速度,给予抗过敏药物,继续观察。②对于中、重度以上过敏者,立即停止输血,保持静脉通路。通知医生,根据医嘱给予药物治疗,如皮下注射 1∶1 000 肾上腺素 0.5~1ml 和 / 或静脉滴注糖皮质激素;合并呼吸困难者应作气管插管或切开,以防窒息。循环衰竭者应进行抗休克治疗,必要时进行心肺复苏。监测生命体征变化。

(三) 溶血反应

溶血反应(hemolytic reaction)是受血者的红细胞或供血者的红细胞发生异常破坏或溶解而引起的一系列不良反应,是最严重的输血并发症。虽然很少发生,但后果严重,死亡率高。按发病急缓可分为急性溶血反应和迟发性溶血反应。

1. 急性溶血反应

(1) 原因:急性溶血反应主要是血管内溶血,主要原因为:①输入异型血:大多数严重的急性溶血反应由 ABO 血型不相容引起,是输血反应中最严重的一种,输入 10~15ml 即可出现症状;②输入变质血:输入前红细胞已被破坏溶解,如血液贮存过久、保存温度过高、血液被剧烈震荡、血液受细菌污染、血中加入高渗或低渗性溶液和影响血液 pH 值的药物等,使红细胞大量破坏。

(2) 临床表现:急性溶血反应发生迅速,临床表现可分 3 个阶段:

第一阶段:受血者血浆中凝集素和输入血中红细胞凝集原发生凝集反应,使红细胞凝集成团,阻塞部分小血管。患者出现头部胀痛、四肢麻木、腰背部剧烈疼痛和胸闷等。

第二阶段:凝集的红细胞发生溶解,大量血红蛋白释放入血浆,出现血红蛋白尿、黄疸、寒战、发热、呼吸困难、发绀和血压下降等。

第三阶段:大量血红蛋白从血浆进入肾小管,遇酸性物质变成结晶体,阻塞肾小管;又由于抗原、抗体的相互作用,引起肾小管内皮缺血、坏死,进一步加重肾小管阻塞,导致少尿或无尿、急性肾衰竭或死亡。

(3) 护理措施

1) 预防:护士从血液标本采集开始到血液成分的输入,都应仔细确认患者的身份,并做好血型鉴定和交叉配血试验。

2）处理：①当怀疑有溶血反应时应立即停止输血，报告医生；②核对受血者与供血者姓名和血型，并抽取患者抗凝血和不抗凝血标本各 1 份，连同剩余血送血库进行检验，以查明溶血原因；③维持静脉输液通道，遵医嘱给予升压药和其他药物治疗；④碱化尿液：可给予 5% 碳酸氢钠 250ml，静脉滴注，使尿液碱化，促使血红蛋白结晶溶解，防止肾小管阻塞；⑤双侧腰部封闭，并用热水袋热敷双侧肾区，解除肾血管痉挛；⑥严密观察生命体征和尿量，对尿少、尿闭者按急性肾功能衰竭处理；⑦若出现休克，根据医嘱进行抗休克治疗。

2. 迟发性溶血反应

（1）原因：迟发性溶血反应主要为血管外溶血，多由 Rh 因子所致溶血。Rh 阴性患者在几个月前或几年前输血时被免疫的基础上，在本次输血抗原的刺激下产生继发性或回忆性反应，同种抗体（如抗 D 抗体、抗 E 抗体、抗 C 抗体）大量、迅速增加，破坏输入的不相容红细胞而引起溶血反应。

（2）临床表现：一般在输血后一周或更长时间出现，表现为原因不明的发热、黄疸、血红蛋白下降以及血胆红素升高。多数情况下症状轻微，但严重者也可致命。

（3）护理措施

1）预防：①坚持每次输血前做严格的免疫学检查，进行 RhD 抗原鉴定；②对有输血史的患者，除用盐水交叉配血外，须用免疫法配血。

2）处理：轻者对症处理，重者按急性溶血反应处理。

（四）与大量输血有关的反应

大量输血一般是指 24h 内输入相当于或大于患者循环血容量的血液。

1. 循环负荷过重

（1）原因：对于身体衰弱的患者、老年人、心脏病患者以及严重贫血患者，快速大量的输血可引起循环负荷过重。

（2）症状：患者表现为咳嗽、呼吸困难、发绀、咳大量泡沫痰、颈静脉怒张、听诊肺部湿啰音、心动过速。

（3）护理措施

1）预防：根据患者临床状况调整输血制剂、输血量和输血速度，严密观察并做好记录。

2）处理：①通知医生，减慢输血速度或停止输血；②监测生命体征；③双下肢下垂；④根据医嘱给予吸氧、利尿剂和镇静剂等药物。

2. 出血倾向

（1）原因：①库血中的血小板、凝血因子破坏较多；②输入过多的枸橼酸钠，引起凝血障碍。

（2）症状：患者表现为伤口渗血、皮肤瘀斑、牙龈出血、静脉穿刺点出血，严重者出现血尿。

（3）护理措施：①密切观察患者有无出血现象；②在输入几个单位库存血时，应间隔输入 1 个单位的新鲜血液；③根据凝血因子缺乏情况补充有关成分。

3. 枸橼酸钠中毒

（1）原因：大量输血可造成枸橼酸钠积聚，与血中游离钙结合，降低血钙。

（2）症状：患者出现手足抽搐、颜面部麻木和血压下降。心电图 Q-T 间期延长、T 波低平，严重者会出现心室纤颤、心搏骤停。

（3）护理措施：在输入库存血 1 000ml 时，须静脉注射 10% 葡萄糖酸钙 10ml，预防发生低血钙。

（五）疾病传播

病毒和细菌性疾病可经输血途径传播。包括人类疱疹病毒（EB 病毒）、巨细胞病毒、肝炎病毒、人类免疫缺陷病毒（HIV）和人类 T 细胞白血病病毒（HTLV）Ⅰ、Ⅱ型等；细菌性疾病如布氏杆菌病等；其他还有梅毒、疟疾等。其中以输血后肝炎和疟疾多见。

预防措施有：①严格掌握输血适应证；②严格进行献血员体检；③在血制品生产过程中采用有效

Note：

手段灭活病毒;④自体输血等。

（王克芳）

思考与练习

1. 举例说明临床上哪些情况需要静脉输液?

2. 给食管癌患者输入高营养溶液,取哪种输液途径及方法为宜? 为什么?

3. 进行 PICC 穿刺插管时,如何确定穿刺部位?

4. 输液中遇到液体不滴或滴液不畅时,常由哪些原因引起? 如何处理?

5. 输液中若发生空气栓塞,应协助患者取什么卧位? 为什么?

6. 如何做到安全输血?

7. 临床常见的血液制品有哪些?

8. 如何进行血型鉴定和交叉配血试验?

9. 患者赵某,男,73 岁。绞窄性疝行肠切除、肠吻合术后第一天,按医嘱给予输液、抗感染治疗,欲输液 1 500ml,计划 7h 输完,所用输液器点滴系数为 15。

请问:

(1) 该患者输液每分钟滴数应为多少?

(2) 输液 30min 后,患者突然出现寒战,继之高热,体温 41℃,并伴有头痛、恶心、呕吐。此患者可能出现了什么情况?

(3) 如何护理该患者?

10. 患者孙某,男,47 岁,诊断为再生障碍性贫血。近一周来连续进行输血治疗。今早患者继续输血,输入速度约为 100 滴 /min。在输血过程中,患者感到心慌、气促,并出现手足抽搐。检查:心率 45 次 /min,血压 70/50mmHg,心电图示 Q-T 间期延长。

请问:

(1) 此患者可能出现了哪种输血反应?

(2) 为防止上述输血反应发生,应采取什么措施?

Note:

NURSING

第二十一章

病情观察及危重患者的抢救与护理

21章 数字内容

教 学 目 标

识记：

1. 能准确陈述病情观察的主要内容。

2. 能正确说出抢救室的设备与常用抢救药物的种类。

3. 能迅速准确说出心搏骤停的主要判定依据、基础生命支持技术实施的程序和方法。

4. 能准确复述洗胃的目的、适应证及禁忌证。

理解：

1. 能用自己的语言正确解释下列概念：

　　病情观察　意识　意识障碍　嗜睡　昏睡　昏迷　意识模糊

　　基础生命支持技术　洗胃术

2. 能举例说明各类患者病情观察的重点及危重患者的护理要点。

3. 能正确解释下列技术在抢救危重患者中的作用原理及操作时应注意的问题：

　　胸外按压术　口对口人工呼吸术　洗胃术

运用：

1. 能运用本章所学知识，在规定时间内独立为模拟患者实施基础生命支持技术操作，做到态度认真、方法正确、步骤有序、效果确实。

2. 能为敌敌畏、乐果、美曲膦酯、安眠药、灭鼠药、氰化物中毒的患者提供适当的洗胃液，并能在模拟患者身上正确实施胃管洗胃术，做到态度认真、动作轻柔、操作规范、关爱患者。

　　病情观察是护理工作的一项重要内容,及时、准确地观察病情可为临床诊断、治疗疾病、护理患者和预防并发症提供依据。护士应熟悉病情观察的内容和各类患者病情观察的重点,并在工作中不断努力培养自身有目的、有意识地主动观察病情的能力。

　　危重患者的抢救是医疗护理工作中一项重要而严肃的任务,抢救质量直接关系到患者的生命和生存质量。抢救工作应有严密的组织、合理的分工和必要而完善的设备。护士必须熟练掌握基础生命支持、吸痰、洗胃等常用抢救技术,熟悉相应的抢救程序,全面、细致地做好危重患者的身心整体护理。

第一节　病 情 观 察

一、病情观察的目的与要求

　　病情观察(clinical observation)是护士在护理工作中积极启动感觉器官以及辅助工具,有目的、有计划地了解和观察患者的生理、病理变化和心理反应的知觉过程。病情观察能力是临床护士必须具备的基本能力之一,对于及时发现病情变化,准确进行护理干预,有效预见病情转归有着重要的意义。

　　(一) 病情观察的目的

　　1. 为诊断疾病和制订治疗护理方案提供依据　疾病对机体的损害达到一定程度后,机体便会产生一定的反应,并以一定形式表现出来。护士可以通过这些表现及其发展过程的观察和综合分析,为医生的疾病诊断和确定治疗方案提供信息;同时,细致入微的病情观察还可及时、准确地发现和预见患者病情变化,为确定护理问题、制订护理方案提供依据。

　　2. 了解治疗效果和用药反应　在疾病诊治过程中,护士应通过细致入微地病情观察来及时了解治疗方案的效果,并通过对用药后常出现的各种反应进行密切观察,从而减少或避免药物的毒性反应。

　　3. 及时发现危重症或并发症、防止病情恶化　患者在接受疾病的诊治过程中有可能会出现病情突变或发生各种并发症,护士应严密观察,随时捕捉其先兆表现,及时做出准确的病情判断,并采取积极的护理措施。尤其在危重症抢救时,及时的病情观察、准确的病情判断和积极、有效的护理临床决策常可使患者转危为安。

　　4. 预测疾病的发展趋势和转归　疾病的轻重常与患者的病情表现有一定关系,因此,病情观察有助于预测疾病的发展趋势和转归。

　　(二) 病情观察的要求

　　1. 提高专业能力、做观察病情的有心人　护士应具有高度的责任心,自觉加强专业理论学习,具备丰富的专业知识和沟通技巧,为及时、准确地观察、判断病情打好坚实基础。例如,护士应经常巡视病房并与患者多沟通,养成在实施护理措施的同时观察病情的好习惯。

　　2. 具有高度职业敏感性、细致而准确地观察病情　护士要善于从细微处及时、准确地发现患者的病情变化。病情观察常可受多种因素的干扰,如患者个性特征、耐受力、环境等,护士要善于鉴别影响因素,排除干扰,获取正确的观察结果。

　　3. 观察病情要有针对性,既抓住重点又兼顾全面　护士应根据不同的患者、不同的病情、不同的环境等确定不同的观察对象和观察内容,从而使病情观察更具有针对性。同时,要注意对重点观察对象的病情全过程及其重点观察内容的各个方面进行全面、细致的观察,如对有引流管的患者,要注意观察引流液量、颜色、性质等。

　　4. 准确记录观察结果、交班应简明扼要突出重点　观察项目能用计量表示的要用具体数字表示,如体温、尿量等;不能量化的要表达准确,如用"嗜睡、谵妄、昏迷"等表达意识障碍的不同程度。

认真记录观察结果,重要情况要进行交班,发现特殊病情变化时要及时通知有关人员并进行积极处理。

二、病情观察内容和方法

(一) 一般状况的观察

1. 发育 发育正常与否,通常以年龄、智力和体格成长状态(身高、体重及第二性征)之间的关系进行综合判断。发育正常时,其年龄、智力与体格成长状态处于均衡一致。正常成人的判断指标一般为:头长等于身高的 1/7~1/8,胸围约为身高的 1/2,双上肢展开后,左右指端的距离约等于身高,坐高约等于下肢的长度。

机体发育受个体遗传、内分泌、营养代谢、生活条件、体育锻炼等多种因素影响。例如,在发育成熟前,腺垂体功能亢进可致巨人症;若在发育成熟后,则为肢端肥大症;若垂体功能减退,则体格可异常矮小,称为侏儒症。

2. 营养 营养状态是根据皮肤、毛发、皮下脂肪、肌肉的发育情况综合判断,也可通过测量一定时间内体重的变化来进行观察。

(1) 营养状态的等级:临床上习惯用良好、中等、不良三个等级来表示:

1) 良好:黏膜红润,皮肤光泽、弹性良好,皮下脂肪丰满而有弹性,肌肉结实,指甲、毛发润泽,肋间隙及锁骨上窝深浅适中,肩胛部和股部肌肉丰满。

2) 不良:皮肤黏膜干燥、弹性减低,皮下脂肪菲薄,肌肉松弛无力,指甲粗糙无光泽,毛发稀疏,肋间隙、锁骨上窝凹陷,肩胛骨和髋骨棱角突出。

3) 中等:介于两者之间。

(2) 常见的营养异常状态

1) 营养不良:主要由摄食不足、消化吸收异常或消耗增多等几种因素引起,常表现为消瘦,即体重低于标准体重的 10% 以上。成人标准体重估算可见第十四章第三节。

营养不良多见于患有慢性疾病或严重疾病的患者,如:①摄食障碍:食管、胃肠道病变,神经系统病变;②消化障碍:肝脏及胆道疾病引起消化液或消化酶合成和分泌减少,影响消化和吸收;③消耗增多:长期活动性结核病、恶性肿瘤等。

2) 营养过度:超过标准体重 20% 以上者为肥胖。肥胖主要由于摄食过多,摄入量超过消耗量,过剩的营养物质转化为脂肪积存在体内所致。此外,内分泌、家族遗传、环境、运动、精神因素等皆对其有影响。肥胖可分为单纯性肥胖和继发性肥胖,后者多为病理性肥胖,如肾上腺皮质功能亢进(Cushing综合征)。

3. 面容与表情 健康人表情自然、神态安怡,而患者由于病痛困扰常可出现特征性病态面容与表情。常见的几种典型面容如下:

(1) 急性病容:面色潮红,兴奋不安,呼吸急促,鼻翼扇动,表情痛苦,可有口唇疱疹。见于急性热病,如大叶性肺炎、流行性脑脊髓膜炎等患者。

(2) 慢性病容:面容憔悴,面色灰暗或苍白无华,目光暗淡,见于慢性消耗性疾病,如恶性肿瘤、肝硬化等患者。

(3) 贫血面容:面色苍白,唇舌及结膜色淡,表情疲惫,见于各种原因所致贫血患者。

(4) 甲亢面容:面容惊愕,眼裂增大,眼球凸出,目光闪烁,兴奋,烦躁,见于甲状腺功能亢进患者。

(5) 二尖瓣面容:面色晦暗,双颊紫红,口唇轻度发绀,见于风湿性心脏病患者。

(6) 满月面容:面圆如满月,皮肤发红,常伴痤疮和小须,见于肾上腺皮质功能亢进及长期应用肾上腺皮质激素的患者。

(7) 病危面容:面容枯槁,面色苍白或铅灰,表情淡漠,目光无神,眼眶凹陷,鼻骨峭耸,见于大出血、严重休克、脱水、急性腹膜炎等患者。

4. 姿势和体位 姿势是指举止的状态。健康成人躯干端正,肢体动作灵活适度。体位是指患者身体所处的状态。体位对某些疾病的诊断具有一定意义,如:极度衰竭或意识丧失的患者常呈被动卧位;心力衰竭患者常采取强迫坐位,以减轻心脏负担并改善呼吸;发绀型先天性心脏病患者往往在步行不远或其他活动的进程中采取蹲踞体位以缓解呼吸困难和心悸等症状。

5. 步态 步态即行走时所表现的姿态。某些疾病可表现出特征性的步态改变,如佝偻病、大骨节病、进行性肌营养不良或双侧先天性髋关节脱位等患者,走路时身体左右摇摆称蹒跚步态(鸭步);小脑疾患、乙醇中毒或巴比妥中毒患者走路时重心不稳,步态紊乱如醉酒状称醉酒步态。此外,患者突然出现步态改变,可能是病情变化的征兆之一,如高血压患者突然出现跛行,则应考虑有发生脑血管意外的可能。

6. 皮肤、黏膜 皮肤、黏膜的表现常是全身疾病表现的一部分,主要应观察其颜色、弹性、温度、湿度以及有无皮疹、出血、水肿等情况。如:贫血患者皮肤苍白;休克患者皮肤常苍白湿冷;肝胆疾病患者常有巩膜黄染;严重缺氧患者常表现为口唇、指(趾)端发绀;脱水患者常出现皮肤干燥且弹性降低;造血系统疾病患者常出现皮肤、黏膜的出血点、紫癜、瘀斑等;肾脏疾病患者常可见全身水肿;而右心衰竭患者则可出现下肢水肿等。

（二）生命体征的观察

生命体征的观察包括对体温、脉搏、呼吸和血压的观察(详见第十五章至第十七章)。

（三）神经系统与精神心理状况的观察

1. 意识 意识(consciousness)是指人对周围环境及自身状态的感知状态。意识障碍(disturbance of consciousness)指人对周围环境及自身状态的识别和觉察能力出现障碍,可表现为觉醒度下降和意识内容变化两方面。意识障碍可有下列不同程度的表现:

（1）嗜睡(somnolence):是最轻的意识障碍,患者处于持续的睡眠状态,能被唤醒,醒后能正确回答问题和做出各种反应,但刺激去除后很快又入睡。

（2）意识模糊(confusion):意识水平轻度下降,是较嗜睡为深的一种意识障碍,患者能保持简单的精神活动,但对时间、地点、人物的定向力发生障碍。

（3）昏睡(sopor):是接近于人事不省的意识状态。患者处于熟睡状态,不易唤醒。虽在强烈刺激下(如压迫眶上神经,摇动患者身体等)可被唤醒,但很快又再入睡。醒时答话含糊或答非所问。

（4）谵妄(delirium):是一种以兴奋性增高为主的高级神经中枢急性活动失调状态,临床上表现为意识模糊、定向力丧失、感觉错乱(幻觉、错觉)、躁动不安、言语杂乱。谵妄可发生于急性感染的发热期间,也可见于某些药物中毒(如颠茄类药物中毒、急性酒精中毒)、代谢障碍(如肝性脑病)、循环障碍或中枢神经疾患等。有些患者可发展为昏迷状态。

知 识 链 接

微意识状态

微意识状态(minimally conscious state,MCS)是一种神经系统疾病,特点是患者出现一系列意识的重大改变,但表现出的可重复的意识现象,可感知自己所处的环境。微意识状态的诊断标准包括:①可进行简单的遵嘱运动;②可进行是或否的应答(手势或口头);③可发出令人理解的语言表达;④对环境刺激有目的的反应(不是反射性的),如适当的微笑或哭泣以回应情感上有意义的听觉或视觉刺激;发声或手势直接回答问题;表达出对象的位置和运动方向之间的明确关系;摸索或握持物体;视物追踪或凝视物体对其运动做出直接反应。最新研究证明,MCS在严重脑损害下保存了较完整的神经网络,相对于脑损伤后的植物状态,为其更好的神经康复明确了生理机制,这也预示MCS患者有更长的可作为的恢复进程和更好的预后。

(5) **昏迷**(coma):是最严重的意识障碍。患者意识完全丧失,各种强刺激不能使其觉醒,无目的的自主活动消失,不能自发睁眼。按其程度可分为三级:

1) 轻度昏迷:意识大部分丧失,无自主运动,对周围事物及声、光刺激无反应,对强烈刺激(如压迫眶上缘)可有痛苦表情及躲避反应。角膜反射、瞳孔对光反射、吞咽反射、眼球运动等可存在。

2) 中度昏迷:对周围事物及各种刺激均无反应,对剧烈刺激可出现防御反射。角膜反射减弱,瞳孔对光反射迟钝,眼球无转动。

3) 深度昏迷:对各种刺激全无反应,全身肌肉松弛,深、浅反射均消失。

2. 瞳孔　瞳孔变化是许多疾病变化的一个重要指征。观察瞳孔要注意两侧瞳孔的形状、位置、大小、边缘、反应等。

(1) 瞳孔形状和大小:正常瞳孔为等大、同圆、位置居中,边缘整齐,在自然光线下直径为 2~5mm,对光反射和调节反射两侧均存在。瞳孔直径小于 2mm 称**瞳孔缩小**(myosis),瞳孔直径大于 5mm 称**瞳孔扩大**(mydriasis),但儿童的瞳孔稍大,老年人稍小。双侧瞳孔缩小常见于有机磷、吗啡中毒;单侧瞳孔缩小常提示同侧小脑幕裂孔疝早期。双侧瞳孔扩大常见于双侧小脑幕裂孔疝、枕骨大孔疝及濒死状态;单侧瞳孔扩大、固定常提示同侧小脑幕裂孔疝;患者瞳孔突然扩大,常是病情急剧变化的标志。

(2) 对光反射:**对光反射**(light reflex)是光线刺激引起的瞳孔收缩,是检查瞳孔功能活动的测验。感光后瞳孔缩小称直接对光反射,对侧未感光的瞳孔也收缩称间接对光反射。正常人,当眼受到光线刺激后瞳孔立即缩小,移开光源后瞳孔迅速复原。瞳孔对光反射迟钝或消失见于昏迷患者。

3. 心理状态　心理状态的观察应包括患者思维能力、语言和非语言行为、异常情绪、情感反应等。如有无记忆力减退、思维混乱、反应迟钝、语言和行为怪异等情况以及有无焦虑、忧郁、恐惧、绝望等情绪状态。

(四) 常见症状的观察

1. 疼痛　疼痛是临床上常见的症状,它既是促使患者就医的主要原因之一,也是一种警戒信号。因此,一旦出现疼痛要引起重视,并需仔细地观察和了解疼痛的部位、发生的急缓、疼痛的性质和程度、缓解的方式、持续时间和伴随症状、疼痛与体位及按压的关系、既往有无类似发作、有无牵涉痛等(详见第十二章第四节)。

2. 咳嗽与咳痰　当呼吸道受到异物、炎症、分泌物、化学气体或过敏性因素等刺激时,即可反射性地引起咳嗽。观察时应注意咳嗽发生的急缓、性质、伴随症状、有无时间规律、与气候的关系、有无职业和环境的影响等。如急性咳嗽常见于呼吸器官的急性炎症或异物吸入;经常性咳嗽、寒冷季节及晨间加剧者见于慢性支气管炎、支气管扩张等;阵发性咳嗽伴有哮喘见于支气管哮喘、心源性哮喘等;刺激性咳嗽常见于肺癌等。呼吸道疾患常出现咳痰症状,观察痰液应注意痰量,痰液的性质、颜色、气味,咳痰的时间,伴随症状等。

3. 咯血　咯血是支气管、肺部疾患的常见症状之一。观察咯血应分清是痰中带血还是大口咯血,量有多少,颜色鲜红还是暗红,有无口腔、鼻腔、齿龈等处出血,大量咯血应注意与呕血的区别。

4. 恶心与呕吐　是临床常见症状。恶心常为呕吐的前奏,但两者未必同时发生。应观察恶心、呕吐的次数、与进食的关系、有无相关诱因和伴随症状,呕吐物的性状、量、颜色、气味等。例如:呕吐伴有恶心等前驱症状,呕吐后患者感觉轻松,常见于幽门梗阻、药物刺激、视觉和内耳前庭器官受刺激等;呕吐常无前驱症状,呕吐后患者并不感觉轻松,则多见于颅内压增高、尿毒症、糖尿病酮症酸中毒、应用吗啡、洋地黄类药物等。护士应根据需要收集标本送检。

(五) 其他方面的观察

如饮食、睡眠的观察,排泄物的观察,药疗后或特殊治疗后反应的观察等详见相关章节。

Note:

三、各类患者的观察重点及要求

（一）新入院患者

1. 初步评估病情的轻重、确定重点观察的内容 新入院患者病情轻重缓急不一,诊断也不尽明确,护士应及早实施患者入院健康状况的评估,根据患者的主诉、病史、各种检查结果,结合患者的入院方式和一般状况等,对病情及其轻重做出初步判断,找出主要护理问题,并确定重点观察的内容。如对大面积烧伤、创伤患者应重点观察生命体征(尤其是血压)的变化,以警惕早期休克的发生;对肝硬化患者要重点观察饮食、意识状况,以警惕肝性脑病的发生。

2. 注意观察潜在或继发病症 新入院患者往往诊断尚未明确,病情尚在发展中,护士应注意观察其潜在的或继发的病症,以防忽略某些重要病情。例如:有些创伤患者在外观上只表现为机体局部组织的破损或出血,但护士仍应严密观察其血压和神志变化,警惕有内脏潜在或继发出血的可能。

3. 注重心理状态的观察 新入院患者对医院环境、周围人群都很陌生,生活习惯发生改变,同时对自身疾病的诊治期望很高,容易出现许多复杂的心理问题。护士应注意观察并给予针对性的心理疏导,帮助患者尽快熟悉和适应住院生活,从而积极、主动地配合并参与到治疗和护理中来。

（二）小儿患者

小儿患者对生疏的环境和人员适应性差,加之表达能力差,不能具体诉说病情,易产生恐惧、害怕的心理。因此,护士应重点观察患儿的精神状态、饮食量、大小便的性状及颜色、啼哭的声音等。如小儿哭闹不止时应考虑是否存在饥饿、口渴、过热、过冷、尿垫潮湿或是腹痛、感染病灶等引起的不适。给患儿测体温或更换尿垫时,若发现果酱样血便,排除肛门周围及外阴损伤,应考虑有无肠套叠的发生。此外,患儿由于各器官发育尚未成熟,故病情变化快而剧烈,轻微的炎症就可能引起高热,甚至发生惊厥,因此,护士观察病情应及时、准确,并及早进行适当处理。

（三）老年患者

1. 注意观察症状、体征不典型的病情 老年患者新陈代谢低下、感觉迟钝,患重病时往往反应不明显。例如,有些老年人患肺炎时,体温、血液白细胞计数常不高。因此,护士应注意对症状、体征不典型的病情做细致、全面的观察,及时、准确地判断病情变化。

2. 注意观察有无心、脑血管意外 老年患者易发生心、脑血管意外,一旦发生,往往来势凶猛,病情危重。护士应注意观察其先兆症状,以便尽早发现病情变化,及时采取防治措施。例如:冠心病患者频繁发作心绞痛,且程度加重,持续时间延长,服用硝酸甘油无效,则应考虑是否发生了心肌梗死,并做进一步严密观察和处理。

3. 注意观察并发症 老年患者起病潜隐,病程迁延,抵抗力差,疾病恢复慢,容易出现并发症,护士应加强这方面的观察。例如,对长时间卧床患者应注意观察局部皮肤改变以警惕压疮的发生;对术后患者应观察其呼吸、排痰情况以警惕肺部感染的发生。

4. 注意观察与疏导心理问题 老年患者心理状态复杂多变,有的固执己见,有的烦躁易怒,有的沉默寡言……,护士应尊重患者,细心观察,并给予针对性的疏导。此外,鉴于老年患者感官功能减退,记忆力下降,反应迟钝,护士在观察病情时应耐心听取主诉,并认真核实以准确掌握病情。

（四）危重患者

危重患者病情重、复杂、变化快,若不及时发现病情变化,则可能延误抢救而影响预后,甚至威胁生命。因此,护士应重点观察其生命体征及相关的症状、体征,以期尽早发现或预见病情变化,及时采取预防或应急措施,抢救患者生命。如:对慢性肺源性心脏病患者,应重点观察其呼吸、血压、脉搏的变化;同时,还应密切观察患者的神志、意识状态,若发现患者头痛、烦躁不安、言语障碍或嗜睡,则可能是发生了肺性脑病。鉴于危重患者病情复杂多变,观察病情应全面、连续、细致,同时做好交接班。

（五）做特殊检查或药物治疗的患者

临床上各种检查、治疗的目的虽各不相同，但护士均应重点了解其注意事项，观察可能出现的不良反应或并发症以及治疗后效果等。例如，锁骨下静脉穿刺后患者有无胸闷或呼吸困难；乙状结肠镜检查后患者有无脉搏细数或便血；应用利尿剂的患者尿量多少、有无电解质紊乱的表现；应用胰岛素治疗的患者有无出冷汗、心慌、神志不清等低血糖反应的表现等。

心 语 心 声

来自一位护生的体验
细心观察，扼死偷窃"生命"的病魔

我太有成就感了！因为我的观察和发现，抓住了正悄悄偷窃患者生命的病魔！那天，我被安排护理患者胡伯。胡伯的精神状态好像不太好，于是我加强了对他的观察。我发现胡伯血压有渐渐升高趋势，同时瞳孔对光反射也变得迟钝了。想起上病情观察课时，老师提到过这是一个危险的征兆，我立即向值班医生做了汇报，医生通过检查证实胡伯系急性脑血栓，马上为胡伯做了溶栓治疗，保全了生命。这件事让我意识到：原来护士的观察、分析能力对于患者的生命安危是这样的重要啊！

四、观察后的处理

1. **一般病情变化的处理** 护士可在职责范围内给予适当处理以减轻或解除患者的痛苦，同时应将经过以口头或书面的形式告知医生，也可先告知医生再作处理。例如，高热患者可先给予物理降温；一般术后患者夜间发生尿潴留时，可让患者听流水声或用温水冲洗尿道口，诱导排尿。需要注意的是，护士对一般病情变化及其处理都应进行详细记录，并作好后续的处理效果观察。

2. **重要病情变化的处理** 当发现患者病情恶化或有严重并发症征象或先兆时，如消化道溃疡患者排出黑便，心脏病患者出现呼吸困难等，护士应及时告知医生，同时继续严密观察病情，安抚患者情绪，并给予积极处理，如给氧、建立静脉通道、准备急救用品等。

3. **紧急病情变化的处理** 如发现患者突然发生心搏骤停或呼吸停止等紧急病情变化时，护士应当机立断采取必要的应急措施，如胸外按压、人工呼吸、给氧等，同时设法请人去通知医生，待医生到达后，按医嘱配合医生进行抢救。抢救过程中的各项抢救措施及病情变化，均应详细记录，以便进一步观察病情和分析判断抢救治疗后的效果。

4. **心理状态异常的处理** 护士应严密、细致地观察患者的心理状态，工作中要以热情诚恳的态度关心、体贴患者，建立良好的护患关系，使患者有话愿意向护士倾诉，这样才能及时、准确地掌握患者的心理状态。对于心理状态有异常表现的患者，护士要采取措施积极干预。对于一般性的心理状态异常，如新入院患者因环境、人员的陌生而产生焦虑心理，术前患者因担心手术而产生的恐惧心理，护士都应给予针对性的心理疏导，安抚患者情绪；对于一些特殊的心理异常状态，如恶性肿瘤患者有轻生欲望的表现，护士应及时给予疏导，并严密观察患者的言行，认真作好交班，必要时请专人协助观察和疏导。

第二节 危重患者的抢救与护理

凡属于病情严重，随时可能发生生命危险的患者，称为**危重患者**（critical clients）。抢救危重患者是医疗护理工作中一项紧急的任务。护士必须从思想上、组织上、物质上、技术上做好充分准备，遇有危重患者，要争分夺秒、全力以赴进行抢救。

Note:

一、抢救工作的组织管理及抢救设备

(一)抢救工作的组织管理

建立严密的抢救组织和管理制度是保证高质量、高效率地抢救患者的重要措施之一。当患者发生紧急病情变化时,可按以下步骤组织抢救:

1. 立即指定抢救负责人、组成抢救小组　一般可分为全院性或科室(病区)性抢救。科室性抢救一般由科主任、护士长负责组织指挥,科室领导不在时可由在场工作人员中职务最高者负责指挥。护士是抢救小组的重要成员,在医生未到达之前,护士应根据病情需要,给予适当、及时的紧急处理,如给氧、吸痰、测量生命体征、止血、配血、胸外按压、人工呼吸、建立静脉通道等。

2. 依据抢救预案实施抢救　护士与医生共同实施抢救,需要时根据患者的实际情况对抢救方案进行调整,并负责抢救方案的有效实施。

3. 制订抢救护理计划　及时、准确地找出患者存在的主要护理问题,并采取正确、有效的护理措施。

4. 配合医生进行抢救　做到态度严肃认真、动作迅速准确。抢救中各级人员应听从指挥,争分夺秒,既要分工明确,又要互相协作配合。一切抢救用品均应定点放置,保证应急使用。

5. 做好抢救记录和查对工作　抢救记录要字迹清晰、及时准确、详细全面,且需注明执行时间。各种急救药物需经 2 人核对后方可使用。口头医嘱须向医生复述一遍,尤其是药名、浓度、剂量、给药途径和时间等,双方确认无误后方可执行。抢救完毕后,请医生及时补写医嘱和处方。抢救中的空安瓿、输液空瓶(袋)、输血空袋等均应集中放置,以便统计查对。

6. 做好抢救后病情观察和交接班工作。

7. 平时安排护士随医生参加查房、会诊和病例讨论。

(二)抢救设施

1. **抢救室**　急诊科(室)和病区应设抢救室。病区抢救室应设在靠近护士办公室的单独房间内,抢救室要宽敞、安静、整洁、光线充足、设备齐全,并应有严密的科学管理制度。

2. **抢救床**　最好是可升降的活动床,另备心脏按压板,做胸外按压时使用。

3. **抢救车**　抢救车内需备齐下列物品:

(1)急救药品:见表 21-1。

表 21-1　常用急救药品

类别	药物
中枢兴奋药	尼可刹米、洛贝林(山梗茶碱)等
升压药	去甲肾上腺素、盐酸肾上腺素、间羟胺、多巴胺等
降压药	利血平、硝普钠、乌拉地尔、盐酸尼卡地平等
强心药	去乙酰毛花苷丙(西地兰)、毒毛花苷 K(毒毛旋花子苷 K)、左西孟旦、多巴酚丁胺等
抗心律失常药	利多卡因、维拉帕米(异搏定)、普鲁卡因胺、盐酸胺碘酮、艾司洛尔、普罗帕酮等
抗心绞痛药	硝酸甘油、硝酸异山梨酯等
止血药	卡巴克洛、酚磺乙胺、维生素 K_1、氨甲苯酸(止血芳酸)、巴曲酶、垂体后叶素、鱼精蛋白、卡络磺钠等
平喘药	氨茶碱、二羟丙茶碱、多索茶碱等
止痛镇静药	哌替啶(度冷丁)、吗啡、苯巴比妥(鲁米那)、咪达唑仑、丙泊酚、芬太尼、瑞芬太尼等
解毒药	阿托品、碘解磷定(解磷定)、氯解磷定(氯磷定)、亚甲蓝(美蓝)、硫代硫酸钠等
抗过敏药	异丙嗪(非那根)、苯海拉明、氯苯那敏、阿司咪唑等
糖皮质激素	氢化可的松、地塞米松、甲泼尼龙(甲强龙)、泼尼松等

续表

类别	药物
抗惊厥药	地西泮(安定)、异戊巴比妥(阿米妥钠)、硫喷妥钠、苯妥英钠、硫酸镁等
脱水利尿药	20%甘露醇、25%山梨醇、呋塞米(速尿)、托拉塞米等
碱性药	5%碳酸氢钠
其他	右旋糖酐40葡萄糖液、右旋糖酐70葡萄糖液、乳酸林格液、10%葡萄糖酸钙、氯化钾、氯化钙、羧甲淀粉(代血浆)等

(2) 各种无菌急救包:如静脉切开包、气管插管包、气管切开包、开胸包、导尿包、各种穿刺包、缝合包等。

(3) 其他用物:治疗盘、血压计、听诊器、开口器、压舌板、舌钳、牙垫、口咽通气道、喉镜、手电筒、止血带、吸氧管、吸氧面罩、吸痰管及负压连接管、引流袋、引流管、输液架、输液器、输血器、静脉留置针、敷料贴、动静脉采血针、采血管、各种注射器及针头、各种型号及用途的橡胶或硅胶导管、绷带、夹板、宽胶布、无菌敷料、无菌治疗巾、无菌手套、应急灯、多头电源插座、皮肤消毒用物等。

(4) 急救器械:氧气及加压给氧设备、吸引器、心电图仪、电除颤器、心脏起搏器、简易呼吸器、人工呼吸器、电动洗胃机、心肺复苏器等。

为了不贻误抢救时机,应严格执行抢救物品的"五定制度"(详见第三章第三节)。

二、常用抢救技术

(一) 基础生命支持技术

基础生命支持技术(basic life support,BLS)是抢救心搏骤停等急危重症患者的基本措施。一般而言,心脏停搏3s患者就感到头晕;10s即出现昏厥;30~40s后瞳孔散大;60s后呼吸停止、大小便失禁;4~6min后大脑发生不可逆的损伤。因此,对心搏骤停、呼吸骤停患者的抢救应当在4min内进行,基础生命支持开始的时间越早,成活率越高。据统计,在心搏骤停4min内进行基础生命支持,在8min内进行进一步生命支持(advanced life support,ALS),患者的生存率可达43%。根据《2020年美国心脏协会心肺复苏及心血管急救指南》建议,基础生命支持技术主要包括:胸外按压、开放气道、人工呼吸和电除颤。

1. 适应证

(1) 呼吸骤停:很多原因可造成呼吸骤停,包括溺水、卒中、气道异物阻塞、吸入烟雾、会厌炎、药物过量、电击伤、窒息、创伤以及各种原因引起的昏迷。原发性呼吸停止后,心脏仍可在数分钟内得到已氧合的血液供应,大脑及其他脏器也同样可得到数分钟的血供,此时,尚未出现循环停止的征象。当呼吸骤停或自主呼吸不足时,保证气道通畅,进行人工通气非常重要。心搏骤停早期,可出现无效的"叹息样"呼吸动作,但不能与有效的呼吸动作相混淆。

(2) 心搏骤停:除上述能引起呼吸骤停并进而引起心搏骤停的原因外,还包括急性心肌梗死、严重的心律失常(如室颤)、重型颅脑损伤、心脏或大血管破裂引起的大失血、药物或毒物中毒、严重的电解质紊乱(如高血钾或低血钾)等。

2. 心搏骤停的判断标准

(1) 意识突然丧失或伴有短暂抽搐,面色死灰或发绀:轻摇或轻拍并大声呼喊,观察患者是否有反应,如确无反应,说明患者意识丧失。

(2) 大动脉搏动消失:因**颈动脉**浅表且颈部易暴露,作为**首选诊脉部位**。颈动脉位于气管与胸锁乳突肌之间,可用示指、中指指端先触及气管正中,男性可先触及喉结,然后滑向颈外侧气管与肌群之间的沟内,触摸有无搏动,**时间不超过10s**,若动脉无搏动或触摸不清,按动脉搏动消失处理,立即实施BLS。

心搏骤停还可出现其他表现,如喘息性呼吸或呼吸停止、胸廓运动消失、瞳孔散大、无对光反射、心音消失等。具备意识丧失、大动脉搏动消失两项即可做出心搏骤停的诊断,并立即实施 BLS 技术。

3. BLS 的程序　BLS 是一系列的操作技术,包括判断技能和一系列的支持/干预技术:判断患者情况,启动急救医疗服务(emergency medical services,EMS)系统,实施心肺复苏中的 CAB(circulation,循环支持;airway,开放气道;breath,人工呼吸)和"D"(defibrillation,除颤)。BLS 的识别阶段极其关键,只有经过准确的识别后,才能实施进一步的 CPR,且时间要求非常短暂、迅速。如果现场有 2 名或多名急救者,一名立即实施 CPR,另一名快速求救,其他人员可准备电除颤。

4. BLS 的实施

操作步骤	注意点与说明
1. 确认现场安全	● 确保现场对抢救者和患者均是安全的
2. 识别患者情况	
(1) 意识:轻拍或摇动患者,并大声呼叫:"您怎么了"	● 判断患者意识,如无反应,说明患者意识丧失
(2) 呼吸:没有呼吸或仅仅是喘息	● 判断呼吸与判断患者意识同时进行
(3) 循环:以示指、中指触摸患者气管正中,男性患者可触摸到喉结后,再滑向颈外侧气管与肌肉群之间的沟内触摸颈动脉搏动	● 如触摸不到颈动脉搏动,即可判定心搏骤停 ● 触摸颈动脉搏动时间不超过 10s ● 具备(1)、(3) 两项即可判定心搏骤停、呼吸停止
3. 呼救/启动 EMS 系统	● 在实施 CPR 同时进行
(1) 立即呼救,招呼最近的响应者	● 以取得他人帮助
(2) 如在院外,应即刻拨打急救电话,启动急诊医疗救护系统	● 由协助者电话呼救,急救者不可离开患者去呼救,电话中应讲清事故地点、回电号码、患者病情和治疗简况
4. 将患者放置心肺复苏体位	● 现场无危险时一般应就地实施抢救
(1) 就地使患者去枕仰卧于坚实平面,如硬板床或地面上,使头、颈、躯干无扭曲,双上肢放置身体两侧,松开患者衣领和裤带	● 平卧有利于血液回流,以保证脑组织血供 ● 如患者睡软床,应在其肩背下垫一胸外按压板
(2) 如患者面朝下,抢救者应一手托住患者颈部,另一手扶其肩部,使患者平稳地整体翻转为仰卧位,余同(1)	● 应将患者整体翻转,即头、肩、躯干同时转动,保持头、颈部、躯干始终在同一轴面上
5. 胸外按压(external chest compression)	● 原理:心泵机制——按压胸骨对位于胸骨和脊柱之间的心脏产生直接压力,引起心室内压力的增加和房室瓣膜的关闭,主动脉、肺动脉瓣开放,使血液流向主动脉、肺动脉;放松时,肺动脉血回流至右心房,二尖瓣开放,左心室充盈。胸泵机制——按压时胸廓下陷,容量缩小,使胸内压增高并平均地传至胸腔内所有大血管,因动脉不萎陷,升高的动脉压促使动脉血由胸腔内向周围流动,而静脉血因静脉萎陷及静脉瓣的阻挡,压力不能传向胸腔外静脉;放松时,胸廓容量增大,胸内压减小,静脉血回流(图 21-1) ● 禁忌证:严重胸廓畸形、广泛性肋骨骨折、血气胸、心脏压塞、心脏外伤等
(1) 抢救者站或跪于患者一侧,以一手掌根部置于患者胸部的中央,胸骨下半部(图 21-2),手指翘起不接触胸壁,另一手掌根部重叠置于此手的手背上,手指并拢或相互握持	● 抢救者应根据个人身高及患者位置,采用脚踏凳或跪式等不同体位,以确保按压力垂直作用于患者胸骨 ● 按压部位要准确,太低可能伤及腹部脏器或引起胃内容物反流,过高可伤及大血管,偏离胸骨则可引起肋骨骨折

续表

操作步骤	注意点与说明
（2）两臂位于患者胸骨正上方，双肘关节伸直，双肩正对双手，利用上身重量垂直下压至少 5cm，不超过 6cm（正常体型成人患者），然后迅速放松，解除压力，使胸骨自然复位，放松时手掌根不离开胸壁（图 21-3）。婴儿和儿童的按压幅度至少为胸部前后径的 1/3（婴儿约为 4cm，儿童约为 5cm）	● 按压力度要均匀适度，过轻达不到效果，过重易造成损伤 ● 儿童按压，用一手放在胸骨的下半部按压即可。婴儿（单人施救）双指按压：将 2 根手指放在婴儿胸部的中央（略低于乳头连线，在胸骨的下半部分）按压；婴儿（双人施救）双拇指环绕手法按压：将双手拇指并排放在婴儿胸部的中央处，在胸骨的下半部分按压 ● 按压有效的主要指征：按压时可触及颈动脉或股动脉搏动，动脉收缩压达到 60~80mmHg
（3）反复进行	● 尽可能减少胸外按压的中断，时间应小于 10s ● 成人、婴幼儿按压频率至少 100~120 次 /min ● 每次按压后，让胸廓充分回弹；不应在按压间隙倚靠在患者胸部
6. 开放气道（open airway）	
（1）清除患者口中异物和呕吐物：用指套或指缠纱布清除口腔中的液体分泌物；清除固体异物时，一手按压下颌，另一手将固体异物抠出；有活动义齿者应取下	● 以免影响人工呼吸效果，或将污物吹入气道深处 ● 以免活动义齿脱落坠入气道
（2）手法开放气道	● 舌根后坠是造成呼吸道阻塞的最常见原因，意识丧失的患者因肌肉松弛可使下颌及舌后坠，有自主呼吸的患者，因吸气时气道内呈负压，也可将舌、会厌或两者同时吸附到咽后壁，产生气道阻塞。手法开放气道法可解除舌后坠所致上呼吸道阻塞，是进行人工呼吸前的首要步骤
◆ 仰头抬颏法 抢救者一手放在患者前额，用手掌把额头用力向后推，使头部向后仰，另一只手的手指放在患者下颌骨处，向上抬颏，使牙关紧闭，下颏向上抬动（图 21-4）	● 最常用开放气道的方法 ● 后仰程度：使下颌角与耳郭的连线和地面垂直 ● 勿用力压迫下颌部软组织，否则有可能造成气道梗阻，避免用拇指抬下颌
◆ 仰头抬颈法 抢救者一手抬起患者颈部，另一手以小鱼际肌侧下按患者前额，使患者头后仰，颈部抬起（图 21-5）	● 头、颈部损伤患者禁用
◆ 托颌法 抢救者立于患者头侧，将两手放置在患者头部两侧，肘部支撑在患者躺的平面上，握紧左、右下颌角，用力向上托颌骨，保持头部位置固定，避免任何的弯曲和拉伸；同时双手拇指打开患者的口腔。如果需要进行口对口呼吸，将下颌持续上托，用面颊贴紧患者的鼻孔（图 21-6）	● 适用于有颈部损伤的患者
7. 人工呼吸（artificial respiration）	● 正常大气中含 O_2 21%，CO_2 含量甚微。正常人呼气中含 O_2 16%，CO_2 5%；人工呼吸时呼气的 O_2 含量可增至 18%，CO_2 含量降至 2%。因此，只要急救者能高度通气，则呼气中的 O_2 即足以维持患者生命所需要的 O_2 浓度

Note：

续表

操作步骤	注意点与说明
◆ 口对口人工呼吸法 （1）在仰头抬颏法开放气道的基础上，抢救者用按于患者前额一手的拇指与示指捏紧患者鼻翼下端	● 防止吹气时气体从鼻孔逸出
（2）**正常吸气，双唇包绕封住患者的嘴外缘形成一个封闭腔**，向患者口内缓慢吹气，每次吹气应持续至少1s，使患者胸廓抬起（图21-7A）	● 借助抢救者呼气的力量，把气体吹入患者肺内，使肺泡被动膨胀，以维持肺泡通气和氧合作用 ● 对大多数成人在吹气持续1s以上时，**潮气量为6~7ml/kg（500~600m1）**，可提供足够的氧合，并可避免过度通气和胃胀气的发生 ● 为防止交叉感染，可在患者口鼻部盖一单层纱布
（3）吹气毕，松开捏鼻孔的手，抢救者头稍抬起，侧转换气，观察患者被动呼气情况（图21-7B）	● 患者胸廓及肺可依靠其弹性自动回缩，排出肺内的CO_2 ● 通气适当的指征是看到患者胸部起伏并于呼气时听到或感到有气体逸出
（4）按以上步骤反复进行	● **吹气频率为每5~6s1次（10~12次/min，婴儿：每3~5s1次（12~20次/min）** ● 若患者有微弱自主呼吸，人工呼吸应与患者自主呼吸同步进行 ● 如有特别面罩或通气管，则可通过口对面罩或通气管吹气，前者可保护抢救者不受感染，后者可较好地防止舌后坠所致气道阻塞，使用时应注意不使其漏气
◆ 口对鼻人工呼吸法 （1）用仰头抬颏法保持气道通畅，同时用举颏的手将患者口唇闭紧	● 适用于口部严重损伤或张口困难者 ● 防止吹气时气体从口唇部逸出
（2）用双唇包住患者鼻部同上法吹气，吹气时用力要大，时间要长	● 以克服鼻腔阻力
◆ 口对口鼻人工呼吸法 （1）开放气道并保持通畅	● 适用于婴幼儿 ● 以防吹气过猛过大
（2）用双唇包住患者口鼻部同上法同时吹气，吹气时用劲要小，时间要短	
◆ 使用简易呼吸器进行人工辅助呼吸（图21-8） （1）用左手拇指和示指将面罩紧扣于患者口鼻部，固定面罩，中指、无名指和小指放在患者下颌角处，向前上托起下颌（图21-9）	● 适用于无呼吸机时或转运途中 ● 保持面罩密闭无漏气 ● 双人抢救时，双手分别固定面罩两侧，手法同上（图21-10） ● 保持气道通畅
（2）右手挤压气囊约1/2~2/3，持续1s，使胸廓抬举，连续2次，通气频率10~12次/min。有氧情况下，简易呼吸器连接氧气，调节氧流量至少10~12L/min	● 气囊容量一般为1L ● 要确认每当气囊收缩时患者胸廓是否有起伏 ● 过量加压会造成气压过大，易损伤肺部，应尽量避免
8. 配合胸外按压，反复循环	● 胸外按压与人工呼吸比：**气管插管前，无论单人法还是双人法均为30：2** ● 每5个循环（约2min）为一个周期，进行复苏效果评估，如未成功则继续进行CPR，评估时间不超过10s ● 复苏有效性判断：①扪及大动脉搏动；②血压维持60mmHg以上；③口唇、面色、甲床等颜色转红润；④室颤波由细小变粗大，甚至恢复窦性心律；⑤瞳孔由大变小，对光反应恢复；⑥呼吸逐渐恢复；⑦昏迷由深变浅，出现反射或挣扎 ● 若有2名抢救者，应每2min交换一次按压者，以免因劳累降低按压效果，每次交换应尽量在5s内完成

Note:

续表

操作步骤	注意点与说明
9. 除颤	● 引起心搏骤停最常见的致命性心律失常是心室颤动(约80%),电除颤则是治疗心室颤动最有效措施。且早期成功率(1min内)可达97%,随时间的延迟迅速下降(每延迟1min,下降7%~10%),因此有条件应尽早进行除颤
◆ 常规除颤器	
(1) 打开电源开关,检查"选择"按钮是否置于"非同步"位置	● 成人除颤:双向波选制造商建议能量(例如,初始能量剂量为120~200J);如果未知,请使用允许的最大剂量。第二次和随后的能量应相当,而且可考虑使用更高能量;成人单项波360J
(2) 设置所需除颤功率	
(3) 电极板均匀涂导电糊	
(4) 按压充电按钮,达到所设置除颤功率	● 儿童除颤:第一次电击2J/kg,第二次电击4J/kg,后续电击≥4J/kg,最高10J/kg或成人剂量
(5) 解开患者上衣,暴露胸部,左臂外展,去除患者身上金属物品	● 暴露要充分
(6) 将两电极分别置于患者心尖部和胸骨右缘第2肋间,紧贴皮肤	● 尽量使胸壁与电极板紧密接触,以减少肺容积和电阻,保证除颤效果
(7) 按压放电按钮,并观察患者的心电图	● 操作者或其他人不可与患者身体接触 ● 尽量缩短因除颤而中断的胸外按压时间,电击后立即从按压开始心肺复苏
(8) 除颤完毕,关闭电源,将电极板擦干净,使除颤器处于待用状态备用	
◆ 自动体外除颤器(AED)的应用	
(1) 打开AED电源	
(2) 选择适当的电极粘贴在患者裸露的皮肤上	● 8岁以下的患者使用儿童电极
(3) 将电极板的插头插入AED主机的插孔	
(4) AED自动分析患者的心律(有些AED需要按分析键)	● 在分析心律时所有人均不要接触患者
(5) 分析完毕后AED会建议是否进行除颤,当有除颤建议时,所有人均不要与患者接触,抢救者按下除颤键进行除颤	
(6) 除颤结束后立即进行胸外按压及人工呼吸	● 尽量缩短因除颤而中断的胸外按压时间,电击后立即从按压开始心肺复苏

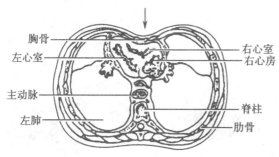

A. 按压胸骨下段,胸内压增高,血液排出

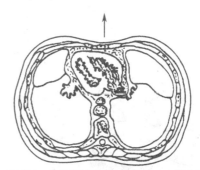

B. 放松时,胸内压减小,血液回流,心脏充盈

图 21-1　胸外按压示意图

Note:

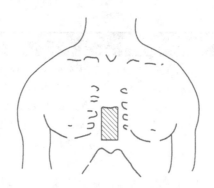

图 21-2　胸外按压正确部位

图中阴影部分是胸外按压的正确部位。

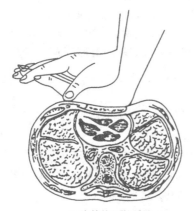

A. 胸外按压的手法

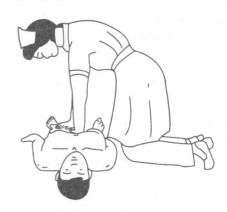

B. 胸外按压的姿势

图 21-3　胸外按压的手法及姿势

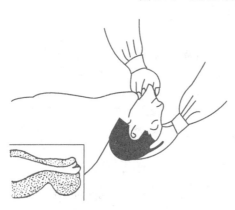

图 21-4　仰头抬颏开放气道法

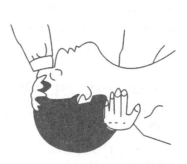

图 21-5　仰头抬颈开放气道法

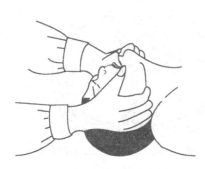

图 21-6　托颌开放气道法

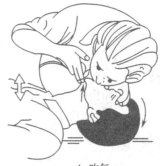

A. 吹气

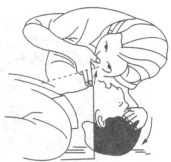

B. 观察呼吸

图 21-7　人工呼吸方法

Note:

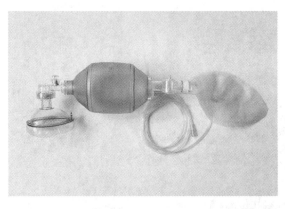

图 21-8　简易呼吸器

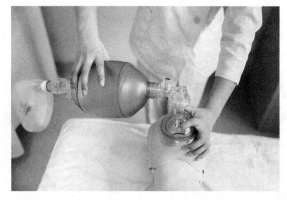

图 21-9　单手 EC 手法固定球囊面罩

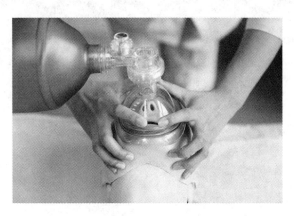

图 21-10　双手 EC 手法固定球囊面罩

拓 展 视 野

生存链（图 21-11）

　　生存链是指心肺复苏中，提高患者存活率的一系列重要环节。1988 年生存链首次以大会标语的形式出现在美国的公民 CPR 会议上；1992 年美国心脏协会制定的"CPR 与心血管急救指南"中正式引入这一概念；2010 年美国心脏学会心肺复苏指南将生存链修订为 5 个环节；2015 年将生存链划分为院外心脏骤停和院内心脏骤停生存链；2020 年最新指南将生存链添加第六个环节"康复"。

　　1. 院外心脏骤停生存链　①启动应急反应系统；②高质量 CPR；③除颤；④高级心肺复苏；⑤心脏骤停恢复自主循环后治疗；⑥康复。

　　2. 院内心脏骤停生存链　①及早识别与预防；②启动应急反应系统；③高质量 CPR；④除颤；⑤心脏骤停恢复自主循环后治疗；⑥康复。

　　CPR 实践证明，优化和持续改进生存链各环节对提高心搏骤停患者的生存率、改善患者神经功能结局具有重要意义。

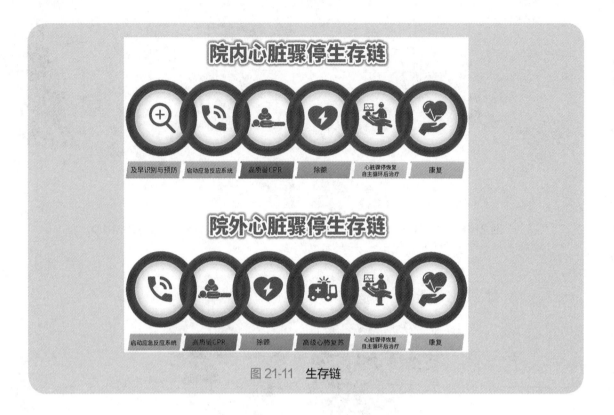

图 21-11 生存链

（二）氧气吸入术（详见第十六章第三节）

（三）吸痰术（详见第十六章第三节）

（四）洗胃术

洗胃术（gastrolavage）是将洗胃导管由口腔或鼻腔插入胃内,利用重力、虹吸或负压吸引作用的原理,将大量溶液灌入胃腔反复冲洗的技术。

1. 目的

（1）解毒:清除胃内毒物或刺激物,避免毒物吸收,可利用不同洗胃液进行中和解毒,从而减少毒物吸收入血。洗胃应尽早进行,一般口服毒物后 6h 内洗胃最佳。但对超过胃排空时间的患者,应根据毒物性质、临床症状严重程度、胃腔内是否有毒物滞留、毒物是否从胃黏膜重新析出引起反复中毒等因素决定是否有必要洗胃。

（2）减轻胃黏膜水肿:幽门梗阻患者,通过洗胃能将胃内潴留食物洗出,从而减轻潴留物对胃黏膜的刺激,减轻胃黏膜水肿与炎症。

（3）某些手术或检查前的准备:主要是胃部手术或检查,通过洗胃,既可利于检查,便于手术,又可防止或减少术后感染。

2. 禁忌证

（1）口服强酸、强碱等腐蚀性强的毒物者不宜插管洗胃。

（2）严重的食管胃底静脉曲张者、上消化道溃疡、癌症患者不宜插管洗胃。

（3）食管、贲门狭窄或梗阻者禁忌洗胃。

（4）血小板减少症、胸主动脉瘤、昏迷及严重心肺疾患慎用洗胃。

3. 口服催吐术 适用于口服中毒、神志清楚的患者。催吐是现场抢救由消化道进入的毒物引起急性中毒患者最及时且方便易行的方法。对神志清楚的口服者应立即进行催吐,对口服固体毒物或胃内有食物时催吐效果常胜于洗胃。

（1）用物

● 量杯⋯⋯⋯⋯⋯⋯⋯⋯⋯⋯⋯⋯⋯⋯1 只　　● 塑料（或橡胶）围裙⋯⋯⋯⋯⋯⋯⋯⋯1 条

- 水温计··················1 支
- 水桶（一盛洗胃液、一盛污水）········2 只
- 洗脸、漱口用物（取自患者处）······按需备
- 洗胃溶液（25~38℃）···········1 万 ~2 万 ml
- 压舌板··················1 支

（2）实施

操作步骤	注意点与说明
1. 核对患者,了解患者病情,确定并配制所需洗胃溶液(表 21-2)	● 根据毒物性质选用拮抗性溶液洗胃,毒物性质不明时,可选用温开水或等渗盐水洗胃
2. 备齐用物,携至床边,解释催吐及洗胃的目的和方法	● 对自服毒物者进行耐心与有效劝导,积极鼓励患者,并给予针对性的心理护理,应注意保护患者隐私,减轻患者心理负担
3. 患者取坐位,围好围裙,污水桶置患者座位前,有义齿者需取出义齿	● 以防弄污衣物 ● 便于盛放污物
4. 嘱患者自饮大量洗胃液后引吐,不易吐出时,可用压舌板压其舌根引起呕吐	● 洗胃液桶放于方便取用处 ● 一次饮入量 300~500ml ● 可根据医嘱进行药物催吐,如依米丁、阿扑吗啡等
5. 反复进行,直至吐出的洗胃液澄清无味	● 表示毒物已基本洗净。若洗胃液尚未澄清,但患者不愿再洗时,应说服患者以保证洗胃效果
6. 协助患者漱口、擦脸,必要时更衣,嘱患者卧床休息	
7. 整理床单位,清理用物	
8. 记录洗胃液名称及量、呕吐物颜色和气味、患者主诉,必要时留取标本送检	

表 21-2　常见毒物中毒的洗胃液和禁忌药物

毒物	解毒用洗胃液	禁忌
酸性物	牛奶、蛋清水[①]	强酸药液
碱性物	食醋、蛋清水、植物油	强碱药液
氰化物	0.3% 过氧化氢、1:15 000~1:20 000 高锰酸钾、5% 硫代硫酸钠	
敌敌畏	2%~4% 碳酸氢钠、温水、50% 硫酸镁导泻	
1605、1059、4049(乐果)	温水或碱性溶液	高锰酸钾[②]
美曲膦酯(敌百虫)	温水、1:15 000~1:20 000 高锰酸钾	碱性药液[③]
DDT(灭害灵)、666	温水、2% 碳酸氢钠洗胃,50% 硫酸镁导泻	油性泻药
酚类	植物油催吐,温水洗胃,口服牛奶、蛋清保护胃黏膜,50% 硫酸镁导泻	
巴比妥类(安眠药)	温水、1:15 000~1:20 000 高锰酸钾,硫酸钠导泻[④]	
异烟肼(雷米封)	1:15 000~1:20 000 高锰酸钾,硫酸钠导泻	
灭鼠药		
1. 抗凝血素类(敌鼠钠等)	温水洗胃,活性炭 50~100g 吸附毒物,20%~30% 硫酸镁导泻	碳酸氢钠
2. 有机氟类(氟乙酰胺等)	催吐,1:15 000~1:20 000 高锰酸钾洗胃,饮用食醋、蛋清、牛奶等	
3. 无机化合物类(磷化锌)	1:15 000~1:20 000 高锰酸钾、0.5% 硫酸铜洗胃,0.5%~1% 硫酸铜溶液每次 20~30ml,每 5~10min 口服一次,连服数次,用压舌板等刺激引吐[⑤],硫酸钠导泻	蛋清、牛奶、油类或高脂食物[⑥],硫酸镁导泻

续表

毒物	解毒用洗胃液	禁忌
毒蕈、河豚、生物碱、发芽马铃薯、敌杀死	1%~3% 鞣酸、1∶15 000~1∶20 000 高锰酸钾,10% 活性炭洗胃,硫酸镁导泻,温水或 2%~4% 碳酸氢钠溶液洗胃	

注:①蛋清可黏附在黏膜或创面上,从而起保护作用,并可使患者减轻疼痛。②1605、1509、乐果(4049)等禁用高锰酸钾洗胃,否则可氧化成毒性更强的物质。③美曲膦酯遇碱性药物可分解出毒性更强的敌敌畏,其分解过程随碱性的增强和温度的升高而加速。④巴比妥类药物采用硫酸钠导泻,是利用其在肠道内形成的高渗透压,阻止肠道水分和残存的巴比妥类药物的吸收,促其尽早排出体外。硫酸钠对心血管和神经系统没有抑制作用,不会加重巴比妥类药物的中毒。⑤硫酸铜可使磷变成不溶性的无毒的黑色磷化铜,阻止吸收,并促使其排出体外。⑥磷化锌易溶于油类物质,忌用脂肪性食物,以免促进磷的溶解吸收。

4. 胃管洗胃术　是将胃管由鼻腔或口腔插入胃内,用大量溶液进行冲洗的方法。根据使用动力不同,胃管洗胃术通常又可分为:漏斗胃管洗胃术、电动吸引器洗胃术和自动洗胃机洗胃术。

(1) 用物

1) 漏斗胃管洗胃术

① 消毒洗胃包内备

- 漏斗胃管·······················1 根
- 弯盘·····························1 个
- 短镊·····························1 把
- 纱布·····························2 块

② 治疗车上备

- 水温计···························1 只
- 量杯·····························1 只
- 洗胃液(25~38℃)·······1 万 ~2 万 ml
- 水桶(分别盛洗胃液和污水)·········2 只

- 压舌板···························1 支
- 治疗碗···························1 只
- 血管钳···························1 把
- 胶布·····························1 卷

- 塑料(或橡胶)围裙·················1 条
- 润滑油·····························少许
- 开口器、牙垫、舌钳(昏迷患者用)·······1 套

2) 电动吸引器洗胃术另备

- 电动吸引器·······················1 台
- 调节夹或止血钳···············2 只(把)
- 消毒洗胃包(普通胃管)·············1 个
- Y 形三通管·······················1 个
- 输液架、输液瓶、输液器·············1 套
- 余同漏斗胃管洗胃术

3) 自动洗胃机洗胃术另备

- 自动洗胃机(图 21-12)·············1 台
- 消毒洗胃包(普通胃管)·············1 个
- 余同漏斗胃管洗胃术

(2) 实施

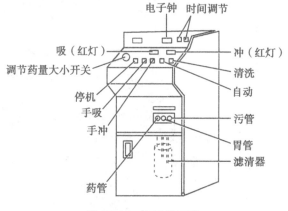

图 21-12　自动洗胃机

操作步骤	注意点与说明
1. 核对、了解患者病情,确定并配制所需洗胃溶液	<ul><li>如遇病情危重者,应首先进行维持呼吸、循环的抢救,然后再洗胃</li><li>选用洗胃液同口服催吐术</li><li>吞服强酸、强碱等腐蚀性药物者禁忌洗胃,以免穿孔,可给予牛奶、豆浆、蛋清、米汤等,以保护胃黏膜</li></ul>

续表

操作步骤	注意点与说明
2. 评估患者病情、意识状态、合作程度、所服毒物性质、既往有无插胃管及洗胃的相关知识，解释胃插管及洗胃的目的和方法，指导患者应如何合作	● 对自服毒物者应耐心而迅速有效地劝导 ● 消除患者焦虑、紧张情绪，并给予针对性的心理护理，保护患者隐私，减轻患者心理负担
3. 备齐用物携至患者床旁，协助患者取合适卧位，铺塑料围裙，弯盘置于口角边，纸巾置方便取用处，污水桶置床头下方	● 中毒较轻者可取坐位或半坐位，头偏向一侧，中毒较重者取左侧卧位，因右侧卧位有助于胃排空，会加速毒物向十二指肠排空 ● 有活动义齿者应先取出，以防脱落误吞
4. 插管洗胃	● 插管时动作宜轻、稳、柔，尽量减轻对患者的刺激
◇ 漏斗胃管洗胃	● 少用，仅用于无电力供应或无自动洗胃机时
(1) 同鼻饲术经口腔插入漏斗胃管 50cm 左右，确定胃管在胃内，用胶布固定	● 胶布难固定者可由患者或家属扶持固定 ● 为昏迷患者插管，应取平卧位头偏向一侧，用开口器撑开口腔，置牙垫于上下之间，如有舌后坠，可用舌钳将舌拉出，将洗胃管经口腔插至患者咽部，然后按昏迷患者胃插管术继续插入至胃内 ● 插管过程中若患者出现呛咳应立即拔除胃管重新插入
(2) 将漏斗放置低于胃部水平的位置，挤压橡胶球，抽尽胃内容物	● 挤压橡胶球使形成负压，可抽出胃内容物 ● 必要时应留取抽出物送检 ● 若引流不畅时，可挤压橡胶球吸引
(3) 举漏斗高过头部 30~50cm，将洗胃液缓慢倒入漏斗 300~500ml，当漏斗内尚余少量溶液时，迅速将漏斗降至低于胃的位置，倒置于盛水桶内，利用虹吸作用引出胃内洗胃液 (图 21-13)	● 洗胃液温度为 25~38℃，过高则血管扩张，促进毒物吸收，过低可导致胃肌痉挛 ● 一次灌入量以 300~500ml 为宜，过多则胃容积增大，胃内压明显大于十二指肠压，促进胃内容物排空入肠道，加速毒物吸收，同时亦可引起液体反流，导致呛咳、窒息；过少则洗胃液无法和胃内容物充分混合，不利于彻底洗胃，且延长了洗胃时间
(4) 反复灌洗至洗出液澄清无味	● 每次灌入量应保持和吸出量基本相等，否则容易造成胃潴留
◇ 电动吸引器洗胃 (1) 接通电源，检查吸引器功能	
(2) 将输液管与 Y 形管主干连接，吸引器贮液瓶的引流管、洗胃管末端分别与 Y 形管两分支相连接，将洗胃液倒入输液瓶内，夹闭输液管，挂于输液架上 (图 21-14)	● 原理：夹闭输液管，储液瓶和胃管相通，开动吸引器可吸出胃内容物；夹闭引流管，松开输液管，使之与胃管相通，可向胃内灌入所需洗胃液
(3) 插洗胃管，确定在胃内后固定	● 同漏斗胃管洗胃术
(4) 开动吸引器，将胃内容物吸出	● 吸引器负压应保持在 13.3kPa 左右，过高易损伤胃黏膜 ● 毒物性质不明时，应将吸出物送检
(5) 关闭吸引器，夹闭贮液瓶的引流管，开放输液管，使洗胃液流入胃内 300~500ml	● 洗胃液温度及一次灌入量同漏斗胃管洗胃术
(6) 夹闭输液管，开放贮液瓶引流管，启动吸引器，吸出灌入的液体	
(7) 反复灌洗至洗出液澄清无味	
◇ 自动洗胃机洗胃	● 工作原理：利用电磁泵作为动力源，通过自控电路的控制，使电磁阀自动转换动作，分别完成向胃内冲洗药液和吸出胃内容物的洗胃过程，能自动、迅速、彻底清除胃内毒物

Note：

续表

操作步骤	注意点与说明
(1) 将配好的洗胃液放入塑料桶内,将 3 根橡胶管分别和机器的药管、胃管和污水管口连接;将药管的另一端放入洗胃液桶内,污水管的另一端放入空塑料桶内,胃管的一端和已插好的患者洗胃管相连接;调节药量流速	● 药管管口必须始终浸没在洗胃液液面下
(2) 接通电源,按"手吸"键,吸出胃内容物,再按"自动"键,机器即开始对胃进行自动冲洗	● 冲洗时"冲"红灯亮,吸引时"吸"红灯亮
(3) 如发现有食物堵塞管道,水流减慢、不流或发生故障,可交替按"手冲"和"手吸"键,重复冲吸数次,直到管路通畅,再按"手吸"键将胃内残留液体吸出,按"自动"键,自动洗胃机即继续进行工作,直至洗出液澄清无味	● 管路通畅后,不可直接按"自动"键,而应先吸出胃内残留液,否则自动洗胃机再灌洗时灌入量会过多,造成胃扩张
(4) 洗胃完毕需冲洗各管腔,将进液管、进胃管和排液管同时放入清水中,手按"清洗 / 自动"键,机器自动清洗各管腔,清洗完毕后,将各管同时取出,待机器内水完全排尽后,按"停机"键,关机	● 以免各管道被污物堵塞或腐蚀
5. 随时观察患者面色、脉搏、呼吸和血压的变化及有无洗胃并发症的发生	● 洗胃并发症可有:大量低渗液洗胃致水中毒,水电解质紊乱,急性胃扩张,昏迷者误吸或过量胃内液体反流导致的窒息,以及迷走神经反射性心脏骤停等 ● 若患者出现腹痛、洗胃液呈血性或出现休克现象时,应立即停止洗胃,与医生联系,采取相应的急救措施
6. 洗胃完毕,反折胃管末端,用纱布包裹,根据不同病情保留一定时间,以备再次洗胃	● 防止管内液体误入气道 ● 有机磷中毒患者应保留胃管 24h
7. 拔出胃管,协助患者漱口、擦拭面部,必要时更衣,嘱患者卧床休息,整理床单位,清理用物	
8. 记录洗胃液名称及量,呕吐物颜色、气味,患者主诉,必要时留取标本送检	● 如为幽门梗阻患者洗胃,可用注洗器洗胃,在饭后 4~6h 或空腹进行,并记录胃内潴留量,以了解梗阻程度:潴留量 = 洗出量 – 灌入量

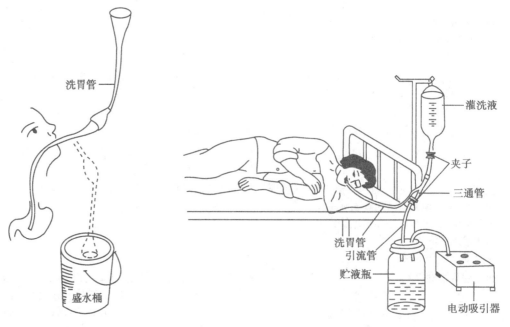

图 21-13　漏斗胃管洗胃术示意图　　　　图 21-14　电动吸引器洗胃术示意图

Note:

三、危重患者的支持性护理

危重患者病情重而复杂、变化快,随时可能发生生命危险,护士应认真、全面、缜密地观察病情,判断疾病转归。危重患者身体极度虚弱,抵抗力差,护士应加强各方面的护理,预防并发症,减轻患者痛苦,促进其早日康复。必要时应设专人护理,并将观察结果和治疗经过详细记录于护理记录单上,为医生诊疗和采取相应的护理措施提供参考。

(一)严密观察病情

护士必须严密观察并随时掌握患者的病情变化,尤其要重点加强对生命体征、意识、瞳孔等内容的观察,以随时了解患者心、肺、肾、肝等重要脏器的功能状态及治疗反应与效果,及时、正确地采取有效的救治措施。

(二)保持呼吸道通畅

昏迷患者常因呼吸道分泌物及唾液等积聚于喉头而引起呼吸困难甚至窒息,故应使患者头偏向一侧,及时吸出呼吸道分泌物,保持呼吸道通畅。长期卧床患者易患坠积性肺炎,应经常帮助患者变换体位;清醒者应鼓励定时做深呼吸或轻拍背部以助分泌物咳出,防止发生坠积性肺炎。

(三)加强基础护理

1. 眼的护理　眼睑不能自行闭合的患者,由于眨眼少,角膜干燥,易发生溃疡,并发结膜炎,可涂金霉素眼膏或盖凡士林纱布,以保护角膜。

2. 口腔护理　做好口腔清洁,以增进患者食欲。对不能经口进食的患者,更应做好口腔护理,防止口腔炎症、口腔溃疡、腮腺炎、中耳炎等并发症的发生。

3. 皮肤护理　危重患者由于应激、长时间卧床、大小便失禁、大量出汗及营养不良等原因,容易发生压力性损伤。因此,必须加强皮肤护理,做到"七勤",维护皮肤完好状态。

4. 肢体被动锻炼　危重患者由于活动少,容易发生肌腱、韧带退化和肌肉萎缩,关节日久不动也会僵硬而失去正常功能。故应注意保持患者肢体的功能位置,病情允许时,每日为患者做被动关节活动范围练习 2~3 次,如伸屈、内收、外展、内旋、外旋等活动,并做按摩以促进血液循环,增加肌肉张力,帮助恢复功能,同时可预防静脉血栓的形成。

(四)补充营养和水分

危重患者分解代谢增强,机体消耗大,因此需补充营养和水分。对不能进食者,可采用鼻饲或胃肠外营养;对大量引流或额外体液丧失等水分损失较多的患者,应补充足够的水分。

(五)维持排泄功能

对发生尿潴留的患者,可采取帮助患者排尿的方法,以减轻患者的痛苦,必要时可在无菌操作下导尿。对有留置导尿管的患者,要保持引流通畅,防止泌尿系统感染。如患者便秘,可用各种通便方法协助其排出,必要时护士可戴手套帮助取出粪便。

(六)保持引流管通畅

危重患者身上有时可有多根引流管,护士应将各种导管妥善固定,安全放置,防止堵塞、扭曲、脱落,并保持其通畅,发挥其应有的效能。在操作中严格执行无菌技术,防止逆行感染。

(七)注意安全

对意识丧失、谵妄、躁动的患者,要注意安全,合理应用保护具以防止坠床摔伤并维持患者舒适。对牙关紧闭抽搐的患者,要用压舌板裹上数层纱布放于上下白齿之间,以免因咀嚼肌痉挛而咬伤舌头。同时,室内光线宜暗,工作人员动作要轻,避免因外界刺激而引起患者抽搐。

(八)做好心理护理

危重患者常常会表现出各种各样的心理问题,例如,急性起病或意外事件发病的患者常表现为恐惧、焦虑、过分敏感等;慢性病加重的患者常表现为消极、绝望、多疑等。因此,在抢救危重患者生命的同时,护士还应努力做好心理护理。护士要具有较强的人文关怀意识和心理护理能力,能敏锐地发现

Note:

患者的心理变化及其原因,有的放矢地解除患者的心理障碍,为患者提供有效的心理支持。鉴于危重患者的特殊性,心理护理多是通过非语言交流来完成。因此,在对患者进行护理时,态度应和蔼、诚恳、富有同情心;语言应精练、贴切、易于理解;举止应沉着、稳重;操作应娴熟认真、一丝不苟,给患者以充分的信赖感和安全感;此外,还要设法减少环境因素的刺激,如病室光线宜柔和,保持病室安静,保护患者隐私。

(李　凡)

思考与练习

1. 危重患者的重点观察内容有哪些?

2. 下列患者应重点观察哪些方面的病情?

(1) 刘某,女,26 岁,因"病毒性心肌炎"初次入院,患者性格内向。

(2) 张某某,男,10 个月,因"发热 39.8℃"入院。

(3) 赵某,女,66 岁,因"右侧肢体活动障碍伴言语不利"入院。

3. 钱某,男,49 岁,因"频发心绞痛"入院第 2d,患者突感胸部闷痛,随后呼之不应,家属急呼护士。

请问:

(1) 对于这种突发事件,护士应如何处置?

(2) 如何判定该患者是否发生心搏骤停? 若确定患者发生心搏骤停,该如何抢救该患者?

4. 李某,男,50 岁,因车祸受伤被送往急诊。查体可见左前臂肿胀畸形伴活动性出血,耻骨联合处肿胀、压痛,髋关节活动受限,伴血尿。面色苍白,表情淡漠,四肢厥冷。

请问:

(1) 作为当班护士应如何组织抢救?

(2) 在医生未到之前,接诊护士应做些什么?

(3) 护士应如何配合医生抢救?

(4) 护士在观察病情方面,应重点观察什么?

5. 杨某,女,35 岁,因家庭矛盾口服大量药物 2h 后被人发现,送入急诊,药物具体种类和剂量不详,入院时意识不清。

请问:

(1) 护士应用什么洗胃方法帮助患者去除毒物,为什么?

(2) 应选用何种洗胃溶液?

(3) 该患者意识不清,应如何放置胃管?

6. 请说出下列中毒患者正确的洗胃溶液。

氰化物　敌敌畏　乐果　美曲膦酯　安眠药　灭鼠药　盐酸

URSING

第二十二章

临 终 关 怀

22章

22章 数字内容

――――― 教 学 目 标 ―――――

● 识记：

1. 能正确陈述临终关怀的意义和基本原则。

2. 能正确陈述尸体护理的目的。

● 理解：

1. 能用自己的语言正确解释下列概念：

　　临终　临终关怀　姑息照护　死亡　脑死亡　尸冷　尸斑　尸僵

2. 能举例描述临终患者的生理变化及护理要点。

3. 能举例描述临终患者家属的心理反应分期和护理要点。

4. 能举例描述丧亲者的心理反应分期和护理要点。

5. 能正确比较分析死亡过程的三个阶段及其特征性表现。

● 运用：

1. 能运用本章所学知识，科学评价死亡的标准。

2. 能根据临终患者的情绪、行为，判断其心理反应分期，并提供有效的护理措施。

3. 能根据所提供的病例，拟定一份临终期患者及家属的临终关怀计划。

4. 在模拟人身上正确完成尸体护理，做到步骤正确、连贯、态度严肃、认真，体现人文关怀。

生、老、病、死是人生的自然发展过程,死亡是生命活动的最后阶段,是构成完整生命历程不可回避的重要组成部分。帮助临终患者坦然、平静地面对死亡,并尽可能地减轻临终前的生理和心理反应,使他们能有尊严而无憾地、安详地度过人生旅程的最后阶段,是护士应尽的职责。这就要求护士必须建立正确的死亡观,学习、掌握临终关怀及其相关的知识与技术,才能为生命即将结束的患者及其家属提供全面的身心照顾与支持。

第一节　临终关怀的概述

一、相关概念

1. **临终(dying)**　又称濒死,一般指由于各种疾病或损伤而造成人体主要器官功能趋于衰竭,经积极治疗后仍无生存希望,各种迹象显示生命活动即将终结的状态。

临终阶段是生命的最后阶段,具体时间各国尚无统一标准,如英国以预期生存期不超过一年为临终期;美国以预期生存期不超过 6 个月且不再接受延长生命的治疗为临终期;日本以只有 2~6 个月存活期的患者为临终患者;我国则认为临终患者死亡前 3 个月左右的时间为临终期。

2. **临终关怀(hospice care)**　也可称"善终服务""安宁疗护"等。是指一种专业的支持性卫生保健服务,是对临终患者及其家属所提供的一种全面整体的照护,包括医疗、护理、心理、精神和社会等各个方面,其目标使临终患者的生命质量得到提高,能够少痛苦、甚至无痛苦地走完人生的最后旅程,并使其家属的身心健康得到维护和增强。

3. **姑息照护(palliative care)**　是在临终关怀的基础上发展起来的一种新的医疗照护模式,2002 年 WHO 将其定义为,对那些患有无法治愈性疾病的患者提供积极的整体照护,从疾病诊断一开始主要通过预防、评估和有效控制疼痛及治疗其他躯体痛苦症状,处理心理、社会、精神和宗教方面的一系列问题,最大可能地提高患者及其家属的生活质量,直至患者死亡。姑息照护是一个动态的治疗护理过程,随着患者病情的变化而变化。

4. **死亡(death)**　是生命活动不可逆的终止,是人的本质特征的永久消失,是机体完整性的破坏和新陈代谢的停止。

二、临终关怀的发展和意义

(一)临终关怀的发展

临终关怀的历史,在西方可追溯到中世纪的西欧,当时修道院等宗教团体在其机构附近设置场所为长途跋涉的朝圣者和旅游者无偿提供中途休息和食物等服务,并精心照顾病患者,替死者祈祷和安葬。20 世纪初,一些"收容所""济贫院"等机构在英国、法国等建立,专门为晚期患者、生活贫困的患者提供护理服务。这些机构的产生和发展为现代临终关怀运动的兴起奠定了基础。

现代意义上的临终关怀运动始于 1967 年英国桑得斯博士(Saunders C)在伦敦创办的世界上第一所现代临终关怀院—"圣克里斯多福临终关怀医院",被誉为"点燃了临终关怀运动的灯塔"。在其影响和带动下,临终关怀服务首先在英国得到了快速发展。随后,美国、法国、加拿大、澳大利亚、新西兰、芬兰、德国、日本等国相继开展临终关怀服务。目前,世界上已有 130 多个国家开展了此项服务,并进行了相关理论和实践研究。我国于 1988 年 7 月,在美籍华人黄天中博士的支持和原天津医学院崔以泰教授等专家学者的努力下,原天津医学院成立了我国第一个临终关怀研究中心,并于 1990 年建立了临终关怀病房。之后,中国心理卫生协会临终关怀委员会和临终关怀基金也相继成立,1988年上海创建了我国首家临终关怀院——上海南汇护理院。1992 年北京松堂关怀医院、北京朝阳门医院临终关怀病区等机构相继建立。2006 年 4 月中国生命关怀协会在首都人民大会堂宣告成立,旨在协助政府有关部门开展临终关怀立法和政策研究,实施行业规范化管理,推进临终关怀学的标准化、规范化、科学化、系统化的发展。协会的成立标志着中国临终关怀事业迈出了历史性一步,是我国临终关怀事业的里程碑。2010 年 9 月,中国内地首个社区临终关怀科室在上海闸北临汾路街道社区卫生服务中心成立。2012 年上海率全国之先在 18 个试点单位开设舒缓疗护服务,2013 年年底,上海市 18 个市级试点工作全面顺利完成。迄今,我国大陆已有 100 多家临终关怀服务或研究机构。

信息平台

安宁疾病苦痛,疗护生命尊严

2016 年 4 月 21 日,全国政协在北京召开主题为"推进安宁疗护工作"的双周协商座谈会。在明确安宁疗护的观念认知的同时,与会委员认为,政府需要加强安宁疗护工作的服务供给。在分级诊疗基础上做好场所建设,以基层社区医院为重点,建立大医院、社区医院和家庭医生的分工负责和联系协作机制,并改进筹资方式,解决社保对安宁疗护作为特殊病种的支付方式。加强对安宁疗护医生和护士的培养和培训,建立科学合理的安宁疗护的规范、标准、路径和流程,同时建立跨部门的协调机制,明确牵头单位,注意发挥专业协会的作用。目前,我国的安宁疗护还处于起步阶段,伴随着我国老龄化进程的加速,安宁疗护的民生需求必将不断增长。这次关于安宁疗护的全国政协会议,是一次推动国家和社会完善相关制度政策发展的促进会。随着社会认知的深入,以及制度和服务的完善,中国在安宁护理这条道路上的前进步伐会越来越坚定,越来越从容。

(二) 临终关怀的意义

1. 符合人类追求生命质量的客观要求　随着社会文明的进步,人们对生命的生存质量和死亡质量提出了更高的要求,认为在生命最后的日子里,生存的质量比生存的数量更重要。临终关怀从优化生命终端质量出发,帮助临终患者解决各种生理需要和心理需求,使临终患者在充满人性温情的氛围中,安详、宁静、无痛苦、舒适且有尊严地离开人世,达到更理性,更平静地接受死亡。

2. 体现社会文明和进步　现代临终关怀理念认为,临终患者的生命与其他人的生命没有任何本质上的区别,不仅不应该被忽视,还应该备受尊重。社会应当努力为临终患者创造一种环境,使他们在这种环境氛围中,生命的权利和尊严都能得到充分的尊重和享受。维护临终患者的生命质量,应当成为现代文明社会的基本伦理道德规范。临终关怀正是一项为让临终患者尊严舒适地到达人生彼岸而开展的社会公共事业,是社会文明的标志,也是历史进步的必然。通过临终关怀使临终者体验到人与人之间的温情,感受到人道主义的光辉。

专家观点

社会沃母(womb)理论

世界各国医学专家一般将临终期定为 6 个月。北京松堂关怀医院经过对 10 713 个临终病历的研究分析发现,人的平均临终期为 280d,接近胚胎在母体子宫内孕育的时间。院长李伟据此提出著名的社会"沃母"(womb 子宫)理论:人的生命有两极——出生和死亡。在人诞生前,需要在母亲温暖舒适的子宫内经过 10 个月围产期的母体呵护;当生命即将终结的时候,同样需要社会为其提供一个类似子宫般温暖、舒适的支持环境,由社会为其提供全部的爱与呵护,让其在社会子宫内享受 10 个月围终期的社会关怀。

3. 推动我国卫生保健体系的完善　随着我国社会老龄化进程的不断加速,恶性肿瘤、慢性疾病患者的日益增多,许多晚期患者、老年临终患者都需要照护,而传统的卫生保健服务以及有限的医疗

Note:

卫生资源已不能满足这类群体的需求。因此,社会对临终关怀服务的需求越来越强烈。临终关怀不仅是解决濒危患者家庭照料困难的一个重要途径,也是一个节省费用的有效照护方法。2014 年,WHO 倡议各成员国将临终关怀服务作为自己国家卫生系统中的一项重要工作。我国《医疗卫生服务体系规划纲要(2015—2020 年)》也明确指出要发展和加强康复、老年、长期护理、慢性病管理、临终关怀等接续性医疗机构。目前上海舒缓疗护(临终关怀)项目已将临终关怀纳入区域健康卫生政策中,使之真正成为上海市社区卫生资源优先配置的重要组成部分。虽然我国近十几年来一直在积极探索符合中国国情的各种临终关怀服务形式,但仍存在供需不平衡的问题,需在政策扶持、制度保障、人员配备与培训等方面进行不断完善,让临终患者走好生命最后一程。

三、临终关怀的基本原则

临终关怀是从生理、心理、社会等方面对临终患者进行综合的全方位的关怀服务,帮助其走完人生旅途的最后历程,并对患者家属给予安慰和关怀,因此具有有别于一般医护服务的基本原则。

1. **护理为主的原则** 临终关怀的服务对象主要是晚期患者,疾病治愈无望,生命即将结束,因此对此类患者,应采用对症为主的照护(care),而非以康复为目的的治疗(cure)。通过全人、全程的身心护理,减轻患者的病痛、增进其舒适,以此提高临终患者终末阶段的生命质量,维护患者死亡的尊严。

2. **适度治疗的原则** 临终关怀不主张以延长晚期患者的生命过程为目的,而使用昂贵的药物以及各种积极的治疗方法,给患者带来许多躯体和心理痛苦,并给家属增加巨大的医疗费用负担。而是主张以控制症状、减轻或解除患者痛苦为目标的支持性、综合性姑息服务,更符合人道主义精神的医疗护理救助行为。

3. **注重心理的原则** 临终患者由于疾病的折磨,对生的依恋、对死的恐惧以及对亲人的牵挂等,使其临终心理状态和行为反应极其复杂多变。因此,注重心理护理是临终关怀的重要特点和基本原则之一。通过心理治疗,使患者接受即将到来的死亡的现实,从而缓解或消除患者的焦虑和痛苦,使临终者能安详、平静、达观地等待死亡的来临。

4. **伦理关怀的原则** 由于生物医学技术的进展,现代医学可以运用各种仪器维持临终者的生理生命,甚至可以使其长久处于植物性生存状态,但生命质量已经退化,生命已经失去了本质的意义。这未必是临终者本人的意愿,甚至是违背其意愿的。临终患者应该得到的是符合生命伦理原则的关怀与照顾。护士应将生理"关怀"和心理"关怀"结合起来,尊重患者的人格,尊重患者选择死亡的权利并维护其死亡的尊严。

5. **社会化原则** 临终关怀是一关怀个社会化的系统工程,需要全社会的共同参与。坚持社会化的原则,首先,必须大力开展临终关怀知识普及、宣传教育,使人们以科学的态度正确地对待死亡,让全社会了解、支持临终关怀事业。其次,必须在立足临终关怀专业人员和专门机构的基础上,动员其他社会组织共同关心、参与和建设临终关怀事业。

四、临终关怀的对象与内容

1. **临终关怀的对象** 临终关怀的服务对象既包括临终患者,也包括临终患者家属。对于临终患者,临终关怀不仅可以为其提供内容充实的姑息照护,有效地控制和缓解患者疼痛等各种不适症状,同时可以为他们提供临终生活护理、心理护理等全面的、整体性照护,提高患者的生活质量。临终关怀不仅是关怀临终患者,同样也关怀临终患者家属,帮助他们经历和适应"丧亲"现实,缩短悲痛的过程,维护身心健康。

2. **临终关怀的内容** 临终关怀由临终服务团队为临终患者及家属提供包括姑息治疗、临终护理、心理咨询辅导、死亡教育、精神和社会支持、居丧照护等多学科、多方面的综合性服务。通常,医护人员根据临终患者及其家属的实际需求,和团队成员讨论制订临终关怀计划,并负责实施。此外,社会工作者、志愿者等帮助患者及家属提供社会资源,帮助他们建立社会支持系统,并积极寻求社会支援。在国外,宗教服务人员也是临终关怀服务团队中比较活跃的成员,他们与其他成员一起为临终患者及家属提供精神和心理的支持。

五、临终关怀的组织形式

临终关怀组织形式经历了一个不断适应各自国家和地区社会发展需求的多元化发展过程,目前主要由多学科的临终关怀团队成员为临终患者和家属提供两种形式的临终关怀服务。

1. **机构型临终关怀服务** 是指临终患者在专业的临终关怀服务机构(包括独立的临终关怀医院和附设的临终关怀机构)内接受临终关怀服务。临终关怀医院是指不隶属于任何医疗、护理或其他医疗保健服务机构的临终关怀服务机构,可承担多种形式的临终关怀服务项目,包括"住院临终关怀服务"和"日间临终关怀服务"等。附设的临终关怀机构是指在医院、护理院、养老院、社区卫生中心等机构内设置的"临终关怀病区""临终关怀病房""临终关怀科"或"临终关怀单元"等,是最常见的一种临终服务机构类型。

2. **居家型临终关怀服务** 也可称社区家庭型临终关怀服务,是以社区为基础,以家庭为单位,开展临终关怀服务,一般由临终患者家属为临终患者在家中提供基本的日常照护;由临终关怀机构的人员(如社区全科团队成员)常规、定期地到患者家中为临终患者及家属提供所需要的各种临终关怀服务。开展居家型临终关怀服务应是我国推动临终关怀服务的最佳途径,具有广阔的发展前景。

第二节 临终患者及家属的护理

对临终患者及家属的护理应体现出护理的关怀和照顾,用护士的责任心、爱心、细心、耐心、同情心,以尊重生命、尊重患者的尊严和权利为宗旨,了解患者和家属的需求,并给予满足,营造安详和谐的环境,使临终患者及家属获得帮助和支持。

一、临终患者的生理变化及护理

(一) 临终患者的生理变化

1. **循环系统的变化** 由于循环系统功能减退,心肌收缩无力,出现循环衰竭的表现。常见心搏出量减少,心音低弱,脉搏由快到微弱而不规则,血压下降,周围血管从下肢开始收缩,皮肤苍白、湿冷、口唇、指甲呈灰白或青紫色,四肢发硬,出现向中央发展的淤血斑点。

2. **呼吸系统的变化** 由于呼吸中枢麻痹,呼吸肌收缩作用减弱,分泌物在支气管中潴留等原因,出现呼吸困难,带鼾声、痰鸣或鼻翼扇动,呼吸由快变慢,由深变浅,出现潮式呼吸、点头样呼吸等。

3. **消化与泌尿系统变化** 患者胃肠蠕动逐渐减弱,气体积聚于胃肠,出现呃逆、恶心、呕吐、腹胀,还可发生大小便失禁或便秘、尿潴留、粪便嵌塞等症状。

4. **肌肉运动系统改变** 临终患者肌肉失去张力,全身肌肉软瘫,可出现仰卧时全身和床褥伏贴,下颌下垂,嘴微张,眼球内陷,上眼睑下垂,吞咽困难等。由于肛门及膀胱括约肌松弛,患者可出现大、小便失禁。

5. **面容、感知觉及语言改变** 临终患者常见希氏面容,表现为面肌消瘦,面色呈铅灰色,鼻翼扇动,双眼半睁呆滞,瞳孔固定,对光反射迟钝。临终前患者语言逐渐困难,混乱,但**听力往往存在**,视觉逐渐减退,开始只能视近物,以后只存光感,最后什么也看不见。

6. **神经系统改变** 若疾病未侵犯神经系统,患者可以始终处于神志清醒状态。病变侵及或影响中枢则可以出现意识模糊,最终瞳孔对光反射、吞咽反射完全消失。一般临终前意识状态可以分为三期:①昏睡:对周围事物无反应,强刺激可暂时苏醒,随即又转入睡眠状态;②木僵:是一种可唤醒的无意识状态,对周围事物无反应;③昏迷:意识完全丧失,呼唤和其他刺激均不能使患者醒转。

Note:

（二）临终患者生理反应的护理

了解和协助患者解决各种生理需要,控制症状,尽可能使其处于舒适状态,提高临终生活质量是临终护理工作从生理学角度上应达到的目标。

1. 疼痛控制 疼痛是临终患者尤其是癌症临终患者临终前最严重的症状,疼痛不仅影响患者睡眠、饮食、活动和情绪、还可使患者和家属感到沮丧、失望,因此临终患者的疼痛控制是症状处理和缓解的重要方面。护理人员应正确观察评估患者的疼痛状况,掌握疼痛控制的原则和方法,有效地缓解临终患者的疼痛,改善其生活质量。

（1）疼痛评估:疼痛产生的原因多种多样,大多是患者体内器质性病变所致,也有些与化疗、放疗反应及情绪变化有关。同时,疼痛也是一种主观感觉,不同人的痛阈不同,对疼痛的反应亦不同,因此,医护人员需认真倾听患者的主诉,仔细观察和评估患者疼痛发生的时间、部位、程度、性质变化、治疗效果及转归、疼痛对其生活质量影响情况等,并做好详细的记录。对认知障碍的患者,护士可通过对患者的步态变化、呻吟、哭泣、食欲或睡眠改变等非语言疼痛行为观察,来评估患者的疼痛状况(详见第十二章第四节)。

（2）药物控制:目前对于临终患者,疼痛的药物控制一般遵循两大原则:一是 WHO 提出的三阶梯止痛法(参见第十二章第四节);二是按照"时钟"给药,而不是按"必要时"给药。在用药过程中,护士应注意观察病情,把握好用药的阶段,密切观察药物的不良反应和临终患者对药物副作用的耐受力,根据患者的病情发展和个体差异,确定给药的方法和剂量,防止用药过量。总之,对临终患者要控制疼痛,达到使患者无痛的目标。

（3）非药物控制:可采用松弛术、音乐疗法、催眠意象疗法、针灸疗法、神经阻滞治疗、健康教育、心理咨询与治疗等综合方法(参见第十二章第四节)来缓解患者的疼痛,解决疼痛给患者心理、情绪等方面带来的问题。在此过程中,对临终患者及家属的疼痛教育是很重要的,其内容包括教会他们一些简易的疼痛自评工具的使用方法,帮助他们了解疼痛控制的方法、效果和副作用等,解除其担心止痛药物耐药性和成瘾等顾虑,并鼓励患者主动向护士诉说疼痛的感受,为制订止痛方案提供信息资料。

2. 各系统症状护理

（1）循环系统护理

1）密切观察患者生命体征、末梢循环及尿量的变化,并及时做好记录。

2）注意保持患者体温,加强保暖,必要时应用热水袋或加温毯。

3）做好抢救药品和器材的准备。

（2）呼吸系统护理

1）保持病室内空气新鲜,及时通风换气。

2）病情允许时可适当半卧位或抬高头与肩,以改善呼吸困难。

3）保持呼吸道通畅:痰液堵塞、呼吸困难是临终患者的常见症状,应床旁备好吸引器,及时吸出痰液和口腔分泌液。意识不清者应采取仰卧位,头偏向一侧或侧卧位,防止呼吸道分泌物误吸入气管引起窒息或肺部并发症。

4）给氧:视呼吸困难程度,及时给予吸氧。

（3）消化系统护理

1）加强口腔护理:协助患者做好口腔清洁,口唇干裂者可涂石蜡油,也可用湿棉签湿润口唇,有口腔溃疡或真菌感染者酌情局部用药。

2）营养支持:临终患者缺乏食欲,为保证其营养,应充分了解患者饮食习惯,尽量满足患者的饮食要求。如患者感觉恶心,进餐前可给予止吐药,助消化药。给予流食或半流食,必要时采用人工方法,如肠外营养等,以补充足够热量的均衡营养物及水分。

（4）泌尿系统护理:尿潴留者可留置导尿管,便秘者可给予灌肠或其他通便措施,大小便失禁者妥善使用保护器具,做好会阴部皮肤清洁护理,以减轻患者躯体及精神上的痛苦。

(5) 皮肤护理:临终患者肌肉无张力,加之体质衰竭和长期卧床,或因躯体疼痛而长期采取某一种卧位,极易导致压疮发生,护士应帮助患者维持舒适的姿势,勤翻身,经常按摩受压和骨隆突处。

(6) 感官的护理

1) 提供舒适、安静、整洁的病室环境,光线照明要适当,避免临终患者因视觉模糊而产生恐惧心理。

2) 及时用湿纱布拭去患者眼部的分泌物,如患者眼睑不能闭合,可涂金霉素、红霉素眼膏或用凡士林纱布覆盖双眼,以保护角膜,防止角膜因干燥而发生溃疡或结膜炎。

3) 听觉是临终患者最后消失的感觉,因此,护理人员在与患者交谈时语调应柔和,语言要清晰,也可采用触摸患者的非语言交谈方式,让临终患者感受陪伴和温暖。

二、临终患者的心理反应及护理

(一) 临终患者的心理反应及其分期

临终患者面对不治之症与死亡心理反应非常复杂。护士应及时评估临终患者的心理需要,关爱患者,满足临终患者的心理需求。美国精神病学专家伊丽莎白·库伯·罗斯博士(Dr. Elisabeth Kuble Ross)在 1969 年出版的著作《论死亡和濒死》(On Death and Dying)一书中提出临终患者五个心理阶段——否认期、愤怒期、协议期、忧郁期和接受期。

1. **否认期(denial)**　当患者得知自己的疾病已进入晚期即将离开人世时,最初的反应会是震惊、恐惧和否认,易产生猜疑或侥幸心理,并伴有强烈的求生欲望。他们往往四处求医,希望是误诊,同时还没有准备好去接受疾病严重性的事实,无法处理疾病相关的问题或做出决定。这个阶段为期短暂,可能持续数小时或几天。但也有少数患者会直至死亡临近仍处于否认期阶段。罗斯博士认为,否认是患者应对突然降临的不幸的一种正常心理防御机制。

2. **愤怒期(anger)**　当病情趋于加重,否认难以维持,患者常会产生焦躁、烦恼和愤怒的情绪反应,产生"为什么是我,老天太不公平"的心理,处于此期的患者常常表现出暴躁易怒,事事处处不合心意,甚至将怒气转移到医护人员和家属身上,拒绝配合治疗。

3. **协议期(bargaining)**　愤怒的心理消失后,患者开始接受自己患绝症的现实,不再怨天尤人,而是请求医护人员想尽办法治疗疾病并期望奇迹出现。为延长生命,许多患者会做出各种承诺以换取生命的延续,如"我一定会听医生护士的话,请让我好起来";有些患者认为许愿或做善事能扭转死亡的命运,有些患者则对过去所做的错事表示忏悔。此期患者变得很和善,愿意努力配合治疗。

4. **忧郁期(depression)**　随着病情的日趋恶化,患者清楚地意识到失去所爱的一切与生命本身不可避免,任何努力都无济于事,会产生强烈的失落感,因而表现出明显的忧郁和深深的悲哀,可能有哭泣等悲伤反应。此时患者很关心家人和自己的身后事宜,并急于做出安排。想见亲人或自己思念的人,愿意所爱的人守候在身边来表达对世间的留恋。部分患者在此期存在强烈的孤独感,沉闷压抑,沉默不语,甚至对周围的一切采取冷漠的态度,不愿与人交流。

5. **接受期(acceptance)**　经历了强烈的心理痛苦和挣扎后,此时的临终患者已作好接受死亡降临的准备,情绪显得平和、安静,已看不出恐惧、焦虑和悲哀,精神和肉体均极度疲劳、衰弱,常处于嗜睡状态,情感减退,对外界反应淡漠。

由于临终患者心理发展的个体差异性较大,并非所有的临终患者会出现上述 5 个心理阶段,且表现顺序并非绝对前后相继,它们可能重合,可能提前或推后,亦可能停留在某一阶段,所以,在实际工作中,护士应该根据个体的实际情况进行具体的分析与处理。

(二) 临终患者心理护理的基本要求

1. **表情亲切**　温柔自然的表情,常能起到使患者镇静的作用;紧张慌乱的神态,会使患者加剧惶

Note:

然不安感。

2. 眼神安详 眼可传神,护士镇定自若或忧郁惊恐都是以眼神为导体,给予患者不同刺激。眼神惊恐,会使患者慌乱;眼神凝注,会使患者感受到被重视、被关怀;眼神镇定,会使患者松懈对死亡的关注,增加面对死亡的勇气。

3. 语言恳切 语言是一门艺术,护理临终患者对语言有更高的要求。对不同疾患,不同心理状态、不同年龄、职业等层次的患者要使用不同语言,但语调应亲切柔和,词汇恳切真挚,语速稳健和缓。并配合非语言交流的方式,如抚摸等,使患者在生命最后一刻,处于被关怀、体贴、慰藉之中。濒死者进入死亡阶段视力模糊,语言困难,但听觉保留较长时间,护士在床边既不能窃窃私语,以免增加患者猜疑焦虑;也不能毫无顾忌讨论病情,防止患者受意外刺激。

4. 动作轻柔 对临终患者的实施护理措施时,动作要特别轻巧、敏捷、稳当、柔和、有序;操作准确,尽量降低人工呼吸机等各种抢救设备噪声,增加舒适度。

(三) 临终患者不同心理阶段的护理

1. 否认期关怀 护士应与患者坦诚沟通,既不要揭穿患者的防卫心理,也不要对患者撒谎,要了解患者对自己病情的认知程度,理解患者心情,耐心倾听患者述说,维持他们的适度希望,缓解其心灵创痛,并因势利导,循循善诱,坦诚温和地回答解释患者的疑问,使其逐步面对现实。

此期患者对医护人员持信任和依赖的态度,对医护人员的一句话,一个动作,一个眼神和表情都很敏感,希望医护人员重视其躯体上微小变化,认真给予诊治。医护人员要热情安慰,进行周到的治疗护理,充分发挥患者的潜在力量,充分发挥患者社会关系方面因素,如亲人关怀、同学好友照顾和陪伴,使其心情处于欣慰和轻松状态。

2. 愤怒期关怀 护士应把临终患者的愤怒心理看作是一种正常的适应性反应,对患者是有益的,而千万不能把患者的攻击看作是针对某个人并予以反击。对患者的不礼貌行为应忍让克制,同时也应做好患者家属的工作,共同给予患者关爱、宽容和理解,使他们能发泄自己的愤怒,宣泄他们的感情,并在必要时辅以药物稳定他们的情绪。尤护理上尽量做到仔细,动作轻柔,态度和蔼可亲,做好其安抚和疏导工作。

3. 协议期关怀 此期患者尽量用合作和友好的态度来试图推迟和扭转死亡的命运,因此,护士应抓住时机,主动关心患者,鼓励患者说出自己的内心感受和希望,尽量满足患者的要求,并引导患者积极配合治疗护理,减轻痛苦,控制症状。

4. 忧郁期关怀 忧郁和悲伤对临终患者而言是正常的,护士应允许临终患者用自己的方式表达悲哀,鼓励和支持他们,允许家属陪伴,让患者有更多的时间和亲人待在一起,并尽量帮助患者完成他们未竟的事宜。此期患者有强烈的因孤独产生的关怀需求,虽然患者有时会有独自静一静的想法,但不可误解为患者喜欢孤独,事实上是患者担心因为自己害怕孤独而造成家人情感上的负担与不舍。这种矛盾的心理反应是家人和护士在提供支持与关怀时应特别注意的地方。另外,也要注意患者的心理变化和安全,关注并预防患者自杀。

5. 接受期关怀 护士应尊重患者的信仰,让患者宁静、安详地告别人间,不应过多打搅患者,不要勉强与之交谈,但要保持适度的陪伴和支持,此期患者很少提出要求,似乎在默默等待死亡的到来,但内心是很矛盾的,口头上说不需要人帮助,而在非语言行为方面却希望得到安慰和支持,护士可通过一些非语言行为传递关怀、安抚的信息,如握握患者的手,递一个温暖的眼神,让患者感到心灵的慰藉。

三、临终患者家属的护理

(一) 临终患者家属心理特征

作为临终患者的家属,他们既痛苦又辛苦。他们一方面要夜以继日地照顾患者,解决因为亲人生病、病重、病危带来的各种问题;另一方面,要克制自己悲哀无助的情绪,面对现实,给予患者以精神的支持。这些使得临终者亲属们消耗了大量体力和精力,忍受了种种不良因素的精神刺激。因此,临终患者家属常常表现出相似的悲痛心理特征。

1. **震惊和否认**　当家属得知亲人患绝症或病情无法医治后,会十分震惊,不知所措,难以接受既成的事实,不相信会是这样的结果,于是带着患者四处求医,试图否定医生的诊断和预测。

2. **悲痛欲绝**　面对朝夕相处,相依为命的亲人因患上绝症而要离自己而去,回想起以往美满幸福的家庭即将支离破碎,内心痛不堪言,但又不能在患者面前流露出悲哀的情绪,还要强打精神安慰患者;特别是当亲人承受着剧烈的、持续的疼痛,以及进行治疗后的种种反应,而病情却每况愈下时,守护在其身旁的亲属更是痛不欲生。

3. **愤怒怨恨**　看到患者病情每况愈下,家属会产生怨恨自己无能的情绪;看到生活周围那么多人,那么多家庭都能健康、平安地生活着,而自己的亲人老老实实,与人为善,却要遭受痛苦与不幸,往往产生愤怒与不平心理。

4. **委曲求全**　长期遭受疾病折磨的患者,其心理状态亦常发生畸形的变化。有些患者常以我为中心,对亲属百般挑剔,无端指责,无故发怒。家属常深感委屈,但又担心辩解会导致患者情绪更坏,加速病情恶化,故只能默默承受。

5. **害怕与恐惧**　一方面,由于缺乏知识,常同患者接触的亲属们害怕患者的疾病会传染或遗传,因此,他们心怀恐惧与担忧;另一方面,患者亲属常因想到即将到来的亲人生离死别,家庭不再团圆美满的可怕后果而产生恐惧不安的心理。

6. **忧虑与烦恼**　当亲属患绝症后,赡养家庭的重担完全落在其一人身上;还要长期照护患者,解决各种生活问题,原本正常的生活秩序被打乱,加之亲人治愈无望,家属常会感到巨大的压力,忧心忡忡,无法排解。这种情况因不同的家庭经济状况、自身文化程度、社会修养的差异,表现程度不一。

7. **渴望和幻想**　临终患者的亲属对患者的病情一般都很清楚,他们在理智上知道亲人无治愈希望,但在感情上还是渴望患者能够绝处逢生,常常到处寻求所谓的仙丹秘方,幻想能出现奇迹,结果往往适得其反,耗费了精力、财力,与患者无补,甚至加速了病情的恶化。

8. **对医护人员寄予厚望**　希望医护人员能尽量多花时间与患者谈心,以解除患者恐惧、忧虑、悲观绝望等心理活动,使患者从绝望中看到一线光明,从而增强治疗的信心。同时更迫切地要求尽快地攻克医学难关,以拯救他们的亲人。

（二）临终患者家属的心理支持

上述临终患者家属的种种心理特征,必将影响他们的身体健康、工作、学习和生活。所以,作为医护人员对患者家属亦应给予同情、理解和帮助,同时应指导患者家属正确面对现实,克服种种心理障碍,促进其心理适应过程:

1. 适当为家属提供与患者单独相处的时间,营造安详和谐的环境让患者与家属倾诉衷肠,有助于临终患者家属的心理安慰。

2. 安排家属同患者的主管医生会谈,使他们正确了解患者的病情进展及预后。

3. 同家属共同讨论患者的身心状况变化和制订相应的护理计划,积极争取家属对护理活动的支持与参与。

4. 为家属提供有关护理知识与方法,使他们了解临终患者的身心变化特点,减少疑虑,并指导他们为患者进行适当的护理,使其在照料亲人的过程中获得心理慰藉。

5. 积极与家属沟通,鼓励和倾听家属诉说自己内心的种种感受,指导他们在患者面前控制悲伤的情绪。

6. 鼓励患者家属与亲友通过电话、信件、E-mail 等方式联系,并调动患者的社会关系为家属分忧并解决他们的实际困难,维持家庭生活的完整性。

7. 关心体贴家属,帮助其安排好陪护期间的生活,尽量解决其实际困难。

Note：

第三节　死亡后护理

一、死亡的标准

将心跳和呼吸的停止作为判断死亡的标准已沿袭了几千年。但随着现代医学的进步,尤其是生物工程技术的发展和复苏术、器官移植的广泛应用,心跳、呼吸停止而大脑功能尚保持完整的患者仍可依靠机器来延长生命,甚至痊愈。而一旦大脑功能受到不可逆的破坏即脑死亡,即使呼吸、心跳仍可依赖于机器继续维持,也只是保留了植物性生命,失去了人的本质特征。

2012年3月,国家卫生和计划生育委员会成立脑损伤质控评价中心,该中心于2013年制定了《脑死亡判定标准与技术规范(成人质控版)》(见附22-1),这将推动我国脑死亡判定工作有序、规范地开展。

二、死亡过程的分期

死亡并不是骤然降临的,而是一个连续进展的、量变到质变的过程,一般分为三个阶段,包括:濒死期(agonal stage)、临床死亡期(clinical death stage)和生物学死亡期(biological death stage)。

(一)濒死期

是死亡过程的开始阶段,脑干以上神经中枢功能抑制或丧失,脑干以下功能尚存,表现为意识模糊或丧失,呼吸、循环衰竭,心跳微弱,血压下降,出现潮式呼吸或间断呼吸,各种反射迟钝,肌张力减退或消失。濒死期的持续时间可随患者机体状况和死亡原因而异,年轻患者、慢性病患者较年老体弱者和急性病患者濒死期长。某些猝死、严重颅脑损伤患者可不经过此期而直接进入临床死亡期。

(二)临床死亡期

此期延髓处于深度抑制状态,特征性表现为心跳和呼吸完全停止,瞳孔散大,各种反射消失,但各种组织细胞仍有微弱而短暂的代谢活动。此期一般持续4min,超过4min,大脑将发生不可逆的变化。但在低温条件下,此期可延长达1h或更久。

(三)生物学死亡期

是死亡过程的最后阶段,整个神经系统及各器官的新陈代谢相继停止,机体出现不可逆的变化,已不可复活。随着此期的进展,出现尸体现象。

1. 尸冷(algor mortis)　是最先发生的尸体现象,指死亡后由于产热停止,散热继续,尸体温度逐渐降低,一般死亡后24h接近环境温度。

2. 尸斑(livor mortis)　指死亡后血液循环停止,由于地心引力的作用,导致坠积性充血而使尸体最低部位的皮肤出现暗红色斑块或条纹。一般死亡后2~4h开始出现,12h后便发生永久性变色。

3. 尸僵(rigor mortis)　指由于ATP酶缺乏,肌肉僵硬,并使关节固定的现象。一般于死后1~3h出现在下颌部,4~6h扩延到全身,12~16h达到高峰,24h后开始缓解,肌肉逐渐变软,称为尸僵缓解,3~7d后完全缓解。

4. 尸体腐败(postmortem decomposition)　指死亡后构成机体组织的蛋白质、脂肪和碳水化合物因腐败细菌作用而分解的过程。尸体腐败常见的表现有尸臭、尸绿等。尸臭是肠道内有机物分解从口、鼻、肛门逸出的腐败气体。尸绿是尸体腐败时出现的色斑,一般在死后24h先从右下腹出现,逐渐扩展到全腹,最后蔓延至全身,天气炎热时可提前出现。

三、尸体护理

尸体护理(postmortem care)是对临终患者实施完整临终护理的最后步骤,是临终关怀和整体护理的重要内容。做好尸体护理不仅是对死者的尊重,更是对死者家属心灵上的安慰,体现了人道主义精神和护理职业道德的高尚。患者经抢救无效,由医生下达死亡诊断书后方能进行尸体护理,而且尸体护理必须立即进行,防止尸僵的出现,同时避免对其他患者产生不良影响。在实施尸体护理时,护士应以唯物主义死亡观和严肃认真的态度做好每一步骤,尊重死者的遗愿,满足家属的合理要求,如宗教仪式和特殊的风俗习惯等。

（一）目的

1. 维持良好的尸体外观,易于识别。

2. 安慰家属,减轻哀痛。

（二）用物

治疗盘内备:

* 衣裤·······················1 套
* 尸体识别卡(图 22-1)·······3 张
* 不脱脂棉花···················适量
* 绷带·······················适量
* 敷料、胶布(有伤口者)···········适量
* 隔离衣·····················按需备
* 屏风·······················按需备
* 尸单·······················1 条
* 弯血管钳···················1 把
* 剪刀·······················1 把
* 梳子·······················1 把
* 擦洗用具···················1 套
* 手套·······················按需备
* 消毒液·····················按需备

姓名:_____　住院号:_____　年龄:_____　性别:_____

病室:_____　床　号:_____　籍贯:_____　诊断:_____

住址:_____

死亡时间:_____年_____月_____日_____时_____分

护士签名:_____

_____医院

图 22-1　尸体识别卡

（三）实施

操作步骤	注意点与说明
1. 填写死亡通知单 2 张(分送医务处和患者家属)	• 若家属不在,医院应尽快通知家属来院探视遗体
2. 填写尸体识别卡 3 张	
3. 洗手、戴口罩,备齐用物携至床旁,劝家属暂离病室,拉上隔帘或用屏风遮挡,撤去治疗用物,将床放平,使尸体仰卧,脱去衣裤,头下垫一枕,双臂放于身体两侧,用大单遮盖尸体	• 若死者为传染病患者,护士必须穿隔离衣,戴手套,按隔离消毒原则进行尸体护理 • 头下垫枕,防止面部淤血变色 • 维护患者隐私权
4. 洗净面颈部的污渍,协助闭上眼睑;不能闭合者,可用毛巾湿敷或于上眼睑下垫少许棉花,使上眼睑下垂闭合;嘴不能闭紧者,轻揉下颌,或用绷带托住;如有义齿代为装上,为死者梳理头发	• 尊重传统习俗,且死者遗容整洁,对家属也是一种心理安慰
5. 用血管钳夹取适量棉花分别填塞口、鼻、耳、阴道、肛门等自然孔道	• 以免体液外溢,但棉花勿外露 • 如死者为传染病患者,应用浸有 5 000mg/L 含氯消毒剂或过氧乙酸溶液的棉花填塞孔道

Note:

续表

操作步骤	注意点与说明
6. 依次擦净上肢、胸、腹、背、臀及下肢;如有胶布痕迹用松节油擦净;有伤口者更换敷料;有引流管者将管拔出后缝合伤口或用蝶形胶布封闭并包扎	● 传染病患者的尸体应用上述消毒剂清洁
7. 穿上衣裤,系第一张尸体识别卡在死者右手腕部,撤去大单	● 以避免认错尸体
8. 将尸单斜放平车上,移尸体于平车尸单上;先将尸单上、下两角遮盖头部和脚,再将左右两角将尸体整齐地包好,最后将尸单上端遮盖头部;在颈、腰及踝部用绷带固定,系第二张尸体识别卡在腰部的尸单上	● 传染病尸体应用浸泡过上述消毒液的布单严密包裹,装入塑料袋内密封,外面作传染标记
9. 盖上大单,将尸体送太平间,置于停尸屉内,系第三张尸体识别卡于停尸屉外;取回大单,连死者其他被服一并消毒、清洗	
10. 清洁、消毒、处理床单位和用物	● 严格执行消毒隔离制度,如死者为传染病患者,应按传染病终末消毒处理。原则上传染病死者衣物一律焚烧
11. 洗手后,填写死亡通知单,在当日体温单 40~42℃之间用红墨水笔纵写死亡时间;停止一切医嘱,注销各种执行单(包括药物、治疗及饮食卡等);按出院手续办理结账	
12. 清点遗物交给家属,若家属不在时,应由两人共同清点,将贵重物品列出清单,交护士长保存	

四、丧亲者护理

丧亲者(the bereaved)通常称为死者家属,主要指失去父母、配偶、子女者(直系亲属)。失去最亲近的亲人,是一个重大的生活事件,是最强的应激事件(参见第六章第三节),直接影响丧亲者的身心健康。

(一) 丧亲者的心理反应

悲伤是丧亲者心理的必然反应,丧亲者因社会背景、宗教信仰、对丧亲事件的承受和适应能力等的不同而产生不同的悲伤反应。很多学者对悲伤心理进行了研究,认为悲伤是一个进行性的适应过程,并提出了相应的悲伤学说。了解悲伤的过程,识别悲伤通常的行为表现,有助于护士帮助丧亲者达到心理适应。通常可将分为如下阶段:

1. **震惊与怀疑** 最初的反应起始于死亡时,通常会持续到丧事后的几周里。丧亲者会有不真实的感觉,他们可能会表现出"安然地接受死亡"。但丧事办理后,这种不真实和麻木的感觉会转变成为痛苦和分离的感觉,可能会出现一些身体症状,如全身无力、发抖、喉咙部有紧迫感、出汗、厌食等。有的丧亲者还会表现出极端的行为,如长久坐着,很少做或不做任何事情。另外,丧亲者还会表现出"寻找行为",如梦到死者生还和看到死者等,通常在这个阶段,丧亲者会拒绝所提供的安慰,因为这时他们的注意点在死者身上。

2. **怀念和不满** 在几周内丧亲者都会处在怀念和拒绝的情感中。这段时间内,丧亲者会对死亡造成的与亲人分离,医护人员不能使他们的亲人"起死回生"而愤怒。他们可能会对那些依然可以与亲人在一起的人们产生嫉恨。这时,让他们与别人分享感情和思想是非常困难的。

3. **苦闷、混乱和绝望** 丧亲者开始较多地关注自己,麻木和狂怒的情绪渐渐消退,开始承认现实。丧亲者可感到迷惘,没有目标,没有能力做决定,对任何事物失去动机和兴趣,失去自信。这时,他们会感到孤独、压抑和失去生活意义。记忆力下降和注意力难以集中是常见的和暂时的表现,但还是会增加他们苦闷的感觉。他们担心情绪失控而采取以自我为中心的防卫方式。亲人的离去使丧亲者产生生命是脆弱的意识,可能表现出对自己受伤害的恐惧或担心家庭成员的幸福与安宁。同时,他们可能会发生一些对健康有危险的行为,如难以入睡、吸烟、应用镇静药物或酒精等。

4. 识别 丧亲者会效仿已故亲人的一些行为、受赞赏的品质和特殊习惯。有些人会出现他们所失去的亲人最后一次生病的某些症状。医护人员必须能够区分和识别这些症状是与生理疾病相关,还是与丧亲相关。与丧亲相关的症状可以随着悲伤的缓解而减轻。

5. 重组和恢复 悲哀的感受和症状不会突然地消失,而是逐渐消退。一般在丧亲后 6 个月至几年内。丧亲者开始从悲哀中解脱出来,重新对生活产生兴趣,开始新的生活。这个过程可能长些,也可能短些,但都在正常范围内。但尽管生活稳定了,失去亲人的痛楚可能伴随终身。在与已故者相关的、可强烈的唤起回忆的情境下,如已故者的生日、祭日或节日,悲伤反应可重新发生。

(二) 影响丧亲者心理反应的因素

许多因素可联合起来影响丧亲者心理应激的程度。

1. 与死者的关系类型 死者在家庭、社会和朋友关系网络中越是被重视、被信赖和被倚靠,对丧亲者的今后的生活方式带来的冲击就越大,在情感上造成的失落感越强烈,心理调适也就越困难,通常以配偶、子女的死亡对丧亲者的心理最具破坏性。

2. 死亡的性质 死亡的性质和死后的情形与丧亲者所认为的"好的死亡"的状态越接近,他们就会较能感到慰藉。

3. 死者的年龄 死者的年龄越轻,丧亲者越易产生痛惜不舍的情绪,增加内疚感和罪恶感。

4. 病程的长短 急性死亡病例,由于家属对突发事件毫无思想准备,易产生自责、内疚的心理;慢性死亡的病例,家属也有预期的心理准备,则较能调适。

5. 支持系统 丧亲者拥有有效的支持系统,如亲朋好友、单位组织、宗教信仰等,且能提供有效的支持,则较易调适心理反应。

6. 个体特征 丧亲者个体的特征,如年龄、个性特征、生理和精神方面的健康状态,以及所经历悲哀和危机的次数和性质都会影响到丧亲后的心理反应。相关的高危因素包括:①社会经济地位的丧失;②丧亲前健康状态不佳;③在丧亲之前一直处于极度依附状态;④既往无丧亲经历者;⑤年龄:14 岁以下,65 岁以上;⑥全神贯注于对死者的想象;⑦强烈的愤怒、抑郁、自责反应;⑧受到亲朋言论、社会及传统风俗习惯等压力者;⑨患有心、脑血管疾病者;⑩既往有精神健康问题者。

(三) 丧亲者的护理

护士应认识到丧亲者的痛苦开始于亲人死去之前,其过程比死去的亲人所经历的心理历程要更为漫长和痛苦。死亡是患者痛苦的结束,但同时又是丧亲者悲哀的高峰,长期的思想抑郁和痛苦,必将影响到丧亲者的身体健康和生活质量,医护人员应对丧亲者予以同情、理解和帮助,进行情绪上的支持和心理的疏导,以缓解他们身心痛苦。

1. 正确分析评估丧亲者的心理应激反应程度 通过分析影响丧亲者的悲伤症状和相关影响因素,对其应激水平和适应能力给予全面、准确的评估,并按悲伤的不同阶段制订相应护理措施。

2. 给予减轻悲伤的心理支持

(1) 鼓励丧亲者尽情宣泄他们悲伤的情绪,认真倾听他们的诉说,运用眼神、握手等非语言行为,表达对患者情感的理解和心理的支持。

(2) 讲解有关知识及如何处理死亡事件,帮助他们以积极的方式面对现实,接受现实,帮助他们疏导悲痛,使之认识自己继续生存的社会价值,重建生活的信心。

(3) 根据丧亲者的具体情况给予生活的指导、建议,如经济问题、家庭组合,使丧亲者能深切地感受到人世间的情谊。

3. 加强支持系统

(1) 调动丧亲者的重要社会关系和朋友作为支持性资源,并指导他们给予丧亲者有效的帮助。

(2) 鼓励丧亲者与有共同兴趣和目标的社会团体和个人建立联系,使丧亲者在有助于社会、他人的活动中获得慰藉,淡化个人的丧失。如由失去孩子的父母于 2003 年 7 月在自发组成的"星星港"是我国第一家以提供精神支持为主的哀伤辅导机构,通过自助、互助及社会公益活动,安抚、帮助更多有同样命运的父母尽快走出失去子女的悲痛阴影。

信 息 窗

星星港——温暖的家

有一个古老的传说,人间每失去一个孩子,天上就多一颗星星。星星港一个美丽的名字,一个特殊的群体,它是由 10 户痛失子女的家庭自发组成的哀伤自救民间组织。自 2003 年"星星港"成立以来,秉承"跨越苦难,助人自助"的宗旨,致力于开展一系列自助、互助及社会公益活动,安抚、帮助了很多有着同样遭遇的父母走出失去子女的悲痛阴影,恢复正常生活,并把对子女的爱向社会延续、扩展和升华,提升生命的价值。星星港的活动引起了社会的极大关注,2005 年,"上海星星港关爱服务中心"正式注册成立;2006 年,上海市慈善基金会旗下的"星星港慈善关爱专项基金"正式启动。"星星港"发展成为国内第一家以提供精神支持为主的哀伤辅导机构。"星星港"的团队日益壮大,已有成百上千个丧亲家庭加入其中。

(3) 建立丧亲者随访制度。目前在国外,患者死后两周、两个月、半年,甚至一年内,临终关怀机构一直通过信件、电话、访视与家属保持联系,从而体现临终关怀工作的价值。

附 22-1 脑死亡判定标准与技术规范(成人质控版)

国家卫生和计划生育委员会脑损伤质控评价中心
脑死亡判定标准

一、判定的先决条件

1. 昏迷原因明确。

2. 排除了各种原因的可逆性昏迷。

二、临床判定

1. 深昏迷。

2. 脑干反射消失。

3. 无自主呼吸 靠呼吸机维持通气,自主呼吸激发试验证实无自主呼吸。以上 3 项临床判定必须全部具备。

三、确认试验

1. 短潜伏期体感诱发电位(short latency somatosensory evoked potential,SLSEP)正中神经 SLSEP 显示双侧 N9 和 / 或 N13 存在,P14、N18 和 N20 消失。

2. 脑电图 脑电图显示电静息。

3. 经颅多普勒超声(transcranial Doppler,TCD)TCD 显示颅内前循环和后循环血流呈振荡波、尖小收缩波或血流信号消失。

以上 3 项确认试验至少具备 2 项。

四、判定时间

临床判定和确认试验结果均符合脑死亡判定标准者可首次判定为脑死亡。首次判定 12 小时后再次复查,结果仍符合脑死亡判定标准者,方可最终确认为脑死亡。

(皋文君)

1. 你如何理解临终关怀的基本原则?

2. 临终关怀与姑息照护有何区别与联系?

3. 你如何看待死亡是生命的组成部分这一观点?

4. 某患者,男,56岁,公司高管,肝癌晚期肺转移,肝区疼痛剧烈,腹水,呼吸困难,难以平躺入睡,患者感到极度痛苦,情绪低落,不愿和人说话。

请问:该患者在生理和心理方面需要护士提供哪些临终护理?

5. 某患者,女,49岁,离异,子宫癌晚期全身转移,医疗费用由亲戚、朋友资助,但治疗效果不佳,患者要求放弃治疗,转入临终关怀科病房。其儿子为某重点中学高三学生,因照顾患病母亲,学习成绩有较大下滑,且情绪低落。患者常哀求医生"让我死吧,我不想再让唯一的儿子为照顾我而影响学业,他马上要考大学了。"儿子害怕听到妈妈说这样的话,家里人也极力反对。

请问:医护人员该如何对患者及其家属提供支持和帮助?

6. 尸体护理操作中应注意的问题有哪些?

7. 讨论如何在我国形成对丧亲者的社会支持系统?

医疗和护理文件记录

23章 数字内容

教学目标

识记:

1. 能正确叙述医疗和护理文件的记录和管理要求。

2. 能准确说出医嘱处理的基本原则。

3. 能准确描述出入液量记录的内容及要求。

4. 能准确陈述病室交班报告的书写内容。

理解:

1. 举例说明医疗护理文件记录的意义。

2. 比较长期医嘱、临时医嘱与备用医嘱,正确说出各自的不同点。

3. 能举例说明 CIS 医嘱处理的主要环节。

4. 举例说明病室交班报告和特别护理记录单的书写要求。

运用:

1. 能完整、准确地绘制体温单。

2. 能准确完成患者出入液量记录。

3. 能初步正确地处理各种医嘱和书写病室交班报告。

医疗和护理文件(medical and nursing documents)是医院和患者的重要档案资料,记录了患者疾病的发生、诊断、治疗、护理、发展及转归的全过程,是现代医学的法定文件,由医生和护士共同完成。医疗和护理文件不仅为医疗、护理、教学、科研提供基础资料,同时也是结算收费的依据和处理医疗纠纷的法律证据。因此,必须书写规范,妥善保管,以保证其正确性、完整性和原始性。虽然目前全国各医院医疗和护理文件记录的方式不尽相同,但遵循的原则是一致的。

第一节　医疗和护理文件记录概述

病历是医疗护理文件的主要组成部分,是指医务人员在医疗活动过程中形成的文字、符号、图表、影像、切片等资料的总和,包括门(急)诊病历和住院病历,病历归档以后形成病案。随着信息技术和网络技术在医疗领域的大量应用,病历也可根据记录形式不同分为纸质病历和电子病历。电子病历和电子病历系统将成为医院病历现代化管理的趋势。

一、记录的意义

1. **沟通信息**　医疗和护理文件是有关患者病情变化、诊疗护理以及疾病转归过程的客观、全面、及时、动态的记录,是有关患者信息的资源库。医生之间、医生与护士之间、护士之间通过使用这些信息,能够有效沟通、及时调整治疗护理方案,以保证诊疗及护理工作的完整性、连贯性和有效性。

2. **为诊疗及护理计划的制订提供客观依据**　医护人员可利用记录的资料为患者制订诊疗和护理计划,同时护士可根据记录中患者病情基线资料和病情演变资料评价护理计划的有效性和护理的效果。

3. **提供质量评价依据**　完整的医疗、护理记录资料可以较全面地反映医院的医疗护理质量水平。因此,它是衡量医院医疗护理管理水平的关键指标之一,也可作为医院等级评定、医护人员考核评定的参考资料。

4. **提供教学与科研资料**　完整而客观的医疗和护理文件记录能反映患者疾病治疗的全过程和影响疾病转归的因素,可为护理教学提供病例讨论和个案分析的素材。同时,医疗和护理记录也是开展科研工作有价值的资料来源,特别是在回顾性研究、流行病学调查等方面具有重要的参考价值。

5. **提供法律依据**　医疗和护理文件记录是法律认可的证据性文件,可作为医疗纠纷、人身伤害事故、保险索赔、遗嘱和伤情查验的证明。因此,及时、准确、完整的医疗和护理记录不仅可以有效地维护护士自身的合法权益,也可为患者及其家属提供处理以上相关事件的证明。

二、记录要求

为充分发挥医疗护理文件的作用,记录者在记录过程中必须坚持以下标准要求:

1. **及时**　记录医疗护理事件一般按事件发生的时间顺序记录,必须及时,不得拖延、提早或漏记。可按照所在医疗机构对医疗护理文件记录的时间间隔要求进行记录。一般来讲,对患者进行评估和实施措施之后应立刻记录,要求记录到年月日时。通常,患者的病情越危重,越需要及时、详尽的记录。急诊病历、危重患者病程记录、抢救时间、死亡时间、医嘱下达时间等须记录到分钟。因抢救急危患者,未能及时记录的,医护人员应当在抢救结束后 6h 内据实补记,并加以注明。

2. **准确**　即要求记录的内容和时间必须真实、准确、实事求是。医疗护理记录应是医护人员所观察和测量到的描述性客观信息,而不是主观看法和解释。记录患者的主观资料时,应准确地记录患者原始自诉内容,并括在引号内。同时,应补充相应的客观资料,例如:患者自诉:"我很紧张,没法控制自己",测量其血压为 150/90mmHg,心率为 100 次 /min。

3. **完整**　医疗护理记录应包括所有有关患者的健康问题和医疗护理情况。必须按照格式要求逐页填全各栏项目。增加新的一页时,眉栏必须逐项填写完整。除特别规定外,应逐行记录,不可留有空行或空白,以防添加。每项记录都需要处理者签署全名,以示对该记录负责。

4. **简要**　记录内容应尽量简洁、流畅、重点突出,避免笼统、含糊不清或过多修辞,以方便医护人员快速获取所需信息,节约时间。

5. **规范**　应使用医疗机构所规定颜色的钢笔书写,使用医学术语、通用的中文和外文缩写、符号及计量单位;文字工整、字迹清晰、表述准确、语句通顺、标点正确,不得写非正式简体字或自造字;不可中英文夹杂叙述;有书写错误时,应在错字上划双线删除并在上面签署姓名及时间,不得涂改、刮擦、剪贴或使用修正液等方法掩盖或去除原来的字迹。如为电子记录,则按统一要求打印后由相关医务人员手写签名。

三、医疗与护理文件的管理

(一) 管理要求

医疗护理文件是医护人员临床实践的原始记录,在医疗护理工作中具有重要作用。医疗机构必须建立严格的管理制度,各级护理人员均应认真遵守管理要求。

1. 各种医疗护理文件按规定放置,记录或使用后必须归放原处。

2. 必须保持医疗护理文件的清洁、整齐、完整,防止污染、破损、拆散及丢失。

3. 严禁任何人涂改、伪造、隐匿、销毁、抢夺、窃取、复制医疗护理文件。

4. 除涉及对患者实施医疗护理活动的专业人员及医疗服务质量监控人员外,其他任何机构和个人不得擅自查阅患者的病历。

5. 因教学、科研需要查阅医疗护理文件,需经医疗机构相关部门同意,阅后立即归还,不得泄露患者的隐私。

6. 患者及其代理人有权要求借阅、复印或复制病历,但必须按规定履行申请手续,批准后按医疗护理文件复印(复制)规程办理。

7. 因医疗活动或复印、复制需要将住院病历带离病区时,应当由病区指定专人负责携带与保管。

8. 医疗护理文件应妥善保存。体温单、医嘱记录单、特别护理记录单作为病历的一部分随病历放置,患者出院后送病案室长期保存,一般不少于 30 年。病室报告本由病区保存 1 年,以备查阅。

9. 电子病历在医患双方共同确认后,储存于独立可靠的储存介质,由医院信息部门负责管理工作。储存系统可以读取,不可修改,操作痕迹可查询、可追溯。

(二) 病历排列顺序

病历排序的目的是方便医务人员查找相关资料,便于统计、交流以及医疗质量检查和医疗评价工作。

1. 住院期间病历排列顺序

(1) 体温单(按时间逆序排列)。

(2) 医嘱单:包括长期医嘱单、临时医嘱单(按时间逆序排列)。

(3) 入院记录。

(4) 病程记录:包括查房记录、病情记录(按时间顺序排列)。

(5) 手术记录:一次手术排在一起,顺序为术前讨论记录、手术同意书、麻醉同意书、麻醉术前访视记录、手术安全核查记录、手术清点记录、麻醉记录、手术记录、麻醉术后访视记录、术后病程记录等。

(6) 病重(病危)患者护理记录。

(7) 知情同意书:顺序为输血治疗知情同意书、特殊检查治疗同意书。

(8) 会诊记录(按会诊日期先后排列)。

(9) 病危(病重)通知书。

(10) 病理资料、辅助检查报告单、医学影像检查资料等(归类后按时间先后顺序)。

2. 出院病历归档后形成病案,排序如下:

(1) 住院病案首页。

(2) 入院记录。

(3) 病程记录。

(4) 手术有关记录。

(5) 出院 / 死亡记录。

(6) 知情同意书:输血治疗知情同意书、特殊检查治疗同意书。

(7) 会诊记录。

(8) 病危(病重)通知书。

(9) 病理资料、辅助检查报告单、医学影像检查资料等。

(10) 医嘱单(按时间先后顺排)。

(11) 体温单(按时间先后顺排)。

(12) 病重(病危)患者护理记录。

第二节 医疗护理文件书写

医疗护理文件的书写包括基于纸张的手工记录和基于计算机与网络的电子记录两种方法。随着医院信息系统的应用推广,人们越来越认识到医院信息系统的优势,如操作简单便捷、节约时间和费用等,医疗文件将从手工记录逐步过渡到电子记录。

一、体温单

体温单(附 23-1)记录了患者的体温、脉搏、呼吸、血压以及其他重要情况,如:①患者入院、手术、转科、分娩、出院、死亡等情况;②患者摄入液量、各种排出量、各种引流量、血压、体重等情况。由于体温单可以反映出患者的概况,因此,在患者住院期间,将体温单排列为病历的首项,以便于查阅。

(一) 眉栏和一般项目栏填写

使用蓝色、蓝黑色或黑色墨水笔填写患者姓名、年龄、性别、科别、床号、入院日期、住院日数、住院病历号等项目。

1. 日期 每页第 1d 应填写年、月、日,中间以短线或点连接,如"2021-1-20""2021.1.20",其余 6d 只填日。如在 6d 中遇有新的月份或年度开始时,则填写月、日或年、月、日。

2. 住院日数 自入院当日开始计数,直至出院日。用阿拉伯数字"1、2、3……"表示。

3. 手术(分娩)后日数 自手术(分娩)次日开始计数,用阿拉伯数字"1、2、3……",连续书写至 14d 止。若在 14d 内进行第 2 次手术,则将第 1 次手术日数作为分母、第 2 次手术日数作为分子填写。

(二) 体温脉搏描记栏

1. 40~42℃之间的记录

(1) 根据患者的具体情况,用红色墨水笔在相应日期和相近的时间栏内纵向填写患者入院、转入、手术、分娩、出院、死亡等时间。除手术不写具体时间外,其余均按 24h 制,精确到分钟。

(2) 填写方法与格式:纵行写:"入院——九时三十分""分娩——十时"。如果时间与体温单上的整点时间不相等时,填写时靠近侧时间栏内,如"入院——十一时",则填写在"10"栏内;下午"十三时"手术,则填写在"14"栏内。

2. 体温曲线的绘制 体温从 35~42℃,**每 1 大格为 1℃,每 1 小格为 0.2℃**,在 37℃处以红横线明显标出,以便辨识。体温一律以实际测量所得数值标记,不得将腋温加上 0.5℃或将肛温减去 0.5℃折算记录。每次测得的体温数值在相应坐标点上标出,以直线与前次连接,形成曲线图形。**标记时要求点圆、线直。**

（1）标记符号：口温以蓝"●"表示，腋温以蓝"×"表示，肛温以蓝"○"表示。相邻两次体温用直线相连。

（2）物理降温 30min 后测量的体温以红圈"○"表示，画在物理降温前体温的同一纵格内，以红虚线与降温前体温相连。下次测得体温仍与降温前体温相连。

（3）需密切观察体温的患者，如医嘱为"每 2h 测体温一次"，其中体温单上规定时间的照常填写，其他时间测得的体温则记录在护理记录单上。

（4）体温不升时，可将"不升"二字写在 35℃线以下，并且相邻两次体温不连线。

（5）若患者拒绝测量体温，或因外出进行诊疗活动等未能测量体温，则在 41~42℃ 之间相应时间栏内纵向填写"拒测""外出"等，并且相邻两次体温不连线。

3. **脉搏曲线绘制** 脉率从 20~180 次 /min，**每 1 大格为 20 次 /min，每 1 小格为 4 次 /min**，在 80 次 /min 处与 37℃ 重叠以红横线明显标出。每次测得的脉率数值在相应坐标点上标出，以直线与前次连接，形成曲线图形。**标记时要求点圆、线直。**

（1）标记符号：脉率以红"●"表示，心率用红"○"表示，相邻的脉率或心率以红直线相连。

（2）脉搏与体温绘制点重叠时，则先绘制体温，再绘制脉搏。具体方法：①口腔温度在蓝点外画一红圈表示脉搏；②腋下温度在蓝叉外画一红圈；③直肠温度在蓝圈内画一红点。

（3）脉搏短绌时，在脉率与心率两曲线之间用红笔画直线填满。

（4）如患者因故未测或需多次测量，处理方法同体温。

4. **呼吸记录**

（1）用蓝（黑）墨水笔以阿拉伯数字表述每分钟呼吸次数。

（2）如每日记录呼吸 2 次以上，应在相应的栏目内上下交错记录，第一次呼吸记录在上方。

（3）使用呼吸机患者的呼吸以 ® 表示，在体温单相应时间纵列内上下错开用黑笔画 ®。

5. **疼痛**

（1）标记符号：以红"▲"表示疼痛评估结果，相邻结果用直线相连。

（2）入院或转入时，责任护士当班完成对患者疼痛的评估，评估患者无痛时，在体温单疼痛评分栏内记录为"0 分"后，可不再进行疼痛常规评估。

（3）住院期间，根据患者疼痛程度、对疼痛的反应，所接受的镇痛方式及病情，确定疼痛评估频次，进行评估并记录于体温单。

（三）特殊项目栏

内容包括：血压、入量、出量、大便、体重、身高等，均采用蓝（黑）色墨水笔填写，一律免写计量单位。

1. **血压** 新入院患者当天应当测量并记录血压，以分数形式（收缩压 / 舒张压）记录，单位为 mmHg。如为下肢血压应当标注"下"。血压每周至少测量一次，手术当日术前常规测量血压一次，并记录于体温单相应栏内。

2. **入量** 每日在规定时间总结 24h 摄入量，每隔 24h 填写 1 次，系前一日摄入总量，记录在前一日该项目栏内，单位为 ml。

3. **出量** 每日在规定时间总结 24h 排出量，每隔 24h 填写 1 次，系前一日排出总量，记录在前一日该项目栏内，单位为 ml。

4. **大便** 每日在规定时间询问 24h 大便次数，每隔 24h 填写 1 次，系前一日大便次数，应记录在前一日该项目栏内。如患者未排便，则记录为"0"；"※"表示大便失禁；"☆"表示人工肛门；灌肠后大便以"E"表示，分子记录大便次数，例如，1/E 表示灌肠后大便 1 次，0/E 表示灌肠后无排便，1¹/E 表示自行排便 1 次，灌肠后又排便 1 次。

5. **体重** 以千克数计算填入。新入院患者当天应当测量体重并记录在相应时间栏内。住院期间，每周测量一次并记录。因病情重或特殊原因不能测量者，此格内记录"卧床"。每页体温单应有一次体重记录。

6. **身高**　以厘米数计算填入。患者新入院当天应当测量身高并记录。

7. **空格栏**　作为机动,根据患者病情需要填写,如记录痰量、引流液量、腹围等。

(四)电子体温单的生成

护士凭个人账号和密码登录临床信息系统(clinical information system,CIS)中的护士工作站系统,进入生命体征录入界面,将患者生命体征分项目录入后保存,则系统自动生成体温单。医生和护士可以分别从 CIS 系统中的医生工作站系统和护士工作站系统查阅患者体温单,也可以根据需要打印体温单。符号标志同手工绘制法,对打印体温单的颜色不做要求。

二、医嘱单

医嘱(physician's order)是医生根据患者病情的需要,为其拟订的具体诊疗措施的书面嘱咐。医生按规定要求将这些措施书写在医嘱单上,包括医嘱内容及起始、停止时间。医嘱单必须由经治医师亲自填写,如实习医生填写须带教老师审查签名后方为有效。

(一)医嘱的内容

医嘱的内容包括日期、时间、护理常规、护理级别、饮食、体位、药物(名称、剂量、浓度、用法等)、各种检查、治疗、术前准备以及医生、护士的签名等。

(二)医嘱的种类

1. **长期医嘱(standing order)**　指有效时间在 24h 以上,至医生开具停止医嘱,注明停止时间后失效的医嘱。主要包括:护理常规、护理级别、病危或病重、隔离种类、饮食种类、体位、给药医嘱(药物名称、剂量和用法),如一级护理、半流饮食、0.9% NaCl 100ml+ 氨苄西林 3.0g ivdrip bid。

2. **临时医嘱(stat order)**　指有效时间在 24h 以内,应在短期内执行,一般只执行一次的医嘱。有的需要立即执行,如阿托品 0.5mg H st;有的需要在限定时间内执行,如 14 时 X 线摄片。主要包括:手术、术前准备、药物过敏试验、各种辅助检查、会诊、出院、转科、死亡等。

3. **备用医嘱(standby order)**　指根据患者病情需要执行的医嘱,又可分为:

(1)**长期备用医嘱(prn order)**:指有效时间在 24h 以上,在病情需要时才执行,医生开具停止医嘱时间后失效的医嘱,如:氧气吸入 2L/min prn。有的长期备用医嘱必须说明用药的间隔时间,如:哌替啶 50mg im q6h prn。

(2)**临时备用医嘱(sos order)**:指有效时间在 12h 以内,病情需要时才执行,只执行一次,过期尚未执行则自动失效的医嘱,如:哌替啶 50mg im sos。需一天内连续应用数次者也可按临时医嘱处理,如:测血压、脉搏 q2h×4。

(三)与医嘱相关的表格

1. **医嘱单**　用于医生开具医嘱,包括长期医嘱单(附 23-2)和临时医嘱单(附 23-3),是护士执行治疗措施的重要依据,也是护士执行医嘱前后的核查依据。医嘱单存于病历中,不仅是整个诊疗过程的记录,同时也是患者与医院经费结算的依据。

2. **执行单**　护士将医嘱转抄或打印到各种执行单上,以方便治疗和护理的实施,主要包括:长期医嘱执行单、临时医嘱执行单、输液单等。

(四)纸质医嘱处理

1. **新开医嘱的处理**

(1)长期医嘱:长期医嘱一般宜在上午 10 时前开出,由医生写在长期医嘱单上,注明日期和时间,在"医生"栏内签全名。护士先将长期医嘱分别转抄或转录至各种执行单上,如口服给药单、注射单、饮食单、治疗单、护理单,并注明具体执行时间,然后在医嘱单护士签名栏签全名。某些有期限规定的长期医嘱,如:测血压 1 次 / 日 ×3,按长期医嘱处理,但需同时将其停止日期、时间转抄于长期医嘱执行单上,以防遗忘,长期医嘱处理后须经第二人核对并在执行单上签名。

Note:

(2) 临时医嘱:医生将医嘱写在临时医嘱单上,护士将临时医嘱转抄或转录在临时医嘱执行单上,与执行护士(责任护士)一起核对后交给其执行,护士执行后在医嘱单执行护士栏内签名,并注明执行时间。

(3) 备用医嘱

1) 长期备用医嘱:按长期医嘱处理,但在执行单上须注明"prn"字样,无须注明执行的具体时间。每当必要时执行后,在临时医嘱记录单内记录1次,注明执行时间并签全名,供下一班参考。

2) 临时备用医嘱:日间的备用医嘱仅于日间有效,至下午7时自动失效;夜间的备用医嘱仅夜间有效,如夜间未用,至次晨7时自动失效。临时备用医嘱执行后,按临时医嘱处理。如在规定的时间内未执行,则由护士在该项医嘱栏内用红墨水笔写"未用"二字,并在执行护士栏内签全名。凡需下一班执行的临时医嘱应交班。

2. 停止医嘱的处理 当医生在长期医嘱"停止"栏下注明日期、时间及签名后,护士执行医嘱时应先在相应的执行卡上将此项目注销,并在长期医嘱单"停止"栏下"护士"栏签名。

3. 重整医嘱 医嘱调整项目较多或长期医嘱超过3页时应重整医嘱。重整医嘱时,在原医嘱最后一行下面画一红色横线(红线上下均不得有空行),在红线下正中用红笔写"重整医嘱",再将红线以上有效的长期医嘱,按原日期、时间顺序排列抄于红线下栏内。

4. 手术、分娩、转科医嘱的处理 医生将相关医嘱写在临时医嘱栏内,护士在医嘱(包括长期和临时医嘱)最后一项下面,用红墨水笔画一横线,表示此前的医嘱全部自动停止,并在红线下栏内用红笔写"术后医嘱""分娩后医嘱""转入医嘱"等,同时按停止医嘱处理相应执行单。医生在医嘱单上开具手术后医嘱或转入医嘱后,护士按新开医嘱处理方法处理。

5. 出院、转院医嘱处理 医生在临时医嘱单上开具医嘱,护士按停止医嘱方法处理相应执行单,通知膳食科停止供膳。

(五) CIS 医嘱处理

目前,国内很多医院开始使用 CIS 对患者的诊疗和护理信息进行管理。其中医嘱系统是医院信息系统的核心部分。医生凭个人账号和密码登录医生工作站系统,将医嘱按照长期医嘱、临时医嘱、辅助检查、化验等分类录入系统,由护士登录护士工作站系统做进一步处理。主要包括:

1. 审核医嘱 审核医嘱是医嘱处理全过程中至关重要的环节,只有经过授权的护士才能登录护士站工作系统审核医嘱,重点审核医嘱录入的正确性、规范性,包括医嘱内容、分类及关联项目。医嘱审核无误确认后,方可进入执行医嘱环节。

2. 执行医嘱 护士凭个人账号和密码登录 CIS 中医嘱处理系统,浏览审核通过的医嘱,点击"医嘱执行"按钮,完成医嘱的生成执行,并向各相应科室发送出有关请求,如中心药房、医技科室等。医嘱执行后可以生成各种相关的汇总表单和执行表单。常用的表单包括:长期医嘱执行单、临时医嘱执行单、输液单等。

3. 打印执行单和医嘱单

(1) 护士可根据需要选择单个患者或按病区打印各种执行表单(同上),以指导护士执行。护士执行后,在相应的表单上签署姓名和时间。

(2) 在需要时打印患者的长期医嘱和临时医嘱单,如患者手术前、转科前、出院前等。CIS 具备续打印功能,当再次打印医嘱时可以续前页进行。打印出的医嘱自动带有执行护士的电子签名和医嘱处理时间。

(3) 已执行的医嘱自动转入"核对"栏内,每班护士必须核对上一班执行的医嘱并签名,复查当班医嘱。

使用 CIS 进行医嘱处理,不仅避免了传统纸质医嘱处理时存在的手工转抄各种执行单、查对转抄的准确性及填写各种医嘱报表等烦琐工作,更重要的是通过规范化的录入界面、格式化的数据形式以及系统内部的质量控制、设置错误提示警告,保证了医嘱录入、处理的正确性、完整性、及时性,有利于提高医疗护理质量,防止医疗护理差错事故的发生。

（六）医嘱处理原则和注意事项

1. **先急后缓**　①先处理临时医嘱,再处理长期医嘱;②处理多项医嘱时,应首先判断需执行医嘱的轻重缓急,合理、及时地安排执行顺序。

2. **医嘱必须经医生签名后生效**　一般情况下,护士不执行医生的口头医嘱。抢救、手术过程中,医生需要向护士下达口头医嘱时,护士应将医嘱复述一遍,双方确认无误后方可执行。用后保留空安瓿,经两人核对无误方可弃去。抢救或手术结束,医生应立即记录和签署所有执行过的医嘱。

3. **护士在处理医嘱前有责任核查医嘱的正确性**　每项医嘱只包含一个主题,注明下达时间应当具体到分钟。医嘱不得涂改,需要取消时,医生应当使用红笔标注"取消"字样,并用蓝笔签名。在执行医嘱过程中,护士如果有疑问,应及时与有关医生沟通,确认医嘱无误后方可执行。

4. 凡需要下一班执行的临时医嘱和临时备用医嘱要交班,并在交班记录上注明。

5. 医嘱及执行治疗时间记录以 24h 计,午夜 12 时后则写第二天的时间,如 0:15。

6. 医嘱执行者须在医嘱单上签署全名。

7. **严格执行查对制度**　如能打印则直接从计算机医院信息系统(hospital information system,HIS)打印,必须转抄时一定要仔细核对转抄的正确性。每转抄 1 条医嘱前,要仔细查对执行单、医嘱单;转抄后再核对一遍。医嘱经转抄、整理后,须经另一人核对后方可执行。每一班都必须查对当天开出的所有医嘱,每天对所有长期医嘱进行总查对一次。每次查对后,参与查对者应签全名。

学科进展

移动护士工作站

移动护士工作站以 HIS(hospital information system)为支撑平台、手持设备(personal digital assistant,PDA)为硬件平台、无线局域网为网络平台,利用 HIS 的数据资源,实现 HIS 由办公室向患者床旁的延伸。护士可随身携带 PDA,通过其扫描患者腕带识别患者身份后,对该患者进行信息查询、生命体征录入、护理记录、执行医嘱及异常报警等。PDA 具有携带方便,信息传输便捷、准确的优势,有效提高了护理服务质量,降低护理差错几率,提高患者的满意度。目前各大医院根据自己的特点开发建立适合的移动护理信息系统,其移动终端还有 iPad、智能手机及移动护理车等多种形式,并尝试与医院其他应用系统进行整合,达到数组集成共享的目的。

三、出入液量记录单

正常人液体摄入量与排出量应保持动态平衡。当患者有心脏病、肾病、大面积烧伤、出血及大手术后,可能发生液体调节失衡,记录 24h 摄入和排出的液体量对于动态掌握患者病情变化、确定重建平衡的治疗方案非常重要。因此,护士要正确掌握出入液量记录(recording fluid intake and output)方法。

（一）记录内容

1. **摄入量**　包括每天的饮水量、食物含水量、输入的液体量以及针剂药液量等。患者饮水或进食时,应使用量杯或固定使用已测定过容量的容器,以便准确记录。凡是固体的食物,除必须记录固体单位量外,还需要换算出食物的含水量(表 23-1),如馒头 100g 含水 44ml。

2. **排出量**　主要为尿量,必要时需单独记录;其次包括大便量、呕吐量、咯血量、痰量、胃肠减压抽出液量、胸腹腔抽出液量、各种引流液量及伤口渗出量等。除大便记录次数外,液体以毫升为单位记录。为准确记录尿量,对昏迷患者或需要密切观察尿量的患者,最好留置导尿;婴幼儿记录尿量,可先测定干尿布重量,然后称湿尿布的重量,两者的差值为尿量;对难以收集的排出量,可根据规定量液体浸湿棉织物的状况进行估计。

Note:

表 23-1 常用食物含水量

食品名称	重量	含水量 /ml	食品名称	重量	含水量 /ml
米饭	100g	70	小黄鱼	100g	79
稠稀饭	1 碗约 50g	200	鲳鱼	100g	75
稀饭	1 碗约 50g	300	青鱼	100g	78
面包	100g	33	草鱼	100g	77
油条	100g	23	白鲢鱼	100g	81
馒头	100g	44	鲫鱼	100g	79
花卷	100g	44	海蜇	100g	71
蒸饺	100g 约 12 只	70	海蜇皮	100g	88
水饺	100g 约 12 只	300	河虾	100g	81
包子	100g	70	牛奶	100g	87
烙饼	100g	30	淡牛奶罐头	100g	74
馄饨	100g 约 12 只	300	奶粉	100g	5
汤面条	100g	300	带鱼	100g	77
捞面条	100g	70	鲤鱼	100g	76
面片	100g	300	甜炼乳	100g	28
甜大饼	100g	21	蜂蜜	100g	20
咸大饼	100g	22	红糖	100g	4
豆腐	100g	90	西瓜	100g	94
鸡蛋	40g=1 只	30	荔枝	100g	85
咸鸭蛋	50g=1 只	35	白葡萄	100g	89
松花蛋	100g	35	紫葡萄	100g	88
油饼	100g	31	柚（文旦）	100g	85
麻花	100g	5	汕头蜜橘	100g	89
豆汁	100g	96	黄岩蜜橘	100g	88
豆腐脑	100g	91	福建小红橘	100g	87
豆腐干	100g	70	橘汁（瓶）	100g	71
炒花生米	100g	2	鸭梨	100g	88
油炸花生米	100g	6	木梨	100g	89
酱油	100g	72	桃	100g	82
醋	100g	74	杏	100g	90
绵白糖	100g	3	青梅	100g	91
砂糖	100g	0	草莓	100g	91
鸭	100g	80	樱桃	100g	91
鸡	100g	74	柿	100g	82
瘦猪肉	100g	53	石榴	100g	79
肥猪肉	100g	6	鲜桂圆	100g	81

续表

食品名称	重量	含水量 /ml	食品名称	重量	含水量 /ml
肥瘦猪肉	100g	29	干桂圆	100g	26
猪肝	100g	71	红枇杷	100g	90
猪心	100g	79	白枇杷	100g	83
猪舌	100g	70	香蕉	100g	82
猪腰	100g	78	菠萝	100g	89
猪肚	100g	82	甘蔗	100g	84
瘦牛肉	100g	57	广柑	100g	86
肥牛肉	100g	43	苹果	100g	87
肥瘦牛肉	100g	51			

备注：①可食部每 100g=2 两，指净重部分（去茎、皮等）；②含水量是为了计算方便以四舍五入而为整数的；③肉蛋等均为生食物中含水量，熟食后加水未算在内，需看当时加水多少确定含水量；④本表参照中国科学院食物成分表和上海食物成分表编制，仅供参考。

（二）记录方法

1. 用蓝（黑）墨水笔填写表格的眉栏项目及页码（附 23-4）。

2. 记录数量均以毫升为单位，但免记计量单位。

3. 记录同一时间的摄入量和排出量，应自同一横线上开始，记录不同时间的摄入量或排出量均应各自另起一行。

4. 日间（7 时 ~19 时）用蓝墨水笔记录，夜间（19 时 ~ 次晨 7 时）用红墨水笔记录。

5. 出入量一般分别于 12h、24h 总结一次，12h 小结用蓝（黑）墨水笔书写，在 19 时记录的下面一栏上下各画一横线，将 12h 小结的液体出入量填入该行相应的格子内。24h 总结用红墨水笔书写，在次晨 7 时记录的下面一栏上下各画一横线，将 24h 总结的液体出入量填入该行相应的格子内，并用蓝（黑）墨水笔将 24h 总出入量填写到体温单的相应栏内。

6. 不需继续记录出入液量后，记录单无须保存。但若出入液量是与病情变化同时记录在特别护理记录单上的部分，则应随病历存档保留。

四、特别护理记录单

特别护理记录（special nursing record）是指护士根据医嘱和病情对危重、大手术后或接受特殊治疗须严密观察病情的患者所做的客观记录，目的是及时了解患者病情变化，观察治疗或抢救后的效果（附 23-5）。

1. 记录内容　包括患者基本的人口统计学资料，如姓名、年龄、病室、床号、住院号等一般情况及患者生命体征、意识水平、出入液量、病情动态变化、护理措施、用药情况、治疗护理效果等。危重患者的记录内容应根据相应专科的特点进行书写。

2. 记录方法及要求

（1）用蓝（黑）墨水笔填写眉栏各项及页码。

（2）日间（7 时 ~19 时）用蓝（黑）墨水笔记录，夜间（19 时 ~ 次晨 7 时）用红墨水笔记录（也有医疗机构采取全部蓝墨水笔记录的方式）。

（3）记录应及时准确，以反映患者的病情变化，时间记录应具体到分钟。因抢救患者未能及时记录的，应在抢救结束后 6h 内据实补记所有内容。

（4）常规护理不作记录内容，如换床单、晨间护理等。

（5）常规时间测量生命体征的数值除绘制在体温单上外，还应记录在特别护理记录单上。

Note:

（6）不宜摘抄医生的记录，如"手术经过顺利，输血300ml"等。

（7）书写清晰完整，不宜用"患者病情同前"等词语。

（8）每8h或12h、24h就患者的总入量、总出量、病情、治疗进行小结。在每班或19时记录的下面一栏上下各画一横线，将8或12h小结的内容用蓝（黑）墨水笔填入该行相应的格子内。在次晨7时记录的下面一栏上下各画一横线，将24h总结的内容用红墨水笔填入该行相应的格子内。

五、病室交班报告

病室交班报告（change-of-shift report）是由值班护士针对值班期间病室情况及患者病情动态变化等书写的报告。通过聆听或阅读交班报告，接班护士可了解病室全天工作动态、患者的身心状况，明确继续观察的问题和需要进一步实施的护理措施（附23-6）。

（一）病室交班报告内容

1. 出院、转出、死亡患者情况　出院患者说明离开时间，转出患者注明转往的医院、科室及转出时间，死亡患者注明抢救过程及死亡时间。

2. 新入院或转入的患者情况　应报告入院时间、患者主诉、主要症状、体征、既往史、过敏史、存在的护理问题、给予的治疗、护理措施及效果等。

3. 危重患者、有异常情况及做特殊检查治疗的患者情况　应报告患者的生命体征、神志、病情动态、特殊的抢救及治疗护理、生活护理情况（如口腔护理）、压力性损伤预防护理及饮食护理等。

4. 手术后患者情况　应报告术中情况，如麻醉种类、手术名称及过程、麻醉清醒时间；回病室后的生命体征、切口敷料有无渗血、是否已排尿和排气、各种引流管是否通畅及引流液情况（包括颜色、量、性质等）、输液、输血及镇痛药的应用等有关情况。

5. 产妇情况　应报告胎次、产程、分娩时间、分娩方式、会阴切口和恶露情况、何时自行排尿、新生儿性别及评分等。

6. 预手术、预检查和待行特殊治疗的患者情况　应报告须注意的事项、术前用药和准备情况等。

病室交班报告中还应报告上述各类患者的心理状态和需要接班者重点观察项目及完成的工作事项。应根据不同的患者有所侧重地书写具体内容。夜间记录应注明患者睡眠情况。

（二）病室交班报告的格式和要求

1. 眉栏填写　用蓝（黑）墨水笔填写眉栏各项，包括病室、日期及页码。

2. 基本情况填写　包括患者总数、入院、出院、转出、转入、手术、分娩、病危、死亡人数。

3. 按顺序书写报告　先写离开病室的患者（出院、转出、死亡），再写进入病室的患者（入院、转入），最后写本班重点患者（手术、分娩、危重及有异常情况的患者）。

4. 对新入院、转入、手术、分娩患者，在诊断的下方分别用红笔注明"新""转入""手术""分娩"，危重患者作红色标记"※"或用红笔注明"危"。每个患者情况之间应留有适当空格。

5. 书写内容应全面、准确、简明扼要、重点突出、无遗漏。

6. 字迹清楚，不随意涂改，日间用蓝墨水笔书写，夜间用红墨水笔书写（也有医疗机构采取全部蓝墨水笔记录的方式）。

7. 应在经常巡视和了解患者病情的基础上于交班前1h书写，写完后签署全名。

六、护理病历

在临床实施整体护理过程中，有关患者的健康资料、护理评估、护理诊断、预期目标、护理措施、护理记录和效果评价均应有书面记录，这些记录构成护理病历。

（一）护理病历表格的设计和使用原则

1. 应能及时、准确地反映患者病情、心理状态，避免重复医疗记录。

2. 体现护理评估、护理诊断、护理计划、护理实施、护理效果评价的内容，能反映护理质量。

Note:

3. 操作简便、全面、准确,符合护理发展的需要,具有实用性和可操作性。

4. 有法律依据作用,有保存和研究价值。

(二) 护理病历中的各种表格

各医院护理病历的组成和设计有所不同,一般包括以下几种:

1. **患者入院护理评估表**　用于记录新入院患者在生理、心理、社会等方面的基本情况,为形成护理诊断和制订护理措施建立资料库。目前,国内常以戈登的功能性健康型态理论和马斯洛的人的基本需要理论为框架设计患者入院护理评估表(附 23-7)。

2. **住院患者护理评估表**　为及时、全面掌握患者的情况,护士应对其分管的患者进行评估,可视病情确定每班、每天或数天评估一次,评估内容可根据病种、病情不同而有所不同(附 23-8)。

3. **护理诊断项目表**　通过对患者的评估,将确定的护理诊断按主次顺序列于项目表上,出现新问题及时记入。

4. **护理计划单**　护理计划单是护士对患者实施护理的具体方案。内容包括护理诊断、预期目标、护理措施、效果评价等。

5. **护理记录单**　护理记录单是护士运用护理程序的方法,为患者解决问题的记录。内容包括患者的护理诊断、护士所采取的护理措施和执行措施后患者的反应。

6. **健康教育计划和出院指导**

(1) 健康教育计划:内容可涉及与恢复和促进患者健康有关的各方面知识与技术。主要包括:①疾病的诱发因素、发生与发展过程;②可采取的治疗护理方案;③有关检查的目的及注意事项;④饮食与活动的注意事项;⑤疾病的预防及康复措施。

(2) 出院指导:内容为对患者出院后活动、饮食、服药、伤口、随访等方面进行指导。可采用讲解、示范、模拟、提供书面或视听材料等方式。

7. **护理评价单**　记录病人对护理计划合理性、基础护理落实情况、健康教育情况及满意度的评价,为护理工作改进提供依据。

(王克芳)

思考与练习

1. 护理文件记录有何意义? 在书写与保管上有哪些要求?

2. 何谓体温单? 为什么在患者住院期间要将体温单排列为病历的首项? 如何在体温单上记录生命体征的值?

3. 举例说明医嘱的种类和它们之间的区别;在处理医嘱的过程中,如何防止发生差错?

4. 哪些患者须作出入液量记录及特别护理记录? 应记录哪些内容? 如何记录才能准确无误?

5. 患者孙某,男,69 岁,慢性咳嗽咳痰 14 年,2d 前淋雨受凉后,出现咳嗽、咳痰、气短、喘息、胸闷加重,咳白色浓痰,带血丝,以"慢性阻塞性肺疾病急性加重期"收住入院。医嘱:二级护理、吸氧 prn、青霉素皮试 st、0.9% 葡萄糖盐水 200ml+ 青霉素 400 万单位 ivdrip bid。

请问:

(1) 上述医嘱各属于哪些种类? 各有何特点?

(2) 如何保证上述医嘱的正确执行?

附 23-1

体 温 单

| 姓名 李钢 | 性别 男 年龄 45岁 科别 普外科 床号 6 入院日期 2021/01/10 住院病历号 25631 |

体温单图表，含脉搏、体温曲线图，疼痛评分、呼吸、血压、入量、出量、大便、体重、身高等记录。

日 期	2021/01/10	11	12	13	14	15	16
住院日数	1	2	3	4	5	6	7
手术后日数			1	2	3	4	5

入院 一九时四十分
手术

疼痛评分							
呼吸(次/分)	18 20 18	20 24 18 22 24	22 24 20 26 22 24	22 20 18 18 18 18	18 20 20 18	18 18 16 20	18 18 16 20 18
血压(mmHg)	130/80	135/85	130/75	125/75	140/90	130/85	125/80
入量(ml)	2 000	1 900	2 200	2 600	2 200	2 200	2 000
出量(ml)	1 800	1 700	1 500	1 800	1 700	1 900	1 800
大便(次/日)	1	0	0	1	0	1	1
体重(Kg)	68	卧床					
身高(cm)	175						

Note:

附 23-2

长 期 医 嘱 单

姓名　林一飞　　　　科别　内1　　　　病室　2　　　　床号　15　　　　住院号　04152

		开　始			停　止			
日期	时间	医嘱	医生签名	护士签名	日期	时间	医师签名	护士签名
2021-1-6	9:10	内科护理常规	李欣	丁晶				
1-6	9:10	二级护理	李欣	丁晶				
1-6	9:10	普通饮食	李欣	丁晶				
1-6	9:10	0.9%NaCl 100ml	李欣	丁晶				
1-6	9:10	氨苄西林 3.0g　ivdrip bid	李欣	丁晶	1-10	9:00	李欣	丁晶

Note:

附 23-3

临 时 医 嘱 单

姓名　林一飞　　　科别　内1　　　病室　2　　　床号　15　　　住院号　04152

日期	时间	医嘱	医师签名	执行护士签名	执行时间
2021-1-6	9:00	心电图	李欣	李欣	9:10
1-6	9:00	X 胸片	李欣	李欣	9:10
1-6	9:00	血常规	李欣	李欣	9:10
1-6	9:00	青霉素皮试(−)st	李欣	丁晶	9:10
1-6	16:00	氧气吸入 3L/min	李欣	王思璇	16:10

Note:

附 **23-4**

出入液量记录单

科别：__消化内科__　　姓名__刘芳__　　年龄__71 岁__　　性别__女__　　床号__6__　　住院号__05612__

日期	时间	入量		出量		签名
		项目	量（ml）	项目	量（ml）	
2021-1-20	7：00	牛奶	200	大便	200	赵梅
1-20	7：00	鸡蛋	30	尿	300	赵梅
1-20	10：00	西瓜汁	200	尿	300	赵梅
1-20	10：00	5% 葡萄糖	250			赵梅
1-20	12：00	瑞能	200	呕吐	200	赵梅
1-20	14：00	菜粥	200	尿	300	赵梅
1-20	14：00	5% 葡萄糖盐水	250			赵梅
1-20	17：00	牛奶	200	尿	200	赵梅
1-20	19：00	瑞能	200			刘丽
1-20	12h 小结		1 730		1 500	刘丽
2021-1-20	21：00	瑞能	200	尿	300	高燕
1-20	22：00	水	100			高燕
1-20	2：00			尿	300	高燕
1-20	7：00	水	200	尿	250	高燕
2021-1-20	24h 小结		2 230		2 350	高燕

Note：

附 23-5

特别护理记录单

科别 消化内科　姓名 计平　性别 女　年龄 53　床号 4　住院病历号 03678　入院日期 2020-7-10　诊断 消化道出血

日期	时间	意识	体温 ℃	脉搏 次/min	呼吸 次/min	血压 mmHg	血氧饱和度 %	吸氧 L/min	入量 名称	入量 ml	出量 名称	出量 ml	皮肤情况	管路护理	病情观察及措施	护士签名
2020-7-1	10:00		36.5	108	24	80/50		鼻导管 4	10%GS	500	呕血	400	完整		患者诉心慌,头晕,呕吐一次,为暗红色红色,给予止血药物,胃肠减压,密切观察生命体征。	洪杏
									VitK1	2						
									低分子右旋糖酐	250				胃管通畅		洪杏
	10:45			110	23	90/55			0.9%NS	10	胃液	100		胃管通畅	血压略有回升,洛塞克 40mg IV。	洪杏
									洛塞克 40mg	4				胃管通畅	抽出血性液体约100ml。	洪杏
	11:30			108	23	90/60			新鲜血	200					输血。	洪杏
	12:30			100	20	100/60			新鲜血	200	尿	100			继续输血。	洪杏
	14:00		36.8	90	20	110/64			平衡液	500					血压恢复正常,继续观察。	洪杏
									止血敏 2g	4						
	16:00			88	20	112/64			0.9%NS	10	尿	300				
	18:00								洛塞克 40mg	4	胃液	200		胃管通畅	患者今呕血 400ml,血压下降,给予胃肠减压,静脉应用止血剂,输血处理目前血压恢复正常,胃管内有少许咖啡样液体引出,维持输液,继续观察。	洪杏
									10%GS	500						
12h 小结									输入	2 184	排出	1 000			尿 300ml,胃液 200ml,呕血 400ml。	洪杏
	19:00		36.6	82	18	110/76			0.9%NS	10			完整	胃管通畅	胃管内引流流液转为淡黄色。	赵华
	22:00			80	18	112/70			洛塞克 40mg	4					输液完毕。	赵华
	0:00			82	16	100/64								胃管通畅	患者无出血情况,安静入睡。	赵华

第 1 页

附 23-6

病室交班报告

病区 06　　2020 年 1 月 17 日

第 1 页

床号姓名诊断	上午八时至下午五时　患者总数 36 人	下午五时至午夜十二时　患者总数 36 人	午夜十二时至上午八时　患者总数 36 人
病情总报告	入院 1　出院 1　转出 1 转入 1　手术 0　分娩 0 出生 0　病危 1　死亡 0	入院 0　出院 0　转出 0 转入 0　手术 0　分娩 0 出生 0　病危 1　死亡 0	入院 0　出院 0　转出 0 转入 0　手术 0　分娩 0 出生 0　病危 1　死亡 0
3床 王小兰	今日 10:30 出院。		
7床 项红	今日 14:30 出院。		
6床 陈芳	今日 14:00 转外科，继续治疗。		
12床 王红 风心病、房颤 心功能 3 级 "新"	女性，45 岁，"因反复咳喘伴胸闷 3 年，加重 6d"于 14:30 收治入院。入院时轮椅推入，神志清楚，精神萎靡，呼吸 26 次/min，口唇微发绀，不能平卧。体温 37.2℃，听诊心率 96 次/min，血压 106/70mmHg。遵医嘱给予吸氧，强心、利尿及青霉素抗感染等治疗。现患者半卧位休息，持续低流量吸氧，主诉胸闷，气喘好转，输液通畅，请晚夜班加强病情观察。	患者晚间病情平稳，持续给氧 2L/min 持续，呼吸:20 次/min，未诉不适，半卧位人睡好，6PM 体温 36.8℃，心率 88 次/min，请夜班加强观察。	患者夜间取半卧位休息，仍予持续低流量氧气吸入，呼吸平稳，20 次/min，睡眠佳，晨起无不适。6:00AM 体温:36.3℃，心率 90 次/min，呼吸 18 次/min，血压 112/74mmHg。
21床 张威 急性前壁心肌梗死 "转入，危"	患者因"急性前壁心肌梗死"住监护室治疗，今日心梗后第九日，病情平稳。予以转出监护室。现患者精神好，无特殊不适主诉。血压 112/76mmHg，心率 80 次/min。现输液未完。无反应。患者目前仍需卧床休息，请晚夜班加强病情观察。	患者晚间呼吸平稳，无不适主诉，无心前区压痛及胸闷现象。血压 120/76mmHg，心率 80 次/min，律齐。9:30PM 主诉入睡困难，予地西泮 5mg 口服，效果良好，现安静人睡。请夜班再观察。	患者夜间睡眠较好，呼吸平稳，晨起未主诉不适。6:00AM 体温:36.2℃，心率:80 次/min，律齐，血压 112/74mmHg。
护士签名	张伟	孟昭	孙元

附 23-7

入院护理评估单

姓名：_____ 床号：_____ 科别：_____ 病室：_____ 住院号：_____

一般资料

入院方式：步行□　扶行□　　轮椅□　平车□

卫生处置：沐浴□　更衣□　剃胡须□　剪指甲□　未处理□

入院时间：_____年_____月_____日_____时　　入院医疗诊断：_____

主管医生：_____

简要病情（过去病史及此次发病经过）：_____

_____

过敏史：无□　有□（药物_____　食物_____　其他_____）

家族史：无□　高血压病□　心脏病□　糖尿病□　肿瘤□　哮喘□

　　　　癫痫□　精神病□　传染病□　遗传病□　其他_____

用药史：无□　降血压药□　降血糖药□　利尿剂□

　　　　抗忧郁药□　抗癫痫药□　心脏用药□　其他_____

生活状况及自理程度

1. 饮食　基本膳食：普食□　软饭□　半流质□　流质□　禁食□　低盐□　低脂□

　　　进食方式：正常□　鼻饲□　胃造□　肠造□　TPN□　其他_____

　　　进食情况：正常□　增加□　吞噬困难□　禁食（NOP）□　其他_____

　　　近期体重变化：无□　增加/下降　　kg/月（原因_____）其他_____

2. 休息/睡眠

　　休息后体力是否恢复：是□　否□（原因_____）

　　睡眠：正常□　入睡困难□　易醒□　早醒□　多梦□　梦魇□　失眠□

　　辅助睡眠：药物□　其他方法_____

3. 排泄

　　排便：_____次/d　性状：正常□　便秘□　腹泻□　便失禁□　人工肛门□　其他_____

　　排尿：正常□　尿频□　尿急□　尿痛□　尿失禁□　排尿困难□

　　尿潴留□　人工造瘘□　导尿管□

　　排尿：____次/d　颜色：正常□　茶色□　混浊□　血尿□

　　尿量：少尿□　无尿□　尿崩□　其他_____

4. 烟酒嗜好

　　吸烟：无□　偶尔吸烟□　经常吸烟□　_____年_____支/d 已戒_____年

　　饮酒/酗酒：无□　偶尔饮酒□　经常饮酒□　_____年_____ml/d 已戒_____年

　　吸毒：无□　有□（名称_____量_____已吸时间_____）已戒_____年

5. 活动

　　自理：正常□　需帮助□（喂饭□　沐浴□　卫生□　穿着□　修饰□　如厕□）完全依赖□

　　步态：稳□　不稳□（原因_____）轮椅活动□　跌倒高危险因子评分_____分

　　医疗/疾病限制：床上活动□　卧床不起□　偏瘫□　截瘫□（高位/低位）

　　石膏固定□　牵引□其他_____

　　活动能力（ADL）：0级□　1级□　2级□　3级□　4级□

　　肌肉系统：强度 手 R/L_____分 脚 R/L_____分

体格检查

　　T_____℃　P_____次/min　R_____次/min　BP_____mmHg（kPa）身高_____cm 体重_____kg

1. 神经系统

　　意识状态：清醒□　意识模糊□　嗜睡□　谵妄□　昏迷□　昏迷评分（GCS）_____

　　定向能力：准确□　障碍□（自我定向、时间、地点、人物）

　　语言表达：清醒□　含糊□　语言困难□　失语□

2. 皮肤黏膜

　　皮肤颜色：正常□　潮红□　苍白□　发绀□　黄染□

皮肤温度:温□　热□　凉□　皮肤湿度:正常□　干燥□　潮湿□　多汗□

完整性:完整□　皮疹□　出血点□　其他_____　皮肤危险因子评估:_____分

压疮:部位_____级数_____　大小:_____×_____×_____cm

外伤:部位_____　大小:_____×_____×_____cm

口腔黏膜:正常□　充血□　出血点□　糜烂溃疡□　疱疹□　白斑□　其他_____

3. 呼吸系统

呼吸方式:自主呼吸□　机械呼吸□

节律:规则□　呼吸过速□　呼吸过缓□　不规则呼吸□

深浅度:正常□　深□　浅□

呼吸困难:无□　轻度□　中度□　重度□

咳嗽:无□　偶尔□　经常□　咳嗽能力:自咳□　需协助□　吸痰□

痰:无□　容易咳出□　不易咳出□　痰(色□　黏稠度量:少□　中□　多□)　其他_____

4. 循环系统

心率:正常□　过缓(<60 次/min)□　过速(<100 次/min)□　不规则_____次/min

一般性活动引起心悸:不会□　轻度□　严重□　更严重(休息时就会)□

心绞痛:从未发生□　剧烈活动时会□　有压力、饭后、冷天气、走超过一层楼会□

走过一层楼会□　轻微活动或休息时会□

水肿情形:用拇指加压显出凹陷　没有□ +1　很快恢复□ +2　需要 10~15s 钟恢复□ +3

需要 1min 才恢复□ +4　需要 2min 以上才能恢复□　部位_____　其他_____

5. 消化系统

胃肠症状:恶心□　呕吐□　颜色_____　性质_____　次数_____　总量_____

　　　　　嗳气□　反酸□　烧灼感腹痛□(部位/性质_____)

腹部:软□　肌紧张□　压痛□　反跳痛□　可触及包快(部位/性质_____)　腹水(腹围_____cm)

6. 生殖系统

性生活:□正常　□障碍　生育史:孕次:_____　产次:_____

月经:正常□　紊乱□　痛经□　绝经□　经量:正常□　一般□　多□

持续时间:_____　其他_____

7. 认知/感受

疼痛:无□　有□(部位/性质_____)　疼痛指数_____(1-10)

视力:正常□　模糊(左、右)近视(左、右)　老花(左、右)　失明(左、右)　弱视(左、右)

听力:正常□　耳鸣(左、右)　重听(左、右)　耳聋(左、右)　助听器(左、右)

触觉:正常□　障碍□(部位_____)　嗅觉:正常□　减弱□　缺失□

思维过程:正常□　注意力分散□　远/近期记忆力下降□/□　思维混乱□　其他_____

心理-社会方面

1. 情绪状态:镇静□　易激动□　焦虑□　恐惧□　悲哀□　无反应□　其他_____

2. 近期个人重大事件:无□　有□(结婚□　离婚□　丧偶□　其他_____)

3. 就业状态:固定职业□　丧失劳动力□　失业□　待业□

4. 沟通方式:语言□　文字□　手势□

与人交流:好□　差□　语言:普通话□　方言□　其他_____

5. 医疗费用来源:医疗保险□　自费□(能支付□　有困难□)　其他_____

6. 住院顾虑:无□　有□(经济方面□　照顾方面□　家庭方面□　其他_____)

7. 对疾病认识:完全明白□　一知半解□　不知□

8. 与亲友关系:和睦□　冷淡□　紧张□

家属的态度:关心□　不关心□　过于关心□　无人照顾□

9. 住院期间的主要照顾者:配偶□　父母□　子女□　看护□　其他_____

10. 患病重要关系(决策)人:称谓_____　姓名_____　联系电话_____

入院介绍

入院介绍:已介绍□(_____)未介绍□

资料来源:患者□　家属□　其他_____

负责护士签名_____　记录日期/时间_____

Note:

附 23-8

住院患者护理评估表

姓名＿＿＿＿＿＿　　科别＿＿＿＿＿＿　　病室＿＿＿＿＿＿　　床号＿＿＿＿＿＿　　住院号＿＿＿＿＿＿

项目	日期						
呼吸　A. 咳嗽　B. 气急　C. 哮喘 　　　D. 咳嗽困难　E. 其他							
循环　A. 心悸　B. 水肿　C. 晕厥 　　　D. 高血压　E. 低血压							
意识　A. 正常　B. 嗜睡　C. 烦躁 　　　D. 谵妄　E. 昏迷　F. 其他							
皮肤　A. 完整　B. 感染　C. 压疮 　　　D. 其他							
口腔　A. 清洁　B. 口臭　C. 出血 　　　D. 黏膜完整　E. 黏膜破溃 　　　F. 其他							
排尿　A. 正常　B. 失禁　C. 潴留 　　　D. 困难　E. 血尿　F. 其他							
排便　A. 正常　B. 未排便　C. 便秘 　　　D. 腹泻　E. 失禁　F. 其他							
食欲　A. 正常　B. 差　C. 其他							
活动　A. 自如　B. 受限　C. 其他							
日常生活　A. 自理　B. 协助　C. 其他							
安全　A. 易跌伤　B. 易坠床 　　　C. 易烫伤　D. 其他							
舒适　A. 轻度疼痛　B. 剧烈疼痛 　　　C. 不适　D. 其他							
睡眠　A. 正常　B. 紊乱　C. 其他							
心理　A. 稳定　B. 焦虑　C. 恐惧 　　　D. 抑郁　E. 其他							
健康知识　A. 了解　B. 缺乏　C. 其他							
签名							

中英文名词对照索引

E

F

G

H

K

L

T

W

X

Y

Z

参考文献

［1］李小妹,冯先琼.护理学导论［M］.4版.北京:人民卫生出版社,2017.

［2］姜安丽.护理学导论［M］.上海:复旦大学出版社,2015.

［3］国家卫生健康委员会.2020中国卫生健康统计年鉴［M］.北京:协和医科大学出版社,2020.

［4］国家统计局.2020中国统计年鉴［M］.北京:中国统计出版社,2020.

［5］姜安丽,钱晓路.新编护理学基础［M］.3版.北京:人民卫生出版社,2018.

［6］李春卉,蓝宇涛.护理学导论［M］.北京:科学出版社,2017.

［7］国家卫生健康委员会.2020中国卫生健康统计年鉴［M］.北京:中国协和医科大学出版社,2020.

［8］李小寒,尚少梅.基础护理学［M］.6版.北京:人民卫生出版社,2017.

［9］刘文娜,刘姝.护士职业资格考试辅导讲义:2018年［M］.北京:中国协和医科大学出版社,2017.

［10］袁长蓉,蒋晓莲.护理理论［M］.2版.北京:人民卫生出版社,2018.

［11］胡雁,王志稳.护理研究［M］.5版.北京:人民卫生出版社,2017.

［12］颜巧元.护理论文写作大全［M］.北京:人民卫生出版社,2017.

［13］胡雁,李晓玲.循证护理的理论与实践［M］.上海:复旦大学出版社,2015.

［14］吕广梅,莫永珍.护理学导论［M］.3版.南京:江苏科学技术出版社,2018.

［15］马明娟.妇产科护理研究［M］.长春:吉林科学技术出版社,2019.

［16］张佩玲,胡丽萍,杨文娟.护理学［M］.延吉:延边大学出版社,2017.

［17］杨巧菊,陈丽.基础护理学［M］.3版.北京:人民卫生出版社,2020.

［18］杨靓,谢红珍,谢玉茹.最新护理文书书写基本规范［M］.沈阳:辽宁科学技术出版社,2017.

［19］常艳群,王红艺.山东省病历书写与管理基本规范(2020年版)［M］.济南:山东科学技术出版社,2020.

［20］杨立群,高国贞.基础护理学［M］.2版.北京:人民卫生出版社,2018.

［21］徐筱萍,赵慧华.基础护理［M］.上海:复旦大学出版社,2015.

［22］陈晓莉,张青.护理学基础［M］.武汉:武汉大学出版社,2018.

［23］李乐之,路潜.外科护理学［M］.6版.北京:人民卫生出版社,2017.

［24］吴孟超,吴在德,吴肇汉.外科学［M］.9版.北京:人民卫生出版社,2018.

［25］王建枝,钱睿哲.病理生理学［M］.9版.北京:人民卫生出版社,2018.

［26］王庭槐.生理学［M］.9版.北京:人民卫生出版社,2019.

［27］万学红,卢雪峰.诊断学［M］.9版.北京:人民卫生出版社,2017.

［28］陈孝平,汪建平,赵继宗.外科学［M］.9版.北京:人民卫生出版社,2017.

［29］张连辉,邓翠珍.基础护理学［M］.6版.北京:人民卫生出版社,2017.

［30］中华人民共和国国家卫生健康委员会.癌症疼痛诊疗规范(2018年版)［J］.临床肿瘤学杂志,2018,23(10):937-944.

［31］杨龙飞,宋冰,倪翠萍,等.2019版《压力性损伤的预防和治疗:临床实践指南》更新解读［J］.中国护理管理,

2020,20(12):1849-1854.

［32］李晨露,程云,赵丽蓉,等.经鼻胃管喂养临床实践指南的临床应用[J].中华护理杂志,2017,52(08):905-910.

［33］胡延秋,程云,王银云,等.成人经鼻胃管喂养临床实践指南的构建[J].中华护理杂志,2016,51(02):133-141.

［34］《中国高血压防治指南》修订委员会.中国高血压防治指南2018年修订版[J].心脑血管病防治,2019,19(1):1-44.

［35］中国血压测量工作组.中国血压测量指南[J].中华高血压杂志,2011,19(12):1101-1115.

［36］中华医学会消化病学分会胃肠动力学组,中华医学会消化病学分会功能性胃肠病协作组.中国慢性便秘专家共识意见(2019,广州)[J].中华消化杂志,2019,39(9):577-598.

［37］中华医学会妇产科学分会妇科盆底学组.女性压力性尿失禁诊断和治疗指南(2017)[J].中华妇产科杂志,2017,52(5):289-293.

［38］中华护理学会静脉输液治疗专业委员会.临床静脉导管维护操作专家共识[J].中华护理杂志,2019,54(9):1334-1342.

［39］中国静脉介入联盟.抗凝剂皮下注射护理规范专家共识.介入放射学杂志,2019,28(8).709-716.

［40］张静,陈宝元.临床氧疗指南简介及解读[J].中华医学杂志,2017,97(20):1540-1544.

［41］谢红珍,袁长蓉,沈园园,等.《中国护士伦理准则》内容解读[J].中国医学伦理学,2020,33(4):1240.

［42］张艳,史岩,薛淑好,等.公共卫生护士的发展历程及启示[J].中华护理杂志,2021,56(2):310-315.

［43］中华护理学会,中国生命关怀协会人文护理专业委员会.中国护士伦理准则[J].中国医学伦理学,2020,33(10):1232-1233.

［44］谢红珍,袁长蓉,沈园园,等.《中国护士伦理准则》内容解读[J].中国医学伦理学,2020,33(10):1234-1242.

［45］胡雁,彭健.我国质性研究系统评价和Meta整合论文的质量评价[J].中国护理管理,2020,20(4):490-495.

［46］萧佩多.节力原则在髋部骨折患者翻身的应用效果[J].实用医学杂志,2012,28(22):3836-3837.

［47］邱利然,周洁,吴彩琴.人体力学在护理工作中的应用[J].生物医学工程学进展,2013,34(04):248-250.

［48］朱晓霞,林华,黄志华.粪菌移植的现状及未来[J].中国微生态学杂志,2020,32(11):1362-1364.

［49］王颖,杨建国,刘洪娟,等.夹管训练降低短期留置导尿相关并发症效果的Meta分析[J].护理学杂志,2019,34(19):29-33.

［50］唐云跃,岳树锦,郭彤,等.国外最佳肠造口临床实践指南健康教育推荐意见的分析研究[J].护理研究,2020,34(10):1733-1738.

［51］丛雪,徐杨,王斗,等.女性压力性尿失禁管理相关循证指南的质量评价[J].中国循证医学杂志,2019,19(11):1341-1348.

［52］刘景超.盆底肌肉锻炼(PFMT)在女性压力性尿失禁中的应用进展[J].现代妇产科进展,2018,27(1):68-71.

［53］杨艺,何江弘,徐如祥.微意识状态的研究进展[J].中华神经外科杂志,2018,34(11):1185-1188.

［54］李红萍.综合干预对微意识状态病人的影响[J].护理研究,2014,2(28):473-475.

［55］刘竹琴,姚金兰,庄一渝.跨专业团队合作在危重症护理中的研究进展[J].护理研究,2021,35(3):446-450.

［56］何曼曼,江智霞,王颖,等.成人ICU转出患者健康相关生活质量的研究进展[J].中华护理杂志,2021,56(1):148-154.

［57］董智莉,谢幼萍.影响电子护理文书书写时间的因素及对策[J].实用临床护理学电子杂志,2020,5(13):168,183.

［58］辛秉昌,公文,李刚,等.脉冲式冲牙器的研究进展及应用[J].口腔医学,2018,38(12):1145-1148.

［59］林桦,梁勇,陈希,等.移动护士工作站数据信息共享与临床应用[J].海南医学,2017,28(14):2398-2400.

［60］张群,蔡道章,王亚男,等.3G智能血压计的开发及其测量老年人血压的准确性评价[J].中国全科医学,2017,17:2147-2149.

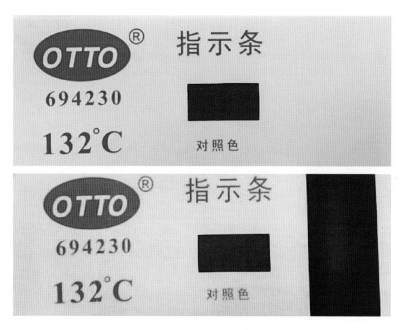

彩图 9-4　化学指示卡(灭菌前、灭菌后)

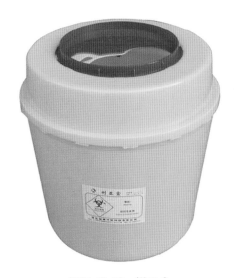

彩图 10-19　锐器盒

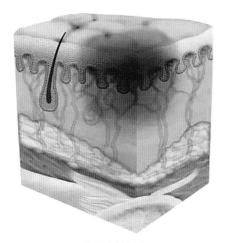

1期压力性损伤

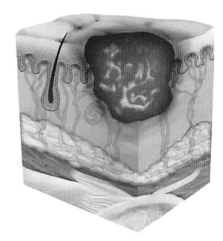

2期压力性损伤

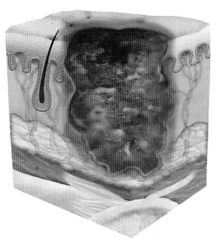

3期压力性损伤

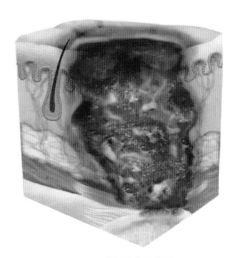

4期压力性损伤

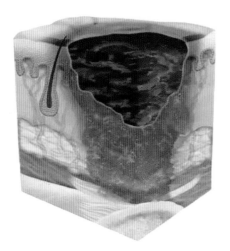

不可分期压力性损伤

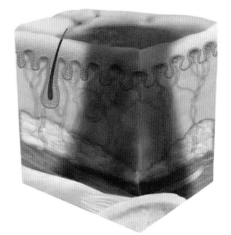

深部组织损伤

彩图13-12　压力性损伤分期示意图

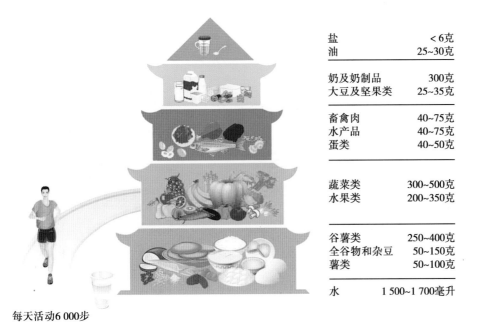

盐	<6克
油	25~30克
奶及奶制品	300克
大豆及坚果类	25~35克
畜禽肉	40~75克
水产品	40~75克
蛋类	40~50克
蔬菜类	300~500克
水果类	200~350克
谷薯类	250~400克
全谷物和杂豆	50~150克
薯类	50~100克
水	1 500~1 700毫升

每天活动6 000步

彩图 14-1　中国居民平衡膳食宝塔(2016)